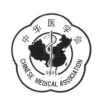

中国医学发展系列研究报告

感染病学进展

【2017】

中华医学会 编 著

王贵强 主 编

中华医学电子音像出版社

CHINESE MEDICAL MULTIMEDIA PRESS

北 京

图书在版编目（CIP）数据

感染病学进展. 2017/ 王贵强主编；中华医学会编著. —北京：中华医学电子音像出版社，2018.7
ISBN 978-7-83005-175-4

Ⅰ. ①感… Ⅱ. ①王… ②中… Ⅲ. ①感染－疾病－诊疗 Ⅳ. ①R4
中国版本图书馆 CIP 数据核字（2018）第 143813 号

感染病学进展【2017】
GANRANBINGXUE JINZHAN【2017】

主　　编：王贵强
策划编辑：裴　燕
责任编辑：王翠棉
文字编辑：裴　燕　冯　洁　孙葵葵　王翠棉　赵文羽　宫宇婷
校　　对：龚利霞
责任印刷：李振坤
出版发行：中华医学电子音像出版社
通信地址：北京市东城区东四西大街 42 号中华医学会 121 室
邮　　编：100710
E－mail：cma-cmc@cma.org.cn
购书热线：010-85158550
经　　销：新华书店
印　　刷：廊坊市佳艺印务有限公司
开　　本：889 mm×1194 mm 1/16
印　　张：32.75
字　　数：847 千字
版　　次：2018 年 7 月第 1 版　　2018 年 7 月第 1 次印刷
定　　价：180.00 元

内 容 简 介

　　本书系统回顾并总结了中国感染专业领域的学术发展情况，既对中华医学会感染病学分会的组织结构做了介绍，也对感染病学分会所取得的学术进步和成绩进行了综述，将精彩文献进行摘要撰写，以期彰显近年来感染病学科的发展轨迹和前辈们敬业严谨的学术精神。本书可作为感染病学及相关专业医务人员的临床和科研指导用书，也可供卫生管理人员参考使用。

序

习近平总书记指出："没有全民健康，就没有全面小康"。医疗卫生事业关系着亿万人民的健康，关系着千家万户的幸福。随着经济社会快速发展和人民生活水平的提高，我国城乡居民的健康需求明显增加，加快医药卫生体制改革、推进健康中国建设已成为国家战略。中华医学会作为党和政府联系广大医学科技工作者的桥梁和纽带，秉承"爱国为民、崇尚学术、弘扬医德、竭诚服务"的百年魂和价值理念，在新的百年将增强使命感和责任感，当好"医改"主力军、健康中国建设的推动者，发挥专业技术优势，紧紧抓住国家实施创新驱动发展战略的重大契机，促进医学科技领域创新发展，为医药卫生事业发展提供有力的科技支撑。

服务于政府、服务于社会、服务于会员是中华医学会的责任所在。我们从加强自身能力建设入手，努力把学会打造成为国家医学科技的高端智库和重要决策咨询机构；实施"品牌学术会议""精品期刊、图书""优秀科技成果评选与推广"三大精品战略，成为医学科技创新和交流的重要平台，推动医学科技创新发展；发挥专科分会的作用，形成相互协同的研究网络，推动医学整合和转化，促进医疗行业协调发展；积极开展医学科普和健康促进活动，扩大科普宣传和医学教育覆盖面，服务于社会大众、惠及人民群众。为了更好地发挥三个服务功能，我们在总结经验的基础上，策划了记录中国医学创新发展和学科建设的系列丛书《中国医学发展系列研究报告》。丛书将充分发挥中华医学会88个专科分会专家们的聪明才智、创新精神，科学归纳、系统总结、定期或不定期出版各个学科的重要科研成果、学术研究进展、临床实践经验、学术交流动态、专科组织建设、医学人才培养、医学科学普及等，以期对医学各专业后续发展起到良好的指导和推动作用，促进整个医学科技和卫生事业发展。学会要求相关专科分会以高度的责任感、使命感和饱满的热情认真组织、积极配合、有计划地完成丛书的编写工作。

本着"把论文写在祖国大地上，把科技成果应用在实现现代化的伟大事业中"的崇高使命，《中国医学发展系列研究报告》丛书中的每一位作者，所列举的每一项研究，都是来自"祖国的大地"、来自他们的原创成果。该书及时、准确、全面地反映了中华医学会各专科分会的现状，系统回顾和梳理了各专科医务工作者在一定时间段内取得的工作业绩、学科发展的成绩与进步，内容丰富、资料翔实，是一套实用性强、信息密集的工具书。我相信，《中国医学发展系列研究报告》丛书的出版，让广大医务工作者既可以迅速把握我国医学各专业蓬勃发展的脉搏，又能在阅读学习过程中不断思考，产生新的观念与新的见解，启迪新的研究，收获新的成果。

　　《中国医学发展系列研究报告》丛书付梓之际，我谨代表中华医学会向全国医务工作者表示深深的敬意！也祝愿《中国医学发展系列研究报告》丛书成为一套医学同道交口称赞、口碑远播的经典丛书。

　　百年追梦，不忘初心，继续前行。中华医学会愿意与全国千百万医疗界同仁一道，为深化医疗卫生体制改革、推进健康中国建设共同努力！

中华医学会会长

前　言

1998 年，英国剑桥大学的 Cliff 教授曾预言 21 世纪的感染病学界："我们将一如既往地迎接感染病的挑战，包括老的感染病引起的老问题，老的感染病引起的新问题，新的感染病引起的新的、也可以是老的问题。"近年来，多药耐药结核、甲氧西林耐药金黄色葡萄球菌感染日渐增多，新型布尼亚病毒、新型冠状病毒等新发传染病对人类的威胁，埃博拉病毒感染全球大流行，这些均应验着 Cliff 的预言。可见，不论时光如何斗转星移，感染性疾病就在我们身边，人类与各种传染病的斗争持续不断，从未停歇。

除了病毒肆虐造成的传染病暴发流行，细菌感染尤其是耐药菌株在世界范围内流行也成为威胁人类健康的新生力量。临床医师所面临的治疗挑战有如冰山显露。而作为发展中国家的中国仍有许多亟待解决的现实问题。面对如此严酷的现状，2012 年 8 月 1 日起我国开始施行《抗菌药物临床应用管理办法》。该办法明确了综合医院感染科及感染科医师在抗菌药物管理中的地位和作用，也给感染科医师提出了专业技术要求。在做好感染性疾病科的学科定位的同时，全力进行综合医院感染性疾病科的学科建设、人才培养、梯队建设、学科规划和文化建设，以及临床微生物与医学人文、心理、伦理之间的多学科交叉合作。

随着学科整体的发展，中国的感染性疾病科在临床诊疗和基础科研方面均取得了长足的进步。为了梳理总结近年来在感染性疾病专业领域中国学者取得的进步和卓越成就，本书按感染性疾病的分类顺序，对各个病原体导致的临床疾病分别进行综述，查阅了 2012—2017 年该疾病在国际、国内核心期刊发表的重要论著文章，突出该疾病研究领域的学术贡献，汇总后集结成此册。相信在未来的 10～20 年，随着感染性疾病科的不断发展和完善，其在临床疾病诊疗中的地位和作用将进一步加强和显现，感染性疾病在学术上所取得的成绩和贡献会越发喜人。届时，当再书辉煌。

王贵强

目　录

第一章　中华医学会感染病学分会历史与现状

第一节　分会成立

中华医学会感染病学分会的前身是中华内科学会传染病与寄生虫病学组。在老一辈传染病和寄生虫病学家钟惠澜教授、吴朝仁教授、曹钟梁教授等的领导下，积极开展本学科学术交流活动并创建了《中华传染病与寄生虫病杂志》。学组为我国防治传染病与寄生虫病献计献策，曾多次召开重要学术会议，包括1962年在长春召开的第一次全国病毒性肝炎学术会议及1963年在黄山召开的第一次全国传染病学术会议等，为学科的发展做出了重大贡献。

1980年中华医学会传染病与寄生虫病学分会正式成立，选举王季午教授为第一届主任委员，毛守白、张乃峥、曹钟梁、戴自英为副主任委员，聘请钟惠澜教授为名誉主任委员。分会决定恢复"文革"中停刊的《中华传染病与寄生虫病杂志》，刊物由中华医学会传染病与寄生虫病学分会上海分会筹办。后由于寄生虫杂志已出版发行，故将杂志改名为《中华传染病杂志》。王季午教授为总编辑，戴自英、张乃峥为副总编辑。第2届总编辑由徐肇玥教授担任，第3、4届总编辑由邬祥惠教授担任，第5、6、7届总编辑由翁心华教授担任，第8届总编辑由缪晓辉教授担任。该杂志是传染病专业唯一的专科杂志，是全国传染病专业医师喜读的杂志之一。

2002年，第七届委员会期间，为顺应学科的发展，正式将中华传染病与寄生虫病学分会更名为中华医学会感染病学分会，同时成立了中华医学会感染病学分会网站，这是各分会中成立最早的网站，为感染学科的发展指引了方向。

首批全国中青年委员遴选始于1995年5月第五届委员会，作为中华医学会传染病与寄生虫病学会的一个学组，为分会做人才储备，共有10名青年委员（以姓氏笔画为序）：王贵强、白雪帆、刘芳华、刘沛、李旭、杨东亮、陈智、黄祖瑚、程明亮、谭德明。2002年8月22—24日召开了全国第一次感染病中青年会议。2002年，第八届委员会正式成立了青年委员会，此后先后召开了4次青年委员会全体会议。

（侯　维　孟庆华　王贵强）

第二节　中华医学会感染病学分会第一至十一届主任委员、副主任委员介绍

一、中华医学会感染病学分会第一至十一届主任委员、副主任委员名单

第一届（1980年）

名誉主任委员：钟惠澜

主任委员：王季午

副主任委员：毛守白、张乃峥、曹钟梁、戴自英

第二届（1983年）

主任委员：田庚善

副主任委员：汪俊韬、张铮、徐肇玥

第三届（1987年）

主任委员：田庚善

副主任委员：王爱霞、汪俊韬、张铮、徐肇玥、曹维霁

第四届（1991年）

名誉主任委员：田庚善

主任委员：汪俊韬

副主任委员：王爱霞、许炽熛、邬祥惠、崔振宇、董祥稼

第五届（1995年）

名誉主任委员：汪俊韬

主任委员：王爱霞

副主任委员：斯崇文（第一副主任委员）、许炽熛、邬祥惠、皇甫玉珊

第六届（1999年）

顾问：许炽熛、邬祥惠、皇甫玉珊

主任委员：斯崇文

副主任委员：王爱霞、翁心华、徐道振

第七届（2002年）

名誉主任委员：斯崇文

主任委员：翁心华

副主任委员：王宇明、成军、李兰娟

第八届（2006年）

名誉主任委员：翁心华

主任委员：李兰娟

副主任委员：王宇明、成军、李太生、侯金林

第九届（2010年）

主任委员：李兰娟

候任主任委员：侯金林

副主任委员：王宇明、王贵强、李太生、缪晓辉

第十届（2013年）

主任委员：侯金林

候任主任委员：王贵强

　　副主任委员：成军、李太生、盛吉芳、谢青

第十一届（2016 年）

　　名誉主任委员：李兰娟

　　主任委员：王贵强

　　候任主任委员：李太生

　　副主任委员：王福生、宁琴、唐红、谢青

二、历届主任委员、副主任委员介绍（依届次排序，同届相同任职按姓氏笔画排序）

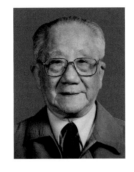

王季午

　　原卫生部医学科学委员会委员，中华医学会内科学分会副主任委员，中华医学会传染病与寄生虫病学分会第一届主任委员，中华医学会浙江分会会长。浙江省科学技术协会主席、名誉主席。

　　王季午（1908—2005），籍贯江苏苏州。我国著名的内科学、传染病学专家和医学教育家。1934 年毕业于北京协和医学院，获医学博士学位。1947—1952 年任浙江大学医学院内科教授、医学院院长兼附属医院院长。1952—1984 年任浙江医学院副院长，浙江医科大学一级教授、副校长、校长、名誉校长。毕生致力于医学和科学研究。严谨治校，辛勤耕耘，为我国培养了一大批医药卫生科技人才。他主编了适合我国国情的传染病学教材和参考书，是我国编著传染病学教材的奠基者。1979 年主编了中华人民共和国成立后第 1 部传染病学巨著《传染病学》，为我国高级医药卫生人才进修学习提供了一部高级参考书。1988 年该书被原卫生部评为优秀教材，并被列为中国优秀科技图书。他创办的传染病研究所现已成为传染病诊治国家重点实验室、国家重点学科，由其初创的附属第一医院已发展成为我国高水平的三级甲等综合医院，在全国科技影响力排名分别为感染病领域排名第一和综合医院排名第九。

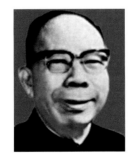

钟惠澜

　　中华医学会传染病与寄生虫病学分会第一届名誉主任委员。内科学家、热带病学家和医学寄生虫学家。

　　钟惠澜（1901-08-08—1987-02-06），籍贯广东。1929 年毕业于北京协和医学院，1934 年赴欧美考察热带病，并在德国汉堡热带医学与卫生学院参加研究工作。1935 年底回国，在北京协和医院内科及热带病研究室工作，历任北京协和医院住院医师、总住院医师及主治医师。钟惠澜毕生致力于内科疾病特别是热带病的研究，对回归热、斑疹伤寒、黑热病、肺吸虫病、钩端螺旋体病等的病原学、流行病学、临床诊治及预防进行了开拓性研究。他通过分析北京协和医院收治的 400 多例斑疹伤寒患者，分离出了流行性斑疹伤寒的病原体——普氏立克次体和地方性斑疹伤寒的病原体——莫氏立克次体，还证实了阴虱也可以传播斑疹伤寒。在黑热病的早期诊断方面，他提出应用骨髓穿刺检查替代脾穿刺；还应用补体结合试验辅助黑热病的早期诊断。他与冯兰洲合作研究传播黑热病的媒介，证实中华白蛉是北京附近传播黑热病的主要媒介。同时深入现场调查，证实了犬作为贮存宿主在传播中的作用。钟惠澜在研究中自己也不慎感染病原体而发病。结合自己患病时的体会及对其他病例的观察，他提出了黑热病早期表现的临床类型。他在医学教育工作中素以严格要求、重视实践著称，为中国培养了大批医务技术骨干力量。

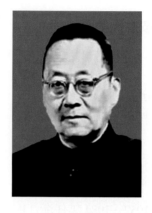

毛守白

中华医学会传染病与寄生虫病学分会第一届副主任委员。中国医学科学院寄生虫病研究所所长。中国医学科学委员会委员兼血吸虫病专题委员会主任委员，原卫生部全国寄生虫病专家咨询委员会主任委员，中华医学会理事，世界卫生组织西太平洋地区医学研究咨询委员会委员，世界卫生组织疟疾、血吸虫病和丝虫病合作中心主任，法国国家药物科学院通讯院士，美国热带医学与卫生学会名誉会员等。曾任《中国寄生虫学与寄生虫病杂志》主编，《中华医学杂志》（英文版）副总编，《中国寄生虫病防治杂志》顾问及《美国临床寄生虫学进展》编委。

毛守白（1912-12-30—1992-04-21），籍贯上海。医学寄生虫专家，中国血吸虫病研究开拓者之一。1937年复旦大学医学系毕业，获医学博士学位。赴法国巴黎大学医学院攻读热带病学、公共卫生学和疟疾病学，进行科学研究。1940年回国教寄生虫学。1947年赴美国卫生研究院研修曼氏血吸虫。在血吸虫的流行病、免疫诊断、实验治疗、灭螺方法以及血吸虫生物学等领域，取得国内外同行公认具有实际意义的科研成果，先后发表论文50余篇。主编和合编主要著作有《血吸虫病学》《寄生虫病学》等。1984年获第37届世界卫生大会"里昂·伯尔纳"奖，这是我国学者首获此殊荣。

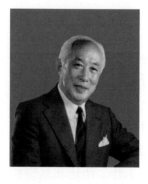

张乃峥

中华医学会传染病与寄生虫病学分会第一届副主任委员。中华医学会内科学分会常务委员、学术秘书。中华医学会内科杂志编委会委员。中华医学会风湿病学分会第一届、第二届主任委员。中国风湿病学创始人。

张乃峥（1921-09-22—2014-05-13），籍贯河南安阳。1939—1941年就读于北京燕京大学医预系，1947年毕业于上海圣约翰大学医学院，获医学博士学位。1946—1949年在中和医院（现北京大学人民医院）任实习医师和住院医师。1949年后一直在北京协和医院工作，历任内科住院医师、主治医师、副教授、教授。1959年，受派遣到莫斯科苏联医学科学院风湿病学研究所进修。1969年受命到广西桂林南溪山医院执行救援任务，任内科主任及业务副院长。1976年重返北京协和医院，任内科学系副主任。1979年被评为国家第一批硕士及博士研究生导师。张乃峥教授早年从事传染病学研究，与钟惠澜教授共同发现黑热病补体结合试验，国际上称为"钟氏试验"。之后在我国最早从疫区水中分离出钩端螺旋体病原体。1980年在北京协和医院创建中国第一个风湿病学专业，成立专科病房、门诊和实验室。1984 年中华医学会风湿病学分会成立任第一届、第二届主任委员。第八届亚太地区风湿病学大会上被授予"特殊贡献荣誉奖章"。1978 年被美国风湿病学学会授予荣誉会员。

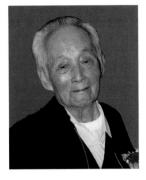

曹钟梁

中华医学会传染病与寄生虫病学分会第一届副主任委员。曾任四川省科学技术协会副主席等职。

曹钟梁（1910-05-07—2006-11-22），籍贯四川江津。1934 年毕业于华西协合大学医学院，并获美国纽约州立大学医学博士学位。1945—1947 年先后赴加拿大、美国进修。曾任华西大学医学院教授、院长。中华人民共和国成立后，历任四川医学院教授、副院长。长期从事医学教育和传染病防治工作，是我国著名的医学教育家和传染病学家，在重大传染病的防治方面取得了突出的成绩。从中华人民共和国成立前控制霍乱流行，中华人民共和国成立后消灭血吸虫病，他作为西南地区的领军人物，亲临现场，组织诊治工作。1958 年四川发生钩端螺旋体病大流行时，他亲临现场抢救危重患者，此后坚持现场研究长达 30 年，与传染病、钩体病专家一道，坚持不懈地从现场救治到实验室研究，终于使钩端螺旋体病肺大出血的诊治取得重大突破，在该领域确立了华西医学院在国内及国际上的领先地位。先后发表了一系列具有国际国内领先水平的优秀论文，血吸虫病研究成果曾获全国科技大会一等奖，钩体病防治研究成果曾获原卫生部科技进步一等奖、国家科技进步三等奖，有关病毒性肝炎，特别是重症黄疸腹水型肝炎的研究曾多次获省、市科技进步奖。

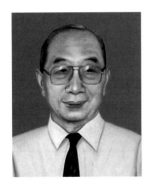

戴自英

中华医学会传染病与寄生虫病学分会第一届副主任委员，原卫生部医学科学委员会委员、国家药典委员会委员，中华医学会上海分会理事兼内科学分会主任委员。历任原上海医学院附属第一医院（现华山医院）传染病科主任、抗菌素临床应用研究室主任、华山医院副院长。

戴自英（1914—2009），籍贯浙江。1938 年毕业于上海医学院，1949 年获牛津大学细菌学博士学位，1950 年回国。戴教授是传染病学科的奠基人，在传染病学诊治领域作出了诸多开拓性贡献，首先提出以小剂量氯霉素治疗伤寒、副伤寒方案；引领病毒性肝炎、出血热的诊治和研究，败血症和感染性休克发病的机制和治疗研究。戴教授将临床医学、临床微生物学和临床药理学融为一体，是中国临床抗生素学的奠定人。主编《临床抗菌素学》等系列专著。1971—1972 年主导了全国磺胺药、青霉素、链霉素临床应用调查。1978—1981 年对四环素类抗生素进行再评价，提出限制使用该类药物的建议并被卫生行政部门采纳。在倡导我国抗生素合理应用中成绩卓著。共撰写论文 200 余篇，担任《中国医学百科全书综合卷》《实用内科学》《实用抗菌药物学》《中华医学杂志》《中华传染病杂志》等 10 余种医学专著、杂志主编及副主编。先后获国家科学技术委员会科研成果奖、全国科技大会奖和部、局级科技成果奖 20 余项。

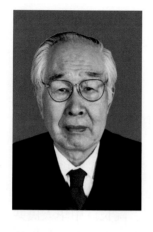

田庚善

中华医学会传染病与寄生虫病学分会第二届、第三届主任委员、第四届名誉主任委员。

田庚善（1922-04—），籍贯山东龙口。教授，享受国务院政府特殊津贴。1949年北京大学医学院医疗系毕业后留至北京大学第一医院内科。1955年辅佐创建北京大学第一医院传染科。曾担任原卫生部病毒性肝炎专家咨询委员会副主任，原卫生部病毒性肝炎专题委员会副主任；曾任《中华内科杂志》副总编，《中华传染病杂志》副总编、名誉主编；曾多次组织多中心的临床试验，开创国内感染病学界多中心临床研究之先河。担任原卫生部病毒性肝炎专家咨询委员会副主任期间，组织专家上书中央，请求将乙型肝炎免疫接种纳入儿童计划免疫。此举措使我国乙型肝炎病毒感染率由原来的9.74%降至7.18%，开启我国慢性乙型肝炎防控新篇章。曾2次主持制定我国病毒性肝炎防治方案。先后承担国家攻关"六五""七五""八五""九五"项目，获原卫生部科技进步奖。在国内首次报道慢性丙型肝炎的相关研究结果，首次对联苯双酯的降酶机制做明确阐述。曾主编感染疾病专业书籍数十本，为传染病的学术发展奠定基础。从医从教60余年，注重人才培养，创办全国病毒性肝炎进展学习班，组织全国专家各地巡讲；重视科普，多年来写了大小数百篇科普文章。至今仍活跃在临床和学术前沿，继续推进学科发展。

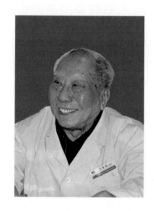

汪俊韬

中华医学会传染病与寄生虫病学分会第二届、第三届副主任委员，第四届主任委员，第五届名誉主任委员。中华医学会临床药物评价专家委员会委员。国家科技奖励医药卫生专业评委会评委。原卫生部病毒性肝炎专家咨询委员会第一届委员。

汪俊韬（1922-04-04—2013-06-02），籍贯北京。享受国务院政府特殊津贴。传染病学教授，博士研究生导师。1948年毕业于中国医科大学。1957年苏联列宁格勒（现彼得格勒）小儿科医学院传染病教研室硕士研究生毕业，医学副博士学位。曾任北京第二传染病医院（现首都医科大学附属北京佑安医院）副院长。1992年离休后返聘，继续担任医疗、教学、科研及培养研究生工作。1981年建立北京第二医学院（现首都医科大学附属北京佑安医院）传染病教研室并担任教研室主任。1958年曾担任中国医学科学院安国工作队副队长，深入农村调查，总结出《农村细菌性痢疾临床经过特点及非典型痢疾的诊断治疗》等。1980年以来以病毒性肝炎为研究重点，曾担任"六五"国家攻关课题《慢性乙型活动性肝炎发病机理及治疗药物评价》的负责人。共发表论文40余篇，参与编写多部医学专著。

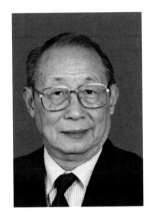

张铮

中华医学会传染病与寄生虫病学分会第二届、第三届副主任委员，原卫生部科学委员会病毒性疾病组和血吸虫病组委员。

张铮（1920-03—2010-01），籍贯湖南长沙。感染病学教授，博士研究生导师。著名的感染病学家，我国传染病学的奠基人之一，为湖南省乃至全国感染病的防治做出了重大的贡献。张铮教授1946年毕业于湘雅医学院，1947年任内科学助教，1951年担任主治医师，1956年晋升为副教授，1979年晋升为教授，1986年被聘为博士研究生导师。中南大学湘雅医院传染病学教研室的主要创始人，1954—1985年担任湖南医学院第一附属医院（现中南大学湘雅医院）传染病学教研室主任。该教研室于1992年被评为原卫生部教学先进集体。张铮教授编写了《传染病教学法指导》和供本科专用的教材，主编或参编了《传染性肝炎》《病毒性肝炎的基础与临床》《农村医生手册》《内科治疗学》《临床误诊100例》等专著。张铮教授自1978年恢复研究生教育以来，招收和培养硕士研究生12名。自1987年起开始招收博士研究生，前后培养了19名博士研究生，为我国感染病学专业培养和造就了一批新的学术带头人和科研骨干。

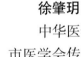

徐肇玥

中华医学会传染病与寄生虫病学分会第二届、第三届副主任委员，上海市医学会传染病与寄生虫病学分会主任委员、感染与化疗学分会主任委员、内科学分会副主任委员、寄生虫学分会理事。现任华山医院终身教授。历任华山医院传染病寄生虫病教研室副主任、《中华传染病杂志》（总编），《中华内科杂志》《中国寄生虫学与寄生虫病杂志》《上海医学》《上海预防杂志》《中华医学杂志》（英文版）等编委。

徐肇玥（1922-12—），籍贯浙江海盐。1945年毕业于上海医学院医本科，1980年晋升为教授，为国务院批准的第一批博士研究生导师。长期从事传染病学专业的医疗、教学、科研和师资培养工作。曾撰写或指导撰写有关论文百余篇、专著和教材等近20本，内容涉及病毒性肝炎、血吸虫病、流行性出血热、伤寒、感染性腹泻、脑膜炎、厌氧菌感染、绿脓杆菌感染、感染性休克、抗菌药物应用等。曾获血吸虫病新药治疗原卫生部科技成果乙级奖、上海市科技成果奖二等奖和国家科技成果进步奖二等奖及1985年上海市消灭血吸虫病纪念奖。1988年上海市甲型病毒性肝炎暴发流行综合研究（临床部分）获原卫生部科技成果一等奖。曾先后获上海市劳动模范、原卫生部先进工作者等称号。

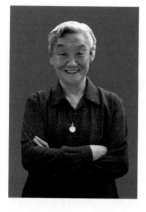

王爱霞

中华医学会传染病与寄生虫病学分会第五届主任委员，第四届、第六届副主任委员。中华医学会寄生虫病学分会副主任委员。

王爱霞（1932-05—），籍贯江苏。1956年毕业于上海医科大学，同年任北京协和医院内科住院医师。1962—1963年在中国医学科学院实验医学研究所病理科进修临床病理。1963年入北京协和医院感染组。曾担任北京协和医院内科五届副主任和外宾医疗科主任兼感染内科主任。1980—1982年澳大利亚墨尔本做访问学者。曾担任中央保健委员会第一届专家小组成员。原卫生部性病艾滋病专家咨询委员会顾问。《中华内科杂志》《中国抗生素杂志》《中华医学杂志》等编委，《中国抗感染化疗杂志》副主编。王爱霞教授在国内发现了第1例AIDS患者和首例国人由性传播的HIV感染者，在国内最早开始用抗HIV药物进行HIV感染的治疗。1995年制定了艾滋病诊治的国家标准；1996年"G-CSF单克隆抗体和试验盒制备"获得国家科技进步三等奖；"HIV/AIDS临床诊断及免疫病理的研究"获2002年中华医学科技进步奖二等奖。她在国内最早从事院内感染细菌变迁的动向研究，成果获2003年北京市科技进步奖三等奖。她牵头完成输血后丙型病毒性肝炎的前瞻性流行病学调查，率先提出要警惕输血引起的丙型肝炎交叉感染。发表论文100多篇，参编多部专著，为我国传染病的防治做出了卓越贡献。

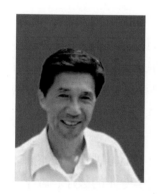

曹维霁

中华医学会传染病与寄生虫病学分会第三届副主任委员。著名热带病学、传染病学专家，在我国寄生虫感染流行病学和临床医学领域均做出突出贡献。

曹维霁（1925—1991），籍贯江苏淮阴。1945年考入上海医科大学，毕业后在北京友谊医院热带病防治研究所工作。1974—1984年间，与时任热带病防治研究所所长钟惠澜院士等遍访我国南方各省、市、区，先后发现14种新型肺吸虫，并对四川肺吸虫、云南肺吸虫、昆明肺吸虫等不同虫体的生活史和致病机制等进行深入研究，同时对其第二中间宿主淡水蟹类中囊蚴分型进行了集中描述，总结发表"我国河蟹体内各种肺吸虫及其他吸虫囊蚴的观察"等多篇论文，为我国肺吸虫病的防治工作打下扎实基础。1980年以来以华支睾吸虫感染为研究方向，重点推进肝吸虫血清学及皮内试验等诊断方法的临床研究，同时积极探讨相关新型诊断试剂盒的开发与应用，多次获得（国家级及省部级）科学技术成果奖。学术研究之余，曹维霁教授还与钟惠澜、陆道培、施正信等国内多位著名专家学者共同举办热带医学培训讲习班，探讨我国热带医学发展途径，合作编辑我国热带病学专辑。共发表学术论文30余篇，总被引次数达200余次。

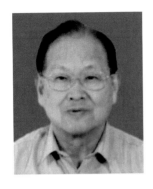

许炽燨

中华医学会传染病与寄生虫病学分会第四届、第五届副主任委员，第六届顾问。中华医学会热带医学及寄生虫病学分会第一届副主任委员，第二届主任委员，第三届、第四届名誉主任委员。《中华内科学杂志》《中华传染病杂志》编委，中国寄生虫学与寄生虫病杂志编委。中国食品药品监督管理总局新药评审委员会委员。中国大百科全书编委。

许炽燨（1930-10-30—），籍贯浙江。1948 年进入上海圣约翰大学理学院医预系学习，1950 年转至北京大学医学院医疗系学习，1954 年毕业。曾任北京同仁医院内科住院医师、主治医师等，1960 年转到北京友谊医院内科任主治医师，1964 年调至该院热带医学研究室，任研究室副主任。1980 年晋升为副研究员。1980 年受中国原卫生部委派，在世界卫生组织（WHO）资助下去英国伦敦皇家热带医学与卫生学院进修半年，并加入英国皇家热带医学与卫生学会，成为该组织委员。1984 年晋升为研究员及主任医师。曾在北京、浙江、湖南、江西、云南、四川等地肺吸虫病流行区调查研究。黑热病野生储存宿主貉的发现曾获中国原卫生部科技成果奖三等奖及北京市科学技术委员会学术成果奖，吡喹酮治疗囊虫病曾获北京市科技成果奖三等奖。中华分支睾吸虫病研究获北京市科学技术委员会学术成果奖三等奖。发表中、英文医学学术论文 80 余篇。享受国务院政府特殊津贴。

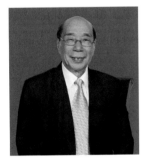

邬祥惠

中华医学会传染病与寄生虫病学分会第四届、第五届副主任委员，中华医学会感染病学分会儿科学组组长，《中华传染病杂志》总编辑，上海市肝病研究中心专家委员会主任委员，复旦大学病毒性肝炎中心研究中心副主任，上海市药物不良反应监察中心专家委员会主任委员。《中华内科杂志》《上海医学杂志》《健康世界杂志》《中国实用内科杂志》《临床肝胆疾病杂志》《实用中西医结合杂志》及《肝脏杂志》等编委。

邬祥惠（1933-11—2015-06），籍贯浙江宁波。1957 年毕业于南京医科大学医本科。从事传染病和肝病医疗、教学、科研工作，对传染病、各型病毒性肝炎、慢性肝病、脂肪肝、肝硬化等早期诊断、免疫检测、中西医治疗有独特经验和进展性成果。与科内同志合作取得科研成果奖有 5 项，包括原卫生部科技进步奖乙等奖、原上海市卫生局一等奖及上海市科技进步奖二等奖等。曾担任国家"六五""七五"及"八五"攻关课题中有关慢性肝炎、重型肝炎治疗的主要负责人。1992 年被国务院表彰为对我国医疗卫生事业作出突出贡献者，享受国务院政府特殊津贴。

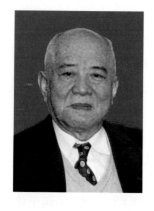

崔振宇

中华医学会传染病与寄生虫病学分会第三届常务委员、第四届副主任委员、第五届名誉委员。

崔振宇（1922—2013），籍贯河北。1948年毕业于山东医学院，当年就职于北平市立传染病医院（首都医科大学附属北京地坛医院）。1963年调往北京第二传染病医院（现首都医科大学附属北京佑安医院），1973年调回现首都医科大学附属北京地坛医院，1980年至日本东京市驹儒病院肝炎病科进修学习，同年回国后继续于北京地坛医院从事临床工作。崔振宇教授是我国传染病学及肝病学著名专家，是首都医科大学附属北京地坛医院的早期创建者之一，在各种急慢性传染病的临床诊治方面经验丰富，在北京市历次传染病疫情防控工作中卓有建树。崔振宇教授先后发表学术论文70余篇，荣获北京市科技进步奖2次。先后担任北京医学会传染病及寄生虫病学分会第二届副主任委员（1986—1991）、第三届主任委员（1991—1996）、第四届名誉主任委员（1996—2001），北京医学会肝病学分会第一届名誉主任委员（1998—2004）。自1992年起享受国务院政府特殊津贴。

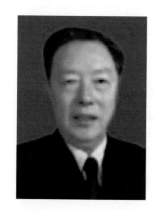

董祥稼

中华医学会传染病与寄生虫病学分会第四届副主任委员。原卫生部科技委员会传染病专题委员会委员，原卫生部有突出贡献专家，原卫生部部级专家，原卫生部肝炎专家咨询委员会委员，享受国务院政府特殊津贴，从事传染病医疗、教学、科研工作50余载。

董祥稼（1926-09-19—2005-03-20），籍贯黑龙江呼兰。1943年毕业于满洲医学院。毕业后先后在沈阳医学院附属医院内科、中国医科大学附属第一医院内科，中国医科大学附属第三医院、附属第二医院（现盛京医院）传染病科工作。历任医师、主治医师、副教授、教授等职，从20世纪50年代起担任传染病教研室主任，1994年离休，是中国医科大学传染病教研室及传染病学科奠基人。20世纪50年代，主持森林脑炎研究，在国内首次报告森林脑炎病例并在剖检病例脑组织分离出森林脑炎病毒，以此研制出森林脑炎疫苗，为我国森林脑炎防治工作作出重大贡献，1978年荣获全国科学大会奖。20世纪60年代，在全国率先应用尿素治疗流行性脑脊髓膜炎脑水肿，使流行性脑脊髓膜炎的病死率明显下降。1983年起担任国家科学技术委员会"六五""七五"重点科技攻关项目《重型肝炎治疗与发病机理研究》负责人，提出"综合基础疗法"并在全国推广，明显降低了重型肝炎的病死率，获得辽宁省科技进步奖一等奖。发表论文20余篇，主编及参编《重型肝炎》等多部医学专著。

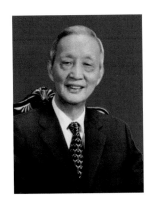

斯崇文

中华医学会传染病与寄生虫病学分会第六届主任委员，第七届名誉主任委员，原卫生部病毒性肝炎专家咨询委员会委员。从 1992 年起，享受国务院政府特殊津贴。现任《中华内科杂志》《中华传染病杂志》顾问。教授、主任医师、博士研究生导师。

斯崇文（1931-01-13—），籍贯浙江诸暨。1955 年毕业于北京医学院医学系，此后一直在北京大学第一医院感染疾病科（原传染科）工作。1982 年在美国斯坦福大学医学院作为访问学者 1 年。先后参加了"六五""七五""八五"和"九五"国家科技攻关课题——"慢性乙型肝炎的治疗和疗效机制的研究"。担任"八五"国家科技攻关课题和三项国家自然科学基金研究课题的负责人。担任北京市重大课题项目《病毒性肝炎一体化和规范化研究》中的分课题《慢性乙型肝炎抗病毒治疗规范化研究》的负责人。主编《大百科全书》病毒性疾病篇；主编《临床诊疗指南·传染病学分册》；主编《传染病学》《感染病学》《基因治疗》《现代传染病治疗学》等专著。先后在全国性医学杂志上发表各种论文 80 余篇。曾获中华医学科技进步奖二等奖、北京市科技进步奖一等奖和三等奖。先后获得中国医师协会感染科医师分会颁布的"终身成就奖"和中华医学会感染病学分会颁布的"终身贡献奖"。

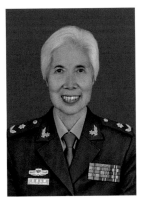

皇甫玉珊

中华医学会传染病与寄生虫病学分会第五届副主任委员，第六届顾问。曾担任中华医学会感染病学分会第三届、第四届常务委员。总后勤部卫生专业高级专业技术评审委员会副主任委员，解放军军医进修学院学位委员会委员，总后勤部卫生部医疗事故鉴定委员会委员。长期担任军内外高级干部医疗保健工作，是中央保健委员会和中央军委保健委员会的特聘会诊专家，2003 年 12 月被中央军委保健委员会授予"特殊贡献奖"。迄今已经在传染病战线奋斗 60 余载。

皇甫玉珊（1927-09—），籍贯江苏扬州。1960 年 9 月入伍，1978 年 9 月入党，1953 年北京协和医学院医疗专业毕业，1954 年 9 月分配到第一军医大学（长春）工作，1958 年 1 月调入解放军第三〇二医院，先后担任主治医师、主任、教授及专家组成员。1991 年 7 月享受国务院政府特殊津贴，1993 年 12 月调整为专业技术三级，1995 年 9 月晋升为文职一级，1998 年 9 月中央军委批准暂缓退休，被总后勤部评为"科学技术一代名师"，2002 年 12 月调整为专业技术一级。《传染病信息杂志》编委会副主任委员，《老年感染病学杂志》《中华传染病与寄生虫病学杂志》《解放军医学杂志》编委，参与编写多部医学专著。

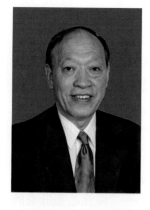

翁心华

中华医学会传染病与寄生虫病学分会第六届副主任委员，中华医学会感染病学分会第七届主任委员，第八届名誉主任委员。现为复旦大学附属华山医院终身教授，博士研究生导师，2013年白求恩奖章获得者。

翁心华（1938-09—），籍贯浙江温州。1962年毕业于上海医科大学医学系。长期从事传染病的临床、教学与科研工作，对各种感染性疾病，尤其是对长期不明原因发热的病因诊断、细菌感染性疾病以及病毒性肝炎等病毒感染方面有着深入的临床实践与研究。曾任第九届中华医学会内科学分会副主任委员。曾任《中华传染病杂志》主编，《中华内科学杂志》副主编，以及《中国新药与临床杂志》《实用内科杂志》《国际流行病与传染病杂志》《微生物与感染》副主编，《实用内科学》（10至14版）副主编，"十一五"国家级规划教材《传染病学》主编、《现代感染病学》主编。2012年起主编《翁心华疑难感染病和发热病例精选与临床思维》系列丛书，已出版6册。曾完成多项国家级的重大研究课题，包括国家自然科学基金、国家"十五"攻关课题以及"973"课题等国家重点课题。

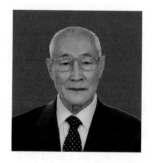

徐道振

中华医学会传染病与寄生虫病学分会第六届副主任委员，国家传染病卫生技术标准委员会副主任委员，原卫生部病毒性肝炎防治领导小组成员，原卫生部病毒性肝炎防治专家咨询委员会专家。1984—1991年任北京地坛医院院长。现为首都医科大学附属北京地坛医院主任医师，北京大学医学部教授。

徐道振（1930—），籍贯浙江绍兴，1955年毕业于浙江医学院医疗系本科，分配至北京传染病院（现首都医科大学附属北京地坛医院）从事传染病临床工作，至今已60年。徐道振教授是我国著名传染病学及肝病学专家，早年在白喉、猩红热、细菌性痢疾、伤寒等北京市常见传染病的临床救治与防控工作中成绩卓著，多次荣获北京市及全国先进工作者称号。近30年来，致力于病毒性肝炎的临床研究，尤其在慢性乙型肝炎、慢性丙型肝炎的治疗研究方面成就斐然；曾主持多项干扰素治疗慢性乙型肝炎及慢性丙型肝炎的临床研究，为干扰素在中国肝病领域的合理应用起到了推动作用。徐道振教授先后发表医学学术论文80余篇（其中第一作者SCI论著3篇），主编《病毒性肝炎临床实践》《传染病误诊学》等专著4部，荣获北京市科技进步奖2次。享受国务院政府特殊津贴。

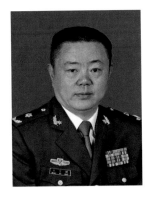

王宇明

中华医学会感染病学分会第七届、第八届、第九届副主任委员，中国医师协会感染病分会第一届副会长，国家药典委员会委员，中国肝炎防治基金会第四届理事会专家委员会委员。

王宇明（1951-11-10—），籍贯江苏。三级教授，主任医师，博士研究生导师。1976年获贵阳医学院医疗系本科学位，1985年获第三军医大学传染病学硕士学位。1990—1991年获笹川医学奖学金赴日本岐阜大学留学1年。1995—1998年赴美国加州大学及约翰·霍普金斯大学留学。1993—2008年任第三军医大学西南医院（现更名为陆军军医大学第一附属医院）感染病科主任。在病毒性肝炎、肝衰竭诊治及研究方面颇有造诣，先后承担传染病国家重大科技专项、国家"863""973"、国家自然科学基金等课题25项，研究成果获国家专利14项、国家科技进步奖二等奖等奖项9项，获中华医学会感染病学分会"西部突出贡献奖"。先后培养博、硕士研究生70余名，获全国百篇优秀博士论文导师，荣立三等功及二等功多次。主编《实用传染病学》《感染病学》（2010年版全国医学八年制统编教材）等专著20余部，在 *Gastroenterology*、*Hepatology* 等国内外期刊上发表论文400余篇。享受国务院政府特殊津贴。

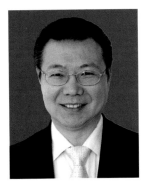

成军

中华医学会传染病与寄生虫病学分会第六届常务委员、中华医学会感染病学分会第九届常务委员，第七届、第八届、第十届副主任委员，现任中华医学会热带病与寄生虫病学分会第六届委员会主任委员，中国医师协会感染病医师分会副会长。《中华实验和临床感染病杂志（电子版）》总编辑、《中国肝脏病杂志（电子版）》总编辑、*Infection International*（*electronic version*）总编辑、《中华传染病杂志》副总编辑、*Hepatology International* 编委。

成军（1963—），籍贯山东。1986年毕业于第一军医大学；1989年毕业于军医进修学院研究生院，获医学硕士学位；1994年毕业于北京医科大学，获医学博士学位；1994年赴美，在得克萨斯大学健康科学中心（圣·安东尼奥）临床免疫和传染病科做博士后研究。1997年回国。先后于中国人民解放军第三〇二医院、首都医科大学附属北京地坛医院从事临床、教学、科研及管理工作，现任首都医科大学北京地坛医院副院长、肝病中心主任、传染病研究所所长。成军教授是我国传染病学及肝病学知名专家，主要从事传染病，特别是病毒性肝炎的临床医疗工作以及传染病相关的基因克隆化及基因功能研究。已出版《现代肝炎病毒分子生物学》《现代肝炎病毒分子免疫学》《现代细胞自噬分子生物学》等专著。成军教授先后发表学术论文及综述800余篇，出版专著10余部。享受国务院政府特殊津贴。

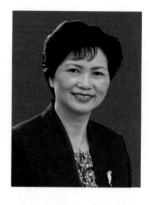

李兰娟

中华医学会感染病学分会第八届、第九届主任委员，第七届副主任委员，第十届常务委员，第十一届名誉主任委员。中国工程院院士、教授、主任医师、博士研究生导师。

李兰娟（1947-09—），籍贯浙江绍兴。现为传染病诊治国家重点实验室主任，感染性疾病诊治协同创新中心主任，树兰医疗发起人，兼任教育部生物与医学部主任，中华预防医学会副会长，"艾滋病和病毒性肝炎等重大传染病防治"科技重大专项"十三五"规划技术副总工程师，原国家卫生和计划生育委员会人口健康信息化专家咨询委员会主任，中国卫生信息学会副会长，中国医师协会感染科医师分会主任委员，中华预防医学会微生态学分会主任委员，国际人类微生物组联盟主席，国际血液净化学会理事，浙江医学会会长，《中华临床感染病杂志》《中国微生态学杂志》主编及 *Journal of Hepatology*、*Gut* 编委等。

承担国家"863""973""十五"攻关、国家自然科学基金重点项目等课题20余项，获发明专利28项。主编出版了我国首部《人工肝脏》《感染微生态学》和教育部规划教材《传染病学》等专著35部。发表论文400余篇，在 *Nature*、*Lancet*、*The New England Journal of Medicine* 等 SCI 收录杂志发表200余篇。获国家科技进步奖特等奖1项，国家科技进步奖（创新团队）1项、一等奖2项、二等奖2项，省科技进步奖一等奖6项，获"全国优秀科技工作者""全国杰出专业技术人才"称号，何梁何利基金科学与技术进步奖、光华工程科技奖和谈家桢科学奖临床医学奖等。

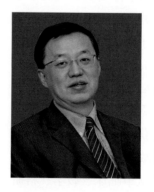

侯金林

中华医学会感染病学分会第十届主任委员、第十一届常务委员，第八届副主任委员。第二十六届亚太地区肝病学会主席。南方医科大学南方医院感染内科主任、教授、主任医师、博士研究生导师。

侯金林（1962-06—），籍贯山西平遥。1984年毕业于第四军医大学医疗系，1989年第一军医大学传染病学硕士研究生毕业。从事传染病工作30余年，致力于慢性病毒性肝炎的基础和临床转化研究，针对我国慢性乙型肝炎临床诊断和治疗等面临的重大问题，通过协同攻关取得一系列重要的原创性研究成果。作为第一负责人主持完成多项国内多中心临床研究、国家"973"子项目及国家自然科学基金重点项目等。在国内外杂志，包括 *The New England Journal of Medicine*、*Gastroenterology*、*Gut*、*Hepatology* 和 *Journal of Hepatology* 等刊物发表论文300余篇，其中 SCI 论文104篇。2003年获得国家杰出青年基金，2006年获"新世纪百千万人才工程"国家级人选、广东省"珠江学者"，2010年获原卫生部有突出贡献的中青年专家，2011年获"全国卫生系统职工职业道德建设标兵"称号，2016年被评为"全国优秀科技工作者"。曾获国家科技进步奖二等奖2项、中华医学科技奖二等奖2项、广东省科技进步奖一等奖2项、军队医疗成果奖二等奖1项、军队科技进步奖二等奖1项、广东丁颖科技奖、总后勤部科技新星等多个奖项及荣誉。享受国务院政府特殊津贴，荣立军队一等功1次，三等功3次。

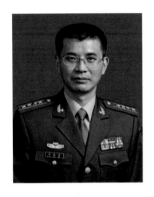

缪晓辉

中华医学会感染病学分会第九届副主任委员，上海市医学会第三十四届和第三十五届常务委员，上海市医学会感染病学分会第七届和第八届主任委员，第八届《中华传染病杂志》总编辑，国家自然科学基金评审专家、国家科技进步奖评审专家，上海市公共卫生临床咨询专家。

缪晓辉（1959-10-28—），籍贯江苏如东。1983年毕业于第二军医大学医疗系，1990年和1998年在第二军医大学先后内科学硕士和博士研究生毕业，分别获得硕士和博士学位。2000年晋升为主任医师、教授，2001年为博士研究生导师。在国内首个建立乙型肝炎病毒基因内参照和夹心杂交法定量检测技术；在国内首个建立乙型肝炎病毒cccDNA定量检测技术。主导制定了我国第一部《成人急性感染性腹泻专家诊治共识》，参与《慢性乙型肝炎防治指南》等8部指南、专家共识或意见的制定。获得国家科技进步奖二等奖1项、军队医疗成果奖三等奖1项，2005年上海市公共卫生优秀学科带头人，以第一发明人获得国家发明专利1项。以第一申请人获得国家自然科学基金面上资助课题5项；以第一负责人获得艾滋病及病毒性肝炎等重大传染病专项子课题2项。在国内外发表学术论文150余篇，副主编专著2部。2003年带领医疗队参加北京小汤山医院诊治SARS；2008年带领卫生防疫队在汶川地震灾区救灾。

（注：中华医学会感染病学分会第八至十届委员会部分副主任委员在第十一届委员会中仍有任职，故在本部分不做介绍，详见第三节）

（侯　维　孟庆华　整理）

第三节　第十一届委员会组织结构及常务委员分工

一、第十一届委员会组织结构

2016年11月3日，中华医学会感染病学分会召开会议进行了委员会的换届改选工作，成立了第十一届委员会（表1-3-1）。

表1-3-1　中华医学会感染病学分会第十一届委员会组织结构

职称	姓名	单位
前任主任委员	侯金林	南方医科大学南方医院
主任委员	王贵强	北京大学第一医院
候任主任委员	李太生	中国医学科学院北京协和医院
副主任委员（4位）	王福生	中国人民解放军第三〇二医院
	宁　琴	华中科技大学同济医学院附属同济医院
	唐　红	四川大学华西医院
	谢　青	上海交通大学医学院附属瑞金医院

待续

续表

职称	姓名	单位
秘书长（4位）（兼）	张文宏	复旦大学附属华山医院
	孟庆华	首都医科大学附属北京佑安医院
	郑 波	北京大学临床药理所
	彭 劼	南方医科大学南方医院
常务委员（16位）（以姓氏笔画为序）	毛 青	西南医院
	于岩岩	北京大学第一医院
	王明贵	复旦大学附属华山医院
	李 军	南京医科大学第一附属医院（江苏省人民医院）
	李家斌	安徽医科大学第一附属医院
	李智伟	中国医科大学附属盛京医院
	肖永红	浙江大学附属第一医院
	张文宏	复旦大学附属华山医院
	张跃新	新疆医科大学第一附属医院
	尚 佳	河南省人民医院
	宓余强	天津市第二人民医院（原天津市传染病医院）
	孟庆华	首都医科大学附属北京佑安医院
	赵英仁	西安交通大学第一附属医院
	赵彩彦	河北医科大学附属第三医院
	唐小平	广州市第八人民医院（原广州市传染病医院）
	盛吉芳	浙江大学医学院附属第一医院
委员（41位）（以姓氏笔画为序）	王 峰	吉林大学第一医院
	王 煜	宁夏医科大学总院
	王者令	青岛市卫生计生科技教育中心
	韦 嘉	云南省第二人民医院　云南省红十字会医院　昆明医科大学第四附属医院
	邓存良	西南医科大学附属医院
	甘建和	苏州大学附属第一医院
	左维泽	石河子大学医学院第一附属医院
	石 荔	西藏自治区人民医院
	吕晓菊	四川大学华西医院
	任万华	山东省立医院
	邬小萍	南昌大学第一附属医院
	刘正印	北京协和医院
	江建宁	广西医科大学第一附属医院
	祁 伟	天津医科大学第二医院
	李用国	哈尔滨医科大学附属一院
	李成忠	上海长海医院
	李兴旺	首都医科大学附属北京地坛医院
	何 艳	中南大学湘雅二医院
	余祖江	郑州大学第一附属医院
	张 权	贵州医科大学附属医院
	张专才	内蒙古自治区国际蒙医医院

待续

续表

职称	姓名	单位
委员（41位）（以姓氏笔画为序）	张文元	青海省第四人民医院
	陈　红	兰州大学第一医院
	陈　良	上海市（复旦大学附属）公共卫生临床中心
	陈志海	首都医科大学附属北京地坛医院
	陈佰义	中国医科大学附属第一医院
	林　锋	海南省人民医院
	林明华	福建医科大学孟超肝胆医院
	林炳亮	中山大学附属第三医院
	郑　波	北京大学临床药理所
	赵　敏	北京市丰台中西医结合医院
	赵中夫	长治医学院附属和平医院
	胡　鹏	重庆医科大学附属第二医院
	俞云松	浙江大学医学院附属邵逸夫医院
	贾战生	西安唐都医院
	倪　武	上海长征医院
	高海女	树兰（杭州）医院
	黄　燕	中南大学湘雅医院
	彭　劼	南方医科大学南方医院
	曾　玫	复旦大学附属儿科医院
	熊　勇	武汉大学中南医院

二、第十一届委员会学组

1. 自然疫源性疾病学组（表1-3-2）

表1-3-2　自然疫源性疾病学组

学组职务	姓名	工作单位
顾问（3位）（以姓氏笔画为序）	白雪帆	西安唐都医院
	李兴旺	首都医科大学附属北京地坛医院
	李德新	中国疾病预防控制中心
组长	王贵强	北京大学第一医院
副组长（4位）（以姓氏笔画为序）	李用国	哈尔滨医科大学附属第一医院
	李智伟	中国医科大学附属盛京医院
	杨永峰	南京市第二医院
	张跃新	新疆医科大学第一附属医院

待续

续表

学组职务	姓名	工作单位
组员（32位）（以姓氏笔画为序）	马　科	华中科技大学同济医学院附属同济医院
	王者令	青岛市传染病医院
	王　峰	吉林大学第一医院
	邓存良	泸州医学院附属医院
	叶寒辉	福建医科大学孟超肝胆医院
	史冬梅	上海交通大学医学院附属瑞金医院
	刘　源	南京医科大学第一附属医院
	刘永清	鄂尔多斯市第二人民医院
	刘映霞	深圳市第三人民医院
	刘俊平	河南省人民医院
	刘起勇	中国疾病预防控制中心
	李　华	青海省第四医院
	杨东亮	华中科技大学同济医学院附属协和医院
	何　艳	中南大学湘雅二医院
	余祖江	郑州大学第一附属医院
	邹志强	烟台市传染病医院
	张明香	沈阳市第六人民医院
	张复春	广州市第八人民医院
	张绪清	西南医院
	张缭云	山西医科大学第一医院
	陈志海	首都医科大学附属北京地坛医院
	林　锋	海南省人民医院
	林太杰	福建医科大学孟超肝胆医院
	庞星火	北京市疾病预防控制中心
	赵　敏	中国人民解放军第三〇二医院
	赵　鸿	北京大学第一医院
	姜荣龙	南方医科大学南方医院
	黄利华	无锡市第五人民医院
	崔步云	中国疾病预防控制中心
	梁伟峰	浙江大学医学院附属第一医院
	谢本维	西藏军区总医院
	廖柏明	广西医科大学第一附属医院

2. 产科和肝病学组（表1-3-3）

表1-3-3　产科和肝病学组

学组职务	姓名	工作单位
组长	谢　青	上海交通大学医学院附属瑞金医院
副组长（4位）（以姓氏笔画为序）	于岩岩	北京大学医学部
	刘志华	南方医科大学南方医院
	韩国荣	南京市第二医院
	蔡　伟	上海交通大学医学院附属瑞金医院
组员（30位）（以姓氏笔画为序）	王　玫	中国人民解放军第三〇二医院
	王正平	浙江大学医学院附属妇产科医院
	左维泽	石河子大学医学院附属第一医院
	朱传武	江苏苏州第五人民医院
	邬小萍	南昌大学附属第一医院
	刘　青	首都医科大学附属北京佑安医院
	刘　敏	首都医科大学附属北京地坛医院
	刘映霞	深圳第三人民医院
	江建宁	广西医科大学附属第一医院
	许　洁	上海交通大学医学院附属第三人民医院
	许成芳	中山大学附属第三医院
	李　军	南京医科大学第一附属医院、江苏省人民医院
	李　杰	北京大学医学部
	张　权	贵阳医科大学附属第一医院
	张　琴	上海交通大学医学院附属同仁医院
	陈　静	天津传染病医院
	陈永鹏	南方医科大学南方医院
	尚　佳	河南省人民医院
	庞秋梅	首都医科大学附属北京佑安医院
	孟庆华	首都医科大学附属北京佑安医院
	赵彩彦	河北医科大学附属第三医院
	袁　宏	兰州大学第一医院
	唐　红	四川大学华西医院
	黄玉仙	复旦大学华山医院
	盛吉芳	浙江大学医学院附属第一医院
	崔世红	郑州大学第三附属医院
	曾　玫	复旦大学附属儿科医院
	路青华	青海省第四人民医院
	窦晓光	中国医科大学附属盛京医院
	潘红英	浙江省人民医院

3. 病毒性肝炎学组（表1-3-4）

表1-3-4 病毒性肝炎学组

学组职务	姓名	工作单位
组长	侯金林	南方医科大学南方医院
副组长 （4位）（以姓氏笔画为序）	宁 琴	华中科技大学同济医学院附属同济医院
	尚 佳	河南省人民医院
	孟庆华	首都医科大学附属北京佑安医院
	唐 红	四川大学华西医院
组员兼秘书	彭 劼	南方医科大学南方医院
组员（35位）（以姓氏笔画为序）	马世武	成都军区昆明总医院
	王 煜	宁夏医科大学总医院
	左维泽	石河子大学医学院第一附属医院
	兰英华	哈尔滨医科大学附属第一医院
	邢益平	南京医科大学第一附属医院
	刘国珍	中南大学湘雅医院
	刘映霞	深圳市第三人民医院
	闫 丽	上海市（复旦大学附属）公共卫生临床中心
	江建宁	广西医科大学第一附属医院
	杜 普	呼和浩特市第二医院
	李 菲	天津市第二人民医院
	李成忠	第二军医大学附属长海医院
	杨 松	首都医科大学附属北京地坛医院
	杨益大	浙江大学医学院附属第一医院
	吴 玮	青岛市传染病医院
	余祖江	郑州大学第一附属医院
	张伦理	江西省南昌大学第一附属医院
	张跃新	新疆医科大学第一附属医院
	陈明泉	复旦大学附属华山医院
	陈金军	南方医科大学南方医院
	陈恩强	四川大学华西医院
	周宝桐	北京协和医院
	赵 军	中国人民解放军第三〇二医院
	赵彩彦	河北医科大学第三医院
	袁 宏	兰州大学第一医院
	贾战生	西安唐都医院
	倪 武	上海长征医院
	徐京杭	北京大学第一医院

待续

学组职务	姓名	工作单位
组员（35位）（以姓氏笔画为序）	龚国忠	中南大学湘雅二医院
	崔　巍	中国医科大学附属第一医院
	康　谊	河南省人民医院
	蒋荣猛	首都医科大学附属北京地坛医院
	韩　艳	上海交通大学医学院附属瑞金医院
	韩梅芳	华中科技大学同济医学院附属同济医院
	雷春亮	广州市第八人民医院

4. 肝衰竭与人工肝学组（表1-3-5）

表1-3-5　肝衰竭与人工肝学组

学组职务	姓名	工作单位
顾问（3位）（以姓氏笔画为序）	王宇明	第三军医大学第一附属医院
	何金秋	南昌市第九医院、南昌大学感染病医院
	郭利民	首都医科大学附属北京地坛医院
组长	李兰娟	浙江大学医学院附属第一医院
副组长（4位）（以姓氏笔画为序）	甘建和	苏州大学附属第一医院
	孟庆华	首都医科大学附属北京佑安医院
	高志良	中山大学附属第三医院
	黄建荣	浙江大学医学院附属第一医院
秘书（2位）（以姓氏笔画为序）	朱丹华	浙江大学医学院附属第一医院
	陈佳佳	浙江大学医学院附属第一医院
组员（36位）（以姓氏笔画为序）	于岩岩	北京大学第一医院
	马　臻	内蒙古医科大学附属医院
	王　艳	北京大学第一医院
	王介非	上海市（复旦大学附属）公共卫生临床中心
	韦　嘉	云南省第二人民医院
	邓国宏	西南医院
	冯　萍	四川大学华西医院
	宁　琴	华中科技大学同济医学院附属同济医院
	朱　英	大连医科大学附属第一医院
	任万华	山东省立医院
	刘景院	首都医科大学附属北京地坛医院
	杜　翔	西藏军区总医院感染病医院
	李玉芳	宁夏医科大学总医院

待续

学组职务	姓名	工作单位
组员（36位）（以姓氏笔画为序）	李用国	哈尔滨医科大学附属第一医院
	李家斌	安徽医科大学第一附属医院
	李智伟	中国医科大学附属盛京医院
	辛绍杰	中国人民解放军第三〇二医院
	宋红丽	天津市第一中心医院
	张大志	重庆医科大学附属第二医院
	张立婷	兰州大学附属第一医院
	张跃新	新疆医科大学第一附属医院
	张缭云	山西医科大学第一医院
	陆 爽	贵州医科大学附属医院
	林 锋	海南省人民医院
	尚 佳	河南省人民医院
	金清龙	长春市吉林大学第一医院
	周东辉	江苏省人民医院
	周新民	西京医院
	郑欢伟	石家庄市第五医院（石家庄市传染病医院）
	龚国忠	中南大学湘雅二医院
	谢 青	上海交通大学医学院附属瑞金医院
	甄 真	河北医科大学第三医院
	路青华	青海省第四人民医院
	廖柏明	广西医科大学第一附属医院
	熊墨龙	南昌市第九医院
	潘 晨	福建省福州市传染病医院

5. 儿科学组（表1-3-6）

表1-3-6　儿科学组

学组职务	姓名	工作单位
顾问	王建设	复旦大学附属儿科医院
组长	曾 玫	复旦大学附属儿科医院
副组长（4位）（以姓氏笔画为序）	王 晖	上海交通大学医学院附属瑞金医院
	朱世殊	中国人民解放军第三〇二医院
	刘 钢	首都医科大学附属北京儿童医院
	许红梅	重庆医科大学附属重庆儿童医院
秘书	王中林	复旦大学附属儿科医院

待续

学组职务	姓名	工作单位
组员 （36位）（以姓氏笔画为序）	于华凤	山东大学齐鲁儿科医院
	王　芳	郑州市儿童医院
	王玉梅	郑州大学第三附属医院
	王美芬	昆明医科大学附属儿童医院
	王晓明	河北省儿童医院
	王朝霞	吉林大学第一医院
	龙　梅	贵州省妇幼保健院贵阳市儿童医院
	朱　渝	四川大学华西第二医院
	朱庆雄	江西省儿童医院
	朱汝南	首都儿科研究所附属儿童医院
	孙　梅	中国医科大学附属盛京医院
	孙晓风	新疆医科大学第一附属医院
	李双杰	湖南省儿童医院
	李亚绒	西安市儿童医院
	吴俊峰	福建省泉州市儿童医院
	宋元宗	暨南大学附属第一医院
	张交生	深圳市儿童医院
	陈英虎	浙江大学医学院附属儿童医院
	陈宗波	青岛大学医学院附属医院
	陈素清	福建医科大学附属第一医院
	周少明	广东省深圳市儿童医院
	单庆文	广西医科大学第一附属医院
	赵东赤	武汉大学中南医院
	赵仕勇	杭州市儿童医院
	徐　翼	广州市妇女儿童医疗中心
	郭永琳	宁夏回族自治区第四人民医院（传染病院）
	郭红梅	南京医科大学附属南京儿童医院
	黄开宇	温州医科大学附属第二医院、育英儿童医院
	黄永坤	昆明医科大学第一附属医院
	曹　清	上海交通大学附属上海儿童医学中心
	龚敬宇	复旦大学附属金山医院
	彭安民	大连市妇女儿童医疗中心
	舒赛男	华中科技大学同济医学院附属同济医院
	蔡　翠	贵阳市公共卫生救治中心
	熊小丽	武汉市妇女儿童医疗保健中心

6. 细菌与真菌学组（表 1-3-7）

表 1-3-7　细菌与真菌学组

学组职务	姓名	工作单位
组长	张文宏	复旦大学附属华山医院
副组长（4 位）（以姓氏笔画为序）	王明贵	复旦大学附属华山医院
	刘正印	北京协和医院
	肖永红	浙江大学医学院附属第一医院
	陈佰义	中国医科大学附属第一医院
组员（36 位）（以姓氏笔画为序）	王亚东	河北医科大学附属第三医院
	王晓辉	华中科技大学同济医学院附属同济医院
	石　荔	西藏自治区人民医院
	吕晓菊	四川大学华西医院
	朱跃科	首都医科大学附属北京佑安医院
	任万华	山东省立医院
	全　俊	湘雅医院
	刘　伟	北京大学第一医院
	许　东	西安交通大学医学院第一附属医院
	李　颖	天津市第二人民医院
	李凌华	广州市第八人民医院
	杨文杰	天津市第一中心医院
	连建奇	西安唐都医院
	肖二辉	河南省人民医院
	余祖江	郑州大学第一附属医院
	沈银忠	上海市（复旦大学附属）公共卫生临床中心
	张　权	贵州医科大学附属医院
	张福杰	中国疾病预防控制中心
	陈天艳	西安交通大学医学院第一附属医院
	范洪伟	北京协和医院
	林　锋	海南省人民医院
	周惠娟	上海交通大学医学院附属瑞金医院
	郑　波	四川大学华西医院
	胡　鹏	重庆医科大学附属第二医院
	侯凤琴	北京大学第一医院
	俞云松	浙江大学医学院附属邵逸夫医院
	徐文胜	第二军医大学附属上海长征医院
	徐凯进	浙江大学医学院附属第一医院
	黄文祥	重庆医科大学附属第一医院

待续

学组职务	姓名	工作单位
组员（36位）（以姓氏笔画为序）	黄　芬	中国医科大学附属盛京医院
	彭　劼	南方医科大学南方医院
	蒋永芳	中南大学湘雅二医院
	曾　玫	复旦大学附属儿科医院
	鲁小擘	新疆医科大学第一附属医院
	梁雪松	北京大学第一医院
	熊　勇	武汉大学中南医院

7. 艾滋病学组（表1-3-8）

表1-3-8　艾滋病学组

学组职务	姓名	工作单位
组长	李太生	北京协和医院
副组长（3位）（以姓氏笔画为序）	孙永涛	西安唐都医院
	吴　昊	首都医科大学附属北京佑安医院
	徐小元	北京大学第一医院
组员（35位）（以姓氏笔画为序）	马　萍	天津市第二人民医院
	王　敏	长沙市第一医院
	王　辉	深圳市第三人民医院
	王福祥	哈尔滨医科大学附属第四医院
	石　荔	西藏自治区人民医院
	卢洪洲	上海市（复旦大学附属）公共卫生临床中心
	叶寒辉	福建医科大学孟超肝胆医院
	白　浪	四川大学华西医院
	吕　玮	北京协和医院
	朱　彪	浙江大学医学院附属第一医院
	刘燕芬	南宁市第四人民医院
	江建宁	广西医科大学第一附属医院
	李　勇	广西壮族自治区龙潭医院
	李惠琴	云南省传染病专科医院
	何　云	深圳市第三人民医院
	何　艳	中南大学湘雅二医院
	何盛华	成都市公共卫生临床医疗中心
	沈银忠	上海市（复旦大学附属）公共卫生临床中心
	宋玉霞	新疆维吾尔自治区第六人民医院
	张　彤	首都医科大学附属北京佑安医院

学组职务	姓名	工作单位
组员（34位）（以姓氏笔画为序）	张福杰	首都医科大学附属北京地坛医院
	陈谐捷	广州市第八人民医院
	陈雅红	福建医科大学孟超肝胆医院
	陈耀凯	重庆市公共卫生医疗救治中心
	林　锋	海南省人民医院
	赵红心	首都医科大学附属北京地坛医院
	赵清霞	河南省传染病医院
	徐　哲	中国人民解放军第三〇二医院
	郭　威	华中科技大学同济医学院附属同济医院
	唐小平	广州市卫生健康委员会
	蒋卫民	复旦大学附属华山医院
	喻剑华	杭州市西溪医院
	谢敬东	上海交通大学医学院附属瑞金医院
	蔡卫平	广州市第八人民医院
	魏洪霞	南京市第二医院

8. 第十一届委员会青年委员（表1-3-9）

表1-3-9　第十一届委员会青年委员

学会职务	姓名	工作单位
主任委员	王贵强	北京大学第一医院
副主任委员（4位）（以姓氏笔画为序）	王　艳	北京大学第一医院
	张小勇	南方医科大学南方医院
	陈恩强	四川大学华西医院
	福军亮	中国人民解放军第三〇二医院
委员（46位）（以姓氏笔画为序）	丁向春	宁夏医科大学总医院
	王亚东	河北医科大学附属第三医院
	王宝菊	华中科技大学同济医学院附属协和医院
	王蜀强	四川省人民医院
	邓国宏	第三军医大学第一附属医院
	叶　峰	西安交通大学第一附属医院
	白大鹏	天津市海河医院
	兰英华	哈尔滨医科大学附属第一医院
	全　俊	中南大学湘雅医院
	刘英辉	河北医科大学第三医院河北省骨科医院

待续

续表

学会职务	姓名	工作单位
委员（46位）（以姓氏笔画为序）	孙丽华	新疆医科大学第一附属医院
	李　红	山西医科大学第一医院
	李　威	首都医科大学附属北京佑安医院
	李　晖	云南省第二人民医院（云南大学第一医院、昆明医科大学第四附属医院）
	李　爽	南京医科大学第一附属医院（江苏省人民医院）
	李志勤	郑州大学第一附属医院
	李沛军	青海省第四人民医院
	李荣宽	大连医科大学附属二院
	李凌华	广州市第八人民医院
	肖二辉	河南省人民医院
	吴　彪	海南省人民医院
	辛小娟	重庆医科大学附属第一医院
	汪　杨	吉林大学第一医院
	张　颖	西安唐都医院
	张立婷	兰州大学第一医院
	陆忠华	无锡市第五人民医院
	邵凌云	复旦大学附属华山医院
	范晓鹏	山东大学齐鲁医院
	周惠娟	上海交通大学附属瑞金医院
	项晓刚	上海交通大学附属瑞金医院
	赵　宁	中国医科大学附属盛京医院
	胡立芬	安徽医科大学第一附属医院
	钟渊斌	南昌大学第一附属医院
	侯　维	首都医科大学附属北京佑安医院
	徐凯进	浙江大学医学院附属第一医院
	徐京杭	北京大学第一医院
	黄祖雄	福建医科大学孟超肝胆医院
	黄海辉	复旦大学附属华山医院
	盛国平	树兰（杭州）医院
	章益民	浙江大学医学院附属第一医院
	彭　亮	中山大学附属第三医院
	葛　瑛	北京协和医院
	韩梅芳	华中科技大学同济医学院附属同济医院
	程　君	安徽医科大学第一附属医院
	廖柏明	广西医科大学第一附属医院
	穆　茂	贵州医科大学附属医院

三、中华医学会感染病学分会第十一届委员会主任委员、副主任委员、常务委员及委员介绍（按姓氏笔画排序）

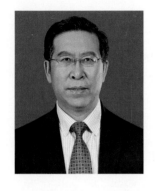

王贵强

中华医学会感染病学分会第十一届主任委员，第九届副主任委员，第八届和第七届常务委员兼学术秘书，历任自然疫源性疾病学组组长，病毒性肝炎学组副组长等。中国医师协会感染科医师分会副会长，国家免疫规划专家咨询委员会委员，国家卫生健康委员会（原国家卫生和计划生育委员会）卫生标准委员会委员和合理用药专家委员会抗菌药物专家组成员，北京医师协会感染科医师分会会长，北京医学会感染病学分会候任主任委员等。教授、主任医师，博士研究生导师。

王贵强（1963-04—），籍贯辽宁。北京大学第一医院感染疾病科主任，肝病中心主任。兼北京大学国际医院感染肝病部主任。中央保健局保健会诊专家。曾在美国做访问学者和博士后研究工作 3 年。致力于病毒性肝炎和疑难肝病发病机制和诊断治疗、感染性疾病和不明原因发热诊疗等研究。主持国家"十二五"和"十三五"传染病重大专项课题、原卫生部临床学科重点项目、国家自然科学基金等课题 20 余项。发表论文 200 余篇，其中 SCI 论文 60 余篇。获得国家发明专利授权 3 项。1995 年获国家科技进步奖三等奖，主要研究成果编入我国肾综合征出血热防治方案中，指导临床诊疗，大大降低了该病的病死率。2012 年获"第八届中国医师奖"。培养博士研究生毕业 15 人。主持国家标准《乙型病毒性肝炎诊断标准》修订及参与多部标准制订工作，参加《中国慢性乙型肝炎防治指南》编写并执笔治疗部分。现任美国《临床感染病》国际编委，《中华传染病杂志》和《中华临床感染病杂志》副总编辑、《临床肝胆病学杂志》共同主编和《中国医学前沿杂志》副主编等。

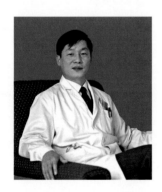

李太生

中华医学会感染病学分会第八届、第九届、第十届副主任委员兼艾滋病学组组长，第十一届候任主任委员。中华医学会寄生虫病学分会主任委员。

李太生（1963—），籍贯河南。1984 年本科毕业于中山医科大学，1990 年获中国协和医科大学硕士学位，1993—1999 年在法国巴黎 PITIE 医院学习工作，获博士学位。现为北京协和医院感染内科和艾滋病诊疗中心主任，博士研究生导师，协和学者特聘教授。《艾滋病》杂志中文版主编，《中华内科杂志》《中华传染病杂志》《柳叶刀杂志》感染性疾病中文版副总编。国家科技"重大传染病专项"艾滋病防治领域关键技术项目负责人。1998 年和法国导师 Brigitte Autran 在国际上首先提出艾滋病患者免疫功能重建理论，被国际公认为艾滋病研究史上重要发现之一；确定了国产艾滋病药物的优选配伍方案和国人艾滋病免疫重建规律，为我国艾滋病抗病毒治疗的规模化推广应用奠定了理论和物质基础；发现艾滋病免疫重建不全的机制，提出新的治疗策略。发表论文 200 多篇，总 SCI 影响因子近 200 分。以第一完成人获教育部科技进步奖一等奖、华夏医学科技奖一等奖；以主要完成人获国家科技进步奖二等奖；法国医学科学院"塞维雅"奖、吴阶平－保罗·杨森医学药学奖；入选"新世纪百千万人才工程"国家级人选、首批国家"万人计划"科技领军人才。

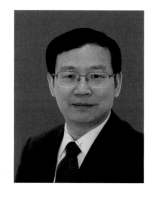

王福生

中华医学会感染病学分会第十一届副主任委员，中国医师协会第四届常务理事，全军传染病专业委员会第九、十届主任委员。中国科学院院士。现任首届国家生物安全专家委员会专家组成员，国家传染病重大专项总体专家组专家，国家干细胞临床研究管理专家委员会专家，国家自然科学基金创新研究群体（传染病领域）牵头人。

王福生（1962-08-31—），籍贯安徽枞阳。1984年毕业于蚌埠医学院医疗系，1987年和1992年分别获军事医学科学院硕士和博士学位；2015年当选中国科学院院士。国家杰出青年基金获得者，国家973项目首席科学家。现任中国人民解放军第三〇二医院感染病诊疗与研究中心主任，全军传染病研究所所长，全军艾滋病和肝病重点实验室主任。擅长新突发传染病和常见传染病、艾滋病和疑难肝病的临床诊治和免疫细胞治疗，并结合临床难题开展研究，取得了原创性和实用性的成果，开拓了肝病和艾滋病的细胞治疗新方向。在 *The New England Journal of Medicine* 和 *Hepatology* 等杂志发表研究论文200余篇。分别担任《解放军医学杂志》副总编、*Hepatology International*、《传染病信息杂志》和《中国艾滋病性病》副主编等学术职务。先后获得国家科技进步二等奖3项，省部级一等奖3项。2015年获全军科技领军人才和2016年获全国优秀科技工作者等荣誉。

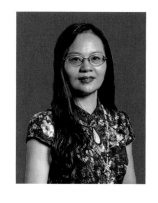

宁琴

中华医学会感染病学分会第十一届副主任委员兼病毒性肝炎学组副组长，第十届常务委员，中华医学会热带病与寄生虫病学分会肝炎学组组长，中华预防医学会医院感染病控制分会副主任委员，湖北省医学会感染病学分会主任委员等。亚太肝病学会肝衰竭工作组（APASL ACLF）专家组成员。

宁琴（1966-01-03—），籍贯江西。1985年毕业于原同济医科大学。1993年获得医学博士学位。1994—2000年在多伦多大学学习和工作。从事感染性疾病和肝病的临床、科研和教学工作32年。国家杰出青年科学基金获得者（2002年），科技部973重大传染病专项首席科学家（2007年），国家"十二五"/"十三五"传染病重大专项牵头人（2013/2017年），教育部"长江学者和创新团队发展计划"创新团队负责人（2012年/2014年），享受国务院政府特殊津贴专家，原卫生部有突出贡献中青年专家。华中科技大学二级教授。2006年至今任华中科技大学同济医学院附属同济医院传染病学教研室主任、感染科主任、感染性疾病研究所所长。发表论文300余篇，其中SCI论文223篇。原卫生部全国统编八年制、五年制《感染病学》教材副主编，国家"十二五"重点图书《乙型肝炎重症化的基础与临床》主编，获教育部自然科学奖二等奖和湖北省自然科学奖一等奖，入选教育部"新世纪千百万人才工程"（2010年）。

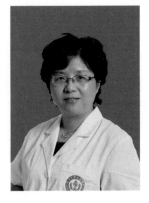

唐红

中华医学会感染病学分会第十一届副主任委员，第九届、第十届常务委员，中国医师协会感染科医师分会副主任委员，中华医学会肝病学分会常务委员，四川省医学会感染病学分会候任主任委员，四川省医学会肝病学分会候任主任委员。

唐红（1963-10—），籍贯四川。教授，博士研究生导师，国家杰出青年基金获得者。现任四川大学华西医院感染性疾病中心主任，生物治疗国家重点实验室感染性疾病研究室主任。长期从事感染性疾病的医疗、教学、科研工作，在西南地区率先开展肝纤维化扫描新技术的临床应用，提高了肝纤维化和脂肪肝的早期诊断率；在西南地区首先建立了应用 HBV、HCV 高精度检测和 HBV 多耐药检测的乙型肝炎、丙型肝炎抗病毒优化治疗策略。近几年还致力于乙型肝炎、艾滋病分级协同综合防治一体化示范区的建设工作，组织开展乙型肝炎社区管理模式及综合防治研究。近年来从事肝炎病毒分子生物学及病毒性肝炎分子致病机制和生物治疗新策略研究，取得了一系列创新性研究工作。作为课题负责人先后承担包括国家杰出青年科学基金和国家重大传染病防治专项等在内的 20 余项国家级课题。发表 SCI 论文 100 余篇，主编《感染性疾病》，先后多次获四川省科技进步奖和中华医学科技奖。现任 *Virology Journal* 和《中华肝脏病杂志》等 10 余种杂志的编委。

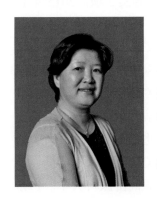

谢青

中华医学会感染病学分会第十届、第十一届副主任委员。上海交通大学医学院附属瑞金医院感染科主任、博士研究生导师、主任医师、二级教授。兼任中国医师协会感染科医师分会副会长、中华医学会肝病分会药物性肝病学组副组长。

谢青（1963-12-26—），籍贯上海。1985 年毕业于上海第二医科大学。2000—2002 年美国贝勒医学院博士后。从事感染病临床诊治和基础研究 30 年，擅长各种感染性疾病尤其是疑难复杂危重肝病和难治性病毒性肝炎。上海市医学会感染病学分会前主任委员、上海市感染性疾病科临床质量控制中心主任、上海市医院协会传染病专科医院管理委员会副主任委员、国家食品药品监督局新药评审中心评审专家，《肝脏》杂志副主编，《中华传染病杂志》《中华临床感染病杂志》《中华肝脏病杂志》编委。承担"十一五""十二五""十三五"传染病重大专项、国家自然科学基金、上海市领军人才等 42 项课题，发表论文 362 篇，其中 SCI 论文 80 篇。培养硕士研究生、博士研究生 44 名。转化成果 9 项，获上海医学科技进步奖一等奖、华夏科技进步奖一等奖、上海医学成果推广奖、中华医学科技奖三等奖等。获荣誉称号 17 项，包括全国卫生系统先进工作者、全国卫生系统职业道德标兵、上海市领军人才、上海优秀学术带头人、五洲女子科技奖和上海医树奖等荣誉。

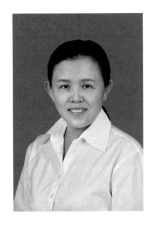

于岩岩

中华医学会感染病学会第十届、第十一届委员会常务委员。中华医学会感染病学分会妇女与儿童感染学组副组长，中华医学会肝病分会药物性肝病学组委员，北京医学会感染病学分会副主任委员，北京中西医结合学会感染病分会副主任委员，国家医学考试中心委员会委员，国家医学考试中心传染病学组组长，担任《中华传染病杂志》等编委。教授，主任医师，博士研究生导师。

于岩岩（1962-12-14—），籍贯黑龙江。1994年毕业于北京大学，获医学博士学位。此后一直在北京大学第一医院感染疾病科（原传染科）工作，历任主治医师、副主任医师、主任医师、副教授、教授。现为北京大学第一医院感染疾病科副主任（主管医疗），北京大学医学部教学专家组委员，北京大学医学部传染病学系副主任，北京大学第一医院肝病临床药理基地负责人。承担包括国家"十一五""十二五""十三五"传染病重大专项课题、北京市科学技术委员会重大专项、北京大学"211"工程重点学科建设资助项目。牵头及参加多项国际、国内多中心肝病临床药理基地工作。参与制定了我国《药物性肝损伤诊治指南》。主编《传染病学》，主译《临床细菌学实验室操作指南》等。发表论文100余篇，其中SCI论文10余篇。曾获北京市科技进步奖一等奖、北京市科学技术奖三等奖。

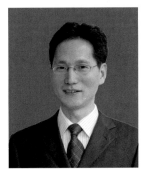

王明贵

中华医学会感染病分会第十一届委员会常务委员，中国教育协会感染疾病专业委员会副主任委员，中国药学会药物临床评价研究专业委员会副主任委员，上海市医学会感染与化疗专科分会主任委员，国际化疗学会（ISC）执委会委员，ESCMID学会会士（Fellow）。为《中华传染病杂志》等11本杂志编委，其中6本为英文国际刊物。上海领军人才及上海市优秀学科带头人，获"国之名医·优秀风范奖"及"长三角仁心医师奖"。

王明贵（1964-11—），1995年毕业于上海医科大学获医学博士学位，2001—2003年美国哈佛医学院博士后。1995年于复旦大学附属华山医院工作至今，现任复旦大学华山医院抗生素研究所所长、感染科副主任。专业特长为感染性疾病特别是各类细菌及真菌性感染的诊治及抗菌药物的合理应用。科研方向为细菌耐药性及耐药机制研究，承担"973"项目（首席科学家）、"863"课题2项、主持国家自然科学基金重大国际合作项目1项及面上项目6项。获教育部科技进步奖一等奖（第一完成人）等科研奖项。发表论文130余篇，其中SCI收录60余篇，1/3发表于本领域顶级期刊 *Plos Medicine*、*Antimicrobial Agents and Chemotherapy*、*Journal of Antimicrobial Chemotherapy* 等。组织编写《广泛耐药革兰阴性菌感染诊治：中国专家共识》，主编《耐药革兰阴性菌诊疗手册》《血流感染实验诊断与临床诊治》及《临床微生物学检验》。

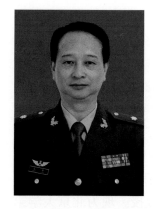

毛青

中华医学会感染病学分会第十一届委员会常务委员，中华医学会医学病毒学分会常务委员，重庆市医学会感染病专业委员会第四届、第五届主任委员。《中华实验和临床病毒学杂志》副主编，《中华肝脏病杂志》等多家杂志编委。迄今已经在传染病诊治战线奋斗30余载。

毛青（1964-05—），籍贯贵州安顺。主任医师，教授，博士研究生导师。1986年获第三军医大学医学学士学位，1995年和2002年获第三军医大学传染病学硕士和博士学位，1998—2000年、2004—2007年两次赴美国约翰·霍普金斯大学医学院留学。2008年起任西南医院（现更名为陆军军医大学第一附属医院）感染病科主任。在病毒性肝炎诊治及研究方面颇有造诣。2014—2015年作为国家援利抗埃医疗队首席专家，为埃博拉病毒病国际卫勤救援做出卓越贡献。先后承担国家科技重大专项、国家自然科学基金等课题12项，研究成果获国家科技进步奖二等奖等4项奖励，在 *Journal of Virology* 等国内外期刊发表论文100余篇，获发明专利2项。主编、副主编《埃博拉病毒病临床诊疗手册》《感染病性疾病》（全国高等学校器官系统整合教材）等专著4部，培养博、硕士研究生15名，获军队院校育才银奖、全军优秀硕士研究生学位论文指导教师，荣立个人二等功、三等功，获2016年全国岗位学雷锋标兵称号。

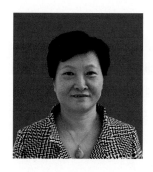

李军

中华医学会感染病学分会第十一届委员会常务委员、中华医学会肝病学分会常务委员、中国医师协会感染科分会常务委员、江苏省医学会感染病学分会前任主任委员。南京医科大学第一附属医院感染病科主任，传染病学教研室主任，主任医师，教授，博士研究生导师。

李军（1961-04—），籍贯江苏南京。1982年毕业于南京医科大学，分别于1989年和2008年获传染病学专业硕士和博士学位。1993—1994年在澳大利亚 Fairfield 医院分子与病毒实验室研究学习，2006—2007年以客座教授赴美国迈阿密大学微生物与免疫学系从事病毒性肝炎免疫治疗的研究。现任江苏省"SARS""人感染高致病性禽流感"临床救治专家组成员，江苏省"新型布尼亚病毒感染"临床救治专家组组长，国家自然科学基金委员会评审专家。大学毕业后一直从事传染病学工作，致力于病毒性肝炎的发病机制及治疗对策的研究。先后参加了"十一五""十二五""十三五"国家重大科技专项"艾滋病和病毒性肝炎等重大传染病防治"课题，承担了国家自然科学基金、江苏省科技厅社会发展项目、江苏省"兴卫工程"重点医学人才、江苏省"强卫工程"创新团队等10多项课题。先后获得江苏省科技进步奖、医学新技术引进奖10余项，主编和副主编（译）专著10余部，获得国家发明专利3项，实用型专利5项。

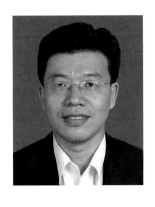

李家斌

中华医学会感染病学分会第十一届委员会常务委员，中国医师协会感染病科分会第三届副主任委员。安徽省医学会感染病学分会第七届主任委员，安徽省医师协会感染病科分会第一届副主任委员。从事感染性疾病诊治的临床、教学、科研工作近 30 年。

李家斌（1965-09-16— ），籍贯安徽宿松。1989 年毕业于安徽医科大学。1999 年安徽医科大学流行病与统计学专业毕业，硕士学位；2002 年浙江大学内科学（传染病）专业毕业，博士学位。现任安徽医科大学第一附属医院副院长、感染病科主任。2005 年晋升教授，2007 年获博士研究生导师资格。近 5 年来发表论文 100 余篇，其中 SCI 期刊收录近 40 篇；参编《高级卫生专业技术资格考试指导用书·传染病学高级教程》（第 1 版、第 2 版）、《传染病学》（第 8 版、第 9 版）、《感染病学》（第 3 版）等多部教材；担任《中国实用内科杂志》副主编，任《中华临床感染病杂志》《中华疾病控制杂志》《中国抗生素杂志》等编委；主持科技部重大传染病防治科技专项子课题 1 项、主持国家自然科学基金面上项目 5 项、安徽省自然科学基金面上项目 1 项；获省（部）级科技进步奖一等奖 1 项、二等奖 5 项、三等奖 1 项。享受国务院政府特殊津贴，入选"新世纪百千万人才工程"国家级人选，安徽省学术和技术带头人。

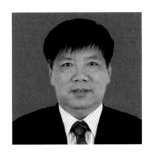

李智伟

中华医学会感染病学分会第九届、第十届、第十一届委员会常务委员，从事感染病及传染病临床、教学及科研工作 33 年。

李智伟（1962-12— ），籍贯湖北广济。1985 年毕业于中国医科大学医学系，2004 年中国医科大学传染病学博士毕业，医学博士学位。1985 年至今，一直在中国医科大学附属第二医院传染病科（现盛京医院感染科）从事传染病及感染性疾病医疗、教学及科研工作。是辽宁省精品课程传染病学课程负责人。多次作为专家组长及原卫生部突发公共卫生事件国家级专家，主持辽宁省重大传染病暴发流行及突发公共卫生事件应急处理及临床诊治工作。现任中国医科大学附属盛京医院感染科主任、教授、主任医师、博士研究生导师。承担国家及省级课题 18 项，获得辽宁省科技进步奖 5 项，发表研究论文 70 余篇。先后荣获"辽宁省首届公卫名家""辽宁省青年五四奖章""沈阳市优秀医师奖"称号。

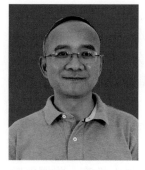

肖永红

中华医学会感染病学分会第十一届委员会常务委员。原卫生部全国细菌耐药监测网创建者，原卫生部合理用药专家委员会委员、抗菌药物小组副组长；WHO 合理用药协会中国组成员，WHO 耐药控制咨询专家，DNDi 咨询专家；亚太抗感染化疗学会理事，全球华人临床微生物学会理事；中华预防医学会医院感染控制分会副主任委员，中国医师协会感染分会常委，中国药学会抗生素专业委员会，中国预防医学会微生态分会委员。

肖永红（1965-06—），籍贯四川成都。浙江大学医学院附属第一医院传染病诊治国家重点实验室副主任，教授，主任医师，博士研究生导师。1985 年毕业于重庆医科大学，1994 年获博士学位；历任重庆医科大学附属第一医院感染科医师至主任医师、教授、科主任（1985—2002 年），北京大学临床药理研究所教授、主任医师、副所长（2002—2010 年）。主要从事细菌性感染、抗菌药物、细菌耐药、微生物组学、临床药理、药物合理使用临床与研究工作。承担国家自然科学基金面上与重大国际合作项目、国家"863"计划、"973"计划、卫生行业公益专项、国家传染病重大专项、国家重点研发计划等课题；是中华传染病杂志、中华临床感染病杂志、中国抗感染化疗杂志等近 20 本杂志编委；发表论文 350 余篇，其中 SCI 收录论文 70 篇；主编与参编专著 30 余本。

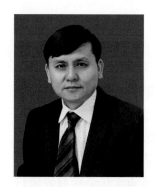

张文宏

中华医学会感染病学分会第十一届委员会常务委员兼秘书长，上海市医学会感染病学分会主任委员，中国医师协会感染科医师学分会常务委员，上海市医师协会感染科医师分会会长。现任复旦大学附属华山医院感染科主任，教授，博士研究生导师。现任 Emerging Microbes and Infections、《中华传染病杂志》和《肝脏》杂志副主编，《微生物与感染》执行主编。

张文宏（1969-08—），籍贯浙江温州。1993 年毕业于上海医科大学医疗系。1996 年和 2000 年先后获得上海医科大学硕士和复旦大学博士学位。2007 年晋升为主任医师、教授，2008 年为博士研究生导师。长期从事感染性疾病的临床诊治及教学、科研工作 20 余年。曾分别在哈佛大学医学院、香港大学等从事博士后研究工作，在结核感染的发病机制与新型诊断技术的研究方面造诣颇深。先后牵头国家自然科学基金、"十五"攻关、"十一五""十二五"传染病防治重大专项等多项国家重大课题。以第一作者 / 通讯作者在国内外期刊上发表论文 150 余篇，包括 SCI 论文 50 余篇。其研究成果获国家授权专利 3 项，并获中华医学奖、上海市科技进步奖等多项科技成果奖。主编及参编各类感染病学专著近 10 部，先后入选教育部新世纪优秀人才、上海市领军人才、上海市优秀学科带头人、上海市银蛇奖等多项人才计划。

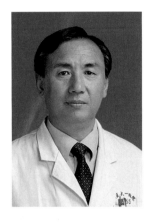

张跃新

主任医师、教授、博士研究生导师。现任中华医学会感染病学分会常务委员、中华医学会肝病学分会常务委员、中国医师协会感染病医师分会常务委员、新疆医学会内科学分会副主任委员，曾担任新疆医学会感染病分会主任委员或副主任委员、新疆中西医结合学会常务理事，兼任亚太肝病学会会员和欧洲肝病学会会员，国内多家专科杂志特邀编委。

张跃新（1957—），籍贯安徽五河。1983年毕业于新疆医学院（现新疆医科大学），2002年至今任新疆医科大学第一附属医院感染性疾病中心主任、教研室主任，新疆感染性疾病临床质控中心主任。新疆首席感染病/肝病专家，在临床一线奋斗30余年。在新疆率先开展HBV、HCV定量及基因型检测，乙型病毒性肝炎、丙型病毒性肝炎和艾滋病的抗病毒治疗、人工肝治疗，建立新疆首个传染病区重症/负压病房。多次深入基层处置突发传染病疫情，为新疆传染病防治做出了突出贡献，多次获得国家人事部、卫生部、新疆维吾尔自治区政府和原卫生和计划生育委员会嘉奖。他扎根边疆，培养硕士、博士研究生40余人，为新疆感染病专业发展培养了大量人才。参与"十一五""十二五"重大专项子课题研究，多次获得新疆科技进步奖。在他的带领下，新疆医科大学第一附属医院感染病专业影响力在西北名列前茅、全国榜上有名。2016年被中华医学会感染学分会授予"西部贡献奖"。

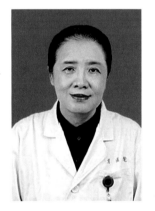

尚佳

中华医学会感染病学分会第十届、第十一届常务委员，中华医学会肝病学分会常务委员，中国医师协会感染科医师分会副会长，中华医学会肝脏病学会肝纤维化学组副组长，中华医学会肝病学会肝炎学组委员，中华医学会感染病学分会肝衰竭及人工肝学组委员，中国研究型医院学会感染病学专业委员会常务委员，河南省医学会感染病学分会主任委员，河南省医学会肝病学分会副主任委员。在感染病及肝病领域工作40余年。

尚佳（1957-05-13—），籍贯郑州。1982年毕业于河南医科大学至河南省人民医院工作至今。曾任河南省人民医院感染科科主任（2009—2016）。兼任《中华肝脏病杂志》《中华传染病杂志》《临床肝胆杂志》《中国病毒病杂志》等多种杂志的编委。撰写SCI及中华核心期刊论文30余篇，参编专著5部。先后参与国家"十一五""十二五"重大科技专项3项，承担河南省省部共建项目2项，河南省科技厅项目6项、河南省卫生厅项目8项，获科技成果奖2项。多次获得"河南省先进个人""三八红旗手""河南省优秀医师"等荣誉称号。带领河南省人民医院感染科先后荣获"国家临床重点专科""河南省肝病治疗中心""河南省肝病重点实验室""慢性肝脏病预防与控制院士工作站"。

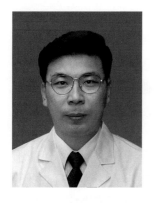

宓余强

中华医学会感染病学分会第十一届常务委员，中华医学会肝病学分会脂肪肝学组委员，天津市医学会感染病学分会主任委员，天津市医学会消化病学分会脂肪性与自身免疫性肝病学组副组长。

宓余强（1968-07—），籍贯天津。硕士研究生导师，天津市第二人民医院副院长。1991年本科毕业于天津医科大学，2004年毕业于天津中医药大学，获硕士学位。2002年担任天津市第二人民医院中西医结合二科主任，2003年作为科主任带领科室投入到抗击"非典"战斗中，因工作突出荣获"全国卫生系统抗击非典先进个人"及"天津市市级优秀共产党员"等称号，其带领的科室也被卫生部评为"全国三八先进红旗集体"。针对病毒性肝炎的防治提出了"六个结合"思路，即辨病与辨证相结合，中药与西药相结合，内治与外治相结合，药疗与食疗相结合，生理与心理相结合，治疗与体疗相结合，在中西医结合治疗肝病方面成绩突出。2007年在全国率先成立了首批脂肪肝门诊，开展脂肪肝的防治、宣传工作。2010年担任天津市第二人民医院副院长。参与国家"973"子课题1项，主持省部级课题6项，申请国家级专利2项，先后获得教育部科技奖二等奖、中华医学会科技奖二等奖。发表科研论文40余篇，出版专著4部，参编多部医学专著。

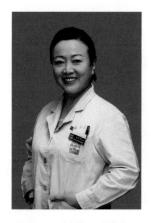

孟庆华

中华医学会感染病学分会第八至十一届委员会常务委员，兼任第九届、第十届、第十一届秘书长。北京医学会感染病学分会第七届及第八届主任委员。

孟庆华（1959—），籍贯北京，1983年毕业于首都医科大学医疗系，2009年毕业于吉林大学获得医学博士学位。首都医科大学附属北京佑安医院主任医师，教授，博士研究生导师，1998—2017年任肝病重症医学科科主任。兼任中华医学会肠外肠内营养学分会第四届、第五届委员会委员、北京分会常务委员，中国医师协会感染病医师分会常务委员、北京医学会分会副会长，中央保健局会诊专家。从事肝病及感染性疾病诊疗30余年，在肝病及感染性疾病的诊疗方面突出体现个体化治疗，并在肝病患者的营养干预方面积累了丰富经验。发表核心期刊论文78篇，SCI论文15余篇。获2010年度首都健康卫士，2013年北京市先进工作者，2017年国之名医卓越建树称号，享受国务院政府津贴。多次获得北京市科学技术进步奖一等奖、三等奖及中华医学科技奖二等奖。担任国家自然科学基金、北京市自然科学基金、北京市科学技术委员会、首发专项等多个基金项目，参与"十一五""十二五"项目。参编《传染病学》《感染病学》《临床肠外营养支持》《特殊医学用配方食品临床应用指导》等多部教材。主编《专家谈肝病营养保健》《食疗治肝病—肝病·营养·解读》等著作。

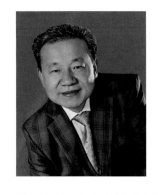

赵英仁

中华医学会感染病学分会第十一届委员会常务委员，陕西感染病学会主任委员。教授，主任医师，博士研究生导师，现任西安交通大学第一医院感染科主任、教研室主任、西安交通大学肝炎研究所所长。国家自然科学基金评审专家、10余省份科技奖外审专家，国家科技奖终审专家库成员；分别于2007年和2010年在UCLA和多伦多做高级访问学者。担任 *Journal of Hepatology*、*Journal of Viral Hepatitis*、*Liver International* 等国内外10余种杂志编委或审稿专家。参编人民卫生出版社、人民军医出版社和高等教育出版社编写的《内科学》《传染病学》《丙型病毒性肝炎的基础与临床》《肝细胞治疗学》《新发传染病学》《感染病学》等教材。承担国际多中心新药临床研究12项。承担科技部、教育部、原国家卫生和计划生育委员会课题，包括2项国家自然科学基金，"十一五""十二五"和"十三五"等重大传染病专项。指导硕士研究生43名，博士研究生15名，发表SCI论文78篇。获陕西省科学技术奖一等奖、陕西省教委科技进步奖三等奖、陕西青年科技奖、抗击非典先进个人、西安交通大学先进个人等称号。

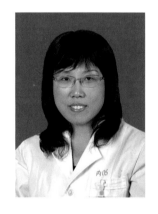

赵彩彦

中华医学会感染病学分会第十届委员会委员、第十一届委员会常务委员，中国医师协会感染科医师分会第一届、第二届、第三届委员。河北省医学会感染病学分会第九届主任委员，河北省医师协会感染科医师分会第二届主任委员。河北省传染病质量管理与控制中心主任。

赵彩彦（1963-08—），籍贯河北元氏。1979—1984年河北医科大学医学系获医学学士学位。毕业后留河北医科大学第三医院感染科工作，于1989年、2004年6月分获医学硕士研究生与分子生物学博士学位。2002年创立河北医科大学第三医院中西医结合肝病科，任科主任兼医院科研处处长。2005年3月至今任河北医科大学第三医院感染科主任、河北医科大学传染病教研室主任。2005—2006年在美国杜克大学做访问学者，30多年来主要从事各种感染性疾病，特别是各种急慢性肝病的医疗教学与科研工作，先后完成包括2项国家自然科学基金、3项河北省自然基金项目、一项省自然基金重点项目在内的十余项科研项目。发表中英文论文200余篇，其中SCI 20余篇。兼任《中华肝脏病杂志》《中华临床感染病杂志》《中国实用内科杂志》等多家杂志编委。获科技进步奖多项，其中《肝功能衰竭综合防治体系的研究与临床应用》《脂肪肝的基础与临床系列研究》分别获得河北省科技进步奖一、二等奖各1项，享受国务院政府特殊津贴。

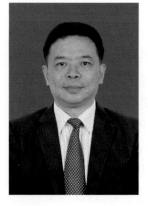

唐小平

中华医学会感染病学分会第十一届委员会常务委员、艾滋病专业学组副组长，原卫生部艾滋病专家咨询委员会委员，艾滋病临床专家工作组副组长，广东省医学会感染病分会副主任委员，全国劳动模范，全国优秀科技工作者，原卫生部有突出贡献中青年专家，享受国务院政府特殊津贴专家，百千万人才工程国家级人选。迄今已经在重大及突发传染病临床与科研工作战线奋斗30余年。

唐小平（1964-09—），籍贯湖南资兴。1984年毕业于衡阳医学院医疗系，2002年获中山大学传染病学博士研究生学位。曾在美国佛罗里达大学、美国北卡罗来纳大学、马里兰大学从事艾滋病和病毒性肝炎研究。1999—2008年任广州市第八人民医院医院副院长、院长，2008年3月起先后任广州市原卫生局副局长、广州市卫生和计划生育委员会，主任兼传染病研究所所长。2003年带领广州市第八人民医院成功迎战非典疫情，被授予"广东省抗击非典一等功"，被国家人事部、原卫生部、中医药管理局授予抗击非典先进个人。一直以来从事病毒性肝炎、艾滋病及其他传染病的防治工作，先后主持及参与近20项国家科技部、国家自然基金、省市科技部门等基金资助的课题研究，在国内外各专业杂志发表论文140余篇，其中SCI论文40余篇，主编专著3部，参编国内外专著8部，获国家、省市科技进步奖8项。

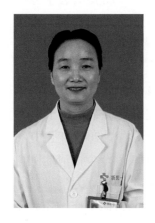

盛吉芳

中华医学会感染病学分会第十届副主任委员，第十一届常务委员，中国医师协会感染病医师分会常务委员兼总干事，浙江省医学会结核病分会主任委员。教授、主任医师、博士研究生导师，浙江大学医学院附属第一医院感染科主任，传染病诊治国家重点实验副主任。

盛吉芳（1960-07-26—），籍贯浙江安吉。1985年毕业于浙江医科大学临床医学系，1999年获得浙江大学医学博士学位，从事传染病领域30余载，在传染病及感染性疾病的诊治方面积累了丰富的经验，尤其在颅内感染、疑难发热待查及重型肝炎的救治方面更为突出。先后承担的项目有国家"863""973"、国家自然科学基金、浙江省科技攻关计划重点项目、浙江省自然科学基金等课题；参加的项目有"十一五"攻关、"十二五"科技重大专项示范区项目、"十三五"科技重大专项示范区项目。参与的科学研究分别获得国家科技进步奖二等奖1项，省科技进步将一等奖2项，参编医学专著6部。在国际及国内重要刊物上发表学术论文50余篇。

（侯　维　孟庆华　整理）

第四节　分会发展与学术会议

一、第二届委员会

　　1983 年 11 月分会在郑州召开第二次全国传染病与寄生虫病学术会议。会议交流有关病毒性肝炎、流行性出血热、流行性乙型脑炎、细菌性痢疾、感染性腹泻及沙门菌属感染，以及其他疾病论文共 482 篇，有代表 500 余人出席了会议。此次会议中，进行了分会换届改选，推选出田庚善为第二届委员会主任委员，汪俊韬、徐肇玥、张峥为副主任委员，并成立了 5 个学组。郑州会议进一步修订了《全国病毒性肝炎防治方案》，报原卫生部正式批转全国卫生部门遵照执行。同时以会议的名义向原卫生部提出防治病毒性肝炎的合理化建议，其中之一是建议成立中央领导的病毒性肝炎防治工作领导小组，以及加强乙型肝炎疫苗研究及生产、诊断试剂的质控等建议。

　　1984 年 12 月 25—30 日，分会与国家科学技术委员会、原卫生部病毒性肝炎专题委员会在南宁联合召开了第三次全国病毒性肝炎学术会议。包括临床、流行病学、防疫、病毒学、生物化学、药理学、病理及检验等多方面的防治工作者 378 人出席大会。国家科学技术委员会及原卫生部派人参加会议，大会交流了病毒性肝炎防治研究 1 年来取得的成果。这次会议特点为基础与临床密切结合，论文报告与专家报告相结合。在肝炎的病理学研究及乙型肝炎的防治研究方面都充分发挥了我国的特点。在肝炎的发病机制、病毒分子生理学及诊断技术的研究方面，已接近同时期世界水平。代表们普遍反映收获很大。南宁会议对《病毒性肝炎防治方案》部分条文进行补充修改，增加了病理诊断分型标准。修改后的防治方案称为"南宁方案"，被临床科研工作者广泛采用，对肝炎防治起到了有力的推动作用。

　　1985 年 12 月第四次全国病毒性肝炎学术会议在北京举行，本次会议由国家科学技术委员会、原卫生部及中华医学会联合召开。原卫生部陈敏章副部长在会议上致开幕辞，指出这次大会既是一个学术交流会，同时又是一个"六五"计划肝炎科研攻关总结汇报会，也是一个"七五"计划防治肝炎科研工作的讨论会。他还提出：要继续提高肝炎防治水平，控制肝炎的发病；要解决检测技术及试剂标准化的有关问题等。会议报告的乙型肝炎血源疫苗的研究，乙型肝炎母婴传播及疫苗阻断的研究等，均达到国际及国内的先进水平。本次会议不仅学术水平高，而且是卫生行政领导、科研管理与各方面从事肝炎研究的基础与临床的专家学者相结合，医学会当好参谋助手取得成功的一次学术会议，为学会开展学术活动的模式取得新的经验。

　　1986 年 3 月分会与原卫生部病毒性肝炎专题委员会在河南郑州联合召开了全国非甲非乙型肝炎动物模型学术会议，为原卫生部拟订了"七五"计划攻关课题提出招标方案。

　　1986 年 9 月分会出血热学组在南京市召开了第一次全国流行性出血热的临床学术会议，并讨论修订了流行性出血热防治方案中有关临床部分的章节，报送原卫生部。其他学组也都进行了小型的学术活动。

　　在第二届委员会期间，除成功地开好几次大型学术会议外，还多次举办了各种小型及中型学术交流运动。如 1983 年在承德市召开了肝炎药物疗效评价会议，1985 年在苏州召开了第二次肝炎药物疗效评价会议，1986 年在广州市召开了第三次肝炎药物疗效评价会议。此外，分会对继续教育工作也很重视，先后曾多次举办有关传染病或病毒性肝炎学习班。如 1983 年在沈阳，1985 年在沈阳，1987 年在宜昌举办主治医师以上学习班，介绍了当前重要传染病或肝炎各方面的新进展，将最新信息传达到各省市实际工作中去，及时推广诊断治疗的新方法，扩大科技成果的社会效益。

二、第三届委员会

1987 年 11 月分会与中国中西医结合研究会在湖北宜昌市联合召开第五次全国病毒性肝炎学术会议。共收到稿件 1308 篇。这次会议促进了西医或中西医结合方法治疗病毒性肝炎的发展，形成具有我国特色的治疗方法。在大会期间，在中华医学会的支持下进行换届改选，经过充分讨论，委员会一致表示对第二届委员会的工作满意，同意第二届委员会主任委员及副主任委员继续连任第三届主任委员及副主任委员，并增补王爱霞、曹维霁 2 名副主任委员。

1989 年召开了第六次病毒性肝炎学术会议。1990 年由中国科学技术协会组织，分会牵头，各学组参加的病毒性肝炎学术会议，对我国各型病毒性肝炎的发病、诊断及治疗等方面进行了经验总结，并且在会议上起草了向中央及原卫生部提出防治病毒性肝炎的建议书。这些建议被原卫生部采纳，为此分会曾获得中国科学技术协会授予的优质建议一等奖。

各学组如寄生虫病学组、出血热学组、小儿肝炎及感染学组、老年肝炎及感染学组均有多次中小型的学术活动。另外，分会还举办了多次专题学术会议。如 1990 年召开了第一次先锋美他醇临床应用研讨会，阿糖腺苷临床应用研讨会，干扰素临床应用研讨会等。这些专题研讨会对临床指导用药均取得较好的效果。1988 年在秦皇岛市举办主治医师以上学习班。

三、第四届委员会

1991 年 12 月在北京召开了第四次全国传染病与寄生虫病学术会议。这次会议检阅了 4 年来传染病与寄生虫病取得的进展，包括病毒性肝炎、流行性出血热及其他传染病和寄生虫病等有关研究，代表了国内先进水平。在大会期间同时进行了换届改选，选举汪俊韬为主任委员，王爱霞、崔振宇、邬祥惠、董祥稼、许炽煜为副主任委员。第四届委员会对学组同时进行了调整，组成在京常务委员工作班子，与学会学术会务部密切配合开展分会日常工作。第四届委员会期间曾先后召开三届中日化学疗法研讨会，中日双方讨论了耐甲氧西林金黄色葡萄球菌（MRSA）、厌氧菌、脆弱拟杆菌等治疗药物的研究及其机制，呼吸道、泌尿道、肠道、性传播疾病以及小儿感染症抗感染化疗的新进展以及我国对寄生虫病、真菌病抗感染化疗和难治性感染症的诊断及治疗。每届研讨会选题都是临床遇到的难题，临床医师从中可得到宝贵经验及启迪。

1992 年是中日邦交正常化 20 周年，学会决定在 1992 年 11 月 1—5 日期间召开中日医学大会。根据学会的要求，分会与日本感染症学会举办中日感染症学术会议，交流一天半时间。对病毒性肝炎进行了学术交流，同时还会同检验医学分会等一起与日本肝炎专家进行研讨，对两国在感染性疾病、肝炎研究等方面的治疗水平进行了广泛交流。

1993 年全国第七次病毒性肝炎学术会议在南京召开，反映了我国肝炎研究的现状及所取得的新进展。1994 年 9 月 16—18 日在我国黄山召开了世界华人肝病学术研讨会。此会以中华医学会肝病学分会为主，我分会为辅，共同组成筹备组进行工作。虽然我分会为配角，但为保证这次涉外会议的圆满成功，我分会在京常务委员以主人翁的态度积极投入筹备组工作，使这次会议进展顺利。两个分会不分彼此，为了一个共同目标而携手努力工作，取得了成功的经验。

1994 年 10 月分会出血热学组召开了第三次全国流行性出血热学术会议。在会议正式召开的 1 年前，学组在北京曾召开工作会议，论证各地专家研究课题 26 项，从而使会议得到了圆满的成功。这种事先召开准备会议的做法，是一次成功的尝试。会议对流行性出血热的病原分子生物、发病机制、疫苗、流行病学研究以及诊断治疗均有很多新成果。1994 年老年感染性疾病、肝病学组在厦门召开了第五次老年感染性疾病肝病学术会议。

第四届委员会期间在广州召开了单磷酸阿糖腺苷专题学术研讨会，促进了对此药品深入研究。

四、第五届委员会

1995 年 5 月 4—6 日在北京召开第五次全国传染病与寄生虫病学术会议，同时进行换届改选。会议交流了从第四次全国传染病与寄生虫病学术会议以来，国内传染病和寄生虫病研究的进展，大会以专题报告、论文交流和讨论，以及专家答疑形式进行交流。根据近年来病毒性肝炎的研究进展，对《病毒性肝炎防治方案》进行较大的修改。会上改选新一届分会委员会，聘请汪俊韬教授为名誉主任委员，选举王爱霞教授为主任委员，斯崇文为第一副主任委员，邬祥惠、许炽镖和皇甫玉珊为副主任委员。

五、第六届委员会

1999 年 6 月在天津召开第六次全国传染病与寄生虫病学术会议，同时进行换届选举。会议交流了从第五次会议以来的传染病与寄生虫病学的主要进展。会上改选新一届分会委员，聘请皇甫玉珊教授、邬祥惠教授、徐炽镖教授为顾问，选举斯崇文教授为主任委员，王爱霞教授、徐道振教授、翁心华教授为副主任委员。

中华医学会感染病学分会与肝病学分会联合召开的全国第十次病毒性肝炎和肝病学术会议于 2001 年在陕西西安市成功举办。参加代表 1400 余人，为分会历届规模最大的一次学术会议。同时，对于《病毒性肝炎防治方案》进行了修订。由中华医学会感染病学分会举办的"全国第七次感染病学术会议"于 2001 年 11 月 24—26 日在上海市举行。由中华医学会感染病学分会小儿肝病学组召开的"全国第六次小儿肝病学术会议"于 2000 年在广西南宁市成功举行。2001 年小儿肝病学组在温州召开"阻断乙型病毒性肝炎病毒母婴传播学术会议"，肾综合征出血热学组在长沙召开了"全国肾综合征出血热学术会议"，2001 年 10 月与热带病与寄生虫病学会在大连市联合召开了"新的和严重的传染病学术会议"。

根据中华医学会的安排，以中华医学会感染病学分会的名义，2001 年 5 月派人参加了 2001 年在美国波士顿的议题为"21 世纪东西方卫生保健展望"的中美医学大会，进行了专业对口的学术交流。为了庆祝中日关系正常化，由中华医学会与日本日中医学协会共同组办的"中日医学大会 2002"于

2002 年 11 月 3—6 日在北京国际会议中心举行。为了加强感染病学专业年轻骨干力量的培养与成长，第六届委员会在 2002 年 8 月 22—24 日召开了全国第一次感染病中青年会议，加强中青年骨干之间的学术交流与合作。中华医学会及其分属的各分会及学组名称及机构的改变，需要获得中国科学技术协会和国务院民政部的批准。成立了感染病分会的艾滋病学组、人工肝学组等。

六、第七届委员会

2002 年 10 月 28 日，与中华医学会肝病学分会在南京共同主办了"第十一次全国病毒性肝炎和肝病学术会议"。会议期间进行了改选，产生中华医学会感染病学分会的新一届委员会，即中华医学会感染病学分会第七届委员会。选举翁心华教授为主任委员，李兰娟教授、王宇明教授、成军教授为副主任委员。分会明确了感染病学分会隔年独立召开一次感染病年会，隔年与中华医学会肝病学分会共同主办全国病毒性肝炎和肝病学术会议的制度。

本届委员会期间，正逢严重急性呼吸综合征（severe acute respiratory syndrome，SARS）肆虐，翁心华教授担任上海市防治 SARS 专家组组长，缪晓辉教授带领医疗队参加北京小汤山医院 SARS 患者的临床救治，《中华传染病杂志》在全国各类杂志中首个刊登了来自广东省关于 SARS 病例诊治研究的论著，对全国传染病医务工作者起到了很好的教育和导向作用。在广大医务工作者的努力下，最终取得了抗击 SARS 的胜利，并积累了抗击新发突发传染病的宝贵经验，提高了应对能力。2003 年召开了全国第八次感染病学术会议，会议设立了 SARS 研讨专题，为感染科医师提供了交流学习的平台。在其后到来的 H1N1 甲型流感疫情和人感染 H7N9 禽流感等疫情中，医务人员部具备了丰富的知识和经验来应对，都取得了抗击疫情的胜利。2004 年，本届委员会联合皮肤病、呼吸、重症医学和血液病四个分会在厦门召开了"第一届全国深部真菌病会议"，引领了医学界多学科合作的模式，至今大会已持续七届。同年，在上海召开了中华医学会传染病与寄生虫病学分会中青年传染病学术会议，全国中青年学者在会议交流了国内外最新进展以及相关工作，为学科发展储备了青年力量。

本届委员会期间，为顺应学科的发展，将中华传染病与寄生虫病学会更名为"中华医学会感染病学分会"，同时成立了中华医学会感染病学分会网站，这是各分会中成立最早的网站，为感染病学科的发展指引了方向。在 2005 年和 2006 年，中华医学会感染病学分会与肝病学分会合作，先后颁布了我国首部《慢性乙型肝炎防治指南》和《慢性丙型肝炎防治指南》，这为规范我国慢性病毒性肝炎的诊治起到了巨大的推动作用，具有划时代的意义。

七、第八届、第九届委员会

2008 年为适应学科队伍发展的需要，中华医学会感染病学分会进行了青年委员遴选工作，并成立了中华医学会感染病学分会第一届青年委员会，让全国各地更多优秀的青年人才参与到分会工作中，同时也赋予了他们更多的责任与担当。事实证明，这些青年委员们在学术创新、分会的信息化建设、推动学科国际化进程等方面都发挥了重要作用。青年委员会也成为分会培养和发掘青年才俊的主要平台之一。

针对感染性疾病现状，重新设置了学组（包括肝衰竭与人工肝学组、细菌与真菌病学组、肝炎学组、自然疫源性疾病学组、艾滋病学组及儿童肝病和感染学组）。学组的建立和完善为感染科不同领域专家进行学术传播和继续教育打下了良好的基础。此后各学组开展的学术会议均邀请到了国际国内知名专家到会演讲，为全国感染科医师提升自身专业素质提供了便利。会议资料的网络传输和培训不但开启了一条新的专业培训方法，更为不能参加会议的医师提供有利的学习途径。

1. 学术会议 2008 年 9 月的第十次全国感染病学术会议由中华医学会感染病学分会作为主办单位，与美国华人临床微生物协会等多家单位协作召开。会议设立了继续教育培训班以及由国际感染与肿瘤化疗协会、美国华人临床微生物协会和全球华人临床微生物暨感染病学会协办的 3 个国际分会场，分别对感染病诊断的新技术、新方法以及各类感染病的治疗进行了探讨。会议不但有时任中华医学会会长钟南山院士到会致辞，并为感染病学界老一辈专家田庚善、汪俊韬、王爱霞、斯崇文、翁心华、李兰娟等专家会员颁发荣誉证书，并为 33 位青年委员颁发证书，还对在汶川大地震中做出突出贡献的集体和个人进行了表彰。该次会议吸引了 2000 余名国内外代表参加，会议规模之大为历年之最，是一次国际与国内结合、医学会与医师协会结合、肝病与普通感染性疾病结合的感染病领域最大的盛会。继 2008 年第十次全国感染病学术会议后，这种多学科联合办会的方式逐渐成为中华医学会感染病学分会办会的主流。

2009 年 5 月感染病学分会与肝病学分会共同主办的第十四次全国病毒性肝炎会议在广州召开。会议研讨的主要内容是各种肝病的病原学、病因学和诊治等与临床工作密切相关的问题，同时也以各种形式介绍国外在相关领域的研究进展。参照既往办会的成功经验，本次会议还在正式会议之前举办继续教育课程，内容主要涉及乙型肝炎病毒变异、检测及其处理等临床热点问题。参会人员达 1500 人，大多是来自肝病医疗和科研的医务人员。

由中华医学会感染病学分会主办，重庆市医学会和西南医院感染病专科医院承办的第十一次全国感染病学会会议，于 2010 年 9 月 9—12 日在重庆召开，到会代表 1200 余人。5 位院士为大会做报告。来自传染病、肝病、微生物、真菌感染、流行病、疾病预防与控制和医院感染等领域的 20 位国内外著名专家为大会做专题报告。其中来自美国和我国台湾地区的 2 位感染病和微生物专家的精彩报告为大会增色不少。由中华医学会感染病学分会常务委员集体审稿确定的 20 名中青年感染病工作者的大会发言同样精彩和高水平。

由中华医学会感染病学分会与中华医学会肝病学分会联合主办的"第十五次全国病毒性肝炎及肝病学术会议"于 2011 年 6 月 23—26 日在南京召开。会议研讨的内容主要是各种肝病的流行病学、病原学、病因学、发病机制、预防和诊治等与临床工作密切相关的问题。会议特设与肝病相关的"十一五"国家科技重大专项研究进展专题报告会，成为本次会议的一大亮点。同时，举办继续教育课程，全面、系统地介绍肝硬化及其并发症的临床热点问题。此次会议展现了近几年国内外对慢性乙型肝炎治疗、研究及其防治的研究成果，对临床医师、医务工作者及慢性乙型肝炎患者有非常重要的指导意义。

2012 年 10 月 25—28 日，由亚太临床微生物与感染病学分会主办，中华医学会感染病学分会、中华医学会微生物学与免疫学分会、中华医学会检验分会、中华预防医学会医院感染控制分会、中华预防医学会微生态学分会、中国医师协会感染科医师分会和中国药学会抗生素专业委员会共同承办的第十三届亚太临床微生物与感染病会议（APCCMI）在北京召开。该次会议将多学科联合办会发挥到了极致，同时也是 APCCMI 第一次在我国召开，受到了原卫生部和相关学会、协会的高度重视。全国人大常委会桑国卫副委员长、卫生部陈竺部长、中华预防医学会会长王陇德院士、中国医师协会殷大奎会长、国际化疗协会（ISC）会长 T.Mazzei 教授和亚太临床微生物与感染病学分会会长 WH Seto 教授纷纷到会祝贺并致辞。大会吸引了来自 57 个国家和地区的 4000 余名专家和学者。会上，李兰娟院士就我国近年来在病毒性肝炎防治方面取得的成绩，以及具有国际领先水平的感染微生态学研究成果进行了主题报告，向亚太地区传递了一个微生态与肝病关系密切的理念，让来自世界各地的学者领略了中国医学先进技术的巨大进步。会议期间，李兰娟和亚太临床微生物与感染病学分会会长 WH Seto 教授还共同给杰出青年颁发了青年研究学者奖，以鼓励中青年力量更好地致力于未来学术研究。2012 年的这次会议标志着我国感染病学学术会议真正迈进国际化时代，同时也让世界见证了中国感染病学的飞速发展和中国感染病领域研究者的实力。

由中华医学会主办，中华医学会感染病学分会与中华医学会肝病学分会联合承办的第十六次全国病毒性肝炎及肝病学术会议于 2013 年 6 月 20—23 日在云南召开。来自全国各省、直辖市、自治区近 1800 人参加了会议。本次会议内容丰富，就近年来病毒性肝炎和肝病学新进展进行了充分、热烈的学术交流。承担国家重大传染病专项的相关人员还对病毒性肝炎的预防和控制以及研究情况做了专题报告。大会共邀请了 47 位病毒性肝炎及肝病领域专家做了专题报告，在征集到的 600 多篇学术论文中，选取了其中 33 篇论文的作者作为中青年代表进行大会发言。经各位专家评分，评选出优秀论文奖并在闭幕式上进行了颁奖仪式。

2. 指南和规范的编写和制订 在学会和协会的管理中，指南和规范的编写和制订也十分重要。在这个医学科学飞速发展的时代，必须及时对指南和规范进行更新，才能满足感染病学健康持续发展和感染科医师培养的需要。李兰娟率领中华医学会感染病学分会肝衰竭与人工肝学组，于 2002 年正式出台《人工肝支持系统技术与管理指南》和《非生物型人工肝支持系统操作规范和管理制度》，明确了开展人工肝技术须具备的条件及人工肝治疗的适应证、相对禁忌证、疗效判断标准和技术操作规范，为人工肝应用的规范化和标准化起到了巨大的推动作用。2006 年联合中华医学会肝病学分会重型肝炎与人工肝学组的专家，制订和发布了《肝衰竭诊疗指南》，成为中国肝衰竭诊疗标准。该指南于 2012 年进行了更新。2009 年制订和发布了《非生物型人工肝支持系统治疗肝衰竭指南（2009 年版）》。2011 年，分会专家结合国内外研究的最新进展，编写了《核苷（酸）类药物联合治疗慢性乙型肝炎专家建议》。此外分会的专家们还积极参与编写和制订了《戊型病毒性肝炎诊疗规范》（2009 年）、《甲型 H1N1 流感诊疗方案（2009）》《慢性乙型肝炎防治指南（2010 版）》《产 NDM-1 泛耐药肠杆菌科细菌感染诊疗指南》《发热伴血小板减少综合征防治指南（2010 版）》《艾滋病诊疗指南（2011 版）》《肝衰竭诊治指南》（2012）、《肝脏炎症及其防治专家共识》，以及《2014 年中国慢性乙型肝炎防治指南》（科普版）。上述指南和规范一经制订，第一时间在《中华临床感染病杂志》以及《中华传染病杂志》等国内众多知名期刊和报纸上发布，极大地推动了我国感染病诊疗事业的规范化。

3. 基层继续教育及其他 分会针对基层专科医师，组织了面向广大二、三线城市感染科医师的蒲公英计划和彩虹计划。于 2009 年在全国 14 个省份，50 个城市对 2500 余名基层医师进行乙型肝炎、结核、艾滋病等重大传染病诊治规范的培训，受到了广大基层医师的一致好评，为全面提升专科医师素质，降低相关疾病病死率，提高患者生存率提供保障。

随着社会经济的发展，感染性疾病流行情况发生了深刻变化。为了满足疾病防治要求、学科发展目标，以及与国际接轨，我国医疗机构感染性疾病科的工作内容也发生了深刻变化，大部分科室工作已不再局限于传染病的诊治，而是扩展到了各种感染性疾病和抗感染药物的临床应用等。基于这个情况，李兰娟组织中华医学会感染病学分会和中国医师协会感染科医师分会，在进行广泛调查与认真分析后，于 2011 年向当时的原卫生部提出在学科发展与建设规划中，把传统的传染病科与新组建的感染科纳入统一的感染病科范畴，设计统一的感染病重点专科，以便集中感染病学科的优势力量，积极促进传染病科转型与新建感染病科的稳步发展，并以国家重点专科、重点学科和重点实验室为依托，构建我国新发、突发传染病防控应急团队，最终建成具有法定传染病与新发感染病防治能力、积极参与细菌耐药控制与抗菌药物合理使用的感染病临床专科队伍。同时联合中华医学会感染病学分会与中国医师协会感染科医师分会的专家，起草了《综合医院感染性疾病科建设与管理规范》和《综合医院感染性疾病科专科医师职责和培养规范》，并制订了感染科国家临床重点专科建设项目评分标准。2013 年 12 月原国家卫生和计划生育委员会、中医药管理局、财政部联合印发《国家临床重点专科建设项目管理暂行办法》，感染科国家临床重点专科评估工作正式启动。

4. 承担政府任务，为全国健康工程添砖加瓦　近年来，感染病学领域发生了多年未遇的重大事件，给我国人民带来严重的危险，也给从事感染病临床和研究的广大医务工作者带来了严峻的考验。分会的感染病专家已形成一支专业性强、组织实施快的队伍，在屡屡发生的公共卫生事件面前，攻克了一个个难关。

在 2008 年，我国多个省市暴发手足口病疫情，李兰娟院士迅速组织分会相关专家赶赴一线积极救治患者，并主编了我国首部《手足口病》专著，总结了国内外有关手足口病的诊治经验和最新研究进展。卫生部陈竺部长和刘谦副部长亲自为该书作序。为了更好地指导我国手足口病的防治，李兰娟院士无私地将该书电子版版权赠予了原国家卫生部。

2008 年汶川大地震灾后恶劣的环境为传染病的滋生提供了条件。全国感染病专家立即组织专业队伍前往灾区进行传染病的防控工作，针对破伤风、气性坏疽等恶性传染病防治也提供了强大的专业支撑，为减少灾区二重打击做出了重要贡献。对支援地震灾区的优秀感染病医师，学会也给予了表彰。

2009 年 3 月以来，甲型 H1N1 流感疫情在短时间内波及全球，疫情防控等级迅速上升。李兰娟院士被任命为国家防治甲型 H1N1 流感专家委员会临床治疗组组长，感染病学分会广大专家均积极投入到防治工作中做出了自己的积极贡献。

暴发于 2013 年 3 月的人感染 H7N9 禽流感病毒病情凶险，病死率高，极大地危害我国人民的生命健康安全。由李兰娟院士领衔的研究团队在疫情发生的第一时间迅速反应，全力应对，艰苦攻关，在病原学、临床诊治、疫苗研发等多方面获得重大突破和成果，显著降低了病死率，研究成果在国际顶级医学期刊 Lancet 和 The New England Journal of Medicine 上发表。WHO 助理总干事福田正二博士称中国的人感染 H7N9 禽流感疫情防控堪称典范。这是中国科学家在新发传染病防控史上第一次利用自主创建的"中国模式"技术体系，成功防控了在我国本土发生的重大新发传染病疫情，不仅避免了类似 SARS 的悲剧重演，还在控制 MERS、寨卡等传染病的输入和援助非洲抗击埃博拉疫情中取得卓越成效，为全球提供了"中国经验"，展现了"中国力量"，获得了党和政府的充分肯定和高度赞誉。2018 年 1 月由李兰娟院士领衔，联合中国疾病预防与控制中心、汕头大学、香港大学、复旦大学等

11 家单位共同完成的"以防控人感染 H7N9 禽流感为代表的新发传染病防治体系重大创新和技术突破"项目获 2017 年度国家科学技术进步奖特等奖。这是该奖项自设立以来，我国医药卫生行业、教育行业"零的突破"。

八、第十届委员会

2014 年 6 月 13—15 日，中华医学会第十三次全国感染病学术会议在广州召开，侯金林教授担任大会主席。此次会议共收录投稿论文近 700 篇，参会代表 2000 余人，分别来自省、市、县各级医院，是历届全国感染病学术年会以来参会人数最多、规模最大的一次。设有"我的医学生涯中发热待查的经历"继续教育课程及感染病高峰论坛、病毒性肝炎论坛、青年学者基础研究论坛、新发传染病与细菌感染论坛、"十二五"重大专项报告等 5 个专题大会报告，参会代表纷纷表示讲座内容新颖、丰富，不仅强调实用性，而且突出学科交叉、基础与临床结合，现场座无虚席、学术氛围热烈。

2014 年 12 月 12—14 日，亚太肝病学会第四届乙型肝炎专题会议在广州召开。本次会议由亚太肝病学会（APASL）主办，中华医学会感染病学分会和肝病学分会协办。侯金林教授担任本届大会组委会主席。来自全世界 30 多个国家和地区的近 1500 位专家参会。在为期 3 天的会议中，还有 200 多篇论文在会上展示，其中特邀报告 74 篇，口头报告 12 篇，墙报近 100 篇。各参会学者通过不同的方式进行了充分的交流。本次会议是肝病学领域的一次盛大学术聚会。

2015 年 10 月 23—25 日，由中华医学会主办，中华医学会感染病学分会及中华医学会肝病学分会共同承办的 2015 年全国中华医学会第十七次全国病毒性肝炎及肝病学术会议在北京召开。来自国内外感染及肝病相关领域的专家学者和大会嘉宾近 3082 人参会。本次会议共设置 1 个大会主会场，3 个平行分会场，会议内容丰富，包括乙型肝炎、丙型肝炎、肝纤维化、肝硬化、肝衰竭、微生态、妊娠肝病、肝病基础研究及其他肝病等内容，组织形式不仅包括主题报告、专题报告、病例比赛、肝病思维训练营，还包括继续教育的课程。大会共收到论文 470 篇，其中大会发言 54 篇，评出优秀论文 18 篇。大会授予"终身贡献奖"专家有 15 人，还发布 5 个指南、4 个共识。2015 年 10 月 25 日，中华医学会肝病学分会和感染病学分会发布了《2015 版中国慢性乙型肝炎防治指南》和《2015 版中国丙型肝炎防治指南》。

2016 年 7 月 21—23 日，由中华医学会感染病学分会主办的中华医学会第十四次全国感染病学术会议在青岛召开，来自 5 个国家、全国 27 个省、直辖市、自治区共 1687 人参加了本次大会。本次会议首次向国外和境外学者开放投稿，使其能够以普通投稿人的身份进行公平竞争，同时借鉴了国际会议办会方针，采用了匿名审稿，借鉴 EASL、AASLD 年会审稿方法，目的是保证审稿公平性。大会议程精心设计、精彩纷呈，设有感染病高峰论坛、院士大讲堂、WHO-CSID Joint Meeting 专场、中德新发传染病专场、青年学者论坛、病毒性肝炎专场、细菌真菌感染及抗生素应用专场和自然疫源性疾病专场。在正式会议之前举办的继续教育课程，聚焦中枢神经系统感染。本次会议，设置了 1 个大会主会场，3 个平行分会场，会议内容丰富，大会共收到投稿论文 365 篇，其中大会发言 24 篇，评出优秀论文 11 篇。大会授予"终身贡献奖"4 人，"西部突出贡献奖"2 人，"中外合作交流突出贡献奖"1 人。为了进一步提高公众对肝炎的认知水平，促进医务工作者和政府对肝炎防治的重视，7月23日，中国肝炎防治基金会、中华医学会感染病学分会、中华医学会肝病学分会、中华医学会医学病毒学分会共同主办世界肝炎日高峰学术论坛，希望团结社会各界力量为了摘掉肝炎大国的帽子立即行动。

2017年2月15—19日，亚太肝病学会、中华医学会感染病学分会、中华医学会肝病学分会、中国肝炎防治基金会合作举办的第26届亚太肝病年会在上海召开。侯金林教授担任大会主席。本届大会是继2010年第20届北京APASL年会后，再一次由中国举办的国际大型肝病学术会议。大会在肝炎、肝硬化、肝癌、肝移植等专业领域进行了深入交流，从基础到临床涉及71个主题，开展专题研讨会330场。据统计，本届大会参会人数达5228人，其中来自国外学者有1888人，邀请海内外专家262名，其中海外专家153名，收到摘要投稿2658篇，来自中国大陆的投稿共1450多篇，占比65%。27家媒体进行了深度采访报道，其中，大众媒体19家，专业媒体8家。组委会领导向2名青年科学家奖、39名年会奖、48个提名奖、234份优秀文摘奖获得者颁发了证书。本次大会是亚太肝病年会历史上规模最大、参会国家最多、投稿数量最多的一次会议。

九、第十一届委员会

1. 学术活动　2017年10月12—14日中华医学会在武汉举办"第十八次全国病毒性肝炎及肝病学术会议暨2017年中华医学会感染病学分会年会、中华医学会肝病学分会年会"。本次会议共邀请来自加拿大和中国大陆及中国香港、台湾的97名专家做了106个主题报告；王贵强教授和殷钟平教授担任共同主席，大会主持专家103名。正式注册代表1949人、总参会人数超过4000人，同时有共计8万人次收看了在线直播，从而使本次会议成为历次感染肝病联合年会中人数最多、规模最大的一次会议。

本次会议学术内容新颖丰富、形式多样、从多个方面探讨了肝脏疾病领域的诸多热点和难点问题，有力地推动了大陆地区学者对肝脏疾病的临床和基础研究。针对乙型肝炎病毒"长治不灭"的"囧"境，大会以专题报告、辩论、学术争鸣等多种形式，从治疗药物研发现状、合理把握适应证、选择最佳治疗方案等多个方面、多层次展开讨论。抱着消灭"丙型肝炎病毒"的热切希冀，以专题报告的形式为您提供药物选择及患者管理的指导，旨在合理应用DAA药物、关注药物相互作用（DDI）、预防不良事件和可能的耐药发生，保证安全高效完成清除丙型肝炎病毒的目标。同时为适应我国乙型肝炎发病率明显下降和丙型肝炎直接抗病毒新药带来的肝脏疾病病因构成谱的改变，本次大会特别加强了酒精性肝病、药物性肝损害、自身免疫性肝病以及非酒精性脂肪病等相关研究的分享，旨在介绍相关领域的研究方向、热点、难点和现有临床诊治规范。对于不同病因所致肝衰竭、肝硬化、肝细胞肝癌的基础和临床研究，本次大会从临床视角出发，分别组织了"肝衰竭与终末期肝病合并感染的诊治""肝衰竭和肝移植专题""肝硬化并发症处置和评估手段专题"等，将切实指导临床实践，降低终末期肝病相关的病死率。

2. 组织建设　2017年6月17日在成都完成中华医学会感染病学分会第十一届青年委员会换届。本次换届在中华医学会组织管理部刘伟竹老师主持、按照学会要求程序圆满完成了分会第十一届青年委员会换届选举工作。本届中青年委员会的主任委员按照学会要求由中华医学会感染病学分会主任委员王贵强教授兼任。刘伟竹老师宣布了本届青年委员会的名单，这50位青年委员都是按照组织管理程序、经过严格的资格审查遴选而出的。与会的青年委员以演讲、竞聘方式，优选出 4 位副主任委员：南方医科大学南方医院张小勇、北京大学第一医院王艳、四川大学华西医院陈恩强、中国人民解放军第三○二医院福军亮。经本届青年委员会工作会议讨论，一致同意聘请华中科技大学附属同济医院的韩梅芳、上海交通大学附属瑞金医院的项晓刚为本届青年委员会的工作秘书。

初步完成本届委员会各学组的换届选举并报学会审批。本分会共有 7 个学组：肝衰竭和人工肝学组、病毒性肝炎学组、自然疫源性疾病学组、细菌真菌学组、产科学组、儿科学组和艾滋病学组，组长分别为李兰娟院士、侯金林教授、王贵强教授、张文宏教授、谢青教授、曾玫教授和李太生教授。按照学会的组织管理程序、经过严格资格审查，完成网报工作，经学会组织部审核已经形成了各学组的初步名单。

3. 继续医学教育　感染科医师培训项目：本分会为贯彻执行原国家卫生和计划生育委员会于 2016 年 12 月发布的"关于提高二级以上综合医院细菌真菌感染诊治能力的通知"（国卫办医函〔2016〕281 号）要求、提升医院感染疾病科科主任的业务水平，和中华医学会继续教育部共同组织全国感染科主任培训项目，主要针对二级及以上医院、具有副高及以上职称的感染科正／副主任。项目于 2017 年 8 月 17 日启动，至 2018 年 5 月 13 日已经完成了 15 地（北京、上海、杭州、南京、安徽、西安、沈阳、武汉、成都、广州、郑州、石家庄、南宁、济南、福州、海口）的培训、参与者计 2178 人、其中科主任、副主任占比 85% 以上；学员学历以本科为主、年龄跨度为 22～62 岁；总考试通过率 81.5%；项目的培训内容以细菌真菌感染诊治主（约占 2/3）、次为病毒性肝炎的诊治、并且专门设置了医学人文内容，从多个方面提高人才专业知识水平。平均每期报到人数超过 180 人；听课率超过 85%；考核参与率超过 75%。为保证项目的顺利进行，学会继教部乐清老师及其团队付出了大量的时间和精力。项目的跟踪调研结果提示：98% 的学员认为本项目传授的知识非常实用和精准、可以做到"学以致用""规范诊治"的目标。

4. 组织撰写、发布多部临床诊疗专家共识／指南　本着为临床诊疗提供依据的目的，本届委员会在王贵强教授的带领下，组织专家撰写并发布了《发热待查专家共识》《布鲁菌感染》《中国登革热临床诊断和治疗指南》《布鲁菌病诊疗共识》《黑热病诊疗共识》《肾综合征出血热诊疗共识》《念珠菌感染诊疗指南》《隐球菌诊疗指南》《终末期肝病合并感染诊疗共识》。多数共识／指南均已完成初稿和二稿，进入终稿整理中，预计均可在第十五次感染病学年会发布和解读。

（缪晓辉　张文宏　盛吉芳　彭　劼　赵　鸿　侯　维　孟庆华）

第五节　"西部行"继续教育项目

中华医学会感染病学分会于 2004 年，主任委员翁心华教授带领骨干专家在新疆乌鲁木齐启动"西部行"继续教育项目。自 2004 年新疆"两部行"项目启动以来，在翁心华教授、李兰娟院士和侯金林教授四届主任委员的具体领导下，连续在我国西部 10 个省、自治区 19 个地区（城市）开展 19 场"西部行"继续教育项目。分别在新疆乌鲁木齐（2004 年）、西藏拉萨（2005 年）、宁夏银川（2007 年）、广西桂林（2008 年）、内蒙古呼和浩特（2008 年）、云南西双版纳（2009 年）、新疆喀什和石河子（2010 年）、甘肃嘉峪关（2011 年）、陕西延安（2011 年）、西藏林芝和拉萨（2012 年）、四川绵阳（2012 年）、贵州铜仁（2013 年）、宁夏银川（2014 年）、青海西宁（2015 年）、广西桂林（2016 年）、云南保山（2016 年）、四川（2017 年）（图 1-5-1～图 1-5-5）。形式多样，有学习班、会诊查房、科普教育等。累计培训西部医务人员 6000 余人次。累计参加授课专家 100 余人次，大大提升了西部地区感染性疾病的防治水平，促进了西部地区感染病学科建设和人才队伍建设。

2005 年，王贵强教授、缪晓辉教授、李兴旺教授和王晓红教授组成西藏"西部行"专家团，克

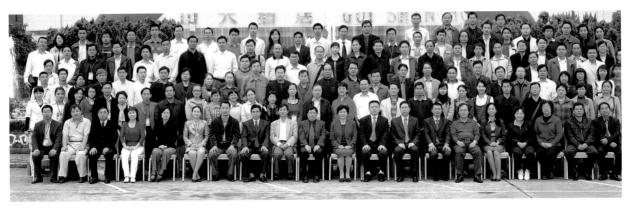

图 1-5-1　2008 年广西"西部行"项目

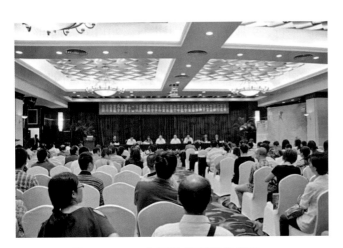

图 1-5-2　2012 年四川"西部行"项目

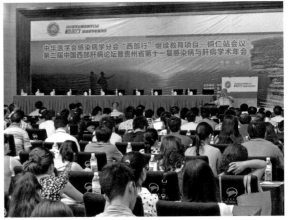

图 1-5-3　2013 年贵州"西部行"项目

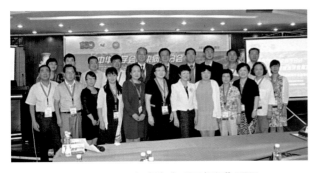

图 1-5-4　2015 年青海省"西部行"项目

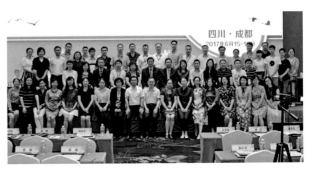

图 1-5-5　2017 年四川省"西部行"项目

服高原缺氧等困难，就病毒性肝炎、自身免疫性肝病、新发传染病等专题开展培训工作。2007年8月、2008年7月和10月、2009年9月银川、内蒙古、云南等地举行了数十场继续教育培训，李兰娟院士带队，翁心华教授、成军教授、侯金林教授、王宇明教授、李太生教授、王贵强教授、缪晓辉教授、盛吉芳教授等在不同时间、地点为广大基层医师及患者进行了专题学术报告，听课人数已超过5000余人次。会议特设科普会场，听众多为肝病患者和家属。《如何使用抗炎药》《保护好你的肝脏》和《请重视药物相互作用》等讲座让广大患者和家属对肝病有了更加深入的认识和了解。

2010年8月5—7日，李兰娟院士带队，王贵强教授、侯金林教授、缪晓辉教授、李太生教授、谭德明教授、田德英教授、盛吉芳教授、白雪帆教授、张跃新教授等，分别在新疆喀什和石河子举办了2期培训。2011年5月28—29日甘肃酒钢医院承办的中华医学会感染病学分会"西部行"继续教育项目会议在嘉峪关酒钢宾馆召开。侯金林教授、王贵强教授、黄祖瑚教授、孟庆华教授、李智伟教授等出席了会议。本次学术会议针对病毒性肝炎诊断和优化治疗、乙型肝炎病毒妊娠相关问题、抗菌药物合理使用、药物性肝损伤诊治进展、肝病营养相关问题，新发传染病等17个感染病新课题进行了讲解。每个课题讲座结束后均进行了10分钟的现场答疑讨论。

2011年9月24日中华医学会感染病学分会西部行继续教育项目延安站学术交流活动在延安大学附属医院举行。参加会议的有王贵强教授、王宇明教授、孟庆华教授、延安大学副校长、附属医院院长马柏林教授、延安大学肝病研究所副所长、附属医院感染病科主任徐光华教授等。共有300多人参加了学术会议。

2012年"西部行"活动于6月在西藏林芝、拉萨举行，9月在四川绵阳举行。2013年"西部行"活动于8月在贵州铜仁举行。2015年"西部行"活动在青海举行。

2017年6月16—18日中华医学会感染病学分会在四川成都召开"感染病学分会2017年西部行活动暨第四次全国中青年感染病学术会议"（图1-5-5）。本次西部行活动是中华医学会感染病学分会历届西部行活动规模最大、专家团队阵容最强大的一次。共400余名来自全国各地的代表参加了会议。本次会议设立了针对病毒性肝炎、艾滋病、结核和新发传染病的"临床专题与热点问题讨论"和"细菌真菌感染培训专场"两个板块。"临床专题与热点问题讨论"专场聚焦于病毒性肝炎、艾滋病和结核的诊治进展和围绕临床热点问题进行讨论。"细菌真菌感染培训专场"内容以细菌、真菌感染诊治为主，涵盖肝脏寄生虫感染及病毒感染；结合药理、检验等专业，在强调专业诊疗思路的基础上，全面阐释了涂片、培养等传统检验技术与深度测序、质谱技术等检验新技术在寻找感染性疾病病原、辅助临床诊治中的作用；深入分析了药代药动学理念指导下抗菌药物的应用策略，体现了精准医疗的诊疗思路。会场气氛活跃，讲授幽默诙谐，专家在讲授过程中根据专业特色及地域特点，结合临床病例，兼顾理论系统与实践应用，受到与会专家与同道的一致好评。

全国中青年感染病学术会议共设四个板块，视角全面立体，风格新颖独特。名家论坛－青年医师职业发展、研究前沿与热点透视、青年风采－大会发言、临床热点难点问题多学科讨论。所有专题发言和大会发言的讲者均为中华医学会感染病学分会的青年委员，且所有大会报告的主要内容均为学会青年委员自己的研究成果。

（赵　鸿　王贵强）

第二章　成人感染性疾病研究进展

第一节　登革热

登革热（dengue fever，DF）是由登革病毒（dengue virus，DENV）感染引起的急性传染病，临床表现为突起高热、头痛、全身肌肉、骨骼和关节疼痛、皮疹、出血倾向及白细胞计数减少。本病主要通过埃及伊蚊和白纹伊蚊传播，重症登革热（severe dengue fever，SDF）患者病情重，可出现休克或血浆严重渗漏、严重出血及重要脏器损害，病死率较高。登革热是世界上传播最快的虫媒传染病之一，其发病率在过去的 50 年间增加了 30 倍，广泛流行于东南亚、中南美洲和西太平洋等 100 多个国家，已成为严重的全球性公共卫生问题和重大疾病负担。我国广东省、云南省、海南省等地区是登革热流行区，自 1978 年经病原学证实在广东佛山暴发流行以来，我国登革热的流行从未间断。

一、流行病学

1. 传染源　登革热患者及隐性感染者、登革热病毒感染的非灵长类动物和带病毒的媒介伊蚊是本病的传染源和宿主。其中登革热患者是主要的传染源，尤其是登革热流行期间的轻型患者，由于症状不典型、发病人数多，更容易成为传染源[1]。

2. 传播途径　登革热主要通过伊蚊叮咬传播，传播媒介主要包括埃及伊蚊和白蚊伊蚊。雌蚊吸取带病毒患者的血液，经 8～12 天的潜伏期后，再将病毒传染给健康人。埃及伊蚊是传播能力最强的媒介，主要分布在东南亚、美洲、非洲等热带地区，在我国则主要分布于广东省、云南省、海南省等地区；白蚊伊蚊主要分布在亚洲、美洲和太平洋岛屿，在我国则主要分布在广东省、福建省和浙江省等地区，与近年来这些地区登革热的流行密切相关。Shen 等[2]研究蚊子密度、气候因素对 2006—2014 年广州地区登革热流行的影响，结果发现，当月的布雷图指数（反映蚊子密度）、平均温度、前1 个月的最低温度和平均温度与当月的登革热流行正相关，当月最低温度超过 18.25 ℃时有可能引起登革热的流行。

3. 易感人群　人群对登革热病毒普遍易感，不分种族、性别、年龄，但是感染后仅部分人发病。人体感染病毒后可对同型病毒株产生持久免疫力，但无法对异型病毒株形成有效抵抗力，若再次感染异型病毒株或多个不同血清型病毒株，可引起机体过激免疫反应，从而导致严重的临床症状。

4. 流行特征　登革病毒共有 4 个血清型（DENA-1、DENA-2、DENA-3、DENA-4），登革病毒感染呈全球流行，主要分布在东南亚、太平洋岛屿、加勒比海等 100 多个国家和地区。我国各省均有输入病例报道，存在输入病例及输入病毒引起本地传播两种流行形式，其中以输入性流行为主，而且近年来输入性登革热的地区及病例数量逐年增多[3-6]。Lai 等[7]分析了我国大陆地区自 1990—2014 年登革热的流行病学变化，结果发现，1990—2014 年共有 69 231 例患者（包括 11 例死亡）被诊断为登革热，发病率为 2.2/100 万，其中 2014 年发病人数最多，达到 46 864 人；此外，受影响的省份也在不断扩大，从 1990—2000 年的平均每年 3 个省份增加到 2001—2014 年的每年 14.5 个省份。2005—2014 年，几乎每月都有输入登革热的病例报道，影响 28 个省份（90.3%），而 99.8% 的本地病例则发生在 7—11 月，且有本地病例上报的地区已经从南部沿海省份（如广东、福建）和毗邻东南亚的省份（如云南）扩展到了中部省份地区（如河南）。2009—2014 年登革热的 4 个血清型都有被检测到。张红等[8]则进一步对我国大陆地区 2011—2015 年登革热的流行趋势进行分析，结果发现，2011 年全国登革热的发病率仅为 0.89/100 万，总发病人数为 120 人，随后迅速上升，2014 年发病率高达 34.58/100 万，总发病人数达 46 864 人，到了 2015 年，发病率又回落至 2.83/100 万，总发病人数为 3858 人。时间分布研究显示，我国登革热发病主要集中在夏秋季，2011—2015 年，每年 7 月、8 月发病数开始缓慢增多，9 月显著上升，10 月小幅上升达到最高峰，11 月和 12 月开始回落。空间分布研究显示，全国 2011 年各地登革热发病总体处于较低水平，广东省、海南省和福建省发病率位居全国前三位；2013 年，云南省发病率居于全国第一，为 33.01/100 万；广东省居第二，为 27.31/100 万。但 2014 年，广东省发病率迅速上升，位居全国第一，达到 424.54/100 万。到了 2015 年，云南省发病率又高居第一，发病率为 38.52/100 万。由此可见，登革热发病率呈现明显地域差异，高发地区主要在我国南部沿海、西南地区，尤其广东省疫情最为严重。

二、致病机制

大部分登革热患者是无症状的，或仅表现为轻微的流感样症状，如发热、头痛、全身肌肉酸痛、血小板计数和白细胞计数减少，是一种急性、自限性的发热疾病。当登革病毒经伊蚊进入人体后，可在单核-巨噬细胞系统增殖，随后进入血液形成第一次病毒血症；此后再定位于网状内皮系统和淋巴组织，经再次在单核-巨噬细胞系统增殖后再次进入血液，形成第二次病毒血症。登革病毒还可与机体产生特异性抗体形成免疫复合物，黏附或沉积于血管内皮细胞后可激活补体系统和凝血系统，导致血管通透性增加，血管扩张、充血以及血液有形成分及血浆蛋白外渗等病理生理改变。此外，少部分患者可发展为重症登革热，出现凝血功能障碍、血管脆性增加、持续血浆渗漏以及由此导致的血容量减少，甚至出现休克。重症登革热是登革病毒感染最严重的表现，是致死的主要原因。研究表明，机体和病毒两者都在重症登革热的发病机制中发挥重要作用，这些因素主要包括抗体依赖性增强（antibody-dependent enhancement，ADE）、T 细胞免疫反应、细胞因子风暴等。

1. 抗体依赖性增强 流行病学资料表明重症登革热与不同血清型登革病毒的二次感染密切相关，体内存在抗 DENA-1 抗体的患者如果继发 DENA-2 或 DENA-3 感染，更易发展为重症登革热。此外，婴幼儿在感染了与其母亲不同类型的登革病毒后，也更易进展为重症登革热。研究表明，继发不同类型登革病毒感染的患者，其发生重症登革热的比例为 118/1000～208/1000，至少是首次感染的 10 倍以上（11/1000～12/1000），这种由首次感染后产生的抗体介导的感染率增强就被命名为抗体依赖性增强。进一步研究表明，DENA-1感染人体后所产生的抗体可与其他3型登革病毒的抗原结合，但抗体起不到中和病毒的作用，相反，与登革病毒形成免疫复合物后黏附于单核-巨噬细胞表面，被单核-巨噬细胞吞噬后，可在细胞内大量复制，从而导致病毒感染增强。体外实验发现，将登革病毒与稀释的抗病毒血清或特异性抗体在人单核细胞中孵育时，病毒的复制会显著提高；将登革病毒孵育在事先用病毒抗体或血清进行主动免疫的恒河猴中，也可以发现登革病毒的复制提高100倍以上。Huang等[9]研究发现，在ADE中发挥重要作用的抗体为抗PrM抗体，且抗PrM抗体的最终浓度决定了ADE强度的大小；抗PrM抗体介导病毒进入细胞后，病毒可通过抑制RIG-I和MDA-5信号通路来抑制细胞干扰素刺激基因（主要是NOS2）的表达，从而促进病毒的大量复制。进一步研究发现，登革病毒对细胞早期抗病毒应答反应的抑制不是通过诱导IL-10分泌，而是通过诱导自噬蛋白ATG5-ATG12表达和增强自噬来促进病毒复制，从而导致感染加重。

2. T细胞免疫反应　人体在受到登革病毒感染后，可产生血清型特异性记忆T细胞和交叉反应型记忆T细胞，当人体继发不同类型登革病毒感染后，表达于感染细胞表面的抗原便可激活交叉反应型记忆T细胞，继而产生大量的促炎因子，导致内皮细胞损伤和血浆渗漏。活化的T细胞与患者病情的严重程度密切相关，研究发现这种T细胞对首次感染的登革病毒具有高亲和力，但对继发感染的不同类型病毒表现出低亲和力，无法有效清除继发感染的病毒。此外，与病情轻微患者相比，重症患者体内调节性T细胞/效应T细胞的比例更低，调节性T细胞可分泌抑炎因子IL-10，抑制T细胞的活性以及血管内皮细胞释放活性因子，从而有助于控制免疫反应。Yang等[10]体外研究发现，首次感染DENA-1后再继发感染DENA-2可促使更多的单核细胞和树突状细胞被病毒感染，促进记忆T细胞的增殖和活化以及诱导记忆T细胞和树突状细胞产生更多促炎因子（如TNF-α、IL-17），而首次感染DENA-1后再继发感染DENA-1，则可促进记忆T细胞形成有效的细胞免疫反应，产生更多抑炎因子（如IL-10和TGF-β）以及诱导T细胞凋亡。由此表明，继发感染不同类型的登革病毒会诱导记忆T细胞产生对机体有害的免疫反应，而继发感染同型登革病毒则可诱导记忆T细胞产生保护性的免疫反应。

3. 细胞因子风暴　在重症登革热患者的外周血中可以检测到大量细胞因子的产生，这些细胞因子会随着病情的进展发生显著的变化。研究表明，登革病毒直接感染血管内皮细胞并不是导致其通透性增加和发生血浆外渗的主要原因，而由T细胞、巨噬细胞、单核细胞和肥大细胞产生的可溶性细胞因子，如TNF-α、IL-6、IL-8、IL-12、HMGB1、MCP-1等，可作用于血管内细胞，使其产生大量的活性氧，进而引起血管内皮的损害，导致血管通透性增加、血浆蛋白及血液有形成分渗出，在此过程中TNF-α发挥重要的作用[10-11]。Yen等[11]通过在小鼠内注射登革病毒建立登革出血模型，结果发现，从注射的第2天开始，巨噬细胞便可浸润到血管内皮细胞附近，通过产生大量的TNF-α诱导内皮细胞表达诱导型一氧化氮合酶（inducible nitric oxide synthase，iNOS）和产生活性氧，并导致其凋亡；进一步研究发现，在缺乏iNOS或p47phox（可促进活性氧产生）或加用氧化酶抑制药的登革出血模型中，小鼠出血的发展速度和出血的严重程度都大大降低，由此表明TNF-α及由其诱导产生的活性氧等在重症登革热中发挥着重要作用。

三、临床防治

目前登革热的治疗尚缺乏特效的抗病毒药物，以支持及对症治疗为主。治疗原则为早发现、早治疗、早防蚊隔离。早期识别重症患者并给予及时救治可降低病死率[1]。李家春等[12]应用喜炎平注射液治疗 102 例登革热患者，51 例对照组患者给予对症支持治疗和防治各种并发症，51 例试验组患者则在对照组治疗基础上加用喜炎平注射液，两组治疗时间最长为 7 天。结果发现，试验组退热及皮疹体征消失时间较对照组短，血小板计数、丙氨酸转氨酶、天冬氨酸转氨酶等指标的复常时间均较对照组明显缩短，而且在治疗过程中未出现药物不良反应、病情恶化及死亡等并发症。郝建志等[13]应用疏风解毒胶囊治疗 200 例登革热患者，并也以 200 例登革热患者为对照组，两组均给予常规对症支持治疗，试验组则加用疏风解毒胶囊，两组疗程均为 1 周。结果发现，与对照组相比，试验组患者的体温能在 3 天之内迅速降低，体温正常之后再无升高；白细胞计数、血小板计数也恢复更快；而且试验组发生皮疹、出血的比率要低于对照组。袁冬梅[14]则探讨了利巴韦林联合热毒宁治疗小儿登革热的疗效，将 30 例小儿登革热患者随机分为试验组和对照组，15 例试验组患儿在对症支持治疗的基础上给予利巴韦林和热毒宁治疗，另外 15 例对照组患儿则在对症支持治疗基础上给予利巴韦林治疗。结果发现，利巴韦林联合热毒宁治疗可有效缓解患者的症状，缩短治疗时间，减少患儿的不良反应，显著提高临床疗效。尽管国内使用中医辨证治疗登革热取得了理想的疗效，但由于缺乏多中心随机对照试验，目前缺乏可靠结论。

预防和控制登革热需要从控制传染源和传播媒介及保护易感者等方面着手，采取综合防控措施。首先，防蚊、灭蚊是预防登革热的根本措施，应采取有效措施积极改善卫生环境；其次，要控制传染源，做好流行区登革热疫情监测预报工作，做到早发现、早诊断、及时隔离和积极治疗患者；最后，要加快疫苗研究与开发。虽然法国 Sanofi Pasteur 公司研发的 CYD-TDV 疫苗已经在部分南亚及美洲国家上市，但它仍存在诸多缺陷，因此，目前还没有成熟的疫苗可用于预防本病。Zhao 等[15]将 DENV-1 与 DENV-2 的包膜蛋白（EDⅢ）串联，DENV-3 与 DENV-4 的包膜蛋白（EDⅢ）串联，并在大肠埃希菌表达系统中制备。两种串联抗原的混合物 MixBiEDⅢ 可作为四价免疫原免疫小鼠后，可诱导针对四型登革病毒的中和性抗体，并可提高乳鼠在四型登革病毒攻毒实验中的生存率。Lu 等[16]探索研发登革病毒的 DNA 疫苗，结果证实以 DENV-1 或 DENV-2 prM-NS1，prM-E-NS1 或 prM-E-NS1-GM-CSF 核酸免疫小鼠后，小鼠体内均可产生特异的体液免疫和 T 细胞免疫应答。此外，NS1 的加入可提高疫苗产生的 ADCC 和 CTL 反应，并可在攻毒实验中更有效地保护小鼠。Li 等[17]利用国内已普遍用于计划免疫的日本脑炎减毒活疫苗 SA14-14-2 作为骨架，以 DENV-2 的 prM 和 E 基因取代 SA14-14-2 的 prM-E，制备出嵌合重组减毒活疫苗。该重组减毒活疫苗在小鼠与猴体内均可诱导产生针对登革病毒的中和性抗体，并可成功抑制登革病毒在猴体内的复制和感染。目前仍没有针对登革病毒的特效药和十分安全有效的疫苗产品，因此，新型登革疫苗研发仍然是现阶段亟待解决的问题。

（彭　亮）

参考文献

［1］　国家卫生和计划生育委员会. 登革热诊疗指南（2014 年第 2 版）. 中药新药与临床药理，2016，27（1）：221-224.

［2］　Shen JC, Luo L, Li L, et al. The Impacts of mosquito density and meteorological factors on dengue fever epidemics in Guangzhou, China, 2006-2014：a time-series analysis. Biomed Environ Sci, 2015, 28（5）：321-329.

［3］　陈敏玫，谭毅，唐振柱，等. 广西壮族自治区 2014 年登革热暴发疫情流行病学特征和病原溯源. 中华流行病学杂志，2016，37（10）：1350-1355.

［4］　Wang J, Chen H, Huang M, et al. Epidemiological and etiological investigation of dengue fever in the Fujian province of China during 2004-2014. 中国科学：生命科学, 2017, 60（1）：1-9.

［5］　Wang B, Yang H, Feng Y, et al. The distinct distribution and phylogenetic characteristics of dengue virus serotypes/genotypes during the 2013 outbreak in Yunnan, China: Phylogenetic characteristics of 2013 dengue outbreak in Yunnan, China. Infect Genet Evol, 2016, 37（2016）：1-7.

［6］　Huang L, Luo X, Shao J, et al. Epidemiology and characteristics of the dengue outbreak in Guangdong, Southern China, in 2014. Eur J Clin Microbiol Infect Dis, 2016, 35（2）：269-277.

［7］　Lai S, Huang Z, Zhou H, et al. The changing epidemiology of dengue in China, 1990-2014：a descriptive analysis of 25 years of nationwide surveillance data. BMC Med, 2015, 13（1）：100.

［8］　张红，张恒端，彭志强，等. 中国 2011—2015 年登革热疫情分析. 寄生虫与医学昆虫学报，2017，24（2）：118-125.

［9］　Huang X, Yue Y, Li D, et al. Antibody-dependent enhancement of dengue virus infection inhibits RLR-mediated type-I IFN-independent signalling through upregulation of cellular autophagy. Sci Rep, 2016, 6：22303.

［10］　Yang W, Yan H, Ma Y, et al. Lower activation-induced T-cell apoptosis is related to the pathological immune response in secondary infection with hetero-serotype dengue virus. Immunobiology, 2016, 221（3）：432.

［11］　Yen YT, Chen HC, Lin YD, et al. Enhancement by tumor necrosis factor Alpha of Dengue virus-induced endothelial cell production of reactive nitrogen and oxygen species is key to hemorrhage development. J Virol, 2008, 82（24）：12312.

［12］　李家春，简小云，赖昕，等. 喜炎平注射液治疗登革热的临床观察. 中国中医药科技，2017，24（4）：459-459.

［13］　郝建志，叶泽兵，曾毓，等. 疏风解毒胶囊治疗登革热 200 例临床观察. 中国中医急症，2015，24（12）：2261-2263.

［14］　袁冬梅. 利巴韦林联合热毒宁治疗小儿登革热 30 例疗效观察. 岭南急诊医学杂志，2016，21（4）：382-384.

［15］　Zhao H, Jiang T, Zhou X Z, et al. Induction of neutralizing antibodies against four serotypes of Dengue viruses by MixBiEDⅢ, a tetravalent Dengue vaccine. Plos One, 2014, 9（1）：e86573.

［16］ Lu H, Xu XF, Gao N, et al. Preliminary evaluation of DNA vaccine candidates encoding dengue-2 prM/E and NS1：their immunity and protective efficacy in mice. Mol Immunol, 2013, 54（2）：109-114.

［17］ Li XF, Deng YQ, Yang HQ, et al. A chimeric Dengue virus vaccine using Japanese encephalitis virus vaccine strain SA14-14-2 as backbone is immunogenic and protective against either parental virus in mice and nonhuman primates. J Virol, 2013, 87（24）：13694-13705.

第二节　发热伴血小板减少综合征

发热伴血小板减少综合征（severe fever with thrombocytopenia syndrome，SFTS）是由布尼亚病毒科白蛉病毒属发热伴血小板减少综合征病毒（severe fever with thrombocytopenia syndrome virus，SFTSV）引起的一种新的自然疫源性传染病。2009 年在我国首次被报道，随后韩国、日本、美国等也报道了类似病例。主要临床表现为发热、血小板减少、白细胞减少、胃肠道症状、神经系统症状、肝及肾功能异常等，严重者可因多器官功能损害而死亡。

一、流行病学

SFTS 发病具有明显的地域、人群和季节特征。Sun 等[1] 对 2011—2016 年中国疾病预防控制信息系统中报告的 5630 例实验室确诊 SFTS 病例进行了流行病学分析，结果发现，我国 SFTS 报告发病数呈逐年上升趋势，99.53% 的病例分布在河南、山东、湖北、安徽、浙江、辽宁、江苏等地。87.91% 的病例为农民，绝大多数生活在山区、丘陵地区，从事庄稼或茶叶等种植。91.57% 的病例发病年龄为 40～80 岁，平均发病年龄在 60 岁左右。每年报告病例的男女比例稍有不同，但无统计学差异。98.00% 病例在 4—10 月发病，5—7 月为发病高峰。值得注意的是，发病高峰在不同省份存在差异，辽宁的发病高峰持续时间较短，南方省份（浙江、湖北、安徽、河南）的发病高峰早于北方省份（辽宁、山东、江苏）。上述研究结果与 Liu 等[2] 对 2011—2013 年中国疾病预防控制信息系统中报告的 1768 例实验室确诊 SFTS 病例，Liu 等[3] 对 2011—2012 年河南信阳报告的 504 例实验室确诊 SFTS 病例，Wang 等[4] 对 2011—2016 年湖北报告的 521 例实验室确诊 SFTS 病例的流行病学分析结果类似。SFTS 的流行季节与蜱的活动季节具有一致性，部分患者有明确的蜱叮咬史，从长角血蜱、家畜及 SFTS 患者血清中均发现和分离出 SFTSV，且从蜱体内获得的 SFTSV 核苷酸序列与患者体内获得的 SFTSV 序列高度同源，均提示蜱叮咬是 SFTS 传播的重要环节[5-7]。虽然没有确切人传人的证据，然而仍有聚集性病例的报道[8]。

二、诊断方法

近年来，随着对 SFTSV 生物学特征的研究，针对 SFTSV 的实验室检测技术得到了很大的改进与提高。目前实验室诊断方法主要有病毒分离、间接免疫荧光（IFA）和酶联免疫吸附测定（ELISA）、核酸检测等。

1. 病毒分离　　SFTSV 的分离耗时较长，一般不作为常规诊断方法。

2. 间接免疫荧光和酶联免疫吸附测定　　可用于检测发病早期的 IgM 抗体及恢复期的 IgG 抗体。IFA 的敏感性和特异性均高于 ELISA，但需要荧光显微镜。ELISA 对实验仪器要求不高，适合基层大批标本的检测。Jiao 等[9]利用 SFTSV 重组核衣壳蛋白建立的双抗原夹心 ELISA 法，可用于检测人和动物（山羊、猪、刺猬等）血清中的 SFTSV 特异性抗体，该方法与传统 ELISA 法检测结果重复性好，且对汉坦病毒、登革病毒抗体阳性样本无交叉反应性，特别适用于现场流行病学调查。

3. 核酸检测　　该法成本高，但特别适合于患者早期诊断。常规的荧光定量反转录 PCR 耗时较长，且需要荧光定量 PCR 仪。Xu 等[10]建立的一步法反转录环介导等温扩增（RT-LAMP）来检测 SFTSV RNA，其与荧光定量反转录 PCR 检测结果的重复性达到 94.4%，且与切昆贡亚病毒、肾综合征出血热病毒、登革病毒均无交叉反应。因在反应体系中加入含有 SYBR Green I 的微晶蜡胶囊，可用肉眼判定检测结果，适宜在资源缺乏的基层医院开展。Cui 等[11]建立的反转录－交叉引物扩增（RT-CPA）与垂直流（VF）可视化结合的 RT-CPA-VF，其灵敏度和特异度分别为 94.1% 和 100.0%，且与媒介生物传播的布尼亚病毒及细菌无交叉反应，该法可在 2 小时内完成从样本处理到结果报告的整个过程，且无需任何仪器设备，特别适合在资源缺乏的基层医院使用。

三、基础研究

1. 与宿主相关的因素包括细胞因子风暴、内皮细胞功能缺失、免疫遗传背景等可能与 SFTS 的发生相关。Sun 等[12]通过比较 15 例死亡和 44 例非死亡 SFTS 病例血清中的细胞因子表达谱，发现 IL-1RA、IL-6、IL-10、G-CSF、IP-10 和 MCP-1 在 SFTS 病例中均上调，但在死亡病例中上调更为明显，而在恢复期将降至正常。IL-1β、IL-8、MIP-1α 和 MIP-1β 在死亡病例和非死亡病例的恢复期上调。而这些细胞因子表达水平与白细胞和血小板数量、转氨酶水平等指标明显相关。提示 SFTSV 感染诱导了细胞因子风暴，且细胞因子风暴的水平与疾病的严重程度相关。Li 等[13]通过比较 134 例 SFTS 病例和 68 例健康对照者血清中内皮细胞功能相关分子的表达水平，发现 SFTS 患者血清纤溶酶原激活物抑制药 1、组织纤溶酶原激活物、P 选择素、血小板内皮细胞黏附分子、CD40 配体、E 选择素、血管内皮生长因子 A、血清淀粉样蛋白抗原 1（SAA-1）和血管细胞黏附分子 1 明显上调，提示 SFTS 患者可能存在内皮细胞功能失调。Ding 等[14]通过分析 84 例实验室确诊 SFTS 病例和 501 例无关对照病例的 HLA-A、HLA-B 和 DRB1 等位基因，结果发现 HLA-A*30-B*13DRB1*07 与 SFTS 呈负相关，而 HLA-A*02-B*15-DRB1*04 与 SFTS 呈负相关。

2. 病毒与宿主的相互作用也可能影响 SFTS 的发生。Sun 等[15]通过免疫共沉淀和质谱分析发现非肌肉肌球蛋白重链 IIA（NMMHC-IIA）能与 SFTSV 外膜糖蛋白结合，进一步研究证实 NMMHC-IIA 是 SFTSV 进入宿主细胞的关键环节。Qu 等[16]发现人单核细胞系 THP-1 细胞对 SFTSV 易感，虽然 SFTSV 感染能诱导 THP-1 细胞表达 IFN 和 IFN 诱导蛋白，然而，病毒非结构蛋白及核蛋白能抑制 IFN-β 和 NF-κB 的活化。Ning 等[17]发现病毒非结构蛋白能将 STAT2 和 STAT1

劫持至病毒包涵体内，从而阻断 I 型 IFN 信号通路的活化。Jin 等[18]在 SFTSV 接种的 C57/BL6 小鼠中观察到脾内聚集的巨噬细胞和血小板增加，且 SFTSV 与血小板共定位于脾内巨噬细胞胞质内。体外实验证实 SFTSV 的黏附促进小鼠巨噬细胞对血小板的吞噬作用。提示 SFTSV 感染时出现血小板减少可能是因脾巨噬细胞清除病毒黏附的血小板所致。Liu 等[19]发现 IFN 受体敲除（IFNAR$^{-/-}$）的小鼠对 SFTSV 高度易感，在除肺组织外的肝、脾、肾、淋巴、肠、脑等组织均可检出病毒，尤以肠系膜淋巴结和脾最为严重。共聚焦显微镜下 SFTSV 与纤维网状细胞共定位，而不是树突状细胞、单核巨噬细胞、中性粒细胞或内皮细胞，提示肠道和脾内的纤维网状细胞可能是 SFTSV 的主要靶细胞。

四、治疗与预防

SFTSV 感染患者的主要临床表现包括发热、白细胞及血小板减少、胃肠道症状（腹痛、腹泻）、肝及肾功能异常、疲乏、结膜充血、淋巴结肿大、出血倾向等。重症 SFTS 患者病情进展迅速，最终出现多器官衰竭和中枢神经系统异常甚至死亡。随着检测手段的改进及临床医师对 SFTS 的认识逐渐提高，虽然 SFTS 的死亡率已从最初的 30% 降至 12%，但重症患者的早期识别仍显得尤为重要。Gai 等[20]通过分析 11 例死亡和 48 例非死亡病例的临床特征，发现起病后 7～13 天是 SFTS 病情进展的关键时期，病毒滴度维持在较高水平是病情恶化的独立预测因素，与患者死亡相关的主要危险因素包括 AST、LDH、CK、CK-MB 升高，中枢神经系统症状、出血倾向、弥散性血管内凝血（DIC）、多器官衰竭的出现。Yang 等[21]通过对 208 例实验室确诊 SFTSV 病例进行的前瞻性研究，发现入院时 55.6% 的患者病毒 RNA 阴性，发病后 6 天达到最高水平。病毒载量是住院期间病情恶化的独立预测因素。病毒载量＞10^{7}copies/ml 通常预示着患者可能死亡。血清 PLT、WBC、LDH、AST 和 CK 水平与病毒载量水平显著相关。Sun 等[22]进行的病例对照研究发现病例组（72 例）与对照组（144 例）蜱叮咬史和家畜养殖的比例有显著性差异。值得注意的是，不清楚自己是否有蜱叮咬史的人 SFTSV 感染风险最高。死亡病例组（$n=16$）和非死亡病例组（$n=113$）其体质量指数（BMI）、发病至确诊时间间隔、牙龈出血比例均有显著性差异。上述研究提示：在 SFTS 流行区，即使没有蜱叮咬史，有发热、血小板减少和白细胞减少的患者都应注意排除 SFTS，同时对 BMI 过大或过小的患者要特别关注。Xiong 等[23]对 179 例 SFTS 患者入院时的临床资料进行回顾性研究，发现神经系统症状和呼吸系统症状明显、病毒载量高及单核细胞百分比水平偏低是患者死亡的危险因素。应用上述 4 个变量组成的评分公式为 SFTS 指数，其 AURC 为 0.913。SFTSI 指数为 SFTS 患者进行风险分层提供了简便有效的方法。迄今为止，SFTS 尚无特异性的治疗方法，也尚无有效的疫苗可供使用。主要治疗措施是支持和对症治疗，主要预防措施是避免蜱叮咬及健康宣教。对 SFTS 发病初期使用利巴韦林治疗是否能使患者受益尚有争议。最近，Lu 等[24]通过对 634 例 SFTS 患者的前瞻性研究发现：接受利巴韦林治疗的患者，其贫血和高淀粉酶血症发生率显著高于未接受利巴韦林治疗的患者。广义估计方程模型分析提示，血红蛋白减少和血淀粉酶增加与使用利巴韦林治疗明显相关。

（王宝菊）

参考文献

［1］ Sun J, Lu L, Wu H, et al. The changing epidemiological characteristics of severe fever with thrombocytopenia syndrome in China, 2011-2016. Sci Rep, 2017, 7（1）：9236.

［2］ Liu K, Zhou H, Sun RX, et al. A national assessment of the epidemiology of severe fever with thrombocytopenia syndrome, China. Sci Rep, 2015, 5：9679.

［3］ Liu K, Cui N, Fang LQ, et alC. Epidemiologic features and environmental risk factors of severe fever with thrombocytopenia syndrome, Xinyang, China. PLoS Negl Trop Dis, 2014, 8（5）：e2820.

［4］ Wang T, Li XL, Liu M, et al. Epidemiological characteristics and environmental risk factors of severe fever with thrombocytopenia syndrome in Hubei province, China, from 2011 to 2016. Front Microbiol, 2017, 8：387.

［5］ Tian H, Yu P, Chowell G, et al. Severe Fever with thrombocytopenia syndrome virus in humans, domesticated animals, ticks, and mosquitoes, Shaanxi province, China. Am J Trop Med Hyg, 2017, 96（6）：1346-1349.

［6］ Niu G, Li J, Liang M, et al. Severe fever with thrombocytopenia syndrome virus among domesticated animals, China. Emerg Infect Dis, 2013, 19（5）：756-763.

［7］ Wang M, Zuo J, Hu K. Identification of severe fever with thrombocytopenia syndrome virus in ticks collected from patients. Int J Infect Dis, 2014, 29：82-83.

［8］ Tang X, Wu W, Wang H, et al. Human-to-human transmission of severe fever with thrombocytopenia syndrome bunyavirus through contact with infectious blood. J Infect Dis, 2013, 207（5）：736-739.

［9］ Jiao Y, Zeng X, Guo X, et al. Preparation and evaluation of recombinant severe fever with thrombocytopenia syndrome virus nucleocapsid protein for detection of total antibodies in human and animal sera by double-antigen sandwich enzyme-linked immunosorbent assay. J Clin Microbiol, 2012, 50（2）：372-377.

［10］ Xu H, Zhang L, Shen G, et al. Establishment of a novel one-step reverse transcription loop-mediated isothermal amplification assay for rapid identification of RNA from the severe fever with thrombocytopenia syndrome virus. J Virol Methods, 2013, 194（1-2）：21-25.

［11］ Cui L, Ge Y, Qi X, et al. Detection of severe fever with thrombocytopenia syndrome virus by reverse transcription-cross-priming amplification coupled with vertical flow visualization. J Clin Microbiol, 2012, 50（12）：3881-3885.

［12］ Sun Y, Jin C, Zhan F, et al. Host cytokine storm is associated with disease severity of severe fever with thrombocytopenia syndrome. J Infect Dis, 2012, 206（7）：1085-1094.

［13］ Li XK, Yang ZD, Du J, et al. Endothelial activation and dysfunction in severe fever with thrombocytopenia syndrome. PLoS Negl Trop Dis, 2017, 11（8）：e5746.

［14］ Ding SJ, Zhang Y, Zhang XM, et al. Correlation between HLA-A, B and DRB1 alleles and severe fever with thrombocytopenia Syndrome. Plos Neyl Trop Dis, 2016, 10: e5076.

［15］ Sun Y, Qi Y, Liu C, et al. Nonmuscle myosin heavy chain ⅡA is a critical factor contributing to the efficiency of early infection of severe fever with thrombocytopenia syndrome virus. J Virol, 2014, 88（1）：237-248.

［16］ Qu B, Qi X, Wu X, et al. Suppression of the interferon and NF-κB responses by severe fever with thrombocytopenia syndrome virus. J Virol, 2012, 86（16）：8388-8401.

［17］ Ning YJ, Feng K, Min YQ, et al. Disruption of type I interferon signaling by the nonstructural protein of severefever with thrombocytopenia syndrome virus via the hijacking of STAT2 and STAT1 into inclusion bodies. J Virol, 2015, 89（8）：4227-4236.

［18］ Jin C, Liang M, Ning J, et al. Pathogenesis of emerging severe fever with thrombocytopenia syndrome virus in C57/BL6 mouse model. Proc Natl Acad Sci U S A, 2012, 109（25）：10053-10058.

［19］ Liu Y, Wu B, Paessler S, et al. The pathogenesis of severe fever with thrombocytopenia syndrome virus infection in alpha/beta interferon knockout mice: insights into the pathologic mechanisms of a new viral hemorrhagic fever. J Virol, 2014, 88（3）：1781-1786.

［20］ Gai ZT, Zhang Y, Liang MF, et al. Clinical progress and risk factors for death in severe fever with thrombocytopenia syndrome patients. J Infect Dis, 2012, 206（7）：1095-1102.

［21］ Yang ZD, Hu JG, Lu QB, et al. The prospective evaluation of viral loads in patients with severe fever with thrombocytopenia syndrome. J Clin Virol, 2016, 78：123-128.

［22］ Sun J, Gong Z, Ling F, et al. Factors associated with severe fever with thrombocytopenia syndrome infection and fatal outcome. Sci Rep, 2016, 6：33175.

［23］ Xiong S, Zhang W, Li M, et al. A simple and practical score model for predicting the mortality of severe fever with thrombocytopenia syndrome patients. Medicine（Baltimore）, 2016, 95（52）：e5708.

［24］ Lu QB, Zhang SY, Cui N, et al. Common adverse events associated with ribavirin therapy for severe fever with thrombocytopenia syndrome. Antiviral Res, 2015, 119：19-22.

第三节　甲型病毒性肝炎

甲型病毒性肝炎（简称甲型肝炎）是由甲型肝炎病毒（hepatitis A virus，HAV）感染所致的世界性公共卫生问题。甲型肝炎主要通过粪－口途径传播，直接或间接接触 HAV 污染的食物或饮水均可能造成 HAV 感染，其流行水平与经济发展水平、生活习惯、卫生条件等密切相关。甲型肝炎多呈急性自限性经过，主要临床表现为乏力、食欲减退等消化道症状，伴转氨酶升高，部分病例出现黄疸。

一、流行病学

甲型肝炎的流行与社会经济发展、生活习惯、卫生条件和疫苗接种等密切相关。随着我国经济的快速发展，人民生活条件的逐步改善，2007 年甲型肝炎疫苗纳入国家计划免疫，我国甲型肝炎的流行趋势发生了较大变化。目前我国多数地区已从甲型肝炎高流行区转为中或低流行区。张锋等[1]对中国大陆地区 2004—2012 年全国法定传染病疫情报告数据和国家人口与健康科学数据共享平台公布的人口数据进行了分析，结果发现，2004—2012 年累计报告甲型肝炎发病数 503 817 例，其中死亡 202

例，发病率呈逐年下降趋势，从 2004 年的 7.34/10 万下降至 2012 年的 1.78/10 万。在季节分布上，未见明显的规律。在地区分布上，48.87% 的病例分布在四川、河南、云南、新疆、甘肃、贵州。在发病年龄上，主要集中在儿童和青壮年，0～9 岁组和 30～39 岁组分别占总病例数的 20.88% 和 16.16%。尹东林等[2] 通过分析急性甲型肝炎和戊型肝炎住院患者临床及流行病学资料，发现两组住院患者均以男性为主；戊型肝炎发病年龄高于甲型肝炎；甲型肝炎发病无明显季节性，而戊型肝炎多发于冬季及春季；甲型肝炎患者多有进食生冷海鲜、贝壳类食物或外出旅游史，而戊型肝炎上述暴露情况明显较少。Wang 等[3] 对国家法定传染病疫情报告系统中浙江省 2005—2014 年确诊甲型肝炎病例进行了流行病学分析，结果发现，年平均发病率为 1.7/10 万，无论是 ≤19 岁组还是 >20 岁组，发病率在 2005—2007 年呈上升趋势，在 2008—2014 年呈下降趋势，但在 ≤19 岁组下降更为明显，从 2008 年的 1.68/10 万下降至 2014 年的 0.22/10 万，提示需注意 19 岁以上高危人群甲型肝炎疫苗的接种。男女性别比由 2005—2007 年的 2：1 降低至 2014 年的 1.1：1.0。体力劳动者是主要的发病人群（占总发病数的 68.8%）。甲型肝炎流行状态的改变与社会经济发展及疫苗接种明显相关。王富珍等[4] 通过分析甲型肝炎疫苗接种史及发病率的数据，发现甲型肝炎疫苗纳入我国扩大免疫规划以后，2～6 岁人群甲型肝炎疫苗接种率达到 90% 以上，2～6 岁人群甲型肝炎报告发病率下降幅度大于全人群。河北石家庄曾经是甲型肝炎高发地区，1998 年开始在 1～18 岁人群接种甲型肝炎疫苗，2007 年甲型肝炎疫苗接种纳入计划免疫，Chen 等[5] 检测了 15 615 例个体（2～75 岁）的甲型肝炎 IgG 抗体，结果发现，抗体阳性率从 1992 年的 93.6% 下降至 1996 年的 41.9%，随着疫苗接种计划的实施，抗体阳性率持续上升至 2005 年的 88.4% 和 2011 年的 86.5%。虽然目前我国甲型肝炎流行态势呈下降趋势，但由于经济发展的不平衡，甲型肝炎高流行区与中、低流行区仍交错存在，甲型肝炎防控形势仍不容乐观。

二、基础研究

HAV 属于小 RNA 病毒科，仅有一个血清型，依据其 VP1 区域的序列可分为 6 个基因型。全球流行的 HAV 株绝大部分为基因 I 型（80%），我国以 I A 亚型为主。近年来 HAV 基础研究主要集中在分析 HAV 流行株的序列变异性及 HAV 检测方法的完善。蒋维佳等[6] 对 2008—2009 年贵州省 4 起甲型肝炎暴发疫情的 HAV 序列进行分析发现：检出的 15 株病毒均属于 I A 亚型，且亲缘关系较近。王鑫英等[7] 对 39 份甲型肝炎患者血清中 HAV 结构蛋白 VP3 和 VP1-2A 编码区序列进行分析，结果发现，它们核苷酸序列同源性为 94.8%～100%，均属于 I A 亚型，但其氨基酸同源性高达 99.2%～100%，与市售减毒活疫苗氨基酸同源性高达 99.1%～99.4%，提示现有的甲型肝炎疫苗能提供很好的保护效果。Wang 等[8] 收集了 2003—2010 年湖北、河南、宁夏、新疆的 42 份甲型肝炎暴发流行患者血清样本，对其中 HAV 的结构蛋白 VP3、VP1 和 VP1-2A 区进行了序列分析，结果发现，所有 HAV 病毒中的中和抗原表位均未见氨基酸突变，然而，核苷酸变异仍普遍存在，即我国 HAV 流行株存在准种现象。市售的甲型肝炎抗体检测试剂盒均针对结构蛋白表位，不能有效区分疫苗免疫和自然感染产生的甲型肝炎抗体。鉴于甲型肝炎疫苗诱导的非结构蛋白抗体显著低于自然感染，Su 等[9] 原核表达了重组串联的多种 HAV 非结构蛋白免疫显性表位作为诊断性抗原（命名为 H1），应用 H1 抗原建立的双抗原夹心 ELISA 能有效区分自然感染和疫苗接种，灵敏度和特异度均高达 93.75%。

三、治疗与预防

甲型肝炎多呈自限性，以支持、对症治疗为主。甲型肝炎疫苗是甲型肝炎防控的关键环节。目前市售的甲型肝炎疫苗包括减毒活疫苗和灭活疫苗。我国自主研发的甲型肝炎减毒活疫苗自 1992 年开始应用，有 2 种减毒株 L-A-1 株和 H2 株，接种程序为 18 个月龄接种 1 剂。甲型肝炎灭活疫苗于 1991 年上市，包括国产疫苗 Healive、进口疫苗 Havrix 和 AVAXIM，免疫程序是 18 个月月龄和 24～30 个月月龄各接种 1 剂。Zhang 等[10] 比较了 1 剂减毒活疫苗或灭活疫苗接种 2 年后的免疫持久性。学龄期儿童分别给予国产减毒活疫苗 H2 株、国产灭活疫苗 Healive、进口灭活疫苗 Havrix。结果发现，H2、Healive 和 Havrix 接种 1 年后甲型肝炎抗体阳性率分别为 64%、94.4% 和 73%，2 年后分别为 63%、95.6% 和 72%，提示上述 3 种甲肝抗体 1 剂接种 2 年后的免疫力持久，且 Healive 优于 H2 和 Havrix。Yu 等[11] 通过前瞻性随机开放临床研究，发现儿童在 2 剂 Healive 接种后 5 年甲型肝炎抗体仍持续存在，推测其保护效率至少可持续 20 年。另外 3 项研究[12-14] 也证实，无论是减毒活疫苗还是灭活疫苗，均能安全有效地提供满意的保护效果。梁辉等[15] 通过对浙江省 2010—2014 年甲型肝炎减毒活疫苗和甲型肝炎灭活疫苗的疑似预防接种异常反应监测资料进行分析，发现多数不良反应发生在接种后 1 天内，多为过敏性皮疹、荨麻疹等。上述 2 种疫苗总不良反应和急性严重过敏反应发生率均在预期范围内。此外，也有学者进行了甲、乙型肝炎联合疫苗保护效率的评价以及基因工程疫苗的尝试[16-17]。

（王宝菊）

参考文献

[1] 张锋，姜立民，朱赟. 中国大陆地区 2004—2012 年甲型肝炎的流行特征分析. 国际流行病学传染病学杂志，2014，41（5）：305-307.

[2] 尹东林，白玉盘，洪晟镇，等. 急性甲型肝炎与急性戊型肝炎临床特征对比. 肝脏，2017（06）：502-504.

[3] Wang Z, Chen Y, Xie S, et al. Changing epidemiological characteristics of hepatitis A in Zhejiang province, China: increased susceptibility in adults. PLOS ONE, 2016, 11（4）：e153804.

[4] 王富珍，郑徽，刘建华，等. 中国 2014 年 2～29 岁人群甲型肝炎疫苗接种率及甲型肝炎报告发病分析. 中华流行病学杂志，2016，37（8）：1099-1104.

[5] Chen Y, Zhang XJ, Zhao YL, et al. Waning of anti-HAV immunity in Shijiazhuang prefecture, Hebei province, China: acomparison of seroprevalence between 1992 and 2011. Vaccine, 2014, 32（47）：6227-6232.

[6] 蒋维佳，庄丽，李世军，等. 贵州省 2008—2009 年 4 起甲肝暴发疫情中甲型肝炎病毒基因型别分析. 现代预防医学，2013（22）：4260-4264.

[7] 王鑫英，曹经瑗，毕胜利. 中国部分甲型肝炎病毒流行株结构蛋白区基因特征分析. 中国疫苗和免疫，2015（02）：159-162.

[8] Wang H, Zheng H, Cao J, et al. Genetic diversity of hepatitis A virus in China: VP3-VP1-2A genes and evidence of quasispecies distribution in the isolates. PLoS One, 2013, 8（9）：e74752.

［9］　Su Q, Guo M, Jia Z, et al. Epitope-based recombinant diagnostic antigen to distinguish natural infection from vaccination with hepatitis A virus vaccines. J Virol Methods, 2016, 233：41-45.

［10］　Zhang X, An J, Tu A, et al. Comparison of immune persistence among inactivated and live attenuated hepatitis a vaccines 2 years after a single dose. Hum Vaccin Immunother, 2016, 12（9）：2322-2326.

［11］　Yu C, Song Y, Qi Y, et al. Comparison of immunogenicity and persistence between inactivated hepatitis A vaccine Healive® and Havrix® among children: a 5-year follow-up study. Hum Vaccin Immunother, 2016, 12（10）：2595-2602.

［12］　Liu XE, Chen HY, Liao Z, et al. Comparison of immunogenicity between inactivated and live attenuated hepatitis avaccines among young adults: a 3-year follow-up study. J Infect Dis, 2015, 212（8）：1232-1236.

［13］　Ma F, Yang J, Kang G, et al. Comparison of the safety and immunogenicity of live attenuated and inactivated hepatitis A vaccine in healthy Chinese children aged 18 months to 16 years: results from a randomized, parallel controlled, phaseⅣstudy. Clin Microbiol Infect, 2016, 22（9）：811-819.

［14］　Liu XE, Wushouer F, Gou A, et al. Comparison of immunogenicity between inactivated and live attenuated hepatitis Avaccines: a single-blind, randomized, parallel-group clinical trial among children in Xinjiang Uighur Autonomous Region, China. Hum Vaccin Immunother, 2013, 9（7）：1460-1465.

［15］　梁辉，潘雪娇，郭静，等. 浙江省 2010—2014 年甲型肝炎疫苗疑似预防接种异常反应监测分析. 中国疫苗和免疫，2015（6）：647-651.

［16］　沈智俊，吴杰，解庭波，等. 甲型肝炎病毒病毒样颗粒的制备. 中国生物制品学杂志，2013（4）：441-447.

［17］　刘灿磊，姚军，施海云，等. 甲型乙型肝炎联合疫苗免疫后的甲肝免疫效果观察. 浙江预防医学，2014，26（12）：1189-1192.

第四节　乙型病毒性肝炎

乙型病毒性肝炎（简称乙型肝炎）是由乙型肝炎病毒（hepatitis B virus）感染所致的急性和慢性肝炎症病变，具有传染性。1965 年，Blumberg 等报道在澳洲当地土著人血液中发现"澳大利亚"抗原（1976 年获诺贝尔生理学或医学奖）。1967 年，Krugman 等发现澳大利亚抗原与肝炎有关，故称其为肝炎相关抗原，1972 年，世界卫生组织将其命名为乙型肝炎表面抗原（hepatitis B surface antigen, HBsAg）。1970 年，Dane 等在电镜下发现 HBV 完整颗粒，命名为"Dane"颗粒。1979 年，Galibert 测定了 HBV 全基因组序列。

一、流行病学

过去 5 年，关于乙型肝炎的流行病学调查，我国学者从全人群流行率、孕妇人群和母婴 / 水平传播、特殊人群流行率、临床流行病学特征及分子流行病学特征等多个层面，报道了最新的研究数据，揭示了我国乙型肝炎流行病学的现状。

1. 全人群流行率调查方面　Cui 等[1] 报道了 2014 年第四次全国乙型肝炎血清学调查的数据，并与 1992 年和 2006 年的全国调查数据进行了对比。2014 年的这次调查结果来自 160 个县级监测点，对象是 1～29 岁人群，共 31 713 人参加。1～4 岁、5～14 岁和 15～29 岁人群中 HBsAg 阳性率分别为 0.3%、0.9% 和 4.4%。1992—2014 年三次国家级调查期间，1～29 岁人群的 HBsAg 阳性率从 10.1% 下降到 2.6%，乙型肝炎表面抗体（HBsAb）阳性率从 25.4% 上升到 57.8%，乙型肝炎核心抗体（HBcAb）阳性率从 45.8% 下降到 13.0%。和 1992 年调查数据相比，东部、中部和西部地区 1～4 岁的人群的 HBsAg 阳性率下降了 95% 以上；东部、中部和西部地区 15～29 岁人群的 HBsAg 阳性率分别下降了 62.0%、62.1% 和 37.0%。Liu 等[2] 从 2010—2012 年对全国 31 个省、直辖市、自治区共 1 966 013 名农村 21～49 岁年龄段男性（来源于全国免费孕前体检计划）的血清样本进行了检测。HBsAg 阳性率为 6%，HBcAb 阳性率为 9%，HBsAb 阳性率为 30%，单一 HBsAb 阳性率为 27%（疫苗免疫人群），63% 为全阴性（易感人群）。HBsAg 阳性的男性中，26% 为乙型肝炎 e 抗原（HBeAg）阳性。Zhang 等[3] 在中国东北地区招募 227 808 位健康体检者进行问卷调查，HBsAg 阳性率为 6.1%，男性高于女性。年龄在 1～5 岁的人群中，HBsAg 阳性率最低（0.6%），5～10 岁儿童的 HBsAg 阳性率（1.3%）明显低于成人，45～55 岁患者的 HBsAg 阳性率（27.3%）最高。1～5 岁儿童的疫苗接种率为 78.4%，年龄＞60 岁人群的 HBsAb 阳性率最低（2.7%）。

2. 母婴传播及水平传播方面　Xin 等[4] 在 2014 年对农村 764 460 名育龄妇女进行横断面研究，结果显示，HBsAg 阳性率为 5.76%，中国农村 15～59 岁育龄妇女乙型肝炎患病率相比 2006 年流行病学调查有所下降（5.76 vs. 6.73%）。Wang 等[5] 调查了 16 051 850 名 15～49 岁农村女性的检测资料，HBV 慢性感染率为 5.2%，其中 28.6% 为 HBeAg 阳性。女性慢性 HBV 感染者中 90% 并不知道其自身感染状态。对 HBsAg 阳性母亲所生的新生儿都会进行被动和主动免疫接种，但是尚未达到完全阻断。Zhang 等[6] 于 2008—2012 年，对 67 720 名孕妇进行了调查。结果显示，孕妇 HBsAg 阳性率为 6.7%，婴儿免疫预防失败率为 3.4%，其中免疫失败的婴儿都来自于 HBeAg 阳性、HBV-DNA≥6 $\log_{10}$ copies/ml 的母亲，而 HBV-DNA＜6 $\log_{10}$ copies/ml 的母亲生育的婴儿免疫失败率为 0。王富珍等[7] 以 2014 年全国乙型肝炎血清流行病学调查中母亲 HBsAg 阳性的 1～14 岁儿童作为研究对象，共分析了 HBsAg 阳性母亲所生的 1～14 岁儿童 645 人，其中 HBsAg、抗 -HBs、抗 -HBc 阳性率分别为 3.41%（22/645）、71.94%（464/645）、7.60%（49/645）。出生地点、首针乙型肝炎疫苗（HepB）接种时间是影响 HBsAg 阳性母亲所生儿童 HBsAg 阳性率的主要因素，在医院外出生儿童 HBsAg 阳性率高于在医院内出生者，首针 HepB 出生后＞24 小时接种儿童 HBsAg 阳性率高于出生后≤24 小时接种者。

3. 特殊人群流行率方面　HBV 感染率在特殊人群中风险仍非常高，吸毒者、艾滋病患者、共用针头人群和男同性恋者等 HBV 感染率就超过普通人群，且男性 HBV 感染患病率普遍高于女性。由于人群中慢性 HBV 感染率较高，容易在静脉吸毒人群中播散，并向一般人群传播。Chen 等[8] 对湖南省 1049 名静脉吸毒者和 672 名健康体检者进行血清学筛查，注射吸毒者 HBV 感染率较一般人群明显升高（21.54% vs.16.52%），在注射吸毒者中 HBV/HCV 或 HBV/HDV 的双重感染也高于一般人群。Shen 等[9] 对中国 2040 名艾滋病病毒感染者进行血清学调查，HBsAg 阳性率为 11.83%，艾滋病病毒感染者中 HBV 感染率较高，可能是因为 HBV 与 HIV 具有相似的传播途径。目前，终末期肝病已成为艾滋病病毒感染者死亡的主要原因之一，因此 HBV 感染已成为影响 HIV/AIDS 患者预后和生活质量的主要因素。Wong 等[10] 对中国香港地区 2005—2007 年 503 名女性性工作者进行传染病筛查，提示女性性工作者中，HBsAg 阳性率为 8.5%。静脉吸毒者、共用针头者、艾滋病病毒感染者、性工作者这几类特殊人群，HBsAg 阳性率都高于普通人群，这些行为增加了 HBV 通过血液、性接触等传播途径传播的概率；需要采取措施控制这些特殊人群的 HBV 感染率，并降低这类人群再向普通人群传播 HBV 的概率。

4. 临床流行病学特征方面　Yang 等[11] 从国家传染病报告系统数据分析了 2004—2013 年全国 54 984 661 例传染病报告病例，其中乙型肝炎发病率为 81.57/10 万。王富珍等[12] 在 18 个乙型肝炎监测试点县，对法定传染病报告系统（national notifiable disease reporting system，NNDRS）报告的乙型肝炎病例开展流行病学调查和血标本采集，按照《乙肝诊断标准》（WS299，2008）对病例进行诊断，评价乙型肝炎病例报告的准确性。结果表明，2008—2010 年，18 个乙型肝炎监测试点县 NNDRS 报告的 631 例急性乙型肝炎病例中，只有 223 例复核诊断为急性乙型肝炎，355 例为慢性乙型肝炎。报告的 4536 例慢性乙型肝炎中，406 例复核诊断为急性乙型肝炎，3563 例为慢性乙型肝炎。报告的乙型肝炎（含急性、慢性、未分类）病例中，9%～15% 为急性乙型肝炎，67%～82% 为慢性乙型肝炎。急性乙型肝炎发病处于较低水平，估算发病率从 2008 年的 7.34/10 万下降至 2010 年的 3.86/10 万。Wang 等[13] 对中国南方地区 2001—2010 年 8080 例肝硬化患者（6719 例男性患者和 1361 例女性患者）进行回顾性研究。结果显示，HBV 感染是引起肝硬化的主要原因。在这 10 年间，HBV 诱导的肝硬化的比例从 81.9% 降至 74.6%，而自身免疫性、隐源性和混合病因病例正在增加。相比其他原因引起的肝硬化，HBV 感染相关的肝硬化患者表现出有发展为肝细胞癌的风险更大。郑徽等[14] 在 2006 年全国乙型肝炎血清流行病学调查建立的 HBsAg 阳性者队列基础上，分别于 2010 年和 2014 年开展队列随访调查，分析我国社区成年人群 HBsAg 阳性者的医疗和就诊行为特征。结果表明，调查≥18 岁 HBsAg 阳性者 2478 例，其中 853 例（34.4%）有医院乙型肝炎就诊史。在就诊的 HBV 携带者和慢性乙型肝炎患者中，51.2% 能够做到每年至少 1 次体检，31.5% 接受了治疗。接受治疗患者中约 34.5% 采用中医治疗或单纯保肝治疗，56.8% 采取抗病毒治疗。二元回归分析显示，年龄、文化程度和城乡分布是影响 HBV 感染者就诊的主要因素。因此，我国社区 HBsAg 阳性者的健康意识较低，其规范化随访体检和规范治疗仍面临挑战。

5. 分子流行病学方面　Zhang 等[15] 对 2011—2013 年中国西部地区 4 个不同民族共 1316 例乙型肝炎患者进行基因型测定，结果显示汉族人群以 B、C 基因型较常见，而维吾尔族人群以 D 型为主，藏族和彝族以 C 型为主。Liu 等[16] 从中国 5 个地理位置不同的血液中心收集了 2008—2010 年 228 份 HBsAg 阳性献血者的血液样本，并扩增 HBV S 区，确定 HBV 基因型和亚型。发现 B、C、D 和 A 基因型分别为 58.8%、21.9%、6.6% 和 3.95%。HBV 抗原亚型分布：adw 为 67.6%、adr 为 23.3% 和 ayw 为 8.7%。Li 等[17] 在中国收集了 1148 个 HBV 基因组序列，统计分析显示中国东北地区以 C 型为主，华南地区以 B 型为主，西南地区以 B 型和 C 型为主，西北地区以 C/D 型为主。各种肝炎都有着乙型肝炎病毒核心启动子（BCP）双突变（A1762T、G1764A）和前 C 区突变（G1896A）。急性乙型肝炎（69.84%）、慢性乙型肝炎（53.71%）和乙型肝炎肝硬化（30.30%）患者中 BCP 双突变频率更高。在慢加急性肝衰竭（51.85%）、肝癌（42.86%）和肝硬化（39.39%）患者中前 C 区突变频率更高。因此，基因型 B 和 C 是中国大陆地区流行的主要 HBV 基因型，在汉族人中常见，其中北方以 C 型为主，南方以 B 型为主，而少数民族不同于汉族，藏族和彝族以 C 型为主，维吾尔族以 D 型为主。不同的基因型和亚型的 BCP 双突变和前 C 区突变各有差异。

二、基础研究

1. HBV 受体　　Yan 等[18]通过近零距离光交联技术和串联亲和纯化技术，发现前钠离子 / 牛磺胆酸共转运蛋白（NTCP）是前 S1 蛋白的受体，沉默 NTCP 会抑制 HBV 和 HDV 感染，过表达 NTCP 会致使非易感的肝癌细胞感染这种病毒；在动物实验中将食蟹猴 NTCP 第 157～165 位的氨基酸序列替换成人类 NTCP 相应的序列后，也可感染 HBV 和 HDV 这两种病毒，首次在国际上证明了 NTCP 是 HBV 和 HDV 的功能性受体。

2．HBV 复制调控　　Wang 等[19]发现在乙型肝炎患者的肝组织中微型 RNA122（miR-122）表达下调，与肝内 HBV 病毒载量和肝炎症坏死程度呈负相关；通过反义抑制药下调内源性 miR-122 的表达可促进 HBV 复制，过表达 miR-122 则抑制 HBV 复制，提示 miR-122 参与调控 HBV 复制。同时在乙型肝炎患者的肝组织中细胞周期蛋白 G1 的表达量上调，与 miR-122 的表达呈负相关；通过在 HBV 感染细胞中过表达和敲除实验均表明细胞周期蛋白 G1 也参与调控 HBV 复制，提示 miR-122 可能通过靶向细胞周期蛋白 G1 调控 HBV 复制。研究表明，HBV 感染可下调 miR-122 的表达，通过靶向细胞周期蛋白 G1，阻断细胞周期蛋白 G1 与 P53 的相互作用，以利于 HBV 的持续复制。Li 等[20]发现人黏病毒抗原性蛋白（MxA）对 HBV 复制有抑制作用，并对其分子机制进行深入研究。人 MxA 是 1 型干扰素诱导产生的分布于细胞质中的蛋白，属于动力蛋白超家族，具有鸟苷三磷酸酶的活性以及广谱的抗 RNA 病毒活性。研究发现，在 HepG2.2.15 细胞模型中 MxA 能够显著下调 HBsAg、HBV DNA 和核衣壳包被的前基组 RNA（pgRNA）的产生，但并不影响 HBcAg 的水平和 HBV mRNA 的核质分布。MxA 对 HBV 的抑制作用并不依赖于其鸟苷三磷酸酶活性，而是通过其中心活性区与 HBcAg 相互作用，形成复合物聚集在肝细胞核周，导致 HBcAg 的细胞内转移受限，干扰核衣壳的组装，进而抑制 HBV 复制。此外，cccDNA 微染色体是 HBV RNAs 转录的模板，在 HBV 持续复制中起着关键作用。cccDNA 微染色体转录受表观遗传机制调控，在 cccDNA 结合的组蛋白 H3 和 H4 的乙酰化方面已得到证实，但是组蛋白甲基化和相关宿主因子的作用仍不明确。Zhang 等[21]通过筛选一系列宿主甲基转移酶及去甲基化酶，发现蛋白精氨酸甲基转移酶 5（PRMT5）能显著抑制 HBV 复制和转录。在 HBV 感染的细胞模型和慢性 HBV 感染患者的肝组织中，发现 cccDNA 结合的组蛋白 H4 精氨酸 3 的对称性二甲基化是 cccDNA 转录的抑制标志物，并且受 PRMT5 甲基转移酶结构域的调节。PRMT5 通过诱发 cccDNA 微染色体组蛋白 H4 精氨酸 3 的对称性二甲基化，参与 HBV 核心蛋白和基于 Brg1 的 hSWI/SNF 染色质重塑的相互作用，导致 RNA 聚合酶Ⅱ与 cccDNA 的结合能力下降，从而抑制 cccDNA 的转录；PRMT5 还可通过与聚合酶的反转录酶核糖核酸酶 H 区域结合，阻止 pgRNA 与 HBV 聚合酶蛋白的相互作用，从而干扰基 pgRNA 衣壳化。研究表明，PRMT5 可通过表观调控 cccDNA 转录及干扰 pgRNA 包装这两种机制来抑制 HBV 复制，为今后的靶向治疗提供新的方向。

3. 干扰素抗病毒治疗应答的机制和效应　　Li 等[22] 发现细胞间抗病毒因子的转移是干扰素抗病毒应答的潜在机制，α-干扰素（IFN-α）通过肝非实质细胞（LNPC）分泌的外泌体可以抑制受病毒感染的肝细胞中 HBV 复制。经 IFN-α 处理后的 LNPC 分泌的外泌体具有大量的抗病毒分子，可被肝细胞内吞，从而介导抗病毒分子的细胞间转移。通过动物实验发现，外泌体也有助于 IFN-α 对小鼠肝炎病毒 A59 和腺病毒的抗病毒应答。因此，研究提出有可能利用外泌体治疗一些病毒感染性疾病。Liu 等[23] 研究了穹隆体主蛋白（MVP）在慢性 HBV 感染逃避免疫应答中的作用。MVP 是一种新型病毒诱导宿主因子，它的表达可上调Ⅰ型 IFN 的产生，促进细胞抗病毒反应。研究发现，与健康人相比，慢性乙型肝炎患者在外周血单核细胞、血清、肝组织中存在高水平的 MVP。蛋白截短分析表明 MVP 蛋白中间部分（氨基酸残基 310～620）是 MYD88 结合必需的，MVP 可与 MYD88 相互作用，参与病毒诱导的Ⅰ型 IFN 产生。相反，HBV 抗原包括 HBsAg 和 HBeAg，均可竞争结合 MVP 与 MYD88 的必需结合位点，抑制 MVP/MYD88 的相互作用，从而抑制 MVP 诱导的Ⅰ型 IFN。该研究表明，MVP 是一种病毒诱导蛋白，能与 MYD88 结合进而导致Ⅰ型 IFN 的产生；而 HBV 可能通过干扰这种相互作用，抑制Ⅰ型 IFN 的抗病毒活性，从而逃避免疫应答。尽管 IFN-α 常用于慢性乙型肝炎患者治疗，但是只有 20%～40% 的患者治疗效果良好。临床发现 HBV 基因型与 IFN-α 治疗应答有关，但 HBV 感染的肝细胞本身对 IFN-α 的病毒学应答尚不清楚。Shen 等[24] 构建了 HBV 基因型 A 到 D 的感染病毒颗粒，感染 3 种公认的 HBV 感染细胞模型（包括人原代肝细胞 PHH、dHepaRG 和 HeG2-NTCP 细胞），定量比较不同基因型和细胞模型中 IFN-α 对 HBV 的抗病毒效应。在感染基因型 A2、B5、C2、D3 的肝细胞中，IFN-α 对 HBV 的抑制作用总体相似；但 IFN-α 在 PHH、dHepaRG 细胞模型中抑制 HBV DNA 复制的 IC_{50} 值（<200 U/ml）显著低于 HeG2-NTCP 细胞（>500 U/ml）。值得注意的是，在 PHH 细胞中，尽管 IFN-α 浓度已使得病毒抗原和 DNA 复制中间体显著降低，但并没有降低 cccDNA。3 种细胞培养模型呈现出对 IFN-α 不同的细胞反应。IFN-α 应答相关的基因在 PHH 中可被强烈诱导，但在 IFN-α 处理的 HepG2-NTCP 细胞中弱表达。在 PHH 或 HepG2-NTCP 细胞中 IFN 应答的降低或增强，会显著减弱或提高 IFN-α 对 HBV 复制的抑制能力。因此，在 HBV 感染的细胞模型中，肝细胞中 HBV 对 IFN-α 的敏感性更多是由细胞固有的干扰素反应决定，而并非病毒基因型，提高 HepG2-NTCP 细胞的 IFN 应答可增强 IFN-α 对 HBV 的抗病毒效应。然而，Chen 等[25] 还发现 HBV 能够阻断核信号转导和转录激活子 STAT1 的核移位，抑制 IFN-α 诱导的细胞抗病毒应答。在肝细胞系模型中研究发现，HBV 编码的多聚酶蛋白（Pol）对 IFN-α 下游基因表达有抑制作用，导致 IFN-α 抗病毒活性下降。Pol 对 IFN-α 诱导的 STAT1-727 位丝氨酸磷酸化及 STAT1、STAT2 的入核有显著抑制作用，而对 STAT1-701 位酪氨酸磷酸化和 STAT1-STAT2 异二聚体的形成无明显影响。进一步研究表明，Pol 与蛋白激酶 C-δ（PKC-δ）的催化亚基存在相互作用，抑制了 IFN-α 诱导的 PKC-δ 磷酸化及其与 STAT1 的结合，导致 STAT1-727 位丝氨酸磷酸化的抑制。截短分析显示，Pol 的末端蛋白、核糖核酸酶（RNase）H 区可分别与 PKC-δ、核浆运输蛋白 α5 结合，抑制 IFN-α 信号传导。利用高压尾静脉注射质粒建造慢性 HBV 感染小鼠模型中证实了 STAT1 和 PKC-δ 磷酸化受到抑制；慢性乙型肝炎患者肝组织中也观察到 HBV 感染肝细胞中存在 IFN-α 诱导的 STAT1/2 核易位的阻断现象。因此，研究证实 HBV Pol 通过抑制核浆运输蛋白 α5 和 PKC-δ 拮抗 IFN-α 诱导的 STAT 活化，为优化 IFN-α 治疗策略提供新的思路和理论基础。

4. 乙型肝炎病毒免疫逃逸　　Yu 等[26] 纳入 182 例未检测到抗 -HBs 的 HBV 携带者作为对照，分析 216 例 HBsAg 和抗 -HBs 双阳性的慢性 HBV 感染患者的临床特征，发现 123 例患者中 HBs 基因序列正常，93 例（43%）发生主亲水区（MHR）突变，其中有 47 例发生附加的 N- 糖基化突变。HBsAg 和抗 -HBs 双阳性病例组 N- 糖基化突变的频率远远高于对照组（47/216 vs. 1/182）。利用化学发光微粒酶免疫分析发现，与野生型 HBsAg 相比，发生突变的 HBsAg 与抗 -HBs 结合较弱。通过构建携带 N- 糖基化突变的 HBsAg 质粒转染 HuH7 细胞，利用非变性凝胶分析转染的 HuH7 细胞上清中分泌的病毒颗粒，发现 HBsAg 突变体比野生型具有更好的病毒包被和分泌能力。研究结果提示，在高流行区内特定的 HBsAg 主亲水区发生 N- 糖基化突变与 HBV 免疫逃逸有关。Huang 等[27] 检测了 61 例隐匿性 HBV 感染者（OBI 组）、153 例血清 HBsAg≤100 U/ml 的 HBsAg 携带者（HBsAg-L 组）和 54 例血清 HBsAg>100 U/ml 的 HBsAg 携带者（HBsAg-H 组）的 HBV 序列 MHR 突变，通过一组单克隆抗体和商业化 HBsAg 免疫分析法探讨 OBI 组所观察到的 13 个 MHR 经典突变的抗原性，并利用 HuH7 细胞和高压尾静脉注射小鼠模型探讨其相应的功能。研究发现，61 例 OBI 序列中共 34 个（55.7%）携带 MHR 突变，其频率显著高于 HBsAg-L（34.0%，P＝0.003）和 HBsAg-H 组（17.1%，P＜0.001）。在 OBI 组中发现了 13 个具有代表性的 MHR 突变，通过使用重组 HBV 突变体与靶向各种表位的 30 种不同单克隆抗体的反应来评估这些 MHR 突变诱导的抗原性改变。13 个 MHR 突变中的 4 个（C124R、C124Y、K141E 和 D144A）强烈地降低了 7 种商业化 HBsAg 免疫分析法敏感性，10 个（G119R、C124Y、I126S、Q129R、S136P、C139R、T140I、K141E、D144A 和 G145R）严重影响了 HuH7 细胞和小鼠模型的病毒颗粒和乙型肝炎表面蛋白的分泌。因此，MHR 突变可改变其抗原性并且影响病毒颗粒的分泌，这可能导致 OBI 患者 HBsAg 检测失败。

5. 乙型肝炎病毒感染的检测新指标　　近年研究表明，CHB 患者的治疗预后可能与血清中 HBV RNA 载量有关。Wang 等[28] 检测了 HepAD38、HepG2.2.15 和原代人肝细胞（PHH）上清以及转基因鼠、CHB 患者血清 HBV RNA，利用 NP-40、蛋白酶 K 处理、蔗糖梯度离心、电镜、RNA 印迹法（Northern blot）、多重 PCR 鉴定和 cDNA 的 5' 快速扩增法等，探讨了慢性乙型肝炎患者血清中 HBV RNA 的性质、起源以及其在 HBV 持续感染和核苷类似物治疗后停药反弹中的关系。研究发现，血清中 HBV RNA 是以 pgRNA 形式存在于病毒样颗粒中。在慢性乙型肝炎患者血清中检测到了大量 HBV RNA，但 HBV RNA 载量明显低于 HBV DNA。阻断 HBV DNA 聚合酶反转录活性后，HBV pgRNA 载量大幅度升高；但阻断 pgRNA 衣壳化后，pgRNA 载量则降低。研究纳入 33 例慢性乙型肝炎患者，均服用核苷酸类药物至少 3 年后停药随访 24 周以上，探讨 HBV pgRNA 载量与核苷酸类药物停药后病毒学反弹的关联性。研究发现，所有 33 例慢性乙型肝炎患者在停药时均检测不到 HBV DNA，但其中 21 例（63.64%）仍可测到 HBV RNA，在停药 24 周后，这 21 例患者均发现 HBV 病毒学反弹，而 12 例停药时 HBV RNA 阴性的慢性乙型肝炎患者中仅 3 例发生病毒学反弹。因此，研究认为，血清中 HBV RNA 是以 pgRNA 病毒样颗粒的形式存在，HBV pgRNA 定量检测可以作为慢性乙型肝炎治疗停药的一个潜在监测指标。Wang 等[29] 研究旨在探讨血清中 HBV-RNA 是否反映肝内病毒复制活性，以及 HBV-RNA 是否会导致核苷酸类似物治疗患者肝组织学改变。研究发现，所纳入的 47 例慢性乙型肝炎患者中有 35 例（74.47%）可在血清中检测到 HBV RNA（2.33～4.80 $\log_{10}$ copies/ml）。血清 HBV-RNA 水平不仅与肝内 HBV RNA 密切相关，且与肝内 HBV RNA 与 HBV cccDNA 的比值也显著相关。血清 HBV RNA 处于不断变化中，采集肝内 HBV RNA 比 cccDNA 更具有基因同源性。通过原位杂交的方法观察到 HBV RNA 阳性细胞呈簇状分布，且与 HBsAg 在空间位置上较一致。因此，血清 HBV RNA 水平可反映肝内病毒的转录活性，并与接受核苷酸类似物治疗患者的肝组织病理变化相关。这些研究揭示了在慢性乙型肝炎发病机制中血清 HBV RNA 存在的临床意义，以及 HBV RNA 对慢性乙型肝炎经核苷酸类似物治疗的患者的肝组织病理变化、停药反弹均具有重要价值。此外，乙型肝炎病毒有两种形式的 DNA，一种是松弛环状 DNAr（rcDNA），另一种是双链线性 DNA（dlDNA）。已有研究表明，与 rcDNA 相比，dlDNA 整合到宿主细胞染色体中的概率更大，并有致癌倾向。然而，dlDNA 相对于 HBV DNA 的比例以及它在临床上的意义还有待研究。Zhao 等[30] 研发出一种肽核酸（PNA）介导的实时荧光定量 PCR（qPCR）钳夹方法，检测慢性乙型肝炎、肝硬化（LC）或肝硬化发展成肝细胞癌（HCC）患者血清中 dlDNA 占总 HBV DNA 的比例，并探讨影响 dlDNA 比例的相关因素。结果发现，在慢性 HBV 感染患者中血清 dlDNA 比例平均为 7%，但在 ALT 异常的慢性乙型肝炎患者中 dlDNA 比例有所增加。在 LC 和 HCC 患者血清中，dlDNA 比例分别增加到大约 14% 和 20%。IFN-α 治疗可使应答者的 dlDNA 比例小幅度增加，核苷酸类似物治疗则可使 dlDNA 比例增加。体外实验发现，用炎性因子处理 HBV 复制的人肝癌细胞系后，可显著改变 dlDNA 比例。该研究运用新型 PNA 介导 qPCR 钳夹方法，发现 HBV 感染患者中血清 dlDNA 比例随着肝病进展而增加，dlDNA 比例可受炎性因子调节，表明炎症、HBV dlDNA 比例的增加和 HCC 的发展之间相关。

6. 乙型肝炎病毒的宿主遗传变异　Zhao 等[31] 对 50 例慢性乙型肝炎患者以及 40 例健康对照进行外显子序列测序，寻找诱发慢性乙型肝炎的罕见等位基因变异体。随后选取了 6 个罕见的变异等位基因，在 1728 例慢性乙型肝炎患者和 1636 例健康对照者中进行罕见变异等位基因与疾病的关联性研究。研究发现，4 个错义突变跨膜蛋白 2p.Serl1254 Asn、IFNa2p.Alal20 Thr、NLR 家族成员 X1 p.Arg707Cys 和补体成分 2p.Glu318Asp 与慢性乙型肝炎相关，P 值 $< 1.0 \times 10^{-7}$、2.76×10^{-5}、5.08×10^{-5}、2.78×10^{-4}，比值比分别是 2.45、4.08、2.34 和 1.97。综合 P 值 $< 2.0 \times 10^{-16}$。研究通过免疫组织化学、实时聚合酶链反应、免疫印迹的试验方法进一步研究了跨膜蛋白 2 的表达变化。结果发现，在健康对照肝组织以及 HepG2 细胞中，跨膜蛋白 2 表达量高，但在慢性乙型肝炎患者或者 HepG 2.2.15 中，跨膜蛋白 2 表达量减少。研究发现了 4 个与错义突变与慢性乙型肝炎相关，这一结果为罕见的遗传变异患者易患慢性乙型肝炎提供一定的依据。

7. 乙型肝炎病毒致癌　Gao 等[32] 发现 HBx 蛋白通过降解 APOBEC3B 蛋白，增加致死效应基因 2（MSL2）对 cccDNA 调控来增加肝癌发生。HBV 是乙型肝炎、肝硬化和肝癌发生的主要原因，其中 cccDNA 是病毒转录模板和持续存活形式。研究发现，在 HBV 转基因小鼠以及临床肝细胞癌患者中 MSL 表达增加，免疫组织化学分析发现 MSL2 表达与 HBV 呈正相关，微阵列分析发现 MSL 与病毒应答基因有关。在肝癌细胞中，MSL 通过泛素化降解 APOBEC3B 来维持 cccDNA 的稳定性。在 HBx 稳定转染的肝癌细胞以及 HBx 转基因小鼠中，HBx 能引起 MSL2 的表达上调。荧光素酶报告基因结果表明，HBx 对 MSL2 启动子调节区域位于 21317～21167 核苷酸，这一区域含有 FoxA1 结合原件。染色质免疫沉淀实验证明 HBx 能够增加 FoxA1 与 MSL2 启动子区域的结合，HBx 通过活化 YAP/FoxA1 上调 MSL2。体内和体外实验均证实沉默 MSL2 能够抑制肝癌细胞的生长。因此，研究结果表明：HBx 可上调 *MSL2* 表达，参与 HBV cccDNA 调控以促进肝癌发生，形成 HBx/*MSL2*/cccDNA/HBV 正反馈。

8．天然免疫研究　Li 等[33]分析了慢性乙型肝炎患者和小鼠模型中 NK 细胞及其抑制性受体 NKG2A 的表达和功能。研究纳入了 42 例活动性慢性乙型肝炎患者、31 例非活动性慢性 HBV 感染者及 35 例健康对照，通过流式细胞术检测发现活动性慢性乙型肝炎患者外周血 NK 细胞 NKG2A 表达水平显著高于非活动性 HBV 感染者及健康对照。另外，研究者动态观察了 5 例进行抗病毒治疗的慢性乙型肝炎患者，随着血清 HBV DNA 水平下降，NKG2A 阳性细胞比例也随之降低。在体外实验中，阻断 NKG2A 可增强 NK 细胞的杀伤功能。在小鼠模型中同样发现 HBV 持续复制的小鼠 NK 细胞 NKG2A 的表达显著高于对照组，且肝内调节性 T 细胞分泌的 IL-10 可能是导致 NKG2A 上调的原因。利用特异性抗体阻断 NKG2A 的相应配体，可使 NK 细胞发挥作用从而促进病毒清除。此外，Lan 等[34]还利用 HBV 质粒进行高压尾静脉构建病毒持续复制的小鼠模型，在此模型中宿主 HBV 特异性 CD8⁺T 细胞功能受损，抗 -HBs 无法产生。若将包含 ssRNA 和 HBx 蛋白沉默 shRNA 质粒注射至小鼠体内，宿主免疫功能得以恢复，包括 CD8⁺T 细胞功能及抗 -HBs 的产生。在此过程中，CD8⁺T 细胞和 IFN-γ 的产生发挥了关键作用。但是，当 IFN-α/β 受体被阻断或 Toll 样受体（TLR）7 信号通路被阻断抑制，CD8⁺T 细胞的活化受到抑制，HBV 无法清除。

9. 免疫耐受形成的原因及机制　Xu 等[35]利用 HBV 持续复制的小鼠模型对肝免疫耐受的形成机制进行了探索，发现小鼠接种 HBsAg 疫苗后呈现抗原特异性耐受，引流淋巴结无明显增大，生发中心数量较少，且生发中心的 B 细胞及滤泡辅助性 T 细胞未被激活。利用 Rag1⁻ᐟ⁻ 小鼠进行体内及体外实验发现，库普弗细胞可促进 TRL 样细胞产生，而疫苗免疫后，TRL 样细胞在淋巴结中增多，通过分泌 IL-10 使滤泡辅助性 T 细胞和生发中心 B 细胞失活，进一步导致生发中心生成障碍，最终无法产生表面抗体。同时，Xu 等[36]对肝诱导宿主免疫耐受进行了相关机制研究，利用腺相关病毒 HBV1.2 质粒构建的慢性 HBV 感染小鼠模型，这种免疫耐受现象可以通过脾细胞过继免疫给 Rag1⁻ᐟ⁻ 小鼠，过继后小鼠抗 HBV 免疫应答受到抑制。研究观察到 HBV 质粒注射一次需要至少 7 天时间诱导产生体液免疫耐受，最长可持续 3 个月。若敲除肝内库普弗细胞或阻断 IL-10 的作用，可打破耐受，并且研究发现外源性注射 IL-10 可有效诱导耐受形成。

10. 细胞因子介导适应性免疫应答　Ma 等[37]动态观察了 75 例 HBeAg 阳性慢性乙型肝炎患者服用替比夫定抗病毒治疗过程中血清 IL-21 水平的变化，根据治疗 52 周是否发生 HBeAg 血清学转换进行分组，发现完全应答组患者治疗 12 周时血清 IL-21 水平显著高于非完全应答组，且抗病毒治疗 12 周血清 IL-21 水平可作为抗病毒治疗 52 周发生 HBeAg 血清学转换的独立预测因素，此结果在另一队列样本中也得到了验证。Li 等[38]进一步研究发现，发生 HBeAg 血清学转换的患者外周血 CXCR5⁺CD4⁺T 细胞频数显著高于未转换者，而且这些细胞分泌 IL-21 水平显著增高。体外实验进一步证实 CXCR5⁺CD4⁺T 细胞可通过 IL-21 显著刺激 B 细胞产生特异性抗体，从而促进 HBeAg 血清转换的发生。Shen 等[39]利用高压尾静脉注射 HBV 质粒在成年鼠中模拟免疫快速清除过程，发现并鉴定可持续感染的病毒株，命名为 BPS，研究显示与快速清除株相比，BPS 组小鼠血清 IL-21/IL-33 显著降低，注射 IL-21/IL-33 质粒有利于 HBV 清除，并对 HBV 再感染具有保护作用。

11. 乙型肝炎感染的自然史　　Liu 等[40] 利用 Affymetrix 基因芯片对 83 例慢性 HBV 感染患者的肝穿组织样本进行基因表达转录组分析，其中包括免疫耐受期患者 22 例、免疫活动期患者 50 例、非活动性携带者 11 例。通过数据对比分析，发现与免疫耐受期和非活动性携带者对比，免疫活动期患者肝内 T 细胞受体通路、NK 细胞毒功能通路、干扰素刺激基因通路等被显著激活，与既往以上通路参与清除病毒和造成损伤的报道一致。而对比免疫耐受期和非活动性携带者，共发现 109 个差异表达基因，但未发现机体免疫应答及肝内免疫相关基因存在显著差异。通过在 HBV 细胞模型中沉默这 109 个基因，筛选发现 MANEAL、TOMM34、ZMYM3、EVA1A、CSTF2 等基因沉默能显著上调病毒复制和基因表达，进一步研究发现，EVA1A 的过表达可以抑制 HBV 复制和抗原表达，提示 EVA1A 可能是肝内 HBV 复制的内源性限制因子。此项工作证实了机体免疫系统在清除 HBV 感染和炎症损伤中的作用，也阐明了决定非活动性携带者肝内病毒复制低下的分子机制，有助于我们进一步了解慢性乙型肝炎的致病机制及开发基于这些基因的抗病毒治疗新策略。Zhao 等[41] 通过测序发现，与正常肝组织相比，HBV 感染的肝组织中 IL-22 通路相关基因显著上调，且有纤维化的 HBV 感染者肝组织中浸润表达 IL-22 细胞显著增加，且与肝纤维化程度相关。免疫组织化学和流式细胞术结果显示肝内多种免疫细胞都可以分泌 IL-22，在肝纤维化患者中主要由 Th17 细胞分泌。HBV 转基因小鼠模型中，T 细胞介导慢性肝炎症与肝纤维化，阻断 IL-22 可减弱趋化因子 CXCL10 和 CCL20 的肝内表达水平，继而减少 Th17 募集和肝炎症及肝纤维化进展。在小鼠体内应用 IL-22 可刺激星状细胞分泌多种趋化因子，并随后促进 Th17 细胞趋化。研究同时发现，在 IL-22 处理的 HSC 中阻断 CXCR3 或 CCL20，可减少 Th17 细胞的趋化。

三、临床研究

（一）抗病毒治疗疗效新数据

慢性乙型肝炎的治疗目标为最大限度地长期抑制 HBV 复制，减轻肝细胞炎性坏死及肝纤维化，延缓和减少肝衰竭、肝硬化失代偿、肝细胞癌及其他并发症的发生，从而改善生活质量和延长生存时间。在治疗过程中，对于部分适合的患者应尽可能追求慢性乙型肝炎的临床治愈，即停止治疗后持续的病毒学应答、HBsAg 消失并伴有 ALT 恢复正常和肝组织学的改善。

现有国内外指南均推荐恩替卡韦（ETV）、替诺福韦（TDF）和聚乙二醇干扰素（Peg-IFN）为一线抗病毒治疗方案。国外已有多项研究证明替诺福韦能够有效抑制乙型肝炎病毒的复制并且有较高的耐药屏障。近年来，我国研究者也针对国内慢性乙型肝炎患者，开展了一项对比替诺福韦和阿德福韦（ADV）治疗中国慢性乙型肝炎患者有效性和安全性的多中心、随机、双盲对照的 3 期临床试验（临床试验编号：NCT01300234）[42]，该研究主要研究终点为治疗 48 周后两组中出现乙型肝炎病毒（HBV）DNA<400 copies/ml 患者所占的比例，该研究共纳入 509 例受试者，包括 202 例 HBeAg 阳性和 307 例 HBeAg 阴性受试者。研究结果显示，在治疗 48 周时，无论是在 HBeAg 阳性，还是 HBeAg 阴性的患者中，替诺福韦抑制病毒复制的效果均优于阿德福韦，病毒抑制的发生率分别是 96.8% vs. 71.2%，$P<0.0001$；76.7% vs. 18.2%，$P<0.0001$。在替诺福韦和阿德福韦治疗组中，大部分受试者

（85%）的 ALT 均恢复到正常水平。替诺福韦组受试者均没有对替诺福韦产生耐药。两组患者的不良事件发生率是可比的（替诺福韦 3.9% vs. 阿德福韦 4.8%）。此外，我国研究者还开展了一项评估恩替卡韦在"真实世界"慢性乙型肝炎患者中疗效和安全性的临床研究[43]，这项前瞻性、观察性队列研究提供了来自中国 50 家研究中心 2600 例接受恩替卡韦治疗（0.5/1.0 mg）的慢性乙型肝炎患者 48 周的数据。同时评估该人群的病毒学、血清学和生化学应答。纳入的研究对象包括核苷酸类似物初治和经治患者、肝功能代偿和失代偿的患者。在治疗 48 周后，1545/2424（64%）代偿期肝病患者和 30/44（68%）失代偿期患者实现 HBV DNA＜50 U/ml。其中，核苷酸类似物初治患者比核苷酸类似物经治患者（69% vs. 53%）、阿德福韦治疗患者比 LAM/LDT 治疗患者（62% vs. 52%）更多实现该终点。实现 HBV DNA＜50 U/ml 的患者中大部分也实现了 HBV DNA＜12 U/L（核苷酸类似物初治、核苷酸类似物经治、失代偿肝病患者实现率分别是 60%、45%、61%）。在代偿期肝病患者中，ALT 恢复正常率为 85%（1532/1792）；HBeAg 转阴率和血清学转换率在核苷酸类似物初治患者中分别是17% 和 15%，在经治患者中分别是 15% 和 11%。恩替卡韦具有良好的耐受性，在肝病代偿期，其不良反应的发生率在初治和经治患者之间无明显差别，但失代偿期肝病患者不良反应发生率高于代偿期肝病患者。

尽管现有核苷酸类似物可实现持续 HBV 抑制，很大程度上降低乙型肝炎相关肝硬化、肝癌和死亡的发生率，但大部分患者仍需要长期甚至终身服药，这大大增加了发生耐药和不良反应的风险。为了进一步探索可预测停药后持续应答的因素，以期针对优选人群实现成功停药。针对该科学问题，我国研究者开展了一项前瞻性队列研究，旨在探讨慢性乙型肝炎患者停用抗病毒药物后HBV 病毒学变化对复发的预测作用[44]。共计随访 82 例停用核苷酸类似物的慢性乙型肝炎患者，这些患者入组时均达到了国际指南的停药标准。当患者停药后 HBV DNA＞2000 U/ml 且 ALT＞2 ULN 时则重新启动抗病毒治疗。研究结果显示：在长期随访过程中，累计 28 例患者发生临床学复发。年龄＜35 岁和治疗结束时 HBsAg 水平＜200 U/ml 是不发生复发的保护性因素，HR 分别为 0.37（P＝0.026）、0.39（P＝0.078）。停药后 HBV DNA 首次升高到＞2000 U/ml 时，HBV DNA＞2000 00 U/ml 相较于 HBV DNA 为 2000～20 000 U/ml 是患者发生生化学复发的危险因素，HR 是 8.42（P＜0.001）。停药后 HBV DNA 持续高水平（3 个月内 HBV DNA 持续＞2000 U/ml）相对 HBV DNA 一过性升高的患者更容易出现生化学复发（HR＝6.87，P＜0.001）。基于该结果，研究者认为，停药后 HBV DNA 的水平以及高病毒量的持续时间能够预测患者是否发生生化学复发，因而可以用来指导停用核苷酸类似物的患者的管理。

此外，Cao 等[45]还针对 CHB "抗病毒灰色地带人群"（非活动期 HBsAg 携带者）开展了一项研究，旨在评估在非活动性 HBsAg 携带者中使用 Peg- 干扰素治疗的可行性及安全性。共计纳入 144 例 HBsAg携带者，治疗组 102 人，对照组 42 人。Peg- 干扰素和 Peg- 干扰素联合阿德福韦酯分别用于 HBV DNA＜20 U/ml 以及 20 U/ml≤HBV DNA≤2000 U/ml 的受试者。总治疗时间不超过 96 周。用 48 周和 96周 HBsAg 消失率和 HBsAg 血清学转换率来评估治疗的有效性。研究结果显示，治疗组 48 周和 96 周HBsAg 消失率和 HBsAg 血清学转换率分别为 29.8% 和 20.2%，96 周 HBsAg 消失率和 HBsAg 血清学转换率分别为 44.7% 和 38.3%。在对照组，48 周和 96 周 HBsAg 消失率均为 2.4%，无患者发生 HBsAg 血清学转换。HBsAg 水平及治疗早期（12 周及 24 周）变化、12 周时 ALT 升高是 HBsAg 消失的预测因素。

治疗组和对照组的不良事件无差异。因此认为，对于 HBsAg 携带者，Peg- 干扰素治疗可获得较高的 HBsAg 消失率和 HBsAg 血清学转换率，同时，Peg- 干扰素治疗是安全的。

（二）抗病毒治疗新方案

尽管目前慢性乙型肝炎的治疗有多种选择，但是由于宿主（包括性别、年龄、免疫学、基因组）和病毒等因素的差异，即使治疗指征相同的患者接受同样的标准治疗方案，仍有相当一部分患者疗效欠佳。因此，如何优化目前的抗病毒药物，提高疗效，降低耐药率成为国内外专家关注的热点问题之一。我国研究者近年来也在该领域开展了多项研究，并在国际上取得较大影响。

1. 替比夫定优化治疗方案　早期 HBV DNA 的应答情况与抗病毒疗效相关。早期 HBV DNA 应答好的患者其远期疗效好，病毒耐药发生率低。Keeffe 等于 2007 年首次提出了抗病毒治疗"路线图概念"，把治疗 12 周和 24 周作为评价患者应答情况的时间点，将 12 周 HBV DNA 较基线下降 $<1 \log_{10}$ U/ml 定义为原发无应答，并根据治疗 24 周 HBV DNA 水平，分为完全应答、部分应答及不完全应答 3 组，并对发生原发无应答和不完全应答的患者加用另一种无交叉耐药的核苷（酸）类似物，以提高其远期疗效，降低病毒耐药的发生。"路线图概念"优化治疗理念是基于以往各项研究的结果提出的，目前尚无相关的前瞻性研究来验证这一优化理念。Sun 等[46]首次针对该优化治疗理念，开展了一项前瞻性随机对照研究，旨在评估"路线图概念"优化治疗策略的疗效和安全性。该研究入组 606 例 HBeAg 阳性初治患者，随机被分配到优化治疗组和单药治疗组。在优化治疗组中，患者接受替比夫定治疗 24 周后，病毒学应答不佳者，即 HBV DNA ≥300 copies/ml 的患者接受替比夫定联合阿德福韦治疗至 104 周，而早期病毒学应答者则继续接受替比夫定单药治疗。单药治疗组持续接受替比夫定单药治疗。在所有的患者中，当发生病毒学突破后，均接受替比夫定联合阿德福韦治疗。优化治疗组中有 68%（204/300）的患者因应答不佳而加服阿德福韦治疗。在治疗后 104 周时，与单药治疗组相比，优化治疗组的中实现 HBV DNA <300 copies/ml 的患者更多（76.7% vs. 61.2%，$P<0.001$），基因型耐药率更低（2.7% vs. 25.8%，$P<0.001$）。HBeAg 血清学转换率和 ALT 恢复正常率在两组中比例相当（23.7% vs. 22.1%，80.7% vs. 79.2%）。治疗后 24 周治疗应答不佳患者加用阿德福韦后可呈现抗病毒叠加效应，在治疗后 104 周，71.3% 的患者实现病毒学应答，且只有 0.5% 的患者出现耐药；而在替比夫定单一治疗组中，46.6% 的患者实现病毒学应答，有 37.8% 的患者出现基因型耐药。两种治疗方案耐受性良好，且肾小球滤过率持续升高。因此认为，替比夫定治疗 24 周后，对于病毒学应答不佳者，推荐调整治疗策略。联合阿德福韦治疗具有增加患者抗病毒效力和低耐药性且不增加不良作用的优点。

2. 干扰素优化治疗方案　在慢性丙型肝炎 Peg-IFN 应用中，研究表明应答指导治疗是一种有效的治疗策略。但目前尚未有随机试验证实这种策略在慢性乙型肝炎中的有效性。Sun 等[47]开展了一项开放、多中心、随机对照试验中，纳入研究的 HBeAg 阳性患者接受 Peg-IFN 治疗 24 周，其中早期应答患者（治疗后 24 周 HBsAg <1500 U/ml，且 HBV DNA <105 copies/ml）继续接受 Peg-IFN 治疗 24 周（A 组），而非早期应答患者随机分成 Peg-IFN 继续治疗 24 周（B 组）、Peg-IFN 继续治疗 72 周（C 组）以及 Peg-IFN 继续治疗 72 周，但其中有 36 周联合阿德福韦治疗（D 组）。研究主要终点是从基线到随访结束期间 HBsAg 水平的变化。研究结果显示：在非早期应答患者中，与

Peg-IFN 治疗 48 周患者相比，Peg-IFN 单一治疗 96 周患者 HBsAg 水平的下降差异无统计学意义 [（0.67 vs. 0.71）$\log_{10}$ U/ml，P=0.407]。随访结束后，B 组、C 组、D 组的 HBeAg 血清学转换且 HBV DNA＜2000 U/ml 的发生率相当（分别是 17.9%、23.9% 和 25.0%）；在 24 周 HBsAg＜1500 U/ml 或 HBV DNA＜10^5 copies/ml 患者中，HBeAg 血清学转换且 HBV DNA＜2000 U/ml 的发生率分别是 38.4% 和 37%。因此认为，Peg-IFN 治疗 24 周后 HBsAg＜1500 U/ml 或 HBV DNA＜10^5 copies/ml 的患者可从 Peg-IFN 延长治疗中获益。与 Peg-IFN 单一治疗 48 周患者相比，Peg-IFN 延长治疗至 96 周，联合与不联合阿德福韦治疗均为呈现疗效优势。由于延长治疗超过 48 周后未呈现出明显的疗效优势，因此，不推荐 HBeAg 阳性的患者延长 Peg-IFN 治疗的持续时间。

3. 核苷酸类似物联合 Peg-IFN 优化治疗方案　同步 Peg-IFN 与核苷（酸）类似物的联合治疗方案是否能提高疗效仍不确切。瑞金医院谢青教授团队[48]对联合治疗方案的疗效和安全性进行了评价。该研究总共纳入 218 例初治的 HBeAg 阳性慢性乙型肝炎患者，随机分配到以下 3 组：一组单用 Peg-IFN，另一组在 13 周的时候加用恩替卡韦 24 周，最后一组先用恩替卡韦治疗 24 周，在第 21 周的时候开始 Peg-IFN 治疗。3 组接受 Peg-IFN 治疗时间均为 48 周。主要研究终点为基线到治疗后 24 周 HBeAg 定量下降幅度。研究结果显示，3 组受试者治疗 24 周后，HBeAg 定量均比基线有明显下降。3 组 HBeAg 定量下降幅度可比［单药组：–1.4（SD 为 1.8）$\log_{10}$ PEIU/ml；恩替卡韦加药组：–1.6（SD 为 1.8）$\log_{10}$ PEIU/ml；恩替卡韦预治疗组：–1.3（SD 为 1.7）$\log_{10}$ PEIU/ml］。3 组 HBeAg 血清学转换率类似［单药组为 31%（22 例）；恩替卡韦加药组为 25%（18 例）；恩替卡韦预治疗组为 26%（19 例）］。恩替卡韦加药组 HBV DNA 在治疗过程中下降最明显，但是停药后不能保持。3 组之间安全性无差异，3 组不良事件发生率：单药组为 86%（62 例），恩替卡韦加药组为 89%（65 例），恩替卡韦预治疗组为 81%（58 例）。因此认为，不管是恩替卡韦加药还是恩替卡韦预治疗，疗效均没有优于 Peg-IFN 单药治疗。应用核苷酸类似物和干扰素治疗的最优方案仍然需要更多的探索。

4. 核苷酸类似物换用 Peg-IFN 优化治疗方案　核苷酸类似物治疗后的慢性乙型肝炎患者停药后获得持久应答的比例不高。同济医院宁琴团队[49]探讨了慢性乙型肝炎患者在长期服用恩替卡韦后换用 Peg-IFN 的疗效及其预测因素以及安全性。该研究纳入恩替卡韦治疗 9～36 个月、HBeAg＜100 PEIU/ml 且 HBV DNA≤1000 copies/ml 的 HBeAg 阳性慢性乙型肝炎患者，按 1∶1 随机分为接受 Peg-IFN 每周 180 μg，或恩替卡韦 0.5 mg/d 两组，持续治疗 48 周。主要研究终点为 48 周时发生 HBeAg 血清学转换的比例。该研究共计纳入 200 例受试者，研究结果显示：相比于继续服用恩替卡韦组，换用 Peg-IFN 组的受试者 48 周时获得更高的 HBeAg 血清学转换（14.9% vs. 6.1%，P=0.0467）。只有 Peg-IFN 组的受试者获得 HBsAg 消失（8.5%）。在干扰素组，发生 HBeAg 消失以及随机化时 HBsAg＜1500 U/ml 的受试者，分别有 33.3% 和 22.2% 获得 HBeAg 血清学转换和 HBsAg 消失。治疗早期 HBsAg 下降可以预测 48 周治疗应答；治疗 12 周时，HBsAg＜200 U/ml 的受试者 HBeAg 血清学转换和 HBsAg 消失的比例最高（分别为 66.7% 和 77.8%）。ALT 升高与病毒反弹无关，Peg-IFN 耐受性良好。因此认为，对于恩替卡韦治疗后获得病毒抑制的患者，换用 Peg-IFN 治疗可以增加 HBeAg 血清学转换率和 HBsAg 消失率。

5. 抗 HBV 新药研发　从目前的研究数据看，现有上市药物的疗效很难再提高，即使采用优化、优选方案，疗效的提高仍十分有限。这段艰辛路程类似于 10 年前丙型肝炎，在小分子直接抗病毒药物（DAA）出现以前，对干扰素治疗丙型肝炎的方案做过很多探索，但最终解决问题的还是靠 DAA 的研发。乙型肝炎治疗疗效的提高，也应将重点放在新药研发。目前已有各种新的抗 -HBV 药物正在研发中，其中我国研究者也在新药研发方面做出了不懈的努力。

（1）长效聚乙二醇 α-2a（Y 型，40 kD）注射液：通过与标准剂量聚乙二醇干扰素 α-2a（Peg-IFN α-2a）做比较，评价长效干扰素 Peg-IFN α-2b（Y 型，40 kD）注射液（每周 180 μg）治疗 HBeAg 阳性慢性乙型肝炎患者的疗效和安全性[50]。研究结果显示，全分析集数据中，试验组和对照组的 72 周 HBeAg 血清学转换率分别为 27.32% 和 22.70%，率差为 4.63%（95% CI -1.54%~10.80%，P=0.1493）。符合方案分析集中，试验组与对照组的 HBeAg 血清学转换率分别为 30.75% 和 27.14%，率差为 3.61%（95% CI -3.87%~11.09%，P=0.3436）。95% CI 符合非劣效标准，试验组非劣效于对照组。试验组与对照组整体不良事件、严重不良事件及常见不良事件发生率均相似。因此认为，Peg-IFN α 治疗 HBeAg 阳性慢性乙型肝炎患者的方案中，新药 Peg-IFN α-2b（Y 型,40 kD）具有与对照药 Peg-IFN α-2a 相当的疗效和安全性。

（2）HBsAg-HBIG 免疫复合物治疗性疫苗：我国研究者开发了以明矾为佐剂的抗原－抗体（HBsAg-HBIG）免疫复合物治疗性疫苗（YIC），旨在通过调节病毒抗原加工和提呈来破坏宿主对 HBV 的免疫耐受[51]。该治疗性疫苗的Ⅲ期临床试验纳入 450 例慢性乙型肝炎患者，随机给予 12 剂的 YIC 或安慰剂（明矾），并且在完成治疗后随访 24 周。主要研究终点是 HBeAg 血清学转换，次要研究终点是病毒载量的下降，肝功能和组织学的改善。研究结果显示，与ⅡB 期临床试验相比，YIC 组再次注射 6 剂 YIC 或明矾导致 HBeAg 血清转换率从 21.8% 下降到 14.0%，但是明矾组从 9% 上升到 21.9%。两组血清 HBV DNA 的降低和肝功能正常化结果相似（P>0.05）。因此认为：YIC 过度刺激并未增加疗效，而是由于宿主的免疫疲劳，使疗效下降。应该探索适当的免疫接种方案，对治疗性疫苗接种至关重要。多次单独注射明矾可刺激有效的炎症和先天性免疫反应，有助于其治疗疗效，这需要进一步研究。

（3）HBV DNA 疫苗：在 39 例 HBeAg 阳性的慢性乙型肝炎患者中，对该新型 HBV DNA 疫苗的疗效进行评估[52]。6 例 ALT 1~2 正常上限（ULN）的受试者接受 HBV DNA 疫苗单药治疗（01 组），剩余 33 例 ALT>2 ULN 的受试者被按照 1∶2 的比例接受拉米夫定（LAM）单药治疗（拉米夫定＋安慰剂）或者联合治疗（拉米夫定＋DNA 疫苗）。研究结果显示：在 01 组，与基线相比，HBV 特异性分泌 IFN-γ 的 T 细胞数量显著上升。在 02 组，每次访视时，拉米夫定＋DNA 疫苗组的 HBV DNA 被抑制的受试者比例均高于拉米夫定单药治疗组，在第 60 周时，差异具有统计学意义（P=0.03）。拉米夫定＋DNA 疫苗组的 rtM204/I/S＋rtL180M 双位点变异（P=0.03）的发生率以及病毒学突破率（P=0.03）均低于拉米夫定单药治疗组，拉米夫定＋DNA 疫苗治疗组的阳性 T 细胞应答率也更高（P=0.03）。因此认为，HBV DNA 疫苗是安全有效。同时，该研究结果也提示，在拉米夫定治疗的慢性乙型肝炎患者中，HBV DNA 疫苗诱导的 HBV 特异性 T 细胞应答与病毒抑制有关。

（4）粪便菌群移植：既往研究表明，肠道菌群可能与 HBV 免疫清除密切相关，肝硬化患者肠道菌群与健康人不同，且肠道菌群与肝疾病的发生发展相关。我国研究者开展了一项病例对照研究对粪便菌移植是否可诱导 HBeAg 清除进行了评价[53]。该研究纳入 18 例恩替卡韦或替诺福韦治疗>3 年

HBeAg 阳性慢性乙型肝炎患者，根据受试者意愿，5 例受试者进入粪便菌群移植组，13 例进入对照组。所有受试者维持原有的抗病毒治疗方案。随访结束后，菌群移植组 HBeAg 滴度比对照组明显降低。另外，HBeAg 滴度下降在每次菌群移植后更明显。菌群移植组，2 例受试者接受 1 次移植后获得 HBeAg 清除，1 例受试者接受 2 次移植后获得 HBeAg 清除。相反，对照组无受试者获得 HBeAg 清除。ALT 和 HBV DNA 在菌群移植 4 周后进行检测，始终低于检测下限。整个研究无受试者发生 HBeAg 抗原血清学转换。菌群移植组未发生显著的不良事件如腹部不适、腹泻、便秘。该研究初步证实了粪便菌群移植治疗在 HBeAg 阳性慢性乙型肝炎患者，特别是不能停用抗病毒药的人群的有效性。后续仍需进一步开展大型随机对照研究。

（三）肝纤维化无创诊断

慢性乙型肝炎患者如未接受正规长期治疗，易导致肝纤维化，肝纤维化继续进展可导致肝硬化；后者不仅可导致如腹水、食管胃底静脉曲张、上消化道出血等各种门静脉高压相关并发症，还是原发性肝癌的癌前病变，严重影响患者生活质量和生存期。因此，肝纤维化的早期诊断和早期干预至关重要，但是到目前为止，肝纤维化的诊断和分级的"金标准"仍是肝穿病理检查。作为一个有创的操作，肝穿有出血、感染等风险，在临床中运用并不广泛，无法作为一个普筛的诊断手段，从而导致许多患者在出现肝硬化并发症时才明确诊断。因此，如何实现肝纤维化的无创诊断，是目前的研究热点问题之一。在我国研究者的长期不懈努力下，已发现多项可用于肝纤维化无创诊断的指标。

1. γ-谷氨酰转肽酶（GGT）与血小板比例（GPR）　鲁小杰教授团队[54]在一项多中心临床诊断研究中，验证了 γ-谷氨酰转肽酶与血小板比例对肝纤维化分级的预测效果，并与传统的肝纤维无创诊断方法 FIB-4 和 APRI 相对照。研究结果显示，在诊断显著肝纤维化时，GPR 优于 FIB-4 指数（FIB-4）；诊断肝硬化时，GPR 劣于 Fibroscan；在其他诊断分级中，GPR 与 Fibroscan、FIB-4 及 APRI 均无显著差异。该研究一方面验证了 GPR 用于肝纤维化无创预测的有效性，另一方面也暴露出单纯血清学指标诊断肝纤维化分级的局限性（诊断效能并不高）。未来，综合利用多层面指标，融合成无创预测模型可能是更有前途的方向。

2. 高尔基蛋白 73（GP73）　GP73 已被认为是诊断肝细胞癌的潜在血清标志物。GP73 在诊断肝硬化中的价值，尚未明确。Yao 等[55]在 3044 例大型队列中，对该指标的诊断效能进行评价，并将其与天冬氨酸转氨酶－血小板比值指数（APRI）、FIB-4 和肝硬度测量（LSM）进行比较。研究结果显示，无论病因如何，血清 GP73 对代偿性肝硬化具有良好的诊断潜力。并且，GP73 在炎症严重、脂肪变性和胆汁淤积的患者中的诊断效能优于 APRI、FIB-4 和 LSM。值得注意的是，在自身免疫性肝病、非酒精性脂肪性肝病和病毒性肝炎患者中，血清 GP73 对晚期肝纤维化和肝硬化也有诊断价值。此外，GP73 的表达随着患者轻度纤维化进展为肝硬化而逐渐增加。因此认为，GP73 是诊断晚期肝纤维化和预测肝硬化的有效和可靠的血清学指标。

3. 肝硬度测量（LSM）　LSM 已被用于临床肝纤维无创诊断的常规手段，但其在抗病毒治疗期间的动态变化及意义尚未被评估。Liang 等[56]在接受抗病毒治疗的慢性乙型肝炎队列中，评价了 LSM 的价值。研究结果显示，在抗病毒治疗前 24 周，LSM 迅速下降（-2.2 kPa/24 周），与 ALT 的下降平行。而在 24 周之后，尽管 LSM 值缓慢下降（-0.3 kPa/24 周），但 ALT 水平在正常范围内保持稳定。更重要的是，无论基线 ALT 水平和肝坏死炎症等级如何，LSM 都显著下降。从基线到 104 周，没有或轻度纤维化（Ishak，0～2）的患者比例从 74.4%（122/164）增加到 93.9%（154/164）。多变量分析显示，52 周 LSM 较基线下降百分比与治疗 104 周肝纤维化逆转独立相关（*OR* 3.742，*P*＝0.16）。基于以上结果，研究者认为，抗病毒治疗早期 LSM 的下降可能反映了肝炎症和纤维化的缓解，并且可预测抗病毒治疗的纤维化逆转。

4. 多项肝纤维化无创诊断指标的联合应用　既往单个肝纤维化无创诊断指标的诊断效果都不是很理想，因此我国研究者尝试将多项指标联合应用来诊断肝纤维化，以期提高诊断效能。Chen 等纳入 246 例慢性乙型肝炎患者，对包括 RPR、FIB-4 和 APRI 在内的常规生物标志物逐步联合的预测效能进行统计学分析。结果显示：通过逐步应用 FIB-4、RPR 和 APRI 进行无创诊断，可分别诊断出41.5% 和 52.8% 的显著纤维化和肝硬化的患者[57]。Liang 又进一步将 LSM 与 FIB-4 或 APRI 联合，发现与 LSM 联合，可使肝硬化确诊的阳性预测值从 0.677 分别增加至 0.808 和 0.724，被确定为肝硬化并避免肝活检的比例为 76%。因此推荐，将多项肝纤维化无创诊断进行逐步联合应用，可显著提高诊断肝硬化的准确性和降低肝活检的比例[58]。

（四）肝衰竭、肝癌诊疗进展

由于缺乏病理学证据，在临床上很难对慢加急性肝衰竭（ACLF）和失代偿肝硬化进行区分。仁济医院李海教授团队[59]在一项前瞻性单中心研究中调查了 174 例乙型肝炎相关肝硬化患者，发现次广泛性肝坏死（SMHN）是 HBV 相关的急性肝衰竭的一种重要的组织学特征。Wu 等[60]也对 1322 例住院患者的临床数据进行分析，发现无论肝硬化是否存在，慢性乙型肝炎患者出现TB≥12 mg/dl、INR≥1.5 都应该诊断为急性肝衰竭。在肝癌诊断方面，我国研究者发现包括苯丙氨酰－色氨酸和甘氨胆酸盐的血清代谢生物标志物组对高危人群的 HCC 早期诊断具有良好的效能[61]。

此外，在乙型肝炎病毒相关肝衰竭的治疗方面，中山大学第三附属医院高志良教授团队[62]在一项包括 110 例急性肝衰竭的开放、非盲态的随机对照研究中，评价了异体骨髓间充质干细胞治疗（MSC）急性肝衰竭的疗效。研究结果显示，MSC 组（试验组）的累计生存率是 73.2%，而标准药物诊疗（SMT）组（对照组）的累计生存率是 55.6%（95%*CI* 42.3%～68.9%）。在随访的 5～24 周，与SMT 组患者相比，MSC 组患者没有注射相关的不良反应。两组患者均未进展为恶性肿瘤。与对照组相比，MSC 的治疗明显改善了临床实验室的检测指标，包括血清总胆红素和终末期肝病评分模型。MSC 组的重度感染发生率比 SMT 组低（16.1% *vs.* 33.3%，*P*＝0.04）。SMT 组多器官衰竭和重度感染的死亡率比 MSC 组高（37.0% *vs.* 17.9%，*P*＝0.02）。因此，MSC 治疗急性肝衰竭患者是一种安全且方便的措施，可通过改善肝功能，降低重度感染的发生率，显著增加了 24 周生存率。

（五）抗病毒疗效和疾病进展相关生物学标志物的探索

1. 乙型肝炎核心抗体定量　既往研究证实治疗前 HBV DNA、ALT，以及治疗早期 HBV DNA等指标与聚乙二醇干扰素和核苷酸类似物治疗疗效相关，这些指标大部分都为病毒相关因素。然而，慢性乙型肝炎作为一种病毒－宿主相互作用的疾病，其治疗疗效不仅与病毒因素相关，而且与宿主免疫状态有关。因此，有必要进一步探索与治疗疗效相关的免疫学指标。

抗 -HBc 作为传统的用于筛查 HBV 感染的标志物之一，已被广泛用于临床。然而，抗 -HBc 定量在抗病毒治疗过程中的临床意义尚不清楚。近期，夏宁邵教授团队[63] 在两个小样本队列中初步发现治疗前抗 -HBc 水平与 HBeAg 血清学转换有相关性。然而，由于样本量偏小且队列质量控制欠佳，该发现尚需进一步验证。基于此，侯金林教授团队[64] 开展了另外一项回顾性研究，这项研究共纳入231 例来自聚乙二醇干扰素优化治疗临床研究和 560 例来自 LDT 优化治疗临床研究的受试者。所有受试者都接受聚乙二醇干扰素或核苷酸类似物为基础的抗病毒治疗。采用新型双抗原夹心酶联免疫法检测受试者抗病毒治疗过程中系列标本的抗 -HBc 定量（IgM 和 IgG）。研究结果显示，在聚乙二醇干扰素或核苷酸类似物抗病毒治疗过程中，抗 -HBc 定量持续下降，发生 HBeAg 血清学转换受试者的基线抗 -HBc 定量水平显著高于未发生 HBeAg 血清学转换的受试者。通过计算各时间点抗 -HBc 定量水平及其较基线的变化量预测治疗结束 HBeAg 血清学转换的受试者工作特征曲线下面积（AUROC），发现在两个队列中，基线抗 -HBc 定量的 AUROC 都高于其他时间点抗 -HBc 定量及其较基线变化量的 AUROC。据此，研究者为聚乙二醇干扰素队列和核苷酸类似物队列定义了统一的基线抗 -HBc 定量最优界值（$4.4 \log_{10}$ U/ml），并通过多因素回归分析证实，基线抗 -HBc 定量（$\geqslant 4.4 \log_{10}$ U/ml vs. $< 4.4 \log_{10}$ U/ml）在两个队列中均为治疗结束发生 HBeAg 血清学转换的独立预测因素，且比值比（OR）高于基线 HBV DNA 和基线 ALT。因此认为，基线核心抗体滴度能有效地预测聚乙二醇干扰素或核苷酸类似物治疗的应答，可用于慢性乙型肝炎抗病毒治疗的优化。此外，王贵强教授团队[65] 也在另一聚乙二醇干扰素队列对抗 -HBc 的预测价值进行验证，结果显示，基线抗 -HBc 是预测发生血清学应答（$P=0.008$）、病毒学应答（$P=0.010$）和联合应答（$P=0.019$）的独立相关因素。在聚乙二醇干扰素治疗中，基线抗 -HBc $\geqslant 30\ 000$ U/ml 的患者有更高的应答率，更大程度的病毒抑制以及更好的肝炎控制。

2. 血清病毒双链体 DNA/ 线性 DNA 比例　　HBV 有两种形式的基因组 DNA，即松弛环状 DNA（rcDNA）和双链线性 DNA（dlDNA）。与 rcDNA 相比，dlDNA 已被证明更多地整合到宿主细胞染色体中，这可能具有致癌作用。然而，慢性乙型肝炎患者中 dlDNA 相对于总 HBV DNA 的比例及其临床意义尚待研究。基于 rcDNA 和 dlDNA 间的结构差异，魏来教授团队[30] 开发了一种肽核酸（PNA）介导的定量实时 PCR（qPCR）钳夹试验来测量从慢性乙型肝炎肝硬化或肝硬化发展的肝细胞癌患者血清中 dlDNA 的占总 HBV DNA 中的比例，此外，还研究了影响 dlDNA 比例的因素。研究结果显示，慢性乙型肝炎患者血清中 dlDNA 的平均比例约为 7%，ALT 水平异常的慢性乙型肝炎患者的dlDNA 的平均比例升高。肝硬化和肝细胞癌患者的血清 dlDNA 比例分别增加到约 14% 和 20%。IFN-α治疗者应答者的 dlDNA 比例略微增加；核苷酸类似物治疗者的 dlDNA 比例假性提高。此外，在体外实验中，用炎性细胞因子处理支持 HBV 复制的人肝癌细胞显著改变了 dlDNA 比例。该研究首次通过新型的肽核酸（PNA）介导的 qPCR 钳夹试验，证明了在 HBV 相关肝病进展过程中血清 dlDNA 比例逐渐增加。dlDNA 的比例可受炎性细胞因子调控，提示与炎症、HBV dlDNA 增加和肝细胞癌间的关系。

（六）阻断乙型肝炎母婴传播

为了减轻慢性乙型肝炎对我国公共卫生的严重危害，不仅需要针对已感染 HBV 的患者，增强疾病监控力度，提高乙型肝炎抗病毒治疗的知晓率和可及率，减缓或阻止 HBV 感染患者的疾病进展；更重要的是，需要采取措施，最大限度地预防 HBV 感染，实现"HBV 零传播"。在过去的 25 年中，中国政府全面实施新生儿乙型肝炎疫苗接种免疫预防措施抗击乙型肝炎，HBV 感染率已显著降低，取得了举世瞩目的成就。即便如此，目前每年仍有超过 50 000 名新生儿感染 HBV，并且在未来很有可能会进一步发展成为慢性 HBV 携带者。尤其是对于高病毒载量的母亲而言，其新生儿发生免疫预防失败率可高达 15%。因此，切断 HBV 的主要传播途径，即阻断母婴传播，是消灭乙型肝炎的重要举措。

替比夫定是一种 FDA 妊娠 B 类药物，已被证实可以减少 HBV 围产期传播且对于 1 岁以下的婴儿无安全隐患。韩国荣教授团队[66]在 210 例中晚期妊娠中接受过替比夫定治疗（孕 20~32 周）的慢性乙型肝炎母亲所生的 214 名婴儿中，评价替比夫定对婴儿长期安全性和有效性。对这些婴幼儿进行了至少 5 年的随访，主要疗效评估终点为母婴传播阻断率，即婴幼儿在 7 个月和 12 个月的 HBsAb 和 HBV DNA 水平。安全性评估终点包括头围、体重、身高、先天性异常和住院率。研究结果显示，214 名婴幼儿都未感染 HBV，并且都有有效的 HBsAb 水平。随机抽取 92 名婴幼儿进行丹佛发育筛选试验，与中国标准值相比，在婴幼儿的平均头围、体重和身高值方面几乎没有差异。婴幼儿都未出现先天性缺陷，先天畸形率为 0.934%，其中 20 名（9.35%）婴幼儿因严重的不良事件需住院治疗。中国正常儿童的丹佛发育筛查试验结果为 92%，本研究中的 92 名婴幼儿的丹佛发育筛查试验结果为 97.82%。基于该结果，研究者认为在孕期第二或第三个阶段（中晚孕）使用替比夫定治疗阻断 HBV 的围生期传播是安全的。使用替比夫定治疗的母亲所生的婴儿在长达 5 年的长期随访中生长发育也是正常的。

此外，关于在"真实世界"中孕晚期使用替比夫定或拉米夫定对于预防 HBV 母婴传播的疗效，我国研究者也开展了相关研究[67]，在 2009—2011 年，共计招募 700 例乙型肝炎孕妇（HBeAg 阳性，且 HBV DNA＞6 $\log_{10}$ copies/ml），分为替比夫定组、拉米夫定组和无抗病毒治疗对照组（NTx）。孕妇从第 28 孕周起开始口服替比夫定或拉米夫定至产后 4 周。研究主要观察指标为替比夫定或拉米夫定的安全性和母婴传播阻断率。有 648 例完成了 52 周的随访研究，其中替比夫定组 252 例，拉米夫定组 51 例，对照组 345 例。共分娩新生儿 661 例，其中替比夫定组 257 例，拉米夫定组 52 例，对照组 352 例。研究结果显示，在治疗期间，1.6% 的母亲发生病毒载量反弹，均是不遵医嘱所致，且均未检测到基因型突变。分娩时，接受替比夫定或拉米夫定治疗的孕妇相较对照组的孕妇 HBV DNA 水平显著降低。ALT 升高在（替比夫定 / 拉米夫定）治疗组显著高于对照组（17.1% *vs.* 6.3%），差异有统计学意义（*P*＜0.001）。新生儿出生时，治疗组和对照组分别有 20% 和 24% 的新生儿检测到 HBsAg。在随访 52 周时，意向治疗分析显示，治疗组 HBsAg 阳性婴儿为 2.2%（95% *CI* 0.6~3.8），对照组为 7.6%（95% *CI* 0.6~3.8）（*P*＜0.001），替比夫定组和拉米夫定组之间婴儿乙型肝炎表面抗原阳性率差异没有统计学意义（1.9% *vs.* 3.7%，*P*＝0.758）。治疗组和对照组婴儿的胎龄或身高、体重、Apgar 评分或出生缺陷率无差异。因此，妊娠晚期使用替比夫定或拉米夫定治疗高病毒载量的 HBeAg 阳性孕妇对降低乙型肝炎病毒母婴传播（MTCT）同样有效，且治疗耐受性良好，没有发现安全问题。

此外，我国研究者还对比了经阴道分娩或剖宫产对 HBV 母婴传播率的影响[68]，该研究对 1409

例 HBsAg 阳性母亲的婴儿进行了分析，包括经阴道分娩 673 例，择期剖宫产 496 例和紧急剖宫产 240 例，所有婴儿均完成了 HBV 免疫接种。结果显示，择期剖宫产出生婴儿的 HBV 感染率为 1.4%，低于经阴道分娩（3.4%，$P < 0.032$）和紧急剖宫产婴儿感染率（4.2%，$P < 0.020$）。紧急剖宫产与经阴道分娩相比，病毒的垂直传播率差异没有统计学意义（4.2% $vs.$ 3.4%，$P < 0.593$）。择期剖宫产出生婴儿的垂直传播率显著低于非择期剖宫产（1.4% $vs.$ 3.6%，$P < 0.017$）。不管分娩的方式如何，分娩时 HBV DNA < 1 000 000 copies/ml 将不会导致婴儿感染。各组之间母亲或婴儿的发病率和死亡率没有差别。因此认为，与经阴道分娩或紧急剖宫产相比，择期剖宫产出生的婴儿 HBV 感染垂直传播率显著降低。择期剖宫产 HBeAg 阳性母亲的 HBV DNA 水平 < 1 000 000 copies/ml 能减少垂直传播。

为了进一步将这些科学研究成果转化为临床实践，使更多的乙型肝炎孕妇能够有机会接受正规的抗病毒治疗，2015 年 7 月 25 日，中国肝炎防治基金会在北京人民大会堂启动了"乙型肝炎母婴零传播工程——'小贝壳'项目"[69]。该项目是为了落实国家肝炎防治部署要求而启动的一个兼具学术性和公益性的项目，目标人群为乙型肝炎孕妇及其婴儿，目的是通过建立妊娠乙型肝炎规范管理的示范基地，按照标准流程对乙型肝炎孕妇及其婴儿进行规范的随访管理，以最大限度地减少甚至完全阻断母婴传播。该项目也可在很大程度上促进各相关学科间的协作，在肝病医师、全科医师、妇产科医师以及乙型肝炎孕妇间搭建沟通的桥梁，并向公众普及乙型肝炎母婴阻断的相关知识。目前，"乙型肝炎母婴零传播工程"已在全国 89 家医院启动，并形成统一的乙型肝炎母婴阻断临床管理标准流程。该标准流程对孕妇筛查、评估、妊娠期管理、分娩管理、停药时机和婴儿免疫等各个方面进行了标准化的规定，目前该标准流程已在所有项目医院推广应用，这项标准流程的推广将有力促进乙型肝炎母婴阻断项目的开展，规范乙型肝炎母婴阻断临床实践，提高防治水平和能力。

（邓国宏　龙　玲　张小勇　黄祖雄　黄　璇　孙　剑　樊　蓉　梁携儿）

参考文献

[1] Cui F, Shen L, Li L, et al. Prevention of chronic hepatitis B after 3 decades of escalating vaccination policy, China. Emerg Infect Dis, 2017, 23（5）: 765-772.

[2] Liu J, Zhang S, Wang Q, et al. Seroepidemiology of hepatitis B virus infection in 2 million men aged 21-49 years in rural China: a population-based, cross-sectional study. Lancet Infect Dis, 2016, 16（1）: 80-86.

[3] Zhang Q, Qi W, Wang X, et al. Epidemiology of Hepatitis B and hepatitis C infections and benefits of programs for hepatitis prevention in northeastern China: a cross-sectional study. Clinical infectious diseases: an official publication of the infectious. Clin Infect Dis, 2016, 62（3）: 305-312.

[4] Xin XN, Wang YY, Cheng J, et al. Seroepidemiological survey of hepatitis B virus infection among 764, 460 women of childbearing age in rural China: a cross-sectional study. J Clin Virol, 2016, 81: 47-52.

[5] Wang YY, Zhou H, Zhang L, et al. Prevalence of chronic hepatitis B and status of HBV care among rural women who planned to conceive in China. Sci Rep, 2017, 7（1）: 12090.

［6］　Zhang L, Gui X, Wang B, et al. A study of immunoprophylaxis failure and risk factors of hepatitis B virus mother-to-infant transmission. Eur J Pediatr, 2014, 173（9）: 1161-1168.

［7］　王富珍，郑徽，张国民，等. 中国 2014 年 HBsAg 阳性母亲所生 1～14 岁儿童乙型肝炎血清流行病学特征分析. 中华流行病学杂志，2017，38（4）：457-461.

［8］　Chen F, Zhang J, Guo FF, et al. Hepatitis B, C, and D virus infection showing distinct patterns between injection drug users and the general population. J Gastroen Hepatol, 2017, 32（2）: 515-520.

［9］　Shen YZ, Wang ZY, Qi TK, et al. Serological survey of viral hepatitis markers among newly diagnosed patients with HIV/AIDS in China. Hiv Med, 2013, 14（3）: 167-175.

［10］　Wong WC, Yim YL, Leung TN, et al. Prevalence and risk factors of sexually transmitted infections in female sex workers in Hong Kong. Hong Kong Med J, 2012, 18 Suppl 3: 42-46.

［11］　Yang S, Wu J, Ding C, et al. Epidemiological features of and changes in incidence of infectious diseases in China in the first decade after the SARS outbreak: an observational trend study. Lancet Infect Dis, 2017, 17（7）: 716-725.

［12］　王富珍，张国民，郑徽，等. 2008—2010 年 18 个乙型病毒性肝炎监测试点县报告病例结果分析. 中国疫苗和免疫，2013（5）：439-443.

［13］　Wang X, Lin SX, Tao J, et al. Study of liver cirrhosis over ten consecutive years in Southern China. World J Gastroenterol, 2014, 20（37）: 13546-13555.

［14］　郑徽，王富珍，张国民，等. 中国社区成年人群 HBsAg 阳性者医疗和就诊行为及相关影响因素研究. 中华流行病学杂志，2016，37（4）：455-459.

［15］　Zhang Q, Liao Y, Chen J, et al. Epidemiology study of HBV genotypes and antiviral drug resistance in multi-ethnic regions from Western China. Sci Rep, 2015, 5: 17413.

［16］　Liu Y, Wang J, Huang Y, et al. Molecular epidemiological study of hepatitis B virus in blood donors from five Chinese blood centers. Arch Virol, 2012, 157（9）: 1699-1707.

［17］　Li HM, Wang JQ, Wang R, et al. Hepatitis B virus genotypes and genome characteristics in China. World J Gastroenterol, 2015, 21（21）: 6684-6697.

［18］　Yan H, Zhong GC, Xu GW, et al. Sodium taurocholate cotransporting polypeptide is a functional receptor for human hepatitis B and D virus. Elife 2012, 1: e00049.

［19］　Wang SF, Qiu LP, Yan XL, et al. Loss of microRNA 122 expression in patients with hepatitis B enhances hepatitis B virus replication through cyclin G1-modulated P53 activity. Hepatology, 2012, 55（3）: 730-741.

［20］　Li N, Zhang L, Chen LW, et al. MxA inhibits hepatitis B virus replication by interaction with hepatitis B core antigen. Hepatology, 2012, 56（3）: 803-811.

［21］　Zhang W, Chen JL, Wu M, et al. PRMT5 eestricts hepatitis B virus replication through epigenetic repression of covalently closed circular DNA transcription and interference with pregenomic RNA encapsidation. Hepatology 2017, 66（2）: 398-415.

［22］　Li JH, Liu KC, Liu Y, et al. Exosomes mediate the cell-to-cell transmission of IFN-alpha-induced antiviral activity. Nat Immunol, 2013, 14（8）: 793.

［23］　Liu S, Peng NF, Xie JJ, et al. Human hepatitis B virus surface and e antigens inhibit major vault protein signaling in interferon induction pathways. J Hepatol, 2015, 62（5）: 1015-1023.

［24］ Shen F, Li Y, Yang W, et al. Hepatitis B virus sensitivity to interferon-alpha in hepatocytes is more associated with cellular interferon response than with viral genotype. Hepatology, 2018, 67（4）: 1237-1252.

［25］ Chen JL, Wu M, Zhang XN, et al. Hepatitis B virus polymerase impairs interferon-alpha-induced STAT activation through inhibition of importin-alpha 5 and protein kinase C-delta. Hepatology, 2013, 57（2）: 470-482.

［26］ Yu DM, Li XH, Mom V, et al. N-glycosylation mutations within hepatitis B virus surface major hydrophilic region contribute mostly to immune escape. J Hepatol, 2014, 60（3）: 515-522.

［27］ Huang CH, Yuan Q, Chen PJ, et al. Influence of mutations in hepatitis B virus surface protein on viral antigenicity and phenotype in occult HBV strains from blood donors. J Hepatol, 2012, 57（4）: 720-729.

［28］ Wang J, Shen T, Huang XB, et al. Serum hepatitis B virus RNA is encapsided pregenome RNA that may be associated with persistence of viral infection and rebound. J Hepatol, 2016, 65（4）: 700-710.

［29］ Wang J, Yu YQ, Li GJ, et al. Relationship between serum HBV-RNA levels and intrahepatic viral as well as histologic activity markers in entecavir-treated patients. J Hepatol, 2018, 68（1）: 16-24.

［30］ Zhao XL, Yang JR, Lin SZ, et al. Serum viral duplex-linear DNA proportion increases with the progression of liver disease in patients infected with HBV. Gut 2016, 65（3）: 502-511.

［31］ Zhao Q, Peng L, Huang WJ, et al. Rare inborn errors associated with chronic hepatitis B virus infection. Hepatology, 2012, 56（5）: 1661-1670.

［32］ Gao Y, Feng JY, Yang G, et al. Hepatitis B virus X protein-elevated MSL2 modulates hepatitis B virus covalently closed circular DNA by inducing degradation of APOBEC3B to enhance hepatocarcinogenesis. Hepatology, 2017, 66（5）: 1413-1429.

［33］ Li FL, Wei HR, Wei HM, et al. Blocking the natural killer cell inhibitory receptor NKG2A increases activity of human natural killer cells and clears hepatitis B virus infection in mice. Gastroenterology, 2013, 144（2）: 392-401.

［34］ Lan PX, Zhang C, Han QJ, et al. Therapeutic recovery of hepatitis B virus（HBV）-induced hepatocyte-intrinsic immune defect reverses systemic adaptive immune tolerance. Hepatology, 2013, 58（1）: 73-85.

［35］ Xu L, Yin WW, Sun R, et al. Liver type I regulatory T cells suppress germinal center formation in HBV-tolerant mice. P Natl Acad Sci USA, 2013, 110（42）: 16993-16998.

［36］ Xu L, Yin WW, Sun R, et al. Kupffer cell-derived IL-10 plays a key role in maintaining humoral immune tolerance in hepatitis B virus-persistent mice. Hepatology, 2014, 59（2）: 443-452.

［37］ Ma SW, Huang X, Li YY, et al. High serum IL-21 levels after 12 weeks of antiviral therapy predict HBeAg seroconversion in chronic hepatitis B. J Hepatol, 2012, 56（4）: 775-781.

［38］ Li YY, Ma SW, Tang LB, et al. Circulating chemokine（C-X-C Motif）receptor 5（＋）CD4（＋）T cells benefit hepatitis Be antigen seroconversion through IL-21 in patients with chronic hepatitis B virus infection. Hepatology, 2013, 58（4）: 1277-1286.

［39］ Shen ZL, Yang HJ, Yang SS, et al. Hepatitis B virus persistence in mice reveals IL-21 and IL-33 as regulators of viral clearance. Nature Commun, 2017, 8（1）: 2119.

［40］ Liu H, Li F, Zhang X, et al. Differentially expressed intrahepatic genes contribute to control of hepatitis B virus replication in the inactive carrier phase. J Infect Dis, 2018, 217（7）: 1044-1054.

[41] Zhao JJ, Zhang Z, Luan Y, et al. Pathological functions of interleukin-22 in chronic liver inflammation and fibrosis with hepatitis B virus infection by promoting T helper 17 cell recruitment. hepatology, 2014, 59（4）: 1331-1342.

[42] Hou JL, Gao ZL, Xie Q, et al. Tenofovir disoproxil fumarate vs adefovir dipivoxil in Chinese patients with chronic hepatitis B after 48 weeks: a randomized controlled trial. J Viral Hepat, 2015, 22（2）: 85-93.

[43] Hou JL, Jia JD, Wei L, et al. Efficacy and safety of entecavir treatment in a heterogeneous CHB population from a 'real-world' clinical practice setting in China. J Viral Hepat, 2013, 20（11）: 811-820.

[44] Cao J, Chi H, Yu T, et al. Off-treatment hepatitis B virus（HBV）DNA levels and the prediction of relapse after discontinuation of nucleos（t）ide analogue therapy in patients with chronic hepatitis B: a prospective stop study. J Infect Dis, 2017, 215（4）: 581-589.

[45] Cao Z, Liu Y, Ma L, et al. A potent hepatitis B surface antigen response in subjects with inactive hepatitis B surface antigen carrier treated with pegylated-interferon alpha. Hepatology, 2017, 66（4）: 1058-1066.

[46] Sun J, Xie Q, Tan D, et al. The 104-week efficacy and safety of telbivudine-based optimization strategy in chronic hepatitis B patients: a randomized, controlled study. Hepatology, 2014, 59（4）: 1283-1292.

[47] Sun J, Ma H, Xie Q, et al. Response-guided peginterferon therapy in patients with HBeAg-positive chronic hepatitis B: a randomized controlled study. J Hepatol, 2016, 65（4）: 674-682.

[48] Xie Q, Zhou H, Bai X, et al. A randomized, open-label clinical study of combined pegylated interferon Alfa-2a（40 kD）and entecavir treatment for hepatitis B "e" antigen-positive chronic hepatitis B. Clin Infect Dis, 2014, 59（12）: 1714-1723.

[49] Ning Q, Han M, Sun Y, et al. Switching from entecavir to PegIFN alfa-2a in patients with HBeAg-positive chronic hepatitis B: a randomised open-label trial（OSST trial）. J Hepatol, 2014, 61（4）: 777-784.

[50] Hou FQ, Yin YL, Zeng LY, et al. Clinical effect and safety of pegylated interferon-alpha-2b injection（Y shape, 40 kD）in treatment of HBeAg-positive chronic hepatitis B patients. Zhonghua gan zang bing za zhi＝Zhonghua ganzangbing zazhi＝Chinese journal of hepatology, 2017, 25（8）: 589-596.

[51] Xu DZ, Wang XY, Shen XL, et al. Results of a phase Ⅲ clinical trial with an HBsAg-HBIG immunogenic complex therapeutic vaccine for chronic hepatitis B patients: experiences and findings. J Hepatol, 2013, 59（3）: 450-456.

[52] Yang FQ, Yu YY, Wang GQ, et al. A pilot randomized controlled trial of dual-plasmid HBV DNA vaccine mediated by in vivo electroporation in chronic hepatitis B patients under lamivudine chemotherapy. J Viral Hepat, 2012, 19（8）: 581-593.

[53] Ren YD, Ye ZS, Yang LZ, et al. Fecal microbiota transplantation induces hepatitis B virus e-antigen（HBeAg）clearance in patients with positive HBeAg after long-term antiviral therapy. Hepatology, 2017, 65（5）: 1765-1768.

[54] Lu XJ, Li XH, Yuan ZX, et al. Assessment of liver fibrosis with the gamma-glutamyl transpeptidase to platelet ratio: a multicentre validation in patients with HBV infection. Gut, 2017.

[55] Yao M, Wang L, Leung PSC, et al. The clinical significance of GP73 in immunologically mediated chronic liver diseases: experimental data and literature review. Clin Rev Allergy Immunol, 2018, 54（2）: 282-294.

[56] Liang X, Xie Q, Tan D, et al. Interpretation of liver stiffness measurement based approach for the monitoring of

hepatitis B patients with antiviral therapy: a 2-year prospective study. J Viral Hepat, 2018, 25（3）: 296-305.

［57］ Chen YP, Hu XM, Liang XE, et al. Stepwise application of fibrosis index based on four factors, red cell distribution width-platelet ratio, and aspartate aminotransferase-platelet ratio for compensated hepatitis B fibrosis detection. J Gastroenterol Hepatol, 2018, 33（1）: 256-263.

［58］ Liang XE, Zhong C, Huang L, et al. Optimization of hepatitis B cirrhosis detection by stepwise application of transient elastography and routine biomarkers. J Gastroenterol Hepatol, 2017, 32（2）: 459-465.

［59］ Li H, Xia Q, Zeng B, et al. Submassive hepatic necrosis distinguishes HBV-associated acute on chronic liver failure from cirrhotic patients with acute decompensation. J Hepatol 2015, 63（1）: 50-59.

［60］ Wu T, Li J, Shao L, et al. Development of diagnostic criteria and a prognostic score for hepatitis B virus-related acute-on-chronic liver failure. Gut, 2017.

［61］ Luo P, Yin P, Hua R, et al. A Large-scale, multicenter serum metabolite biomarker identification study for the early detection of hepatocellular carcinoma. Hepatology, 2018, 67（2）: 662-675.

［62］ Lin BL, Chen JF, Qiu WH, et al. Allogeneic bone marrow-derived mesenchymal stromal cells for hepatitis B virus-related acute-on-chronic liver failure: A randomized controlled trial. Hepatology, 2017, 66（1）: 209-219.

［63］ Yuan Q, Song LW, Liu CJ, et al. Quantitative hepatitis B core antibody level may help predict treatment response in chronic hepatitis B patients. Gut, 2013, 62（1）: 182-184.

［64］ Fan R, Sun J, Yuan Q, et al. Baseline quantitative hepatitis B core antibody titre alone strongly predicts HBeAg seroconversion across chronic hepatitis B patients treated with peginterferon or nucleos（t）ide analogues. Gut, 2016, 65（2）: 313-320.

［65］ Hou FQ, Song LW, Yuan Q, et al. Quantitative hepatitis B core antibody level is a new predictor for treatment response in HBeAg-positive chronic hepatitis B patients receiving peginterferon. Theranostics, 2015, 5（3）: 218-226.

［66］ Han GR, Jiang HX, Wang CM, et al. Long-term safety and efficacy of telbivudine in infants born to mothers treated during the second or third trimesters of pregnancy. J Viral Hepat, 2017, 24（6）: 514-521.

［67］ Zhang H, Pan CQ, Pang Q, et al. Telbivudine or lamivudine use in late pregnancy safely reduces perinatal transmission of hepatitis B virus in real-life practice. Hepatology, 2014.

［68］ Pan CQ, Zou HB, Chen Y, et al. Cesarean section reduces perinatal transmission of hepatitis B virus infection from hepatitis B surface antigen-positive women to their infants. Clin Gastroenterol Hepatol, 2013, 11（10）: 1349-1355.

［69］ Fan R, Yin X, Liu Z, et al. A hepatitis B-free generation in China: from dream to reality. Lancet Infect Dis, 2016, 16（10）: 1103-1105.

第五节　丙型病毒性肝炎

丙型病毒性肝炎（viral hepatitis type C）（以下简称丙型肝炎）是由丙型肝炎病毒（HCV）引起的以肝病变为主的中国法定传染病，临床表现以食欲减退、恶心、乏力、上腹部不适、肝区隐痛、黄疸等为主，也可以隐匿表现无明显不适，通过体检才发现感染。疾病容易慢性化，进展为肝硬化和肝细胞癌（HCC）。HCV 主要经血液传播和经破损的皮肤和黏膜传播。HCV 基因分 1～7 型及其亚型，除 7 型外中国均有报道。既往干扰素和利巴韦林抗病毒治疗可以使一部分患者获得临床治愈。得益于近几年直接抗病毒药物（DAA）的发明和应用，目前认为丙型肝炎是一种可以治愈的传染病，关键在于早期筛查诊断和早期治疗。

一、流行病学

中国 HCV 感染就全球而言属于低流行区。2006 年全国血清流行病学调查显示，1～59 岁人群的抗 HCV 流行率为 0.43%，由此推算，一般人群 HCV 感染者约 560 万，如加上高危人群和高发地区的 HCV 感染者，约 1000 万例。以长江为界，北方（0.53%）高于南方（0.29%），抗 HCV 阳性率随年龄增长而逐渐上升，1～4 岁组为 0.09‰，50～59 岁组升至 0.77%。男女间无明显差异[1]。饶慧英等[2]对我国不同地区 28 所医院 997 例 HCV 感染阳性患者进行基因型流行病学分析，检测 HCV 基因型以 1b 型（56.8%）和 2 型（24.1%）较为常见，其次为 3 型（9.1%）、6 型（6.3%）、混合基因型（多为基因 1 型混合 2 型，约占 2.1%）。其研究内未见基因 4 型和 5 型报道。在不同地区，基因型分布不均，在西部和南部地区，基因 1 型比例低于全国平均比例，西部的基因 2 型和 3 型比例高于全国平均比例，南部（包括中国香港和澳门地区）和西部地区，基因 3 型和 6 型比例高于全国平均比例。进一步研究发现，我国 HCV 感染者白介素（IL）-28B 基因型以 rsl2979860 CC 型为主（84.1%），该宿主基因型对聚乙二醇干扰素（pegylated interferon，Peg-IFN）的抗病毒治疗应答较好。根据顾琳等[3]的研究，在我国有基因 4d 与 5a 亚型病例报道。迄今为止我国尚无基因 7 型病例报道。在西部与南部地区，基因 3 型与 6 型比例较之前报道显著升高，且感染患者年龄与基因 1 型患者相比显著偏低，有毒品接触史的患者比例显著高于基因 1 型患者。Ju 等[4]研究分析西部与南部地区基因 3 型与 6 型比例不断增加，且有向全国延伸趋势。Yuan 等[5]研究发现在中国南方广州 HCV 基因存在 7 种亚型，基因 1b 和 6a 型在当地感染比例分别位居第一（67.1%）、第二（20.2%），后者主要为吸毒感染者，并可能向周边省市播散。

HCV 主要经血液传播和经破损的皮肤和黏膜传播。我国自 1993 年始对献血员筛查抗 -HCV，2015 年始对抗 -HCV 阴性献血员筛查 HCV RNA 以来，经输血和血制品传播已很少发生。但是由于丙型肝炎感染具有隐匿性，目前发现的老年丙型肝炎患者大多有 1993 年以前接受输血或单采血浆还输血细胞的历史。经破损的皮肤和黏膜传播是目前最主要的传播方式，包括使用非一次性注射器和针头、未经严格消毒的牙科器械、内镜、侵袭性操作和针刺等。在某些地区，因静脉注射毒品导致 HCV 传播占 60%～90%。共用剃须刀和牙刷、文身、穿耳环孔、扦脚等也是 HCV 的潜在传播方式。与 HCV 感染者性接触和有多个性伴侣者，感染 HCV 的危险较高。特别是感染人类免疫缺陷病毒（HIV）者，感染 HCV 的危险性更高[6]。抗 -HCV 阳性母亲将 HCV 传播给新生儿的危险性为 2%～7%。接吻、拥抱、喷嚏、咳嗽、食物、饮水、共用餐具和水杯、无皮肤破损及其他无血液暴露的接触一般不传播 HCV。

二、诊断方法

丙型肝炎常用的诊断方法主要依据病毒学检测，包括：酶联免疫吸附（ELISA）法检测 HCV 抗体（HCV-Ab）、RT-PCR 法检测 HCV RNA 以及 HCV 基因分型检测。近年来也涌现出一些新的检测方法。Wang 等[7]研究发现 ELISA 法检测 HCV 核心抗原（HCV-cAg）定量可以用来评估丙型肝炎抗病毒治疗疗效。陈伟岳等[8]研究了 HCV-cAg-ElISA 法在丙型肝炎早期诊断中的应用价值，通过与 HCV-cAg 和 HCV RNA 检测对比，发现 HCV-cAg-ELISA 法检测敏感性与 HCV RNA RT-PCR 法检测结果类似，能够有效缩短窗口期，操作简便，费用低廉，在丙型肝炎早期诊断中具有价值。纪勇平等[9]通过对 183 份 HCV-Ab 阳性、6370 份 HCV-Ab 阴性（包括 120 份 HBsAg 阳性）献血员进行 HCV RNA RT-PCR 和 HCV-cAg-ELISA 检测，发现 HCV-Ab 阳性和 HCV-Ab 阴性血清中 HCV RNA 和 HCV-cAg 检测符合率为 92.34% 和 99.97%，6370 份 HCV-Ab 阴性且不伴 HBsAg 阳性血清中，检测出 HCV-cAg 阳性 3 份，其中 1 份 HCV RNA 阳性，提示 HCV-cAg-ELISA 法检测敏感性与 HCV RNA 检测类似，由于其简便、快速、可靠，较适用于安全输血中献血员的血液筛检。毛小红[10]的研究发现联合检测血清 HCV RNA、HCV-cAg 和 HCV-Ab 对 HCV 感染的早期准确诊断具有重要意义和价值。Zhao 等[11]通过反转录环状介导等温 DNA 扩增（RT-LAMP）法建立了一种检测 HCV 基因 1b 和 2a 型的方法，RT-LAMP 法是一种高度特异、敏感和简单的诊断工具，在资源有限的环境下可有效用于 HCV 感染筛查和早期诊断。HCV 病毒核酸如果被不恰当地收集、处理和储存，将很不稳定，这样的 HCV RNA 用目前现有的商用试剂盒定量检测敏感性会下降。Chen 等[12]研究开发了一种新的引物设计策略来降低 HCV 核酸不稳定性对核酸定量检测的影响，用基于这种引物的定量 RT-PCR 法检测能够有效排除 HCV RNA 稳定性对核酸定量检测的影响。

丙型肝炎的影像学诊断方法上无特异性检测，主要包括肝 B 型超声、CT、MRI 以及顺时弹性扫描（fibroscan）。Hu 等[13]研究发现 fibroscan 检测的肝硬度值联合或不联合血小板计数可以预测食管静脉曲张的存在和严重程度。Wu 等[14]在慢性丙型肝炎患者中，研究发现通过 MR 影像参数定量分析肝的质地，可以为肝纤维化和炎症坏死提供分期依据。Li 等[15]验证了声辐射力脉冲成像（acoustic radiation force impulse，ARFI）弹力测定和天冬氨酸转氨酶与血小板指数（AST/PLT ratio index，APRI）在慢性丙型肝炎人群中评估肝纤维化分期，ARFI 和 APRI 均可以，且 ARFI 比 APRI 更精准。张大鹍等[16]研究了 ARFI 在肝纤维化中的定量检测，入组 108 例慢性丙型肝炎患者，均完成肝穿刺病理检查，通过 ARFI 技术对肝的实时超声弹性进行测量值与病理结果比较，发现 ARFI 在定量评价慢性丙型肝炎肝纤维化程度具有较好的准确度，具有良好的临床应用前景。

三、临床研究

感染丙型肝炎病毒后，在无抗病毒治疗干预的情况下，近 85% 会进展为慢性丙型肝炎。急性或慢性 HCV 感染，临床症状都较轻，表现为肝病常见的症状，如疲劳、乏力、食欲缺乏、腹胀等，也有很多患者长期无任何症状。感染 HCV 病程达到 20～30 年的患者肝硬化的发生率为

10%～20%，肝细胞癌的发生率为1%～5%。临床特征相关研究主要集中在难治性丙型肝炎的特征、HCV基因型特征以及老年患者的特殊性等方面。Chen等[17]针对全国29个省32 030例丙型肝炎患者检测了HCV的基因型和亚型，发现我国HCV主要基因型为1b（52.18%）、2a（28.69%）、3b（7.06%）、6a（6.41%）和3a（4.62%）；该研究中检测出12种罕见基因亚型，其中6b、6j、6q和6r首次在中国人群中被检出，尚未检测到基因4型、5型和7型；混合基因型感染在很少的样本中发现（0.203%），常见的有1b-2a、1b-3b、1b-6a、3a-3b、1b-3a和2a-6a。聂红明等[18]研究了我国难治性丙型肝炎的临床特征，采用横断面调查方法，分析了来自全国18个研究中心的830例患者的数据，研究提示我国难治性丙型肝炎患者多以输血和血制品途径感染为主，HCV基因型以1b型为主，肝功能的AST、球蛋白以及碱性磷酸酶水平更高而ALT却偏低；难治性丙型肝炎患者年龄明显偏高、平均病程明显偏长、女性比例更高、体质量指数明显偏高。孙海泉等[19]采用探索性空间数据分析（ESDA，即Moran's I和Getis）法对中国2008—2012年丙型肝炎监测数据在市级层面上进行全局和局部空间聚集性分析，中国丙型肝炎发病率男性高于女性，具有随年龄增高趋势，发病整体上呈现一定聚集性，聚集区域主要在东北和西北地区。Lu等[20]研究了丙型肝炎病毒基因型与临床表现的关系，通过对2009—2014年瑞金医院感染科收治的1155例HCV-Ab阳性患者进行回顾性分析，发现HCV基因3型发病呈上升趋势，基因3型患者发生肝硬化年龄相对更年轻。蔡少平等[21]研究了老年丙型肝炎的感染途径及输血后丙型肝炎的自然病程，对433例70岁以上老年丙型肝炎、肝硬化及丙型肝炎相关性肝癌的病例进行分析，发现老年丙型肝炎患者的感染途径以输血为主（占47.81%），输血后18～20年可进展为肝硬化或肝癌。

四、基础研究

虽然丙型肝炎临床治疗随着DAA药物的广泛运用使得抗病毒治疗疗效已经非常满意，但是HCV感染宿主中仍然有很多机制性问题需要解决，比如疫苗构建策略、感染性细胞模型、小动物模型、病毒宿主相互作用机制等。

Wang等[22]设计了一种包含基因1a、1b和3a型HCV可溶性病毒E2蛋白（sE2）的三价疫苗，通过在小鼠和非人灵长类动物（恒河猴）体内研究，发现该三价疫苗能够产生HCV全基因型的中和性抗体，包括HCV基因1～7型，与单价疫苗相比，三价疫苗产生的中和性抗体更持久和广泛，为有效的人体HCV疫苗设计和临床应用提供了新的思路。邓瑶等[23]研究了基于HCV多个靶抗原的新型T细胞疫苗，用表达HCV河北株（1b型）结构蛋白Core、E1和E2的DNA疫苗与重组腺病毒载体疫苗联合免疫小鼠，采用ELISPOT与胞内细胞因子染色分析（ICS）方法检测，发现联合免疫方案可加强小鼠免疫效果，并产生跨基因型交叉保护效应。

HCV细胞培养模型的缺乏限制了HCV致病机制的深入研究，Guo等[24]通过使用人胎肝干细胞（hFLSC）建立血液来源HCV（bbHCV）的感染性细胞培养模型，能够很好地在体外模拟整个血液来源HCV的生命周期，为开展HCV感染的机制和防治研究提供了一种有效的工具。丙型肝炎病毒疫苗和新治疗方案的发展一直受制于没有合适的小动物模型，Li等[25]通过设计HCV/HGV嵌合体病毒成功感染狨猴，为评估病毒细胞相互作用、疫苗和抗病毒治疗提供了一种小型灵长类动物模型。

Yan 等[26]在多种不同发育阶段的人胚胎干细胞、内皮细胞、肝干细胞、肝祖细胞和成熟肝细胞中研究了 HCV 的易感性，发现人胚胎干细胞来源的肝祖细胞（hHB）是 HCV 的理想宿主细胞，HCV 最初针对特定肝细胞分化阶段的细胞发生入胞和复制的现象为理解 HCV 感染的影响因素、生命周期、感染效率的机制以及新的抗病毒治疗靶点提供依据。Hei 等[27]研究发现一种类似细胞模式识别受体 RIG-I 基因——*LGP2*，能够通过在激活干扰素信号通路发挥抗 HCV 感染作用，这种作用是通过促进 *MDA5*（黑素瘤分化相关基因 5）对 HCV 病原相关分子模式的识别来实现的。Si 等[28]通过对 HCV 感染入胞受体的研究，发现一种来源于膜受体 CLDN1 的由 18 个氨基酸构成的肽段（CL58），能够干扰 HCV 包膜蛋白，直接抑制 HCV 入胞。Meng 等[29]研究发现 IL-23/Th17 轴在慢性 HCV 感染病程进展和抗病毒应答中发挥重要作用，IL-23 可以通过调控 Th17 细胞相关功能分子强化基于干扰素的抗病毒应答。Zhao 等[30]研究发现 ficolin（L-ficolin/p35）能够抑制 HCV 入胞，是一种新的有应用价值的抗病毒固有免疫分子，同时发现 ApoE3 能阻断 ficolin-2 的作用，并在慢性 HCV 感染过程中介导免疫逃逸，提示 ApoE3 可能是一个新的抗 HCV 感染的靶点。Li 等[31]研究发现 HCV 非结构蛋白 NS5A 可以通过控制 *ARFGAP1* 基因来维持高水平 *PI4P* 基因表达的环境促进 HCV 复制，ARFGAP1 是促进 HCV RNA 复制的一种新的宿主因子。Liu 等[32]研究发现 MVP 蛋白是一种由病毒诱导的宿主因子，其表达能够上调 I 型干扰素产生，介导细胞抗病毒反应。Sun 等[33]研究发现 HCV 感染自发清除与 *CD24* 基因多态性（Ala57Val）相关，但是这种多态性对抗病毒治疗没有影响。Rao 等[34]在国内证实 *IL-28B* 的基因多态性与中国 HCV 感染人群自发清除有关，女性感染者更容易清除 HCV 且与 *IL-28B* 多态性无关。很多研究表明，慢性丙型肝炎患者中高尔基体蛋白 GP73 在肝组织和外周血清中的表达是上调的，但是 GP73 在 HCV 感染中的功能和调控机制尚无报道，Hu 等[35]的研究提示，GP73 在 HCV 复制生命周期中起着促进病毒颗粒释放的作用，提示 GP73 可能成为抗 HCV 治疗策略的新靶点。Zhang 等[36]研究发现，HCV 感染诱导产生的 miRNA-155 表达能够通过 Wnt 信号通路促进肝细胞增殖和肿瘤发生，为理解 HCV 感染与肿瘤发生提供了实验依据。

五、治疗与预防

丙型肝炎的治疗目标主要是清除 HCV，获得治愈，清除或减轻 HCV 相关肝损伤，阻止进展为肝硬化、失代偿期肝硬化、肝衰竭或肝细胞癌。自 1989 年发现 HCV 至今，丙型肝炎的治疗经历了几个阶段，即标准干扰素（IFN）、IFN 联合利巴韦林（RBV），Peg-IFN 联合 RBV（PR 治疗）、DAA。随着 DAA 在中国的先后上市，丙型肝炎的治疗已由 DAA 逐步取代了原来的 PR 治疗。

1. PR 治疗方案　辛忠等[37]发现 PR 治疗较普通干扰素治疗效果更好，基因 1 型和基线低病毒载量为 PR 治疗的疗效预测因子。王善昌等[38]发现 PR 较普通干扰素治疗丙型肝炎肝硬化患者可获得更高的持续病毒学应答率（SVR），改善肝功能及门静脉高压相关指标。封波等[39]在一项丙型肝炎多中心随机对照临床研究中，对 561 例 GT1/6 型患者比较了聚乙二醇干扰素 α-2b 与聚乙二醇干扰素 α-2a 的疗效，发现两者疗效及安全性无明显差异。Cai 等[40]报道在 GT6a 丙型肝炎患者中使用 PR 治疗 24 周与 48 周相比，SVR 并无差异。

2. PR 治疗方案的 SVR 预测因素分析　谢志伟等[41]对 89 例丙型肝炎患者分析显示，42 例接受 PR 治疗的丙型肝炎代偿期肝硬化患者和 47 例未接受治疗的患者相比，治疗结束后血小板明显增高，单因素分析提示丙型肝炎疾病进展的预测因子包括 SVR、HCV RNA、总胆红素及白蛋白，多元回归分析提示疾病进展的预测因素为 SVR 及总胆红素。汪茂荣等[42]认为 PR 治疗过程中血液利巴韦林浓度可预测丙型肝炎治疗后的复发率及是否获得 SVR。Yang 和 Zheng 等[43-44]提出年龄越大，特别是＞60 岁的丙型肝炎患者，对 PR 治疗的 SVR 越低。Zhang 等[45]研究发现，丙型肝炎患者血液中的滤泡辅助 T 细胞（TFH）频数及表达的相关细胞因子明显高于健康人，循环 TFH 和 CD4$^+$ Th 细胞相关因子可能在 HCV 相关免疫应答中起到重要作用，在 PR 治疗中更容易获得快速病毒学应答（RVR）。Wang 等[46]对 211 例初治 1b 及 2a 型丙型肝炎患者 PR 治疗 24 周，发现 2a 型患者的快速病毒学应答、早期病毒学应答（EVR）和持续病毒学应答高于 1b 型患者，且基线 HCV RNA 水平、肝纤维状态、HLA-A02 表达和快速病毒学应答为持续病毒学应答的独立影响因子。Feng 等[47]对 PR 治疗的丙型肝炎患者分析发现，HCV 核心抗原水平的早期动力学变化可以预测快速病毒学应答及早期病毒学应答。Rao 等[48]对"真实世界"中初治的汉族 IL28BCC 基因丙型肝炎患者的 5 年随访研究提示，24 周的持续病毒学应答为 71.1%，GT1b 患者持续病毒学应答为 62.4%，而肝硬化患者则更低（42.9%）。Xu 等[49]报道在中国汉族人丙型肝炎患者中通过 GWAS 分析 SNP rs4273729 的基因变异与 HCV 清除的自然进程和治疗相关，为重要疗效预测因子。

3. IL28B 基因型对 PR 治疗方案应答的研究　Li 等[50]分析了中国西北地区的 231 例患者应用 PR 方案治疗 24/48 周的疗效，发现 1b 型和 2a 型的持续病毒学应答分别为 52.25%（58/111）和 75.28%（67/89），有统计学差异，PR 方案的持续病毒学应答受 IL-28B 分型的影响，而在肝硬化患者中 PR 治疗的持续病毒学应答显著降低。基因型、IL-28B 分型、FIB-4 及 APRI 为 PR 治疗方案的疗效预测因子。Dong 等[51]发现汉族人中慢性丙型肝炎的疗效与 IL-28B 具有相关性，IL-28B SNP、rs12979860 CC 基因型、年龄＜40 岁及非基因 1 型为 SVR 的独立预测因子，rs12979860 CC 基因型及 rs8099917 TT 基因型为快速病毒学应答的预测因子。Luo、Guo、Wong 等[52-54]多项研究提示 rs12979860 CC 基因型和 rs8099917 TT 基因型为 HCV 基因 1 型 PR 治疗应答的独立预测因子。Ling 等[55]对 337 例初治的 GT1b 患者根据不同的 IL-28 分型对快速病毒学应答，完全早期病毒学应答（cEVR）的基线预测因素进行分析，发现对于 IL-28B CC 型患者葡萄糖水平及 AST 水平与快速病毒学应答呈负相关，血小板水平异常和过敏与 cEVR 呈负相关。IL-28B CT 型患者中年龄＜40 岁及感染时间短与快速病毒学应答正相关，而年龄＜40 岁、感染时间短、高体质量、无过敏史与 cEVR 正相关。

4. 特殊人群的 PR 治疗方案　Xu 等[56]对 257 例丙型肝炎失代偿期肝硬化患者给予 PR 治疗发现，干扰素累计剂量越高，持续病毒学应答越高，同时 GT1 型患者相对 GT2 患者的应答更低。腾志兰等[57]研究提示，丙型肝炎患者合并桥本甲状腺炎与不合并该病的患者相比，在接受干扰素治疗过程中发生甲状腺功能异常的比例显著增高，主要表现为甲状腺功能减退，这类患者需要接受左甲状腺素治疗。柯迎春等[58]认为，HIV/HCV 共感染患者 PR 治疗方案具有良好的疗效及安全性，HCV RNA 基线病毒载量越低越容易获得持续病毒学应答。刘波等[59]发现 HIV/HCV 共感染患者与 HCV 单独感染相比，PR 治疗的持续病毒学应答明显减低（32.9% vs. 71.7%）。Zhu[60]等在一项多中心临床试验中入组了 256 例 1～5 岁的丙型肝炎患儿，发现 93 例儿童患者自发清除了 HCV，162 例基因 1b 或 2a 型患者使用干扰素联合利巴韦林治疗 24 或 48 周，158 例（97.5%）获得了持续病毒学应答。Zhong 等[61]对 154 例 1～6 周岁的 1b 或 2a 型儿童丙型肝炎患者给予 1～5 MUm² 的干扰素每周 3 次联合利巴韦林[15 mg/（kg·d）]治疗 48 周，其中 1b 型患者持续病毒学应答为 93%，2a 型患者持续病毒学应答为 98.6%，发现与 ALT 水平及基因分型相比，在 1～6 岁儿童人群中 IL-28B rs12979860 是更为主要的抗病毒疗效预测因素。

5. DAA 治疗方案 Wei 等[62]的一项多中心临床研究发现 PR 联合西美瑞韦（SMV）治疗基因 1b 型患者持续病毒学应答率 12 周 SVR12，显著高于 PR 治疗（89% vs.76%），提示 PR 联合 SMV 方案疗效更好。Ren 等[63]在基因 1b 型患者采用 PR 或 PR 联合 SMV 方案治疗发现，HCV NS3 抗原水平与 HCV RNA 相关，可作为一个有价值的疗效预测因子。Zeng 等[64]的一项"真实世界"研究，采用索磷布韦（SOF）联合来迪派韦（LDV），同时联合或不联合 RBV 方案治疗 192 例 GT1b 型丙型肝炎患者，其中 63 例肝硬化患者给予 SOF＋LDV 联合 RBV 治疗 12 周，65 例非肝硬化患者给予 SOF＋LDV 联合 RBV 治疗 8 周，64 例非肝硬化患者给予 SOF＋LDV 治疗 8 周，ITT 分析发现 3 组的 SVR12 均达到 96.8% 以上，且安全性良好。Ji 等[65]对 PR 经治的基因 1b 型中国丙型肝炎代偿期肝硬化或非肝硬化患者，采用 SOF 联合达拉他韦（DCV）治疗 12 周，SOF 联合 LDV 治疗 12 周，SVR 高达 100%，显著高于对照组 PR 治疗 72 周。Ji 等[66]对 30 例初治或经治的丙型肝炎失代偿期肝硬化者使用 SOF 为基础的治疗，27 例患者获得了持续病毒学应答且肝功能在治疗后得到了改善，但应注意监测肾功能及贫血的变化。Xue 等[67]对肾移植患者，采用剂量减半的 SOF 联合 DCV 治疗，SVR12 可以达 100%，无严重不良事件发生，但因样本量过小，需要进一步扩大样本开展研究。

6. DAA 耐药相关研究 Li 等[68]检测了 6a 型初治患者的 RAS，发现 95.5% 患者存在 Q80K 变异，而在 NS5A 区 Q30R 的比例为 93.2%，L31M 为 4.6%，H58P 为 6.8%，NS5B 区的 S282T 比例达到 20.7%，A15G/S96T 等其他突变率较低。Zhang 等[69]分析了 117 例未接受过 DAA 治疗的基因 1b 型丙型肝炎患者采用 PR 治疗，发现预存 NS5A 耐药率达 29.91%，是否有 RAS 并不影响 PR 治疗的持续病毒学应答，提示干扰素可能是存在 RAS 丙型肝炎患者的可选治疗方案。Wang 等[70]报道了 160 例初治丙型肝炎患者中的 NS3、NS5A、NS5B 位点的 RAS 比例，SMV 的 S122G 为 56.6%（82/145），DCV 及 LDV 的 Y93H 为 10.1%（14/148），SOF 的 C316N 为 94.2%（129/137），深度测序鉴别出这些位点的变异均采用直接测序检出。Zhou 等[71]对 778 例初治的 HCV/HIV 共感染患者 NS3/4A 进行耐药分析发现，72.8% 的患者有至少 1 个 NS3/4A 的 RAS，其中基因 1 型的比例为 3.6%，而基因 2 型，3 型及 6 型的比例分别为 100%、100% 和 92%。基因 6a 型的 Q80K 比例为 98.4%。Li 等[72]采用巢式 PCR 方法对初治的 74 例基因 1b 型患者的预存耐药进行分析，发现中国基因 1b 型丙型肝炎患者的 RAS 与欧美的特征有差异。

目前关于 DAA 在中国治疗丙型肝炎的研究数据尚不充分，相信随着 DAA 在中国的逐步上市及应用，会有更多的关于 DAA 在中国丙型肝炎人群中的疗效和安全性数据展现。关于丙型肝炎的预防，目前尚无丙型肝炎疫苗。主要的预防措施包括献血员的筛查，预防母婴传播、性接触传播及经皮肤和黏膜传播。

（周惠娟 项晓刚 蔡 伟）

参考文献

［1］ 陈园生，李黎，崔富强，等. 中国丙型肝炎血清流行病学研究. 中华流行病学杂志，2011，32（9）：888–891.

［2］ Rao H, Wei L, Lopez-Talavera JC, et al. Distribution and clinical correlates of viral and host genotypes in Chinese patients with chronic hepatitis C virus infection. J Gastroenterol Hepatol, 2014, 29（3）：545-553.

［3］ Gu L, Tong W, Yuan M, et al. An increased diversity of HCV isolates were characterized among 393 patients with liver disease in China representing six genotypes, 12 subtypes, and two novel genotype 6 variants. J Clin Virol, 2013, 57（4）：311-317.

［4］ Ju W, Yang S, Feng S, et al. Hepatitis C virus genotype and subtype distribution in Chinese chronic hepatitis C patients: nationwide spread of HCV genotypes 3 and 6. J Virol, 2015, 12（1）：109.

［5］ Yuan G, Liu J, Hu C, et al. Genotype distribution and molecular epidemiology of hepatitis C virus in Guangzhou, China: predominance of genotype 1b and increasing incidence of genotype 6a. Cell Physiol Biochem, 2017, 43（2）：775-787.

［6］ 兰丰铃，吕钧，郭彧，等. 中国慢性病前瞻性研究：10个项目地区成年人肺功能指标水平和气流受限现患率的差异分析. 中华流行病学杂志，2015，36（11），1269-1273.

［7］ Wang L, Chen W, Xi W, et al. Utility of enzyme-linked immunosorbent assays to test core antigen in the diagnosis and antiviral therapy management of hepatitis C virus infections. J Med Virol, 2017, 89（7）：1235-1240.

［8］ 陈伟岳，俞勇，杜蓬. 核心抗原酶联免疫检测在丙型肝炎病毒感染诊断中的价值. 中华实验和临床病毒学杂志，2016，30（1）：64-66.

［9］ 纪勇平，周斌，麻海勇，等. 丙型肝炎病毒核心抗原检测技术在安全输血中的应用价值. 中华实验和临床病毒学杂志，2015，29（4）：371-373.

［10］ 毛小红. 联合检测血清HCV RNA载量、HCV cAg和HCV Ab在HCV感染诊断中的临床意义. 中国基层医药，2015，17：2691-2693.

［11］ Zhao N, Liu J, Sun D. Detection of HCV genotypes 1b and 2a by a reverse transcription loop-mediated isothermal amplification assay. J Med Virol, 2017, 89（6）：1048-1054.

［12］ Chen L, Li W, Zhang K, et al. Hepatitis C virus RNA real-time quantitative RT-PCR method based on a new primer design strategy. JMD, 2016, 18（1）：84-91.

［13］ Hu Z, Li Y, Li C, et al. Using ultrasonic transient elastometry（Fibroscan）to predict esophageal varices in patients with viral liver cirrhosis. Ultrasound Med Bio, 2015, 41（6）：1530-1537.

［14］ Wu Z, Matsui O, Kitao A, et al. Hepatitis C related chronic liver cirrhosis: feasibility of texture analysis of MR images for classification of fibrosis stage and necroinflammatory activity grade. PLoS One, 2015, 10（3）：e0118297.

［15］ Li SM, Li GX, Fu DM, et al. Liver fibrosis evaluation by ARFI and APRI in chronic hepatitis C. World J Gastroenterol, 2014, 20（28）：9528-9533.

［16］ 张大鹍，陈敏，刘阳，等. 声辐射力脉冲成像技术定量评价慢性丙型肝炎肝纤维化的临床研究. 中华肝

脏病杂志，2013，21（8）：599-603.

[17] Chen Y, Yu C, Yin X, et al. Hepatitis C virus genotypes and subtypes circulating in mainland China. Emerg Microbes Infect, 2017, 6（11）：e95.

[18] 聂红明，汪蓉，陈建杰，等. 我国难治性丙型肝炎的临床特征分析. 肝脏，2015（8）：609-612.

[19] 孙海泉，肖革新，郭莹，等. 中国2008—2012年丙肝流行规律及空间聚集性分析. 中国公共卫生，2014，30（3）：286-289.

[20] Lu J, Xiang X, Cao Z, t al. Younger trend of cirrhosis incidence in genotype 3 HCV infected patients in Eastern China. J Med Virol, 2017, 89（11）：1973-1980.

[21] 蔡少平，卜昕，张文瑾，等. 老年丙型肝炎的流行病学特点分析. 肝脏，2014（4）：276-277.

[22] Wang X, Yan Y, Gan T, et al. A trivalent HCV vaccine elicits broad and synergistic polyclonal antibody response in mice and rhesus monkey. Gut, 2017.

[23] 邓瑶，管洁，殷霄，等. 基于丙型肝炎病毒结构基因的DNA疫苗初免重组腺病毒疫苗加强免疫小鼠后可诱导交叉保护. 中华微生物学和免疫学杂志，2016，36（3）：219-223.

[24] Guo X, Wang S, Qiu ZG, et al. Efficient replication of blood-borne hepatitis C virus in human fetal liver stem cells. Hepatology, 2017, 66（4）：1045-1057.

[25] Li T, Zhu S, Shuai L, et al. Infection of common marmosets with hepatitis C virus/GB virus-B chimeras. Hepatology, 2014, 59（3）：789-802.

[26] Yan F, Wang Y, Zhang W, et al. Human embryonic stem cell-derived hepatoblasts are an optimal lineage stage for hepatitis C virus infection. Hepatology, 2017, 66（3）：717-735.

[27] Hei L, Zhong J. Laboratory of genetics and physiology 2（LGP2）plays an essential role in hepatitis C virus infection-induced interferon responses. Hepatology, 2017, 65（5）：1478-1491.

[28] Si Y, Liu S, Liu X, et al. A human claudin-1-derived peptide inhibits hepatitis C virus entry. Hepatology, 2012, 56（2）：507-515.

[29] Meng P, Zhao S, Niu X, et al. Involvement of the interleukin-23/interleukin-17 Axis in chronic hepatitis C virus infection and its treatment responses. Int J Mol Sci, 2016, 17（7）：1070.

[30] Zhao Y, Ren Y, Zhang X, et al. Ficolin-2 inhibits hepatitis C virus infection, whereas apolipoprotein E3 mediates viral immune escape. J Immunol, 2014, 193（2）：783-796.

[31] Li H, Yang X, Yang G, et al. Hepatitis C virus NS5A hijacks ARFGAP1 to maintain a phosphatidylinositol 4-phosphate-enriched microenvironment. J Virol, 2014, 88（11）：5956-5966.

[32] Liu S, Hao Q, Peng N, et al. Major vault protein: a virus-induced host factor against viral replication through the induction of type-I interferon. Hepatology, 2012, 56（1）：57-66.

[33] Sun H, Pan Y, Wu R, et al. CD24 Ala57Val polymorphism is associated with spontaneous viral clearance in the HCV-infected Chinese population. Liver Int, 2015, 35（3）：786-794.

[34] Rao HY, Sun DG, Jiang D, et al. IL28B genetic variants and gender are associated with spontaneous clearance of hepatitis C virus infection. J Viral Hepat, 2012, 19（3）：173-181.

[35] Hu L, Yao W, Wang F, et al. GP73 is upregulated by hepatitis C virus（HCV）infection and enhances HCV secretion.

PLoS One, 2014, 9（3）: e90553.

［36］ Zhang Y, Wei W, Cheng N, et al. Hepatitis C virus-induced up-regulation of microRNA-155 promotes hepatocarcinogenesis by activating Wnt signaling. Hepatology, 2012, 56（5）: 1631-1640.

［37］ 辛忠，袁少飞. 不同干扰素联合利巴韦林抗丙型肝炎病毒治疗的疗效比较及疗效影响因素分析. 中国处方药，2015，13（10）: 70-71.

［38］ 王善昌. 聚乙二醇 α-2a 干扰素联合利巴韦林治疗丙型肝炎代偿期肝硬化的临床观察. 中国综合临床，2014，30（10）: 1041-1043.

［39］ 封波，尚佳，武淑环，等. 聚乙二醇干扰素 α-2b（Y 型，40kD），注射液治疗基因子 1/6 型慢性丙型肝炎患者的疗效和安全性. 中华肝脏病杂志，2017，25（3）: 187-194.

［40］ Cai Q, Zhang X, Lin C, et al. 24 versus 48 weeks of peginterferon plus ribavirin in hepatitis C virus genotype 6 chronically infected patients with a rapid virological response: a non-inferiority randomized controlled trial. PLoS One, 2015, 10（10）: e0140853.

［41］ 谢志伟，李剑萍，关玉娟，等. 代偿期丙型肝炎肝硬化患者抗病毒治疗的临床研究. 中华肝脏病杂志，2017，25（11）: 827-833.

［42］ 汪茂荣，张馨，杨志国，等. 聚乙二醇干扰素 α-2a 联合利巴韦林治疗基因 1b 型慢性丙型肝炎利巴韦林血药浓度与疗效的关系. 中华肝脏病杂志，2016，24（3）: 175-180.

［43］ Yang Z, Lu Y, Xu Q, et al. Virologic responses and tolerance of peginterferon alfa plus ribavirin treatment for patients with chronic hepatitis C virus infection in different age categories. Niger J Clin Pract, 2016, 19: 133-139.

［44］ Zheng YY, Fan XH, Wang LF, et al. Efficacy of pegylated interferon-alpha-2a plus ribavirin for patients aged at least 60 years with chronic hepatitis C. Chin Med J（Engl）, 2012, 125（11）: 1852-1856.

［45］ Zhang M, Zhang L, Li H, et al. Circulating T follicular helper cells are associated with rapid virological response in chronic hepatitis C patients undergoing peginterferon therapy. Int Immunopharmacol, 2016, 34: 235-243.

［46］ Wang M, Zhang Y, Li Z, et al. Hepatitis C virus（HCV）genotype 2a has a better virologic response to antiviral therapy than HCV genotype 1b. Int J Clin Exp Med, 2015, 8（5）: 7446-7456.

［47］ Feng B, Yang RF, Xie Q, et al. Hepatitis C virus core antigen, an earlier and stronger predictor on sustained virological response in patients with genotype 1 HCV infection. BMC Gastroenterol, 2014, 14（1）: 47.

［48］ Rao HY, Li H, Chen H, et al. Real-world treatment patterns and clinical outcomes of HCV treatment-naive patients in China: an interim analysis from the CCgenos study. J Gastroenterol Hepatol, 2017, 32（1）: 244-252.

［49］ Xu Y, Huang P, Yue M, et al. A novel polymorphism near HLA class II region is associated with spontaneous clearance of HCV and response to interferon treatment in Chinese patients. J Hum Genet, 2016, 61（4）: 301-305.

［50］ Li Y, Wang J, Wang J, et al. SVR Rates of HCV-infected population under PEG-IFN-alpha/R treatment in Northwest China. Virol J, 2017, 14（1）: 62.

［51］ Dong ZX, Zhou HJ, Xiang XG, et al. IL28B genetic variations are associated with treatment response of patients with chronic hepatitis C in a Chinese Han population. J Dig Dis, 2015, 16（2）: 90-97.

［52］ Luo Y, Jin C, Ling Z, et al. Association study of IL28B: rs12979860 and rs8099917 polymorphisms with SVR in patients infected with chronic HCV genotype 1 to PEG-INF/RBV therapy using systematic meta-analysis. Gene, 2013,

513（2）：292-296.

［53］ Guo X, Zhao Z, Xie J, et al. Prediction of response to pegylated-interferon-alpha and ribavirin therapy in Chinese patients infected with different hepatitis C virus genotype. Virol J, 2012, 9（1）：123.

［54］ Wong GL, Chan HL, Tse CH, et al. Impact of IL28B and PNPLA3 polymorphisms on treatment outcomes in patients infected with genotype 6 hepatitis C virus. J Gastroenterol Hepatol, 2015, 30（6）：1040-1048.

［55］ Ling Q, Chen J, Zhou H, et al. Baseline factors associated with treatment response in patients infected with hepatitis C virus 1b by stratification of IL28B polymorphisms. Arch Virol, 2015, 160（4）：1105-1112.

［56］ Xu Y, Qi W, Wang X, et al. Pegylated interferon alpha-2a plus ribavirin for decompensated hepatitis C virus-related cirrhosis: relationship between efficacy and cumulative dose. Liver Int, 2014, 34（10）：1522-1531.

［57］ 腾志兰，巩维进，张树青，等. 聚乙二醇干扰素 α-2a 联合利巴韦林治疗慢性丙型肝炎治疗合并慢性淋巴细胞性甲状腺炎的临床观察. 中华肝脏病杂志，2013，21（2）：101-104.

［58］ 柯迎春，李凌华，胡凤玉，等. HZV 合并 HCV 感染者普通干扰素治疗失败改用聚乙二醇干扰素治疗的临床观察. 中华肝脏病杂志，2016，24（3）：181-185.

［59］ 刘波，蔡卫平，胡凤玉，等. 聚乙二醇干扰素联合利巴韦林治疗慢性丙型肝炎及合并人类免疫缺陷病毒感染者的疗效. 中华肝脏病杂志，2013，21（11）：829-833.

［60］ Zhu SS, Zeng QL, Dong Y, et al. Interferon-alpha plus ribavirin yields 98% sustained virologic response in children aged 1-5 years with iatrogenic chronic hepatitis C. Hepatol Int, 2015, 9（4）：578-585.

［61］ Zhong YW, Zhang HF, Shi YM, et al. IL28B SNP rs12979860 is the critical predictor for sustained viral response in Chinese children aged 1 to 6 years with chronic hepatitis C. Int J Biol Sci, 2016, 12（11）：1357-1362.

［62］ Wei L, Han T, Yang D, et al. Simeprevir plus peginterferon/ribavirin for HCV genotype 1-infected treatment-naive patients in China and South Korea. J Gastroenterol Hepatol, 2016, 31（5）：912-920.

［63］ Ren S, Jin Y, Huang Y, et al. HCV NS3Ag: a reliable and clinically useful predictor of antiviral outcomes in genotype 1b hepatitis C virus-infected patients. Eur J Clin Microbiol Infect Dis, 2016, 35：1195-1203.

［64］ Zeng QL, Xu GH, Zhang JY, et al. Generic ledipasvir-sofosbuvir for patients with chronic hepatitis C: a real-life observational study. J Hepatol, 2017, 66（6）：1123-1129.

［65］ Ji D, Chen GF, Wang C, et al. Twelve-week ribavirin-free direct-acting antivirals for treatment-experienced Chinese with HCV genotype 1b infection including cirrhotic patients. Hepatol Int, 2016, 10（5）：789-798.

［66］ Ji F, Wang W, Dang S, et al. Outcomes after sofosbuvir-containing regimens for hepatitis C virus in patients with decompensated cirrhosis: a real-world study. Infect Agent Cancer, 2017, 12（1）：48.

［67］ Xue Y, Zhang LX, Wang L, et al. Efficacy and safety of sofosbuvir and daclatasvir in treatment of kidney transplantation recipients with hepatitis C virus infection. World J Gastroenterol, 2017, 23（32）：5969-5976.

［68］ Li Z, Liu Y, Zhang Y, et al. Naturally Occurring resistance-associated variants to hepatitis C virus direct-acting Antiviral agents in treatment-naive HCV genotype 6a-infected patients. Biomed Res Int, 2017, 2017（1）：9849823.

［69］ Zhang Y, Cao Y, Zhang R, et al. Pre-existing HCV variants resistant to DAAs and their sensitivity to PegIFN/RBV in Chinese HCV genotype 1b patients. PLoS One, 2016, 11（11）：e0165658.

［70］ Wang Y, Rao HY, Xie XW, et al. Direct-acting antiviral agents resistance-associated polymorphisms in Chinese treatment-naive patients infected with genotype 1b Hepatitis C virus. Chin Med J（Engl），2015，128（19）：2625-2631.

［71］ Zhou K, Liang Z, Wang C, et al. Natural polymorphisms conferring resistance to HCV protease and polymerase inhibitors in treatment-naive HIV/HCV co-infected patients in China. PLoS One, 2016, 11：e0157438.

［72］ Li Z, Zhang Y, Liu Y, et al. Naturally occurring drug resistance associated variants to hepatitis C virus direct-acting antiviral agents in treatment-naive HCV genotype 1b-infected patients in China. Medicine（Baltimore），2017, 96（19）：e6830.

第六节　丁型病毒性肝炎

丁型病毒性肝炎（以下简称丁型肝炎）是由丁型肝炎病毒（hepatitis D virus，HDV）引起的急性和慢性肝炎症病变，具有传染性。HDV 是有基因缺陷的小 RNA 病毒，其复制和传播必须依赖乙型肝炎病毒（hepatitis B virus，HBV）的存在。我国是乙型病毒性肝炎高发地区，一般人群 HBsAg 携带率为 7.18%，有引起 HDV 感染的基础。与单纯 HBV 感染相比，HDV 合并 HBV 感染者病情更为严重，可快速进展为肝硬化和肝功能失代偿期，甚至显著增加重型肝炎和原发性肝癌的发生风险，预后较差。

一、流行病学

HDV 是有基因缺陷的病毒，其复制和传播必须依赖 HBV 的存在，因此，HDV 感染的分布与 HBsAg 携带者和慢性乙型病毒性肝炎（chronic viral hepatitis type B，CHB）患者的分布相关。HDV 共有 8 个基因型，呈全球分布，其中在我国流行的主要是基因 2 型和 4 型。Shen 等[1]对 2012 年来自全国 5 个地区的 1486 例 HBsAg 阳性患者的血清进行 HDV 感染的检测，共发现 18 例患者血清 HDV-IgM 抗体阳性，HDV 感染率为 1.21%，分地区来看，南部地区 HDV 感染率轻微高于其他地区，达到 2.13%。Liao 等[2]对 2005 年 5 月至 2011 年 10 月广东地区的 6604 例初治慢性 HBV 感染者进行 HDV 感染的流行病学调查，结果发现，总的 HDV 感染率为 6.5%（426/6604），按年份分析，HDV 感染呈现先降低后升高的趋势，即从 2005 年的 6.8% 下降到 2009 年的 2.9%，后又升高到 2011 年的 9.1%。HDV 感染与年龄相关，表现为随年龄增加感染率也快速增长，其中<20 岁的患者感染率最低，为 3.6%；>70 岁的患者感染率最高，达到 14.9%；与<50 岁的患者相比，>50 岁的患者有着更高的感染率（11.7% vs.5.1%）。进一步研究发现，与单纯 HBV 感染相比，HDV/HBV 感染者更易进展为终末期肝病，且 HDV 感染为终末期肝病的独立危险因素。许泼实等[3]对 2011 年来自河南省的 462 例 HBsAg 阳性患者进行 HDV 感染的血清学标志物检测。结果发现，HDV 总感染率为 4.8%（22/462）；HDV 感染呈现出性别差异，男性 HDV 感染率较高，为 5.7%（18/317），女性感染率为 2.7%（4/155）；与单纯 HBV 感染相比，HDV/HBV 感染者的 ALT 异常率更高（68.2% vs. 33.4%）。

与 HBV 类似，HDV 是不经肠道途径传播的，HDV 的传播途径主要有血液传播、母婴垂直传播及性接触传播等，其中静脉药瘾者感染风险高。Chen 等[4] 对 2014 年湖南省郴州市的 1049 例静脉药瘾者的 HBV、HDV 感染情况进行调查，结果发现，HDV 的感染率为 5.62%，显著高于普通人群 0.3% 的感染率，且基因 2 型为主要的流行株。由于 HDV 基因的缺陷，其感染主要有两种模式，即 HDV 与 HBV 的重叠感染以及 HBV、HDV 的共感染。多数情况下，HDV 和 HBV 共感染有自限性，与 HBV 急性感染类似，超过 95% 共感染的成年人可自发清除病毒，但 80% 以上的重叠感染者会进展为暴发性肝衰竭。

二、致病机制

HDV 感染会加重 HBV 感染者的病情，Gu 等[5] 对 507 例 HDV/HBV 感染者的临床特征进行研究分析，以 213 例单纯 HBV 感染者作为对照。结果表明，在 HDV/HBV 感染者中，HBeAg（＋）患者所占比率为 25.4%（129/507），显著低于 HBeAg（－）患者 74.6%（378/507）的比率，表明 HDV 感染可以抑制 HBV 的复制；与单纯 HBV 感染者相比，HDV/HBV 感染患者更易发生消化道出血（8.48% vs. 1.88%）、腹水（26.43% vs. 10.33%）、肝性脑病（17.36% vs. 6.57%），而且 HDV 感染还可显著增加 HDV/HBV 感染者重型肝炎的发生率（18.15% vs. 4.69%）和死亡率（24.06% vs. 7.04%）。目前对 HDV 感染加重 HBV 感染者病情的机制认识有限，可能涉及以下 3 方面：① HDV-RNA 或 HDAg 直接对 HBV 感染的肝细胞产生细胞毒性，肝细胞大量表达 HDV-RNA 或 HDAg 可竞争性抑制细胞的代谢，干扰细胞蛋白质和核酸的合成，对细胞正常生理功能产生严重影响，甚至可直接导致肝细胞凋亡；② HDAg 可诱导肝细胞基因的表达，如诱导 *MHC I* 基因、*Fas* 等的表达，增强肝细胞的细胞毒作用，导致细胞毒 T 淋巴细胞活动增强，而且 HDAg 还可诱导 HBV 某些致病基因的表达，增强 HBV 对肝细胞的致病性，这种活性与肝损伤明显相关，从而在一定程度上增强了 HBV 的毒性；③ HDV 与 HBV 共感染时，HBV 复制可帮助 HDV 的传播和扩散，从而加重肝损伤。

建立简单有效的细胞模型和动物模型是研究 HDV 生物学特点、致病机制以及筛选抗 HDV 药物的主要工具。近年来，由于发现钠离子 - 牛磺胆酸共转运蛋白（sodium - taurocholate cotransporting polypetide，NTCP）为 HDV 和 HBV 的重要受体，将 NTCP 导入普通人类肝癌细胞系（HeG2 和 Huh7）可实现 HDV 在体外细胞系的复制[6-7]。He 等[8] 成功构建了表达 hNTCP 的转基因小鼠模型，利用这种模型可以实现 HDV 的急性感染，结果表明 HDV 感染可诱导 I 型干扰素的表达，随后引起干扰素刺激基因（interferon stimulated gene，ISG）的表达，从而促进 HDV 的清除，且这种病毒的清除作用不依赖于适应性免疫的辅助，美中不足的是，这种模型不能用于 HDV 与 HBV 的重叠感染或共感染研究。

三、临床防治

由于 HDV 不编码任何有活性的酶，其复制完全依赖宿主细胞，因此，到目前为止，仍没有被临床试验证明行之有效的直接抗 HDV 药物。对于急性 HDV 感染，目前没有任何特殊的有效治疗方案，此类患者的治疗主要依赖监测和一般对症支持治疗，如发生急性重型肝炎，可能需要考虑肝移植。对于慢性丁型肝炎，α-干扰素（分为普通干扰素和聚乙二醇干扰素）仍是目前唯一推荐的药物，且建议至少治疗 1 年。研究表明，普通干扰素治疗的持续病毒学应答率（sustained virologic response，SVR）为 14%～50%，聚乙二醇干扰素治疗的 SVR 为 17%～44%。值得注意的是，由于治疗方案、用药剂量、治疗时间等的不同，两种干扰素治疗的 SVR 不具有实质的可比性。由于核苷酸类药物（如拉米夫定、阿德福韦、恩替卡韦等）具有直接抑制 HBV 的作用，因此，也被应用于慢性 HDV 感染的治疗，但临床研究表明，核苷酸类药物治疗 HDV 感染效果不理想，可能因为 HDV 只在进入肝细胞时需要 HBsAg 的辅助，但只要肝细胞核中 HBV 共价闭合环状 DNA 还在表达蛋白质，不管 HBV-DNA 是否存在或滴度多少，HDV 都可以完成复制和传播，因此，核苷酸类药物不能有效减少 HDV 的复制。不过，从理论上分析，核苷酸类药物虽短期内不能有效减少 HDV 复制，但长期应用可降低 HBV 共价闭合环状 DNA 的含量，从而降低 HBsAg 的产生，因此，核苷酸类药物的疗效还需长期和大样本的研究来验证。此外，一般对症支持治疗、中医中药以及免疫调节剂的合理应用也有助于 HDV 的治疗[9-10]。

对于新药研究，目前有三种新的治疗药物（法尼醇蛋白转移酶抑制药、REP 2139Ca 和 Myrcludex B）正在进行 II 期临床试验，法尼醇蛋白转移酶抑制药可以阻止 HDAg 装配成颗粒以及释放，REP 2139Ca 可以抑制 HDV 附着于肝细胞，而 Myrcludex B 则可以特异性阻断 HBV 和 HDV 借助 NTCP 进入肝细胞。此外，RNA 干扰技术也可以用来抑制病毒复制，目前小干扰 RNA 已被研究应用于抑制 HDV 的复制，这也可能是未来探索治疗 HDV 感染的一个方向。

对于 HDV 的预防，目前没有特异性的疫苗，由于 HDV 的感染依赖于 HBV，因此，提高 HBV 疫苗的接种率是预防 HDV 感染最有效的措施。此外，加强血液和血液制品的管理、防止医源性感染、提高卫生宣教的力度以增强普通群众的自我保护意识等措施也是很有必要的。

（彭　亮）

参考文献

［1］ Shen L，Gu Y，Sun L，et al. Development of a hepatitis delta virus antibody assay for study of the prevalence of HDV among individuals infected with hepatitis B virus in China. J Med Virol，2012，84（3）：445-449.

［2］ Liao B，Zhang F，Lin S，et al. Epidemiological，clinical and histological characteristics of HBV/HDV co-infection：a retrospective cross-sectional study in Guangdong，China. Plos One，2014，9（12）：e115888.

［3］ 许泼实，韩双印，孙长义，等. 乙型肝炎病毒感染者血清中丁型肝炎病毒标志物检测分析. 中华实验和临床病毒学杂志，2012，26（4）：307-309.

［4］ Chen F，Zhang J，Guo F，et al. Hepatitis B，C，and D virus infection showing distinct patterns between injection drug users and the general population. J Gastroenterol Hepatol，2017，32（2）：515.

［5］ Gu XH，Chen Z，Dai R Y，et al. Analysis on the clinical features of 507 HDV-infected patients. Cell Biochem Biophys，2014，70（3）：1829.

[6] Yan H, Zhong G, Xu G, et al. Sodium taurocholate cotransporting polypeptide is a functional receptor for human hepatitis B and D virus. Elife, 2012, 1（1）: e00049-e00049.

[7] 李颖, 张五星, 周伟, 等. 丁型肝炎病毒复制包装载体的构建. 中国现代医学杂志, 2017, 27（11）: 31-35.

[8] He W, Ren B, Mao F, et al. Hepatitis D virus infection of mice expressing human sodium taurocholate co-transporting polypeptide. Plos Pathogens, 2015, 11（4）: e1004840.

[9] 何庆君. 分析病毒性肝炎的中医治疗. 中医临床研究, 2014（17）: 114-114.

[10] 王立福, 李筠, 李丰衣, 等. 中医辨证联合西药治疗慢加急性（亚急性）肝衰竭多中心随机对照研究. 中医杂志, 2013, 54（22）: 1922-1925.

第七节　戊型病毒性肝炎

戊型病毒性肝炎（viral hepatitis type E, HE）（以下简称戊型肝炎）是由戊型肝炎病毒（hepatitis E virus, HEV）经粪-口传播、主要影响肝系统的传染病。HEV 具有明显的遗传异质性, 已知可以感染多种动物, 人类可以通过未煮熟的受感染动物, 尤其是家猪、野猪等的肉类、肝及肉制品而发生感染。自 20 世纪 80 年代被发现以来, 全球估计有 1/3 的人口已经感染 HEV, 成为一个重要的公共卫生问题。目前, 发展中国家被认为是戊型肝炎发病的重灾区, 我国于 1982 年起即有戊型肝炎流行或散发的报道。

一、流行病学

戊型肝炎呈世界性流行。据世界卫生组织（WHO）估计, 全球每年发生 2000 万例 HEV 感染, 其中临床型戊型肝炎病例 300 万例以上, HEV 相关死亡 7 万余例。根据流行的病毒基因不同, HEV 感染的流行病学有很大的差异, HEV-1、HEV-2 只感染人类, 而 HEV-3、HEV-4 主要感染哺乳动物, 偶尔可交叉传播给人。我国作为高发地方性流行区, 主要流行的是 HEV-4 型, 少数为 HEV-1 型, 上海周边地区曾发现 HEV-3 型感染。在 2000 年前, 我国常发生戊型肝炎暴发或大的流行, 2000 年以后, 随着我国经济水平的提高和卫生设施的改善, 戊型肝炎的流行得到控制, 但仍有散发病例报道, 时有小型暴发。戊型肝炎全年散发, 但在冬春季可有一个小高峰。患者多为中老年男性。

近年来, 我国报告的戊型肝炎病例呈上升趋势, 刘振球等[1]对 2004—2014 年 31 个省共发生 245 414 例戊型肝炎的数据进行经验模态分解, 发现戊型肝炎发病率总体呈现平缓上升趋势, 全国各省份发病率变化情况不一, 其中南部和西北地区发病率呈上升趋势；老年组增加幅度最大, 尤其是 65～69 岁组和 70～74 岁组。自 2004—2016 年, 我国报告的戊型肝炎病例数增加了 70%, 2016 年全年报告 27 922 例。在某些地区 HEV 感染已经成为急性散发性肝炎的主要病因[2]。我国戊型肝炎发病人群中, 以中老年居多, 男性报告病例明显高于女性, 以农民、离退人员、家务及待业人员发病为主[3-4]。Wang 等[5]对中国 4 家血液中心 9069 名献血者的血样进行检测, 发现丙氨酸转氨酶（ALT）水平升高者其抗 HEV IgG 阳性率显著高于 ALT 正常人。Zhang 等[6]对中国献血者戊型肝炎感染情况进行 Meta 分析，发现我国献血者血清抗 -HEV IgM 和抗 -HEV IgG 阳性率分别为 1.09% 和 30%，与 ALT 正常的献血者相比，ALT 升高者的抗 -HEV IgM 率明显增高，因此，对 ALT 升高的献血者，筛查前有必要检测其 HEV 感染情况，为安全输血提供保障。刘晓鸽等[7] 对深圳地区不同类型慢性肝炎人群 HEV 感染情况进行分析后发现，慢性乙型和丙型病毒性肝炎人群中抗 -HEV IgG 阳性率高于无肝炎人群，戊型肝炎流行率男性高于女性。Zeng 等[8] 对于中国 5 省招募的 -HIV 感染者进行抗 -HEV 检测发现，HEV 血清阳性率为 39.7%，显著高于一般人群的 23.5%，提示 HEV 感染可能是 HIV 感染患者发生肝炎的常见原因之一。韩凌飞等[9] 还发现，男男同性恋人群，特别是近 6 个月有过肛交行为的人群也是 HEV 的高危人群。Cui 等[10] 用 ELISA 法检测烟台市海产品加工厂工作人员的血清，发现与生海鲜直接接触者，HEV 感染的风险较高。Kang 等[11] 对中国农民和兽医进行 HEV 感染的流行病学调查发现，农民和兽医的 HEV 感染率分别为 34.8% 和 26.7%，均明显高于对照组的 20.2%，在兽医中，牲畜兽医的感染率稍高于宠物兽医，但差异无统计学意义。由此可见，上述多种因素是戊型肝炎感染流行的高危因素。

二、诊断方法

急性戊型肝炎潜伏期一般为 15～60 天。临床表现常见发热、厌食、呕吐和黄疸症状。症状与血清 ALT 水平急剧上升相一致。症状可能持续数周到 1 个月或更久。急性戊型肝炎的血生化实验室检测与其他病毒引起的急性肝炎相似。HEV 新发感染的实验室诊断基于血样中检测出抗戊型肝炎病毒抗体（antibody to HEV，anti-HEV）和免疫球蛋白（immunoglobulin）抗 -HEV IgM 检出或抗 -HEV IgG 浓度数倍升高，或者检测出 HEV 核糖核酸（HEV-RNA）。抗 -HEV IgM 出现较早，反映 HEV 新近感染，具有诊断急性戊型肝炎的价值；抗 -HEV IgG 稍晚于抗 -HEV IgM 出现，但持续时间较长，一般可作为 HEV 既往感染的指标，常用于流行病学调查；HEV 核酸和 HEV 抗原检测对免疫抑制人群、慢性 HEV 感染的诊断和供血人员筛查具有重要意义。目前常用的检测方法有胶体金快速法、ELISA 和荧光实时定量聚合酶链反应（RT-PCR）法等。蔡洁新等[12] 随机选择该院健康体检中心 100 份研究标本，应用 RT-PCR 对戊型肝炎检测的阴性率与 ELISA 一致，均为 100%，而阳性检出率则明显高于 ELISA（50% vs. 30%，$P=0.000$），建议对于 ELISA 检测出现可疑的标本，可以使用 RT-PCR 进行确诊。此外，徐鸿绪等[13] 利用套式反转录 PCR（nRT-PCR）方法检测 126 例急性戊型肝炎患者，并与检测抗 -HEV IgM 的方法进行比较。结果提示，两种方法的检测结果具有良好的一致性，但 nRT-PCR 更具较高的特异性和敏感性，可以提高对 HEV 早期诊断的水平，具有一定的临床应用价值。

三、临床研究

HEV 感染可出现广泛的临床表现，从无症状感染到急性黄疸型肝炎，乃至急性重型肝炎。此外，戊型肝炎也可有严重的肝外表现，如神经系统症状、肾损伤、胰腺炎、血小板减少、再生障碍性贫血等。临床不同表现可能与 HEV 基因型相关，HEV1 感染常与急性重型肝炎、孕妇死亡及既往存在慢性肝病的人群相关，HEV-3 引起的戊型肝炎多与免疫功能缺陷人群相关，且病情严重。健康人群中不会发生戊型肝炎慢性感染，而免疫功能障碍患者，包括器官移植、造血干细胞移植、接受化疗、HIV感染和接受类固醇治疗的患者中，已经有慢性 HEV 感染导致肝硬化和终末期肝病快速进展的报道。Zhang 等[14]回顾性研究发现，512 例急性 HEV 散发感染中大多数为老年人，其中 42.0% 的患者出现肝衰竭或失代偿，8.2% 的患者在 3 个月内死亡。在所有患者中，近 60% 存在潜在的慢性肝病，20% 为肝硬化。而肿瘤、糖尿病、慢性呼吸系统疾病和肾病为不良临床结局的独立预测因子。张勋等[15]对安徽医科大学第一附属医院 156 例散发的急性戊型肝炎（AHE）患者进行临床特征分析后发现，单纯 AHE 以黄疸型肝炎多见，AHE 合并慢性肝病较单纯 AHE 组病情重，其中以 AHE 合并酒精性肝病患者居多，而 AHE 重叠慢性乙型肝炎及乙型肝炎肝硬化患者住院时间延长，易发生多种并发症，重型肝炎发生率增加，影响病情恢复；老年 AHE 患者容易合并淤胆，发生重型肝炎的概率高，恢复时间长。Wang 等[16]对江苏解放军医院 2014 年 1 月至 2016 年 8 月共 291 例急性肝衰竭患者分析发现，其中有 19 名男性患者 HEV IgM 阳性，10 名具有潜在慢性肝病的证据。所有的分离株都属于 HEV-4型。而具有慢性肝病基础的患者具有更高的病亡率。Huang 等[17]对昆明 2015 年戊型肝炎暴发流行时的 274 名孕妇进行血清 ELISA 及 RT-PCR 检测，发现妊娠晚期的孕妇更容易感染 HEV，并引起更严重的肝病变，这可能是妊娠晚期戊型肝炎患者死亡率极高的原因之一。

四、基础研究

HEV 是一种无包膜、正链、单股 RNA 病毒。基因组包含三部分重叠的开放阅读框（ORF）。ORF1 编码 1693 个氨基酸的非结构蛋白。ORF2 编码 660 个氨基酸的主要病毒外壳蛋白，是戊型肝炎产生中和抗体的目标。ORF3 是一个 114 个氨基酸的小蛋白。关于 HEV 的生命周期已知的不多，很大程度上是因为没有有效的体外培养方法或小动物感染模型。近期，有多个研究小组利用 X 线晶体学和低温电镜三维结构重建计数解析了 HEV 衣壳蛋白及其免疫复合物的三维结构，揭示了衣壳蛋白的组装机制，中和表位区域以及特异性和交叉性等的结构基础。Gu 等[18]利用 X 线晶体衍射技术解析了 HEV 交叉中和抗体 8G12 所识别的表位结构，获得了分辨率为 2.3A 的 E2s（Ⅳ）-8G12Fab 复合物晶体结构和分辨率为 4A 的 E2s（Ⅰ）-8G12Fab 复合物晶体结构，利用血清阻断与细胞吸附试验证实，中和抗体 8G12 识别的表位是优势中和表位，且该表位在 p239 颗粒吸附进入细胞的过程中起到关键作用，为研制不受病毒型别限制的普适性疫苗提供了坚实的理论依据。此外，Li 等[19]的研究发现，ORF3 的表达水平与脂肪酸合成酶、金属蛋白酶组织抑制因子 -2 和 Th1/Th2 细胞平衡呈正相关，与血管紧张素转换酶抑制因子 -2 和 $CD4^+/CD8^+$ T 细胞水平呈负相关，由此推断 ORF3 的表达水平与病情严重程度和预后直接相关，提示 ORF3 蛋白可作为一个敏感而特异的诊断指标。Zhou 等[20]研究发现，各种人神经细胞系（胚胎干细胞衍生的神经谱系细胞）诱导的多能干细胞衍生人神经元和原代小鼠神经元对 HEV 感染高度敏感。α- 干扰素或利巴韦林等抗病毒药物对神经细胞中的 HEV 感染具有有效的抗病毒活性。更重要的是，在外周接种 HEV 颗粒的小鼠和猴子中，能在脑组织中检测到病毒 RNA 和蛋白质，提示与 HEV 相关的神经系统疾病患者可能可以将病毒转移到脑脊液中，对其神经系统进行直接感染。因此，HEV 在体外是嗜神经性的。Shi 等[21]用猪 HEV-4 接种蒙古沙鼠后研究 HEV-4 神经损伤的机制，结果表明，HEV 能够损伤血－脑脊液屏障，并能在大脑和脊髓中复制，亦证实了 HEV 在神经病变发病机制中的起始作用。这些发现说明 HEV 不仅是嗜肝病毒，还提示在特发性神经疾病的鉴别诊断中应考虑 HEV 感染。粪便中的 HEV 是无包膜病毒颗粒的形式，但其以膜相关的准包膜形式（eHEV）存在于血液循环中，由于 eHEV 病毒表面缺乏病毒蛋白，Yin 等[22]对 eHEV 进入机制的研究发现，eHEV 对细胞的附着效率显著低于未包裹的 HEV 病毒颗粒，需要更长的时间才能达到最大感染性。而网格蛋白介导的胞吞作用，作为 eHEV 进入的主要途径，并且其进入还需要 Rab5 和 Rab7，如果中断内体酸化，可以消除其传染性，这为开发戊型肝炎治疗提示了新的思路。

迄今为止，还没有 FDA 批准的特异性抗 HEV 药物，但 Nan 等[23]的研究发现，一种针对 HEV 基因组系列设计的反义肽结合吗啉寡聚物（peptide-conjugated morpholino oligomer，PPMO）可以作为潜在的 HEV 特异性抗病毒化合物，特异性抑制 HEV RNA 和衣壳蛋白水平的表达。Wang 等[24]研究发现，HEV 感染可以在体外和患者体内引起有 IRF3/7 和 JAK-STAT 级联介导的活性 IFN 相关的抗病毒应答，为天然免疫作为对 HEV 感染的一线防御机制提出了新的见解，为探索 HEV 感染的发病机制和预后提供了依据。干扰素（IFN）是通过诱导数百个 *ISG*（干扰素刺激基因）的转录而发挥广泛抗病毒作用的细胞因子。Xu 等[25]运用细胞模型，通过单个 *ISG* 的过表达来研究人类 *ISG* 对 HEV 复制的影响及其抗 HEV ISG 的作用机制。该研究揭示了 *RIG-I*（视黄酸诱导基因 I ）在 HEV 感染中可发挥不依赖干扰素的固有免疫作用来抑制 HEV 的复制，为 RNA 病毒感染性疾病治疗的新靶点寻找提供了思路。目前，HEV 感染机制的研究，受限其有限的动物模型，Wang 等[26]的研究发现，兔 HEV 可以感染非人灵长类动物和人类，用兔 HEV 和 HEV-4 感染的实验兔可以呈现类似急性和慢性戊型肝炎的迹象及在人类体内观察到的病毒肝外复制，表明实验兔可以作为 HEV 研究的替代动物模型，为后续的研究提供了帮助。Xia 等[27]也发现，兔 HEV 实验感染后还可导致兔不孕、孕兔流产和死亡等不良结局，与以往报道的孕妇感染 HEV 后病情较重及病死率较高等不良结局类似。

五、治疗与预防

WHO 尚无戊型肝炎治疗指南。急性戊型肝炎多为自限性，可用支持疗法，不需要特殊治疗。慢性戊型肝炎则需要进一步抗病毒治疗。

1. 急性戊型肝炎治疗　急性戊型肝炎为自限性疾病，预后良好，以支持和对症治疗为主，一般无须抗病毒治疗。总病死率为 0.7%[28]。

国外多次报道利巴韦林治疗急性戊型肝炎，可取得良好的病毒清除。曾珺等[29]用利巴韦林治疗 62 例急性戊型肝炎，将患者随机为治疗组（32 例）及对照组（30 例），两组均使用腺苷蛋氨酸及异甘草酸镁护肝治疗，治疗组加用利巴韦林 0.5 g，每天静脉滴注 1 次治疗。治疗 10 天后，治疗组患者 TBIL 及 ALT 明显下降，差异具有统计学意义（$P=0.008$、$P=0.012$）。治疗组住院天数明显缩短[（21.44±4.94）天 *vs.*（24.67±4.09）天]，差异具有统计学意义（$P=0.007$）。故认为利巴韦林抗病毒治疗可以促进急性戊型肝炎的恢复，其抗病毒机制尚待体外模型的进一步研究。

2. 慢性戊型肝炎治疗　国外有报道免疫力低下的人群感染 HEV 后易慢性化，尤其在实体器官移植中的发生率最高，高达 60%。2013 年 Geng 等[30]报道了 1 例急性淋巴细胞白血病儿童持续肝功能异常、HEV 血清标志物阳性 20 余个月，且基因型为 4 型，这是我国首次报道慢性戊型肝炎病例，也是世界首例 HEV-4 型引发的慢性戊型肝炎。国际上把利巴韦林作为治疗慢性戊型肝炎抗病毒治疗首选药物，聚乙二醇干扰素－α 亦可清除 HEV，然而国内有关慢性戊型肝炎的抗病毒治疗研究尚未见报道。

3. 预防　HEV 主要通过粪－口途径传播，如经水传播、经食物交叉污染传播及经感染 HEV-3 或 HEV-4 动物传播。另外还有输血、垂直传播和医院内传播 3 种途径。因此，此病的主要预防策略是以切断传播途径为主的综合性预防措施。

虽然不同地区分离的病毒株不同，但都属于同一血清型，故应用疫苗进行主动免疫是可行的。2012 年 10 月，我国在全球率先批准上市 HEV 疫苗益可宁®（Hecolin）[31]，该疫苗是由基因工程大肠埃希菌中表达的 HEV 结构蛋白，经纯化、颗粒组装并加铝佐剂混合后制成。厦门大学的 Zhu 等[32]对该疫苗的长期有效性进行了探究。在初始疗效的研究中，纳入 16～65 岁的健康成年人，将其随机分为疫苗组（56 302 例，接受益可宁注射）和对照组（56 302 例，接受乙型病毒性肝炎疫苗注射）。分别在第 0、1、6 个月对两组人员接种疫苗，其中两组均有 86%（48 693 例）参与者完成了 3 针接种；全程接种后 12 个月时，对照组发现 15 例戊型肝炎，而疫苗组无戊型肝炎病例，这个结果证明了该疫苗有很强的免疫原性。随访了 4.5 年，追踪疗程评估以及对免疫原性和安全性观察。结果显示，在 4.5 年的观察期间，共发现了 60 例戊型肝炎病例，其中 7 例来自疫苗组，53 例来自对照组，意向性治疗分析疫苗的有效性达到了 86.8%。对基线时血清阴性、接受疫苗接种者的免疫原性评估结果显示，疫苗组 87% 接受 3 次注射的接种者在 4.5 年后体内仍然保留 HEV 抗体，而对照组只有 9%。两组间不良事件类似，无统计学差异。说明该疫苗为防疫 HEV 可提供至少 4.5 年的保护[33]。但对儿童、孕妇及慢性肝病患者、免疫力低下者的安全性和效果尚不清楚。目前 WHO 尚未推荐该疫苗进入常规免疫规划，但建议用于控制戊型肝炎暴发和减少高危人群发病率[31]。由于戊型肝炎是人畜共患病，Liu 等[34]还对目前的 HEV239 疫苗是否可以用来控制动物来源的 HEV 感染进行了研究，发现 HEV239 疫苗对兔也具有高度的免疫原性，可以完全保护兔免受同源和异源 HEV 感染，为发展中国家和工业化国家预防食源性散发性 HEV 感染提供了一些线索。为了降低成本，Zhang 等[35]评估了 3 种不同剂量疫苗接种方案，发现用两种 10 μg 剂量的疫苗免疫家兔，优于两种 20 μg 剂量或单一 30 μg 剂量的疫苗接种，可保护家兔抵抗同源和异源 HEV 感染。为实现大规模的动物疫苗接种，预防兔 HEV 感染和人畜共患传播提供了启示。

（吴　彪）

参考文献

［1］　刘振球，左佳鹭，严琼，等. 我国 2004—2014 年戊型肝炎流行的时空特征及趋势分析. 中华流行病学杂志，2017，38（10）：1380-1385.

［2］　庄辉. 加强戊型肝炎防控. 中国病毒病杂志，2017（3）：167-169.

［3］　郭永豪，吕宛玉，张璐，等. 河南省 2005—2016 年戊型病毒性肝炎报告病例流行特征分析. 中国病毒病

杂志，2017（6）：449-452.

［4］ 马涛，谭兆营，祖荣强，等. 2005—2014 年江苏省戊型病毒性肝炎流行病学特征分析. 现代预防医学，2016，43（13）：2310-2314.

［5］ Wang M, He M, Wu B, et al. The association of elevated alanine aminotransferase levels with hepatitis E virus infections among blood donors in China. Transfusion, 2017, 57（2）：273-279.

［6］ Zhang L, Jiao S, Yang Z, et al. Prevalence of hepatitis E virus infection among blood donors in mainland China: a meta-analysis. Transfusion, 2017, 57（2）：248-257.

［7］ 刘晓鸽，刘爱胜，文艳. 不同类型慢性肝炎人群戊型病毒性肝炎 IgG 抗体流行状况. 临床输血与检验，2016，18（6）：590-592.

［8］ Zeng H, Wang L, Liu P, et al. Seroprevalence of hepatitis E virus in HIV-infected patients in China.. Aids, 2017, 31（14）：2019-2021.

［9］ 韩凌飞，文育锋，程险峰，等. 男男同性性行为者 HEV 感染危险因素研究. 中华疾病控制杂志，2012，16（7）：586-589.

［10］ Cui W, Sun Y, Xu A, et al. Hepatitis E seroprevalence and related risk factors among seafood processing workers: a cross-sectional survey in Shandong province, China.Int J Infect Dis, 2016, 49：62-66.

［11］ Kang Y H, Cong W, Zhang X Y, et al. Hepatitis E virus seroprevalence among farmers, veterinarians and control subjects in Jilin province, Shandong province and Inner Mongolia Autonomous Region, China. J Med Virol, 2017, 89（5）：872-877.

［12］ 蔡洁新，杨立杰，赵振杰. 荧光 RT-PCR 检测与 ELISA 检测在戊肝临床诊断效果的比较分析. 标记免疫分析与临床，2016，23（9）：1080-1082.

［13］ 徐鸿绪，刘敏，沈振宇，等. 套式逆转录 PCR 检测戊型肝炎病毒 RNA 的临床应用. 中华医院感染学杂志，2012，22（18）：3951-3953.

［14］ Zhang S, Chen C, Peng J, et al. Investigation of underlying comorbidities as risk factors for symptomatic human hepatitis E virus infection. Aliment Pharmacol Ther, 2017, 45（5）：701-713.

［15］ 张勋，孙秋林，李家斌. 散发性戊型肝炎 156 例临床分析. 实用肝脏病杂志，2017，20（6）：705-708.

［16］ Wang L, Geng J. Acute hepatitis E virus infection in patients with acute liver failure in China: not quite an uncommon cause. Hepatology, 2016, 65（5）：1769-1770.

［17］ Huang F, Wang J, Yang C, et al. Chinese pregnant women in their third trimester are more susceptible to HEV infection. Braz J Infect Dis, 2015, 19（6）：672-674.

［18］ Gu Y, Tang X, Zhang X, et al. Structural basis for the neutralization of hepatitis E virus by a cross-genotype antibody. Cell Research, 2015, 25（5）：604-620.

［19］ Li L, Liu M, Geng C, et al. ORF3 as a sensitive and specific diagnostic index for hepatitis E. Exp Ther Med, 2017, 13（6）：2767-2770.

［20］ Zhou X, Huang F, Xu L, et al. Hepatitis E virus infects neurons and brains. J Infect Dis, 2017, 215（8）：1197-1206.

［21］ Shi R, Soomro MH, She R, et al. Evidence of Hepatitis E virus breaking through the blood-brain barrier and replicating in the central nervous system. J Viral Hepat, 2016, 23（11）：930-939.

［22］ Yin X, Ambardekar C, Lu Y, et al. Distinct entry mechanisms for nonenveloped and quasi-enveloped hepatitis E viruses. Journal Viral, 2016, 90（8）: 4232-4242.

［23］ Nan Y, Ma Z, Kannan H, et al. Inhibition of hepatitis E virus replication by peptide-conjugated morpholino oligomers. Antiviral Res, 2015, 120: 134-139.

［24］ Wang W, Wang Y, Qu C, et al. The RNA genome of hepatitis E virus robustly triggers antiviral interferon response. Hepatology, 2017.DOI: 10.1002.

［25］ Xu L, Wang W, Li Y, et al. RIG-I Is a key antiviral interferon-stimulated gene against hepatitis E virus regardless of interferon production.Hepatology, 2017, 65（6）: 1823-1839.

［26］ Wang L, Liu L, Wang L. An overview: Rabbit hepatitis E virus（HEV）and rabbit providing an animal model for HEV study. Rev Med Viro, 2017: e1961.

［27］ Xia J, Liu L, Wang L, et al. Experimental infection of pregnant rabbits with hepatitis E virus demonstrating high mortality and vertical transmission. J Viral Hepat, 2015, 22（10）: 850-857.

［28］ Liu R, Liu M, Geng C, et al. Epidemiological characteristics and clinical features of sporadic viral hepatitis E（HEV）. Pak J Pharm Sci, 2016, 29（6 Spec）: 2251-2254.

［29］ 曾珺，郑丹，王萍，等. 利巴韦林治疗急性戊型肝炎临床观察. 临床消化病杂志，2013，（2）: 110-112.

［30］ Geng Y, Zhang H, Huang W, et al. Persistent hepatitis E virus genotype 4 infection in a child with acute lymphoblastic leukemia. Hepat Mon, 2014, 14（1）: e15618.

［31］ Wu X, Chen P, Lin H, et al. Hepatitis E virus: current epidemiology and vaccine. Hum Vaccin Immunother, 2016, 12（10）: 2603-2610.

［32］ Zhu FC, Zhang J, Zhang XF, et al. Efficacy and safety of a recombinant hepatitis E vaccine in healthy adults: a large-scale, randomised, double-blind placebo-controlled, phase 3 trial. Lancet, 2010, 376（9744）: 895-902.

［33］ Zhang J, Zhang XF, Huang SJ, et al. Long-term efficacy of a hepatitis E vaccine. N Engl J Med, 2015, 372（10）: 914-922.

［34］ Liu P, Du R, Wang L, et al. Management of hepatitis E virus（HEV）zoonotic transmission: protection of rabbits against HEV challenge following immunization with HEV 239 vaccine. Plos One, 2014, 9（1）: e87600.

［35］ Zhang Y, Zeng H, Liu P, et al. Hepatitis E vaccine immunization for rabbits to prevent animal HEV infection and zoonotic transmission. Vaccine, 2015, 33（38）: 4922-4928.

第八节　狂犬病

狂犬病主要是由狂犬病病毒（RABV）引起的一种古老的神经系统疾病，一旦临床症状发作就必然致命。狂犬病病毒主要通过感染病毒的犬咬伤传播。病毒经暴露部位进入周边组织后，扩散到中枢神经系统，引起神经元功能障碍，这可能是狂犬病致死的主要原因。全世界约99%的狂犬病病例发生在亚洲和非洲的发展中国家。

一、病毒学

RABV 为弹状病毒科（*Rhabdoviridae*）狂犬病毒属（*lyssavirus*）中的血清／基因 1 型病毒，而 2～6 型为"狂犬病相关病毒"，目前仅在非洲和欧洲发现。狂犬病病毒基因组为 12 kb 的单链负链 RNA，分别编码 5 种结构蛋白核蛋白（N）、磷蛋白（P）、基质蛋白（M）、糖蛋白（g）和 RNA 依赖的 RNA 聚合酶。涂忠忠等[1] 的研究通过蛋白质组技术，鉴定了 RABV 颗粒上的蛋白质组成，发现许多宿主蛋白是在病毒成熟释放时掺入到病毒颗粒中。除了检测到上述 5 个结构蛋白以外，涂忠忠等还检测到了 50 个宿主编码的蛋白质。按功能可将其分成 10 类：胞内转运蛋白（14%）、分子伴侣（12%）、细胞骨架蛋白（24%）、信号转导蛋白（8%）、转录调节蛋白（12%）、钙离子结合蛋白（6%）、酶结合蛋白（6%）、代谢作用蛋白（2%）、泛素化蛋白（2%），以及其他功能的蛋白（14%）。RABV G 蛋白是唯一的病毒蛋白，也是唯一能诱导机体产生中和抗体的保护性抗原。在 RV 糖蛋白胞外区的 8 个抗原表位上涵盖了糖蛋白约 98% 的免疫原性。其中抗原位点 Ⅰ、Ⅲ、Ⅵ和 a 已确定。丁继超等[2] 调查了云南省部分地区狂犬病患者和疫点犬群携带 RABV 状况，并对 RABV 膜基质蛋白（matrix protein，M）基因序列进行了分析。研究表明，云南的 16 株 RABV 均属基因 Ⅰ 型可分为进化 Ⅰ 和 Ⅱ 群，分别与泰国等东南亚国家和相邻省份流行株具有较近的亲缘关系。在狂犬病疫点中有部分貌似健康犬携带 RABV 具有传染源意义；云南狂犬病病毒株 *M* 基因与我国人用狂犬病疫苗 CTN 株的同源性和亲缘关系较近，但与 aG 株同源性存在。

二、流行病学

中国疾病预防控制中心的数据显示，在北京，1994—2004 年没有人狂犬病病例被报道。然而，随着 2005 年出现 1 例狂犬病引起的死亡病例报告以来，2006 年达到高峰（13 人），2012 年、2015 年、2016 年各报告 2 例死亡病例。2013 年 Tao 等[3] 分析了一个覆盖中国 23 个省，8 个品系，包含 320 个糖蛋白序列的数据集。结果显示，狂犬病毒株中国 Ⅰ 株的第三次流行正在逐渐形成。未登记的犬，尤其是流浪犬，成为狂犬病宿主。Zhang 等[4] 收集了 2015 年 1 月到 2016 年 12 月，北京市疑似感染的 224 只流浪犬的脑组织，其中确诊狂犬病病例达 67 例。刘淑清等[5] 分析了 2015 年中国狂犬病病例流行病学特征与趋势。结果发现，虽然 2015 年间全国报告病例数下降，但多年未报告病例省份疫情有上升趋势。疫情主要分布在南方地区，广西、河南、湖南、贵州和云南疫情较重，发病者以农民和中老年人为主。2016 年 Liu 等[6] 报道，在中国大部分地区，野生动物中狂犬病仍然流行。在西北地区，至少有 3 种不同的 RABV 株持续存在，并在流浪犬和野生狐狸中的传播，对当地牧民造成重大经济损失，并造成人感染病例。2017 年李培德等[7] 报道在温州地区犬 RABV IgG 抗体阳性率高达 46.44%。中国的狂犬病专家希望在 2020 年将中国的人狂犬病消灭[8]。然而，目前狂犬病控制仍面临挑战。中国的农民往往没有对狂犬病的防范意识，而且由于高医疗成本或距离卫生诊所远的原因，他们很少寻求暴露后预防。在中国的一些地区，犬肉可以作为礼物或出售，成为潜在的感染源[9]。Tao 等[10] 认为犬扑杀工作作为控制前两次狂犬病流行的主要方法，有助于将显性菌株减少。Zhang 等[11]提出了需要增加投资和实施"认识、管理、免疫和消除"措施的公共预防方案。具体为：在农村管理流浪犬的数量；增加接种易感的人和犬；强化狂犬病公共意识；改善低收入居民的暴露后预防；加强规范和管理犬的贸易；按照法律法规严格控制犬的运输是控制狂犬病的关键因素。

三、疫苗研制进展

1885 年，路易·巴斯德开发了世界上第一个狂犬病疫苗，但存在明显的安全问题。其后的 Semple 狂犬病疫苗虽然通过简单添加苯酚来部分或完全灭活巴斯德疫苗中的活病毒，然而由于疫苗来源于神经组织、髓鞘成分和其他受感染脑中存在潜在的致敏物质，容易导致严重的不良反应，限制了这些疫苗的应用。现代细胞培养技术的最新进展使狂犬病疫苗的生产成为可能。Vero 细胞能明显降低狂犬病疫苗生产成本，使大多数发展中国家都能负担得起狂犬病疫苗费用。为了实现降低疫苗生产成本，降低疫苗带来的安全问题。近年来，国内研究人员从多方面对疫苗的生产进行了研究。赵淑洁等[12]发现 WHO 引进的 Vero 细胞对 RV a GV 株有较强的易感性，可应用于狂犬病疫苗的规模化生产。Xu 等[13]利用强大的单—病毒跟踪技术动态地可视化观察 RABV 活疫苗 strain-SRV9 在感染活 Vero 细胞的过程。结果发现，肌动蛋白富集的丝状伪足有利于病毒进入细胞体。RABV 进入 Vero 细胞，依赖经典的动力依赖网格蛋白介导完整的肌动蛋白参与内噬作用。内在的 RABV 颗粒细胞运动很大程度上依赖于微管。此研究对了解 RABV 的感染机制有一定意义，也为开发新的有效抗病毒靶点提供了深刻的见解。Ma 等[14]已经从一个 3 个月大的胎儿肺组织中开发出一种新的人二倍体细胞株（HDCS）——人胚肺二倍体细胞株（walvax-2），该细胞株对 RABV 具有易感性，具有满足疫苗的大规模生产的潜力。

四、暴露后处理

关于狂犬病暴露后预防（PEP）问题，首先是适当、及时的伤口处理，这对于阻止狂犬病的发生至关重要。Liu 等[15]调查了在中国武汉地区动物咬伤患者的伤口处理不当、PEP 延迟的发生率以及影响因素。研究者调查了 2016 年 3—5 月动物咬伤患者 1015 例（564 例女性和 451 例男性）。研究在多级抽样技术的基础上，采用一对一面谈调查的方法进行了相应流行病学调查。调查内容包括伤口是否得到妥善处理，动物咬伤后至到达诊所用时间。研究者根据调查内容采用逐步多元 Logistic 回归分析确定了伤口处理不当和延迟 PEP 的影响因素。结果发现，1015 例患者对调查表进行了答复，反应率为 93.98%。其中 81.2% 的动物咬伤患者在可疑暴露于狂犬病后，伤口的处理是不当的，35.3% 的动物咬伤患者的 PEP 是延迟的。其中男性（$OR=1.871$，95% CI 1.318±2.656）、未接受大学教育者（$OR=1.698$，95% CI 1.203±2.396）、喜欢和动物玩耍者（$OR=1.554$，95% CI 1.089±2.216）以及不知道狂犬病是一种致死性疾病者（$OR=1.577$，95% CI 1.096±2.270）的人群在动物咬伤后的伤口处理不当的概率更高；年龄在 15～44 岁（$OR=2.324$，95% CI 1.457±3.707），被家养动物咬伤或抓伤（$OR=1.696$，95% CI 1.103±2.608），以及了解狂犬病具有潜伏期（$OR=1.844$，95% CI 1.279±2.659）

的患者更加倾向于推迟 PEP 的起始时间。根据研究结果，研究者认为，不当的伤口处理和延迟 PEP 在动物咬伤的受害者中是很常见的。其中相关知识缺乏和预防意识淡薄可能是不恰当伤口处理以及延迟 PEP 的主要原因。应该加强针对男性、受教育程度较低和 15～44 岁人群关于狂犬病知识的教育，从而进一步降低狂犬病的发病率。对于暴露后疫苗接种的问题，Wang 等[16] 报道采用国产狂犬病疫苗，发现 Zagreb（2-1-1）方案和 Essen（1-1-1-1-1）方案对中国成人和 50 岁以上人群的疗效和安全性相似，≥65 岁患者对这两种方案引起的免疫反应均降低。Li 等[17] 开展了一项ⅢB、开放标签的随机临床研究，该研究评价了纯化鸡胚细胞狂犬病疫苗对中国健康儿童和青少年（6～17 岁）和老年人（≥51 岁）的非劣效性和的安全性问题。研究采用两种肌内注射方案模拟暴露后预防（PEP）：4- 剂量 Zagreb 或 5- 剂量 Essen。结果显示，接种鸡胚细胞狂犬病疫苗后，Zagreb 方案诱导的免疫反应与 Essen 方案相当，并且两种方案对中国的儿童、青少年和 51 岁以上成年人的安全性和耐受性方面类似。

（叶　峰）

参考文献

［1］　涂忠忠，龚文杰，张岩，等. 狂犬病病毒颗粒的蛋白质组学分析. 病毒学报，2015，31（3）：209-216

［2］　丁继超，章域震，李浩，等. 云南省狂犬病病人和犬类感染狂犬病病毒及 M 基因序列分析. 中国人兽共患病学报，2016，32（6）：518-524.

［3］　Tao XY, Tang Q, Rayner S, et al. Molecular phylodynamic analysis indicates lineage displacement occurred in Chinese rabies epidemics between 1949 to 2010. PLOS Negl Trop Dis, 2013, 7：e2294.

［4］　Zhang JY, Zhang B, Zhang SF, et al. Dog-transmitted rabies in Beijing, China. Biomed Environ Sci, 2017, 30（7）：526-529.

［5］　刘淑清，陶晓燕，于鹏程，等. 中国 2015 年狂犬病流行特征分析. 中华实验和临床病毒学杂志，2016，（6）：537-540.

［6］　Liu Y, Zhang HP, Zhang SF, et al. Rabies outbreaks and vaccination in domestic camels and cattle in northwest China. PLOS Negl Trop Dis, 2016, 10：e0004890.

［7］　李培德，白宇，金俊杰，等. 温州市犬狂犬病免疫情况调查. 畜牧与饲料科学，2017，38（07）：108-110.

［8］　周航，李昱，陈瑞丰，等. 狂犬病预防控制技术指南（2016 版）. 中华流行病学杂志，2016，37（2）：139-163.

［9］　Yin W, Dong J, Tu C, et al. Challenges and needs for China to eliminate rabies. Infect Dis Poverty, 2013, 2（1）：23.

［10］　Tao XY, Tang Q, Rayner S, et al. Molecular phylodynamic analysis indicates lineage displacement occurred in Chinese rabies epidemics between 1949 to 2010. PLOS Negl Trop Dis, 2013, 7（7）：e2294.

［11］　Zhang HL, Zhang YZ, Yang WH, et al. Molecular epidemiology of reemergent rabies in Yunnan province, southwestern China. Emerg Infect Dis, 2014, 20（9）：1433-1442.

［12］　赵淑洁，陈立新，刘岩松，等. Vero 细胞对狂犬病病毒 aGV 株的易感性. 中国生物制品学杂志，2015，

（12）：1261-1264.

［13］ Xu H, Hao X, Wang S, et al. Real-time imaging of rabies virus entry into living vero cells. Sci Rep, 2015, 5：11753.

［14］ Ma B, He LF, Zhang YL, et al. Characteristics and viral propagation properties of a new human diploid cell line, Walvax-2, and its suitability as a candidate cell substrate for vaccine production. Hum Vaccin Immunother, 2015, 11（4）：998-1009.

［15］ Liu Q, Wang X, Liu B, et al. Improper wound treatment and delay of rabies post-exposure prophylaxis of animal bite victims in China: prevalence and determinants. PLoS Negl Trop Dis, 2017, 111（7）：e0005663.

［16］ Wang J, Luo F, Feng Z, et al. Immunogenicity and safety of purified vero cell rabies vaccine（PVRV）produced by Liaoning Cheng Da Co. under Zagreb 2-1-1 or 5-dose Essen regimen in Chinese adults aged 50 and above. Hum Vaccin Immunother, 2017, 13（1）：144-150.

［17］ Li R, Li Y, Wen S, et al. Immunogenicity and safety of purified chick-embryo cell rabies vaccine under Zagreb 2-1-1 or 5-dose Essen regimen in Chinese children 6 to 17 years old and adults over 50 years: a randomized open-label study. Hum Vaccin Immunother, 2015, 11（2）：435-442.

第九节　肾综合征出血热

肾综合征出血热（hemorrhagic fever with renal syndrome，HFRS）又称流行性出血热（epidemic hemorrhagic fever），是由汉坦病毒属（*Hantaviruses*，HV）的各型病毒引起的，以鼠类为主要传染源，经多种方式传播，临床上以发热、低血压休克、充血出血和肾损害为主要表现的一种自然疫源性疾病。呈世界流行，中国占总病例数的 90%，最早流行于我国东北地区，称为"孙吴热"，病原体最早由韩国学者李镐汪于 1978 年分离到。汉坦病毒最少有 20 多个型别，在我国流行的主要血清型是 I 型汉坦型和 II 型汉城型。近年来，我国还发现了 III 型普马拉病毒。自 20 世纪 70、80 年代，我国开展了综合性防治措施，病死率从最初高达 30% 降低到目前的 1% 左右。

一、流行病学

肾综合征出血热的流行呈现空间分布不均衡性、周期性、季节性，性别和年龄分布也有不均衡的特点。关鹏等[1]对 2004—2013 年全国报告的共 136 286 例肾综合征出血热病例进行了时空分布特点研究，发现 2004—2005 年东北、华北地区均高发并形成时空聚类，东北的高发现象延续到 2008 年。肾综合征出血热发病在向西南方向蔓延，时空聚类分析结果说明发病强度已经减弱，疫情得到控制，为进一步开展防控工作提供数据支持。Zhang 等[2]对于中国 2006—2012 年上报的肾综合征出血热病例的流行病学特征做了较详尽的分析，共纳入了 77 558 例患者，死亡 866 例，发病人数最高的前 9 名省份分别为黑龙江（15 269 例）、陕西（13 482 例）、山东（8123 例）、辽宁（7264 例）、吉林（6921 例）、浙江（3971 例）、湖南（3966 例）、河北（3269）和江西（3008 例），占全国发病例数的 84.16%。病死率为 0.44%～8.8%。季节的分布主要集中在秋冬季或春季，与疫源地类型有关。90%

的发病人群年龄在 15～65 岁，农民占 67.8% 以上。对 22 个省的 40 个国家级监测点的宿主动物密度与感染监测数据统计结果显示，2006—2012 年，啮齿类动物的平均密度相对稳定，在黑龙江、辽宁、河南、内蒙古、吉林监测哨点监测到的鼠密度较高，在黑龙江的一些地区甚至超过 30%，其中宿主动物的汉坦病毒携带率在秋冬季与春季接近，2012 年有较大幅度的上升。对分离到的 58 株病毒测序，绘制系统进化树的结果显示，有 6 个进化枝的汉坦型病毒（共 8 个）和 5 个进化枝的汉城型病毒（共 5 个）在我国流行。数据提示中国肾综合征出血热的流行特点已经有所改变，警示防控措施应该相应做出调整，以降低发病率。

二、诊断方法

诊断方法包括免疫学诊断和基因诊断。已经建立和推广了一系列方法，临床诊断最常用的是间接免疫荧光和酶联免疫吸附试验（ELISA），近年在对于汉坦病毒的诊断检测方法有所进展。

白露等[3]建立直接免疫荧光和双抗体夹心 ELISA 法检测汉坦病毒抗原，与空斑形成结果作为"金标准"以评价两种方法在检测病毒抗原灵敏度方面的差异，结果显示双抗夹心 ELISA 法检出的时间早，灵敏度高。该方法通过检测抗原滴度间接反映病毒的增殖滴度和感染效力，其操作简便，仪器要求低，试验成本低，重复性好，更加实用。李卓等[4]用国产和进口的 ELISA 试剂盒分别检测了 50 例疫苗接种者血清抗人 HFRS IgG 含量，均采用的是双抗夹心 ELISA 法，结果显示，国产试剂盒阳性检出率为 90%，进口试剂盒为 50%，通过对阳性血清连续倍比稀释后灵敏度检测，国产试剂盒灵敏度是进口的 5 倍，价格也较便宜，而进口试剂盒的特异性较好，故在具体使用中需根据试验目的合理使用，可以将国产试剂盒用于筛选试验，而进口试剂盒用于确证试验。在核酸检测方面，建立了针对汉坦病毒的巢式荧光 PCR、荧光定量 PCR、免疫 PCR 等方法。Liu 等[5]根据 HTNV 病毒株 76-118 和 SEOV 病毒株 SR-11 的 s 片段序列设计了内外两对引物，采用巢式 PCR 方法扩增 48 份疑似 HV 感染者急性血清 *HV* 基因片段，并运用 Hind Ⅲ、HinfI 内切酶进行限制性酶切片段长度多态性分析（RFLP）对检出的 41 份阳性样本进行分型，与 ELISA 法进行比较，其中 33 份属 SEOV 型，8 份属 HTNV 型，与序列测定和系统发育分析结果一致，证实了巢式 PCR 联合 RFLP 方法是一种快速、简单、准确的 HV 检测和血清分型的方法。胡丹等[6]选择具有高度保守性的 S 片段基因为靶基因设计特异性探针引物，以汉坦型 76-118 株和汉城型 R22 株为模板，建立检测 HV 病毒的实时荧光定量 PCR 方法，试验的最低检测限为 101 copies/μl，重复试验，变异系数 < 1%，用其他病毒、细菌及不同亚型汉坦病毒进行实时荧光定量 PCR，均无特异性扩增。建立的方法快速、简便、敏感性、特异性，既可在短时间内做出定性和定量检测和鉴定分型，又可以比较个体的病毒载量。为 HV 病毒的流行病学调查、诊断、防治和基础研究提供新的有效的技术手段。欧青叶等[7]建立包括汉坦病毒在内的 8 种重大烈性传染病病毒同时扩增的多重 PCR 反应体系，分别用各种病毒特异的核酸探针偶联不同编码的微球，将获得的 PCR 产物与偶联核酸探针的微球混合物进行杂交，建立液相芯片检测方法，将多重 PCR、流式检测、芯片技术等有机结合，实验结果显示，对于 HV 的检测限为 100 pg/PCR，而且特异性良好，该技术通过一次检测同时筛查这 8 种病毒，对于烈性传染病的快速准确筛查提供了新方法。另外，有研究以重组 HV 抗原或特异性单克隆抗体运用到 ELISA 法中，提高了灵敏度和特异性，也有

较多研究应用了新型的生物探针技术、量子点荧光技术等以诊断汉坦病毒。

三、临床研究

肾综合征出血热临床表现多样，误诊率较高，部分重症病例预后差，故一直以来临床对于该病早期诊断、预后相关指标的研究较多。张久聪等[8]通过对460例住院肾综合征出血热合并多器官衰竭患者的病历资料回顾分析，其中重型患者114例，危重型患者116例，死亡85例，病死率为18.5%。各个临床分期中发生器官衰竭数比例各不相同，在疾病进展至低血压休克期和少尿期，出现多个脏器序贯衰竭的比例逐渐增加；病死率与器官衰竭数成正相关；发病年龄、发病后入院时间、有无血液透析或血液净化等因素与治愈率、死亡率显著相关。故而提出保护易衰竭器官，及时防治休克、弥散性血管内凝血、大出血、肾衰竭、水及电解质紊乱和继发感染，避免或减少多器官功能障碍综合征（MODS）的发生，应严格遵循"早发现、早休息、早治疗"的治疗原则，对临床提高治愈率提供了宝贵经验。有众多学者[9-10]对于肾综合征出血热患者的临床特点，以及以急性胰腺炎、急腹症、中枢神经系统损伤等为首发症状的特殊临床表现，以及儿童和老年人肾综合征出血热的临床特点都做了许多报道，为临床减少误诊提供经验。也有学者[11-12]对于肾综合征出血热合并肾破裂、原发性肺损伤、肝损伤、神经系统损伤、垂体功能减退等的诊治做了详尽分析。王烨等[11]总结了960例肾综合征出血热患者临床资料，发现其中726例（79.8%）均合并了肝损伤，病情越重，发生概率越大，重型肾综合征出血热患者100%都出现肝功能损伤。对于与疾病评估及预后相关的指标，更多的学者做了大量研究。Yi等[13]研究了肾综合征出血热患者血浆cf-DNA特征与疾病相关性，收集了76例不同病程的肾综合征出血热患者和20例健康志愿者血浆，定量分析cf-DNA水平，处于576～10 800 ng/ml，肾综合征出血热患者的cf-DNA水平明显高于健康人，并随病程进展呈现动态变化规律，发热期高于健康人，低血压休克期达到峰值，随后逐步下降，至多尿期与健康人无差异，重型和危重型患者cf-DNA水平显著高于同期轻型和中型患者，cf-DNA水平与HV病毒载量成正相关。王永锋等[14]对确诊为流行性出血热的63例患者在发热早期血常规中白细胞VCS参数进行回顾分析，在发热早期，其中性粒细胞VCS参数中的单核细胞平均体积（MMV）、单核细胞体积分布宽度（MDW）参数显著增高，淋巴细胞VCS参数中的淋巴细胞平均体积（MLV）、淋巴细胞体积分布宽度（LDW）参数显著增高，均明显高于健康对照组和上呼吸道感染组，其白细胞VCS参数具有细菌感染（中性粒细胞VCS参数）和病毒感染（淋巴细胞、单核细胞VCS参数）双重特点。这对肾综合征出血热的早期诊断有一定价值。庄伟煌等[15]通过对52例不同病期和病型肾综合征出血热患者，采用免疫比浊法动态检测患者血浆D-二聚体水平，并与血小板计数、血清肌酐值和正常健康人进行对比分析。发现肾综合征出血热患者发热期D-二聚体水平均较正常人明显增高，多尿期、恢复期逐渐下降并恢复正常。而重型、危重型患者D-二聚体水平明显高于轻型、中型患者。D-二聚体水平与血小板数目成明显负相关，与血清肌酐值成明显正相关。提示肾综合征出血热患者血浆D-二聚体水平与病程进展和病情轻重密切相关，早期动态监测对疾病诊断、估计病情和判断预后有重要的临床意义。Du等[16]用ELISA法检测了105例肾综合征出血热患者和28例对照组血中HMGB-1水平，患者在急性期比对照组明显升高，并且与疾病的严重程度呈正相关，联合白细胞、白小板和白蛋白水平指标，可以作为一种新的肾综合征出血热病情和预后的预测手段。另外，Zhang 等[17]通过检测 66 例肾综合征出血热患者血清中可溶性清道夫受体 CD163 水平，分析其与病情、病程的关系，在发热期开始升高，少尿期达到高峰——874.5（549.9～1138.0）ng/ml，而对照组为 192.8（54.9～282.1）ng/ml，与急性肾损伤严重程度相关。

四、基础研究

肾综合征出血热发病机制尚不完全清楚，目前普遍认为是病毒作为发病的始动因素，一方面，可直接导致感染细胞和脏器的结构与功能损害；另一方面，可激发机体的免疫应答及多种细胞因子、炎性介质的释放，进而导致进一步的免疫损伤和机体内环境的紊乱。白文涛等[18]检测汉坦病毒感染人淋巴细胞后，人正常 T 细胞表达分泌调节活化因子（RNATES）和干扰素调节因子 -7（IRF-7）表达情况，发现在感染早期，可诱导 IRF-7 和 RNATES 基因的转录，并随着感染时间的延长表达持续上调。结果提示，RNATES 在汉坦病毒导致的免疫病理损伤中，可能起到重要作用。此研究对进一步探索汉坦病毒致病机制以及寻找肾综合征出血热药物治疗靶位有重要意义。李敏等[19]用流式细胞仪检测 57 例肾综合征出血热患者和健康人血中 NK 细胞数及 NK 细胞亚群、NK 细胞活化及抑制受体、CD8 T 细胞数及其表面 NK 受体的表达水平。结果显示，肾综合征出血热患者的 NK 细胞水平明显高于正常对照组。患者的发热期、少尿期、多尿期和恢复期 4 个不同临床过程中 NK 细胞水平都处于升高状态，其中少尿期高于其他各期。患者 NK 细胞抑制受体 NKG2A 表达总水平有下降趋势，在少尿期下降得比较明显，NK 细胞活化受体 NKG2D 表达呈上升的趋势，不同病程中表达总体水平基本一致。患者的 NK 细胞亚群 CD56⁻CD16⁺和 CD56bri CD16⁻/⁺数量显著高于正常对照组。结果表明，肾综合征出血热患者的急性期 NK 细胞处于活化状态；其中 CD56⁻CD16⁺和 CD56bri CD16⁻/⁺细胞亚群在免疫调节方面发挥了重要的作用，为探讨患者抗汉坦病毒感染的免疫机制，以及本病的抗感染免疫治疗提供科学依据。另有许多学者对于病毒分型、进化和变异、宿主的易感性方面开展了大量的研究。盛欣等[20]对于黑龙江肾综合征出血热患者分离的病毒进行基因测序，研究发现，黑龙江为 HTN 型和 SEO 型的混合疫区，其中 HTN 型与 76-118 株同源性较高，SEO 型与 Z37 株的同源性较高。王慎骄等[21]选取江苏省 2009—2013 年肾综合征出血热急性期患者血清及监测点鼠肺标本，进行了相似的研究，发现分离株与 2002 年分离的江苏（A9、HTN 型 H8）株以及周边省份的浙江 Z10 株（H7）、Z5 株（H7）、安徽 Chen4 株（H3）处于不同的进化分支上，表明遗传关系较远。说明 10 年间病毒株已经发生变化。对人和宿主动物的病毒进行分子流行病学研究，有助于了解病毒变异情况，对肾综合征出血热的防治都有重要意义。Zhu 等[22]通过对 100 例肾综合征出血热患者和 213 例健康志愿者的 22 个 HLA-DRB 等位基因分析，发现有 6 个等位基因（HLA-DRB1*0401-0411、HLA-DRB1*1001、HLA-DRB1*1101-1105、HLA-DRB1*1201-1202、HLA-DRB1*1305 和 DRB5*0101-0201）与易感汉坦病毒有关系，其中 HLA-DRB1*1101-1105 与重型肾综合征出血热密切相关。Dong 等[23]用 ELISA 法检测肾综合征出血热患者血清中诱骗受体 3（DcR3），发现 DcR3 水平明显升高，在少尿期达高峰，并且其水平与 TNF-α、血尿素氮、血肌酐和尿蛋白水平相关。试验结果提示，高水平的 DcR3 可能与肾综合征出血热病程、病情和肾损程度相关，可能在肾综合征出血热发病机制中扮演了双重角色。一方面，参与炎性因子反应导致疾病早期血管通透性的增加和肾损伤；另一方面，参与疾病恢复期的抗炎反馈机制。

五、治疗与预防

肾综合征出血热的治疗以综合疗法为主，"三早一就"是本病的治疗原则，即早发现、早期休息、早期治疗和就近治疗。汪海霞等[24]在临床中使用内皮素受体拮抗药阿魏酸钠治疗肾综合征出血热，观察患者血尿素氮、血肌酐、循环内皮细胞水平和尿量的变化，考察其对于急性肾衰竭的临床疗效。结果显示，使用阿魏酸钠组血清血尿素氮、血肌酐恢复时间和尿蛋白消失时间明显缩短，循环细胞数明显降低，可见该拮抗药对于血管内皮细胞有保护作用，能改善患者肾功能，缩短病程，改善预后。杜虹等[25]将连续性肾替代治疗（CRRT）与间断性血液透析应用于重症肾综合征出血热治疗，147例重症患者分为重型组和危重型组，比较两种方法治疗的病死率、并发症发生率和急性期的实验室指标。结果显示，CRRT可广泛应用于危重型肾综合征出血热患者的救治，可有效减轻水负荷，对于血流动力学不稳定的危重型患者，将有助于其平稳地渡过急性期。另外，也有许多学者如韩光等[26]做了类似研究，将CRRT用于重症肾综合征出血热的治疗，除可达到或超过透析的效果外，还可清除炎症介质，能更好纠正患者内环境，充分显示了其良好的安全性和显著的临床疗效。

肾综合征出血热的预防采取综合措施，除防鼠灭鼠和做好个人和食品卫生外，疫情监测和疫苗的研制和广泛接种非常重要。黄晓霞等[27]分析了23篇目前的肾综合征出血热双价疫苗的免疫原性文献和26篇关于安全性的文献，结果显示，无论2针或3针组肾综合征出血热双价疫苗均具有很好的免疫原性和安全性，但在基础免疫后进行加强免疫非常有必要。肾综合征出血热双价疫苗在儿童和老人中具有较好的免疫原性和安全性。王敬军等[28]比较了自然感染和人工免疫后抗体形成水平的涨消规律，发现既往出血热发病人群IgG水平＞高发区接种人群＞低发区接种人群＞高发区非发病非接种人群＞低发区非发病非接种人群，既往出血热病例的IgG水平每10年衰降25%，30年后仍是接种人群的2倍以上，高发病区汉坦病毒隐性感染率33%，低发病区隐性感染率为23%。完成基础免疫接种即可获得较高抗体水平，末次接种5～10年后抗体水平下降40%，10～20年下降60%。显性感染可获得持久免疫力，在肾综合征出血热历史疫区隐性感染率较高，出血热疫苗末次接种7～8年需再加强一针。Ma等[29]合成多条汉坦病毒G蛋白H2-Kb限制性表位8肽，用HV免疫的小鼠脾细胞做ELISPOT筛选出一条新的HV CTL表位肽——GP6 aa456-aa463（ITSLFSLL），并用该表位肽免疫C57BL/6小鼠，发现此表位肽疫苗能在小鼠体内诱导非常强的IFN-γ应答和细胞毒性反应，并能保护小鼠免受HV攻击，该研究为进一步制备表位肽疫苗打下基础。

（兰英华）

参考文献

[1] 关鹏，吴伟，黄德生，等. 2004—2013年全国肾综合征出血热时空分布特点研究. 中国媒介生物学及控制杂志，2016，27（2）：124-127.

［2］ Zhang S, Wang S, Yin W, et al. Epidemic characteristics of hemorrhagic fever with renal syndrome in China, 2006–2012. BMC Infectious Diseases, 2014, 14（1）: 384-394.

［3］ 白露，叶伟，于蒙蒙，等. 两种方法检测汉坦病毒滴度的比较研究. 科学技术与工程，2012，20（9）: 2137-2141.

［4］ 李卓，曾汉玉，马樱，等. 2种检测人肾综合征出血热 IgG 抗体 ELISA 试剂盒的比较. 传染病信息，2015（2）: 92-95.

［5］ Liu YX, Zhao ZT, Cao WC, et al. Clinical application of RT-nested PCR integrated with RFLP in Hantavirus detection and genotyping: a prospective study in Shandong province, PR China. Cell Biochemistry and Biophysics, 2013, 67（3）: 1521-1527.

［6］ 胡丹，郝丽娜，李丙军，等. 汉坦病毒实时荧光定量 PCR 检测方法的建立. 中国病原生物学杂志，2014，9（4）: 347-350.

［7］ 欧青叶，顾大勇，胡春凌，等. 8种重大烈性传染病病毒液相芯片检测方法的建立. 中国国境卫生检疫杂志，2012，35（4）: 222-227.

［8］ 张久聪，郑晓凤，王秀锋，等. 肾综合征出血热合并多器官功能衰竭460例临床分析. 川北医学院学报，2015，30（5）: 626-629.

［9］ Du H, Wang PZ, Li J, et al. Clinical characteristics and outcomes in critical patients with hemorrhagic fever with renal syndrome. BMC Infect Dis, 2014, 14（1）: 191.

［10］ 吕耀青，王烨，杜虹，等. 儿童肾综合征出血热31例临床分析. 临床医学研究与实践，2017，2（10）: 95-97.

［11］ 王烨，王永朝，李晓妮，等. 肾综合征出血热肝功能损害726例临床观察. 内蒙古中医药，2013，32（7）: 11-12.

［12］ 艾黎明，黄小俊，何小成，等. 肾综合征出血热原发肺损害42例临床分析. 临床急诊杂志，2014（1）: 41-42.

［13］ Yi J, Zhang Y, Zhang Y, et al. Increased plasma cell-free DNA level during HTNV infection: correlation with disease severity and virus load. Viruses, 2014, 6（7）: 2723-2734.

［14］ 王永锋，杨敏，马勤利，等. 白细胞 VCS 参数在流行性出血热早期诊断中的应用. 中国实验诊断学，2017，21（8）: 1386-1389.

［15］ 庄伟煌，黄茂娟. 肾综合征出血热患者血浆 D- 二聚体的动态检测及临床意义. 中国急救医学，2016，36（8）: 700-702.

［16］ Du H, Li J, Yu H, et al. HMGB-1 as a novel predictor of disease severity and prognosis in patients with hemorrhagic fever with renal syndrome. Mediators Inflamm, 2015, 2015: 696248.

［17］ Zhang Y, Ma Y, Zhang C, et al. Soluble scavenger receptor CD163 is associated with severe acute kidney injury in patients with Hantaan virus infection. Viral immunol, 2015, 28（4）: 241-246.

［18］ 白文涛，于澜，张亮，等. 汉坦病毒感染早期 IRF-7 及 RANTES 表达的影响. 中国人兽共患病学报，2012，28（10）: 978-981.

［19］ 李敏，刘红艳，罗恩杰. 肾综合征出血热患者 NK 细胞及其表面标志物的动态观察. 微生物学杂志，

2016，36（3）：47-52.

［20］ 盛欣，陈淑红，兰英华，等. 肾综合征出血热汉坦病毒分型及序列特征的研究. 医学研究杂志，2014，43（6）：41-44.

［21］ 王慎骄，王笑辰，朱小娟，等. 江苏省2009—2013年汉坦病毒分离株全基因序列测定及分析. 南京医科大学学报：自然科学版，2015（11）：1564-1571.

［22］ Zhu N, Luo F, Chen Q, et al. Influence of HLA-DRB alleles on haemorrhagic fever with renal syndrome in a Chinese Han population in Hubei Province, China. Eur J Clin Microbio Infect Dis, 2015, 34（1）：187-195.

［23］ Dong Y, Shi D, Li M, et al. Elevated serum levels of decoy receptor 3 are associated with disease severity in patients with hemorrhagic fever with renal syndrome. Intern Emerg Med, 2015, 10（5）：567-573.

［24］ 汪海霞，彭钧，韩久怀. 内皮素受体拮抗剂治疗肾综合征出血热急性肾衰竭的临床研究. 浙江临床医学，2013（3）：338-340.

［25］ 杜虹，李璟，于海涛，等. 连续性肾脏替代治疗与间断性血液透析在重症肾综合征出血热治疗中的应用. 传染病信息，2014（1）：18-21.

［26］ 韩光，刘昕，伍艳玲，等. 重症肾综合征出血热应用连续性肾替代疗法治疗的临床分析. 当代医学，2016，22（17）：67-68.

［27］ 黄晓霞，闫磊，王世文. 肾综合征出血热双价疫苗免疫原性和安全性的循证研究. 实用预防医学，2012，19（7）：1001-1004.

［28］ 王敬军，魏菁，马长安，等. 肾综合征出血热自然感染和人工免疫后的抗体形成. 中华疾病控制杂志，2014，18（5）：387-390.

［29］ Ma R, Cheng L, Ying Q, et al. Screening and identification of an H-2Kb-restricted CTL epitope within the glycoprotein of Hantaan virus. Front Cell Infect Microbiol, 2016, 6：151.

第十节　病毒性乙型脑炎／日本乙型脑炎

流行性乙型脑炎（简称乙脑）主要分布在亚洲远东和东南亚地区，是由黄病毒科黄病毒属的乙型脑炎病毒感染人所致，多于夏秋季发病。猪是乙脑病毒的主要传染源和中间宿主，蚊子是乙脑病毒的传播媒介。临床表现为骤起高热、意识障碍、惊厥、强直性痉挛和脑膜刺激征等。乙脑病毒于1934年在日本首次被发现，故又名日本乙型脑炎。1939年我国科学家成功分离到乙脑病毒。

一、流行病学

我国流行性乙型脑炎的发病率一直稳定维持在较低水平，但近几年成年人发病数较前上升。由于城市化进程的推进，媒介蚊虫活动范围变化，对乙脑发病率的地区间差异有一定影响。对健康人群乙脑抗体的监测及对蚊虫体内乙脑病毒病原体的监测都有助于该病的流行病学研究。吴丹等[1]对中国大陆地区（不包括香港、澳门及台湾地区）2011—2013年全国传染病报告信息管理系统报告的流行性乙脑实验室和临床确诊病例数据进行流行病学分析。结果显示，2011 年乙脑发病例数为 1625 例，发病率为 0.12/10 万；2012 年发病例数为 1763 例，发病率为 0.13/10 万；2013 年报告病例数上升至 2178 例，发病率升至 0.16/10 万。每年发病高峰季节均为 7—9 月。2011—2012 年乙脑报告病例主要分布在西南地区，四川省发病数占总病例数的 19.07%；云南省为 17.03%，贵州为 11.01%；至 2013 年中北部地区报告病例数明显升高，山东省报告发病数为 409 例（占总病例数的 18.78%），河北省 234 例（占总病例数的 10.74%），另外，陕西省上报乙脑病例 153 例（占7.02%）。从发病年龄分析，< 15 岁年龄组，发病人数占总发病人数比例逐年下降，由超过 88% 降至 57.3%；而 > 40 岁年龄组，患者人数显著上升，2013 年已升至 31.08%，此结果提示后续研究应关注成人流行性乙脑发病率上升的影响因素。为了对局部地区未来几年流行病学情况的预测，对健康人群乙脑抗体水平进行检测。通过对抗体水平的监测可以了解局部地区对乙脑的自然感染机会及是否可能发生流行甚至暴发。唐莹等[2]对北京市顺义区 7 个乡镇街道进行调查，选择当地连续居住 6 个月以上的健康人群（共计 243 人），采用反向被动血凝抑制方法测定乙脑中和抗体，抗体滴度超过 1：10 为阳性。结果显示：该地区健康人群乙脑中和抗体阳性率为 83.95%；证实北京市顺义地区调查点范围内的健康人群具有有效的免疫屏障，不易出现乙脑流行。由于城市化进程的推进，媒介蚊虫活动范围可能发生改变，对乙脑发病率的地区间差异有一定影响。因此，对流行地区蚊虫及蚊虫体内乙脑病毒病原学的研究也有助于对乙脑的流行病学特征的了解和预测。吕顺燕等[3]对珠江上游地区某县 4 个采集点的 7 个属种包括库蚊（三带喙库蚊为主）、按蚊（中华按蚊为主）、伊蚊、阿蚊（骚扰阿蚊为主）和库蠓 705 只进行收集、分类、鉴定，并使用黄病毒属引物对标本进行检测，扩增结果阳性的标本再使用乙脑病毒 PrM 和 E 基因特异性引物进行扩增、测序、分析。结果显示，该地区乙型脑炎传播媒介优势蚊种为三带喙库蚊和中华按蚊，而三带喙库蚊是当地主要传播媒介，大多蚊虫携带的乙脑病毒均为基因 I 型，在 8 个重要位点上未发生基因突变，流行株的毒力并未降低。

二、诊断方法

目前针对乙型脑炎病毒的病原学检测广泛用于临床的是 ELISA 和 PCR。孙莉等[4]在 NCBI 数据库乙脑病毒全基因组序列的基础上，经过一致性比对分析，根据乙型脑炎病毒核酸的保守区 3′端非翻译区序列，设计相应的特异性引物及 Taqman-MGB 探针，优化 PCR 扩增反应条件，建立 RT-PCR 方法。以国家食品药品监督管理局批准的乙脑病毒检测试剂盒作对照，结果显示，RT-PCR 检测方法重复性较好，灵敏度佳，最低可检测到 5 个拷贝。张磊等[5]以乙脑病毒 SA14-14-2 病毒株的抗原蛋白为基础，经克隆、表达、灭活、纯化，制作包被抗原。应用 ELISA 对不同浓度的包被抗原进行评估检验。结果显示：重组抗原 1：500 稀释后，具有最佳反应原性，能准确反映乙脑患者血清 IgG 水平的变化，且其稳定性好，37 ℃保存 6 天，活性可保持在 75% 以上。用临床确诊患者血清进行验证，结果表明重组抗原具有良好的特异性，完成临床流行性乙型脑炎诊断试剂盒的研发和优化，有助于提高实验室诊断阳性率。

三、宿主免疫及发病机制

临床疾病的发生发展与病原及宿主免疫两方面相关。针对乙脑病毒病原学的基础研究众多，以期能对诊断方法、治疗和预防有所提升或突破；近年对于宿主免疫的研究也逐渐增多，对阐明乙型脑炎的发病机制提供了理论基础。Wang 等[6]在 2017 年免疫学杂志上发表的研究结果提示髓系衍生抑制性细胞抑制乙脑病毒感染时 T 辅助细胞的免疫应答可能参与乙脑的发病。实验用 P3 株乙脑病毒感染小鼠后，检测髓系衍生抑制性细胞（MDSC）计数增加，而封闭小鼠体内 MDSC，乙脑病毒感染后小鼠的生存率显著增加。机制研究发现，P3 乙脑病毒株诱导 MDSC 下调 CD4$^+$T 细胞参与的免疫反应，尤其是滤泡辅助 T 细胞受到抑制，进而减少脾和血浆内 CD19$^+$B 细胞数量，降低总 IgM 水平及乙脑病毒特异性中和抗体的水平。而将小鼠体内 P3 病毒株诱导的 MDSC 封闭后，检测小鼠滤泡辅助 T 细胞、B 细胞、浆细胞及抗体水平均显著回升。该研究结果显示固有免疫细胞 MDSC 介导、通过抑制滤泡辅助 T 细胞参与的获得性免疫反应是流行性乙脑病毒（JEV）感染导致临床出现急性脑病的重要发病机制。

神经生长因子（NGF）广泛分布于人脑、神经节、虹膜、心、脾、胎盘等组织及成纤维细胞、平滑肌、骨骼肌、胶质细胞等，是一种神经细胞生长调节因子，对中枢及周围神经元的发育、分化、生长、再生和功能特性的表达均具有重要的调控作用。为明确宿主体内 NGF 在乙脑发病机制中的作用，杨栋等[7]应用地鼠肾细胞 BHK-21 进行研究。该研究首先将不同稀释度的乙脑病毒感染 BHK-21 细胞，用蚀斑计数法测定病毒滴度；再将不同浓度的 NGF 加入不同程度感染乙脑病毒的 BHK-21 细胞中进行体外实验，检测其不同浓度 NGF 对已感染细胞的细胞毒作用的差异，以蚀斑减少率作为观察评估指标。结果显示：NGF 浓度在 3.1 μg/L 以上，蚀斑减少率可达到 10%，具有明显乙脑病毒抑制作用，且随着 NGF 浓度升高，其抑制作用逐渐增加；NGF 浓度在 100 μg/L 之内，未发现其本身对 BHK-21 细胞有细胞毒性。因此，该研究显示 NGF 可能发挥其抗病毒作用，参与乙型脑炎的发病过程。

针对病毒的病原学研究，有学者关注乙脑病毒可能诱导宿主细胞自噬参与发病机制。王秀锦[8]运用透射电镜、Western Blot 和激光共聚焦免疫荧光等技术，对乙脑病毒株 SA14-14-2 感染后的不同细胞系（BHK-21、PK-15 和 N2A）细胞的自噬活性分别进行了定性检测和定量分析。结果显示：乙脑病毒感染可导致 3 种细胞胞质内产生大量双层膜和单层膜的自噬体样囊泡，同时胞内自噬体标志分子 LC3-Ⅱ含量、LC3-Ⅰ向 LC3-Ⅱ的转化量及宿主细胞的自噬流量均显著提高；LC3 信号大量聚集并与病毒非结构蛋白 NS1 共定位。以上结果表明乙脑病毒感染可能诱导多种宿主细胞发生自噬。利用自噬诱导药 Rapamycin、自噬抑制药 3-MA 及特异性 siRNAs 改变宿主细胞的自噬活性进行进一步实验，并构建病毒结构蛋白和非结构蛋白共 9 个真核表达重组质粒，分别转染 BHK-21 细胞，分析病毒蛋白与细胞自噬的相关性。结果再次证实：乙脑病毒能够诱导宿主细胞发生自噬；宿主细胞自噬活性的增加有利于乙脑病毒在宿主细胞中的增殖；病毒结构蛋白 C、M 及非结构蛋白 NS3 是病毒诱导细胞自噬的主要蛋白，在诱导细胞自噬过程中发挥主要作用。

郭亦非等[9]则通过分析乙脑病毒基因组中核糖体编码序列，研究病毒 NS1′蛋白编码框的扩展对病毒毒力的影响。通过基因工程删除 NS1′基因开放阅读框的终止密码子经转染 Vero 细胞后，Western blot 检测显示：突变病毒表达的 NS1′蛋白出现延长现象。生长曲线显示：与亲本病毒 vTHen 相比，突变病毒增殖速度下降。动物实验亦证实：与 vTHen 相比，突变病毒对小鼠的神经毒力与神经侵袭力也下降。上述结果表明：NS1′编码框的延伸降低病毒在体外培养细胞上的增殖速度，也减弱病毒对小鼠的毒力。

四、临床研究

流行性乙型脑炎儿童多见，成年人发病临床特点与儿童稍有不同。苗萌等[10] 对 36 例成年人乙脑的临床表现、脑脊液及头颅影像学特点进行回顾性分析。结果显示：100% 成年人患者表现有高热，86.1% 的患者出现意识障碍、头痛、恶心和呕吐；80.6% 的患者可出现脑膜刺激征，另有部分患者可出现帕金森样症状（30.6%）和癫痫（27.8%）。脑脊液变化显示，仅有 54.2% 的患者出现颅内压增高，70.8% 的患者出现脑脊液蛋白升高，72.7% 出现脑脊液中性粒细胞明显增高；影像学结果证实累及丘脑者最常见，占 59.1%；累及中脑 4 例（18.2%）；基底节 3 例（13.6%）；海马 3 例（13.6%），另有 4 例影像学未提示异常。而朱燕凤等[11] 收集整理了 73 例儿童乙脑确诊病例并进行分析，平均年龄（5.1±3.0）岁，临床症状主要为发热（100%）、颈强直（82.2%）、抽搐（76.7%）、头痛（75.3%）、呕吐（74.0%）和昏迷（47.9%），其中 20 例（27.4%）留有不同程度的后遗症。与成年人相比，儿童更易出现抽搐，且后遗症发生率较高。对患儿回顾性分析的结果显示：中型、重型患儿血清肌酸激酶显著升高。多因素 Logistic 回归分析显示反复抽搐、昏迷、血清肌酸激酶升高超过 200U/L 等均是乙型脑炎患儿预后不良的危险因素。值得关注的是 73 例患儿中有 12 例（16.4%）明确全程或部分接种过乙脑疫苗，94.5% 的患儿来自于农村或郊区。因此，加强对流动儿童的疫苗接种和监测十分重要。

五、治疗

乙脑病毒尚无特效抗病毒药物治疗，目前的治疗主要为对症处理。王茜等[12] 则对抗病毒治疗的疗效进行了探讨。对 100 例乙脑患者进行前瞻性研究，50 例患者使用干扰素治疗，对照组 50 例用利巴韦林治疗。以体温恢复时间、抽搐消失时间、意识恢复时间作为临床判定指标。结果显示，干扰素组临床有效率为 96%，显著高于对照组（72%），且病程显著缩短。提示乙脑发病早期使用干扰素可能对缩短病程、促进康复有效。徐卫华等[13] 对亚低温治疗在乙脑对症处理方面的效果进行了前瞻性对照研究。对 60 例确诊乙脑患儿进行分组，27 例进行亚低温治疗，33 例常规对症治疗。研究结果显示：亚低温治疗组治愈率为 77.8%，有效率为 14.8%，无效为 7.4%；对照组治愈率为 45.4%，有效率为 36.4%，无效为 18.2%。两组间差异有显著的统计学意义。因此研究结果提示，对于重型患儿使用亚低温治疗方法可能提高乙脑治愈率。

六、预防

流行性乙型脑炎目前尚无公认确切有效的抗病毒药物上市。因此，预防至关重要。2013 年 10 月

9日，中国生物技术股份有限公司下属的成都生物制品研究所有限责任公司生产的乙型脑炎减毒活疫苗通过 WHO 疫苗预认证，成为中国通过 WHO 预认证的首个疫苗产品。此后，多个研究团队在疫苗的接种方案改良和制作工艺改良方面均不断努力。承晓华等[14]严格按照 Meta 分析的标准，在多个数据库中检索并建库至 2015 年 3 月期间的所有乙脑病毒减毒活疫苗加强免疫的相关研究，提取资料、评价纳入研究的方法学质量，并使用 Stata 12.0 软件进行统计学分析。Meta 分析结果显示基础免疫后 1 个月接种者乙脑病毒抗体水平为 79%，基础免疫后 1 年，接种者抗体水平下降至 51%。加强免疫后抗体水平可明显升高（98%）。因此，推荐乙脑病毒减毒活疫苗加强免疫，可提高人群乙脑抗体阳性率和抗体滴度，有利于对易感人群的长期保护。汪小磊等[15]将谷氨酰胺作为细胞生长液体培养基的成分，按不同浓度（0.05、0.10、0.20 g/L）在不同时间加入细胞培养。比较不同条件下细胞生长情况及后续接种病毒后对应的病毒生长情况。结果谷氨酰胺在培养细胞时临时配制后加入细胞培养所生产的地鼠肾细胞质量优于其他条件，且高浓度谷氨酰胺比低浓度者细胞质量更优，且差异有显著统计学意义。乙型脑炎减毒活疫苗制作工艺中增加谷氨酰胺进入细胞培养液的流程，可增加疫苗的质量，提高其接种有效性。中国食品药品检定研究院刘欣玉等[16]通过测序比对研究验证了国内乙脑灭活疫苗的抗原性和临床有效性。研究对我国乙脑灭活疫苗生产用毒种 P3 株鼠脑 53 代（P3-Smb53）进行全基因测序分析，结果发现该灭活疫苗毒种序列与 177 株乙脑病毒株的全基因序列核苷酸同源性为 79.6%～99.7%，氨基酸同源性为 91.3%～99.7%；与 GenBank 中登录的 551 株乙脑病毒 E 蛋白氨基酸同源性为 91.0%～99.8%。在 E 蛋白 12 个关键抗原性位点中，所有毒株均非常保守，与 GenBank 中 P3 株对比，同源性高。以上比对结果证实：虽然乙脑灭活疫苗生产所用毒种 P3-Smb53 株与不同基因型毒株间氨基酸差异较大，但关键抗原位点上高度一致，能够抵抗目前国内外所有乙脑分离株的感染。因此，做好流动人口的乙脑病毒抗体监测，对农村地区和郊区人群在基础免疫后定期加强免疫，并继续完善目前使用的乙脑疫苗的制作工艺，能够更好地保护易感人群，做好乙脑的防控工作。

（王　艳）

参考文献

［1］　吴丹，宁桂军，尹遵栋，等. 中国 2011—2013 年流行性乙型脑炎流行病学特征分析. 中国疫苗和免疫，2015，（5）：486-490.

［2］　唐莹，王凤双，肖雷，等. 2014 年北京市顺义区健康人群乙型脑炎抗体水平监测. 中国卫生检验杂志，2016，（13）：1922-1924.

［3］　吕顺燕，王静林，李楠. 珠江上游地区蚊虫乙型脑炎病毒核酸检测及 PrM 和 E 基因序列分析. 中国畜牧兽医，2017，44（2）：336-343.

［4］　孙莉，陈路，王华贵，等. 乙型脑炎病毒的实时荧光定量逆转录 PCR 检测方法的建立. 分子诊断与治疗杂志，2017，9（5）：341-346.

［5］　张磊，许瑛，周惠琼，等. 重组乙脑抗原对乙型脑炎病毒 IgG 抗体反应活性的研究. 热带医学杂志，

2017, 17（8）：1023-1025.

［6］ Wang C, Zhang N, Qi L, et al. Myeloid-derived suppressor cells inhibit T follicular helper cell immune response in Japanese encephalitis virus infection. J Immunol, 2017, 199（9）：3094-3105.

［7］ 杨栋，刘海军，等. 神经生长因子对乙型脑炎病毒感染 BHK-21 细胞的抑制作用. 中国生物制品学杂志，2013, 26（6）：840-843.

［8］ 王秀锦. 日本乙型脑炎病毒诱导宿主细胞自噬的研究. 中国农业大学学报，2015.

［9］ 郭亦非，郑浩，郑旭晨，等. 乙型脑炎病毒 NS1′蛋白编码框的扩展对病毒毒力的影响. 中国动物传染病学报，2014,（2）：27-31.

［10］ 苗萌，贾国勇，刘颖，等. 36 例成人流行性乙型脑炎临床分析和影像学特点. 山东大学学报，2014.

［11］ 朱燕凤，曾玫，王晓红，等. 上海市中型与重型儿童流行性乙型脑炎流行病学和临床特征比较. 中国循证儿科杂志，2013, 8（2）：92-97.

［12］ 王茜，姜永刚. 干扰素治疗流行乙型脑炎 50 例临床分析. 中国实用神经疾病杂志，2015,（20）：99-100.

［13］ 徐卫华，李迎春，解启莲，等. 低温治疗儿童重型、极重型流行性乙型脑炎的疗效观察. 安徽医学，2014,（5）：585-587.

［14］ 承晓华，王诗远，刘元宝，等. 流行性乙型脑炎减毒活疫苗加强免疫的 Meta 分析. 中华疾病控制杂志，2016, 20（7）：712-716.

［15］ 汪小磊，王红宁，郑庆纹，等. 乙型脑炎减毒活疫苗工艺中金黄地鼠肾细胞培养液里谷氨酰胺添加的研究. 中国卫生产业，2017, 14（6）：43-45.

［16］ 刘欣玉，俞永新，徐宏山，等. 乙型脑炎灭活疫苗生产用毒种 P3-Smb53 株全基因序列分析. 中国生物制品学杂志，2014, 27（8）：985-989.

第十一节　森林脑炎

森林脑炎（forest encephalitis）又称为蜱传脑炎，是一种由黄病毒科黄病毒属蜱传脑炎病毒（tick-borne encephalitis，TBEV）感染引起的以中枢神经系统病变为主要临床表现的自然疫源性疾病，常导致长期神经系统后遗症。我国于 1943 年报道了第 1 例蜱传脑炎，于 1952 年首次从患者和蜱体内成功分离出蜱传脑炎病毒。我国流行株多为远东型，此型临床表现危重，死亡率高达 20%～40%。

一、流行病学

蜱传脑炎具有明显的人群、季节、地区流行特征。Sun 等[1] 对 2006—2013 年中国大陆地区上报的 2117 例蜱传脑炎进行了流行病学分析，发现我国确诊病例逐年上升，其中 99% 的病例来自于中国东北部森林地区，内蒙古地区占 40.15%，黑龙江省占 36.56%，吉林省占 22.15%。93% 患者的发病时间为 5—7 月，男性占 67%，中位年龄为 46 岁。农林业工人占 49%，与森林分布、全沟硬蜱的分布有关，平均气温偏低、日照时间较长、湿度相对高及低海拔地区多发。张桂林等[2]对新疆北部山林地区健康人群进行蜱传脑炎血清学 IgG 检测，研究对象来自巴音沟和夏尔西里地区的林区健康工作人员（包括林业工人、军人、牧民）。巴音沟地区位于天山中段北坡，海拔高度 1300～2700 米；夏尔西里地区地处新疆阿拉套山南坡，海拔 1210～3670 米，二者均为山地森林草原生境。文章应用间接免疫荧光的方法检测上述地区健康人群血清，发现边防军人及当地农牧民中 16.24% 为检测阳性，而新疆北部夏尔西里地区健康人群检测阳性率高达 35.4%。

二、诊断方法

在经典的酶联免疫方法检测蜱传脑炎特异性抗体的基础上，近年在诊断检测方法学和血清及脑脊液检测新指标方面亦有所突破。王旺等[3]用悬浮芯片高通量检测方法可以同时对包括蜱传脑炎病毒在内的 9 种蜱媒病原体进行多重检测。他们将 9 种蜱媒病原体分为两组构建多重 PCR 体系，利用偶联有标签序列及生物素的引物对，用 Bio-plex 100 液相芯片系统对这 9 种病原体分别进行单一和多重检测分析。研究结果证实此方法有良好的灵敏度、特异性和稳定性，可用于对包括蜱传脑炎病毒、新疆出血热病毒、斑点热立克次体、巴贝西原虫、埃立克体、土拉弗朗西斯菌、Q 热立克次体、伯氏梳螺旋体、巴尔通体的蜱传病原体的检测，可一站式快速解决该地区常见蜱传病原的筛查检测，高通量检测方法可缩短临床检测的时间，帮助加速诊断、尽早治疗。樊学军等[4]将病毒抗原包被微球，利用病毒抗体做标准品，根据液相蛋白芯片单重检测方法优化实验结果，加入混合微球，选取生物素标记羊抗兔 IgG 稀释后与病毒抗体共孵育 1 小时，然后进行蜱传脑炎、登革热和乙型脑炎病毒液相蛋白芯片多重检测方法；收集患者急性感染期和恢复期血液样本，共 295 份，急性感染期患者血样提取病毒 RNA，实时荧光 RT-PCR 检测，恢复期血样用实验液相蛋白芯片检测方法和传统 ELISA 方法同时检测。结果显示，液相蛋白芯片多重检测方法具有快速、灵敏、特异的特点；可对于高发地区中枢神经系统受累的患者进行包括蜱传脑炎在内的 3 种病原的快速检测。Kang 等[5]研究发现蜱传脑炎患者脑脊液中基质金属蛋白酶 9（MMP-9）水平升高，且与血清白介素 -6（IL-6）水平以及脑脊液特异性 IgG 水平相关，并可能提示重症。他们收集了我国东北部地区 72 例蜱传脑炎患者的脑脊液样本和血清样本。同时检测血清和脑脊液的免疫球蛋白 IgG 水平，进行对比。另外用 ELISA 法检测 MMP-9 和 IL-6，分析相关性。结果发现，部分患者脑脊液 MMP-9 显著增高，MMP-9 水平的增高与脑脊液 IgG 的升高以及 IL-6 的高表达具有密切的相关性。其中 4 例死亡患者的 MMP-9 水平显著增高，提示 MMP-9 的升高与不良预后相关。从日照等[6]采用电化学发光免疫分析法检测了 90 例蜱传脑炎住院患者血清急性期和恢复期的神经元特异性烯醇化酶（NSE）水平，并与同期 30 例单纯蜱咬伤、排除蜱传脑炎的对照者进行比较。结果显示，蜱传脑炎急性期血清 NSE 水平为 19.93 ± 11.06 ng/ml；对照组血清 NSE 为 9.69 ± 2.69 ng/ml。把蜱传脑炎患者按照临床表现分为轻度、中度、重度，3 组急性期血清 NSE 水平统计后显示重度组显著高于中度组，中度组显著高于轻度组，3 组间比较有显著统计学差异。血清 NSE 可帮助早期诊断蜱传脑炎，可作为脑组织损伤程度的定量指标。

三、临床研究

蜱传脑炎临床以中枢神经系统表现为主，患者可表现为高热、头痛、抽搐、不同程度的意识障碍以及肌肉麻痹导致的肢体瘫痪，特征性表现为头颈下垂。严重者累及呼吸肌，呼吸肌麻痹导致呼吸衰竭。部分患者还可有其他系统器官功能损伤，重者可有多脏器功能衰竭。王桂杰等[7]报道有31%的患者可出现心肌损害，表现为CK-MB升高；陈育等[8]观察33.5%的森林脑炎患者可出现肝功能受损。头部磁共振成像可帮助早期诊断，但无特异性，可帮助对症治疗的疗效观察。

四、基础研究

很多学者针对蜱传脑炎病毒的分型鉴定以及动物模型的建立进行研究，以期为防治本病找到理论依据。Zhang等[9]先后对中国东北地区的蜱传脑炎病毒进行全基因测序分析，进一步了解了我国流行株的生物学特性。他们收集北部地区的全沟硬蜱，每50只1组，提取总RNA，然后用蜱传脑炎病毒特异的巢式RT-PCR扩增出病毒RNA。接种至小鼠体内，待小鼠出现临床脑炎表现，处死小鼠并取脑组织。过滤、分离、增殖、纯化后，在小鼠体内成功分离出事先设计的WH2012蜱传脑炎病毒。电子显微镜下病毒形态学可见，经全基因测序鉴定，自1953—2012年，我国西北地区到东北地区的蜱传脑炎病毒具有高度保守性，隶属于远东型，其序列与我国发现的其他亚型Senzhang、MDJ01、MDJ-02以及新疆-01型非常接近。2017年张桂林等[10]在新疆阿拉套山夏尔西里自然保护区用布旗法采集蜱，活蜱保存或液氮冻存，采用BALB/c小鼠与BHK-21细胞进行蜱传脑炎病毒分离培养，用RT-PCR扩增蜱传脑炎病毒远东型和西伯利亚型S特异基因片段并测序。结果发现，共分离出16株蜱传脑炎病毒株，经序列对比分析，明确其中13株为远东型，3株为西伯利亚型。证实了除远东亚型以外，新疆地区还有西伯利亚型蜱传脑炎病毒株。全基因测序结果对了解本地区蜱传脑炎病毒的亚型以及生物学特性十分有帮助，也为今后病毒疫苗的研发打下基础。乔卿华等[11]成功构建了蜱传脑炎病毒NS5蛋白的转基因小鼠模型，他们将线性化的pRP.ExBi-EF1α-NS5-IRES-eGFP质粒显微注射入FVB/N小鼠受精卵雄原核，移入假孕母鼠输卵管内，构建并筛选转基因首建鼠，首建鼠传代并筛选出遗传性状稳定的纯合子转基因小鼠；检测TBEV NS5基因的表达。筛选出5只首建鼠并传代至F5代，经PCR、RT-PCR及Western blot检测结果证实转基因小鼠成功表达了蜱传脑炎病毒NS5蛋白，为进一步病原学研究打下基础，为评价蜱传脑炎病毒感染时RdRp酶的活性提供了研究平台。

五、治疗与预防

本病无特效治疗药物。朱莹莹等[12]应用患者恢复期免疫血清对40例重型蜱传脑炎进行治疗。选取符合献血者健康体检要求、1年前确诊蜱传脑炎并完全康复的患者，符合血清学检测蜱传脑炎IgG1∶20阳性。静脉采血200～400 ml，血站标准制备成免疫血清，−80 ℃保存。对治疗组20例重症患者使用免疫血清20～40 ml深部臀大肌肌内注射，每天1～2次。结果显示，血清治疗组对体温恢复、意识障碍恢复、呼吸肌麻痹发生率及病死率均显著优于对照组，但尚需更大样本的研究进一步证实其临床应用。由于血清的获得、制备、标准化和保存均不易，临床使用亦受到限制。因此，相对于蜱传脑炎的治疗，预防更为重要。疫苗接种是预防蜱传脑炎的最有效方法。中国医药集团长春生物制品研究所于2013年研发出蜱传脑炎灭活疫苗，杜瑞林等[13]对内蒙古和黑龙江2个观察区共3134名志愿者接种蜱传脑炎灭活疫苗，观察接种后局部和全身不良反应，并用ELISA法检测血清蜱传脑炎病毒IgG抗体滴度，计算抗体阳转率。结果显示，所有志愿者未发生全身反应，4例出现局部反应。接种后内蒙古观察区的28天IgG抗体滴度在1：117.5～1：83.2；28天IgG阳转率为88.1%；黑龙江观察区的28天IgG抗体滴度在1：84.6～1：71.2；28天IgG阳转率为86.2%；大规模人群接种蜱传脑炎灭活疫苗的研究数据显示国产蜱传脑炎病毒灭活疫苗接种后不良反应小，免疫效果良好，可以广泛使用。何淑云等[14]对国产蜱传脑炎病毒灭活疫苗的安全性再次进行分析，并观察其免疫原性。研究选取吉林地区8～60岁健康人群，无疫苗过敏史，1年内无蜱传脑炎疫苗接种史，无相关疾病史，且符合临床研究入组标准。每位志愿者接种2针，0天、14天各注射疫苗1剂，上臂三角肌附着处肌内注射。于接种后30分钟、24小时、48小时和72小时观察安全性、反应情况；于28天、6个月、1年检测血清IgG抗体水平，判断其免疫原性。入组共2000人，观察3900剂次，571人纳入免疫原性评价。2000名接种者，首剂接种局部反应9名，全身反应10名；第二剂接种后局部反应7名，全身反应2名；统计初次免疫后28天IgG阳性率为96.05%；接种后6个月IgG阳性率为86.45%；1年后IgG阳性率为76.89%。由于疫苗接种不能终身免疫，且随着接种后时间的延长，抗体水平呈逐渐下降趋势，何淑云等[15]对既往有疫苗接种史者再次加强免疫后的免疫效果进行了临床观察。她选择吉林市蜱传脑炎发病率较高的蛟河市、舒兰市既往有疫苗基础免疫的400名8岁以上健康人群，于基础免疫后18个月后，再进行一次1剂加强免疫。加强后1个月ELISA法检测血清IgG抗体水平。400名受试者中339例完成加强免疫，抗体阳性率为95.87%，抗体滴度3391 VIEU/ml，证实加强免疫后可产生高滴度的保护性抗体。因此，在高流行地区，建议各年龄段接种疫苗，中低度流行地区建议易感人群接种疫苗，初次免疫需要3剂，有持续感染危险的人群应进行≥1次加强免疫。

（王 艳）

参考文献

[1] Sun RX, Lai SJ, Yang Y, et al. Mapping the distribution of tick-borne encephalitis in mainland China. Ticks Tick Borne Dis, 2017, 8（4）: 631-639.

[2] 孙响，张桂林，郑重，等. 新疆北部林区工作人员蜱传疾病的血清学调查研究. 寄生虫与医学昆虫学报，2016，23（3）：158-163.

[3] 王旺，杨宇，王静，等. 9种蜱媒病原体xMAP悬浮芯片高通量检测方法的建立. 中国媒介生物学及控制杂志，2013，24（5）：397-401.

[4] 樊学军，田绿波，石莹，等. 森林脑炎、登革热和乙型脑炎病毒液相蛋白芯片多重检测方法的建立和应

用. 现代预防医学，2015，42（6）：1065-1069.

［5］ Kang X, Li Y, Wei J, et al. Elevation of Matrix metalloproteinase-9 level in cerebrospinal fluid of tick-borne encephalitis patients is associated with IgG extravassation and disease severity. Plos One, 2013, 8（11）：e77427.

［6］ 丛日照，韩淑祯，孙亚男，等. 森林脑炎患者血清神经元特异性烯醇化酶检测的临床意义. 中国医学创新，2012，9（12）：83-85.

［7］ 王桂杰，张晓光，孙欣. 森林脑炎并发心肌损害研究. 内蒙古医学杂志，2012，44（2）：176-179.

［8］ 陈育，张晓光，韩淑祯. 森林脑炎并肝功能损伤93例临床观察. 中国现代药物应用，2012，6（7）：51-52.

［9］ Zhang X, Zheng Z, Shu B, et al. Isolation and characterization of a Far-Eastern strain of tick-borne encephalitis virus in China. Virus Research, 2016, 213：6-10.

［10］张桂林，孙响，刘然，等. 新疆中哈边境地区分离到远东型和西伯利亚型蜱传脑炎病毒. 中国人兽共患学报，2017，33（4）：312-315.

［11］乔卿华，吕欣，姚敏，等. 表达森林脑炎病毒NS5蛋白的转基因小鼠模型构建与鉴定. 中华医院感染学杂志，2017，27（1）：70-74.

［12］朱莹莹，韩淑祯，田兰清. 免疫血清治疗重型森林脑炎疗效观察. 中华传染病杂志，2012，30（3）：181-182.

［13］杜瑞林，宋宗明，刘国云，等. 森林脑炎灭活疫苗大规模人群接种的接种反应及免疫效果观察. 中国生物制品学杂志，2012，25（11）：1511-1513.

［14］何淑云，付博，范学斌，等. 森林脑炎灭活疫苗的安全性和免疫原性研究. 中国实验诊断学，2014，18（5）：810-811.

［15］何淑云，王轶文，乔建国，等. 森林脑炎灭活疫苗加强免疫效果的临床观察. 中国生物制品学杂志，2015，28（4）：377-378.

第十二节　埃博拉病毒病

埃博拉病毒病（Ebola virus disease）原称埃博拉出血热（Ebola hemorrhagic fever，EBHF）是由纤丝病毒科的埃博拉病毒（Ebola virus，EBOV）所引起的一种多出现于灵长类动物身上的人畜共患传染病，主要通过患者的血液和排泄物传播，临床主要表现为感染后2天～3周内陆续出现发热、头痛、肌肉疼痛、呕吐、腹泻及出疹等症状，后会进一步恶化为肝、肾衰竭，并有体内、外出血的现象，最终患者多死于失血性休克或多器官功能衰竭。

一、流行病学

1976年埃博拉病毒病首次在非洲苏丹、扎伊尔同时出现暴发流行。其后在乌干达、刚果、几内亚、利比里亚、尼日利亚和塞拉利昂等国家和地区先后暴发流行22次，总患病人数7697人，死亡

3793 人，平均致死率 49.28%，已报道的病例显示其发病无明显季节性，女性患者略多于男性。

目前还未能明确埃博拉病毒的天然宿主，但根据过往的调查研究，蝙蝠（尤其是锤头果蝠、反曲肩果蝠及小领果蝠）最有可能是埃博拉病毒的天然宿主。目前诊断该病毒生态学的研究显示病毒可能在果蝠间自然循环、传播，偶尔传播给非人灵长类动物及羚羊、豪猪等哺乳动物。我国研究者曾在 2011 年报道在猪中检出莱斯顿型病毒 RNA，但缺乏病毒分离的结果[1]，还有研究发现菲律宾本地猪可感染莱斯顿型病毒，并造成人类的隐性感染，因此有专家提出应进一步研究猪等其他动物宿主在病毒生态学，尤其是跨物种传播中所起的作用。

二、诊断方法

埃博拉病毒病原学诊断包括病毒学诊断及免疫学诊断。其中病毒学诊断主要包括病毒分离与培养及病毒核酸检测；免疫学诊断主要包括抗原和抗体检测。刘威等[2]分析比较了荧光定量聚合酶链反应（PCR）法、胶体金法、环介导恒温扩增法（LAMP）、重组酶聚合酶扩增法（RPA）在西非埃博拉疫情暴发期间，临床实际病毒检测中的应用效果，结果显示荧光定量 PCR 作为目前检测的金标准，其地位不可撼动；胶体金法因较低的敏感性不适合应用于埃博拉病毒的检测；2 种恒温扩增法——LAMP 法和 RPA 法因其操作简单且不需要复杂的仪器设备，显示出了良好的应用前景，尤其适用于卫生条件比较落后的非洲国家。病毒分离培养是埃博拉病毒病诊断的可靠方法，特异度高。但由于其检测周期较长（2～3 天）以及埃博拉病毒本身的高致病性，需在 BLS-4 实验室进行，限制其作为临床诊断的应用。PCR 可通过检测病毒核酸来诊断，灵敏度高，周期短，可对灭活样本进行检测，无须依赖 BLS-4 实验条件等优势，已被证实是 EVD 临床诊断的高效、特异检测方法。我国学者盖微微等[3]针对 SUDV 和 ZEBOV 的 GP 基因保守序列，建立了基于 TaqMan 探针的 rt-PCR 法，可用于对 SUDV 和 ZEBOV 的分型，灵敏度可达 1.0×10 copy。埃博拉病毒感染的血清学诊断方面，目前已建立基于埃博拉病毒抗原的 IgG-ELISA 和 IgM-ELISA 法。我国盖微微等[4]以埃博拉病毒 VP40 基因原核表达产物为抗原，建立了检测埃博拉病毒抗体的间接 ELISA 法，蔡建秋等[5]则报道了合成大肠埃希菌系统密码子优化的扎伊尔埃博拉病毒核蛋白羧基端序列，构建含 His 标签的原核表达载体 pET-28（a）-Z-NP，并转化 BL21（DE3）感受态细胞，用 IPTG 诱导表达目的蛋白，目的蛋白经亲和层析纯化后作为包被抗原建立抗体间接 ELISA 法。

三、临床研究

埃博拉病毒病潜伏期为 2～21 天，起病急，早期常见症状有非特异性发热、厌食、虚弱无力，可能还有寒战、肌肉疼痛、精神萎靡等，病后 5～7 天可在面、颈、躯干和手臂等部位出现埃博拉病毒病特异性的表现：弥漫性红斑样斑丘疹。随病程进展，病后 5 天开始可出现胃肠道症状，如严重水样腹泻、恶心、呕吐、腹痛等，部分病例可出现胸痛、气短、头痛、意识模糊、打嗝和结膜充血等，还有病例可出现癫痫和脑水肿等，部分患者还可在病程终末期出现内出血和外出血，因此最初该疾病被命名为埃博拉出血热，但并非所有病例都有出血，部分疫情中具有出血症状患者的比例甚至低于

50%，故目前 WHO 将其改名为埃博拉病毒病。向德栋等[6]报道总结了利比里亚中国埃博拉治疗中心收治的博拉病毒病确诊患者，同样提示其临床表现以发热、乏力、呕吐、腹泻等为主，少有出血相关症状及体征。

四、基础研究

发病机制研究方面，研究人员利用小鼠、豚鼠和灵长类动物如猴等进行了大量动物模型实验，研究和探讨埃博拉病毒感染机体的致病机制。Cai 等[7]实验显示，埃博拉病毒可经黏膜进入机体，早期即可导致主要免疫细胞，如单核-巨噬细胞系统、树突状细胞等大量被激活并复制，进而诱导大量细胞因子和趋化因子的分泌，其中以促炎细胞因子和趋化因子为主，这些因子又可以正反馈的方式进一步导致免疫细胞的聚集和活化。同时多种细胞表面分子可明显影响机体凝血功能，病毒直接散播和复制也能导致大量组织损伤。

五、治疗与预防

目前，尚无针对埃博拉病毒的特异性药物及针对其重症化的有效治疗方案。临床上治疗方法仍主要是对症治疗和支持疗法。2014 年的疫情暴发流行引发了大量针对埃博拉病毒的药物及疫苗研究。一些药物正在研发和临床试验阶段，其安全性和有效性尚待科学研究证实。其中加拿大华人学者 Qiu 等[8]报道了一种混合单克隆抗体鸡尾酒疗法：利用重组优化的单克隆抗体和抗埃博拉病毒混合抗体联合腺病毒载体 α- 干扰素的复合抗体（ZMAb）组成的新药 ZMapp 在非人类灵长动物实验中进行研究。结果显示，恒河猴感染埃博拉病毒后 5 天给予 ZMapp 进行治疗，可有效治愈模型组实验动物，具有明显的保护作用。已有 2 例感染埃博拉病毒的医护人员经静脉注射 ZMapp 病情好转并最终治愈。但仍需进一步的临床检测和实验数据来验证 ZMapp 的有效性。

目前尚无批准上市的针对埃博拉病毒病的疫苗，Chen 等[9]报道了一种异源整合疫苗在动物实验中可提高埃博拉病毒中和抗体滴度及持续时间，但类似应用前景的疫苗大多处于漫长的临床试验阶段。现阶段埃博拉病毒病疫情预防控制的主要策略仍然是早期发现、及时调查处置、追踪和密切观察接触者，以及有效的医院内和社区的感染控制。

（俞 亮 盛吉芳）

参考文献

[1] Pan Y, Zhang W, Cui L, et al. Reston virus in domestic pigs in China. Arch Virol, 2014, 159（5）: 1129-1132.
[2] 刘威，张秀山，陈勇，等. 多种埃博拉病毒检测技术在塞拉利昂的应用比较. 解放军预防医学杂志，2016（1）: 76-79.
[3] 盖微微，郑学星，薛向红，等. 埃博拉病毒检测与分型 Real-time PCR 方法的建立. 中国病原生物学杂

志，2013，（3）：208-211.

［4］　盖微微，郑学星，薛向红，等. 埃博拉病毒 VP40 蛋白的原核表达及其抗体间接 ELISA 检测方法的建立.
　　　　中国病原生物学杂志，2013，（9）：782-786.

［5］　蔡建秋，徐琳，涂长春，等. 埃博拉病毒核蛋白抗体间接 ELISA 检测方法的建立. 中国病原生物学杂
　　　　志，2017，（1）：1-4.

［6］　向德栋，支轶，杨智清，等. 5 例埃博拉病毒病患者的临床特征分析. 第三军医大学学报，2015，（4）：
　　　　287-290.

［7］　Cai M, Chen Q, Chen C, et al. Activation of triggering receptor expressed on myeloid cells-1 protects monocytefrom
　　　　apoptosis through regulation of myeloid cell leukemia-1. Anesthesiology, 2013, 118（5）：1140-1149.

［8］　Qiu X, Audet J, Wong G, et al. Sustained protection against Ebola virus infection following treatment of infected
　　　　nonhuman primates with ZMAb. Sci Rep, 2013, 3：3365.

［9］　Chen T, Li D, Song Y, et al. A heterologous prime-boost Ebola virus vaccine regimen induces durable neutralizing
　　　　antibody response and prevents Ebola virus-like particle entry in mice. Antiviral Res, 2017, 145：54-59.

第十三节　人感染 H7N9 禽流感

　　2013 年 2 月，复旦大学附属第五医院收治了 2 例严重的肺炎患者。第 1 例是 87 岁的男性，2 月
18 日发病，3 月 4 日死亡。第 2 例是 27 岁的男性，2 月 27 日发病，3 月 10 日死亡。2 例患者起病早
期均有发热和呼吸道症状，5～10 天以后，进展为严重肺炎，最终死亡[1]。

　　根据 2008 年建立的全国呼吸道感染性疾病诊断监测网的要求，上海公共卫生中心的病原诊断
和生物安全实验室作为全国 16 个监测点之一，马上对采集的血样、咽拭子标本、痰标本进行了病
原学的检测，先后排除了季节性 H1N1 和 H3N2 流感、人感染高致病性禽流感（H5N1）、严重急性
呼吸道综合征 SARS 病毒及新冠状病毒，仅发现甲型流感病毒 H7 亚型为可疑阳性，NA 亚型无法确
定。3 月 13 日，安徽 1 例 35 岁的女性患者同样表现为进展迅速的双肺炎症，标本送安徽省疾病预防
控制中心进行检测，同样发现甲型 H7 亚型阳性，而 NA 亚型无法确定。3 月 25 日标本送到中国疾
病预防控制中心进行进一步病毒亚型分析。结果发现，病毒的血凝素片段与甲型流感病毒 H7 高度同
源（94.8%），而神经氨酸酶片段与甲型流感病毒 N9 高度同源（94.2%）。MP、NP、PA、PB1、PB2
与 H9N2 病毒有 97%～99% 的同源性。国家卫生和计划生育委员会（现为国家卫生健康委员会）组
织专家对疾病的临床表现、实验室结果、流行病学资料进行了综合分析，确定患者感染了一种全新的
H7N9 禽流感病毒[2]。中国政府根据《国际卫生条例（2005）》向世界卫生组织通报情况，公布病毒
基因序列，与 WHO 流感合作中心和其他实验室共享病毒。

　　随后的研究发现该病毒主要通过密切接触禽类的分泌物传播，感染多见于老年男性患者，主要
临床表现为高热、咳嗽、咳痰和呼吸急促，大部分患者进展迅速，可出现呼吸窘迫综合征、感染性休
克，甚至因多脏器功能衰竭而死亡。人感染甲型 H7N9 禽流感对人类健康构成严重威胁，我国已经将
H7N9 禽流感按照乙类传染病处置。

一、病原学

H7N9 禽流感病毒属于甲型流感病毒，具有典型的甲型流感病毒的结构特点，同时又是一个全新的重组流感病毒，是由 6 个来自 H9N2 的内部蛋白基因（*PB2*、*PB1*、*PA*、*NP*、*MP*、*NS*）、H7 血凝素基因（*HA*）和 N9 神经氨酸酶基因（*NA*）等流感病毒基因片段重配形成的一个新型病毒。不同的流感病毒识别不同的细胞受体，这是造成种属屏障的重要原因。但是 H7N9 禽流感病毒 HA 与受体结合有关的位点突变之后（HA Q226L/I、G186V）增加了 HA 结合人流感病毒受体的能力。H7N9 禽流感病毒重要氨基酸突变位点分析如下。

（一）HA 蛋白

HA 受体结合位点的变化与病毒的宿主特异性直接相关。流感病毒 HA 至少存在 10 个受体结合关键氨基酸位点（N3 Numbering），包括 G186V、E190D、Q192H/R、N224K、G225D、Q226L、S227N、G228S、A134V/T、A138S，其中 Q226L 最为重要。这些突变均可增强病毒与人上呼吸道上皮细胞唾液酸 α-2，6 型受体的亲和力，使病毒能直接从禽类传播到人类，并在短时间内造成较大范围的传播。Gao 等[1] 研究结果发现在 A/Anhui/1/2013 和 A/Shanghai/2/2013 这两株均发生了 Q226L 和 G186V 的突变，而 A/Shanghai/1/2013 发生 A138S 的替换，另外一株 A/Hangzhou/1/2013 毒株在 226 处编码异亮氨酸（Ⅰ），这个氨基酸通常出现在季节性流感中。HA 的前体分子为 HA0，在病毒成熟过程中，HA0 分子要裂解成 HA1 和 HA2 两条多肽，病毒才具有感染性。不同亚型的禽流感病毒 HA 裂解位点的氨基酸组成不同，低致病性禽流感病毒的 HA 裂解位点只含 1～2 个碱性氨基酸，而高致病性禽流感病毒的 HA 裂解位点则至少含 4 个碱性氨基酸。此次流行的 H7N9 禽流感病毒的 HA 裂解位点氨基酸序列为 PEIPKGR ↓ GLF，仅含赖氨酸（K）和精氨酸（R）2 个碱性氨基酸残基，显示尚未发生切割位点的改变，该毒株对禽类而言为低致病性禽流感病毒。另有报道称 HA 蛋白中 A316S 的变异与 NA 颈部氨基酸的缺失能增强 HA 的切割能力，使病毒对家禽和小鼠毒力增强。

（二）NA 蛋白

NA 蛋白的酶活性位点氨基酸发生突变，特别是 E120G、R153K、H276Y、R294K（N9 numbering）的变异，可能会导致流感病毒对神经氨酸酶抑制药耐药性的改变。病原学监测发现，1 株分离自上海的 H7N9 禽流感病毒（A/Shanghai/1/2013）已出 R294K 突变，此外，Hu 等报道，2 例人感染 H7N9 禽流感确诊病例在接受抗病毒治疗 1 周后，病毒 NA 出现了 R294K 耐药性的突变，导致病毒滴度持续维持在高水平。基于个别毒株已出现了对神经氨酸抑制药的耐药性突变，当前亟须加强对 H7N9 禽流感病毒的病原学监测，及时发现变异动向。NA 颈部 69～73 位氨基酸的缺失有可能提高了病毒的复制能力，也可能提高了病毒对哺乳动物的毒性，还可能跟禽流感病毒对家禽的适应和传播有关，使禽流感病毒能够适应家禽。另外 Chen 等[3] 研究 2013 年 10 月浙江绍兴分离株（A/Zhejiang/22/2013）时发现 NA 蛋白出现了以下新的突变：V241I、K266E、N327T、N346D、K465R，这些新突变的意义有待进一步研究。

（三）PB2 蛋白

许多人感染 H7N9 禽流感病毒分离株的 PB2 蛋白中会出现 E627K 的突变，有研究显示该突变的存在不仅能增强病毒在哺乳动物体内的复制能力和病毒传播的速度，还能使其在小鼠或其他哺乳动物体内毒力增强，同时增强哺乳动物对病毒的反应性。另外 PB2 中 G590S、Q591R、D701N、L714R、L89V、A44S 变异的存在会导致禽流感病毒在小鼠中扩增能力增强。

（四）PB1 蛋白

陈寅等[4]对 A/Zhejiang/HuZ1/2013（H7N9）病毒氨基酸突变分析显示在 PB1 蛋白发生了 H99Y、I368V 突变，这些位点的突变能增强小鼠的毒力。Chen 等[3]在研究 MHC I 类分子递呈抗原肽时发现了一种不属于流感病毒任何已知开放阅读框（open reading frame，ORF）编码的多肽——PB1-F2 蛋白。研究显示，PBl-F2 蛋白可以诱导宿主细胞线粒体途径的细胞凋亡，部分流感病毒毒株的 PBl-F2 蛋白可以提高流感病毒聚合酶活性，从而促进病毒在宿主细胞中的复制。完整的 PB1-F2 蛋白上存在特异性抗原表位，能诱导宿主体内 T 细胞的表达，引起其免疫水平的改变，这与二次细菌感染引发的肺损伤有显著关联性；还发现随着基因的进化，有部分甲型流感病毒的亚型在 PBl-F2 序列上提前出现了终止密码子，导致 PBl-F2 蛋白的断裂，形成 PBl-F2 长度的多态性。基于研究结果的猜想，截短型流感毒株易导致基因结构的不稳定，使毒株易于发生基因突变，进而利于病毒的复制与传播。美国病毒学家 McCullers 和研究小组通过研究得出结论：PB1-F2 会使流感病毒的破坏能力加强，此蛋白可作为流感药物的潜在药靶，通过抑制它的功能可减少肺部损伤和并发炎症。另有研究显示 PB1-F2 中 N66S 突变可导致肺部疾病严重程度的增加及细胞因子产生的增多。

（五）M2 蛋白

M2 蛋白是离子通道抑制药金刚烷胺类药物作用靶点。如果 M2 蛋白跨膜区的氨基酸发生突变，则金刚烷胺不能与离子通道结合，从而产生耐药性。M2 蛋白的耐药性突变位点主要是 L26F、V27A、A30T、S31D 和 G34E，其中任何一个氨基酸位点发生突变，都可能会导致对离子通道抑制药类药物产生耐药性。目前研究报道的所有 H7N9 禽流感病毒分离株的 M2 蛋白均出现 S31N 突变，提示此次流行的 H7N9 禽流感病毒对金刚烷胺及金刚乙胺类离子通道抑制药不敏感。

同时 H7N9 禽流感病毒的受体结合区 150 环的位置一个糖基化位点的缺失导致病毒对禽流感病毒受体结合能力降低。通过生物学实验证明 H7N9 禽流感病毒在发生上述变异后，具有典型的"双受体结合"特点，即 H7N9 禽流感病毒可以同时结合唾液酸 α-2，3 型受体（禽流感病毒受体）和唾液酸 α-2，6 型受体（人流感病毒受体），这表明 H7N9 禽流感病毒获得了感染人的能力，因此 H7N9 比 H5N1 禽流感病毒更容易感染人。

人感染 H7N9 禽流感病毒对热比较敏感，56 ℃加热 30 分钟、60 ℃加热 10 分钟、煮沸（100 ℃）2 分钟以上可被灭活。在 22 ℃或在水中可存活较长时间，对碱敏感，但是耐酸。用紫外线直接照射，可迅速破坏人感染 H7N9 禽流感病毒的感染性。对乙醚、甲醛、氯仿、过氧乙酸、丙酮等有机溶剂均敏感。常用消毒剂如氧化剂、十二烷基硫酸钠、稀酸、卤素化合物（如漂白粉和碘剂）等容易将其灭活。

二、流行病学

疫情的分布最初主要聚集在上海、江苏和浙江等长三角地区，后逐步扩展至北京、广东、福建等省市。表现为高度散发。疫情有较明显的季节分布特点，以冬春季节为主，即每年的 12 月至次年 3 月，7—9 月一般是发病的低谷。

（一）传染源

携带 H7N9 禽流感病毒的禽类或者被该病毒污染的环境是传染源，病毒除经呼吸道传播外，也可通过密切接触感染的禽类分泌物或排泄物等被感染。现有流行病学研究结果和实验室检测结果均提示，活禽市场中的鸡只是人类病例的感染来源，活禽市场是导致病例感染的重要的暴露场所。流行病学调查结果显示，大多数病例（>80%）在发病前 2 周内均有禽类暴露史，Li 等收集病史发现 131 例患者中 82% 发病前有明确的禽类接触史。任瑞琦等[5] 报道的 433 例中有 357 例（82%）在发病前 2 周内有活禽相关暴露史。Han 等也发现湖州的 12 例人感染 H7N9 病例在发病前均有家禽或活禽市场接触史，并在患者接触过的家禽标本及相关活禽市场标本中检测出了 H7N9 禽流感病毒核酸。暴露行为和方式包括对禽类的喂养、运输、销售、宰杀及加工处理等，暴露的场所主要为活禽市场，其次为家养禽环境。但值得注意的是，家养禽暴露中有很大一部分病例的禽类暴露情况是将从市场购回的禽类在家中饲养，或与家中原有禽类混养之后感染发病。

（二）传播途径

江苏省疾控中心开展的病例对照研究结果显示，直接接触禽类是感染 H7N9 禽流感病毒的危险因素（$OR=13.7$，$95\%CI$ $2.9\sim64.8$）。另外，该病例对照研究结果还显示，仅间接接触禽（与禽体或者相关部位、部分或涉禽物品距离 1 米以内）也是人感染 H7N9 禽流感病毒的危险因素（$OR=7.5$，$95\%CI$ $2.7\sim21.0$）；前往活禽市场但无禽类接触同样是重要的危险因素（$OR=3.0$，$95\%CI$ $1.6\sim5.8$）。这些结果提示直接接触禽或通过接触病毒污染的环境均为人感染 H7N9 禽流感可能的传播方式。另外，对于前往活禽市场但无禽类接触也作为人感染 H7N9 禽流感的危险因素，推测有两种可能的暴露方式：①患者的手无意中接触过被污染的物品表面或环境；②活禽摊档由于各种原因形成的包含有病毒的气溶胶被人吸入。有学者推测，脱毛机的使用可能是形成病毒气溶胶的重要机制。但是这两种暴露方式还仅作为推测，仍需开展相关研究进行确认或排除。

另外 Yu 等在浙江省 4 例 H7N9 禽流感死亡患者的粪便中检出 H7N9 禽流感病毒，因此认为 H7N9 禽流感病毒也可能通过人类粪便进行传播。至于该病毒是否会出现人传人？从目前报道的病例资料看，绝大多数仍以散发为主，但是报道中也存在个别家庭聚集的病例，因此尚不能排除病毒存在有限的人传人的可能。

（三）易感人群

H7N9 禽流感感染患者主要为老年人，且男性多于女性。Li 等的研究中，139 例确诊患者年龄中位数为 61 岁，70% 是男性。任瑞琦等[5] 的研究显示 433 例确诊病例的年龄为 1～91（$M=58$）岁，其中 46%（199 例）病例的年龄＞60 岁，仅有 5.6%（24 例）病例年龄＜15 岁，另确诊病例中男性多于女性，性别比为 2.3：1.0。Gao 等[6] 对 111 例人感染 H7N9 禽流感病例分析结果显示平均年龄为 61 岁，42.3% 的患者年龄≥65 岁。Wang 等[7] 比较 123 例 H7N9 禽流感病例、119 例 H5N1 禽流感病例和 3486 例 H1N1（2009）病例发现,H7N9 病毒感染患者的平均年龄比其他两组流感人群大（63 岁，$P<0.001$），且患者大部分是男性（71%，$P<0.02$）。有研究显示年长者更易感染 H7N9 禽流感病毒并更易发展成重症，可能与暴露于家禽的概率高、免疫力下降及存在基础疾病等因素有关，人群普遍易感。

三、临床研究

H7N9 禽流感病毒能感染 Ⅱ 型肺泡上皮细胞并有效复制，该感染损伤可能直接损坏肺功能。同样发现 H7N9 患者血清中 IP-10、MIG、MCP-1、IL-6、IL-8 和 IFN-α 显著高于健康人，表明天然免疫应答紊乱在患者中引发了"细胞因子风暴"，导致全身炎症反应，可出现 ARDS、休克及多脏器功能衰竭。感染 H7N9 禽流感患者肺的病理改变为典型的病毒性肺炎，肺泡腔内渗出较明显，渗出物浓缩凝结成一层红染的膜样物贴附于肺泡内表面，即透明膜形成。支气管上皮的肺泡上皮也可增生，甚至形成多核巨细胞。

进一步通过人群血清检测，未能检测到 H7 抗体存在，表明人群从来没有接触过此类病毒，基本上是免疫空白。因此 H7N9 禽流感病毒通过在肺部的有效复制造成肺部损害，由于人群没有接触过该种病毒，免疫应答紊乱造成的"细胞因子风暴"是导致临床重症和死亡的重要原因。随后研究进一步发现感染病例肺组织中细胞因子的浓度比血液中的浓度高 100～1000 倍，而且干扰素诱导的跨膜蛋白 3（IFITM3）不同的基因型对临床症状有不同的影响，其中 C/C 基因型比 C/T 和 T/T 基因型 H7N9 禽流感病毒感染所导致的临床症状要严重，提示宿主因素也会影响病毒的致病性。

人感染 H7N9 禽流感的主要症状是发热，继而出现下呼吸道感染症状，几乎所有确诊病例均来自"不明原因肺炎"。疫区在 2013 年的流行季节筛查"不明原因肺炎"的病原体，发现 H7N9 禽流感病毒阳性的比例在 0.5%～1.2%。根据流感的潜伏期及现有人感染 H7N9 禽流感病例的调查结果，潜伏期一般为 3～4 天，也有研究认为潜伏期可能长达 7～10 天。

本次 H7N9 禽流感病例中绝大部分为重症，病死率超过 30%，与越南和泰国等地报道的 H5N1 预后相近。症状主要集中在下呼吸道，基本无鼻塞、流涕、咽痛等上呼吸道症状。大部分患者初期表现为流感样症状，有的患者有畏寒高热、肌肉酸痛、食欲缺乏，早期无咳嗽、咳痰；后期重症患者病情发展迅速，表现为重症肺炎，有气促和痰中带血，为粉红色痰，非痰中带血丝，与结核引起的咯血有明显不同。绝大部分气促的患者短时间内发展成急性呼吸窘迫综合征（ARDS），提示对于气促的患者需要警惕重症化，并及早采取有效的方法来阻断。重症患者可同时表现为休克、脓毒症、急性肾损伤等。部分患者有病毒性腹泻的典型表现，水样便，2～5 次 / 天，1～2 天，自限，但发生率远远低于 H5N1 病例。个别患者有横纹肌溶解表现，但未见在 H7N7 亚型感染中常见的结膜炎。H7N9 流感病毒感染对下呼吸道的偏好性显示病毒在下呼吸道的复制效率可能更高，对患者痰液及下呼吸道分泌物的检测较咽拭子检测有更高的阳性率。我国科学家对 111 例最初的人感染 H7N9 禽流感住院患者调查结果显示，最常见的临床表现是发热（100%），其次是咳嗽（90.1%）、咳痰（55.9%）、气促（55.9%）等，无鼻塞、流涕等上呼吸道感染表现，偶见咽痛。部分患者可以始终没有咳嗽、咳痰，表现为不明原因的发热[6]。

（一）实验室检查方面

对人感染 H7N9 禽流感患者进行调查发现，患者白细胞计数一般不高或降低，重症患者多有白细胞计数及淋巴细胞减少，并出现血小板降低。淋巴细胞绝对数减少的比例达到 88.3%，血小板减少的比例达到 73%。对 H7N9 禽流感患者骨髓进行穿刺活检发现骨髓中存在嗜血现象，可以解释患者白细胞为何偏低。因为 H7N9 禽流感起病迅速，部分患者在门诊会使用激素治疗，导致外周血白细胞升高，需要注意鉴别。研究发现 H7N9 感染患者存在与 H5N1 感染患者相似的天门氨酸转氨酶（AST）、丙氨酸转氨酶（ALT）、肌酸激酶（CK）和乳酸脱氢酶（LDH）的升高，这些明显不同于 H1N1 患者。H7N9 禽流感患者 CRP 升高的比例高达 76.6%，数值最高可达到 200 mg/L 以上。CRP 是细胞因子 IL-6、IL-1 及 TNF 刺激肝上皮细胞产生的。而重症感染者的 H7N9 存在细胞因子风暴，上述细胞因子往往增高几十倍，可以导致 CRP 升高，早期需注意与细菌性感染的鉴别，同时需警惕社区获得性的合并细菌感染。这时结合前降钙素（PCT）结果对于鉴别是否合并细菌感染有价值，但是 PCT 的敏感性不高。

（二）病原检查

对可疑患者呼吸道标本采用实时 PCR（或普通 RT-PCR）检测 H7N9 禽流感病毒核酸，在人感染 H7N9 禽流感病毒病例早期识别中宜首选核酸检测。对重症病例应定期行呼吸道分泌物核酸检测，直至阴转。有人工气道者优先采集气道内吸取物（ETA）。甲型流感病毒抗原检测，仅适用于没有核酸检测条件的医疗机构作为初筛实验。从患者呼吸道标本中分离 H7N9 禽流感病毒，以及动态检测急性期和恢复期双份血清 H7N9 禽流感病毒特异性抗体水平呈 4 倍或以上升高亦可作为诊断标准。

目前，认为呼吸道标本最佳采集时间为发病后 3 天内，但是也有可能在 2 周后甚至 3 周后仍然能检测到病毒。用于病毒 RNA 检测的血清或者血浆标本应在发病后 7～9 天采集。用于病毒特异性抗体检测的血清标本需要采集急性期、恢复期双份血清。第 1 份血清应尽早（最好在发病后 7 天内）采集，第 2 份血清应在发病后第 3～4 周采集。采集量要求 5 ml，以空腹为佳。

优先考虑的采集标本类型包括上呼吸标本、下呼吸道标本、血清标本，如果患者有腹泻症状应采集粪便标本，如有脑炎症状应采集脑脊液标本。上呼吸道标本包括咽拭子标本、鼻拭子、鼻咽拭子及鼻咽吸取物等；下呼吸道标本包括气管吸取物、肺穿刺物及患者进行插管治疗可采集插管吸取物。目前已有部分证据证明下呼吸道标本检测 H7N9 禽流感病毒要优于上呼吸道标本，但是在采集标本时还是要尽可能同时采集上、下呼吸道标本，因为上呼吸道标本同时也是检测其他普通流感病毒最合适的标本。

人感染 H7N9 禽流感病毒的患者发生肺炎时肺部出现不同范围的片状影像，与临床表现基本一致。本病进展迅速，多数患者在初次影像检查时即表现为重症肺炎。常规 X 线表现具有一定的特征：在发病 2 天内肺部即可出现小斑片状影，呈单发或多发，病变以磨玻璃密度影（ground-glass opacity，GGO）为主，可合并肺实变；片状影分布在双侧肺或主要位于一侧肺。肺部浸润实变速度快，短时间内发展为两肺弥漫性 GGO 或肺实变阴影，并可引起全身多器官功能衰竭等并发症。肺 CT 可见病变为多肺段，范围较广泛，进展快，两肺下叶最易受累，以肺实质病变为主，主要表现为磨玻璃样改变和实变，可见充气支气管征，可有肺间质改变及胸腔积液，纵隔淋巴结肿大少见。影像学表现虽然具有一定特征性，但无特异性。需与危重症甲型 H1N1 流感肺炎、细菌性肺炎、SARS、衣原体肺炎、支原体肺炎等疾病进行鉴别。

四、诊断方法

根据流行病学接触史、临床表现及实验室检查结果可做出人感染 H7N9 禽流感的诊断。在流行病学史不详的情况下，根据临床表现、辅助检查和实验室检测结果，特别是从患者呼吸道分泌物标本中分离出 H7N9 禽流感病毒，或 H7N9 禽流感病毒核酸检测阳性，或动态检测双份血清 H7N9 禽流感病毒特异性抗体水平升高 4 倍或以上，可做出人感染 H7N9 禽流感的诊断。

五、治疗与预防

（一）隔离

对疑似病例和确诊病例均应进行隔离治疗。

（二）对症治疗

可吸氧，根据缺氧程度可采用鼻导管、开放面罩及储氧面罩进行氧疗。可应用解热药、止咳祛痰药物等。

（三）抗病毒治疗

抗病毒治疗能改善症状并有效减少体内病毒的含量。治疗的早晚与预后相关，若迟用药物可能会增加死亡风险。抗病毒治疗药物主要有神经氨酸酶抑制药和离子通道抑制药两类。研究显示 H7N9 病毒对神经氨酸酶抑制药，如奥司他韦（达菲）、扎那米韦敏感，而对离子通道抑制药耐药。

一些研究报道部分 H7N9 病毒已对奥司他韦和其他神经氨酸酶抑制药药物产生抗药性，实验性抗病毒治疗仍处于研究阶段。美国疾病预防控制中心（Centers for Disease Control，CDC）建议所有住院确诊病例及门诊疑似病例均需早期应用抗病毒药物，CDC 同时还建议最近有接触过确诊 H7N9 病例的门诊患者也应该接受抗病毒治疗。应在发病 48 小时内使用抗流感病毒药物，对于临床认为需要使用抗病毒药物的病例，即使发病超过 48 小时也应使用[8]。但两种神经氨酸酶抑制药联合使用并不优于单药治疗。

1. 神经氨酸酶抑制药

（1）奥司他韦（Oseltamivir）：奥司他韦可用于所有年龄段人群。成年人剂量 75 mg 每日 2 次，疗程 5～7 天，重症病例疗程可延长 1 倍以上。1 岁及以上的患儿应根据体重给药：体重不足 15 kg 者，予 30 mg 每日 2 次；体重 15～23 kg 者，予 45 mg 每日 2 次；体重不足 23～40 kg 者，予 60 mg 每日 2 次；体重大于 40 kg 者，予 75 mg 每日 2 次。对吞咽胶囊有困难的儿童，可选用奥司他韦混悬液。研究证明双倍剂量的奥司他韦并不优于常规剂量。

（2）帕拉米韦（Peramivir）：重症病例或无法口服者可用帕拉米韦氯化钠注射液，成年人用量为 300～600 mg，静脉滴注，每日 1 次，1～5 天，重症病例疗程可适当延长。目前临床应用数据有限，应严密观察不良反应。

（3）扎那米韦（Zanamivir）：成年人及 7 岁以上儿童用法：每日 2 次，间隔 12 h；每次 10 mg（分两次吸入）。

2. 离子通道 M2 阻滞药　目前监测资料显示所有 H7N9 禽流感病毒对金刚烷胺（Amantadine）和金刚乙胺（Rimantadine）耐药，不建议使用。

3. 抗菌治疗　抗菌药物应在明确继发细菌感染时或有充分证据提示继发细菌感染时使用。

4. 重症患者的治疗　除了抗病毒治疗外，对多器官衰竭患者应建立起相应的支持治疗。处理要点：抗休克治疗；抗低氧血症治疗；防止多脏器功能衰竭；维持水、电解质平衡；维持微生态平衡。慎用糖皮质激素。恢复期血浆用于 H7N9 禽流感危重症患者的治疗已有相关报道。

对存活的 H7N9 禽流感患者的长期随访发现，患者的脏器功能包括肝及肾功能、心功能、凝血功能、生化学检查在随访期间均能恢复至发病前水平，肺部影像学的改变有部分的改善，表现为磨玻璃样改变及局部慢性炎症表现及间质纤维化表现，有空气支气管征、局部实变、胸膜下线改变、胸膜增厚、肺大疱形成、蜂窝织样改变等。随着随访时间的延长，肺功能也有所改善，从最初的合并轻至中度通气功能障碍，到半年后患者均无明显限制性通气功能障碍，但仍存在轻至中度弥散功能不全，因此推测患者呼吸功能受肺纤维化影响。

5. 预防　H7N9 禽流感疫情的流行蔓延对我国经济发展造成了巨大影响，如果不能及时控制，将会影响社会稳定。因此，甲型 H7N9 禽流感防治工作不仅是一个公共卫生问题，更是一个国家安全问题。

（1）关闭活禽交易市场，监测及控制传染源：人感染 H7N9 禽流感病毒与其他禽流感不同的一个显著特点是其并不引发禽类流感疫情。因此，我们不能对其进行有效的追踪控制。但我们可以从禽类及活禽生存环境（如活禽交易市场）中分离出病毒。活禽交易市场的开放是禽流感疫情发生发展的一个重要因素。从历年疫情的防控经验来看，关闭活禽市场是一项非常有效的措施。关闭活禽市场 1 周，大约 1 个潜伏期以后，新发病例明显下降。需要永久性关闭活禽市场。加强对禽类转运、贩售的管理，从社会、经济、文化、生物和环境层面多管齐下，采取分类指导和管理的策略重构活禽市场体系。只有关闭活禽交易市场，同时加强禽间禽流感的监测，才能在源头上抑制禽流感疫情的进一步发展。

一旦发现禽流感疫情，必须按照《动物检疫法》有关规定进行处理。对病鸡群进行严格隔离、封锁、扑杀、销毁，对鸡场进行全面清扫、清洗、彻底消毒。对死禽及禽类废弃物应销毁或深埋，养殖人员及所有相关人员、与家禽或人禽流感患者有密切接触史者做好防护工作并加强监测，一旦出现流感样症状，应及时采集患者的鼻咽部分泌物、漱口液、痰或气管吸出物和血清送至指定实验室，进行核酸快速检测、病毒分离和抗体检测，尽快明确诊断，同时应采取相应的防治措施。有条件者可在 48 小时内口服抗病毒药物。

（2）普及 H7N9 禽流感病毒知识，做到早发现、早报告、早诊断、早治疗：卫生部门等相关部门应积极开展舆情监测，针对公众和社会关注的热点问题，积极做好疫情防控知识宣传和风险沟通，指导并促进公众养成良好的卫生习惯，尤其要加强对从事活禽养殖、屠宰、贩卖、运输等行业人群的健康教育和风险沟通工作。

大约 70% 的患者在基层医院首诊，调查发现 H7N9 禽流感患者从发病到确诊的平均时间大约 5 天，提示基层医院对于该病认识仍不足，并且存在使用利巴韦林或者阿昔洛韦治疗流感的认识误区。建议基层医院开展甲型流感快速筛查，对于近期有活禽接触史，或频繁在活禽市场活动的，年龄大于 50 岁，有基础疾病的人群应当提高警惕，加强检测。强调即使病毒阴性，如果白细胞降低并且胸片提示有肺炎，也需要及时抗病毒治疗，做到早期发现、早期诊断以及早期治疗。治疗首选奥司他韦，重症病例可以使用帕拉米韦。对全国 156 例病例进行深入调查研究发现，在发病的 48 小时内开始抗病毒治疗的急性呼吸窘迫综合征的发生率低，如果不能在 48 小时内抗病毒，5 天内开始抗病毒，患者仍可获益，表现在急性呼吸窘迫综合征的发生率比 5 天以后开始抗病毒的病例下降 20% 以上。

（3）完善突发公共卫生事件应急体制，提升应对能力：虽然目前人感染 H7N9 禽流感病例呈散发状态，也还没有足够支持病毒人传人的证据，但是一旦病毒发生变异，人际间传播并非不可能，且到时将暴发人感染 H7N9 禽流感的大规模流行。

因此，政府及卫生部门应高度重视流感大流行的应对工作，加强公共卫生应急体系和能力建设，加大流感疫情监测、疫苗、抗病毒药物技术和生产能力储备投入。2009 年 H1N1 流感大流行期间，我国政府启动了由卫生部、国家质量监督检验检疫总局、农业部等国务院相关委办局组成的联防联控体制，这一体制对于 H1N1 流感大流行的控制起到了至关重要的作用。同样，这一体制对于 H7N9 禽流感的控制也能发挥极大的作用。

（4）疫苗的研发：H7N9 禽流感病毒为一种新型病毒，其抗原性与以往流行的禽流感病毒不同，因此，原有的季节性流感疫苗和禽流感疫苗对其缺乏免疫保护作用。针对 H7N9 禽流感病毒的特异性疫苗正在研制中，WHO 公布的 8 个 H7N9 禽流感候选疫苗病毒已经通过了有关安全测试和双向血细胞凝集试验，候选的疫苗株来自两个毒株：A/Shanghai/2/2013 类似株和 A/Anhui/1/2013 类似株。虽然在 H7N9 流行中产生了一些基因序列变化，但迄今为止大多数 H7N9 菌株的抗原特征仍类似于 A/Anhui/1/2013 病毒株[9]。目前国内也有许多针对疫苗表位的研究，陶等鉴定出四个 HA 蛋白线性 B 淋巴细胞抗原表位，其中第 172-183 和 452-472 区段具有更好的 H7 亚型特异性，可作为新型疫苗表位设计的依据[10]。

（俞　亮）

参考文献

［1］　Gao R, Cao B, Hu Y, et al. Human infection with a novel avian-origin influenza A（H7N9）virus. N Engl J Med, 2013, 368：1888-1897.

［2］　中华人民共和国卫生和计划生育委员会. 人感染 H7N9 禽流感诊疗方案（2014）.［2018-05-28］http: // www.moh.gov.cn/yzygj/s3593g/201401/3f69fe196ecb4cfc8a2d6d96182f8b22.shtml.

［3］　Chen Y, Liang W, Yang S, et al. Human infections with the emerging avian influenza A H7N9 virus from wet market poultry: clinical analysis and characterization of viral genome. Lancet, 2013, 381（9881）：1916-1925.

［4］　陈寅，茅海燕，李榛，等. 浙江省人感染 H7N9 禽流感病毒的基因组序列分析. 中华流行病学杂志, 2013, 34（6）：604-608.

［5］　任瑞琦，周蕾，向妮娟，等. 中国内地人感染 H7N9 禽流感疫情流行病学特征分析. 中华流行病学杂志, 2014, 35（12）：1362-1365.

［6］　Gao HN, Lu HZ, Cao B, et al. Clinical findings in 111 cases of influenza A（H7N9）virus infection. N Engl J Med, 2013, 368（24）：2277-2285.

［7］　Wang C, Yu H, Horby PW, et al. Comparison of patients hospitalized with influenza A subtypes H7N9, H5N1, and 2009 pandemic H1N1. Clin Infect Dis, 2014, 58（8）：1095-1103.

［8］　Centers for Disease Control and Prevention Interim guidance on the use of antiviral agents for treatment of human infections with avian influenza A（H7N9）virus.（2015-01-10）［2018-05-28］http://www. cdc. gov/flu/avianflu/h7n9-antiviral-treatment. htm.

［9］　World Health Organization. Summary of status of development and availability of avian influenza A（H7N9）candidate vaccine viruses and potency testing reagents.（2015-05-19）［2018-05-28］http://www. who. int/influenza/vaccines/virus/candidates_reagents/summary_a_h7n9_cvv_20150317. pdf？ua＝1.

［10］　World Health Organization Antigenic and genetic characteristics of zoonotic influenza viruses and development of candidate vaccine viruses for pandemic preparedness, 26 February, 2015, 2015.

第十四节 严重急性呼吸综合征

严重急性呼吸综合征（也称传染性非典型肺炎）是指由 SARS 冠状病毒（SARS-CoV）感染引起的一种具有明显传染性、病理效应可涉及多个脏器系统的特殊肺炎，2003 年世界卫生组织（WHO）将其命名为严重急性呼吸综合征（severe acute respiratory syndrome，SARS）。

一、病原学

SARS 冠状病毒是冠状病毒属（Coronaviruses）的一个成员，冠状病毒属是冠状病毒科（Coronaviridae）中一属。冠状病毒是有包膜的正链 RNA 病毒，是所有 RNA 病毒中基因组最大的一类病毒，因其表面蛋白形成冠状病毒形状而得名。冠状病毒是人类和许多动物常见的呼吸道和消化道的一类病毒，在发现 SARS 之前，冠状病毒被认为是主要因为引起上呼吸道感染症状的一类感冒病毒。除 SARS 冠状病毒外，已经发现的人类冠状病毒还包括 OC43、NL63、229E、HKU1 和 2012 年之后出现在沙特阿拉伯的 MERS 冠状病毒。根据其表面蛋白的抗原性，通常把已鉴定的冠状病毒分成 3 个组（group）[1]，SARS 冠状病毒属于 2b 组（group 2b）[2-3]。

SARS 冠状病毒基因组为 29，740 bp 大小单链 RNA 结构，基因组的头包含一段 1～72 个核苷酸的引导序列紧接着一段 192 个核苷酸的非编码区（untranslated region，UTR）。在 UTR 下游是两个互相重叠的 ORF1a 和 ORF1b 编码区，这两个编码区大概为整个 SARS 冠状病毒基因组的 2/3 大小，通过蛋白翻译过程中的核糖体的 -1 位的移码效应，ORF1a 和 ORF1b 能翻译成一个单一的多肽，然后利用病毒自身编码合成的 PLpro（papain-like cysteine-protease）和 3CLpro（3C-like cysteine protease）蛋白酶把这个多态剪接成不同的病毒蛋白，这些非结构蛋白都跟病毒复制相关[4]。尽管已知的 group-2 的冠状病毒表达两种 PLpro 蛋白酶，SARS 冠状病毒只表达其中一种，在 ORF1a 区。在病毒基因组的 3′端编码 4 个结构蛋白，这些蛋白的基因在不同冠状病毒中以相同的顺序存在，为突状蛋白 S（spike）、壳蛋白 E（envelope）、膜糖蛋白 M（membrane glycoprotein）和病毒核糖体蛋白 N（nucleocapsid）。SARS 冠状病毒还表达一些非结构的辅助蛋白（accessory proteins），这些蛋白的功能还没完全确定。除了上述病毒蛋白外，在冠状病毒基因组的 3′端还含有一段 340 个核苷酸的 UTR。虽然 SARS 冠状病毒的基因组结构大体同其他已知冠状病毒相似，基因序列和编码蛋白的同源性却很低。

二、流行病学

（一）流行过程

SARS 暴发开始于 2002 年冬天，当年 11—12 月首先在广东珠江三角洲地区（佛山和河源等地）先后出现不明原因肺炎患者。患者多数为年轻人，病征表现为非典型肺炎，对抗生素治疗无反应，并有密切接触的家庭成员和医护人员感染。到了 2003 年 2 月份的春节后，疫情在珠江三角洲地区有进一步扩散趋势，在广东其他六个城市发现病例，其中仅广州就发现超过 200 例。在 2002 年冬天在广东某些地区发生的人感染病例并没有引起太大的关注。在 2003 年 2 月 21 日，曾经在广州治疗过患者的刘医师到香港特区参加亲戚婚礼并入住香港湾仔的京华国际酒店（也就是所称的 M hotel），刘医师在治疗广州的患者过程中受到感染，到香港特区时已经出现呼吸道感染症状，于是香港特区京华国际酒店成为 SARS 病毒的另一个关键传播的源头，SARS 开始传入香港特区，随后的分子流行病学调查发现，在香港特区发现的 80% 的病例跟这一超级传播者有关，病毒随后进一步传到其他地区。一个曾经在 2 月份到过香港特区并在同个时间段入住京华国际酒店的商人回到越南河内后发病，进入河内法国医院就医，当时在该医院的世界卫生组织医生 Carlo Urbani 参与治疗该患者，他也因此受到感染，在 3 月 11 日 Carlo Urbani 医生在前往泰国曼谷的飞机上发病，与 Carlo Urbani 医生同机的一些乘客也因此受到感染并使得病毒进一步扩散，Carlo Urbani 医生因为 SARS 病毒感染在曼谷去世。但通过他的专业敏感性，Carlo Urbani 医生在病发后及时向世界卫生组织进行了通报，认为有不明原因的传染病正在亚洲地区迅速传播[4]，世界卫生组织在 3 月 12 日发出了新型不明原因传染病的全球预警，并成立由世界卫生组织协调的全球实验室协作，使得随后的工作迅速鉴定了病毒并找到了感染的动物源头，使得疫情在几个月后迅速得到了控制。2003 年受 SARS 疫情影响的有近 20 个国家和地区，疫情一直到 2003 年 6 月份才得到完全控制。据统计全球共有 8096 个确诊病例，其中 774 例死亡，病死率约 10%，但在年龄较大的人群中，感染 SARS 病毒病死率达 50%。中国大陆报告 5327 例 SARS 确诊病例，其中 349 例死亡，香港报告 1755 例，其中 299 死亡，SARS 造成严重经济损失，据统计仅中国大陆就有超过 100 亿美元的经济损失。

　　SARS 是由什么病原引起的？为了迅速鉴定病原，世界卫生组织在 2003 年 3 月 17 日启动了 SARS 网络实验室合作，通过该网络的紧密协调工作，迅速排除了原先怀疑的禽流感和衣原体为引起 SARS 的病原，在 2003 年 3 月初，香港大学微生物学系实验室率先迅速鉴定了一种新型的冠状病毒是引起 SARS 的病原[5]，随后美国和加拿大实验分析和公布了 SARS 病毒基因组的全序列，证明这是一个新型冠状病毒[6-7]。

　　SARS 冠状病毒从哪里来的？根据广东调查发现，最初的病例都跟接触或食用野生动物有关，因此推断 SARS 冠状病毒可能来源于野生动物。广东是中国最早实行改革开放的地区，经济发展较早，也因此衍生了经济发展中的一些问题。据调查，从 20 世纪 90 年代初，广东省就开始有野生动物市场交易，据不完全统计，最多时，有超过 1000 种动物在这些野生动物市场里交易。根据这些线索，香港大学微生物学系的研究人员在 2003 年 5 月开始对广东省野生动物市场的动物进行 SARS 病毒调查，在深圳东门野生动物市场发现，果子狸带有类似 SARS 冠状病毒，进一步调查发现其他野生动物市场的动物包括貉和鼬獾也带有类似 SARS 冠状病毒，直接序列分析这些动物带的类似 SARS 冠状病毒发现同 SARS 患者分离的病毒高度同源[8]，因此推断，感染人的 SARS 冠状病毒可能来源于野生动物市场的动物。2003 年 5 月 23 日，香港大学和深圳疾病预防控制中心联合宣布这一发现，深圳野生动物市场也因此关闭。SARS 病例也停止出现，至 7 月 5 日，世界卫生组织正式宣布 2003 年春天的 SARS 暴发得到了控制。但 2003 年的 SARS 暴发并没有就此结束，因为除了广东省野生动物市场的动物外，中国其他地区的野生动物，包括果子狸，并没有检测到 SARS 冠状病毒，因为食用果子狸在中国已经有很长的历史，所以普遍认为果子狸不是病毒的宿主。2003 年 6 月 19 日，中国农业大学公布"动物源冠状病毒专项研究"部分成果,研究人员在广东、北京等全国 7 个省市采集的 76 份果子狸样本及其他野生动物和家养动物样本中,均未检测到 SARS 病毒。在北京地区养殖果子狸的另一个调查发现抽样检测 3 个果子狸养殖场的果子狸也同样未发现 SARS 冠状病毒和抗血清。由于这些相互矛盾的结果,7 月份国家林业局对 30 个省市可供养殖食用的野生动物名单进行了论证,认定 21 种驯养繁殖技术成熟可市场经营的野生动物,其中包括了在广东省野生动物市场发现带有 SARS 冠状病毒的果子狸。广东省野生动物市场经过 5 个月关闭后于 2003 年 10 月重开。经历了 2003 年春天的大规模暴发,同时因为病毒溯源尚未确定,担心病毒还会重新出现并感染人,跟市场重开同步开始的是对 SARS 冠状病毒的跟踪。香港大学从 2003 年 10 月开始的市场病毒调查发现,几乎跟野生动物市场重开的同时,病毒又在一些野生动物中出现,其中带病毒概率最高的还是果子狸[9]。在 12 月 27 日,广州市确诊了 2003 年春天 SARS 消失后重新出现的第 1 例病例,流行病学调查发现此病例在 12 月 16 日出现症状,到 2004 年 1 月 7 日,一共确诊了 4 例 SARS 病例。因为有 2003 年春天的经验,在 12 月第 1 个病例出现后,病毒分子分析迅速确定患者身上的病毒同野生动物市场发现的病毒几乎完全一致,确定 SARS 病毒发病依然是从动物到人的跨种传播模式[9]。随后采取的一系列措施清理了所有野生动物市场,并在全国范围禁止野生动物交易,从 2004 年 1 月 7 日的最后 1 例 SARS 病例后,未再出现 SARS 冠状病感染人类的病例,因此,2003 年底至 2004 年初的小暴发可以认为是一个非常成功的疾病暴发控制范例。

(二)疾病溯源

2003 年春天的暴发和 2003 年 12 月至 2004 年 1 月初的 5 个感染病例的再现都跟野生动物市场的动物有关,据此推理野生动物市场可能是 SARS 病毒的来源,其中野生动物市场的果子狸带病毒的比例较高,所以被怀疑是病毒的天然宿主,尽管在 2003 年夏天在中国其他地方的检测中都未发现果子狸带有 SARS 病毒,但 2003 年底至 2004 年初在广州发现的少数病例又同果子狸有关,因此,中国科技部在 2004 年成立一个专项小组追踪 SARS 病毒的自然溯源。在全国有饲养果子狸的地方进行全面筛查,课题组同时在广西 4 个果子狸养殖场设立全年(2004—2005 年)12 个月病毒检测,并结合当地疾病预防控制中心对一些捕获的果子狸等野生动物进行检测,结果发现在全国各地的果子狸养殖场均无检测到 SARS 病毒,同时在广西的全年检测也无发现果子狸带有 SARS 冠状病毒,这些结果表明果子狸并非 SARS 冠状病毒的天然宿主,而在 2003—2004 年广东的野生动物市场发现的果子狸 SARS 病毒应该来源于其他动物,野生动物市场里的果子狸和其他带病毒动物只是一个病毒跨种传播的中间媒介。

如果果子狸不是 SARS 冠状病毒的天然宿主,那其天然宿主是什么?只有找到病毒的天然宿主,才能有效地预防将来的病毒跨种感染人的情况再次发生。2005 年香港大学研究人员首先在中国南方的中华菊头蝠(Chinese Horseshoe bats)里发现同 SARS 冠状病毒"相似"的病毒[10],紧跟着另一个中国研究小组和澳大利亚研究人员也对中国几个省份的蝙蝠进行检测,发现同 SARS 冠状病毒"相似"的冠状病毒[11],随后,更多的此类病毒在不同地区的蝙蝠中发现[12-13],在 2013 年发现的另一类蝙蝠冠状病毒,这类病毒同 SARS 冠状病毒一样可通过 ACE2 受体感染细胞,这是目前唯一从蝙蝠中培养出来的接近 SARS 冠状病毒的蝙蝠冠状病毒[14-15]。由于绝大部分的蝙蝠冠状病毒难以在实验室培养,这也限制了目前很多对这些病毒的更进一步研究。2003 年 SARS 的暴发很大程度上促进了对冠状病毒的研究,许多新型冠状病毒也因此发现[16]。虽然在蝙蝠中发现很多冠状病毒,有些病毒在某些方面类似 SARS 冠状病毒，但是这些所谓的"类似" SARS 病毒的蝙蝠冠状病毒同 2003 年发生感染人或在野生动物市场发现的病毒在基因序列上都还相差甚远，虽然从某些报告推论蝙蝠是 SARS 冠状病毒的天然宿主，这种结论还缺乏直接的科学证据。这些蝙蝠冠状病毒同 SARS 冠状病毒的其中一个最明显的差异是病毒基因组的 ORF8 位点，目前发现的蝙蝠冠状病毒同 SARS 冠状病毒在这个位点的相似性都很低。香港大学 2015 年的一项研究中发现，在云南的一些蝙蝠冠状病毒带有同 SARS 冠状病毒比较接近的 ORF8[17]，根据这一发现推断，在 2003 年的广东野生动物市场中，有一种可能性是不同的冠状病毒在感染野生动物过程中发生重组，比如 ORF8 可能是其中的一个重组位点，如果这种推测正确的话，那么 2003 年的 SARS 冠状病毒可能是在野生动物市场的动物中通过重组产生而非一种完整的天然病毒，在 2004 年初全面地清除野生动物市场的动物后，可以认为除了那些在实验室里从人类分离的 SARS 冠状病毒外，这个"重组动物病毒"也就随着野生动物市场的动物一起从自然界消失了。虽然自然界的蝙蝠中有很多病毒类似甚至接近 SARS 冠状病毒，但 2003 年的 SARS 冠状病毒可能并不是天然存在而是通过 2003 年广东野生动物市场的特殊条件重组产生的，除非病毒从实验室泄漏出去，重新通过天然病毒再重组出现的机会几乎是不可能的。

三、诊断方法

（一）流行病学依据

发病前 2 周有与 SARS 患者密切接触史；属于受传染的群体发病者之一；有明确传染他人的证据；发病前 2 周内曾前往或居住于 SARS 流行区。

（二）病原学诊断依据

1. 病毒培养　通过细胞培养方法分离患者临床标本中的 SARS-CoV，是 SARS 感染的确诊依据。由于病毒分离难度较大，其阴性结果不作为排除诊断的依据。该检测方法检测周期长、设备要求高，因此无法用于快速诊断亦不适用于临床推广应用。

2. RT-PCR 法病毒核酸检测　敏感性稍差，且存在假阳性，其阴性结果不作为排除诊断依据。如检测阳性需复核，同一标本复核均为阳性或同一患者不同标本检测均为阳性时可作为确诊依据。

3. ELISA/IFA 法抗体检测　用于检测血清特异性抗体，急性期多为阴性，高峰期或恢复早期转阳性。因此检测阴性结果不能作为排除诊断依据。检测结果由阴性转阳性或抗体滴度增高 4 倍以上时可作为确诊依据。

4. 单克隆抗体技术检测血清抗原　利用 SARS 特异的单克隆抗体检测患者血清 SARS 特异性抗原，理论上具有较高的特异性及敏感性，可用于早期诊断，目前其临床应用的有效性评价的数据仍较少。

四、治疗与预防

目前尚缺乏特异性病原学治疗手段，以对症支持治疗为主。原则上避免多种抗生素、抗病毒药物、糖皮质激素长期及大量应用。

（一）监测和护理

呼吸道隔离。疑似及临床诊断病例分开收治。监测生命体征、SpO_2 或动脉血气分析、血常规、肺 CT 或胸部 X 线片（早起复查间隔时间不超过 48 小时）及血生化检查评估肝、肾、心脏并发症情况。

（二）一般治疗

卧床休息，氧疗（根据患者氧合情况选择鼻导管吸氧、面罩吸氧、无创正压通气、有创正压通气、体外膜氧合等氧合支持手段）；适当应用止咳化痰药物；发热超过 38.5℃者可使用物理降温或非甾体类消炎药（NSAID）退热；对存在心、肝、肾功能损害者予护肝、改善微循环、抗氧化等相应处理；对存在腹泻、呕吐等消化道症状者及时补液并纠正水、电解质及酸碱失衡。

（三）抗菌药物

抗菌药物主要用于治疗和控制合并细菌、真菌感染。对疾病早期不建议大剂量使用广谱强效的抗菌药物，特别是碳青霉烯类抗菌药，因其可能导致人体微生态失衡、出现肠道屏障功能受损进而导致内源菌的继发感染及继发真菌感染。应根据临床实际情况，结合微生物培养＋药敏检测选择合适的抗菌药物。

（四）抗病毒治疗

目前尚无针对 SARS-CoV 的特异性抗病毒药物。可试用蛋白酶抑制药类药物，如咯匹那韦、利托那韦等。

（五）免疫治疗

重症患者可试用免疫增强类药物如胸腺素、丙种免疫球蛋白等但疗效尚未肯定，不推荐常规应用。恢复期患者血清治疗可能对重症患者进展、高峰期治疗有一定效果，但目前尚缺乏规范应用标准及流程，临床疗效和风险尚无足够临床数据支持。

SARS 重症患者存在细胞因子风暴现象，这类型过度的免疫反应可能是导致疾病重症化的主要原因。糖皮质激素作为免疫抑制药可能在疾病早期起到抑制异常的免疫病理反应、减轻全身炎症的作用。成年人推荐剂量为 80～320 mg/d 甲泼尼龙，每 3～5 天减量 1/3，总应用时间不超过 4 周，同时应用胃黏膜保护药，并监测、及时处理继发细菌、真菌感染。对重症患者可考虑短期（3～5 天）甲泼尼龙冲击疗法（不超过 500 mg/d）。

SARS 为自限性疾病，大部分患者经对症支持治疗后可痊愈。少数患者进展为 ARDS 甚至死亡。根据原卫生部公布的数据，2002—2003 年第一波流行中我国 SARS 患者的病死率为 6.55%；世界卫生组织公布的全球病死率为 10.88%。高龄（我国 60 岁以上 SARS 患者病死率为 11%～14%，占全部死亡人数的 44%）及合并基础疾病，如高血压、糖尿病、心脏病、慢性阻塞性肺疾病及肿瘤是死亡的高危因素。部分重症患者在痊愈后存在不同程度的肺纤维化及骨缺血性改变。

（俞　亮）

参考文献

［1］ Cheng VC, Lau SK, Woo PC, et al. Severe acute respiratory syndrome coronavirus as an agent of emerging and reemerging infection. Clin Microbiol Rev, 2007, 20（4）：660-694.

［2］ Stadler K, Masignani V, Eickmann M, et al. SARS—beginning to understand a new virus. Nat Rev Microbiol, 2003, 1（3）：209-218.

［3］ Perlman S, Netland J. Coronaviruses post-SARS: update on replication and pathogenesis. Nat Rev Microbiol, 2009,（6）7：439-450.

［4］ Reilley B, Van Herp M, Sermand D, et al. 2003. SARS and Carlo Urbani. N Engl J Med, 2003, 348（20）：1951-1952.

［5］ Peiris JS, Lai ST, Poon LL, et al. Coronavirus as a possible cause of severe acute respiratory syndrome. Lancet, 2003, 361：1319-1325.

［6］ Marra MA, Jones SJ, Astell CR, et al. The Genome sequence of the SARS-associated coronavirus. Science, 2003, 300（5624）：1399-1404.

［7］ Rota PA, Oberste MS, Monroe SS, et al. Characterization of a novel coronavirus associated with severe acute respiratory syndrome. Science, 2003, 300（5624）：1394-1399.

［8］ Guan Y, Zheng BJ, He YQ, et al. Isolation and characterization of viruses related to the SARS coronavirus from animals in southern China. Science, 2003, 302（5643）：276-278.

［9］ Guan Y, Zhong N, Chen H, et al. An averted SARS outbreak. in Chan J and Wong V edited. Challenges of Severe Acute Respiratory Syndrome, 2006.

［10］ Lau SK, Woo PC, Li KS, et al. Severe acute respiratory syndrome coronavirus-like virus in Chinese horseshoe bats. Proc Natl Acad Sci USA, 2005, 102（39）：14040-14045.

［11］ Li W, Shi Z, Yu M, et al. Bats are natural reservoirs of SARS-like coronaviruses. Science, 2005, 310（5748）：676-679.

［12］ Tang XC, Zhang JX, Zhang SY, et al. Prevalence and genetic diversity of coronaviruses in bats from China. J Virol, 2006, 80（15）：7481-7490.

［13］ Quan PL, Firth C, Street C, et al. Identification of a severe acute respiratory syndrome coronavirus-like virus in a leaf-nosed bat in Nigeria. MBio, 2010, 1（4）：516-524.

［14］ Ge XY, Li JL, Yang XL, et al. Isolation and characterization of a bat SARS-like coronavirus that uses the ACE2 receptor. Nature, 2013, 503（7477）：535-538.

［15］ Menachery VD, Yount BL Jr, Debbink K, et al. A SARS-like cluster of circulating bat coronaviruses shows potential for human emergence. Nat Med, 2015, 21（12）：1508-1513.

［16］ To KK, Hung IF, Chan JF, et al. From SARS coronavirus to novel animal and human coronaviruses. J Thorac Dis,

2013, 5（2）：S103-108.

[17] Lau SK, Feng Y, Chen H, et al. Severe Acute Respiratory Syndrome（SARS）Coronavirus ORF8 Protein Is Acquired from SARS-Related Coronavirus from Greater Horseshoe Bats through Recombination. J Virol, 2015, 89（20）：10532-10547.

第十五节　布氏杆菌病

布氏杆菌病（brucellosis）又称布鲁菌病、波状热、马耳他热，简称布病，是由布氏杆菌引起的以长期发热、关节疼痛、肝脾大和慢性化为特征的自然疫源性疾病。该病临床表现复杂，可累及全身多个脏器，易误诊漏诊，近年来，发病率在全国范围内有逐渐升高的趋势，应引起重视。

一、流行病学

本病为全球性疾病。布氏杆菌病主要流行于畜牧业地区，我国主要流行于内蒙古、吉林、黑龙江、新疆、西藏等牧区。宋耀丽等[1]对河南省宝丰县2008年1月—2014年12月布氏杆菌病疑似病例和有接触史等470名进行血清学布氏杆菌抗体检测。根据布氏杆菌病实验室诊断标准，利用虎红平板凝集试验（RBPT）和试管凝集试验（SAT）相结合的试验方法，发现在470名监测对象中，布氏杆菌抗体阳性病例204例，阳性率43.4%。在阳性病例中，男女性别比为1.62∶1.00；40～69岁年龄组占75.49%；畜牧养殖人员占40.69%，屠宰作业者占32.35%。这表明，应加强对养殖业和畜牧业人员的预防控制工作，提高其自我防护意识。范立红[2]对内蒙古赤峰市180例布氏杆菌病患者分析发现，患者中男性133例，女性47例，男女之比3∶1，年龄主要集中在21～60岁，占总病例数的79.4%，年龄最小3个月，最大79岁。180例患者发病时间分布在1—3月32例，4—6月72例，7—9月53例，10—12月25例。以4—6月发病最多，占病例总数的40%。180例中，农牧民146例，学生11例，工人6例，干部5例，兽医2例，教师2例。以农牧民发病最多，占病例总数的81.1%。接触牛羊54例，羊79例，猪2例，皮毛8例，接触史不详的37例，以接触羊最多，占病例总数的43.9%。李慧娥等[3]对2010—2014年包头市布氏杆菌病的流行病学总结，发现此期间全市共报告病例3265例，年平均发病率21.37/10万，发病率呈单峰分布，无死亡病例；全市疫情分布广泛，以散发为主，病例数农区＞牧区＞市区；包头市布氏杆菌病主要集中在春夏季，发病高峰为3—8月，共发病2289例，占全年70.10%，次高峰出现在1—2月，共276例，占全年11.53%；发病人群以30～69岁人群为主，占病例总数的88.73%，其中50岁以上组病例数最多，为997例，占病例总数30.54%；主要发病人群为农民和牧民，共发病2879例，占87.26%，农民最多，2585例（占79.17%）；牧民294例（占9.00%），其他104例（占3.19%）；男性（2449例）发病高于女性（816例），男女病例数之比为3∶1。可见包头地区疫情主要集中在农区和牧区，防控工作重点人群为40～59岁的农民和牧民，在布氏杆菌病高发季节应对重点人群采取有效防制措施以有效控制疫情。陈光海等[4]回顾性分析新疆石河子地区74例布氏杆菌病初治患者的发病趋势，发现布氏杆菌病患者发病年龄 25 ～ 77 岁，平均年龄 47.2 岁，以成年男性为主，呈逐年递增之势。Cao 等[5] 对巴彦淖尔市 7 个旗县区 13 家屠宰养殖企业共 649 名职工进行相关调查，发现巴彦淖尔市重点职业人群布氏杆菌病的感染率为 17.26%；不同性别、年龄、接害工龄、工作岗位、教育程度、防护用品使用情况、暴露部位是否有创口及工作间隙是否吸烟的职业人群布氏杆菌感染分布差异有统计学意义（P＜0.05）。多因素分析结果显示，行业中从事肉制品加工工种、接害工龄＞5 年、防护用品使用不当或不使用、工作间隙吸烟、暴露部位有创口是患布病的危险因素（OR 分别为 1.812、1.363、1.957、2.027、1.231）；工作岗位、接害工龄、个人防护情况、工作时是否吸烟及暴露部位是否有创口等为主要的影响因素。随着社会的发展、人口流动的增加及畜牧贸易流动性的增多，该病已逐渐进入我国东南部地区。张豪等[6] 运用描述性流行病学方法对广州市近年布氏杆菌病发病资料进行分析。发现广州市自 2006 年有病例报告以来，2006—2014 年累计报告布氏杆菌病患者 156 例，无重症及死亡病例。病例报告数逐年上升，各年份发病率差异有统计学意义（$\chi^2=59.04$，P＜0.01）。患者中白云区 54 例，占 34.62%，其次为海珠区、越秀区和荔湾区，分别为 26、19 和 17 例；病例分布无明显的季节性；其中男性 89 例，女性 67 例；年龄最小的 3 个月，最大的 82 岁，其中 40 ～ 59 岁之间占 55.77%；从事畜牧业职业 68 人（43.59%），退休及家务待业 38 人（24.36%），其他职业 50 人，从而发现广州市布病疫情趋于活跃并呈上升趋势，职业人群出现聚集性感染，城市居民发病明显增多。苏良等[7] 对 2012—2015 年长沙市布氏杆菌病疑似病例和接触人群，同时进行 RBPT 和试管凝集试验 SAT 血清学检测，结果显示，长沙市布病 SAT 阳性率 32.34%（76/235），2015 年最高为 77.1 4%（$\chi^2=46.573$，P＜0.001），男女阳性率分别为 34.84% 和 27.50%，差异无统计学意义（$\chi^2=1.299$，P＝0.254），各年龄组阳性率差异有统计学意义（$\chi^2=25.334$，P＜0.001），50 岁以上组最高（52.56%），不同职业阳性率差异有统计学意义（$\chi^2=2 5.334$，P＜0.001），以饲养放牧人群阳性率最高（44.59%），RBPT 和 SAT 两种方法检测结果差异无统计学意义（P＞0.05）。发现长沙市人间布氏杆菌病疫情有上升的趋势，应该加强重点人群的血清学监测工作。Shi 等[8] 从国家法定传染病报告信息系统收集 2015—2016 年人间布氏杆菌病的信息，对中国北部和南部地区疾病的流行病学特征进行分析。结果发现：共 125 例报告，104 例来自中国大陆，平均发病率为 3.81/100 000。2016 年来自北部省份的总发生率为 7.77/100 000，与 2015 年相比下降 18.6%（9.55/100 000），而在南方省份 2016 年的发病率为 0.27/100 000，比 2015 年增长 28.6%，（0.21/100 000）。新增感染县 90%，主要分布在华南，可见布氏杆菌病流行病学特征在中国北部和南部地区的不同。这种疾病在北部流行，在南部省份传播。李妍等[9] 应用计算机检索 1990—2015 年知网数据库、万方数据库、维普数据库、PubMed、EMbase 和 Cochrane Library 中有关中国布氏杆菌病流行的文献，分析我国布氏杆菌病发病率，按纳入排除标准筛选文献、资料提取和质量评价，并将血清学阳性率资料转化为布氏杆菌病发病率资料，进行系统性评价。所得 6 省份布氏杆菌病发病率均较高，应因地制宜制定布氏杆菌病防控措施，遏制其在人畜间传播。田德红等[10] 探讨中国布氏杆菌病发病的趋势和季节规律，并构建时间序列模型对发病数做短期预测。他们用 Matlab 2014 对中国布氏杆菌病的发病数建立 ARIMA 和 DES 模型。用 Eviews 8.0 对发病数进行 X-12 季节调整后，对趋势项用 ARIMA-DES 建模预测，其中 ARI MA-DES 混合模型采用 PSO 算法赋予不同的权重，最后比较三种模型的预测精度，选取最优模型预测未来发病数。结果显示全国布氏杆菌病的发病在每年 5 月份最高，12 月最低。选取的最优模型为 ARIMA-DES，并预测了 2015 年 6—

12 月的发病数，分别为 7286、6710、5723、4296、3463、3355.34、3777。由此发现 ARIMA-DES 模型预测精度较单一的 ARIMA 模型和 DES 模型高，ARIMA-EDS 模型适合我国布氏杆菌病发病数短期预测。季节调整后的成分序列反映出的季节性与全国各地报道的季节性不同。

二、诊断方法

细菌学培养技术是临床实验室最常用的分离方法，是布氏杆菌病疫情判定、临床诊断中最直接的证据。分离培养仍为诊断的金标准，但条件所限，有些实验室不能开展。目前用于检测诊断布氏杆菌病的特异性血清凝集性试验方法主要有 PAT、RBPT、SAT。PAT 和 RBPT 在临床上主要用于早期大面积快速筛查，SAT 是布氏杆菌病血清学检测的定量试验，是我国法定布氏杆菌病确诊试验，这些方法都是针对血清中布氏杆菌脂 - 多糖 O- 链的抗体进行检测，但是其 O- 链中含有的抗原位点与多种细菌极为相似，因此存在的交叉反应造成的假阳性增加了鉴别上的困难，近年在诊断检测方法学方面亦有突破。张慧慧等[11]为免疫层析检测方法对布氏杆菌病诊断的应用价值，分别以全血和血清为样本提取布氏杆菌核酸，应用恒温扩增技术进行核酸扩增，以免疫层析检测装置直接判读核酸扩增结果；免疫学检测应用 SAT；数据处理应用配对校正检验。结果发现：29 例就诊者全血核酸扩增阳性率为 55.2%，血清核酸扩增阳性率为 23.1%，二者比较差异有统计学意义（$P<0.05$）；以全血为核酸提取样本，190 例不同病程 SAT 诊断为阳性和阴性的就诊者核酸检测结果与 SAT 检测结果符合率为 57.9%；93 例首诊 SAT 诊断为阳性和阴性的急性早期就诊者核酸检测，结果与 SAT 检测结果符合率为 63.4%。研究结果证实该方法作为一项实验室辅助诊断和治疗的参考依据，对急性早期的布氏杆菌病患者具有较高的临床应用价值。赵娜等[12]为探索 Brucellacapt 方法对于我国布氏杆菌病的诊断价值，就 2013 年在内蒙古布氏杆菌病门诊就诊的疑似布氏杆菌病的人 120 例，使用 RBPT 和 SAT 方法结合临床表现等诊断布氏杆菌病患者 75 例，非布氏杆菌病患者 45 例。对全部 120 份就诊者血清进行 Brucellacapt 和 i ELISA 检测并比较分析其在诊断中的意义。结果发现 Brucellacapt 检测方法的灵敏度、特异度、符合率、$Kappa$ 值和 ROC 曲线下面积分别为 82.7、88.9、85.0、0.69、0.86，而 iELISA 方法的结果分别为 90.7、64.4、80.8、0.57、0.78。他们认为 Brucellacapt 检测方法的特异度、符合率、$Kappa$ 值和 ROC 曲线下面积均高于 i ELISA 检测方法，而 i ELISA 检测方法的灵敏度较高。Brucellacapt 检测方法是一种基于双抗体夹心 ELISA 法为原理的一种免疫捕获凝集试验（immuncapture agglutination test），检测标志物是 IgM、IgG、IgA 抗体，同时也能够检测出不完全抗体，该方法操作简便，和 i ELISA 方法相比无需其他仪器，且无洗板过程，可以降低样品之间的污染。訾占超等[13]应用荧光偏振技术（FPA）对 587 例患者同时应用 FPA、竞争 ELISA 及其他血清学方法对 587 份样品进行检测，FPA 的灵敏度达到 96.1%，特异度达到 97.9%。84 例可疑病例中，FPA 检出 80 例阳性病例；87 例感染病例中，竞争 ELISA 发现了 18 份阳性样品，而 FPA 方法检测到 19 份阳性样品，提示 FPA 技术可以进行人类感染布氏杆菌病的快速检测，且可以对治疗过程及预后复发进行实时监控。由此可见，FPA 技术也是人类布氏杆菌病诊断的一种发展趋势。Wang 等[14]认为聚合酶链反应（PCR）作为一种具有较高的灵敏度和特异性的分子生物学检测方法，近年来越来越受到人们关注。传统 PCR 技术（单对引物 PCR）是最初较早用于布氏杆菌的检测的 PCR 技术。多重

PCR 又称多重引物 PCR 或复合 PCR，是指在 PCR 反应体系中加入两对以上的引物同时扩增出多个核酸片段的 PCR 反应。陈军等[15]采用多重 PCR 可以对布氏杆菌多个种型进行鉴定，他们对两套多重 PCR 方法进行条件优化，应用布氏杆菌参考菌株、疫苗株和临床分离菌株进行评价，并与生物学分型方法进行比较。布氏杆菌种多重 PCR 扩增（包括牛种布氏杆菌 8 个生物型，猪种 5 个生物型，羊种 3 个生物型，以及绵羊附睾、犬和沙漠森林野鼠种各 1 个生物型）可获得 152～1682 bp 的 8 个 DNA 片段，但种间 DNA 片段数不一。猪种多重 PCR 扩增猪种 5 个生物型菌株得到 197～774 bp 的 7 个 DNA 片段，不同生物型的 DNA 扩增图谱不同；猪种疫苗株 s2 扩增图谱与猪种生物 1 型相同，多重 PCR 分型方法与生物学分型方法分析结果一致。两种多重 PCR 均具有较好的特异性和重复性，该方法快速、简便，可推广应用。Wang 等[14]认为 PCR 操作相对安全简便，工作周期短，可以为人布氏杆菌病患者提供早期、快捷的临床检测，也可以应用于治疗后的随访工作，同时分子生物学方法能从基因水平上开展布氏杆菌分型鉴定和进化分析等研究。刘艳红等[16]在布氏杆菌基因组特有插入序列 I S711 设计一对引物和 TaqMan MGB 探针，建立了血液标本的布氏杆菌病 DNA 荧光定量检测方法，并对 157 份患者血液标本进行检测，用荧光定量 PCR 检测与临床检查结果〔临床阳性、慢性期患者、症状可疑、阳性畜周围人群与重点职业人群（重点人群）〕的阳性率和阴性对照的符合率分别为 90.3%、40.0%、6.7%、12.2% 和 100%。提示建立的荧光定量 PCR 检测方法能鉴定布氏杆菌种属，具有良好的特异性、灵敏度和稳定性，在临床布氏杆菌基因诊断方面具有重要意义。陈珍珍等[17]选取乌兰察布市地方病防治中心布氏杆菌病门诊的就诊者，确诊为布氏杆菌病患者作为病例组（34 例），排除布氏杆菌病的非患者作为对照组（34 例）。分别进行 RBPT、SAT、ELISA 以及自制免疫胶体金诊断试剂盒的检测，并对以上检测结果进行联合实验分析。结果发现，自制免疫胶体金诊断试剂盒的检测结果与临床诊断结果差异无统计学意义（$P > 0.05$）。该试剂盒的灵敏度为 94.12%；漏诊率 5.88%；特异度为 79.41%；误诊率 20.59%，正确指数为 0.74；与临床诊断方法的符合率为 86.76%，该试剂盒与 RBPT 串联使用，即两种试验结果均为阳性才诊断为布氏杆菌阳性，灵敏度为 94.12%，特异度为 97.06%，正确指数为 0.91，均高于其他几种方法的联合试验结果，由此可见自制免疫胶体金诊断试剂盒与 RBPT 的串联，方法简便、成本较低，对实验室仪器设备要求不高，容易操作，耗时较短，可应用于人间布氏杆菌病大面积的普查。Li 等[18]开发出一种快速、灵敏、准确的基于免疫磁珠布氏杆菌病诊断程序（IMB）探针和量子点（QDS）-金黄色葡萄球菌蛋白 A（SPA）探针，应用免疫磁珠和量子点夹心法检测布氏杆菌病，结果表明，QDs 的荧光强度显著升高，与布氏杆菌抗体的数量呈正相关。在优化条件下，检测 248 份血样，评价诊断效果，显示该方法诊断的灵敏度为 96%，诊断的特异度为 94%，检测时间仅为 100 分钟，表明这种诊断方法可较好地用于布氏杆菌病的诊断。Wang 等[19]对比了采用 PAT 检测布氏杆菌抗体、RBPT、SAT、ELISA 和免疫胶体金法（GICA），分析的灵敏度和特异性，发现在疾病诊断的特异性和敏感性 ELISA 和 GICA 法高于其他三种。GICA 法可用于现场测试，大样本测试则更适用于采用 ELISA。

三、临床研究

典型的布氏杆菌病主要表现为发热、多汗、关节疼痛、乏力和淋巴结肿大等，临床表现不典型且症状复杂多样，可损害到人体的泌尿生殖系统、骨骼系统和神经系统等。布氏杆菌病性睾丸炎（包括附睾炎，简称布氏杆菌病性睾丸炎）是男性布氏杆菌病患者泌尿生殖系统常见的并发症之一，王文卿等[20]采用回顾性调查法，根据2009—2014年洛阳当地门诊病例和患者住院病例病历记录进行数据整理与统计学分析。发现布氏杆菌病性睾丸炎占布氏杆菌病患者的6.67%，流行病学特点显著，密切接触羊群的职业高发，年龄越大发病率越高，季节发病高峰在4—7月，地区分布差异显著。全部患者睾丸局部有红、肿、热、痛症状。45例患者勃起功能障碍100%，患者生育能力在患病期间受到短期影响。全身症状以发热、恶寒、出汗、关节痛等为主，睾丸双侧肿大多于单侧。患病初期容易误诊。口服药物以盐酸多西环素片、利福平胶囊为主，盐酸多西环素注射液、利福霉素注射液或利福平注射液静脉滴注可选用任何1种，按疗程正规治疗均可治愈，但部分患者可复发。睾丸炎虽为一过性疾病，但患病期间可影响睾丸生精，需引起重视，并积极采取抗菌治疗为主，对症治疗为辅的综合治疗。布氏杆菌病导致脊柱炎亦不少见，容易误诊，王鹏等[21]收集27例经临床确诊的布氏杆菌性脊柱炎患者的MRI资料并综合临床资料进行回顾性分析，对脊柱病变部位及周围组织影像学特点进行分析。发现布氏杆菌脊柱炎腰椎受累最多见，占85.2%（23/27），感染多呈连续性分布，占81.5%（22/27），病变椎体形态常无明显改变，占92.6%（25/27）。急性期，病变椎体、终板显示T_1WI低信号和T_2WI高信号，增强扫描呈明显均匀强化；亚急性和慢性期，病变椎体、终板显示T_1WI低信号、T_2WI混杂信号，增强扫描呈不均匀强化。布氏杆菌破坏椎体并突破终板、骨皮质及后纵韧带向周围组织蔓延，椎间盘受累呈不同程度压缩变窄占81.5%（22/27），椎旁软组织受感染占59.3%（16/27），可形成脊柱旁脓肿占37.0%（10/27）及硬膜外脓肿占62.9%（17/27）。张建等[22]对布氏杆菌病性脊柱炎的MRI特征研究中还发现，腰椎受累以L_3/L_4发病率最高，病变椎体脂肪抑制序列呈高信号影，椎间盘信号变化多不明显，也有椎间盘信号在T_2WI及脂肪抑制序列呈高信号影。椎管外软组织受累时，脂肪抑制序列呈混杂高信号影，边界模糊，其内多发大小不等的脓腔，增强扫描后脓腔壁明显强化、厚薄不均。椎管内硬膜外脓肿形成时脂肪抑制序列呈高信号影，增强扫描后脓腔壁厚薄不均明显强化。沈娟等[23]研究发现，28例布氏杆菌病性脊柱炎的患者有59个患椎破坏，似与王鹏等的研究不同，这可能与该病的不同时期有关。孙长青等[24]对34例经临床和实验室确诊布氏杆菌病性脊柱炎患者行腰椎MRI和CT检查，发现L_4椎体受累率最高，为58.8%；根据受试者的影像学表现差异将其分为椎旁及腰大肌脓肿型、椎体炎型、椎间盘炎型、附件炎型和椎旁软组织型等5种类型，其比例分别为17.6%（6/34）、26.5%（9/34）、20.6%（7/34）、17.6%（6/34）和17.6%（6/34）。影像学检查能作为布氏杆菌病性脊柱炎患者临床分型的有效手段，以有效节省诊疗时间、提高诊疗效率，全面改善患者预后。沈娟等研究还发现，对于布氏杆菌病性脊柱炎，X线、CT、MRI等影像学检查，以MRI诊断的敏感性及特异性最高。布氏杆菌性脊柱炎具有特征性MRI表现，该检查在诊断中具有重要价值。李小鹏等[25]回顾性分析收治的16例脊柱布氏杆菌病患者特点，除上述MRI表现外，还发现此类患者主诉以剧烈腰背痛或臀部疼痛为主，15例（93.75%）单核细胞或单核细胞百分率升高，血培养全部为阴性，活检组织细菌培养阳性率50%。7例（63.6%）X线片及CT出现"鹦鹉嘴样"改变，提示存在剧烈腰背痛，单核细胞升高，有牛羊接触史，X线椎体前缘"鹦鹉嘴样"改变时提示布氏杆菌病性脊柱炎可能，应行血清学检查明确诊断。神经型布氏杆菌病是病菌感染神经系统后引发的疾病，它既可以是布氏杆菌局限性损害的唯一表现，也可以是慢性布氏杆菌病（NB）的主要症状之一。廖雅丽等[26]整理收集内蒙古医科大学附属医院神经内科自2010年9月至2014年12月共收治NB患者32例，归纳总结累及中枢神经系统的NB的发病特点、临床表现、实验室检查、影像学表现等临床特征。发现男女发病比例为5.5∶1.0，平均发病年龄50岁，以中枢系统感染症状起病24例，以脑血管疾病起病8例，患者的症状主要有发热、头痛、恶心及呕吐、肢体无力等；出现的体征主要有病理征、肌力减退、脑膜刺激征等；32例NB患者均行腰椎穿刺，其中15例脑脊液压力、常规、生化检查正常，4例出现不典型NB脑脊液改变，5例出现NB早期脑脊液改变，8例出现NB中晚期脑脊液改变；23例患者影像学有阳性表现，病灶主要分布于皮质、半卵圆中心、底节区15例，椎管内3例，颈髓1例，胸髓2例，小脑半球1例，硬膜下1例；经敏感抗生素治疗后，1例死亡，31例好转，其中9例遗留不同程度的后遗症。由此可见，NB是布氏杆菌全身性感染的一部分，临床表现呈非特异性，脑脊液及神经影像学检查是确诊该病的重要证据。Jiao等[27]研究发现NB患者临床表现以脑膜炎和脑膜脑炎多见，钱芳等[28]也得出同样的结论。她们回顾性分析北京地坛医院2008年9月至2014年7月收治的10例神经型布氏杆菌病患者的临床资料。发现神经型布氏杆菌病以青壮年男性为主，临床多表现为脑膜炎和脑膜脑炎等。所有患者血清布氏杆菌凝集试验阳性，6例患者行脑脊液布氏杆菌凝集试验，其中4例阳性。所有患者均行腰椎穿刺检查，7例患者脑脊液压力升高，9例白细胞数升高（以单核细胞升高为主），9例患者蛋白升高，5例糖减低。全部病例给予多西环素和利福平基础上联合三代头孢、氨基糖苷类、复方新诺明、喹诺酮类中的一种或两种组成三联或四联初始抗病原治疗，序贯长疗程口服抗菌药物，平均疗程＞6个月。该研究显示：神经型布氏杆菌病的临床表现复杂多样，大部分患者预后良好，少数患者可留有后遗症。治疗上不同药理学机制的抗菌药物联合、足量、长疗程治疗有效。Zhao等[29]的研究显示年龄和病程是神经型布氏杆菌病的危险因素，而与性别、国籍、年龄、地域无关。老年患者及长期病程更容易患神经型布氏杆菌病，治疗也应联合三种抗生素，至少6周时间。

陈光海等[3]回顾性分析新疆石河子地区74例布氏杆菌病初治患者的临床特点发现，临床以发热（93.2%）、关节痛（39.2%）、乏力（37.8%）、脾大（35.1%）、多汗（20.3%）为主要症状；实验室检查血红蛋白降低（58.1%）、中性粒细胞百分比下降（54.1%）、淋巴细胞百分比升高（50.0%）、羟丁酸脱氢酶增高（51.4%）。急性期组ALT升高率高于亚急性/慢性期组，差异有统计学意义。为探讨PCT、hsCRP和白细胞在布氏杆菌病诊断中的价值，苏群志等[30]将37例血培养阳性患者按感染菌属分为4组，并且检测PCT、hsCRP和白细胞，然后将检测结果做对比分析。结果显示：4组患者的PCT和hs-CRP水平均升高，但布氏杆菌组的升高程度低于其他3组，差异有统计学意义（$P<0.05$）；布氏杆菌组的白细胞总数（WBC）、中性粒细胞百分比（NEUT）和淋巴细胞百分比（LYMPH）均在正常范围内，而单核细胞百分比（MONO）升高检出率达80%。葡萄球菌组、肠杆菌组和链球菌组的WBC和NEUT高于布氏杆菌组，LYMPH和MONO低于布氏杆菌组，差异均有统计学意义（$P<0.05$）。这表明，PCT、hs-CRP及白细胞检测可作为辅助布氏杆菌病早期诊断的检测指标。

为探讨儿童布氏杆菌病的临床特点，白华等[31]将48例诊断为布氏杆菌病患儿流行病学、临床特点、辅助检查、治疗及预后情况进行分析。结果发现：48例患儿中农村45例，城市3例；四季均有发病，临床以发热、关节肿痛、咳嗽、肝及脾大多见，且易并发颅内感染，实验室检查以转氨酶升高、红细胞沉降率增快、CRP升高多见，治疗以复方新诺明联合利福平足量、足疗程治疗，预后好。

韩丽红等[32]对内蒙古 2010—2015 年 14 例患儿进行总结分析，发现 14 例患儿均来自农村，年龄 5 个月～12 岁，10 例有牛、羊接触史，3 例有生牛、羊乳饮用史，1 例其父近期有布氏杆菌病史。临床主要表现为发热（100%）、多汗（42.86%）、关节痛（50.00%）及消瘦（35.71%），转氨酶异常 8 例，血常规白细胞降低 2 例，白细胞升高 1 例，贫血 1 例，红细胞沉降率升高 2 例。治疗采用多西环素联合利福平或头孢哌酮联合利福平或头孢哌酮联合多西环素取得了良好的治疗效果，且无一例复发。儿童布病患儿流行病史隐匿，临床表现和常规检查缺乏特异性，易误诊、漏诊。对长期发热患儿且有牛羊接触者需及早做布氏杆菌病相关检查，警惕布氏杆菌病的可能。

四、基础研究

2016 年邢少姬等[33]为研究 Toll 样受体 2（Toll like receptors 2，TLR2）和 Toll 样受体 4（Toll like receptors 4，TLR4）在布氏杆菌病发生发展中的作用及意义，他们以 2015 年 3—6 月在乌兰察布市地方病防治中心确诊的 155 例临床不同分期布氏杆菌病患者和 50 例健康对照者作为研究对象，观察各期患者的主观临床症状，采用 SAT 进行血清学检测。应用 Real-time PCR 技术检测全部研究对象外周血单个核细胞 TLR2 和 TLR4 mRNA 表达水平。发现急性（69 例）、亚急性（34 例）、慢性（52 例）期布氏杆菌病患者均可见发热、多汗、乏力、骨关节痛、肝脾大。急性、亚急性期患者发热、多汗的发生率均高于慢性期，差异均有统计学意义（χ^2=58.427、26.190，P 均<0.01），慢性期患者骨关节痛的发生率高于急性期，差异有统计学意义（χ^2=9.264，P<0.01）。SAT 试验滴度为 1：800 及以上时，慢性期的阳性率显著降低，与急性期、亚急性期比较差异均有统计学意义（χ^2=14.302、8.682，P 均<0.01）。临床不同分期布氏杆菌病患者 TLR2、TLR4 mRNA 表达量均存在差异，组间比较差异均有统计学意义（F=17.502、24.931，P 均<0.01）。急性期 TLR2、TLR4 mRNA 表达水平（8.67±2.39、12.38±3.87）明显高于亚急性期（5.21±1.76、7.62±2.21）、慢性期（1.25±0.47、1.72±0.55）及健康对照组（1.17±0.23、1.43±0.62），差异均有统计学意义（P 均<0.01）；亚急性期 TLR2、TLR4 mRNA 表达水平均明显高于慢性期和健康对照组，差异均有统计学意义（P 均<0.01）；慢性期 TLR2、TLR4 mRNA 表达水平与健康对照组比较，差异均无统计学意义（P 均>0.05）。本研究表明，TLR2、TLR4 可能是布氏杆菌的特异识别受体，可能参与机体抗布氏杆菌病的免疫反应，在布氏杆菌病的发生和病情进展中起一定的作用。核酸检测已被证实可用于布氏杆菌病早期诊断，使诊断窗口前移。然而，由于临床样本中布氏杆菌的浓度极低、血清抗体与细菌 DNA 水平之间一致性较低等问题，难以对诊断技术和疾病预后进行评估。因此，与宿主免疫应答相关的新型生物标记对布氏杆菌病诊断和预后判断具有重要的价值。郑源强等[34]研究与固有免疫相关的 14 种 microRNAs 在布氏杆菌病患者中的表达情况。他们采用实时定量 PCR 方法，测定布氏杆菌病患者和健康志愿者血清中 microRNA 的表达水平。结果发现，在检测的 14 种 microRNA 中，13 种在布氏杆菌病患者中表达下调，其中布氏杆菌病患者和健康志愿者之间的 Ct 值差异>1 的 microRNA 共有 9 种，并且 miR-122、miR-145a、miR-155、miR-301a 和 miR-146a 这 5 种 microRNA 在布氏杆菌病患者血清中的表达水平明显降低（P<0.01）。从而表明布氏杆菌病患者中 miR-122、miR-145a、miR-155、miR-301a 和 miR-146a 的表达被明显抑制，在布氏杆菌病诊断中具有潜在的应用价值。同年，古玉茹等[35]通过测定布氏杆菌病患者血清中肿瘤

坏死因子 -α（TNF-α）、γ 干扰素（IFN-γ）的含量，了解急、慢性布氏杆菌病患者 Th1 细胞免疫功能状态的不同。他们选择 2014 年 6 月至 2015 年 6 月，对张家口市传染病医院收治的 110 例布氏杆菌病患者（其中急性期患者 58 例，慢性期患者 52 例）血清中 TNF-α、IFN-γ 含量测定，比较治愈率。结果显示急性期布氏杆菌病患者血清中 TNF-α、IFN-γ 含量分别为（38.2±3.6）pg/L、（31.3±3.7）ng/L，慢性期布氏杆菌病患者血清中 TNF-α、IFN-γ 含量分别为（12.4±2.6）pg/L、（8.8±3.4）ng/L；急性期患者明显高于慢性期，两者差异有统计学意义（t＝43.216、33.809，P 均＜0.05）。急性期布氏杆菌病患者治愈率为 36.2%（21/58），基本治愈率为 32.7%（19/58），好转率为 25.9%（15/58），无效率为5.2%（3/58）；慢性期布氏杆菌病患者治愈率为 17.3%（9/52），基本治愈率为 13.5%（7/52），好转率为15.4%（8/52），无效率为 53.8%（28/52）。急性期患者治愈率和基本治愈率明显高于慢性期患者，两组比较差异有统计学意义（χ^2＝4.937、5.657，P 均＜0.05）。结果表明，急性期布氏杆菌病患者血清中 TNF-α、IFN-γ 含量高，Th1 细胞免疫功能较强，有利于病菌的清除治愈率高；慢性期布氏杆菌病患者血清中 TNF-α、IFN-γ 含量偏低，Th1 细胞免疫功能较弱，机体清除病菌的能力不足，治愈率低。布氏杆菌病对公众的健康和安全造成极大的危害，对人和动物的免疫接种可预防本病的发生，各种布氏杆菌病新型疫苗尚在研制过程中。布氏杆菌的毒力对宿主巨噬细胞的存活和增殖至关重要。GntR是布氏杆菌属的一个转录调节因子，它调控巨噬细胞和小鼠的毒力，并参与抗应激反应。Li 等[36] 为确定 GntR 靶基因的表达水平，他们检测了受布氏杆菌感染的 BALB/c 小鼠 GntR 靶基因的表达水平。结果表明，与毒力相关的几个基因，包括 *Omp25*、*VjbR*、*virb1*、*DnaK*、*HtrA* 和 *HFQ*，在被染 BALB/c 小鼠受 GntR 调控。此外，2308ΔGntR 突变体诱导牛布氏杆菌感染 BALB/c 小鼠的高保护性免疫，并引起一种抗布氏杆菌特异性免疫球蛋白 G（IgG）反应和诱导 IFN-γ 和白介素 -4（IL-4）的分泌。这些结果表明，GntR 使布氏杆菌毒力加强。2308ΔGntR 明显减弱诱导感染期间巨噬细胞和小鼠保护性免疫反应，可见，2308ΔGntR 突变体是布氏杆菌病减毒活疫苗极具吸引力的备选。Bao 等[37] 的研究显示突变株 Δ22915 可作为布氏杆菌病的备选疫苗，Feng 等和 Li 等[38-39] 研究结果表明人工诱导粗糙突变株 RM57 和 2308ΔnodvΔnodW 突变株分别对羊布氏杆菌和牛布氏杆菌是一种有效的疫苗备选。

五、治疗

布氏杆菌病治疗目前仍以 WHO 推荐的经典治疗方案多西环素联合利福平为主。高辉等[40] 为观察中西医结合治疗布氏杆菌病的临床疗效，对新疆 334 例布氏杆菌病患者采用中医辨证治疗，急性期及慢性期据不同表现辨证施治，配合中频理疗、药浴等疗法，西医抗菌治疗为主，选择利福平及多西环素，佐以对症治疗，30 天为 1 个疗程。结果显示，334 例布氏杆菌病患者经 1～2 个疗程治疗，临床治愈 292 例，好转 42 例，临床治愈率 87.4%，有效率 100%。急性期 178 例，临床治愈 165 例，好转 13 例，临床治愈率 92.7%；慢性期 156 例，临床治愈 127 例，好转 29 例，临床治愈率 81.4%，中西医结合治疗布氏杆菌病疗效显著。安树伟等[41] 回顾性分析大同市第四人民医院2010 年 12 月至 2013 年 1 月收治 132 例布氏杆菌病患者的临床资料，对其治疗方法进行分析。该组 132 例患者给以多西环素、利福平、头孢曲松为主要抗菌药物，同时联合给予胸腺素调节免疫，经 2～4 个月的正规药物治疗，121 例临床治愈，5 例好转。他们认为对布氏杆菌病患者使用胸腺素联合多种抗生素进行治疗有较为显著的效果。德恩金等[42]为判定布氏杆菌病的蒙西医结合治疗方法的疗效，选取 169 例患者给予选择利福平及多西环素为基础，增强体质、免疫调节作用的蒙药为辅助，蒙药均为内蒙古呼伦贝尔市人民医院制剂室生产，构成蒙西医结合疗法，疗程为 3 个月；165 例患者给予传统治疗方法，即单独使用上述抗菌药物的方法，疗程为 3 个月。结果显示蒙西医结合治疗组患者 169 例，有效率 98.8%；传统治疗组病例 165 例，有效率 93.3%，治疗组复发率 2.4%，对照组复发率 12.7%，差异有统计学意义。结果表明，蒙西医结合疗法优于传统治疗方法，值得作为治疗布氏杆菌病主要方法进行推广和研究。为科学地制订布病化学疗法方案和合理用药，刘日宏等[43]对布氏杆菌病急性期 1203 例患者采用强化期静脉输液联合使用利福霉素钠、多西环素、头孢哌酮舒巴坦钠 15 天；继续期口服联合利福喷丁、多西环素连续用药 45～90 天的治疗方案。结果显示：1203 例急性期布氏杆菌病患者经过强化期和继续期治疗，治愈 994 例，治愈率 82.63%；基本治愈 109 例，基本治愈率 9.06%；好转 93 例，好转率 7.73%；无效 7 例，无效率 0.58%。由于布氏杆菌在细胞内寄生的特殊性，因此在选择药物时首先要考虑能否通过细胞膜进入细胞内杀菌的药物。细胞内的环境是偏酸性环境，用药还必须满足在偏酸性环境下可以杀灭细菌的药物。同时，还需兼顾可以杀灭细胞外细菌和革兰阴性球杆菌的药物。利福霉素和利福喷丁可以满足以上条件，利福喷丁作为口服药，其优点是高效、低毒、长效，比利福平效果高 8 倍，利福喷丁在巨噬细胞内的浓度也高于组织内的浓度。认为在治疗布氏杆菌病时，选择利福喷丁而淘汰利福平；多西环素改变细菌细胞膜的通透性，增强其杀菌力，其抗菌活性比四环素高 2～10 倍，具有强效、长效的特点，选用多西环素而不用四环素；头孢哌酮舒巴坦是三代头孢，对革兰阴性杆菌有杀菌作用。采用该方案治疗急性期布氏杆菌病，经规范治疗后，疗效较以往显著提高，该方案是经过精心选择和临床多年应用验证优化有效的方案，值得推广使用。肖迪等[44]选择急性布氏杆菌病患者 103 例，随机分为观察组 52 例和对照组 51 例。两组均口服利福平 600 mg/d、盐酸多西环素 200 mg/d，连续治疗 6 周。观察组在此基础上予异甘草酸镁 30 ml＋5% 葡萄糖溶液 250 ml 静脉滴注，1 次／日，连续 2 周。观察两组的治愈率、症状缓解时间，随访 6 个月，观察复发情况。治疗期间，观察两组不良反应情况。发现观察组治愈率为 90.38%（47/52），对照组为 86.2 7%（44/51），两组比较无差异，观察组症状缓解时间平均为 3.64 天，对照组为 6.92 天，两组比较差异有统计学意义。观察组不良反应发生率为 9.62%（5/52），对照组为 29.41%（15/51），两组比较 $P<0.0\ 5$。观察组复发率为 14.89%（7/47），对照组为 13.6 3%（6/44），两组比较 $P>0.05$。这表明异甘草酸镁辅助治疗急性布氏杆菌病临床症状缓解快，不良反应发生率低。

多种因素导致该病易慢性化，目前存在对慢性布氏杆菌病无规范治疗方案的现状，陈利华[45]依据中医基本理论，采用中医辨证论治，结合临床实际将布氏杆菌病分为湿热壅遏、湿浊内蕴、气虚血瘀、阴虚内热、气阴两虚、肾阳虚损、正虚邪恋型 7 种分型对慢性布氏杆菌病进行分型治疗。治疗组在西药治疗的同时根据中医辨证分型组方用药 6 个疗程，对照组只用西药按疗程治疗。结果显示：治疗组用中医辨证论治 59 例慢性布氏杆菌病患者，总体效果良好，发热、乏力、失眠、多汗、关节酸痛等症状较单纯西药明显缓解，治愈率大于 93%。对照组 43 例只用西药按疗程治疗，还有 11 例治疗后仍有慢性症状，治愈率在 74.4% 左右，较治疗组有效率差异有统计学意义（$\chi^2=$ 7.0089，$P<0.01$）。在用西药按疗程服用后转为慢性患者或直接表现为慢性症状的患者可以采用中

医辨证论治，治疗效果较好。经典治疗方案时有患者出现消化道症状及肝、肾损伤等不良反应，德胜等[46]回顾性分析内蒙古国际蒙医医院蒙医布氏杆菌病科 2014 年 2 月—2015 年 3 月使用蒙药治疗 123 例布氏杆菌病患者，对其临床表现及治疗方法进行分析。结果显示：123 例患者经蒙药治疗，体温及关节疼痛症状 1 周内恢复正常 23 例，体温及关节疼痛症状 2 周内恢复正常 56 例，逐渐恢复 5 例。经 3～6 个月蒙药治疗后，治愈 68 例，好转 37 例，无效 18 例，有效率达到 85.36%，且 123 例患者均未出现肝、肾功能损伤。这表明，蒙药治疗布氏杆菌病安全，疗效显著，提高治愈率，在内蒙古地区蒙药治疗布氏杆菌病越来越流行，并得到了广大人民的支持和认可。

布氏杆菌病可导致多系统并发症，Jia 等[47]回顾性分析新疆 590 例布氏杆菌病临床特点和治疗结果，发现 23.2% 有骨关节并发症。多西环素联合利福平治疗 12 周对无并发症的患者是有效的治疗方案。对有并发症的患者推荐多西环素＋利福平＋左氧氟沙星联合治疗 12 周，该研究要求治疗时间延长，应用药物种类增多。

六、预防

要有效预防和控制布氏杆菌病，必须严格执行国家规定：非疫区以监测为主；稳定控制区以监测净化为主；控制区和疫区实行监测、扑杀和免疫相结合的综合防治措施。在布氏杆菌病防控与根除工作中，应选择具有良好免疫原性的疫苗接种易感动物，根据疫苗的特性制定合理的免疫程序，辅之以敏感、特异的诊断方法检疫。李建玲等[48]将国内通常用于预防牛羊布氏杆菌病 s2、M5 和 A1 9 疫苗免疫乌鲁木齐的牛羊，采取不同免疫方法和不同免疫次数对免疫后的牛羊定期采血进行免疫抗体对比检测，结果表明：A19 能刺激牛产生良好的免疫应答，s2 和 M5 这两种布氏杆菌病疫苗均能刺激羊产生良好的免疫应答；二次免疫的布氏杆菌病抗体转阳率明显高于单次免疫的抗体转阳率，且免疫持续期长；同种疫苗，采用皮下和肌内注射方法进行免疫，机体产生的免疫应答既迅速又稳定，为制订当地牛羊布氏杆菌病合理的免疫方案提供技术参考。布氏杆菌病作为人畜共患病，家畜和人都是易感者，故应进一步加强安全、有效疫苗的研究与应用保护易感人群同样重要，米景川等[49]进行了该项研究，他们选取在 2005 年内蒙古阿荣旗接种人用布氏杆菌疫苗的 2200 例高危职业人群中，2010 年 10 月回访调查 1772 人，根据 RBPT 及 SAT（ws269-2007）的结果结合既往病史和临床症状确诊布氏杆菌病患者 22 例（其中最长潜伏期内发病 9 例），以此结果分析接种布氏杆菌疫苗后 5 年的保护效果。结果显示：实施布氏杆菌疫苗干预后，阿荣旗布氏杆菌病报告病例数呈明显下降，2006 年较 2005 年下降了 84.17%，发病率由 347.32/10 万下降至 54.45/10 万，显示疫苗干预有明显效果。疫苗干预 5 年后回访调查重点职业人群布病的总发病率仅为 0.73%，远低于呼伦贝尔市重点人群的平均发病率水平。这表明，布氏杆菌疫苗接种对人群具有明显的免疫保护作用。特木尔巴根等[50]为掌握布氏杆菌病疫情发生发展的规律，进一步完善内蒙古自治区的综合防控策略，进行了以下研究，在四子王旗设立 10 个监测点，其中 7 个开展溯源灭点，对 7 个监测点溯源灭点的 3491 只羊采样，检出阳性 126 只，捕杀、无害化处理病羊及羔羊 196 只，对 10 个监测点饲养的所有羊逐头口服免疫布氏杆菌病 S2 号疫苗 100 亿活菌，1 年余后再次口服 200 亿活菌，一免后 180 天、305 天、455 天和二免后 210 天对所有羊采集血清进行监测，结果表明，开展畜间布氏杆菌病溯源灭点的防控效果明显，但防控效果因布氏杆菌病感染基础情况不同而有一定差距。当畜群布氏杆菌病感染率高时，一次溯源灭点无法达到彻底清除感染畜的目的；不开展溯源灭点，直接实施免疫，对控制畜间布病有一定的溯源灭点效果。

（刘英辉）

参考文献

［1］ 宋耀丽，张俊杰，牛国勇. 204 例布氏杆菌病实验室检测结果分析. 微生物学免疫学杂志,2015,43（5）: 49-51.

［2］ 范立红. 布氏杆菌病 180 例临床分析. 疾病监测与控制杂志，2015，9（7）：516.

［3］ 李慧娥，贾恩厚，陈光海，等. 2010—2014 年包头市布鲁氏菌病流行特征. 包头医学院学报，2016，32（9）：40-42.

［4］ 陈光海，徐兰芝，齐有涛，等. 74 例布鲁氏菌病初治患者的临床分析. 吉林医学，2016，37（4）：793-795.

［5］ Cao MZ, Yang YH, Chen ZT, et al. An analysis of influencing factors for brucellosis in major occupational groups in Bayannur, China. Chinese Journal of Industrial Hygiene and Occupational Diseases, 2017, 35（6）: 440-443.

［6］ 张豪，许聪辉，任文锋，等. 广州市 2006—2014 年人间布鲁氏菌病流行病学特征. 热带医学杂志，2016，16（6）：807-809.

［7］ 苏良，欧新华，杨柳青，等. 长沙市 2012—2015 年人间布鲁氏菌病血清学检测结果分析. 热带医学杂志，2016，16（9）：937-939.

［8］ Shi YJ, Lai SJ, Chen QL, et al. Analysis on the epidemiological features of human brucellosis in northern and southern areas of China, 2015—2016. Zhonghua Liu Xing Bing Xue Za Zhi, 2017, 38（4）: 435-440.

［9］ 李妍，孙向东，刘平，等. 中国布鲁氏菌病发病率的系统性评价. 公共卫生与预防医学，2016，27（1）：6-8.

［10］ 田德红，于国伟，丁国武，等. ARIMA-DES 混合模型在中国布鲁菌病分析和预测中的应用. 中国卫生统计，2016，33（2）：245-248.

［11］ 张慧慧，刘凡瑜，姚燕，等. 核酸恒温扩增－免疫层析技术在布鲁菌病诊断中的应用. 吉林大学学报（医学版），2013，39（2）：410-413.

［12］ 赵娜，赵赤鸿，荣蓉，等. 布鲁氏菌病血清学 Brucellacapt 和 iELISA 检测方法的比较. 中国人兽共患病学报，2014，30（10）：1045-1047.

［13］ 訾占超，亢文华，马英，等. 荧光偏振技术在布鲁氏菌病检测中的应用. 中国人兽共患病学报，2014，30（10）：1057-1061.

［14］ Wang Y, Wang Z, Zhang Y, et al. Polymerase chain reaction-based assaysfor the diagnosis of human brucellosis. Ann Clin Microbiol Antimicrob, 2014, 13（1）: 31.

［15］ 陈军，崔步云，赵鸿雁，等. 应用多重 PCR 鉴别布鲁氏菌种及猪种 5 个生物型研究. 中国病原生物学杂

志，2013，8（2）：126-128.

[16] 刘艳红，王清. Taqman MGB 探针实时荧光定量 PCR 检测布鲁菌病的研究. 现代预防医学，2013，40（7）：1348-1351.

[17] 陈珍珍，赵越，王占黎，等. 自制胶体金试剂盒对布鲁氏菌病的诊断效果评价. 现代预防医学，2016，43（15）：2802-2805.

[18] Li Li, Yin D, Xu Kun, et al. A sandwich immunoassay for brucellosis diagnosis based on immune magnetic beads and quantum dots. Journal of Pharmaceutical and Biomedical Analysis, 2017, 141：79-86.

[19] Wang S, Liu X, Rong R, et al. Comparative analysis five kinds of serological detection methods about Brucella. Zhonghua Yu Fang Yi Xue Za Zhi, 2016, 50（2）：175-178.

[20] 王文卿，郭正印. 69 例布鲁氏菌病性睾丸炎的调查报告. 中华男科学杂志，2016，22（1）：46-51.

[21] 王鹏，和鸿，王明磊，等. MRI 在布鲁氏杆菌性脊柱炎临床诊断中的应用. 宁夏医科大学学报，2015，37（3）：257-259.

[22] 张建，李晶，张继军，等. 布氏杆菌性脊柱炎的 MRI 特征分析. 新疆医学，2015，45（7）：858-861.

[23] 沈娟，韩炜，冯旭霞，等. 布氏杆菌脊柱炎的磁共振成像诊断及临床价值研究. 中国现代医学杂志，2016，26（17）：99-101.

[24] 孙长青，李天金，马建青. 布氏杆菌病性脊柱炎分型及其影像学表现分析. 中国 CT 和 MRI 杂志，2016，14（9）：124-126.

[25] 李小鹏，马学晓，岳斌，等. 脊柱布氏杆菌病的诊断与治疗. 中华骨与关节外科杂志，2016，9（2）：118-121.

[26] 廖雅丽，赵世刚，张哲林. 32 例神经型布氏杆菌病（中枢型）的临床特点及影像学研究. 中华神经医学杂志，2016，15（3）：284-288.

[27] Jiao LD, Chu CB, Kumar CJ, et al. Clinical and laboratory findings of nonacute neurobrucellosis. Chin Med J（Engl），2015, 128（13）：1831-1833.

[28] 钱芳，高学松，郭嘉祯，等. 神经型布鲁菌病的临床特点及诊治分析. 中华实验和临床感染病杂志（电子版），2016，10（1）：41-45.

[29] Zhao S, Cheng Y, Liao Y, et al. Treatment efficacy and risk factors of neurobrucellosis. Medl Sci Monit, 2016, 22：1005-1012.

[30] 苏群志，唐荣德，李洁云，等. 布鲁菌病与其他菌属感染患者 PCT、hs -CRP 及白细胞检测结果对比分析. 国际检疫医学杂志，2015，36（17）：2505-2506.

[31] 白华，段志娴，张学红，等. 儿童布鲁氏菌病 48 例临床特点分析. 宁夏医学杂志，2015，37（12）：1190-1191.

[32] 韩丽红，孙美艳. 儿童布氏杆菌病 14 例临床特点分析. 内蒙古医学杂志，2016，48（1）：93-94.

[33] 邢少姬，刘志国，刘永华，等. Toll 样受体 2、4 在布鲁菌病患者中的表达及意义. 中华地方病学杂志，2016，35（10）：713-716.

[34] 郑源强，于玖轩，韩新荣，等. 固有免疫功能相关的 microRNAs 在布鲁氏菌病患者中的表达情况. 中国免疫学杂志，2016，32（9）：1253-1256.

［35］ 古玉茹，石栓柱，陈翛然，等. 布鲁菌病患者 Th1 细胞免疫相关细胞因子的研究. 中华地方病学杂志，2016，35（4）：244-246.

［36］ Li ZQ, Zhang JL, Xi L, et al. Deletion of the transcriptional regulator GntR down regulated the expression of Genes Related to Virulence and Conferred Protection against Wild-Type Brucella Challenge in BALB/c Mice. Molecular Immunology, 2017, 92：99-105.

［37］ Bao Y, Tian M, Li P, et al. Characterization of Brucella abortus mutant strain Δ22915, a potential vaccine candidate. Vet Res, 2017, 48（1）：17.

［38］ Feng Y, Peng X, Jiang H, et al. Rough brucella strain RM57 is attenuated and confers protection against Brucella melitensis. Microb Pathog, 2017, 107：270-275.

［39］ Li Z, Wang S, Zhang J, et al. Brucella abortus 2308ΔNodVΔNodW double-mutant is highly attenuated and confers protection against wild-type challenge in BALB/c mice. Microbial Pathogenesis, 2017, 106：30-39.

［40］ 高辉，张凤英，张雪纯，等. 中西医结合治疗布鲁氏菌病疗效观察. 疾病预防控制通报，2012，27（5）：90-91.

［41］ 安树伟，刘江华，贾江波. 布鲁氏菌病的治疗体会. 中国现代药物应用，2013，23（3）：17-18.

［42］ 德恩金，辛智利，梁秀文，等. 布鲁氏菌病蒙西医结合与传统治疗效果对比的临床研究. 中国实用医药，2013，8（31）：175-176.

［43］ 刘日宏，王振明，郭栋，等. 急性期布鲁氏菌病化学疗法机理及药物选择原则研究. 疾病监测与控制杂志，2013，7（7）：402-403.

［44］ 肖迪，刘梅. 异甘草酸镁辅助治疗急性布氏杆菌病临床观察. 山东医药，2016，56（8）：83-84.

［45］ 陈利华. 59 例慢性布鲁氏菌病患者的中医辨证论治效果观察. 医学动物防制，2014，30（10）：47-49.

［46］ 德胜，齐斯琴，萨如拉，等. 蒙药治疗布鲁氏菌病的体会. 中国民族医药杂志，2015，11（11）：26-27.

［47］ Jia B, Zhang F, Lu Y, et al. The clinical features of 590 patients with brucellosis in Xinjiang, China with the emphasis on the treatment of complications. Plos Negl Trop Dis, 2017, 11（5）：e0005577.

［48］ 李建玲，李爱巧，杨启元，等. 乌鲁木齐牛羊布鲁氏菌疫苗免疫效果对比试验. 中国动物检疫，2013，30（4）：47-49.

［49］ 米景川，韩勇，林鸿鸣，等. 内蒙古阿荣旗重点职业人群布鲁氏菌疫苗干预后 5 年效果分析. 中国人兽共患病学报，2013，29（6）：633-635.

［50］ 特木尔巴根，马立峰，郝璐，等. 内蒙古家畜布鲁氏菌病综合防控模式效果评估. 中国动物检疫，2016，33（2）：12-14.

第十六节　鼠咬热

鼠咬热（rat bite fever）是一种由念珠状链杆菌、小螺菌或鼠咬热螺旋体引起自然疫源性疾病。由念珠状链杆菌导致的鼠咬热在北美常见，小螺菌导致的鼠咬热在亚洲更为常见。鼠咬热是一种典型的系统性疾病，以复发性发热、皮疹、迁移性多关节痛为特征，未治疗时死亡率为 13%[1]。2300 年前，古印度就已经有鼠咬伤后引起疾病的记载，近年来世界卫生组织称之为鼠咬热。此外，鼠咬热具有很多非特异性表现，并且分离和鉴定致病微生物念珠状链杆菌并不简单，因此，需要临床医师密切关注这种疾病及其致病微生物。

一、流行病学

2007 年，有学者报道美国每年有超过 200 万的动物咬伤案件发生，鼠咬伤大约占 1%。从历史上看，鼠咬热的常见受害者是 5 岁以下的贫困儿童，在美国报道的病例中超过 50% 是儿童。现在，鼠已经成为流行的宠物和研究动物，潜在受害者的人口范围已经扩大，包括儿童、宠物店工作人员和实验室技术人员。最年轻鼠咬热病例是 1 名 2 个月大的婴儿，最年长的病例发生是 1 名 87 岁的男子。鼠咬后感染的风险大约是 10%，未经治疗的鼠咬热的死亡率约为 13%[1-3]。近 10 年未有鼠咬热流行病学报道。

二、诊断方法

1. 血常规检查 白细胞计数增多，（15～30）×10^9/L，嗜酸粒细胞数量也可增多。
2. 细菌学检查 对小螺菌所致病例，除鼠咬史外，须从患者的血液、关节液或局部脓液中寻找病原体，或在暗视野显微镜下检出螺旋体，或将涂片染色后检查。如将血液接种小白鼠、豚鼠或兔的腹膜内，1 周后检查血液及腹腔液，易于发现此病的小螺菌。因为动物本身可带这类病原体，在接种前须先检查血液，以肯定未被感染，然后再接种[4-5]。对于念珠状链杆菌所致的病例，除上述方法找病原体外，可用气 - 液相色谱法作快速诊断，还可利用血清学方法检查凝集素的存在。

三、临床研究

鼠念珠状链杆菌引起的鼠咬热主要发生在美国，小螺菌引起的鼠咬热主要发生在亚洲。

1. 疾病初期 念珠状链杆菌相关的鼠咬热是一种典型的系统性疾病，以发热、僵硬和迁移性多关节痛为特征。接触后，潜伏期为 3 天至 3 周，但通常少于 7 天。许多患者患病期间还出现上呼吸道感染的症状。如果发生了咬伤，它通常很快愈合，残余炎症很少，没有明显的局部淋巴结肿大。发病时，首先表现发热，从 38.0 ℃到 41 ℃。发热可能会在 3～5 天内缓解，但可能会复发。其他常见的症状包括头痛、恶心、呕吐、咽痛和严重的肌痛。统计表明常见症状的发生率：发热（92%）、皮疹（61%）、多关节痛（66%）、肌痛（29%）、恶心和呕吐（40%）、头痛（34%）和咽痛（17%）[1, 6-7]。

2. 疾病进展期 随着鼠咬热的发展，超过 50% 的患者发生迁移性多关节痛。有报道还记录了滑膜炎和非类风湿关节炎的存在。四肢大小关节均可受累，许多患者在疾病期间至少累及膝关节和踝关节。迁徙性多关节痛是鼠咬热最持久的症状，在一些患者中会持续数年。近 75% 的患者可能出现斑丘疹、瘀斑或紫癜等皮疹。出血性疱疹也可能发生在四肢，特别是手脚，触诊非常柔软。出现这种皮疹，尤其是出血性疱疹应强烈提示鼠咬热的诊断。皮疹持续时间可能超其他表现，大约 20% 的皮疹脱落，特别是那些出血性疱疹。

3. 并发症　鼠咬热的并发症包括心内膜炎、心肌炎、心包炎、系统性血管炎、结节性多动脉炎、脑膜炎、肝炎、肾炎、羊膜炎、肺炎和局部脓肿。其中，心内膜炎的研究最多，死亡率最高。17 例心内膜炎相关的念珠状链杆菌感染已有报道。1992 年对其中 16 例患者的回顾显示，其中 8 例在心内膜炎发作之前有瓣膜病，最常见的是风湿性心脏病。大多数病例是由多次阳性血培养确定的，有典型的鼠咬热症状并伴随杂音（100%）、瘀斑（13%）、Osler 结（13%）、肝及脾大（33%）、贫血（33%）和心律失常（13%）。4 例患者的超声心动图只有 2 例显示有瓣膜赘生物。报道与念珠状链杆菌相关的心内膜炎死亡率是 53%，症状出现后 2 周至 3 年内可能发生死亡。然而，大部分死亡是在无有效的抗生素治疗的情况下发生的。

四、基础研究

1. 形态学　念珠状链杆菌是一种高度多形性的丝状革兰阴性不动且不耐酸杆菌。它通常看起来很直，但也可能是梭形的，可能会出现典型的侧向膨大肿胀。有机体通常排列成链状和松散缠绕的团块。直径 0.1～0.5 μm，长度 2.0～5.0 μm，10～15 μm 长的曲线段甚至到 100～150 μm。念珠状链杆菌存在两种类型，正常发育的细菌形态和诱导细胞壁缺陷的 L 型，后者以"煎蛋"菌落形态生长。L 型被认为是非致病性的，已经报道了体外两种形式之间会发生自发转化，这被认为是临床复发和对治疗的产生抗性的重要原因。小螺菌是另一种鼠咬热的病原体，19 世纪被发现，最初命名为毛刺绣线菌或孢子虫。它在 1924 年被重新命名为小螺菌。该生物体是一种短而厚的革兰阴性卷曲螺旋体，螺旋体长度为 0.2～0.5 μm，有 2～6 个螺旋[7]。由于螺旋菌不能在合成培养基上培养，最初诊断依赖于 Giemsa 染色、Wright 染色或通过暗视野显微镜直接观察特征性螺旋体。

2. 生长特性　念珠状链杆菌是一种非常苛刻的生物，需要特殊生长条件才能生长，使得微生物诊断十分困难。最佳生长条件需要胰蛋白胨大豆琼脂或富含 20% 血液、血清或体液的肉汤。细菌生长缓慢（2～3 天），可能需要长达 7 天。典型的菌落在培养基上具有"棉球"的外观，而在琼脂上的菌落呈圆形、凸起、浅灰色、光滑且闪亮。生长 5 天后，一些菌落可能表现出 L 型的"煎蛋"外观。值得注意的是，大多数被添加了作为抗凝剂的 0.05% 聚乙醇磺酸钠的商用需氧血培养瓶会抑制念珠状链杆菌的生长[8-9]。然而，念珠状链杆菌在胰蛋白酶大豆琼脂或肉汤培养系统和厌氧培养瓶可能会生长，因为这些环境通常不添加聚乙醇磺酸钠。一旦微生物生长，通过常规的生物化学和碳水化合物发酵分析能确认其菌株。

3. 发病机制　由于鼠咬热的发病率较低，死亡率较低，因此对念珠状链杆菌的发病机制尚不完全清楚。鼠咬热患者尸检显示明显的吞噬红细胞现象、肝及脾大、间质性肺炎和淋巴结增生。心内膜炎和心肌炎也已被证实，同时还伴随着肾和肝的退行性改变。临床数据表明，念珠状链杆菌可能偏爱于滑膜和浆膜表面。鼠咬热皮肤病变的活组织检查已证实有血管炎。小鼠感染实验表明念珠状链杆菌会导致进行性多关节炎。在感染前 24 小时内的关节间隙和邻近骨膜开始出现纤维蛋白脓性渗出物，第 4 天巨噬细胞开始出现，随后在第 7 天发生关节周围脓肿和坏死。骨膜炎在 2 周时发生，在 3 周后发生纤维结缔组织增生。多关节炎的程度取决于接种生物体的多少[10-11]。尽管血液、肝和脾中的生物体被清除，但感染 3 个月后仍可能在关节间隙内持续存在生物体。

五、治疗与预防

咬伤部位立即用硝酸腐蚀局部，清洗伤口，预防破伤风。青霉素可用于确证及疑似病例。念珠状链杆菌对药物的敏感性依次为青霉素、头孢菌素、碳青霉烯类、氨曲南、克林霉素、红霉素、呋喃妥因、杆菌肽、四环素、替考拉宁和万古霉素；对氨基糖苷类、氟喹诺酮类和氯霉素有中等易感性；对甲氧苄氨嘧啶-磺胺甲噁唑、多黏菌素 B 和萘啶酸有抗性。对于青霉素过敏的患者，可以服用链霉素和四环素，但红霉素对患者无效[12-13]。如果与青霉素不存在交叉致敏性，也可以考虑使用头孢菌素。

念珠状链杆菌性的心内膜炎患者需要高剂量的青霉素治疗配合链霉素或庆大霉素治疗。

鼠咬热的死亡率为 7%～13%。报道的死亡原因包括心内膜炎、难治性心包积液、支气管肺炎、肺炎、结节性动脉周围炎、肠扭转和败血症，在尸检时发现肾上腺和骨髓中存在念珠状链杆菌。尽管有些患者似乎通过血清学证实了疾病的自发恢复，但缺乏有效的抗生素治疗仍然是导致死亡的主要原因。启动正确的抗生素治疗方案通常会迅速缓解急性症状。然而，一些患者还是会经历长时间的移行性多关节痛、疲劳并且皮疹恢复缓慢[1, 13]。由于经济发展，近几年鼠咬热病例已越来越少，故有关鼠咬热的研究仅参考了以往的研究报道，目前没有疫苗研究进展。

（陆忠华）

参考文献

［1］　Elliott SP. Rat bite fever and streptobacillus moniliformis. Clin Microbiol Rev, 2007, 20（1）：13－22.

［2］　Adams JM, Carpenter CM. Rat-bite fevers. Pediatr. Clin N Am, 1955, 2（1）：101－108.

［3］　Anderson D, Marrie TJ. Septic arthritis due to Streptobacillus moniliformis. Arthritis Rheum, 1987, 30（2）：229－230.

［4］　Anderson LC, Leary SL, Manning PJ. Rat-bite fever in animal research laboratory personnel. Lab Anim Sci, 1983, 33（3）：292－294.

［5］　Arkless HA. Rat-bite fever at Albert Einstein Medical Center. Pa Med, 1970, 73（6）：49.

［6］　Azimi P. Pets can be dangerous. Pediatr Infect Dis J, 1990, 9：670－684.

［7］　Berger CM, Altwegg AMe, Nadal D. Broad range polymerase chain reaction for diagnosis of rat-bite fever caused by Streptobacillus moniliformis. Pediatr Infect Dis J, 2001, 20（12）：1181－1182.

［8］　Bhatt KM, Mirza NB. Rat bite fever: a case report of a Kenyan. East Afr Med J, 1992, 69（9）：542－543.

［9］　Tattersall RS, Bourne JT. Systemic vasculitis following an unreported rat bite. Ann Rheum Dis, 2003, 62（7）：605－606.

［10］　Thong BY, Barkham TM. Suppurative polyarthritis following a rat bite. Ann Rheum Dis, 2003, 62（9）：805－806.

［11］　Toren D A. Mycotic ratbite fever: report of case. Del Med J, 1953, 25（12）：334-335.

［12］　Torres L, Lopez AI, Escobar S, et al. Bacteremia by Streptobacillus moniliformis: first case described in Spain. Eur J Clin Microbiol Infect Dis, 2003, 22（4）：258－260.

［13］　李梦东，王宇明. 实用传染病学. 3 版. 北京：人民卫生出版社，2005：1008-1009.

第十七节　鼠疫

鼠疫（plague）又称为黑死病，是由鼠疫耶尔森菌（Yersinia pestis）引起的一种古老的广泛分布于世界各地的致死性极强的人畜共患的自然疫源性烈性传染病，在我国被列为甲类传染病之首，目前仍然是危害人类健康最严重的烈性传染病之一。典型临床表现为发热、严重毒血症症状、淋巴结肿大、肺炎、出血倾向等。肺型和败血症型鼠疫常因心力衰竭、休克死亡。

一、流行病学

人间鼠疫自公元6世纪以来已发生了至少三次大流行，导致超过1亿多人死亡。主要通过鼠蚤叮咬、呼吸道、皮肤接触、消化道等途径传播。我国长期以来都是鼠疫受害国。鼠疫具有明显的地区流行特征。我国15%的地区都是鼠疫的自然疫源地，有12种类型鼠疫自然疫源地，分布于19个省区，其中滇西胸鼠疫自然疫源地、青藏高原喜马拉雅旱獭鼠疫自然疫源地、内蒙古鄂托克前旗长爪沙鼠鼠疫自然疫源地、新疆准噶尔盆地大沙鼠鼠疫自然疫源地最为严重[1-4]。自20世纪80年代以来鼠疫在全球范围内的流行趋势又进入了新的活跃期，发病数和疫区范围均逐渐上升，世界卫生组织再次将鼠疫列为重点防控的急性传染病之一。

二、诊断方法

近年鼠疫在诊断检测方法上仍以鼠疫杆菌F1抗原为基础，检测其血清中F1抗体为主。F1抗体的检测主要方法包括：酶联免疫吸附试验（ELISA）、试管法间接血凝试验（IHA）和胶体金纸上色谱试验（GICA）3种。刘芳等[4]对这3种血清学检测方法进行对比发现：ELISA检测F1抗体的最高抗体滴度为1∶5120，敏感性最高；GICA的最高抗体滴度为1∶1280，敏感性次之；IHA的最高抗体滴度为1∶640，最差。半定量PCR已广泛应用于鼠疫杆菌核酸检测。实时荧光PCR法在病原核酸检测方面具有更大的优势。Qu等[5]采用TaqMan探针的实时荧光PCR法靶向针对鼠疫菌染色体上的3A序列和质粒pMT1基因CAF1的检测显示出良好的稳定性及特异性。鼠疫菌YPO0392、YPO1094、YPO2087和YPO2090是鼠疫菌染色体上的DNA标识基因，董珊珊等[6]应用实时荧光定量PCR法对不同来源的40株云南疫源地鼠疫菌和47株其他细菌染色体上的DNA标识基因进行了稳定及特异性试验，发现鼠疫菌YPO0392和YPO1094序列也具有快速特异性诊断鼠疫的价值。

三、临床研究

临床上主要分为轻型、腺型、肺型、败血症等型。临床主要表现为急起寒战、高热、头痛、全身中毒症状、呕吐、烦躁不安、皮肤淤斑、出血、呼吸困难与发绀、心力衰竭、休克、神志不清、谵妄或昏迷等，最终可因呼吸、循环衰竭死亡。血管和淋巴管内皮细胞损害及急性出血性、坏死性病变是鼠疫的基本病变。鼠疫潜伏期可因临床类型不同，腺型一般 2～5 天，肺型数小时至 2～3 天，曾经接受过预防接种者可长达 9～12 天。

四、基础研究

鼠疫耶尔森菌可产生内毒素和鼠毒素。其菌体含有 18 种抗原，即 A-K、N、O、Q、R、S、T 及 W（VW），其中 F、T 及 VW 是鼠疫耶尔森菌最主要的特异性抗原可用于血清学诊断。V 和 W 抗原是菌体表面抗原，与细菌的毒力和侵袭力有关。近年来发现毒力完整的鼠疫耶尔森菌还含有三个毒力质粒即 pCD1、pMT1 和 pPCP1，其中 pCD1 质粒在细菌增殖扩散中具有重要的作用，其编码的鼠疫耶尔森菌Ⅲ型分泌系统（typeⅢ secretion system，T3SS）可通过影响毒力蛋白（YopH、YopE、YopT、YopJ/P、YpkA 和 YopM）干扰细胞的正常生理功能、抑制宿主免疫反应；pMT1 质粒与鼠毒素合成有关，是鼠疫耶尔森菌在跳蚤肠中生存形成菌栓的重要因素，在鼠疫耶尔森菌的传播中发挥重要作用；pPCP1 质粒主要编码 *pla* 基因，Pla 蛋白具有蛋白水解酶活性，是鼠疫耶尔森菌具有高侵袭性的重要因素。汪琼[7]利用鼠疫耶尔森菌 201 株对 pPCP1、pMT1、pCD1 和 pCRY 质粒相互作用在鼠疫耶尔森菌致病中的作用和机制进行研究时发现：pCD1 质粒是鼠疫耶尔森菌致病必不可少的，pMT1 质粒对小鼠有一定的毒力，pPCP1 和 pCRY 单独或共存时毒力很低。pMT1 对 pCD1 质粒具有抑制作用，而 pPCP1 或 pCRY 却能抵消 pMT1 的这种抑制作用[8]。鼠疫耶尔森菌在宿主体内快速传播至淋巴结的具体机制仍不清楚。Langerin 是朗格汉斯细胞特异性表达的一种 C 型凝集素受体，杨琨[9]发现 Langerin 可与鼠疫耶尔森菌表面的核心寡糖结合介导鼠疫耶尔森菌对朗格汉斯细胞的侵袭，可促进鼠疫耶尔森菌在体内的传播。

五、治疗与预防

鼠疫杆菌对 β-内酰胺类抗生素敏感性最好，喹诺酮类和氨基糖苷类次之，大环内酯类效果较差。仁青卓玛等[10]对 11 例鼠疫患者采用环丙沙星与链霉素联合治疗，发现联合用药治疗可明显提高疗效，缩短病程，可减少链霉素每日用药剂量及相关不良反应，效果明显优于单一用药。

鼠疫疫苗主要分为灭活疫苗和减毒活疫苗两类。灭活疫苗对腺鼠疫有一定预防作用，但对肺鼠疫预防效果较差。现用的鼠疫活疫苗是一种通过皮上划痕接种实施的预防措施，血清转阳率较低，保护效率极低。魏东等[11]将提取的鼠疫耶尔森菌荚膜 F1 抗原（F1）和重组 V 抗原（rV）双组分，经 Al（OH）$_3$ 凝胶吸附后，采用注射方式免疫食蟹猴，发现其能诱导食蟹猴产生较强的体液免疫应答，但不能诱导明显的细胞免疫应答。因此，目前仍然无有效的疫苗应用于临床。

（丁向春）

参考文献

［1］ 楼智铭，魏柏青，吴树声，等. 青海省玉树州 1990—2014 年人间鼠疫流行病学分析. 中国媒介生物学及控制杂志，2016，27（1）：55-57.

［2］ 韩冰，冯一兰，赵钢，等. 内蒙古地区 2010—2014 年动物间鼠疫疫情监测分析. 中国媒介生物学及控制杂志，2016，27（4）：383-385.

［3］ 苏丽琼，梁云，吴鹤松，等. 云南省 1986—2014 年人间鼠疫流行病学特征分析. 中国媒介生物学及控制杂志，2016，27（4）：386-388，392.

［4］ 刘芳，胡艳红，李建云，等. 鼠疫 F1 抗体三种血清学检测方法比较. 中国地方病学杂志，2012，31（3）：338-340.

［5］ Qu S, Shi Q, Zhou L, et al. Ambient stable quantitative PCR reagents for the detection of Yersinia pestis. PLoS Negl Trop Dis, 2010, 4（3）：e629.

［6］ 董珊珊，郭英，谭红丽，等. 应用实时荧光定量 PCR 建立鼠疫特异基因诊断技术. 中华地方病学杂志，2016，35（2）：119-122.

［7］ 汪琼. 鼠疫菌质粒间互作及其与致病性的关系研究. 安徽医科大学，2014：1-79.

［8］ 范艳晓. 鼠疫耶尔森氏菌降解其分泌的鼠毒素研究. 安徽医科大学，2016：1-86.

［9］ 杨琨. C 型凝集素受体在耶尔森氏菌致病机制中作用的研究. 华中科技大学，2015：1-107.

［10］ 仁青卓玛，熊浩明，魏柏青，等. 环丙沙星与链霉素联合用药治疗鼠疫患者结果分析. 临床医药文献电子杂志，2017，4（54）：10631，10634.

［11］ 魏东，陈成，卢锦标，等. 鼠疫疫苗在食蟹猴模型中的免疫学评价. 国际生物制品学杂志，2017，40（1）：9-12.

第十八节　炭疽

炭疽（anthrax）是由炭疽杆菌（Bacillus anthracis）引起的人畜共患急性传染病，主要因食草动物接触土生芽孢感染致病，人类因接触病畜及其产品或食用病畜的肉而发生感染，表现为皮肤炭疽、肺炭疽及肠炭疽，严重者可致炭疽杆菌败血症及脑膜炎，病死率较高。由于炭疽传染性强，病死率高，已成为各国政府和人民十分关注的传染病。

一、流行病学

炭疽发病有明显的时间分布、地域分布及职业特征，感染多发生于牧民、农民，从事屠宰与肉类、皮毛加工的工人及兽医等，夏季因皮肤暴露多而较易感染。章文婧等[1]对 2007—2011 年中国报道的 1911 例皮肤炭疽进行了分析，发现我国炭疽虽全年均有报道，但主要集中在 6—9 月，占发病总数的 57.14%；8 月为发病高峰，病例数 463 例，占报道病例总数的 21.3%。主要发病职业为牧民和农民，占发病总数的 86.08%；13 例死亡病例中，牧民 5 例、农民 8 例。在全国 18 个省（区）的 225 个县区旗报道病例中，累计报道数排名前 5 位的省（区）是四川（613 例）、甘肃（331）例、新疆（236 例）、贵州（171 例）、青海（131 例）；累计报道数排名前 3 位的县分别是四川省若尔盖县（191 例）、甘肃省玛曲县（180 例）、四川省红原县（157 例），共占报道总数的 27.63%，主要集中在经济卫生条件落后的牧区，不正确地处理污染源和病死畜是高发原因之一。Chen 等[2] 利用增强回归树预测模型对 2005—2013 年中国大陆炭疽病例分布进行分析，发现牛羊人的分布密度、草地覆盖率、海拔高度、表层土壤 pH 值、土壤中的有机碳浓度及气象因素都会影响炭疽的空间分布，在海拔 500～1500 m 范围、表层土壤 pH＞6.1 炭疽病例的分布较为集中。

二、诊断方法

目前检测炭疽杆菌感染有以下几种方法：细菌学检测、核酸检测和免疫学检测。近年来，国内学者在免疫学及分子生物学检测方法的研究上取得了一些进展。方国平等[3] 以纯化的 PA63 蛋白为免疫原免疫小鼠，利用杂交瘤技术制备 2 株抗保护性抗原（PA）15 单克隆抗体，建立了双抗体夹心 ELISA 方法检测炭疽感染血清中保护性抗原，检测到炭疽感染血清中保护性抗原的最低检出浓度为 16 ng/ml，为炭疽病的早期诊断提供了新的方法。易海华等[4] 利用环介导等温扩增（LAMP）技术建立了一种适合公共卫生机构现场使用检测炭疽芽孢杆菌的方法。该方法快速、灵敏、特异、操作简单、设备要求低，LAMP 检测可在 1h 内完成，检出限为 10^3Copies/ 反应，灵敏度比经典 PCR 高 10 倍，与其他杆菌群细菌无交叉反应，平均试验间变异系数＜5%，反应时间与模板浓度有良好的线性关系。谭维国等[5] 成功构建了同时含有炭疽杆菌 capA 基因片段、PA 基因片段的重组质粒 CapA-PA-PGEM，经测序正确，准确定量后，以此为标准品，建立了双重实时荧光定量 PCR 方法。该方法检测的炭疽杆菌 capA 基因、PA 基因检测的灵敏度分别可达到每反应 5 和 50 copies，具有良好的特异性。

三、临床研究

临床类型上主要以皮肤炭疽为主，陈永祥等[6] 报道皮肤炭疽的病例数约占所有类型炭疽病例的 95%，其中手部皮肤炭疽占皮肤炭疽病例的绝大多数。典型皮肤炭疽表现为皮肤坏死、溃疡、焦痂和周围组织广泛水肿及毒血症症状，严重者可引起肺、肠和脑膜的急性感染，可伴发败血症，病情凶险。炭疽可合并多脏器损害，易造成误诊。滕秀丽[7] 曾报道 1 例儿童皮肤炭疽因出现肾功能损害及血小板减少而误诊为肾综合征出血热。

四、基础研究

针对炭疽杆菌的基础性研究主要集中在对细菌的生物学特性、毒素作用机制、疫苗研发方面。洪一平等[8] 采用同源重组技术在炭疽菌 A16D2（pXO1⁺pXO2⁻）菌株 sigF 基因处插入大观霉素抗性基因，取代 *sigF* 基因，构建了 *sigF* 基因缺失突变株；通过构建回复株质粒并电转到 *sigF* 基因缺失株中，构建了 *sigF* 基因的回复株并进行了相关的研究发现：突变株丧失了形成芽孢的能力，而回复株恢复了部分形成芽孢的能力；缺失株细胞保持在不对称分裂的状态，回复株能形成芽孢。该研究证明了 *sigF* 基因为炭疽菌形成芽孢所必需，但不是细胞生长所必需的因子。刘宗伟等[9]设计、筛选并表达了 8 个炭疽毒素受体Ⅱ - 人免疫球蛋白 Fc 段融合蛋白（CMG2-Fc）突变体分子，亲和力实验显示其中 E117Q 突变可明显提高 CMG2-Fc 与 PA 的亲和力（KD＝1.35×10⁻¹¹ mol/L），细胞保护实验提示 E117Q 突变能有效提高 CMG2-Fc 中和炭疽毒素能力［CMG2-Fc（E117Q）的 IC50 为 15 ng/μl，而 wtCMG2-Fc 的 IC50 为 50 ng/μl］，证明了 CMG2-Fc（E117Q）突变体分子可作为拮抗炭疽毒素损伤的炭疽治疗药物分子。聂伯尧等[10]系统评价了所构建的炭疽芽孢杆菌突变株 AP431 的生物学特性，并与出发菌株 A16R 进行对比，发现突变株 AP431 生长稍慢，但两者生化特性基本一致。突变株 AP431 的 PA 蛋白在 S 层呈现表达良好，并且在培养基上清、细胞内和外膜上的表达水平均比 A16R 高。共培养实验发现 AP431 的生存竞争能力明显减弱。过氧化氢敏感实验表明，突变株 AP431 对过氧化氢的敏感性比 A16R 显著增高。动物毒力实验结果显示，分别在两种注射剂量下，突变株的致死率显著降低，与 A16R 组相比差异显著。炭疽菌突变株 AP431 保护性抗原 PA 表达水平明显提高，毒力明显降低，可作为新的疫苗候选株。Xiong 等[11]利用抗体工程技术构建了一种人鼠嵌合 IgG 单克隆抗体——hmPA6。在 293F 细胞中表达的 hmPA6 可以在体外及体内中和炭疽杆菌致死性毒素（LeTx），实验小鼠在 0.3 mg/kg 剂量及注射 LeTx 前 48 小时按 0.6 mg/kg 剂量给予 hmPA6，可以保护所有测试大鼠的致死剂量 LeTx，提示 hmPA6 在炭疽病治疗中的潜在价值。Ding 等[12]将小鼠可变区插入人恒定区构建了一种由致死因子 8（LF8）而来的人鼠嵌合 Fab 抗体（编码 LF8-Fab），LF8-Fab 能在大肠埃希菌中表达并能特异性地识别 LF，在体外不同的作用时间点均对 J774A.1 细胞具有保护作用，提示 LF8-Fab 单克隆抗体 mAb（LF8-Fab mAb）可能作为一种潜在的药物用于炭疽杆菌感染的治疗。

五、治疗与预防

抗生素是治疗炭疽的常规药物，对于清除体内的炭疽杆菌效果较好，但却无法清除细菌分泌的炭疽毒素，因此，必须在感染早期使用，对病死率较高的肺炭疽、肠炭疽疗效不佳。近年来，针对炭疽毒素的特异性治疗药物发展较快，包括抗体、类受体、小分子抑制药和毒素突变体等。其中，高柳村等[13]报道 Raxibacumab 能阻断 PA 与其细胞受体结合，防止孔隙形成，从而避免水肿毒素和致死毒素进入细胞，可与抗生素联合使用治疗吸入性炭疽。我国现用炭疽疫苗为减毒活疫苗，成分为去除荚膜质粒 pXO₂ 的减毒活芽孢，该疫苗采用皮上划痕方式接种，难以保证有效接种剂量，活疫苗还具有一定残余毒性，国外对该疫苗使用仍存在一定争议。魏东等[14]将重组炭疽保护性抗原与灭活炭疽芽孢杆菌菌体抗原组成的炭疽候选疫苗免疫小鼠，在免疫后不同时间点采血进行抗体检测、MTT 法淋巴细胞增殖试验、ELISPOT 法 IFN-γ 细胞因子的测定以及保护力试验，发现各组疫苗均能诱导较强的体液免疫应答。第 3 周 rPA 组及 rPA-4- 炭疽菌体组经 rPA 抗原刺激后的刺激指数均高于对照组。ELISPOT 结果显示，各实验组经特异性抗原刺激后均有较高的 IFN-γ 分泌。rPA 抗原与炭疽菌体抗原有较好的保护力，由 rPA 与炭疽菌体组成的疫苗对炭疽活芽孢的攻击保护率为 100%。在疫苗联合免疫方面，王亚玉等[15]对炭疽疫苗和钩端螺旋体疫苗联合接种进行动物实验研究，评价联合接种疫苗的安全性，确定最佳实验免疫剂量。她们将 96 只实验鼠分层随机分为 6 组，每组 16 只，雌雄各半。采用背部皮下接种，取炭疽疫苗 1/10、钩体疫苗 1/5 的人用剂量进行联合接种，同时组合两种疫苗的临近剂量组，即炭疽疫苗 1/20、1/40，钩体疫苗 1/3 的人用剂量进行联合接种，运用体重、血液学指标及病理组织学等指标对疫苗的安全性进行评价。结果显示：实验动物接种 2 种疫苗 48～72 小时后，部分动物接种部位出现局部水肿，2 组出现了动物死亡。免疫后某些时间点实验鼠白细胞计数有变化，其他指标与对照组差异无统计学意义，提示炭疽疫苗和钩体疫苗最佳剂量进行联合接种是可行的。

（赵　宁）

参考文献

［1］　章文婧，李青华，王勇，等. 2007—2011 年中国皮肤炭疽流行病学分析. 军事医学，2013，37（12）：892-894

［2］　Chen WJ, Lai SJ, Yang Y, et al. Mapping the distribution of anthrax in mainland China, 2005–2013. PLoS Negl Trop Dis, 2016, 10（4）: e0004637.

［3］　方国平，唐甜，仇镇宁，等. 抗炭疽 PA15 单克隆抗体的制备及免疫学检测方法的建立. 南京医科大学学报：自然科学版，2014，34（6）：734-740.

［4］　易海华，张阳，房超，等. 使用环介导等温扩增技术检测炭疽芽孢杆菌及其定量检测的研究. 中国国境卫生检疫杂志，2013，36（1）：5-10.

［5］　谭维国，陈文琦，吕恒，等. 炭疽杆菌双重实时荧光 PCR 检测方法的建立. 东南国防医药，2013，15（6）：556-559.

［6］　陈永祥，丛锐，赵睿，等. 手部皮肤炭疽 3 例治疗报道与文献回顾. 实用手外科杂志，2016，30（4）：397-399.

［7］　滕秀丽. 1 例儿童皮肤炭疽误诊报告. 中国中西医结合儿科学，2012，4（1）：95-96.

［8］　洪一平，王东澍，吕宇飞，等. 炭疽芽孢杆菌 sigF 缺失株的构建及其对芽孢形成的影响. 军事医学，2017，41（3）：199-204.

［9］　刘宗伟，任雨春，郗永义，等. CMG2-Fc 融合蛋白突变体筛选及中和炭疽毒素活性分析. 现代生物医学进展，2016，16（9）：1601-1605.

［10］　聂伯尧，苏润雨，陶好霞，等. 炭疽芽孢杆菌突变株 AP431 与 A16R 的生物特性比较研究. 军事医学，2016，40（5）：379-383.

［11］　Xiong S, Tang Q, Liang X, et al. A novel chimeric anti-PA neutralizing antibody for postexposure prophylaxis and treatment of anthrax. Sci Rep, 2015, 2（5）: 11776.

［12］　Ding G, Chen X, Zhu J, et al. A human/murine chimeric Fab antibody neutralizes anthrax lethal toxin *In Vitro*. Clin Dev

Immunol, 2013, 2013：475809.

[13] 高柳村，郁振军，宋海峰. 炭疽病治疗的一剂良方瑞西巴库. 中国新药杂志，2015，24（24）：2793-2796.

[14] 魏东，卢锦标，王国治. 炭疽双组分疫苗的研究. 中国医药科学，2012，2（11）：24-26.

[15] 王亚玉，邵中军，李东力，等. 炭疽疫苗和钩端螺旋体疫苗联合接种安全性试验研究. 中华疾病控制杂志，2012，16（1）：50-53.

第十九节　组织胞浆菌病

组织胞浆菌病（histoplasmosis）是由荚膜组织胞浆菌引起的系统性真菌感染，1905 年首次被 Darling 报道，为南美 1 例类似于播散性肺结核表现的患者[1]。组织胞浆菌病目前主要分布于美洲、非洲及亚洲，欧洲较少，但世界各地均有报道。组织胞浆菌病根据病变累及范围一般分为局限型（肺型）和进展播散型。由于该疾病经呼吸道传播，肺部较易受累，一般局限型病例多为肺部的局限感染，产生急性或慢性肺损害。进展播散型经过血型播散，可播散至全身各个器官，最常见于肝、脾、骨髓，较常见于口咽部、胃肠道黏膜及皮肤[2]。既往认为大部分的组织胞浆菌感染后能够自愈，仅少数发展至进展播散型，主要发生于免疫缺陷人群，尤其是人类免疫缺陷病毒感染、器官移植及长期服用免疫抑制药者多见。近年来发现除免疫缺陷患者外，我国亦时有免疫功能正常患者感染的报道。随着国际交流的日益密切，输入性病例亦有增多的趋势。

一、流行病学

近年来，中国关于组织胞浆菌病的报道为数不多。张艳等[3]回顾分析了 2009—2015 年中南大学湘雅医院收治的 12 例组织胞浆菌病例，其中肺型组织胞浆菌病 4 例，均为男性，平均 48.3 岁；进展播散型组织胞浆菌病 8 例，男性 3 例，女性 5 例，平均 39.9 岁。该研究中患者均无明确鸟类接触史；4 例肺型组织胞浆菌病患者中，1 例为非霍奇金淋巴瘤患者，余 3 例免疫功能完好；而 8 例进展播散型组织胞浆菌病患者中，HIV 感染者 4 人，余患者无明显免疫缺陷。同时，该研究还报道了 1 例进展播散型组织胞浆菌病合并肺结核病例。孟莹等[4]回顾性分析了南方医科大学南方医院 2000—2012 年收治的经病理活检确诊的 14 例组织胞浆菌病患者，其中 3 例为原发性肺组织胞浆菌病，8 例为进行播散型组织胞浆菌病，3 例为肺外皮下结节。该研究报道的患者为男性 8 例，女性 6 例，年龄 3 岁 6 个月～65 岁，其中儿科患者 2 例，15～50 岁 8 例，50～65 岁 4 例。全部 14 例患者中，2 例为肾移植术后，2 例为 HIV 感染，2 例合并血液系统恶性肿瘤，余患者免疫功能完好。全部患者均无明确鸟类接触史。另外，公丕花等[5]报道了 3 例输入性型肺组织胞浆菌病，患者均为免疫正常宿主，均为男性，年龄 44～67 岁，有流行区蝙蝠洞 / 坑道暴露史。

二、临床研究

近年来，中国关于组织胞浆菌病的临床研究主要有两项[3-4]，所有患者均依赖于组织病理学检查确诊。肺型组织胞浆菌病患者症状相对轻微，积极治疗后预后良好，但病变好转缓慢，疗程较长。而进展播散型组织胞浆菌病患者常合并免疫抑制因素，受累部位最常为骨髓、淋巴结、肝、脾，少数可累及口腔及肠道；患者全身症状明显，病情危重，疗程较肺型组织胞浆菌病较长，相对疗效较差。

三、基础研究

近年来，细菌、哺乳动物以及真菌中琥珀酰化及受其调节的代谢酶正日益受到关注。Xie 等[6]利用了一种抗琥珀酰抗体及质谱分析法，第一次全面描述了荚膜组织胞浆菌的赖氨酸琥珀酰化的情况。202 个蛋白质中的 463 个修饰位点被鉴定了出来。后续生物信息分析发现，这些蛋白质主要参与了核心代谢以及蛋白质合成通路。其中 13 个琥珀酰化位点是第一次被发现。该研究证实了在荚膜组织胞浆菌中，赖氨酸琥珀酰化也与代谢通路的核心有关，为进一步明确赖氨酸琥珀酰化的功能提供了基础。

四、治疗与预防

组织胞浆菌病治疗上可以选择伊曲康唑、两性霉素 B、氟康唑及伏立康唑等药物。近年来关于组织胞浆菌病的研究中[3-5]，内科抗真菌治疗往往可以取得较好的疗效。对于临床症状难以缓解的患者，常需注意有无合并血液系统恶性肿瘤[4]、结核病[5]等其他疾病。

（朱逸敏　邵凌云）

参考文献

[1] Darling ST. The morphology of the parasite（histoplasma capsulatum）and the lesions of histoplasmosis, a fatal disease of tropical america. J Exp Med, 1909, 11（4）: 515-531.

[2] Wheat LJ, Freifeld AG, Kleiman MB, et al.Clinical practice guidelines for the management of patients with histoplasmosis: 2007 update by the infectious diseases society of America. Clin Infect Dis, 2007, 45（7）: 807-25.

[3] 张艳，苏晓丽，李园园，等. 肺型与进展播散型组织胞浆菌病的临床对比分析. 中南大学学报：医学版，2016（12）: 1345-1351.

[4] 孟莹，蔡绍曦，李旭. 病理确诊的组织胞浆菌病：附 14 例分析. 南方医科大学学报，2013（02）: 296-298.

[5] 公丕花，曹照龙，穆新林，等. 输入型肺组织胞浆菌病的临床和影像及病理学特征. 中华结核和呼吸杂

志，2015，（1）：23-28.

[6] Xie L, Li J, Deng W, et al. Proteomic analysis of lysine succinylation of the human pathogen Histoplasmacapsulatum. J Proteomics, 2017, 154：109-117.

第二十节　感染性腹泻和细菌性食物中毒

感染性腹泻，广义上指各种病原体肠道感染引起的腹泻。本篇主要讨论除霍乱、痢疾、伤寒、副伤寒外，由病原微生物及其产物或寄生虫引起的，以腹泻为主要临床特征的一组感染性疾病。一些社区获得的、暴发的感染性腹泻事件，往往又与细菌性食物中毒关系密切。社区获得性感染性腹泻和医院获得性感染性腹泻的病原体有很大差别。社区获得性感染性腹泻的主要病原，约 50% 为病毒，如诺如病毒、轮状病毒；另一半为细菌，主要包括弧菌属、沙门菌属、志贺菌属等。医院获得性感染性腹泻的主要病原为艰难梭菌。

一、流行病学

社区获得性感染性腹泻发病具有明显的季节性。几年来，病原谱并无太大变迁，但细菌对常用抗菌药物的耐药性有明显上升。陈晨等[1]收集了 2005—2012 年全国范围内，符合其他感染性腹泻事件判定标准的事件共 351 起，累计报告病例 24 444 例，死亡 20 例。9—10 月是其他感染性腹泻事件的高发期。由诺如病毒引起的其他感染性腹泻事件流行高峰为 9 月至次年 3 月；由肠致泻性大肠埃希菌引起的其他感染性腹泻事件流行高峰在 6 月和 9 月。广西、广东、浙江、重庆、湖南 5 省份报告事件数和病例数居全国前五位。已知病原种类的其他感染性腹泻事件中，细菌感染占 50.5%，病毒感染占 49.5%。细菌引起的其他感染性腹泻事件中，肠致泻性大肠埃希菌引起的事件占 67.3%，非伤寒沙门菌引起的事件占 14.9%；病毒引起的其他感染性腹泻事件中，诺如病毒引起的事件占 83.8%，轮状病毒引起的事件占 15.2%。中国疾病预防控制中心张平等[2]收集了 2014－2015 年，中国疾病控制信息系统的其他感染性腹泻报告病例（不包括霍乱、痢疾、伤寒/副伤寒）的突发公共卫生事件资料，对其流行病学及病原学信息进行描述性流行病学分析。2014 年和 2015 年分别报告病例 867 545 例和 937 616 例，发病率分别为 64.0/10 万和 68.8/10 万。全国各省均有病例报告。各年龄组人群均有发病，<5 岁儿童占 53.7%（968 984/1 805 161）；每年均有 2 个发病高峰，分别为 6－8 月和 11 月至次年 1 月。两年间实验室确诊病例分别当年报告病例的 9.5%（82 285/867 545）和 9.3%（86 975/937 616），其中病毒性腹泻分别占 92.4%（76 045/82 285）和 91.0%（79 176/86 975）。死亡病例仅有 3 例实验室确诊，其中 2 例为轮状病毒感染。Qi 等[3]回顾了 1998—2013 年上海某医院门诊收治的感染性腹泻患者的微生物学资料。该研究共纳入 29 210 例患者，收集到 2849 份粪便阳性标本，分离菌主要为副溶血弧菌（2489，84.0%），沙门菌属（235，8.3%）和志贺菌属（125，4.4%）。1998—2006 年，沙门菌为第三常见致病菌；2006—2010 年排名第二，而在 2011—2013 年为最常见致病菌。后 3 年副溶血弧菌分离率明显降低。2011—2013 年收集的沙门菌对碳青霉烯类敏感率 100%，但对氨苄西林（39%）和

哌拉西林（40%）敏感率相对较低。马家明等[4]回顾性调查了2003—2012年安徽某医院儿科感染性腹泻患儿粪便培养阳性菌株，采用纸片扩散法进行药敏试验。共分离到1128株菌株。前5年分离率前3位细菌为大肠埃希菌、肠球菌和肠杆菌属细菌；后5年分离率前3位细菌为大肠埃希菌、肠球菌和艰难梭菌。近年来革兰阳性菌感染逐渐增多。前、后5年相比，感染性腹泻常见病原体大肠埃希菌、肠球菌和志贺菌属耐药性亦发生变化，但产超广谱β内酰胺酶的革兰阴性菌菌株逐渐增多。王蕾[5]收集了2010年1月至2015年12月间，北京某医院肠道门诊收治的成年感染性腹泻患者，对其临床资料和病原菌进行分析。结果显示，感染性腹泻多发生于青年或老年人群，发病季节以夏季为主，临床表现为腹痛、腹泻、恶心、呕吐、发热。600例患者中，共检出病原体285株，包括276株细菌菌株、9株病毒菌株，菌种占比从高至低依次为溶血弧菌、沙门菌、大肠埃希菌、志贺菌属、轮状病毒和霍乱弧菌；其中溶血性弧菌、痢疾志贺菌对氨苄西林的敏感性普遍较低，喹诺酮类抗菌药物对上述病原菌抗菌活性良好。Wang等[6]分别比较了中国发达地区儿童感染性腹泻与欠发达地区儿童感染性腹泻、发达地区成年人感染性腹泻病原学的差异。该项研究采用问卷形式进行调查，并检验了粪便标本。在发达地区（北京）共入组1422名儿童和1047名成年人，欠发达地区（河南省）入组755名儿童。在发达地区，儿童和成年人粪便标本病毒检验阳性率分别为32.98%和23.67%。发达地区儿童感染性腹泻最常见病原体为轮状病毒，而成年人为诺如病毒。发达地区儿童粪便培养细菌培养阳性率为13.92%，其中志贺菌属仅占1.45%；而欠发达地区儿童的粪便培养阳性率为29.14%，志贺菌属是最主要病原体，占50.79%。

近年来艰难梭菌已经超过金黄色葡萄球菌，成为医院获得性感染性腹泻的最重要病原体。国内艰难梭菌腹泻往往病情较轻，菌株对甲硝唑、万古霉素敏感性高。Chen等[7]对国内2009—2012年临床分离的405株产毒性艰难梭菌开展了分子流行病学研究，并进行药敏试验。发现这些细菌可分为31个ST型，其中ST54所占比例最高，为20.2%。这些菌株中，6.2%毒力基因检测呈双阳性，其中83.7%属于ST5。所有菌株均对目前一线治疗艰难梭菌的药物甲硝唑和万古霉素敏感。4年间没有观察到菌株耐药表型的明显变迁。

二、诊断方法

在传统的细菌培养基础上，近年来研究者在分子生物学快速进行病原学诊断上进行了一系列研究，优化了实验室诊断流程。Li等[8]报道，无活性大肠埃希菌的生物学特性与志贺菌极其相似，可能导致腹泻。而临床检验中，能与志贺菌诊断血清发生凝集反应菌株常被误判为志贺菌，而不发生交叉凝集反应者常被漏判为肠道正常菌群。Feng等[9]比较了xTAG（R）GPP多重核酸技术，与传统方法（培养、快速免疫层析法、显微镜检查、实时荧光定量PCR等）对感染性腹泻早期诊断的应用价值。xTAG（R）GPP法检测592份粪便标本的阳性率为47.8%（283/592）。病毒检出率为18.1%，细菌阳性率为35.5%，其中产毒型大肠埃希菌LT/ST型最常见（8.4%，50/592），其他病原体依次为弯曲杆菌7.7%、沙门菌7.0%、艰难梭菌A/B型（C.difA/B）3.5%、志贺菌3.3%、O157型大肠埃希菌3.3%及产志贺毒素大肠埃希菌stx1/stx2型1.7%，未检出小肠结肠炎耶尔森菌或霍乱弧菌。检出寄生虫10份（1.7%），包括隐孢子虫5份、痢疾阿米巴3份及贾第虫2份。结果显示，xTAG（R）

GPP 多重核酸方法操作简便、准确率高，可作为感染性腹泻病原学诊断的快速方法。Wang 等[10]建立了双管多重反应反转录聚合酶链反应用于检测感染性腹泻病原体的方法。该方法可用于检测轮状病毒 A、诺如病毒 G I 和 G II、人星状病毒、肠道腺病毒和人博卡病毒（管 1）和沙门菌、副溶血弧菌、致泻性大肠埃希菌、空肠弯曲菌、志贺菌、耶尔森菌和霍乱弧菌（管 2）等常见病原体。该方法可检测出载量为 20～200 拷贝数的单一病毒和 $10^2 \sim 10^3$ CFU/ml 的细菌。检验的灵敏度和特异度与目前公认方法相当，更加快速和经济，可用于肠道病原体的实时检测。艰难梭菌毒素基因的检测也取得了不少进展。金大智等采用多重荧光 PCR 结合 Allglo 探针技术鉴定艰难梭菌相关毒素基因 tcdA 和 tcdB 基因。该方法可同时、准确、特异地鉴定艰难梭菌 tcdA 和 tcdB 基因，灵敏度可达 10 CFU/ml。采用直接测序方法对样本进行扩增检测和序列比对，与荧光定量 PCR 结果完全一致。Bai 等[11]对采用 Xpert 方法检测艰难梭菌的准确度进行了荟萃分析。共纳入 22 项研究，总灵敏度（95%CI）为 0.97（95%CI 0.95～0.99），特异度为 0.96（95%CI 0.94～0.96），AUC 为 0.99（95%CI 0.97～0.99）。由于该方法检测速度快、操作简易，Xpert 方法在检测产毒素的艰难梭菌感染中也可作为一个重要检验手段。

三、临床研究

艰难梭菌感染近年来已逐渐得到临床医师的重视。Gao 等[12]在中国 5 所教学医院开展为期约 2 年前瞻性艰难梭菌分子流行病学调查。共收集到 178 株艰难梭菌菌株，其中 162 株（91.0%）为产毒素菌株。95 株（58.6%）菌株同时产 A、B 双毒素，66 株（40.7%）仅产 B 毒素（A−B＋）。采用 PCR 进行核酸分型，最主要的 3 个核酸型为 017（21.0%）、012（17.3%）和新核酸型 H（16.7%）。未发现高毒力的 027 和 078 核酸型。采用琼脂稀释法测定菌株对 12 种常用抗菌药物的最小抑菌浓度。所有产毒素菌株均对甲硝唑、万古霉素和哌拉西林 / 他唑巴坦敏感。与其他型别相比，核酸型 017 的菌株耐药情况较为严重，对克林霉素、红霉素、四环素、氯霉素、利奈唑胺和利福平的耐药率都显著高于其他型别（$P<0.05$）。值得一提的是，5 所医院流行的菌株核酸型别、耐药特点均不相同。艰难梭菌感染是否会提高院内死亡率，以及 ICU 病房与医院艰难梭菌感染（CDI）风险之间的关系仍存争议。Zhang 等[13]开展了一项前瞻性研究，观察重症监护室（ICU）患者肠道定植产毒素艰难梭菌的发生率。4 个月中，共采集了 360 例 ICU 患者的肛拭子，其中 314 例患者在 ICU 住院时间超过 3 天，其中 213 例（73.6%）患者采集肛拭子的时间为进入 ICU 后的 3 天之内、出 ICU 前。在入 ICU 和出 ICU 时，产毒性艰难梭菌肠道定植率分别为 1.7%（6 例）和 4.3%（10 例）。4 例（1.1%）患者在 ICU 住院期间发生了艰难梭菌感染，而这些患者在出入 ICU 时均未检测到艰难梭菌定植。该中心 ICU 患者产毒素艰难梭菌定植率较低，且 ICU 获得的艰难梭菌腹泻与入 ICU 时无关。

四、基础研究

近年来耐药监测发现伤寒沙门菌对喹诺酮类耐药率明显上升。Yuan 等[14]分析了北京天坛医院收集到的喹诺酮耐药伤寒沙门菌对喹诺酮类耐药的机制。2013—2015 年间，该院共从门诊感染性腹泻患者粪便中分离到 44 株伤寒沙门菌，其中 36 株对喹诺酮类耐药。所有环丙沙星耐药菌株均为多重耐药株，分别对 8～11 种常用于治疗肠道感染的抗菌药物耐药。其中 19 株同时对阿莫西林/克拉维酸、氯霉素、环丙沙星、庆大霉素、萘啶酸、磺胺、链霉素、复方新诺明和四环素耐药。这些喹诺酮类耐药的伤寒沙门菌携带 1 类整合子和 OXA-30 β- 内酰胺酶，耐药机制复杂。Ruan 等[15] 报道了沙门菌效应蛋白 SopB 阻止肠道上皮细胞凋亡的机制。既往研究报道，SopB 可以阻止肠上皮细胞在炎症介导下的凋亡，具体机制尚不明确。该项研究发现 SopB 可与宿主胞浆肿瘤坏死因子受体相关蛋白 6（TRAF6）结合，阻止其在线粒体的募集。上述步骤是细胞线粒体中产生活性氧自由基的必需步骤。通过研究 Traf6（＋/＋）和 Traf6（-/-）的鼠胚胎成纤维细胞对沙门菌感染的反应，研究者发现 TRAF6 可通过增加活性氧自由基促进细胞凋亡。由此阐明 SopB 可通过减弱细胞线粒体中反应性氧自由基的产生，从而阻止肠上皮细胞凋亡。

五、治疗与预防

感染性腹泻的预防是公共卫生的一个重要话题。Deng 等[16] 通过一项单向交叉设计研究，对 2005—2011 年登陆浙江的 7 场热带气旋及其伴随降水对感染性腹泻事件发生间的影响进行了定量调查，分析了不同类型的热带气旋和不同级别的伴随降水，对菌痢和其他感染性腹泻事件发生的影响。研究者发现，台风和热带风暴均会增加菌痢和其他感染性腹泻事件发生的风险，其对菌痢发生最大的影响分别发生于登陆后的第 6 天和第 2 天；对其他感染性腹泻发生最大的影响则分别发生于登陆的第 5 天和第 6 天。台风提高其他感染性腹泻事件发生率的作用显著高于热带风暴。当日降水量分别达到 25 mm 和 50 mm 时，热带气旋带来的降水分别成为菌痢和其他感染性腹泻影响最大的独立危险因素，超过这一数值后，降水量越大，腹泻事件发生风险越高。Zhang 等[17] 报道，龟类可能为上海非伤寒沙门菌的宿主。过去认为，龟类可以传播沙门菌给人类。但龟类携带沙门菌的比例并不清楚。他们从上海 336 份软壳水龟和宠物龟粪便中分离了 82 株沙门菌。汤普森沙门菌是最常见菌种，占 17.1%。大多数菌株（84.1%）对至少三类抗菌药物耐药。对汤普森沙门菌和鼠伤寒沙门菌进行分子分型，发现这些菌株在人类和软壳水龟中有较高的同源性。提示饲养或者食用龟类，可能与人类沙门菌感染有一定关系。花静等[18] 初步编制细菌性食物中毒预警服务评价量表，验证性分析证明该量表具有好的信度和效度。研究者初步确定细菌性食物中毒预警服务评价量表的理论结构后，运用探索性因素分析、主成分分析和信效度检验方法对上海市 9 个重点商圈或公共场所偶遇的 428 人对细菌性食物中毒预警服务评价情况进行了分析，验证该量表理论结构的合理性。确定细菌性食物中毒预警服务评价量表由服务可及性、服务关注满意度、服务依从性和服务效果效益 4 个维度 13 个条目组成，模型拟合较好。

（徐　溯　黄海辉）

参考文献

［1］ 陈晨，高永军，丁凡，等. 2005—2012 年我国其他感染性腹泻事件监测分析. 实用预防医学，2014，（6）：695-697.

［2］ 张平，张静. 我国 2014—2015 年其他感染性腹泻监测现状分析. 中华流行病学杂志，2017，38（4）：424-430.

［3］ Qi XL, Wang HX, Bu SR, et al.Incidence rates and clinical Symptoms of Salmonella, Vibrio parahaemolyticus, and Shigella infections in China, 1998-2013. J Infect Dev Ctries, 2016, 10（2）：127-133.

［4］ 马家明，都鹏飞. 十年间儿童感染性腹泻细菌谱与耐药性变迁分析. 中华疾病控制杂志，2015，19（5）：481-483.

［5］ 王蕾. 肠道门诊成人感染性腹泻发病状况及病原学分析. 中国组织工程研究，2016，20（A02）：120-121.

［6］ Wang X, Wang J, Sun H, et al. Etiology of childhood infectious diarrhea in a developed region of China: Compared to childhood diarrhea in a developing region and adult diarrhea in a developed region. PLoS One, 2015, 10（11）：e0142136.

［7］ Chen YB, Gu SL, Shen P, et al. Molecular epidemiology and antimicrobial susceptibility of Clostridium difficile isolated from hospitals during a 4-year period in China. J Med Microbiol, 2018, 67（1）：52-59.

［8］ Li DK, Li L, Cai W, et al. Analysis of detection results of non active Escherichia coli in stool of infectious diarrhea. Inter Lab Med, 2016（4）：480-481.

［9］ Feng W, Gu X, Sui W, et al. The application and epidemiological research of xTAG（R）GPP multiplex PCR in the diagnosis of infectious diarrhea. Zhonghua Yi Xue Za Zhi, 2015, 95（6）：435-439.

［10］ Wang J, Xu Z, Niu P, et al. A two-tube multiplex reverse transcription PCR assay for simultaneous detection of viral and bacterial pathogens of infectious diarrhea. Biomed Res Int, 2014, 2014：648520.

［11］ Bai Y, Sun X, Jin Y, et al. Accuracy of Xpert Clostridium difficile assay for the diagnosis of Clostridium difficile infection: A meta analysis. PLoS One, 2017, 12（10）：e0185891.

［12］ Gao Q, Wu S, Huang H, et al. Toxin profiles, PCR ribotypes and resistance patterns of Clostridium difficile: a multicentre study in China, 2012-2013. Int J Antimicrob Agents, 2016, 48（6）：736-739.

［13］ Zhang X, Wang X, Yang J, et al. Colonization of toxigenic Clostridium difficile among ICU patients: a prospective study. BMC Infect Dis, 2016, 16：397.

［14］ Yuan J, Guo W. Mechanisms of resistance to quinolones in Salmonella Typhimurium from patients with infectious diarrhea. Microbiol Immunol, 2017, 61（3-4）：138-143.

［15］ Ruan H, Zhang Z, Tian L, et al. The Salmonella effector SopB prevents ROS-induced apoptosis of epithelial cells by retarding TRAF6 recruitment to mitochondria. Biochem Biophys Res Commun, 2016, 478（2）：618-623.

［16］ Deng Z, Xun H, Zhou M, et al. Impacts of tropical cyclones and accompanying precipitation on infectious diarrhea in cyclone landing areas of Zhejiang Province, China. Int J Environ Res Public Health, 2015, 12（2）：1054-1068.

［17］ Zhang J, Kuang D, Wang F, et al. Turtles as a possible reservoir of nontyphoidal salmonella in shanghai, China.

Foodborne Pathog Dis, 2016, 13（8）：428.

［18］花静，耿福海，许建明，等．细菌性食物中毒预警服务评价量表编制及评价．中国公共卫生，2013，29
（3）：408-412.

第二十一节　细菌性痢疾

细菌性痢疾（bacillary dysentery）；简称菌痢，是由志贺菌属（*Genus shigella*）引起的常见急性肠道传染病，以结肠黏膜化脓性溃疡性炎症为主要病变，以发热、腹泻、腹痛、里急后重、黏液脓血便为主要临床表现，可伴全身毒血症症状，严重者可有感染性休克和（或）中毒性脑病。

一、流行病学

根据中国疾病预防控制中心的报告，细菌性痢疾是全国第 3 大常见的传染性疾病，2005—2010间，每年传报 250 000～500 000 例。Chang 等[1]对 2004—2014 年我国（未包括香港、澳门和台湾地区）细菌性痢疾疫情及监测结果进行了分析，发现 2014 年发病率较 2004 年下降（从 38.3 例 /100 000人年降至 11.24 例 /100 000 人年）。<1 岁及 1～4 岁者最为易感。菌痢发病呈明显的季节性，4 月病例数开始上升，6—9 月达高峰。全国西北部发病率最高，其中北京和天津最高。

为了阐明菌痢的危险因素，Xu 等[2]分析了 2012 年中国北方菌痢流行的危险因素，发现平均温度、相对湿度、降雨量、平均风速、日照时间可以解释该病发病率的时间变化。其中温度和湿度的影响最大，高温和潮湿的环境最易引发痢疾。多项研究也证实了洪水与细菌性痢疾的相关性[3]。Liu等[4]发现洪水对细菌性痢疾的影响可持续达 3 周之长，其累计风险比为 1.52。易感人群包括女性、农民和 15～64 岁的成年人。这项研究提示洪水可致细菌性痢疾的发病风险增加，且影响可持续 3 周，尤其是对于易感人群。

志贺菌属菌型较多，菌群分布与变迁随国家、地区、年份不同而异。由于不同菌株所致疾病的临床转归不同，因此其流行病学变化受到了关注。Qiu 等[5]从 2003—2013 年间从腹泻患者分离到的 2912 株志贺菌中发现，我国最常见的致病菌为福氏志贺菌（55.3%），其次为宋内志贺菌（44.1%）。且宋内志贺菌的流行率逐渐增高。福氏志贺菌中，血清型 2a 和 X 变异型最为常见。总体而言，宋内志贺菌和福氏志贺菌 2a 型和 X 变异型占了所有菌株的 76.1%。2003—2013 年间所占的比例明显增加。

二、临床研究

痢疾志贺菌感染的表现一般较重，发热、腹泻、脓血便持续时间较长；宋内志贺菌引起者较轻；福氏志贺菌感染易转变为慢性。高璐等[6]收集了 3955 份痢疾流行调查表，其中检出志贺菌 229份。195 例 5 岁以上检出志贺菌的病例中，脓血便者占 22.05%，里急后重者占 59.49%，体温≥39.0

℃的占 16.92%，检出志贺菌的病例中脓血便、里急后重和体温≥39.0 ℃的比例高于未检出的病例。细菌性痢疾病例的临床特征已不明显，诊断标准中重要的临床症状、体征等诊断指标愈加少见。临床诊断需要充分考虑实验室发现，参考流行病学资料。涂银萍等[7]进一步探讨腹泻患者的病原结果及粪培养确诊细菌性痢疾病例的临床特点，1280 例粪便标本共检出 5 种主要肠道致病菌 180 株，志贺菌属培养阳性率为 3.8%（49/1280），其中宋内志贺菌 36 例（占 73.5%），福氏志贺菌 13 例（占 26.5%）。49 例细菌性痢疾粪便培养阳性患者中，粪常规达到细菌性痢疾诊断标准者不到 20%（占 18.4%）；临床表现有高热者（T≥38.5 ℃）约占 1/3（28.6%），明显高于粪便培养出非志贺菌属组或未培养出细菌组，同样说明细菌性痢疾中宋内志贺菌占绝对优势，粪便培养确诊的细菌性痢疾患者的临床特点（除发热外）与其他急性腹泻患者相比并无特异性。因此，对实验室诊断提出了更高的要求。

细菌性痢疾多见于 3 岁以上儿童，新生儿罕见。仍以福氏志贺菌属感染多见，临床表现可不典型，无全身感染中毒症状，无高热及脓血便，临床表现主要为腹泻、阵发性腹痛（94.29%），发热、脓血便、里急后重的典型症状较以往减少[8-9]。

三、诊断方法

采用核酸杂交或聚合酶链反应（PCR）可直接检查粪便中的痢疾杆菌核酸，具有灵敏度高、特异性强、快速简便、对标本要求低等优点，是较有发展前途的方法。应用 PCR 技术与 DNA 探针杂交法检测病原菌的特异性基因片段，明显增加了早期诊断的敏感率。尤其 PCR 法不仅能缩短检测时间，且能检测已用抗生素治疗患者中死菌的 DNA。许俊钢[10]比较了基因芯片法和培养法在细菌性痢疾诊断中的临床价值，发现基因芯片法和培养法对痢疾杆菌的检出率差异均有统计学意义。培养法阳性患者的基因芯片法均为阳性。培养法平均检测时间为 48～72 小时，基因芯片法平均检测时间为 4.5 小时。因此，认为基因芯片技术对细菌性痢疾病原菌的检出具有快速、敏感的特点，可替代传统的培养法，在细菌性痢疾的早期诊断和治疗中具有重要的临床价值。但由于 PCR 法过于烦琐，Wang 等[11]将多重置换扩增（MCDA）和一种新的侧向流动生物传感器（LFB）结合在一起，可以敏感、特异且可视化地检测志贺菌。MCDA-LFB 在 65 ℃时只需 20 分钟即可扩增完成，其产物直接由生物探测器分析，整个过程耗时 1 小时。纯培养时，敏感性为 10 fg 基因组模板，粪便标本中的敏感性为每管 5.86 CFU，这与比色指示器、凝胶电泳、实时浊度和荧光检测一致。因此，MCDA-LFB 检测可用于现场诊断和床旁检测。

四、基础研究

志贺菌的耐药性日趋严重。常昭瑞等[12]分析了志贺菌的耐药情况，发现其对萘啶酸（89.13%）、氨苄西林（88.90%）、四环素（88.43%）、磺胺甲噁唑（82.92%）高度耐药。2004—2014 年，对环丙沙星和头孢噻肟的耐药率分别从 8.53% 和 7.87% 上升至 44.65% 和 29.94%。

许志涛[13]通过监测志贺菌的耐药性及血清型，发现当地主要以 D 群宋内志贺菌为主，占54.65%；其次为 B 群福氏志贺菌占 38.37%；A 群痢疾志贺菌占 5.81%；C 群鲍氏志贺菌占 1.16%。其中 B 群福氏志贺菌血清亚型以 F4 为主，占 45.45%，其次为 x 亚型占 24.24%，F2 亚型占 15.15%，F1亚型占 12.12%，y 亚型占 3.03%；福氏志贺菌对头孢唑林、头孢噻肟、庆大霉素、左氧氟沙星等药物敏感，宋内志贺菌对左氧氟沙星敏感率最高为 97.87%，其次为氧氟沙星、环丙沙星、诺氟沙星、阿莫西林、头孢唑林、头孢噻肟；痢疾志贺菌对氨苄西林、头孢唑林、萘啶酸、四环素、头孢噻吩 5 种药物耐药。D 群宋内志贺菌取代了以往的 B 群福氏志贺菌；B 群福氏志贺菌 F4 亚型取代了以往的福氏 F2a 亚型，成为新的流行血清型。

Qin 等[14]研究了福氏志贺菌的氟喹诺酮耐药性及其机制。该研究收集了江苏省 2001—2011 年共624 例福氏志贺菌，研究其氟喹诺酮的药敏情况。90.5% 的福氏志贺菌对诺氟沙星耐药。11 年内的平均耐药率为 22.4%，耐药位点基因 gyrA、gyrB、parC 和 parE 的测序表明，突变率高达 93.9%。另外，91.8% 和 92.3% 的福氏志贺菌在 gyrA 和 parC 上有突变。35.2% 的敏感菌株存在突变。同时，91.2%的诺氟沙星敏感的菌株存在突变。所有对氟喹诺酮耐药的福氏志贺菌均存在突变。同时该研究也发现了 gyrA 和 parC 上的 2 个点突变，此前未曾报道。

Yang 等[15]研究了福氏志贺菌血清 4s 的耐药性，这是一个在 2010 年新发现的血清型。它是从多种血清型中衍生而来，包括中国的 2 个血清型，X 变异型和 II 型。该菌对替卡西林、氨苄西林和四环素耐药，且对三代头孢菌素高度耐药。该菌含有多个耐药决定簇。

福氏志贺菌是发展中国家引起痢疾的主要致病菌。对其致病机制尚未阐明。Wang 等[16]利用 RT-PCR、northern blot 和 5'RACE 发现了一种新的小调节 RNA（sRNA）Ssr1。Ssr1 能对酸性环境做出反应。Ssr1 和 pH 值有正相关性。敲除 Ssr1 后，随着 pH 值从 5 上升到 10 时，志贺菌生长明显受限，Ssr1 突变株的毒力明显增强。Ssr1 可通过直接作用于 OmpA 而增强毒力，这可能是通过改变了三型分泌系统基因，这项研究显示了志贺菌对环境压力的适应及其致病机制。

五、治疗与预防

由于志贺菌对各种抗菌药物的耐药性趋于加重，可呈多重耐药性，故应依据药敏试验或当地流行株的药敏选药。张艳玲等[17]探讨小儿细菌性痢疾的临床诊断方法，比较磷霉素钙与利福昔明对小儿细菌性痢疾的疗效。选择 2009 年 6 月至 2009 年 9 月诊治的 28 例儿童细菌性痢疾患儿，提示临床诊断细菌性痢疾的患儿其志贺菌阳性率为 25%，与阴性患儿的临床症状比较差异无显著性。利福昔明治疗组与磷霉素钙治疗组，二者在退热时间、腹痛缓解时间及腹泻缓解时间方面无明显差异。因此，小儿细菌性痢疾的诊断需结合临床表现和流行病学特点。在细菌性痢疾的治疗方面，磷霉素钙与利福昔明是等效的。

黄丹等及李一鹏等[18-19]进而探究了饮用水水质卫生状况与细菌性痢疾发病率间的相关关系，结果提示末梢水微生物指标合格率与当地细菌性痢疾发病率存在负相关，末梢水菌落总数合格率与当地细菌性痢疾发病率存在负相关，因此提高水卫生有利于控制痢疾的流行。

（张冰琰　邵凌云）

参考文献

［1］ Chang Z, Zhang J, Ran L, et al. The changing epidemiology of bacillary dysentery and characteristics of antimicrobial resistance of Shigella isolated in China from 2004-2014. BMC Infect Dis, 2016, 16（1）：685.

［2］ Xu C, Li Y, Wang J, et al. Spatial-temporal detection of risk factors for bacillary dysentery in Beijing, Tianjin and Hebei, China. BMC Public Health, 2017, 17（1）：743.

［3］ Liu X, Liu Z, Zhang Y, et al. The effects of floods on the incidence of bacillary dysentery in baise（Guangxi Province, China）from 2004 to 2012. Int J Environ Res Public Health, 2017, 14（2）：179.

［4］ Liu ZD, Li J, Zhang Y, et al. Distributed lag effects and vulnerable groups of floods on bacillary dysentery in Huaihua, China. Sci Rep, 2016, 6：29456.

［5］ Qiu S, Xu X, Yang C, et al. Shift in serotype distribution of Shigella species in China, 2003-2013. Clin Microbiol Infect, 2015, 21：e255-258.

［6］ 高璐, 李琳. 3955 例细菌性痢疾病例临床特征. 中国热带医学, 2017, 17：813-815.

［7］ 涂银萍, 苏文晶, 白书媛, 等. 大便培养确诊细菌性痢疾者的临床特点分析. 中国医刊, 2016, 51（12）：90-92.

［8］ 毕少华, 傅燕娜, 江亮亮. 新生儿细菌性痢疾的临床特点. 中华临床感染病杂志, 2014, 7（3）：245-246.

［9］ 任瑞平, 刘开琴. 3 年 175 例儿童细菌性痢疾的流行病学及临床分析. 中国感染控制杂志, 2014, 13（6）：349-352.

［10］ 许俊钢. 基因芯片法和培养法在细菌性痢疾中的应用对比. 中国卫生检验杂志, 2015（23）：4049-4050.

［11］ Wang Y, Wang Y, Xu J, et al. Development of multiple cross displacement amplification label-based gold nanoparticles lateral flow biosensor for detection of shigella spp. Front Microbiol, 2016, 7（e69941）：473-486.

［12］ 常昭瑞, 孙强正, 裴迎新, 等. 2012 年中国大陆地区细菌性痢疾疫情特点与监测结果分析. 疾病监测, 2014, 29（7）：528-532.

［13］ 许志涛. 昌平区近 3 年细菌性痢疾病原学监测结果分析. 中国卫生检验杂志, 2015（12）：1991-1993.

［14］ Qin T, Bi R, Fan W, et al. Novel mutations in quinolone resistance-determining regions of gyrA, gyrB, parC and parE in Shigella flexneri clinical isolates from eastern Chinese populations between 2001 and 2011. Eur J Clin Microbiol Infect Dis, 2016, 35（12）：2037-2045.

［15］ Yang C, Li P, Zhang X, et al. Molecular characterization and analysis of high-level multidrug-resistance of Shigella flexneri serotype 4s strains from China. Sci Rep, 2016；6：29124.

［16］ Wang L, Yang G, Qi L, et al. A novel small RNA regulates tolerance and virulence in shigella flexneri by responding to acidic environmental changes. Front Cell Infect Microbiol, 2016, 6：24.

［17］ 张艳玲, 郭九叶, 宁慧娟, 等. 小儿细菌性痢疾的临床诊断及利福昔明的疗效. 中国医刊, 2013, 48（1）：85-86.

［18］ 黄丹, 范雪松, 徐小冬, 等. 大连市农村饮用水卫生状况与细菌性痢疾流行状况分析. 中国卫生统计, 2016, 33（2）：274-277.

[19] 李一鹏，黄展. 江门地区 2011—2015 年农村饮用水水质与细菌性痢疾间关系. 中国热带医学，2017，17：802-805.

第二十二节　霍乱及其他弧菌感染

霍乱（cholera）是一种由霍乱弧菌感染引起的以消化系统为主要临床表现的自然疫源性疾病，在我国属甲类传染病。霍乱弧菌根据 O 抗原的不同，可分为 200 多种血清群，包括可引起暴发和流行的 O1 和 O139 血清群，及非 O1/O139 血清群霍乱弧菌。我国曾出现 3 次霍乱流行（20 世纪 60 年代、80 年代和 90 年代），自 2002 年开始疫情进入低发水平状态。除霍乱弧菌以外，其他弧菌包括创伤弧菌、河弧菌、拟态弧菌、副溶血性弧菌等也可对人类致病，引起急性胃肠炎、皮肤软组织感染、血流感染等，重者可致死。

一、流行病学

霍乱及其他弧菌感染多为小范围的暴发流行及散发，多数传染源为患者或带菌者，主要经水、食物传播，人群普遍易感，夏秋季发病率较高，沿海、沿河地区多见。Lv 等[1]收集了我国山东省 1976 —2013 年所有霍乱病例的流行病学资料，发现自 1976 年以来几乎山东省的每个地区均出现过霍乱流行，且流行菌株血清型不断改变。从 1976 —1979 年的 O1 群 Ogawa 型，1980 —1989 年的 O1 群 Inaba 型，1993 —1999 年的 O1 群 Ogawa 型，到 1997 —2013 年则以 O139 群为优势菌株。山东省西南和东北地区的城市霍乱发病率较高，而中部城市则少有发生。感染 Ogawa 型霍乱弧菌的患者有 58.1% 居住在北部，而感染 Inaba 型患者中有 85.8% 居住于西南地区。杨浩等[2]对湖南省 2010 —2013 年发生的 15 起霍乱疫情进行分析，发现这 15 起疫情 10 起发生在 8 月和 10 月，占 66.67%。15 起疫情分布在 14 个县区，未见明显的区域流行。其中 14 起疫情均与农村婚宴、丧宴和寿宴等聚餐相关，且聚餐菜品中均有甲鱼，聚餐厨房加工环节未做到严格的生熟分开。报告病例 28 例中有 26 例为 O139 群霍乱，占 92.86%，O1 群霍乱仅 2 例，占 7.41%，均为小川型，13 例带菌者全部为 O139 群霍乱带菌。Chen 等[3]对 2009 年 7 月—2013 年 6 月我国东南部不同地区的 9 家医院所收集到的 6951 份粪便标本进行病原学检测及分子生物学研究。结果显示，总共检出 563 株副溶血性弧菌，检出率为 8.1%，其中有 501 份粪便标本仅检出副溶血性弧菌。这些菌株共分为 21 种血清型，其中 O3：K6 是最常见的血清型，占 65.1%。其次是 O4：K8（8.4%），O4：K68（7.4%）及 O1：K36（5.2%）。

二、诊断方法

在经典的细菌培养、酶联免疫方法和以 PCR、LAMP 为代表的核酸扩增技术基础上，近年在快速检测和提高检测正确率等方面亦有所突破。韩辉等[4]根据霍乱弧菌外膜蛋白 W 基因（*ompW*）和拟态弧菌溶血素基因（*vmh*）的保守序列设计引物和 TaqMan 探针，建立快速检测并区分霍乱弧菌和拟态弧菌的双重荧光 PCR。经评价，这种方法的灵敏度和特异度均为 100%，既可以作为单重 PCR 检测单一致病菌，又可以作为双重 PCR 同时检测两种致病菌，为烦琐费时的传统检测方法提供了一种快速可靠的替代选择。Chen 等[5]研发了一种可快速诊断 O1 群 Ogawa 血清型霍乱弧菌的免疫层析试纸：筛选制备一对针对 O1 群 Ogawa 血清型霍乱弧菌的单克隆抗体（IXiao$_3$G$_6$ 和 IXiao$_1$D$_9$），制备免疫层析试纸条。经试验，该试纸条对 Ogawa 血清型霍乱弧菌有良好特异性，5 分钟得到检测结果，检测下线为 1×10^4 CFU/ml。该产品快速、简便，可准确诊断 Ogawa 血清型霍乱弧菌流行，为防疫和早期诊治提供帮助。

三、临床研究

霍乱及其他弧菌感染临床表现以消化系统异常为主。患者可出现剧烈腹泻、呕吐，严重者因体液大量丢失而出现循环衰竭，表现为血压下降、尿量减少甚至无尿。Chen 等[6]收集了 2009 年 7 月至 2014 年 6 月中国台湾两所医院共 83 例确诊非 O1 群霍乱弧菌感染患者的临床资料，其中男性患者占 63.9%，患者平均年龄为 53.3 岁。临床表现以急性胃肠炎（占 54.2%）、胆道系统感染（占 14.5%）、原发性血流感染（占 13.3%）为多见；腹膜炎（6.0%）、皮肤软组织感染（6.0%）、尿路感染（3.6%）和肺炎（2.4%）等较为少见。院内病死率为 7.2%，合并血流感染、出血性水疱、急性肾衰竭、急性呼吸衰竭、入住 ICU 患者的死亡率更高。多因素分析显示急性呼吸衰竭为院内病死率的独立危险因素（$P=0.002$）。某些弧菌如创伤弧菌，临床上还可表现为蜂窝织炎、坏死性筋膜炎、脓毒血症等。郑小庆等[7]收集 2003 年 4 月至 2014 年 10 月浙江大学附属第一医院经病原学检查确诊为创伤弧菌感染的 13 例患者临床资料，其中男性 8 例。有 5 例有接触、加工海产品史，4 例有进食海产品史，4 例感染途径不明确。患者均出现发热，其中感染部位疼痛有 10 例（76.9%），肢体肿胀、局部红斑各有 8 例（各占 61.5%），淤斑坏死、水疱或血疱各有 7 例（各占 53.8%）。蜂窝织炎 6 例（占 46.2%），休克 5 例（占 38.5%），多器官功能衰竭 4 例（占 30.8%）。所有患者均出现肝、肾功能损伤且进行性加重。Zhao 等[8]回顾性分析了 2000 年 1 月至 2014 年 10 月浙江 1 所三甲医院确诊的 21 例创伤弧菌感染患者的临床资料，发现最常见的临床表现是发热（100%）和疼痛（76.2%）。将患者分为死亡组（$n=4$）及生存组（$n=17$），分析发现死亡组中嗜酒、蜂窝织炎、脓毒性休克、多脏器功能衰竭显著多见（P 值分别为 0.028、0.035、0.021、0.003）。实验室检查中，血红蛋白水平<90 g/L（$P=0.012$）、血小板计数<2×10^9/L（$P=0.012$）、PTA<20%（$P=0.003$）、血肌酐降低（$P=0.028$）和尿素氮升高（$P=0.028$）与患者死亡相关。Liao 等[9]将 2012 年 4—10 月在深圳 2 所医院确诊的 83 例副溶血性弧菌感染患者，每个病例按 1∶3 配比选择对照，对照组和病例组在年龄、性别、受教育水平等社会因素相匹配，采用问卷调查的方式，收集两组在接触海水、临床症状和结局、过去 1 周的旅行史、发病前 3 天的饮食史等方面的资料。在多因素分析中，既往存在的慢性疾病（aOR 6.0，95%CI 1.5~23.7）、进食未煮熟的海鲜（aOR 8.0，95%CI 1.3~50.4）、进食未煮熟的肉（aOR 29.1，95%CI 3.0~278.2）、进食街边小吃（aOR 7.6，95%CI 3.3~17.6），以及食用蔬菜沙拉（aOR 12.1，95%CI 5.2~28.2）是副溶血性弧菌感染的独立危险因素。

四、基础研究

很多学者针对霍乱弧菌及其他弧菌的毒力基因、细菌耐药性及耐药机制进行研究，以期为防治本病、遏制耐药产生找到理论依据。陈福辉等[10]对 2006—2008 年江西省人群分离的 139 株霍乱菌株（O139 群 136 株，O1 群小川型 3 株），PCR 扩增检测主要毒力基因 ctx，并采用改良 K-B 纸片法对其中 55 株进行药物敏感试验。结果显示 O139 群中除 1 株外，其余 ctx 均阳性，而 O1 群小川型均 ctx 检测均阴性。O139 群和 O1 群小川型霍乱弧菌对利福平、阿米卡星、环丙沙星、诺氟沙星、头孢噻肟均呈敏感，对四环素、多西环素的耐药率超过 90%。Zhou 等[11]对 160 株 O1 群埃尔托生物型霍乱弧菌进行了多位点序列分型（MLST），其中包括 42 株产毒素菌株和 118 株非产毒素菌株。对其中的 60 株进一步分析了 16 个位点的毒力 / 适应性基因谱。结果显示这 160 株共分为 84 个 ST 型和 14 个克隆复合体。与非产毒素菌株相比，所检测的基因位点在产毒素菌株中检出率更高。有部分非毒素菌株中 VPI、TLC、VSP-I、VSP-II 基因的检出率与产毒素菌株接近，提示这部分菌株在环境或宿主消化道中有获得毒力的潜在可能。林杰等[12]选取了 1994—2005 年福建省分离的霍乱弧菌共 100 株，采用 WHO 推荐的改良 K-B 纸片法进行 21 种抗菌药物的敏感性试验，并通过 PCR 方法检测耐药基因。实验结果表明：霍乱弧菌对呋喃妥因、呋喃唑酮、链霉素、多黏菌素 B、磺胺甲噁唑、复方磺胺甲噁唑的耐药率约 50%，且 O139 群霍乱弧菌对复方磺胺甲噁唑的耐药率明显高于 O1 群（$P<0.05$）。63% 的菌株为多重耐药株。未检出对诺氟沙星、头孢曲松、环丙沙星、阿奇霉素耐药的菌株。这 100 株菌中，共检出 SXT 基因阳性株 35 株，sulII 基因阳性株 39 株，dfr18 基因阳性株 17 株，dfrA1 基因阳性株 5 株。其中 SXT、sulII、dfrA1、dfr18 基因均与复方磺胺甲噁唑耐药相关（$P<0.05$）。Gu 等[13]采用纸片法对 1986—2012 年在中国云南省分离的 568 株霍乱弧菌菌株进行抗菌药敏试验。其中 565 株为 O1 群埃尔托生物型，3 株为 O139 群。所有菌株均对庆大霉素、环丙沙星、左氧氟沙星呈敏感，部分菌株对氨苄西林、阿莫西林 / 克拉维酸、哌拉西林、头孢他啶、头孢吡肟、氨曲南、亚胺培南耐药，且耐药率逐年上升。1986—1994 年分离的菌株对四环素、呋喃妥因、复方磺胺甲噁唑仍多呈敏感，但 1995 年以后，所有分离株均对以上抗菌药物耐药。林杰等[14]选取 100 株 1994—2005 年福建省霍乱弧菌保留菌株，采用 PCR 方法检测Ⅰ型整合酶及Ⅰ型整合子可变区。对Ⅰ型整合子可变区 PCR 扩增产物测序，GenBank 中比对以确定可变区中包含的耐药基因或功能基因。结果发现福建省霍乱弧菌Ⅰ型整合酶检出率为 93%，Ⅰ型整合子中携带的基因盒已明确的有 3 种：携带 aadA1 者检出率为 45%，携带 dfrA12＋orfF＋aadA3c 者检出率为 2%，携带 arr-3＋dfrA27 者检出率为 1%。该研究初步探讨了福建省霍乱菌株的相关耐药机制，为逆转细菌耐药性寻找靶点。Wang 等[15]收集了我国舟山地区临床分离到的 107 株副溶血性弧菌，对其血清型、毒力基因和抗菌药物耐药性进行了分析。研究结果显示这 107 株临床分离株中，优势血清型是 O4：K8（$n=36$），O3：K6（$n=31$），O4：KUT（$n=20$）。分别有 87.9% 和 3.7% 的菌株携带毒力基因 tdh 及 trh。对氨苄西林耐药率高，为 85.5%；对庆大霉素、阿米卡星、美罗培南、亚胺培南、头孢西丁、头孢他啶、复方磺胺甲噁唑、氯霉素、阿莫西林 / 克拉维酸、环丙沙星、左氧氟沙星、四环素耐药率低于 6%。

五、治疗与预防

严重腹泻者补充水、电解质至关重要，抗菌治疗可以减少粪便量、缩短病程和排菌时间。治疗霍乱，首选阿奇霉素和多西环素，可选药物有环丙沙星、复方磺胺甲噁唑等，疗程均为 3 天。对于副溶血性弧菌感染，抗菌治疗不能缩短病程，仅限用于重症感染患者，可予以四环素或环丙沙星，疗程 3～5 天。疫苗接种是预防霍乱的最有效方法，特别是对于那些需要去往霍乱疫区的旅行者。美国 FDA 于 2016 年 6 月 10 日批准 1 种名为 Vaxchora 的霍乱疫苗，用于 18～64 岁成年人预防 O1 群霍乱弧菌引起的霍乱。然而，O1 与 O139 群霍乱弧菌之间缺乏交叉免疫力，因此研发针对 O1 及 O139 群霍乱弧菌的新疫苗成为当务之急。张静飞等[16]通过制备 O1 群和 O139 群霍乱弧菌灭活菌体原液及重组霍乱毒素 B 亚单位原液，按比例混合制成口服重组 B 亚单位 O1/O139 群霍乱弧菌的双价疫苗，动物实验结果显示新疫苗具有良好的安全性及免疫原性。Li 等[17]通过对副溶血性弧菌感染小鼠产生的血浆抗体进行分析，发现 9 个具有免疫原性的外膜蛋白。其中外膜蛋白 VP0802 是第一次被发现具有免疫原性，该蛋白在大多数弧菌中高度保守，属于 OprD 蛋白质家族。小鼠模型显示 VP0802 外膜蛋白具有高度的免疫原性，对副溶血性弧菌感染可提供强有力的保护，接种小鼠的相对生存率至少为 66.7。因此 VP0802 外膜蛋白有望成为用于预防副溶血性弧菌感染的亚单位疫苗。

（苏佳纯　黄海辉）

参考文献

［1］　Lv H, Yuan Y, Sun N, et al. Characterization of *Vibrio cholera* isolates from 1976 to 2013 in Shangdong Province, China. Brazilian Journal of Microbiology, 2017, 48（1）: 173-179.

［2］　杨浩，胡世雄，邓志红，等. 湖南省 2010—2013 年霍乱监测结果分析. 中国热带医学，2014，14（10）: 1185-1188.

［3］　Chen Y, Chen X, Yu F, et al. Serology, Virulence, antimicrobial susceptibility and molecular characteristics of clinical *Vibrio parahaemolyticus* strains circulating in southeastern China from 2009 to 2013. Clin Microbiol Infec, 2016, 22（3）: 258.

［4］　韩辉，毕玉国，祈军，等. 霍乱弧菌和拟态弧菌双重荧光 PCR 检测方法的建立. 中国国境卫生检疫杂志，2015，38（3）: 153-189.

［5］　Chen W, Zhang J, Lu G, et al. Development of an immunochromatographic lateral flow device for rapid diagnosis of Vibrio cholerae O1 serotype Ogawa. Clin Biochem, 2014, 47（6）: 448-454

［6］　Chen YT, Tang HJ, Chao CM, et al. Clinical manifestations of Non-O1 *Vibrio Cholerae* infections. PLoS OnE, 2015, 10（1）: e0116904.

［7］　郑小庆，盛吉芳. 创伤弧菌感染 13 例临床特点及预后分析. 中国微生态学杂志，2016，28（2）: 213-217.

［8］　Zhao H, Xu LC, Dong HH, et al. Mortality in patients with *Vibrio Vulnificus* infection. PLoS One, 2015, 10（8）: e0136019.

［9］ Liao Y, Li Y, Wu S, et al. Risk factors for *Vibrio parahaemolyticus* infection in a Southern Coastal Region of China. Foodborne Pathog Dis, 2015, 12（11）：881-886.

［10］ 陈福辉，程慧健，徐晓倩，等. 江西省 2006—2008 年人间霍乱弧菌致病力及药敏检测. 现代预防医学，2014，41：724-726

［11］ Zhou H, Zhao X, Wu R, et al. Population structural analysis of O1 El Tor *Vibrio cholerae* isolated in China among the seventh cholera pandemic on the basis of multilocus sequence typing and virulence gene profiles. Infect Genet Evol, 2014, 22：72-80.

［12］ 林杰，徐海滨，陈爱平，等. 霍乱弧菌多重耐药及 SXT 耐药相关基因初步研究. 中国预防医学杂志，2015，16（1）：23-26.

［13］ Gu W, Yin J, Yang J, et al. Characterization of *Vibrio cholerae*from 1986 to 2012 in Yunnan Province, southwest China bordering Myanmar. Infect Genet Evol, 2014, 21：1-7.

［14］ 林杰，徐海滨，陈爱平，等. 福建省霍乱弧菌 I 型整合子初步研究. 预防医学论坛，2015，7（21）：483-486.

［15］ Wang H, Tang X, Su YC, et al. Characterization of clinical *Vibrio parahaemolyticus* strains in Zhoushan, China, from 2013 to 2014. PLOS ONE, 2017, 12（7）：e0180335.

［16］ 张静飞，陈磊，董思国. 等. 口服重组 B 亚单位 O1/O139 霍乱疫苗的制备及检定. 中国生物制品学杂志，2016，29：1-6.

［17］ Li C, Ye Z, Wen L, et al. Identification of a novel vaccine candidate by immunogenic screening of *Vibrio parahaemolyticus* outer membrane proteins. Vaccine, 2014, 32（46）：6115-6121.

第二十三节　伤寒及斑疹伤寒

一、伤寒

1. 流行病学　伤寒的传染源为患者及带菌者，从潜伏期开始患者粪便中即可排菌，从病程第 1 周末开始经尿排菌，整个病程中均有传染性，以 2～4 周内传染性为强。伤寒随着患者及带菌者的尿、粪便等排出后，通过污染的水、食物、日常的接触或者苍蝇、蟑螂等传播。人们对伤寒普遍易感，病后可获得持久免疫力，再患病者少见。伤寒分布于世界各地，以热带、亚热带居多，可呈散发、地方性流行或暴发流行。伤寒终年可见，以夏、秋季为多，Gu 等[1]研究了中国江苏镇江地区 2005—2015 年的伤寒数据，发现 2005—2010 年，伤寒存在明显的季节模式，其中夏季为 5—9 月份高发，其次是 2005—2007 年的春季 1—3 月。20 至 60 岁是主要易感人群。农民更容易感染伤寒。Wilcoxon 秩和检验证明，沿海县的发病率明显高于内陆。夏季由于湿热，细菌繁殖旺盛，人们更倾向于吃凉菜。沿海省份的居民消费各种海鲜，甚至生食。海产品是伤寒沙门菌的天然载体，饮食习惯增加了伤寒的感染率。有趣的是，1—3 月份中国传统节日春节会带来一个感染小高峰，因为当时社交活动激增，人们拜访亲友，一起就餐，增加了感染风险。伤寒的季节性自 2011 年以来逐渐减弱，这种观察可能部分归因于总体发病率的下降，部分归因于提高水和食物供应的安全性，加强公共卫生教育。

但是，在发展中国家伤寒仍然是一个严重的公共卫生问题，每年约有1350万人次的病例报道，在2010年导致世界范围内19万人的死亡。多耐药伤寒的产生，也大大增加了监测的必要性。自20世纪80年代起，对氯霉素、氨苄西林、甲氧苄氨嘧啶等耐药的伤寒沙门菌大大增加。近10年来，每年在中国有10万～20万的病例报道，暴发也不少见。Yan等[2] 在 *The emergence and outbreak of multidrug-resistant typhoid fever in China* 一文中也指出沙门菌的耐药也增加了其威胁，并引起了对其密切监测的重要性。2010年10月，我国在新疆维吾尔自治区莎车地区检测到第1例对ACSSxtT（氨苄西林、氯霉素、链霉素、复方磺胺甲噁唑、四环素）耐药的菌株。这不仅是这个亚型第1次在中国引起暴发，也是第1次被检测到。检测到此次暴发菌株属于H58单体型，此型在东南亚广泛传播。这也提示了此型的全球传播和克隆扩增。

2. 诊断方法　在伤寒流行季节和地区有高热持续1～2周以上，并出现特殊中毒面容、相对缓脉、皮肤玫瑰疹、肝及脾大、血常规白细胞总数低下、嗜酸粒细胞减少或消失、骨髓象中有伤寒细胞，临床可诊断为伤寒。从血、骨髓、尿、粪便等任一标本中分离到伤寒沙门菌即可确诊伤寒。血清特异性抗体阳性，肥达试验伤寒沙门菌菌体抗原（O）抗体凝集效价≥1∶80，鞭毛抗原（H）抗体凝集效价≥1∶160，如恢复期效价增高4倍以上者更有意义。周泽文等[3] 总结了目前的实验室诊断方法具体如下。①细菌的分离培养：按使用的标本不同，伤寒细菌的分离培养主要分为：血培养、骨髓培养、粪便培养、尿培养及其他。近年来，随着检测技术的发展，一些新的方法被用于提高伤寒血培养的阳性率，如溶血离心培养法，在血液中加入皂素、OP乳剂等溶解剂后加速振摇使血液溶解，经离心后对沉淀进行分离培养，这种培养法的阳性率要显著高于常规血培养法，且耗时较短。骨髓培养尤其适用于病程长和接受过抗生素治疗的患者。尿培养的阳性率则较上述几种方法低，在病程的21～28天阳性率最高，但仍低于25%，因此在临床上不推荐使用。皮肤玫瑰疹的刮取液培养的方法在临床上也偶有使用，但是不属于常规检查。②血清学方法：如传统的肥达试验，但是由于灵敏度和特异度均不高，且干扰因素多，临床上不易获得急性期和恢复期的双份血清。近些年来，一系列基于抗原抗体检测的试验得以开发并用于取代肥达试验，如检测伤寒沙门菌抗原的酶联免疫吸附试验（ELISA）、协同凝集试验（SPA-CoA）、免疫荧光试验（IFA）及检测抗体的间接血凝试验（PHA）、杀菌抗体试验（BCAT）等。③分子生物学检测：随着分子生物学技术的蓬勃发展，相应的分子生物学手段已逐渐进入伤寒的实验室诊断领域，目前国内外研究较多的有伤寒的基因探针检测、PCR检测、蛋白芯片检测。另外，影像学也有助于伤寒的诊断，利用高频B型超声可以清楚检测到肠壁的增厚范围、厚度及是否存在回盲部的肿大淋巴结等情况。伤寒病程的前2周80%以上的患者会出现回盲部淋巴结肿大及回肠末端肠壁增厚的病理表现，因此，结合临床表现，B型超声也可用于伤寒的早期诊断。目前实验室诊断伤寒的方法众多，但每种方法均各有其优缺点。随着当代分子生物学理论与技术的不断发展以及新型检测仪器和试剂的研发，伤寒的实验室诊断方法将逐步朝着早期、迅速、高敏、特异等方向快速发展，这些检测技术的日臻成熟将为伤寒临床诊断提供更加有效的科学依据。

3. 基础研究　很多学者针对伤寒沙门菌的分型鉴定以及动物模型的建立进行研究，以期为防治本病找到理论依据。陈强等[4] 为进一步研究鼠伤寒沙门菌毒力基因*spvC*的功能，制备鼠伤寒沙门菌*spvC*基因缺陷变异株，故根据鼠伤寒沙门菌*spvC*基因序列，设计PCR特异性引物，制备*spvC*基因缺陷性同源性核苷酸片段，导入自杀质粒 pCVD442 后再导入鼠伤寒沙门菌野生株，进行同源重组，用 PCR 观察重组现象，将完全重组的菌株作为 spvC 基因的缺陷变异株，并通过核苷酸序列分析加以确定。结果显示，PCR 及序列分析证实缺陷变异株的 spvC 基因缺失 711 个碱基，成功构建鼠伤寒沙门菌 spvC 基因缺陷变异株，为进一步研究其在鼠伤寒沙门菌中的功能奠定了基础。王哲鑫等[5] 对由转录组测序获得的伤寒沙门菌非编码小 RNA（small non-coding RNA，snRNA）T64 的表达进行验证，并对其功能进行初步探讨。他们选取特异性引物采用反转 PCR（RT-PCR）和普通 PCR 确认 T64 在伤寒沙门菌中的表达，将含有 T64 snRNA 序列的重组质粒导入伤寒沙门菌野生株构建 T64 高表达株，结合应用伤寒沙门菌全基因组芯片分析技术，比较伤寒沙门菌 T64 高表达株和空载体对照株在对数期基因表达谱差异，并对部分基因芯片结果进行实时荧光定量 PCR（qRT-PCR）验证。RT-PCR 结果显示，snRNA T64 在伤寒沙门菌确有表达；基因芯片分析结果显示，与空载体对照株比，snRNA T64 高表达株在对数期有 20 个基因表达上调，7 个下调；4 个被选基因表达的 qRT-PCR 结果与芯片分析结果相符。snRNA T64 在伤寒沙门菌中表达，可能在基因的表达调节中发挥重要作用。李连涛等[6] 为研究亚抑菌浓度山柰酚对鼠伤寒沙门菌侵袭鸡肠道上皮细胞的作用，首先通过二倍稀释法确定山柰酚的最小抑菌浓度（MIC），然后利用亚抑菌浓度山柰酚处理鼠伤寒沙门菌后检测其 SPI.1 毒力基因表达水平及其对鸡肠道上皮细胞的侵袭变化规律和对雏鸡的致病性。结果显示，山柰酚对鼠伤寒沙门菌 CVCC542 和 SLl344 株的 MIC 均 >200 μg/ml。亚抑菌浓度山柰酚能显著抑制鼠伤寒沙门菌 SPI.1 毒力基因 sipA、sopB、sopE2、hilA、MC 和 hilD 的基因表达，并显著降低鼠伤寒沙门菌对鸡肠道上皮细胞侵袭数目，抑制鼠伤寒沙门菌诱导鸡肠道上皮细胞乳酸脱氢酶活性升高和 F. actin 骨架重排，并延长雏鸡存活时间。上述结果表明，亚抑菌浓度山柰酚能够抑制鼠伤寒沙门菌侵袭鸡肠道上皮细胞，并降低其对雏鸡的致病性，为山柰酚应用于防治鼠伤寒沙门菌感染提供了实验依据。

4. 治疗与预防　伤寒患者入院后可采用消化道隔离，临床症状消失 5～7 天后送检粪便培养，连续 2 次阴性可解除隔离。除了一般治疗和对症治疗外，患者可采用氟喹诺酮类药物、第三代头孢菌素、氨苄西林（或阿莫西林）及复方磺胺甲噁唑治疗，严重毒血症状者可在足量有效抗菌药物治疗下使用糖皮质激素。张昶[7] 将安徽阜阳市人民医院 2011 年 7 月至 2014 年 5 月收治的 60 例伤寒患者作为研究对象，采用随机分组的方式将其分为观察组与对照组，每组各 30 例患者。对照组患者采用氧氟沙星进行治疗，观察组患者采用头孢他啶进行治疗，并对比观察两组患者症状消失时间、退热时间、住院时间及发生不良反应的情况。结果显示观察组患者不良反应的发生率明显低于对照组患者，差异有统计学意义（P<0.05）。观察组患者临床症状消失时间、完全退热时间及住院时间明显短于对照组患者，差异有统计学意义（P<0.05）。结果表明，用头孢他啶治疗伤寒的临床效果优于氧氟沙星，能有效缩短患者的病程，减少其住院时间，降低其治疗成本，此法值得在临床上推广应用。

预防接种方面，目前市场上有 Ty21a（口服）疫苗和 Vi 多糖（注射）疫苗两种伤寒疫苗，但是两者均未常规使用。其他疫苗正在研制中，如新型 Vi 结合疫苗，称为 Vi-rEPA［为了提高免疫原性，Vi 与重组铜绿假单胞菌外毒素 A（rEPA）结合］。在伤寒高发区的成年人和儿童中，与单用 Vi 疫苗相比，Vi-rEPA 可引起更高、更持久的抗 Vi IgG。随着南亚、非洲地区耐药菌问题的不断加剧，旅行者去高危地区时加强对伤寒的预防措施已成为当务之急。接种伤寒疫苗仍是控制该病的主要手段。研究证明[8]，伤寒 Vi 多糖疫苗安全有效，并能与其他疫苗一起对前往疫区的旅行者进行联合免疫。我国每年有大量出境人员，对前往伤寒高发地区的旅行者［尤其是那些将在疫区停留超过 1 个月和（或）去耐药伤寒沙门菌普遍的地区］中推广接种伤寒 Vi 多糖疫苗有助于减少伤寒沙门菌在人群中的传播，预防疾病发生，减轻因疾病引发的经济和社会负担。此外，由于伤寒疫苗的保护率在 50%～80%，且目前尚无预防副伤寒的疫苗，现在市场上使用的伤寒疫苗对副伤寒无交叉保护，因此在完成预防接种后仍应严格遵守饮食和饮水卫生。旅行医师可进一步加强在旅行前的宣传和教育工作，推广安全有效的疫苗接种，保障出境人群的健康。

二、斑疹伤寒

1. 流行病学　斑疹伤寒呈世界性分布，第二次世界大战后，流行性斑疹伤寒发病大为减少，主要见于非洲，尤其以埃塞俄比亚为多，还见于中南美洲等。我国由于人民生活改善与防疫措施加强，该病在国内已基本控制，1986 年后发病率下降并维持在 1/10 万以下，2005 年起已经从乙类传染病调整为丙类传染病。患者是本病的唯一或主要传染源，近年来研究发现，除人之外，美洲飞鼠也是普氏立克次体的贮存宿主。体虱是本病的传播媒介，各年龄组对该病均具有高度易感性。地方性斑疹伤寒散发于全球，多见于热带和亚热带，属于自然疫源性疾病。本病以晚夏和秋季谷物收割时发生较多，家鼠如褐家鼠、黄胸鼠为本病的传染源，鼠蚤为传播媒介。人群对该病有普遍易感性，某些报道中发病者以小学生和青壮年居多。患病后可获得较强而持久的免疫力，对流行性斑疹伤寒感染也具相当免疫性。尤爱国等[9]为了解河南省斑疹伤寒的流行状况及规律，应用描述性流行病学方法和圆形分布法对河南省 2004—2010 年斑疹伤寒病例特征进行分析，结果显示河南省 2004—2010 年共报道斑疹伤寒病例 172 例，累计发病率 0.1822/10 万。2010 年发病率最低，为 0.0116/10 万，2008 年最高，为 0.0385/10 万，不同年份发病率差异有统计学意义（$\chi^2 = 17.71$，$P < 0.05$）。各年病例均以散发为主，无暴发疫情及死亡病例报道。病例主要集中在豫中和豫北地区，7—9 月为发病高峰期，10～49 岁年龄组高发，以农民和学生为主。故河南省斑疹伤寒发病以散发为主，云南省等地亦如此，应加强以灭鼠、灭虱、灭蚤和环境卫生整治及宿主动物监测为主的综合性防治措施，以有效控制疫情。

2. 诊断方法　流行病学资料如当地流行情况、发病季节、疫区旅行史、被虱叮咬史等有重要参考价值。临床症状如热程、皮疹出现时间及其性质、明显中枢神经系统症状等对诊断有帮助。外斐反应的滴定效价较高及有动态改变即可确诊。外斐反应虽然灵敏，但特异性差，不能与流行性斑疹伤寒鉴别。较为灵敏和特异的试验包括间接免疫荧光抗体检测、乳胶凝集试验、补体结合试验、固相免疫测定等，可与流行性斑疹伤寒鉴别。因为地方性与流行性斑疹伤寒的传染源、疫情轻重及预防措施均不相同，所以早期诊断及正确分型，对于该病的治疗及预防，如隔离或消灭传染源、切断传播途径、控制疫情传播具有重要的现实意义。基于这一思想，宋捷等[10]在临床工作中对于斑疹伤寒患者血清均同时进行外斐反应及补体结合试验检测，在试验中发现，病程第 1 周外斐反应阳性率约为 70%，部分患者直至第 3 周才出现阳性反应，并且不能明确分型，因此对于斑疹伤寒早期正确诊断及分型尚无法提供可靠依据。补体结合试验结果特异性强，可明确将斑疹伤寒进行诊断及分型。实验结果证实，在 1 周之内单纯运用任何一种实验方法，对于早期确诊斑疹伤寒均存在片面性；同时运用 2 种方法进行检测，二者互相补充，可扩大确诊率并准确分型。

3. 基础研究　斑疹伤寒由于近年来发病率较低，未见基础研究方面的进展。

4. 治疗与预防　斑疹伤寒的治疗原则与其他急性传染病基本相同。包括一般治疗和对症治疗，病原治疗较为明确，可采用多西环素 200 mg 一次顿服即可取得良好疗效。杨付章[11]选取自 1984 年 1 月至 2014 年 9 月山西省忻州市人民医院诊治的斑疹伤寒患者共 200 例作为研究对象进行分析，临床主要以皮疹、头痛、发热、食欲缺乏等表现为主，部分患者还会伴有脾大及中耳炎、心肌炎、支气管肺炎等并发症，临床诊断过程中由于不少患者临床表现缺乏特异性，容易造成误诊与漏诊，影响患者及时治疗。预防方面，从灭鼠、灭蚤出发，加强卫生教育，鼓励群众多更衣、勤沐浴。流行性斑疹伤寒有虱肠疫苗、鸡胚或鸭胚疫苗和鼠肺疫苗 3 种，国内常用者为灭活鼠肺疫苗；地方性斑疹伤寒由于本病散发，一般不做预防工作。相关工作人员可采用普氏立克次体灭活疫苗。

（张　炜　邵凌云）

参考文献

［1］ Gu H, Fan W, Liu K, et al. Spatio-temporal variations of typhoid and paratyphoid fevers in Zhejiang Province, China from 2005 to 2015. SciRep, 2017, 7（1）：570.

［2］ Yan M, Li X, Liao Q, et al. The emergence and outbreak of multidrug-resistant typhoid fever in China. Emerg Microbes Infect, 2016, 5：e62.

［3］ 周泽文，赵春茹，周敏. 伤寒实验室诊断的研究进展. 右江民族医学院学报，2014，36（4）：656-657.

［4］ 陈强，吴春雪，余晓君，等. 鼠伤寒沙门菌 spvC 基因缺陷变异株的制备. 江苏大学学报医学版，2014，24（3）：235-239.

［5］ 王哲鑫，吉滢，赵昕，等. 非编码小 RNA T64 对伤寒沙门菌基因表达的影响. 江苏大学学报·医学版，2014，24（4）：298-301，306.

［6］ 李连涛，马畅，赵茜，等. 亚抑菌浓度山柰酚对鼠伤寒沙门氏菌侵袭鸡肠道上皮细胞的抑制作用研究. 中国预防兽医学报，2017，39（7）：534-539.

［7］ 张昶. 对比分析用氧氟沙星与头孢他啶治疗伤寒的临床疗效. 当代医药论丛，2015，13（3）：229-230.

［8］ 何莓，王惟信，华羚，等. 伤寒的现状分析及预防控制. 中国国境卫生检疫杂，2012，35（6）：425-426.

［9］ 尤爱国，康锴，陈豪敏，等. 中国媒介生物学及控制杂志，2012，23（1）：71-73.

［10］ 宋捷，贺金荣，聂昭华，等. 斑疹伤寒的两种血清学诊断方法分析. 中国媒介生物学及控制杂志，2002，13（2）：107-108.

［11］ 杨付章. 200 例斑疹伤寒患者的误诊分析. 临床报道，2015，23（12）：73-74.

第二十四节　破伤风

破伤风（tetanus）是破伤风杆菌及其所产毒素导致的急性疾病，临床特征为牙关紧闭、强直性痉挛、阵挛性痉挛，累及的肌群主要有咬肌、背脊肌、腹肌、四肢肌等。

一、流行病学

破伤风杆菌分布极广，粪便、土壤中皆有可能存在。各种类型的创伤均可污染破伤风杆菌，以手、足刺伤多见。产妇可因人工流产或分娩感染，发展中国家由于新法接生和破伤风主动免疫不普及，本病成为新生儿主要死因之一。每年全球病例100万，其中80万为新生儿，也是我国内地新生儿死亡原因之一。Zu-Mu 等[1] 提到了新生儿破伤风患病的危险因素。该研究通过分析13年间17家医院的246例新生儿破伤风病例为试验组，以同期257例非破伤风患儿的数据作为对照组，结果提示，未经训练的接生员、家中接生、接生期间的非无菌操作以及外来移民的比例在两组间的差异有统计学意义。

二、诊断方法

本病诊断大多无困难。有外伤史、旧法接生等经历有参考价值。典型临床表现如牙关紧闭、角弓反张、肌痉挛等的出现即可确诊。创伤分泌物培养也有助于诊断，但以临床表现为主。

三、基础研究

目前针对破伤风的疫苗是基于灭活破伤风毒素。近年来国内关于破伤风的基础研究主要集中于疫苗的研发。如 Yu 等[2] 比较了一种基于蛋白质 TeNT-Hc 的重组破伤风疫苗和传统类毒素疫苗的性能差异。前者在小鼠、大鼠和猕猴中的滴度以及两者诱导的特异性抗体的持续时间等方面，均有明显的优势。两种疫苗在不同时间点的接种效果以及动物体内的保护机制也进行了比较，提示该类重组破伤风疫苗有潜力替代目前的类毒素疫苗。Yu 等[3] 探究了多价疫苗的可行性，该研究把 TeNT 疫苗与四价 BoNTs 疫苗合并制备为五价复制子疫苗，可以同时有效地诱导对5种毒素（包括破伤风毒素、肉毒素的4种血清型）的抗体和免疫保护反应。此外，对破伤风抗毒素不良反应的机制也进行了一定程度的探讨。Yan 等[4] 指出，相比一般汉族研究的参与者，破伤风抗毒素（TAT）引起的发疹型药疹（exanthematous drug eruption，EDE）患者 HLA 血清型 A2 的携带者频率明显高于对照组 [$n=283$，比值比（OR）=6.93，$P=0.0061$]，特别是3个 A2 等位基因（HLA-A * 02：01、HLA-A * 02：06 和 HLA-A * 02：07）的携带频率，显著高于对照组（$OR=14.40$，$P=2.4 \times 10^{-5}$）。此外，在病例组中发现，HLA-B * 39：01 与 HLA-A * 02：06 的连锁不平衡，从而导致 HLA-A * 02：06/HLA-B * 39：01 单体型的分布在两组间也显著不同（$OR=105.00$，$P=0.0024$）。由此得出结论：HLA-A * 02：06/HLA-B * 39：01 单体型是一个潜在的 TAT 诱导 EDE 的遗传标志物。也有学者将破伤风外毒素应用到神经科学的领域。如 Yan 等[5] 的研究中，调查了在小鼠海马（CA1-3 区）和齿状回（DG）中炎症介质在运用 TeT 治疗后的变化。结果显示，对照组观察到角质层（SP）CA2-3 区域的中等 COX-2 免疫反应性，而在 CA1 区域和 DG 区域几乎没有表达。通过 TeT 在 SP 和颗粒细胞层中增加 COX-2 免疫反应性（GCL）的时间依赖性。在处理后24小时，COX-2 在 CA1 区域和 DG 的 GCL 中的免疫反应性高，而

CA2/3 区域的 SP 中 COX-2 免疫反应性最高。此外，本研究观察到 SP 和 GCL 中 NF-κB/p65 免疫反应性在 TeT 处理 6、12 和 24 小时后明显增加。

四、治疗与预防

破伤风患者的治疗主要包括伤口处理、中和毒素、防止窒息、防止并发症、减轻患者痛苦、防止复发等方面。预防主要通过破伤风类毒素疫苗的接种。以往沿用的破伤风抗毒素存在一定的过敏性，因此应用前需要皮试。为减少皮试的假阳性出现，国内不少研究对皮试的方式进行了探讨。如张炜舟[6]探讨不同破伤风抗毒素（简称 TAT）皮试液配制方法对皮试结果影响的判断。该研究选择了 2014 年 1—5 月来就诊的 300 例需要注射破伤风抗毒素的外伤患者作为研究对象，随机分为试验组和对照组各 150 例。试验组按改良方法配制破伤风抗毒素皮试液，对照组按教科书常规方法配制，观察不同配制方法对皮试结果判断的影响。结果提示，试验组比较精确的破伤风抗毒素皮试液浓度，可明显降低皮试结果的假阳性率，效果良好。控制患者肌肉痉挛方面，也有研究对镇静药的使用剂量进行了探讨。如赵楚生等[7]观察负荷量苯巴比妥及持续静脉滴注地西泮治疗新生儿破伤风（NT）的临床疗效，将 2006—2010 年治疗的 63 例破伤风新生儿按不同抗惊厥治疗方案进行分组，回顾性分析负荷量苯巴比妥 20 mg/kg 肌内注射联合地西泮 10 mg/（kg·d）维持 5 g/（kg·min）静脉泵输注治疗 NT 的临床疗效，并与传统抗惊厥治疗方法进行比较，对疗效结果进行统计学分析。结果提示，负荷量苯巴比妥及持续静脉滴注地西泮治疗 NT 与传统抗惊厥治疗比较，其痉挛控制时间快，住院时间短，肺炎、痉挛窒息、呼吸衰竭等并发症发生率及死亡率低，治愈率高，差异均有统计学意义（$P < 0.05$）。提示负荷量苯巴比妥及持续静脉滴注地西泮治疗 NT 效果好，优于传统抗惊厥治疗。此外，陆续有临床治疗方法的临床研究出现。如夏志宇[8]探讨分析镇静肌松药联合机械通气抢救重型破伤风患者的临床疗效，选取 2012 年 4 月至 2013 年 3 月收治的 67 例重型破伤风患者，随机分为对照组（33 例）和治疗组（34 例）。对照患者采用常规方法进行治疗，治疗组患者在常规治疗基础上采取镇静肌松药联合机械通气治疗。比较两组患者的治疗效果及不良反应发生率。结果提示，治疗组患者 34 例均痊愈出院；对照组患者 23 例治愈成功，10 例失败。两组比较差异有统计学意义（$P < 0.05$）。对照组患者脑损伤不良反应发生率（100.0%）高于治疗组（7.7%），差异有统计学意义（$P < 0.05$）。结果提示对于重型破伤风患者进行镇静肌松药联合机械通气抢救，有利于患者快速康复，并能有效地预防并发症，值得在临床中推广使用。

（钱奕亦　邵凌云）

参考文献

［1］ Zu-Mu Z, Hong-Ying S, Yi X, et al. Risk factors of neonatal tetanus in Wenzhou, China: a case-control study. Western Pac Surveill Response J, 2015, 6（3）: 28-33.

［2］ Yu R, Fang T, Liu S, et al. Comparative immunogenicity of the tetanus toxoid and recombinant tetanus vaccines in mice, rats, and cynomolgus monkeys. Toxins, 2016, 8（7）.

［3］ Yu Y, Liu S, Ma Y, et al. Pentavalent replicon vaccines against botulinum neurotoxins and tetanus toxin using DNA-based Semliki Forest virus replicon vectors. Hum Vaccin Immunother, 2014, 10（7）: 1874-1879.

［4］ Yan S, Chen S, Zhang W, et al. HLA-A*02 alleles are associated with tetanus antitoxin-induced exanthematous drug eruptions in Chinese patients. PharmacogenetGenomics, 2016, 26（12）: 538-546.

［5］ Yan BC, Jeon YH, Park JH, et al. Increased cyclooxygenase-2 and nuclear factor-κB/p65 expression in mouse hippocampi after systemic administration of tetanus toxin. Mol MedRep, 2015, 12（6）: 7837-7844.

［6］ 张炜舟. 两种破伤风抗毒素皮试液配置方法对皮试结果的影响. 药物与人, 2015, 28（2）: 47.

［7］ 赵楚生, 林少锐, 吴令杰, 等. 负荷量苯巴比妥联合持续静脉滴注地西泮治疗新生儿破伤风的临床研究. 热带医学杂志, 2014, 14（2）: 197-199.

［8］ 夏志宇. 镇静肌松剂联合机械通气抢救重型破伤风的临床分析. 临床合理用药杂志, 2013, 6（36）: 93-94.

第二十五节　麻风

麻风是一种慢性传染病，由一种杆状耐酸杆菌（即麻风分枝杆菌）引起，主要侵犯皮肤、周围神经、上呼吸道黏膜和眼睛。麻风杆菌繁殖较慢，疾病潜伏期平均为 5 年。某些情况下，症状可能在 1 年内出现，但也可能长达 20 年才会出现。通过使用联合化疗，麻风可以治愈。在与未经治疗的麻风病例密切接触和频繁接触期间，该病通过来自口鼻的飞沫传播。如不进行治疗，麻风可对皮肤、神经、四肢和眼睛造成渐进性损害。

一、流行病学

来自世界卫生组织 6 个区域 145 个国家的官方数据显示，全球登记的麻风病例为 216 108 例。2016 年底有 173 358 个麻风新发病例，病例检出率为 2.9%。2015 年全球新发病例为 211 973 例（每 10 万人新增 2.9 例）。2014 年新增病例 213 899 例，2013 年新增病例 215 656 例。新病例数表明感染持续传播的程度。全球统计数据显示，来自 14 个国家的新发麻风病例报告了 199 992 例（94%），每个国家报告新病例数超过 1000 例，仅有 6% 的新病例报告来自其他地区。世界卫生组织将 22 个国家列为麻风高负担国家，包括安哥拉、基里巴斯、孟加拉国、马达加斯加、巴西、莫桑比克、科摩罗、缅甸、科特迪瓦、尼泊尔、刚果民主共和国、尼日利亚、埃及、菲律宾、埃塞俄比亚、南苏丹、密克罗尼西亚联邦、斯里兰卡、印度、苏丹、印度尼西亚、坦桑尼亚联合共和国。

根据对 190 例患者进行的分子流行病学调查[1]，确定的麻风分枝杆菌菌株的类型以及流行和非流行地区分析遗传关系和聚类显示，多重位点可变数量的串联重复（variable number of tandem repeat, VNTR）分析作为揭示中国多民族和不同地理菌株特征模式的有用工具，揭示了在中国南方广东、福建和广西的 VNTR 连锁型为 1 型；VNTR 类型 3 的可区分菌株的子集在这些省共存；rpoT VNTR 等位基因 4 的 3 型菌株存在于日本、韩国及我国江苏、安徽以及川西与西藏接壤地区；综合考虑云南丘北、贵州兴义与四川西南部地方病流行的遗传多样性。

二、诊断方法

麻风分枝杆菌在体外尚不能培养，常用的检测麻风分枝杆菌的实验室方法是皮肤组织液刮片抗酸染色。然而其敏感度很低，不能满足临床需要。聚合酶链反应（polymerase chain reation，PCR）是一种高度敏感和特异的检测样本细菌 DNA 的方法，应用对麻风的早期诊治和预防有重要意义。

套式 PCR 方法检测全血麻风分枝杆菌 DNA 的研究[2]对 49 例多菌性（MB）麻风患者和 30 例少菌性（PB）麻风患者，96 例家庭接触者（HHC），18 例肺结核患者和 35 例正常对照进行巢式 PCR 扩增。M. leprae repeat DNA 序列能在 95.92%（47/49）的 MB 麻风患者，70%（21/30）的 PB 麻风患者和 6.25%（6/96）的 HHC 中检测到麻风分枝杆菌 DNA，但在 18 个肺结核患者或 35 个正常对照中没有检测到。敏感性略低于 ELISA 法，但特异度较高。

TaqMan 实时 PCR 测定可以用于石蜡包埋的皮肤活组织检查标本[3]。该试验灵敏度高（8 fg），特异性好，与其他细菌和对照试样没有交叉反应性。实时 PCR 检测率为 74.5%（51/38）。因此，TaqMan 实时 PCR 检测对于诊断早期麻风病病例是一种有用的辅助检测方法。

三、基础研究

全基因组关联研究（genome-wide association study，GWAS）已经促使发现了多个具有强有力证据的麻风易感性位点，提供了对宿主遗传因素在麻风分枝杆菌感染中作用的新视角。然而，确定的位点只能部分解释疾病的遗传性，遗传风险因素仍有待发现。张福仁团队在包含 8313 例病例和 16 017 例对照的中国人群队列中进行了 3 阶段麻风病 GWAS[4]。除确认以前发表的所有位点外，还发现了 6 个新的易感基因位点，并进一步对这些位点进行基因优先级分析，将 BATF3、CCDC88B 和 CIITA-SOCS1 作为麻风病新的易感基因。多效性的系统性评估显示麻风易感性位点与自身免疫和炎症性疾病高度相关。进一步的分析结果表明，对感染的分子感应在这些疾病中有可能发挥了相似的致病作用，而免疫反应则在一些感染性和炎症性疾病中扮演了不一致的角色。同样的 GWAS 最终发现了 4 个与神经病变相关的位点[5]，包括 3p25.2 上的 rs6807915（$P=1.94\times10^{-8}$，$OR=0.89$）、7p14.3 上的 rs4720118（$P=3.85\times10^{-10}$，$OR=1.16$）、8p23.1 上的 rs25894533（$P=5.07\times10^{-11}$，$OR=1.15$）和 8q24.11 上的 rs10100465（$P=2.85\times10^{-11}$，$OR=0.85$）。该研究利用皮损转录组 RNA 测序技术将易感基因定位于 SYN2、BBS9、CTSB 和 MED30 基因，首次证明神经功能相关基因与麻风发病相关，而在麻风患者皮损中的基因表达量显著降低，提示了神经功能相关基因的正常表达可抵抗麻风分枝杆菌在神经末梢的感染。

尽管全基因组关联研究大大提高了常见非编码变异体对麻风病易感性贡献的理解，但蛋白质编码变体尚未被系统地研究。有学者对汉族人进行了 3 阶段蛋白质编码变异的 GWAS[6]，包括 7048 例麻风病患者和 14 398 名健康对照者。发现 7 个外显子组显著的编码变体，包括 2 个罕见的变体为 NCKIPSD 中的 rs145562243 [$P=1.71\times10^{-9}$，$OR=4.35$] 和 CARD9 中的 rs149308743（$P=2.09\times10^{-8}$，$OR=4.75$）；3

个低频变异为：IL23R 中的 rs76418789（$P=1.03\times10^{-10}$，$OR=1.36$），FLG 中的 rs146466242（$P=3.39\times10^{-12}$，$OR=1.45$）和 TYK2 中的 rs55882956（$P=1.04\times10^{-6}$，$OR=1.30$）；2 种常见变体为 SLC29A3 中的 rs780668（$P=2.17\times10^{9}$，$OR=1.14$）和 IL27 中的 rs181206（$P=1.08\times10^{-7}$，$OR=0.83$）。麻风病发病机制除了已知的天然和适应性免疫之外，还涉及皮肤屏障和内吞作用／吞噬作用／自体吞噬，显示了蛋白质编码变体研究在复杂疾病中的优势。

四、治疗与预防

目前，麻风病的治疗主要采用世界卫生组织推荐的利福平（RFP）、氨苯砜（DDS）、氯法齐明（B663）等药物进行联合化疗。门诊治疗半年或 1 年即可完成疗程，效果良好。早期及时治疗可以避免各种麻风病残疾的发生。根据 114 例 MB 麻风患者 6 年的随访[7]显示，6 个月的统一联合化疗（UMDT）管理是有效的。BI 值和麻风反应频率的变化与文献报道的用 1 年或 2 年 MDT 方案治疗的患者相似。

氨苯砜是治疗麻风的核心药物。该药治疗的患者中有 0.5%～3.6% 氨苯砜过敏综合征发生，其死亡率达 9.9%。目前还没可以预测氨苯砜过敏综合征风险的方法。张福仁团队在 872 例应用氨苯砜的麻风病患者（39 例氨苯砜过敏综合征患者和 833 名对照者）中进行了一项 GWAS，使用单核苷酸多态性（single nucleotide polymorphism，SNP）和推测的 HLA 分子的对数加法检验显示，位于 HLA-B 和 MICA 位点之间的 SNP rs2844573 与麻风病患者中的氨苯砜过敏综合征显著相关[8]（$OR=6.18$，$P=3.84\times10^{-13}$）。HLA-B＊13：01 被证实是氨苯砜过敏综合征的危险因素，HLA-B＊13：01 这一位点的发现和临床应用，可有效预防氨苯砜综合征发生。同时，通过对其他氨苯砜适应证患者做用药前检测，可以满足艾滋病并发症、疟疾等多种传染性疾病的用药安全，使氨苯砜的临床应用大大拓展。

（周　晛　邵凌云）

参考文献

[1] Weng X, Xing Y, Liu J, et al. Molecular, ethno-spatial epidemiology of leprosy in China: novel insights for tracing leprosy in endemic and non endemic provinces. Infect Genet Evol, 2013, 14：361-368.

[2] Wen Y, Xing Y, Yuan LC, et al. Whole-blood nested-PCR amplification of M. leprae-specific DNA for early diagnosis of leprosy. Am J Trop Med Hyg, 2013, 88（5）：918-922.

[3] Yan W, Xing Y, Yuan L C, et al. Application of RLEP real-time PCR for detection of M. leprae DNA in paraffin-embedded skin biopsy specimens for diagnosis of paucibacillary leprosy. Am J Trop Med Hyg, 2014, 90（3）：524-529.

[4] Liu H, Irwanto A, Fu X, et al. Discovery of six new susceptibility loci and analysis of pleiotropic effects in leprosy. Nat Genet, 2015, 47（3）：267-271.

[5] Wang Z, Sun Y, Fu X, et al. A large-scale genome-wide association and meta-analysis identified four novel susceptibility

loci for leprosy. Nat Commun, 2016, 7：13760.

［6］ Liu H, Wang Z, Li Y, et al. Genome-wide analysis of protein-coding variants in leprosy. J Invest Dermatol, 2017, 137
（12）：2544-2551.

［7］ Shen J, Yan L, Yu M, et al. Six years' follow-up of multibacillary leprosy patients treated with uniform multi-drug
therapy in China. Int J Dermatol, 2015, 54（3）：315-318.

［8］ Zhang FR, Liu H, Irwanto A, et al. HLA-B*13：01 and the dapsone hypersensitivity syndrome. N Engl J Med, 2013,
369（17）：1620-1628.

第二十六节　流行性脑脊髓膜炎

流行性脑脊髓膜炎（简称流脑）是脑膜炎奈瑟菌（*Neisseria meningitidis*，Nm）感染引起的经呼吸道传播的急性化脓性脑膜炎，是细菌性脑膜炎中唯一能造成流行的疾病，该病通过呼吸道飞沫传播或者通过口腔分泌物接触传播（接吻、共用餐具）等。根据荚膜多糖结构，Nm 可分为 12 个血清群，其中 A、B、C、X、Y、W135 群是目前主要流行的致病菌群，可引起较高的病死率和致残率，严重危害人类健康。监测流脑的发病率与病死率不仅可以了解流脑的危害程度，而且还有助于预测疫情的变化。Zhang 等[1]通过文献检索进行荟萃分析来评估中国脑膜炎球奈瑟菌病的负担，该研究是第一次系统地筛查、整理和分析关于中国 Nm 感染疾病负担的研究，结果显示，脑膜炎球菌疾病的总发病率和死亡率估计分别为 1.84/10 万和 0.33/10 万。

一、流行病学

中国曾是流脑高发国家之一，中华人民共和国成立后曾发生过 4 次较大规模的 A 群流脑流行。自 1985 年采取以接种 A 群脑膜炎球菌多糖疫苗为主的综合措施后，2007 年又将 A 群、A＋C 群流脑多糖疫苗纳入儿童免疫规划，全国流脑报道发病率持续下降。李军宏等[2]利用 2006—2014 年全国法定传染病报告系统资料、流脑监测报告信息管理系统数据，以及各省监测工作总结报告数据，运用描述流行病学方法，分析中国 2006—2014 年不同血清群 Nm 引起的流行性脑脊髓膜炎病例的流行病学及菌群分布和变迁特征，中国 2006—2014 年累计报道流脑病例 5545 例，年平均发病率为 0.047/10万。流脑发病有季节性分布特点，在我国冬春季节高发，一般在 11—12 月病例开始增多，次年 2—4月为发病高峰。职业主要以学生、散居儿童和农民为主。

二、不同型别流脑流行情况

根据李军宏等[2]的报道，我国流脑病例流行菌群构成正在向多元化发展，目前中国以 A、C 群流脑菌株为主要优势菌群，全国 A 群流脑病例构成比总体呈减少趋势，C 群流脑病例构成比呈先增加后减少的趋势，B 群和 W135 群均呈上升趋势。A、B、C、W135 群流脑病例中＞50% 为 C 群流脑，

A 群＜31%，B 群＞12%，W135 群＞4%，提示中国流脑优势流行菌群已从 A 群向 C 群变迁。李军宏等[3] 在研究中指出，截至 2013 年底，全国 26 个省份已检出 C 群流脑菌株，C 群流脑有向全国蔓延之势，C 群流脑病例占实验室确诊流脑病例总数的 47.59%，主要分布在安徽省、河北省、江苏省、湖北省和广东省，其中安徽省 C 群流脑病例数占全国 C 群流脑总病例数的 37.35%；10～19 岁 C 群流脑病例占 C 群流脑病例总数的 51.75%；学生 C 群流脑病例占 C 群流脑病例总数的 56.81%。C 群流脑病例临床表现及脑脊液实验室常规检测结果均不比 A 群流脑病例严重。黄泓滟等[4] 调查在流脑流行季节前期健康人群中流脑抗体浓度水平。在 945 名健康人群中，A、C、Y 和 W135 群流脑抗体浓度中位数分别是 12.06、4.08、2.36 和 1.25 g/ml，A、C、Y、W135 群流脑抗体浓度不同年龄组之间差异有统计学意义，A 群和 C 群≤1 岁最高，21～30 岁最低；Y 群和 W135 群 21～30 岁最高。该研究表明合肥市健康人群流脑抗体浓度水平，A 群较高，C 群偏低，Y、W135 群最低，W135 群 Nm 在健康人群中的携带率增加，但在健康人群中 W135 平均抗体滴度降低，提示不能忽视该菌群流脑流行的可能风险。

三、健康人群带菌情况

大量健康人群携带 Nm，但仅一小部分携带者会出现临床症状。流脑健康带菌者是流脑的主要传染源。蓝荣伟等[5] 采取横断面调查了解广西壮族自治区来宾市健康人群 Nm 的带菌状况，将调查对象分为 5 个年龄组，每个年龄组至少调查 200 人。每个调查对象采集 1 份咽拭子，共采集 1311 份咽拭子进行 Nm 分离培养和血清群鉴定。结果显示，来宾市健康人群 Nm 带菌率为 8.54%，其中 B 群占 31.25%，W135 群占 15.18%，C 群占 1.79%，A 群、X 群、Y 群各占 0.89%，不可分群占 49.11%。青年人带菌率高于少年、儿童，男性带菌率高于女性，同年来宾市发生的 3 例流脑均为 W135 群。该报道显示，来宾市健康人群 Nm 带菌以不可分群菌株为主，可分群菌株中以 B 群和 W135 群为优势菌群，以 15～19 岁带菌率最高，该年龄组高带菌率可能与以下因素有关：青年人活跃，活动范围广，接触传染源的概率多，而且发现青年人的流脑疫苗接种率也远低于少年儿童。Zhang 等[1] 通过文献检索进行荟萃分析来评估中国 Nm 的负担，该研究中总共有 50 篇文章被纳入分析，健康人群中 Nm 携带率估计为 2.7%（95%CI 2.0%～3.5%）。

四、健康人群抗体水平

正常人群 Nm 抗体水平是评价人群免疫状况的一个重要指标。当人群抗体水平下降、人口大量流动、流行菌株发生改变时，可引起流脑暴发或流行。徐宝祥等[6] 对浙江省 10 个市的 8 个年龄组健康人群采集静脉血 4584 份，用酶联免疫吸附法测定 A 和 C 群 Nm 多糖抗体（IgG），抗体含量≥2 μg/ml 为保护水平。该研究纳入的 4584 份血清中，A 群 IgG 抗体≥2 μg/ml 者 3388 份，保护率 73.91%；C 群 IgG 抗体≥2 μg/ml 者 2322 份，保护率 50.65%。不同年龄组人群 Nm 多糖抗体水平差异有统计学意义（P 均＜0.01）。不同地区人群 Nm 多糖抗体水平差异也有统计学意义（均 P＜0.01）。该研究显示，浙江省健康人群 A 群抗体处于 75% 的临界水平，C 群抗体处于相对低水平，说明 A 群发生大流行的可能性不大，C 群一旦有传染源传入易引起局部暴发流行。梁剑等[7] 对广东省 2010—2013 年健康人群 C 群 Nm 抗体水平及变化趋势进行了研究，连续在广州市、东莞市和韶关市采集健康人群血标本，采用杀菌力试验方法，测定血清中 C 群 Nm 抗体。2010—2013 年共采集健康人群血标本 3158 份，C 群 Nm 抗体阳性率和保护率分别从 2010 年的 29.83% 和 27.36% 上升到 2013 年的 45.94% 和 41.61%，健康人群 C 群 Nm 抗体阳性率和保护率出生后逐渐降低，3 岁前降到最低水平，3 岁后明显上升，5～14 岁有所降低，15 岁以后又缓慢上升。健康人群 C 群 Nm 抗体阳性率和保护率从高到低依次为广州市、东莞市和韶关市。男性的 C 群 Nm 抗体阳性率和保护率均高于女性。该研究显示，广东省 2008 年 9 月将 A＋C 群脑膜炎球菌多糖疫苗纳入国家免疫规划，2010—2013 年健康人群 C 群 Nm 抗体水平逐年提高，但仍存在年龄、地区和性别的差异。Zhang 等[1] 的荟萃分析结果显示，A 群 Nm 抗体阳性率、C 群脑膜炎奈瑟菌抗体阳性率分别为 77.3%（95%CI 72.4%～81.6%）和 33.5%（95%CI 27.0%～40.8%）。该研究表明中国脑膜炎球菌病的总发病率、死亡率均很低，人群中 C 群 Nm 抗体阳性率明显低于 A 群 Nm 抗体阳性率，C 群 Nm 可能容易引起发生脑膜炎球菌病的暴发。

五、接种脑膜炎球菌疫苗的免疫原性

群体接种脑膜炎球菌疫苗是控制和预防流行性脑脊髓膜炎传播最为有效的措施。现使用的国产脑膜炎球菌疫苗分为脑膜炎球菌多糖疫苗（MPSV）和脑膜炎球菌多糖结合疫苗（MPCV）。滕冲等[8] 通过检索多种数据库，筛选出有关含 A 群、C 群组分的国产脑膜炎球菌疫苗免疫原性的研究，以血清杀菌力试验检测儿童接种 1 剂次或 2 剂次脑膜炎球菌疫苗的血清抗体阳转率（SR）作为结局指标。该研究结果显示，2 岁儿童接种 2 剂次 MPSV 后 A 群和 C 群的 SR 分别为 78.54% 和 62.82%。2～15 岁儿童接种 1 剂 MPSV 后 A 群和 C 群的 SR 分别为 94.25% 和 94.71%；2 岁儿童接种 2 剂次 MPCV 后 A 群和 C 群的 SR 分别为 98.78% 和 98.44%；2～15 岁儿童接种 1 剂次 MPCV 后 A 群和 C 群的 SR 分别为 98.54% 和 97.79%。该研究说明 2 岁儿童接种含 A 群、C 群组分 MPCV 的免疫原性优于同组分的 MPSV，含 A 群、C 群组分的 MPSV 和 MPCV 均可在 2～15 岁儿童中产生良好的免疫原性。

随着我国流脑疫苗的免疫策略持续推进，我国流脑的发病率持续下降，但因免疫接种原因，流行菌群特征正在变化，可能会引起非流行菌群的暴发和流行，故应加强监测。监测内容包括流行病学监测、病原学监测及健康人群的带菌率和抗体水平监测。根据监测资料进行流行预测，以有效预防和控制流脑流行。

（刘其会　邵凌云）

参考文献

［1］ Zhang Y, Wei D, Guo X, et al. Burden of Neisseria meningitides infections in China: a systematic review and meta-analysis. J Glob Health, 2016, 6（2）: 020409.

［2］ 李军宏，李艺星，吴丹，等. 中国 2006—2014 年流行性脑脊髓膜炎病例菌群分布特征及变迁趋势. 中国疫苗和免疫，2015，21（5）：481-485

［3］ 李军宏，李艺星，尹遵栋，等. 中国2008—2013年C群流行性脑脊髓膜炎流行病学及临床特征分析. 中国疫苗和免疫，2015，21（2）：168.

［4］ 黄泓滟，王晓萍，张小鹏，等. 合肥市健康人群A、CY、W135群流行性脑脊髓膜炎抗体浓度水平研究. 疾病监测，2012，27（2）：107.

［5］ 蓝荣伟，刘民哲，邓丽丽，等. 健康人群脑膜炎奈瑟菌带菌率以及血清群分布特征研究. 中国疫苗和免疫，2014，20（5）：438.

［6］ 徐宝祥，姚苹苹，王复，等. 浙江省健康人群抗脑膜炎奈瑟菌抗体监测分析. 中国卫生检验杂志，2013，23（1）：195-196，199.

［7］ 梁剑，刘美真，郑慧贞，等. 广东省2010—2013年健康人群C群脑膜炎奈瑟菌抗体水平分析. 中国疫苗和免疫，2015，21（2）：177-180，215.

［8］ 滕冲，尹遵栋，李艺星，等. 15岁及以下儿童接种国产脑膜炎球菌疫苗免疫原性的Meta分析. 中国预防医学杂志，2017，18（7）：527-533.

第二十七节　淋病

淋病（gonorrhea）是由淋病奈瑟菌引起的一种性传播疾病，近年来发病率居我国性传播疾病首位。淋病主要表现为泌尿生殖系统黏膜化脓性炎症，男性最常见的表现是尿道炎、前列腺炎，女性则常表现为子宫颈炎、子宫内膜炎和盆腔炎。咽部、直肠和眼结膜也可作为原发性感染部位。淋病血行播散性感染临床少见。男性感染临床症状典型，常能够被及时诊断及治疗，而在成年女性中，淋病感染临床症状常隐匿且不典型，多在出现盆腔炎等并发症时才能被发现，以至于形成输卵管瘢痕、狭窄等，是引起不孕、异位妊娠、死产和早产的重要原因。淋病可以通过产道传播，引起新生儿眼炎，在没有进行淋病治疗的妇女所生的婴儿中，有30%～50%会出现严重的眼部感染，最终可能导致失明。淋球菌为革兰阴性双球菌，离开人体不易生存，一般消毒剂容易将其杀灭。淋病多发生于性活跃的青年男女。我国自1975年以后，淋病又死灰复燃，患者逐年增多，是性病主要发病病种。淋病仍为我国常见的性传播疾病，2017年有115 024例感染病例上报，估计人群发病率为8.39/100 000人。

一、流行病学

除上报国家卫生健康委员会（原国家卫生和计划委员会）的流行病学统计资料以外，关于普通人群淋病的流行病学资料很少，主要集中在特殊人群的流行病学调查研究。江苏省疾病预防控制中心回顾调查女性性工作者的标本，估测女性性工作者中性病的发病率。2972名（扬州市1108名，常州市1864名）15岁以上的女性性工作者自愿接受调查和采集标本。849份盆腔样本随机进行沙眼衣原体和淋球菌检测。年轻人、受过教育、已婚独居、外省人和近3个月有无保护性交者比例较高。HIV、梅毒、沙眼衣原体和淋球菌的检出率分别为0.20%、4.88%、14.60%和5.42%。年轻、独居或者非亲属合住、活动性盆腔炎和既往性病史与沙眼衣原体和淋球菌感染有关[1]。江苏省疾病预防控制中心在上述两市使用同样的方法调查男男性接触人群 HIV、梅毒、衣原体和淋球菌感染发生率。在男男性接触人群，HIV、梅毒、衣原体和淋病的发病率分别为 11.62%、20.34%、6.54% 和 3.63%[2]。

二、临床研究

Lian 等使用更新的 Meta 分析进一步评价淋病史和前列腺癌的关系。使用淋病或淋病奈瑟菌或性传播疾病和前列腺癌或前列腺肿物作为检索词，检索 PubMed、EMBASE 和 Cochrane Library 数据库中 2014 年 6 月前发表的文献，共纳入符合研究要求的文献 21 篇，其中病例对照研究 19 篇，前瞻性队列研究 2 篇，14 项研究来自美国，5 项来自欧洲，2 项来自亚洲，包括 9965 例前列腺癌患者和 118 765 例参与者。使用合并比值比（OR）和 95% 可信区间（CI）来评价淋病对于前列腺癌风险的影响。合并计算结果数据表明淋病增加前列腺癌的风险。亚组分析表明，美国黑人人群与白人人群比较，淋病和前列腺癌风险增高相关性更强。结合其他研究的结果表明，种族和文化差异可能会对淋病和前列腺癌发生的产生影响。2012 年美国疾病预防控制中心的数据显示，淋病在美国黑人男性的发病率是白人的 16 倍，高淋病感染率可能与美国黑人人均低收入、低保险率、生活环境差异等相关，而前列腺癌的发生与该人群淋病诊断延迟、治疗不充分和黑人相对的基因多样性大有关。淋病感染增加前列腺癌风险的生物学机制尚不清楚，越来越多的证据表明，慢性炎症状态与前列腺癌变相关。淋病奈瑟菌感染导致前列腺的慢性炎症环境。炎症细胞在损伤和感染后产生趋化作用，分泌大量的炎症因子和趋化因子，可能促进肿瘤的生长并最终导致肿瘤的发生[3]。

三、临床检测

环介导等温扩增（loop-mediated isothermal amplification，LAMP）是一种改良的 PCR 技术，首次在 2000 年开始应用。Liu 等收集淋病奈瑟菌的标准 DNA 链和 26 例来自于广州医科大学附属第三医院和广东省皮肤病医院患者的生殖道分泌物样本用于 LAMP 检测，使用自动实时 PCR 仪或水浴的方法进行扩增，将扩增的 porA 假基因序列在 NCBI 数据库中比对，LAMP 方法结果与传统培养方法进行比较，对 LAMP 这一低花费、省时、可靠检测方法的敏感性和特异性进行评价。结果显示，LAMP 方法可以在淋病奈瑟菌 DNA 水平低至 1 pg/µl（1×10^3 CFU/ml 细胞）时检测到淋病奈瑟菌 DNA，使用自动实时 PCR 仪扩增和水浴方法的结果相似。相对于传统培养方法，LAMP 检测淋病奈瑟菌的灵敏度和特异度分别为 94.7% 和 85.7%。LAMP 是检测淋病奈瑟菌 porA 基因的敏感而可靠的方法。可以作为一种快速、经济而有效的检测淋病奈瑟菌的方法在发展中国家应用[4]。

（范洪伟）

参考文献

[1]　Tang W, Pan J, Jiang N, et al. Correlates of Chlamydia and gonorrhea infection among female sex workers: The untold

story of Jiangsu, China. PLoS OnE, 2014, 9：e85985.

［2］ Fu GF, Jiang N, Hu HY, et al. The epidemic of HIV, syphilis, Chlamydia and Gonorrhea and the correlates of sexual transmitted infections among men who have sex with men in Jiangsu, China, 2009. PLoS OnE, 2015, 10（3）：e0118863.

［3］ Lian WQ, Fei L, Song XL, et al. Gonorrhea and prostate cancer incidence: An updated meta-analysis of 21 epidemiologic studies. Med Sci Monit, 2015, 21：1902-1910.

［4］ Liu ML, Xia Y, Wu XZ, et al. Loop-mediated isothermal amplification of *Neisseria gonorrhoeae* porA pseudogene: a rapid and reliable method to detect gonorrhea. AMB Expr, 2017, 7（1）：48.

第二十八节　非淋球菌性尿道炎

一、流行病学

国内缺乏非淋球菌性尿道炎的大规模流行病学数据。余育春等[1]对泉州地区4741例门诊进行性病检查的患者进行了淋球菌和非淋球菌性尿道感染的分析，结果显示泉州地区性病门诊患者中淋球菌和非淋球菌性尿道炎感染情况。男性患者和女性患者的淋球菌和非淋球菌性尿道炎感染率分别为8.6%和10.9%。2010年和2011年的性病门诊患者中淋球菌和非淋球菌性尿道炎感染率分别为10.3%和9.9%。所有患者中，淋球菌、衣原体及支原体的感染率分别为4.3%、8.6%、15.4%。2014年Zhang等[2]进行了荟萃分析，分析共纳入1507例非淋球菌性尿道炎患者及1223名对照人群，结果显示，两组人群中脲原体属检出率无显著差异，非淋球菌性尿道炎患者中解脲支原体（Uu）检出率明显高，而微小脲原体则主要在对照人群检出。无论是非淋球菌性尿道炎患者还是对照人群，Uu和微小脲原体的阳性携带率都明显高于世界平均水平。唐正宇等[3]对246例泌尿生殖道拭子标本进行的检测显示，支原体检测阳性率36.7%，其中以Uu感染为主，共62例，阳性率25.0%；生殖支原体23例，阳性率23%，Uu和生殖支原体同时感染为2.1%，男性感染率（40.4%）显著高于女性（26.5%），有统计学意义（$P<0.01$）。

二、诊断方法

核酸检测普遍用于非淋球菌尿道炎的病原体诊断。孙玲燕[4]比较了实时荧光定量PCR（FQ-PCR）和实时核酸恒温扩增技术（SAT）的检测效力，选取2015年1月至2017年2月非淋球菌性尿道炎患者82例为研究对象，且分别对患者样本选择FQ-PCR和SAT完成对沙眼衣原体（Ct）和Uu展开检测，比较分析两组结果。结果显示，针对Ct的检测，可选择尿液和拭子作为标本，其中SAT技术的阳性率全为18.29%，FQ-PCR法的阳性率存在差异，为17.07%和20.73%。对Uu的检测中，SAT技术的阳性率都是53.66%，且FQ-PCR的阳性率分别为41.46%和50%。郑亚萍等[5]做了相似的研究，分别对162例患者尿液标本和拭子标本作Ct病原核酸检测，SAT技术的阳性率均为 18.52%。FQ-PCR 的阳性率分别为 17.28% 和 20.37%。尿液标本和拭子标本 Uu 病原核酸检测，SAT 技术的阳性率均为 53.70%；FQ-PCR 的阳性率分别为 41.98% 和 50.00%。以 FQ-PCR 为参考方法，SAT 在 Ct 检测中拭子标本的检测灵敏度为 87.88%，特异度为 99.22%。尿液标本的检测灵敏度为 92.86%，特异度为 97.01%。在 Uu 检测中，SAT 法拭子标本的检测灵敏度为 90.12%，特异度为 82.72%。尿液标本的检测灵敏度为 110.00%，特异度为 79.79%。因此，SAT 因可用尿液检测，阳性率较高，有一定优势。性传播疾病（STD）患者中 St 和微小脲原体经常同时存在，单独分次进行检测费时、费力，2012 年 Wei 等[6]通过对 64 例子宫颈拭子同时用多重实时定量 PCR 进行上述病原体的检测发现，与分别用单次实时定量 PCR 检测相比，两种手段在检测上述病原体的敏感性、特异性基本相同，但是多重实时定量 PCR 大大地减少了工作量和检测时间。

三、治疗

大环内酯类、氟喹诺酮类和四环素类是非淋球菌性尿道炎常用的治疗药物。王芳等[7]对 897 例非淋球菌性尿道炎患者行支原体培养，阳性者 420 例，阳性率为 46.82%（420/897），其中 Uu 阳性率为 34.89%（313/897），Mh 阳性率为 2%（18/897），Uu＋Mh 阳性率为 9.92%（89/897）；女性患者 Uu 阳性率和 Uu＋Mh 阳性率分别为 46.60%（233/500）和 13.20%（66/500），均显著高于男性的 20.15%（80/397）和 5.79%（23/397）（$P < 0.05$）；支原体对 12 种抗菌药物敏感性较强的是交沙霉素、米诺霉素、多西环素和四环素，敏感率分别为 94.05%（395/420）、92.86%（390/420）、92.62%（389/420）和 89.29%（375/420），而对诺氟沙星、阿奇霉素和红霉素的耐药性均较高，耐药率分别为 87.38%（367/420）、73.33%（308/420）和 71.19%（299/420）。姜森等[8]在 130 份标本中，检出支原体共 59 份，检出率为 45.4%。Uu、人型支原体（Mh）和 Uu 联合 Mh 的阳性率分别为 42.3%（55 份）、1.5%（2 份）和 1.4%（2 份）。Uu 对抗菌药物的敏感率分别为多西环素（100%）、四环素（98.2%）、交沙霉素（89.1%）、克拉霉素（87.3%）等。耐药率最高的是环丙沙星（73.4%），其次是氧氟沙星（47.3%）。均提示 Uu 对氟喹诺酮类和大环内酯耐药率较高，四环素类保持高度敏感。赵雅兰[9]采用地红霉素联合左氧氟沙星治疗 60 例临床诊断的非淋球菌性尿道炎患者，病原学方面，Ct 阳性 36 例，Uu 阳性 19 例，Ct 合并 Uu 阳性 5 例。治愈 37 例，显效 15 例，无效 8 例，总有效率 86.7%（52/60）。提示联合治疗可以取得良好疗效。

（刘昕超　周宝桐）

参考文献

[1]　余育春，吴丽惠. 泉州地区性病门诊患者中淋球菌和非淋球菌性尿道炎感染情况分析. 医学理论与实践，2013，26（7）：965-966.

[2]　Zhang N, Wang R, Li X, et al. Are ureaplasma spp. a cause of nongonococcal urethritis? A systematic review and meta-analysis. PLoS One, 2014, 9（12）：e113771.

［3］ 唐正宇，王碧玉，蔡亮，等. 非淋球菌尿道炎患者泌尿生殖道支原体感染初步研究. 医药前沿，2016，6（34）：177-178.

［4］ 孙玲燕. 不同核酸检测方法检测非淋球菌尿道炎病原体研究. 医药前沿，2017，7（26）：200-201.

［5］ 郑亚萍，袁青，陈伟，等. 不同核酸检测方法检测非淋球菌尿道炎病原体. 浙江预防医学，2015，27（5）：535-553.

［6］ Wei HB, Zou SX, Yang XL, et al. Development of multiplex real-time quantitative PCR for simultaneous detection of Chlamydia trachomatis and Ureaplasma parvum. Clin Biochem, 2012, 45（9）：663-667.

［7］ 王芳，刘必庆，赵瑾. 897 例非淋球菌尿道炎患者支原体属培养及药敏分析. 中华实验和临床感染病杂志（电子版），2013，8（6）：827-829.

［8］ 姜森，李荷楠，王辉，等. 55 株解脲脲原体的药敏试验结果. 中国感染与化疗杂志，2014，14（2）：157-159.

［9］ 赵雅兰. 地红霉素联合左氧氟沙星治疗非淋球菌性尿道炎的临床研究. 皮肤与性病，2016，38（3）：205-206.

第二十九节　败血症

败血症（sepsis）是指病原微生物或条件致病菌以不同方式侵入血液循环并持续存在，迅速生长繁殖，产生大量毒素和代谢产物引起全身炎症反应综合征（SIRS）。病原菌可以是革兰阳性菌、革兰阴性菌、厌氧菌和真菌。一般以急性起病、寒战、高热及白细胞显著增加等严重毒血症状为主要临床表现，重者可致感染性休克、弥散性血管内凝血和多器官功能障碍。即使给予合理的抗菌药物治疗，病死率仍较高。

一、流行病学

败血症有一定的人群、季节、地区流行特征。Zhou 等[1]报道了 2012—2014 年北京月坛街道的住院患者败血症情况，他们筛查了 21 191 例住院患者，使用美国 ASA 对于败血症的诊断标准，共发现了 1716 例败血症患者，其中 256 例严重败血症，233 例感染性休克。标准化后该地区败血症、严重败血症和感染性休克的年发病率分别为 461/10 万、68/10 万和 52 例 /10 万。发病率和死亡率均随着年龄增长而上升，且男性更高。败血症的发病也呈现出季节特征，冬季高峰。院内败血症总体死亡率为 20.6%，标准化年死亡率为 79 例 /10 万。败血症中耐药菌感染的问题也不容忽视。Quan 等[2]调查了中国 28 家三甲医院 2013—2014 年收治的社区获得性血流感染中产超广谱 β- 内酰胺酶大肠埃希菌（ESBL-EC）和肺炎克雷伯菌（ESBL-KP）的流行病学。结果发现，919 例社区获得性血流感染中 662 例（72%）为社区获得性。共分离到大肠埃希菌 640 株，肺炎克雷伯菌 279 株。有 355 株（55.5%）大肠埃希菌产 ESBL，而肺炎克雷伯菌有 46 株（16.5%）产 ESBL。*CTX-M-14* 是最常见及最广泛播散的 ESBL 基因型。院内感染、梗阻性尿路疾病、手术史和 3 个月内头孢菌素使用史是 ESBL-

EC 导致社区获得性血流感染的独立危险因素。心力衰竭是 ESBL-KP 导致的社区获得性血流感染的唯一独立危险因素。Liu 等[3] 研究了高毒力肺炎克雷伯菌（hvKP）败血症在中国的流行病学和临床特点。他们于 2008—2012 年共纳入了 70 例肺炎克雷伯菌败血症患者，31.4% 为高毒力菌株。感染 hvKP 患者相对其他肺炎克雷伯菌感染患者倾向于更少有基础疾病，社区获得的比例更高（95.5% vs.35.4%，$P<0.001$），且 30 天死亡率更低（4.5% vs.16.7%）。而对于抗生素的耐药率，hvKP 比例更低。邓茂文等[4] 则是调查了新生儿败血症病原学变迁及耐药情况，他们分析了 365 例败血症中 167 例血培养阳性的新生儿败血症的病原学及耐药性，发现占首位的致病菌为表皮葡萄球菌（58 例，34.73%），其他致病菌依次分别为溶血葡萄球菌（29 例，17.37%）、金黄色葡萄球菌（22 例，13.17%）、其他球菌（15 例，8.98%）、肺炎克雷伯菌（18 例，10.78%）、大肠埃希菌（15 例，8.98%）、其他革兰阴性细菌（10 例，5.99%）。表皮葡萄球菌、溶血葡萄球菌感染率明显呈上升趋势。革兰阳性球菌对青霉素、头孢唑林、苯唑西林、头孢西丁的耐药性高，对三代头孢、亚胺培南、美罗培南的耐药性有增加趋势；对万古霉素敏感性 100%。革兰阴性杆菌对氨苄青霉素、头孢唑林及三代头孢等耐药率高，对亚胺培南、美罗培南高度敏感。

二、诊断方法

败血症的早期诊断至关重要。Zhang 等[5] 荟萃分析了 presepsin 蛋白（一种可溶性 CD14 的亚型，sCD14-ST）对于败血症的早期诊断价值。共纳入 8 项研究，1815 例患者被纳入分析。prespsin 的敏感性、特异性、诊断比值比、阳性似然比和阴性似然比分别为 0.86（95% CI 0.79～0.91）、0.78（95% CI 0.68～0.85）、22（95% CI 10～48）、3.8（95% CI 2.6～5.7）和 0.18（95% CI 0.11～0.28）。受试者曲线下面积为 0.89（95% CI 0.86～0.92）。提示了 presepsin 对于败血症较好的诊断价值。然而，仍需后续研究揭示其在败血症发展不同阶段的诊断价值，以及与其他传统诊断方法的比较。Wang 等[6] 则研究了另一项败血症的诊断新指标，中性粒细胞的 CD64 蛋白。他们荟萃分析了 8 项研究共 1986 例患者，敏感性和特异性分别为 0.76（95% CI 0.73～0.78）和 0.85（95% CI 0.82～0.87）。阳性似然比、阴性似然比和诊断比值比分别为 8.15（95% CI 3.82～17.36）、0.16（95% CI 0.09～0.30）和 60.41（95% CI 15.87～229.90）。受试者曲线下面积为 0.95。Shao 等[7] 研究了 *ADAM17* 基因多态性在败血症发生和发展中的作用。他们挑选了 5 种 ADAM17 启动子基因多态性（rs55790676、rs12692386、rs11684747、rs1524668 和 rs11689958），纳入了 370 例败血症患者和 400 例健康对照者。结果发现，这些基因多态性和败血症易感率无显著相关，而 rs12692386GA/GG 基因型在严重败血症或感染性休克患者中显著过表达。另外，在 rs12692386GA/GG 基因型的败血症患者中，ADAM17 的底物（TNF-α、IL-6 受体和 CX3CL1）和炎症前细胞因子（IL-1β 和 IL-6）也相应上调了。提示 ADAM17 rs12692386 基因多态性可以用于预测败血症的发展。Fang 等[8] 检验了血管生成素 -2 与血管生成素 -1 的比值（Ang-2/Ang-1）和 Ang-1 与蛋白 Tie-2 的比值（Ang-1/Tie-2）对于败血症的早期诊断和预测作用，并与现在临床常用的降钙素原（procalcitonia，PCT）和 MEDS 评分作比较。他们一共纳入了 2014—2015 年间入住北京朝阳医院的 440 例败血症，同时还有 55 例健康对照组。病例一共分为 4 组：SIRS、败血症、严重败血症和感染性休克。结果发现，血清 Ang-2 水平和 Ang-2/Ang-1 随着败血症的严重程度而上升，而血清 Ang-1 水平和 Ang-1/Tie-2 随之下降。Ang-2/Ang-1 和 Ang-1/Tie-2 预测败血症 28 天死亡率的受试者曲线下面积均比 PCT 和 MEDS 评分大。因此，Ang-2/Ang-1 和 Ang-1/Tie-2 可作为败血症很好的预测指标。龚艳等[9]探讨了红细胞分布宽度（RDW）对脓毒症患者预后的评估价值。他们回顾性分析 2011 年 1 月至 2016 年 12 月苏州大学附属第一医院重症医学科（ICU）收治的脓毒症患者的临床资料。结果发现，入选 196 例脓毒症患者中有 105 例（53.57%）出院时 RDW 值高于入院时。与 RDW 非升高组比较，RDW 升高组 APACHE Ⅱ 评分明显升高（20.42 ± 6.29 分 vs.16.17 ± 6.37 分）、C- 反应蛋白（CRP）升高（14.71 ± 3.52 mg/L vs.11.15 ± 7.94 mg/L）、住院时间明显延长 [17.0（12.0，21.7）天 vs.11.0（7.0，18.0）天]、28 天和 90 天病死率明显升高（57.14% vs.36.26%，62.86% vs.47.25%），差异均有统计学意义（均 $P < 0.05$）。Kaplan-Meier 生存曲线分析显示，RDW 升高组 28 天和 90 天累计生存率均较 RDW 非升高组明显降低。多因素 Cox 回归分析显示，APACHE Ⅱ 评分 [比值比（OR）= 1.049，95%CI 1.010～1.090，$P=0.013$] 和 RDW 升高（OR=0.517，95%CI 0.280～0.953，$P=0.034$）是脓毒症患者死亡的独立危险因素。Zhang 等[10]评估了血管加压素前体和 HPA 激素在预测败血症发展和死亡率中的作用。一共纳入了 461 例败血症患者。研究者发现基线血清血管加压素前体、总皮质醇、游离皮质醇和 ACTH 的浓度随着疾病严重程度的上升而增高（$P < 0.001$）。多元 logistic 回归分析提示血管加压素前体和总皮质醇是感染性休克（OR 为 1.034 和 1.355）的独立危险因素。生存分析提示血管加压素前体<86.3 pg/ml 的病例 28 天死亡率显著降低（OR 为 1.039），而总皮质醇水平<34.2 μg/dl 的病例 28 天死亡率也显著降低（OR 为 1.499）。血管加压素前体对于预测感染性休克和 28 天死亡率的受试者曲线下面积分别为 0.856 和 0.826。提示血管加压素前体和 HPA 激素是很有前景的严重败血症或感染性休克的独立预测因素。

三、临床研究

败血症一般为急性起病，表现为发热和寒战的毒血症症状，热型以弛张热和间歇热多见。伴有全身不适、肌肉酸痛、呼吸急促、心动过速，以及皮疹、关节肿痛、肝及脾大等。严重者可出现感染性休克和器官功能障碍。外周血常规检查通常可见白细胞总数明显升高，一般为（10～30）$\times 10^9$/L，但特异性不高。血培养是确诊败血症的主要依据，但培养阳性率低，且不适于早期诊断。近年来发现一些感染早期诊断相关的生物标志物，如血清降钙素原（procalcitonin，PCT）和中性粒细胞 CD64 的测定对全身严重感染和败血症的早期判断有一定临床参考价值。Chen 等[11]研究了败血症患者的维生素 D 水平、PCT 与死亡率之间的相互关系。236 例 ICU 败血症患者被纳入研究，25 羟基维生素 D 缺乏的患者有更高的 APACHE Ⅱ 和 SOFA 评分、更高的血培养阳性率以及更高的 28 天死亡率。这些患者的 ICU 住院时间更长、呼吸机使用时间更长。入院时的 25 羟基维生素 D 水平与 PCT 水平呈显著负相关。Cox 回归提示 25 羟基维生素 D 水平<20 ng/ml 是 28 天死亡率的独立预后因素。刘瑶等[12]分析了细菌性肝脓肿合并败血症的临床特征、危险因素、临床结局等，收集了 2011 年 1 月 1 日至 2015 年 12 月 31 日住院确诊的细菌性肝脓肿合并败血症 52 例为病例组，随机选择相同时间内住院的无败血症的细菌性肝脓肿患者 52 例为对照组。结果发现，细菌性肝脓肿合并败血症患者中血培养以肺炎克雷伯杆菌最多见（63.3%），其次是大肠埃希菌（16.7%）。多因素 Logistic 回归分析显示，脓肿直

径≥10 cm（*OR*＝14.016，95%*CI* 1.354～145.070）是细菌性肝脓肿合并败血症的独立危险因素。沈艳华等[13]主要探讨了新生儿 B 族链球菌（GBS）败血症的临床特点及诊治。该研究回顾性分析了该院新生儿重症监护病房收治的血培养阳性的 21 例 GBS 败血症新生儿，其中男 15 例、女 6 例，早产儿2 例；出生＜7 天发病者 7 例，其中合并化脓性脑膜炎 4 例；出生≥7 天发病者 14 例，其中合并化脓性脑膜炎 10 例。21 例均表现为反应差，发热 14 例，呼吸异常 10 例，休克 7 例，惊厥 5 例。实验室检查：血白细胞升高（＞$19.5×10^9$/L）8 例，降低（＜$5×10^9$/L）13 例，CPR 升高 21 例。血培养无乳链球菌 21 例，脑脊液培养无乳链球菌 6 例。转归：治愈 12 例，好转 7 例，放弃治疗后死亡 2 例。

四、基础研究

很多学者针对败血症的发生发展机制和病理生理学进行了研究，以期为防治本病找到理论依据。Hou 等[14]报道了 S1PR3 通路在清除败血症病原体中起到的重要作用。他们首先在细菌刺激后的巨噬细胞中发现 S1PR3 蛋白表达升高。在不同的败血症模型中 *S1PR3* 基因敲除小鼠与野生型而比较均有更高的死亡率和细菌负荷。使用激动药激活胞内 *S1PR3* 活性后的小鼠对比野生型在不同败血症模型的生存率均提高。他们还深入做了机制研究，发现 *S1PR3* 基因敲除的巨噬细胞，其活性氧水平降低以及吞噬体的成熟被延迟。另外，从败血症患者中分离的单个核细胞中，S1PR3 活性更高的具有更好的预后。因此，S1PR3 通路在败血症中可以调节机体对于病原体的天然免疫，未来可作为有效干预的靶点。Kang 等[15]发现 PINK1-PARK2 通路在败血症发病中所起到的重要作用。他们发现 *pink1* 和 *park2* 基因敲除小鼠更易在败血症中出现多器官衰竭和死亡。这些小鼠中外周循环的神经递质多巴胺的量减少，从而加速了败血症调节因子 HMGB1 的释放，继而激活了 HIF1A依赖的无氧糖酵解和 NLRP3 依赖的炎症因子释放。从败血症患者外周血分离到的单个核细胞中，HIF1A 和 NLRP3 的 mRNA 表达上调，而 PINK1 和 PARK2 的 mRNA 表达下调。因此，该研究提出 PINK1-PARK2 通路调节的神经免疫通路参与了败血症引起的死亡，并有可能作为未来治疗的靶点。Song 等[16]研究了颗粒蛋白前体在机体对于败血症中的免疫所起到的作用，他们比对了 100例败血症患者和 53 例健康受试者，发现前者颗粒蛋白前体的浓度显著增高。进一步研究发现，颗粒蛋白前体的减少不仅提高了死亡率，还降低了血中细菌的清除率。颗粒蛋白前体不足的小鼠腹腔灌洗液中的巨噬细胞募集不足，细胞因子 CCL2 的产生不足，提示对于败血症较弱的免疫反应。用颗粒蛋白前体治疗不仅能恢复颗粒蛋白前体缺陷小鼠的巨噬细胞募集功能和天然免疫功能，还能保护高致死率败血症模型的野生型小鼠。由此可见，颗粒蛋白前体是对于败血症提高机体免疫的很有前景的治疗手段。Xu 等[17]聚焦补体 5a 受体（C5aR 和 C5L2）在败血症发病机制的作用。他们发现败血症患者中性粒细胞上的 C5aR 和 C5L2 的表达显著低于健康人和系统性炎症反应综合征（SIRS）病例，而且表达的多少与疾病严重程度有关。另外，C5aR 和 C5L2 的表达水平和败血症患者的生存率相关。这些结果提示补体 5a 受体与中性粒细胞的功能不全与败血症患者的不良预后相关。Shao 等[18]在健康对照者和败血症患者中检测了 CD4⁺T 细胞上 B 和 T 淋巴细胞弱化因子（BTLA）的表达水平。他们用流式细胞学的方法检测了 336 例患者，发现 BTLA（＋）的 CD4⁺T细胞比例在严重败血症和感染性休克的患者中相比健康对照者显著降低（所有 *P* 值＜0.01）。使用免疫荧光检测也得到了相似的结论。回归模型提示 BTLA（＋）的 CD4$^+$T 细胞比例与败血症患者的 28 天死亡率相关。Wang 等[19]研究了中性粒细胞的 PD-L1 表达与败血症发病机制的关系。他们测定了 41 例败血症患者和 6 例败血症模型小鼠中性粒细胞的 PD-L1 表达水平及其对于淋巴细胞凋亡的作用。结果发现，PD-L1 水平是随着败血症的严重程度而升高的，且此时中性粒细胞更倾向于从骨髓迁移到外周血和腹腔。PD-L1 可以用来预测严重败血症，受试者曲线下面积为 0.74。另外，败血症时的中性粒细胞是可以诱导淋巴细胞凋亡的，这一作用可以被抗 PD-L1 抗体抑制。提示 PD-L1 可能与败血症诱导的免疫抑制有关。

五、治疗与预防

败血症的治疗监测指标一直存有争议。Gu 等[20]对以乳酸为治疗监测指标的随机对照研究进行了荟萃分析，共纳入了 4 项研究、547 例患者。其中 2 项研究被判定为低风险偏倚，而另 2 项研究的偏倚风险不确定。结果发现早期清除乳酸的治疗策略与全因死亡率的降低显著相关（$RR＝0.65$，95% CI 0.49～0.85，$P＝0.002$，$I^2＝0$），且不会延长住院时间和 ICU 住院时间。严重脓毒症和脓毒性休克患者都存在一定的绝对或相对的有效血容量不足，因此需要尽快补充血容量。早期目标指导性治疗（EGDT）是指一旦临床诊断严重脓毒症合并组织灌注不足，应尽快进行积极的液体复苏。Zhang 等[21]就 EGDT 对于败血症治疗效果的随机对照研究进行了荟萃分析，纳入了 10 项研究，4157 例患者。结果发现，EGDT 组和对照组的死亡率无显著差异（$RR＝0.91$，95% CI 0.79～1.04，$P＝0.17$），有潜在的异质性（$chi^2＝23.65$，$I^2＝58%$）。在亚组分析中，标准的 EGDT，而不是调整后的 EGDT，与对照组相比死亡率显著降低（$RR＝0.84$，95%CI 0.72～0.98，$P＝0.03$）。然而，与 EGDT 组相比，早期乳酸清除组的死亡率更高（$RR＝1.52$，95% CI 1.06～2.18，$P＝0.02$）。ICU 住院时间、辅助呼吸比率和血管活性药的应用率两组无显著差异。未来仍需要更多关于 EGDT 和早期乳酸清除治疗策略的随机对照研究。在新生儿败血症的治疗中，于桂新[22]研究了头孢噻肟联合丙种球蛋白的临床疗效，纳入了 136 例败血症新生儿，随机分成对照组（对症治疗＋头孢噻肟）和观察组（对症治疗＋新生儿败血症＋丙种球蛋白），各 68 例。治疗 5 天后，比较两组的各项治疗相关指标。结果观察组有效率明显高于对照组，病死率和住院时间显著低于对照组，差异均有统计学意义（$P＜0.05$）。提示头孢噻肟联合丙种球蛋白能够提高新生儿败血症治疗效果，降低病死率，值得临床推广。

（应　悦　邵凌云）

参考文献

［1］　Zhou J, Tian H, Du X, et al. Population-based epidemiology of sepsis in a subdistrict of Beijing. Crit Care Med, 2017, 45（7）: 1168-1176.

［2］　Quan J, Zhao D, Liu L, et al. High prevalence of ESBL-producing Escherichia coli and Klebsiella pneumoniae in community-onset bloodstream infections in China. J Antimicrob Chemother, 2017, 72（1）: 273-280.

［3］ Liu YM, Li BB, Zhang YY, et al. Clinical and molecular characteristics of emerging hypervirulent Klebsiella pneumoniae bloodstream infections in mainland China. Antimicrob Agents Chemother, 2014, 58（9）: 5379-5385.

［4］ 邓茂文, 蔡强. 新生儿败血症病原学变迁及耐药性的临床研究. 中国基层医药, 2015, 21（18）: 2770-2773.

［5］ Zhang X, Liu D, Liu YN, et al. The accuracy of presepsin（sCD14-ST）for the diagnosis of sepsis in adults: a meta-analysis. Crit Care, 2015, 19: 323.

［6］ Wang X, Li ZY, Zeng L, et al. Neutrophil CD64 expression as a diagnostic marker for sepsis in adult patients: a meta-analysis. Crit Care, 2015, 19: 245.

［7］ Shao Y, He J, Chen F, et al. Association study between promoter polymorphisms of ADAM17 and progression of sepsis. Cell Physiol Biochem, 2016, 39（4）: 1247-1261.

［8］ Fang Y, Li C, Shao R, et al. Prognostic significance of the angiopoietin-2/angiopoietin-1 and angiopoietin-1/Tie-2 ratios for early sepsis in an emergency department. Crit Care, 2015, 19: 367.

［9］ 龚艳, 龙现明, 金钧, 等. 红细胞分布宽度对脓毒症预后评估的临床研究. 中华危重病急救医学, 2017, 29（6）: 481-485.

［10］ Zhang Q, Dong G, Zhao X, et al. Prognostic significance of hypothalamic-pituitary-adrenal axis hormones in early sepsis: a study performed in the emergency department. Intensive Care Med, 2014, 40（10）: 1499-1508.

［11］ Chen Z, Luo Z, Zhao X, et al. Association of vitamin D status of septic patients in intensive care units with altered procalcitonin levels and mortality. J Clin Endocrinol Metab, 2015, 100（2）: 516-523.

［12］ 刘瑶, 邵宇云, 史萍, 等. 细菌性肝脓肿合并败血症临床特征及危险因素分析. 中华临床感染病杂志, 2017, 10（2）: 125-129.

［13］ 沈艳华, 刘红, 齐宇洁, 等. 新生儿 B 族链球菌败血症的临床研究. 山西医科大学学报, 2016, 47（11）: 1041-1045.

［14］ Hou J, Chen Q, Wu X, et al. S1PR3 signaling drives bacterial killing and is required for survival in bacterial sepsis. Am J Respir Crit Care Med, 2017, 196（12）: 1559-1570.

［15］ Kang R, Zeng L, Xie Y, et al. A novel PINK1- and PARK2-dependent protective neuroimmune pathway in lethal sepsis. Autophagy, 2016, 12（12）: 2374-2385.

［16］ Song Z, Zhang X, Zhang L, et al. Progranulin plays a central role in host defense during sepsis by promoting macrophage recruitment. Am J Respir Crit Care Med, 2016, 194（10）: 1219-1232.

［17］ Xu R, Lin F, Bao C, et al. Complement 5a receptor-mediated neutrophil dysfunction is associated with a poor outcome in sepsis. Cell Mol Immunol, 2016, 13（1）: 103-109.

［18］ Shao R, Li CS, Fang Y, et al. Low B and T lymphocyte attenuator expression on CD4[+] T cells in the early stage of sepsis is associated with the severity and mortality of septic patients: a prospective cohort study. Crit Care, 2015, 19: 308.

［19］ Wang JF, Li JB, Zhao YJ, et al. Up-regulation of programmed cell death 1 ligand 1 on neutrophils may be involved in sepsis-induced immunosuppression: an animal study and a prospective case-control study. Anesthesiology, 2015, 122（4）: 852-863.

［20］ Gu W J, Zhang Z, Bakker J. Early lactate clearance-guided therapy in patients with sepsis: a meta-analysis with trial sequential analysis of randomized controlled trials. Intensive Care Med, 2015, 41（10）：1862-1863.

［21］ Zhang L, Zhu G, Han L, et al. Early goal-directed therapy in the management of severe sepsis or septic shock in adults: a meta-analysis of randomized controlled trials. BMC Med, 2015, 13：71.

［22］ 于桂新. 头孢噻肟联合丙种球蛋白治疗新生儿败血症的临床疗效研究. 中国现代药物应用，2015，9（24）：92-93.

第三十节　感染性休克

感染性休克（septic shock）又称为脓毒性休克，是继发于感染后的急性器官功能损害，低血压难以通过液体复苏来纠正的一类休克，患者多存在持续的局部或全身的炎症反应。感染性休克是临床常见的危重症，病情凶险，严重并发症较多，可严重影响患者健康，威胁其生命。

一、流行病学

有关中国大陆感染性休克的流行病学信息依然不完整。Zhou 等[1]在 2014 年在 22 个多学科重症监护病房（intensive care unit，ICU）进行了为期 2 个月的前瞻性观察性队列研究，对中国大陆 ICU 重症脓毒症和感染性休克的流行病学进行了分析。研究期间所有入住 ICU 的患者都进行了筛查，包括严重脓毒症或感染性休克患者。结果发现，共有 484 例患者，按照临床标准诊断为严重脓毒症（365 例）或感染性休克（119 例），也就是每 100 例 ICU 住院患者 9.2 例感染性休克患者。结果表明，重症脓毒症和感染性休克是 ICU 患者常见并发症。此外，Zhou 等[2]还在社区对感染性休克流行病学进行研究，回顾性研究 2012 年 7 月 1 日至 2014 年 6 月 30 日在北京月坛街道的所有公立医院住院患者的病历信息。他们筛查了 21 191 例住院的成年患者，发现了 1716 例脓毒症患者，其中 256 例患者发生严重脓毒症，233 例患者发生感染性休克。标准化后该地区败血症、严重败血症和感染性休克的年发病率分别为 461/10 万、68/10 万和 52 例 /10 万。

二、评估方法

早期感染性休克的生理和病理变化通常是可逆的，因此，早期诊断和预后评估可以显著降低感染性休克患者的病死率。目前，临床上通常推荐急性生理学与慢性健康状况评分系统评分（Acute Physiology and Chronic Health Evaluation Ⅱ，APACHE Ⅱ）和序贯器官衰竭评分（Sequential Organ Failure Assessment，SOFA）评估感染性休克患者的病情和预后。但该方法在临床实践中操作较为烦琐，近年来有不少研究认为传统指标联合诊断也有优势。汪颖等[3]回顾性分析 2015 年 1 月至 2016 年 12 月入住贵州医科大学附属医院 ICU、符合 Sepsis-3 诊断标准的成年人患者临床资料，比较降钙素原（PCT）、血乳酸（Lac）、24 小时乳酸清除率（LCR）、SOFA、快速 SOFA（qSOFA）、简化急性生理学评分Ⅱ（SAPS Ⅱ）、APACHE Ⅱ评分对脓毒症的预测价值。结果显示，SAPS Ⅱ

评分、24 小时 LCR、SOFA 对脓毒症预后的预测价值较大，其中 SAPS Ⅱ 评分的 ROC 曲线下面积（AUC）为 0.877，当阈值为 41.5 分时，灵敏度为 94.3%；而 PCT（AUC＝0.759）、入 ICU 时 Lac（AUC＝0.725）、qSOFA（AUC＝0.701）、APACHE Ⅱ 评分（AUC＝0.680）对脓毒症患者的预测价值一般。对于腹腔感染致脓毒症患者，预测预后最准确的指标为 SOFA（AUC＝0.889，当阈值为 9.5 分时，灵敏度为 81.2%，特异度为 83.5%）；对于肺部感染致脓毒症患者，预测预后最准确的指标为 PCT（AUC＝0.891，当阈值为 3.95 mg/L 时，灵敏度为 84.7%，特异度为 94.1%）。然而也有研究指出，传统指标不可被这些评分取代。朱宇芳等[4]对 357 例脓毒症患者的临床资料进行回顾性分析，探讨补体 C3、C4 与 β_2 微球蛋白（β_2-MG）水平联合检测在脓毒症患者诊断和预后评估中的应用价值。结果表明，与健康对照组相比，脓毒症组患者补体 C3 和 C4 水平显著降低，且重度脓毒症患者 C3 和 C4 显著低于轻度脓毒症患者，而 β_2-MG 水平与 C3 和 C4 呈相反趋势（$P<0.05$）。C3、C4 和 β_2-MG 联合检测诊断脓毒症 AUC 为 0.96，优于各项指标单独检测的 AUC（0.76、0.75 和 0.87）。死亡组脓毒症患者 C3 和 C4 水平低于生存组，β_2-MG 水平高于生存组（$P<0.05$）。王春源等[5]研究急诊老年严重脓毒症及感染性休克患者心肌肌钙蛋白 I（cTnI）、肌酸激酶同工酶（CK-MB）及动脉血乳酸水平的变化及其对预后的评估。结果显示，脓毒性休克组患者 cTnI、CK-MB、乳酸、APACHEI 评分和 SOFA 大于严重脓毒症组；死亡组 cTnI、CK-MB 和乳酸均大于存活组（$P<0.05$）；cTnI、CK-MB、乳酸水平与 APACHE Ⅱ 评分、SOFA 具有显著相关性（相关系数 $r=$ 0.675、–0.899，$P<0.05$），cTnI、CK-MB、乳酸预测死亡 ROC 的 AUC 分别为 0.846、0.809 和 0.829，通过 Logistic 回归所得联合预测概率 ROC 的 AUC 为 0.979（$P<0.05$）。

感染性休克的病理生理学改变主要表现为微循环障碍，如何早期发现机体组织中细胞的缺氧状态和二氧化碳潴留程度，用于评判微循环情况也有不少研究。孙乐瑾等[6]通过动态监测海南省人民医院重症医学科 2014 年 8 月至 2016 年 8 月感染性休克患者 2、24 小时的动脉血氧分压（PaO_2）、动脉二氧化碳分压（$PaCO_2$）、$tcpO_2$、$tcpCO_2$、动脉血乳酸等，并计算氧偏移度和二氧化碳偏移度，认为二氧化碳偏移度与重症感染性休克患者微循环密切相关，并且早期监测二氧化碳偏移度有助于早期评估患者的预后，临床有重要的参考价值。北京协和医院 Wang 等[7]探讨重症监护病房入院后 7 天内感染性休克患者中心静脉压（CVP）的变化及其对器官功能和临床预后的影响。连续记录了 105 例感染性休克患者 7 天的 CVP 值、基线生化数据等资料，根据感染性休克患者 7 天的平均 CVP 值分组，将病例分为低（<8 mmHg）、正常（8～12 mmHg）和高（>12 mmHg）CVP 3 组。结果发现，中心静脉压与肾、肝、肺功能，与 SOFA 分数、乳酸有关。CVP 在 7 天内降至 8 mmHg 以下的感染性休克患者存活率较高。

三、基础研究

很多学者在探索感染性休克发病机制及免疫状态方面做了研究。北京朝阳医院 Liu 等[8]测定了严重脓毒症和感染性休克患者的外周血调节 T 细胞（Treg）中的程序性死亡分子 -1（PD-1）表达。研究纳入了 78 例严重脓毒症患者和 40 例感染性休克患者以及 21 例健康对照者。比较这 3 组中外周血 PD-1＋ Treg 的百分比以及绝对 Treg 计数。还比较了脓毒症患者中存活者和非存活者中 Treg 中的

PD-1 表达和绝对 Treg 计数。与健康对照相比，脓毒症患者中 Treg 中的 PD-1 表达增加。相反，与健康对照相比，脓毒症患者的绝对 Treg 计数显著降低；感染性休克患者的绝对 Treg 计数最低。在脓毒症患者中，存活者的 Treg 中 PD-1 表达水平较低，绝对 Treg 计数高于非生存者。此外，PD-1＋ Treg 的百分比与乳酸水平、APACHE Ⅱ 评分以及脓毒症患者的 SOFA 得分呈正相关。PD-1 在脓毒症患者的 Treg 中上调，可能表明机体免疫功能紊乱的状态。Treg 中 PD-1 的过度表达与更严重的脓毒症以及不良后果相关。而 Wang 等[9] 在重症监护病房进行了一项前瞻性队列研究，调查了中性粒细胞明胶酶相关脂质运载蛋白（NGAL）作为严重脓毒症和感染性休克中死亡率和多器官功能障碍综合征（MODS）指标的临床效用。研究入选包括 123 例严重脓毒症或感染性休克患者，随访 12 个月，评估 NGAL 与 MODS 发展和死亡率之间的关系。结果发现，与 NGAL 低的患者相比，NGAL 高（第 75 百分位）的患者死亡率和 MODS 的风险增加（$P<0.05$）。ROC 曲线的 AUC 分析表明，高 NGAL 可以预测重症监护病房住院期间的死亡率。高 NGAL 是死亡率和 MODS 的独立预测因素（分别为：$OR=2.128$，$95\%CI$ 1.078～4.203，$P=0.030$）和 $OR=1.896$，$95\%CI=1.012～3.552$，$P=0.046$），有望在临床上进一步应用。

血液净化在纠正感染性休克方面越来越得到重视，有学者在治疗方面做出研究。Zhao 等[10] 认为早期液体复苏（EFR）联合高容量血液滤过（HVHF）可改善感染性休克。他们将 18 头猪随机分为对照组（$n=6$，仅体外循环血）、持续肾替代疗法（CRRT）组 [$n=6$，超滤量＝25 ml/（kg·h）] 和 HVHF 组（$n=6$，超滤量＝85 ml/（kg·h）]。通过静脉输注脂多糖建立感染性休克模型。监测血管动力学参数（动脉压、心率、心输出量、每搏输出量变异性、心室收缩力、全身血管阻力和中心静脉压）、血管活性药物参数（去甲肾上腺素和每小时液体摄入量）、肺功能氧压力和血管通透性、细胞因子（白介素 -6 和白介素 -10）。治疗后，通过比较血管活性药物的剂量、用药量、心室收缩指数和氧分压，发现 HVHF 组获益。与对照相比，CRRT 组和 HVHF 组均能更好地清除炎性介质，即 EFR 联合 HVHF 改善了猪模型中的感染性休克。因此，认为联合用药减少了休克进程，减少了对血管活性药物的需求，减轻了对心肺功能的损害。

四、治疗

感染性休克的经典治疗包括去除感染灶、病原学治疗、液体复苏、纠正酸中毒、血管活性药物的使用、糖皮质激素以及对症支持治疗等。近年在监测指导治疗方面有所进展。

1. 液体复苏　感染性休克患者主要特征为高心排量与低外周血管阻力及其引起组织灌注不足，其血流动力学的复杂性导致复苏目标难以实现。作为治疗的依据，感染性休克患者的血流动力学监测和分析显得尤为重要。王滨等[11] 选取 2013 年 12 月至 2014 年 12 月在华北石油管理局总医院重症医学科的感染性休克患者 57 例，探讨中心静脉 - 动脉二氧化碳分压差（ΔPCO$_2$）作为检测指标指导感染性休克液体复苏治疗的可行性。结果发现，监测 ΔPCO$_2$ 辅助液体复苏可有效降低液体平衡量，缩短机械通气时间和入住 ICU 时间，改善治疗效果。结合 ΔPCO$_2$ 指导感染性休克的液体复苏可以有效地避免盲目复苏导致的严重并发症，补液更加精准，是安全可行的。Liu 等[12] 探讨了脉冲指数连续心输出量（PiCCO）技术在治疗感染性休克患者中的应用。将 50

例感染性休克患者随机分为常规检测组（C 组，$n=25$）和 PiCCO 检测组（P 组，$n=25$），进行早期目标导向治疗（EGDT）。比较两组患者 EGDT 合格率、复苏相关参数如血乳酸水平、中心静脉血氧饱和度（ScvO$_2$）、CVP、平均动脉压（MAP）、尿量、多巴胺/多巴酚丁胺的用量。结果表明，PiCCO 用于监测和指导液体复苏、血管收缩药物（多巴胺）和正性肌力药物（多巴酚丁胺）的应用有较好的指导作用。除此之外，张博等[13]在 86 例感染性休克患者中探讨床旁超声在感染性休克患者血流动力学监测中的应用价值，认为与 PiCCO 监测血流动力学指标并指导患者进行补液治疗相比，床旁超声具有便捷、无创和实时监测等优点，两者治疗前后每搏量、心输出量和心排指数差异均无统计学意义（$P>0.05$）；且在治疗 6 小时时心率、中心静脉压、平均动脉压、血乳酸、尿量、血管活性药物评分、APACHE II 评分、输液量、多巴酚丁胺和去甲肾上腺素用量差异均无统计学意义（$P>0.05$）；两者机械通气时间、入住 ICU 时间和 28 天病死率差异均无统计学意义（$P>0.05$），认为床旁超声可用于感染性休克患者血流动力学状态实时监测和指导液体复苏，具有较好的应用价值。

2. 镇静止痛　感染性休克在合并多器官功能损害的同时常需要呼吸机给予支持，镇静镇痛尤为重要，过度镇静和过浅镇静发生频繁，在一定程度上影响机械通气患者的预后。毕展建等[14]探讨了 RASS 评分对感染性休克患者改良 EGDT 的价值，以指导临床治疗。其选取 2013 年 10 月至 2015 年 6 月威海市立医院 ICU 收治的感染性休克患者 92 例，试验组采用 RASS 评分指导镇静＋改良 EGDT，对照组采用常规镇静＋EGDT，观察 28 天，比较两组患者机械通气时间、住 ICU 时间、总费用、病死率和 MODS 发生率，并观察两组患者 6 小时、24 小时输液量，测定治疗前后肝功能、肾功能指标变化。结果发现，试验组患者机械通气时间、入住 ICU 时间和住院总费用，均明显低于对照组患者（$P<0.05$）；试验组患者 28 天病死率和 MODS 发生率分别为 15.2% 和 34.8%，显著低于对照组患者的 41.3% 和 60.9%（P 均<0.05）；试验组患者 6 小时、24 小时输液总量显著高于对照组；两组患者治疗前后肝功能和肾功能指标呈现先升高后下降趋势，在治疗后 24 小时达到最大值。因此，RASS 评分对感染性休克患者 EGDT 具有很大的指导价值，能缩短患者机械通气时间，减少病死率，改善患者预后的结论。而李重颐等[15]则探讨了感染性休克患者应用丙泊酚麻醉镇静对容量反应性的影响，为临床应用提供理论参考依据。通过入选 2014 年 8 月至 2015 年 8 月在福州市第二医院麻醉科接受 EGDT 时液体复苏达到标准后短期内出现感染性休克的 50 例患者作为研究对象，对照组 25 例给予咪达唑仑进行麻醉镇静，观察组患者 25 例给予丙泊酚进行镇静麻醉作用；比较两组患者容量反应性的变化和容量负荷。结果发现，观察组在镇静后容量反应性增加的比例明显高于对照组（$P<0.05$）；观察组镇静后容量有反应性亚型患者的比例增加 66.7%，增加的幅度明显高于对照组的 27.3%。因此，认为丙泊酚应用感染性休克患者的麻醉和镇静，对容量反应性有增加的趋势，不会影响心肌收缩力或影响很小，值得临床推广使用。

3. 血管活性药物　感染性休克患者常可出现血压降低和血流动力学改变，去甲肾上腺素、多巴胺等升压药物的使用可在一定程度上影响患者的血流动力学水平及预后。舒艾娅等[16]探讨不同剂量去甲肾上腺素对感染性休克患者血流动力学参数及其预后的影响，为去甲肾上腺素剂量的选择提供参考依据。通过选取 2012 年 3 月至 2014 年 8 月重庆市涪陵中心医院重症医学科收治的感染性休克患者 162 例为研究对象，随机分为大剂量组和常规剂量组，每组 81 例。大剂量组患者在常规治疗的基础上静脉滴注去甲肾上腺素 0.2 μg/（kg·min），常规剂量组患者在常规治疗的基础上静脉滴注去甲肾上腺素 0.1 μg/（kg·min）。结果发现，大剂量组患者不良反应总发生率为 14.8%，高于常规剂量组的 4.9%（$P<0.05$）。因此认为不同剂量去甲肾上腺素均可改善感染性休克患者血流动力学，但盲目增加去甲肾上腺素用量，不仅对其干预效果无明显增强，还可造成较大不良反应发生，影响患者预后。

4. 其他药物　血必净注射液应用于感染性疾病的救治中可起到抑制炎症介质合成及释放的作用，同时可调节免疫功能，起到良好治疗效果。夏海娜等[17]探讨血必净对感染性休克患者 Lac、PCT、C-反应蛋白（CRP）及血流动力学的影响。他们选取 2014 年 1 月至 2015 年 8 月南阳市中心医院心脏大血管外科收治的感染性休克患者 80 例，均给予规范化治疗，观察组患者同时给予血必净注射液静脉滴注，对比两组患者疗效及其对 Lac、PCT、CRP 及血流动力学的影响。结果发现，观察组与对照组治疗后与治疗前临床指标比较，均明显下降；观察组治疗总有效率为 92.5%，高于对照组 75.0%（$P<0.05$）。因此认为血必净用于感染性休克的治疗具有抑制机体炎症反应、改善血流动力学的效果，有助于提高治疗疗效，为感染性休克治疗提供参考。郑喜胜等[18]观察血必净联合乌司他汀治疗感染性休克的临床疗效，通过选取 2013 年 1 月至 2015 年 6 月在南阳市中心医院重症医学科诊治的感染性休克患者 92 例进行观察，对照组给予常规治疗，试验组在对照组的基础上加入血必净联合乌司他汀治疗，观察两组患者的治疗效果，治疗前后 PiCCO 测量指数变化（CO、CI、SVR、EVLWI）与血浆脑型利钠肽（BNP）、PCT 及 IL-6 浓度，同时观察两组患者的病情变化。结果发现试验组患者治疗前后的 PiCCO 测量指数变化，包括：CO、CI、SVR、EVLWI 及 BNP、PCT、IL-6 变化均显著优于对照组（P 均<0.05）；试验组患者的治疗总有效率为 93.5%，显著优于对照组的 82.6%（$P<0.05$）。认为血必净联合乌司他汀治疗感染性休克具有较好的临床疗效，能够改善患者病情，提高患者生活质量。

（杨清銮　邵凌云）

参考文献

［1］　Zhou J, Qian C, Zhao M, et al. Epidemiology and outcome of severe sepsis and septic shock in intensive care units in mainland China. PLoS One, 2014, 9（9）：e107181.

［2］　Zhou J, Tian H, Du X, et al. Population-based epidemiology of sepsis in a subdistrict of Beijing. Crit Care Med, 2017, 45（7）：1168-1176.

［3］　汪颖，王迪芬，付江泉，等. SOFA、qSOFA 评分和传统指标对脓毒症预后的判断价值. 中华危重病急救医学，2017，29（8）：700-704.

［4］　朱宇芳，饶群，江华，等. C3、C4 和 β2 微球蛋白水平联合检测在脓毒症患者诊断和预后评估中的应用. 检验医学与临床，2017，14（1）：7-9.

［5］　王春源，李肖肖，丁静，等. cTnI、CK-MB 及乳酸联合检测对急诊老年严重脓毒症休克患者预后的评估. 中国实验诊断学，2017，21（5）：774-777.

［6］　孙乐瑾，朱永，王华杰，等. 无创经皮组织氧分压和二氧化碳分压监测在重症感染性休克患者预后评估中的临床应用价值. 中国老年学杂志，2016，36：6238-6240.

［7］ Wang XT, Yao B, Liu DW, et al. Central venous pressure dropped early is associated with organ function and prognosis in septic shock patients: A retrospective observational study. Shock, 2015, 44（5）：426-430.

［8］ Liu Q, An L, Qi Z, et al. Increased expression of programmed cell death-1 in regulatory T cells of patients with severe sepsis and septic shock: An observational clinical study. Scand J Immunol, 2017, 86（5）：408-417.

［9］ Wang B, Chen G, Zhang J, et al. Increased neutrophil gelatinase-associated lipocalin is associated with mortality and multiple organ dysfunction syndrome in severe sepsis and septic shock. Shock, 2015, 44（3）：234-238.

［10］ Zhao P, Zheng R, Xue L, et al. Early fluid resuscitation and high volume hemofiltration decrease septic shock progression in Swine. Biomed Res Int, 2015, 2015：181845.

［11］ 王滨，张建洁，路桂杰，等. 中心静脉－动脉二氧化碳分压差在感染性休克液体复苏策略中的指导作用. 河北医药，2016，38（14）：2164-2166.

［12］ Liu X, Ji W, Wang J, et al. Application strategy of PiCCO in septic shock patients. Exp Ther Med, 2016, 11（4）：1335-1339.

［13］ 张博，丁开方，杨东星，等. 床旁超声在感染性休克患者血流动力学监测中的临床研究. 河北医科大学学报，2017，38（1）：16-19.

［14］ 毕展建，高飞，时玲燕. RASS 评分对感染性休克患者改良早期目标导向治疗的探讨. 中华医院感染学杂志，2016，26（19）：4422-4424.

［15］ 李重颐，黄威，陈仕伟，等. 感染性休克患者采用丙泊酚麻醉镇静对容量反应性的影响研究. 中华医院感染学杂志，2016，26（15）：3381-3383.

［16］ 舒艾娅，付宜龙，曹家军，等. 不同剂量去甲肾上腺素对感染性休克患者血流动力学参数与预后的影响. 中华医院感染学杂志，2016，26（8）：1715-1717.

［17］ 夏海娜，王璐，张超，等. 感染性休克患者血必净治疗对血乳酸、降钙素原、C- 反应蛋白及血流动力学的影响研究. 中华医院感染学杂志，2016，26（15）：3378-3380.

［18］ 郑喜胜，史进，倪猛，等. 血必净联合乌司他汀治疗感染性休克患者的临床疗效观察. 中华医院感染学杂志，2016，26（4）：769-771.

第三十一节　钩端螺旋体病

钩端螺旋体病（leptospriosis，简称钩体病）是由各种不同类型的致病性钩端螺旋体（简称钩体）引起的急性传染病，是接触带菌的野生动物和家畜，钩体通过暴露部位皮肤进入人体而获得感染的人畜共患病。钩体在全球范围已确定有 23 群、223 型，国内证实有 18 群、70 型。在我国钩体病流行中，由稻田感染者分离的钩体以黄疸出血群（型）为主；由洪水引起的钩体感染，则多由波摩那群（型）引起。鼠和猪是主要的传染源，呈世界性范围流行。因个体免疫水平的差别以及受染菌株的不同，临床表现轻重不一。临床特点为早期的钩体病败血症，中期的各器官损害症状，以及后期的多种变态反应性后发症。肺弥漫性出血，肝、肾衰竭常为致死原因。

一、流行病学

钩端螺旋体病具有明显的人群、季节、地区流行特征。刘波等[1]对2006—2010年中国大陆地区上报的钩端螺旋体病进行流行病学分析，发现我国钩体病病例报告数持续减少，其中74.58%的病例来自于南方长江、珠江和澜沧江流域的四川、云南、湖南、江西、广西和广东6省。发病高峰为8、9月。病例中农民占75.24%，35岁以上中老年病例占66.82%。62.94%发病前1个月有可疑疫水接触史。近年来人群血清抗体种群以黄疸出血群型、秋季群秋季型、七日热群七日热型、流感伤寒群流感临海型和澳洲群澳洲型最为常见。潘敏楠等[2]对2000—2009年福建省两次钩体病暴发疫情进行流行病学分析，结果发现闽南某地钩体病暴发疫情是由外来人群因漂流接触疫水发病引起，而霞浦某地钩体病暴发疫情是由易感人群清理荒芜稻田引发，漂流和旅游等非耕作性钩体病感染和废弃田再用时引起的钩体感染已成为福建省21世纪初钩体病局部暴发流行新动向。刘雁灵等[3]利用集中度和圆形分布法，对2011—2014年我国钩体病的季节性特点进行分析。结果发现，我国钩体病的发病有很强的季节性特征，8—12月为发病高峰期。康殿巨等[4]报道四川省2011—2015年共报告钩端螺旋体病409例，年发病率在（0.06~0.17）/10万，死亡4人。7—10月是本病流行季节，9月是发病高峰。职业分布以农民为主，其发病患者数占全部病例的90.22%。病例男性多于女性，男、女性别比为1.99：1.00。流行的主要菌群是黄疸出血群，主要流行形式是稻田型。吴捷等[5]对海南省2015年全省不明原因发热患者的血标本进行分析，179份标本中显微镜凝集试验检出阳性标本40份，感染率为22.35%，男性感染率为21.65%，女性感染率为23.17%；菌群中有7个群能检出，主要型别以黄疸出血群为主。王大军等[6]报道三峡库区兴山县钩端螺旋体病流行病学特征，共检测患者尿液及家畜、青蛙、稻田疫水等7类样本565份，培养阳性菌株4株，阳性率为0.71%，其中患者尿液1株，人群钩体抗体阳性率平均为28.62%，青壮年阳性率较高，以黄疸出血型、七日热型、流感伤寒型、波摩那型为主，农贸市场、畜牧养殖区及其周边为经济型钩体病疫源地。

二、诊断方法

钩体病的病原学检查方法包括暗视野镜检法、动物接种、血培养及核酸检测，血清学检查方法包括凝集溶解试验和酶联免疫吸附试验，其中，凝集溶解试验是目前国内最常用的钩体血清学诊断方法，以活标准型钩体作抗原，与患者血清混合，测定特异性IgM抗体。如发生凝集现象，称显微镜凝集试验阳性。汪海波等[7]对50例健康人的血液标本分别采用钩体IgG ELISA试剂盒、IgM ELISA试剂盒和PCR方法进行检测，结果IgG抗体检测有4例呈阳性反应，IgM抗体检测有11例呈阳性反应，而PCR检测全为阴性。所以对于钩端螺旋体病例，应运用PCR检测技术加以甄别，排除某些抗体检测试剂导致的假阳性，从而避免不正当治疗。

三、临床研究

典型的钩端螺旋体病患者起病急骤，早期有高热、倦怠无力、全身酸痛、结膜充血、腓肠肌压痛、浅表淋巴结肿大；中期可伴有肺弥漫性出血，明显的肝、肾、中枢神经系统损害；晚期多数患者恢复，少数患者可出现后发热、眼葡萄膜炎以及脑动脉闭塞性炎症等，肺弥漫性出血，肝、肾衰竭常为致死原因。吴梅书[8]对 2000 年 1 月至 2013 年 12 月福建武平医院收治住院的钩端螺旋体病 356 例患者进行综合分析，发现所有患者均有发热、全身酸痛、乏力、食欲差、头痛等表现。临床分型包括流感伤寒型、黄疸出血型、肺出血型、脑膜脑炎型、肾衰竭型，以流感伤寒型为主。杨晴等[9]对 2010 年 4 月至 2013 年 3 月珠海市人民医院收治的并发肝功能损害的 12 例钩端螺旋体病患者的临床资料进行分析，发现 12 例均有血清 ALT 及 AST 升高，5 例有血清 TBIL 升高，PT延长者 6 例，PTA 低于 40% 者 3 例，Alb 降低 7 例，影像学检查肝大 3 例、脾大 1 例。肝功能损害在钩端螺旋体病发展过程中较普遍出现，多数患者可在短期内好转，但仍有少数患者呈进行性发展，氨基转移酶急剧升高，黄疸程度深，合并凝血功能障碍，重症钩体病患者甚至发展到肝衰竭、多脏器功能衰竭。

四、基础研究

很多学者对该病侵入人体后引起发病的相关侵袭因子及其作用机制进行研究，以期为更好防治本病找到理论依据。王贵霞等[10]采用 ELISA 法对钩端螺旋体病患者血清 TNF-α、IL-6、IL-2 进行检测及分析，将 49 例流感伤寒型、黄疸出血型、肺出血型钩端螺旋体病（钩体病）患者作为实验组，健康人群作为对照组，分别对其体内 TNF-α、IL-6、IL-2 的水平进行分析。结果发现实验组血清 TNF-α、IL-6 水平均显著高于对照组，实验组血清 IL-2 水平与对照组相比差异无统计学意义。其中，肺出血型患者血清 TNF-α 水平显著高于流感伤寒型及黄疸出血型，IL-6 在黄疸出血型、肺出血型患者血清中的水平也明显高于流感伤寒型，提示 TNF-α、IL-6 在钩体病发生、发展及器官损伤中发挥重要作用，抑制血清 TNF-α、IL-6 等炎性细胞因子的过度表达可能会减轻钩体病炎性。张成林[11]采用小鼠 J774A.1 和人 THP-1 单核 - 巨噬细胞感染模型，测定感染细胞后问号钩体 LPS 合成基因的表达差异、活性变化、含量变化、脂质 A 的结构修饰及影响脂质 A 合成及修饰基因表达量的环境因素及调节基因，发现问号钩体感染细胞后其 LPS 合成基因尤其是脂质 A 合成基因有表达差异，从而导致问号钩体 LPS 含量增加和脂质 A 结构发生改变，并使其活性发生改变。曾令兵[12]以问号钩体 56601 株为研究对象，探究问号钩端螺旋体的致病因子与免疫靶标，其以我国钩体病疫苗代表菌株——56601 株、JDL03 株及 JDL10 株为研究对象，对 3 株钩体的表面暴露蛋白进行预测，分别获得了 154 个、186 个以及 139 个表面暴露蛋白，进一步的实验发现了两个新的钩体疫苗靶标——LA_0505 与 LA_0136，其中 LA_0505 的抗血清能够与我国流行的 15 群 15 型有交叉反应，说明该蛋白是较好的钩体病疫苗候选靶标。此外，还通过比较 56606v 株及其减毒株 56606a 株在模拟体内培养温度条件下的转录及蛋白水平差异，分析导致两株毒力差异的关键因子。对上调一致的基因 / 蛋白分析蛋白 - 蛋白相互作用网络，发现钩体脂蛋白 LipL36 与 LipL48 是连接 TonB 系统与趋化系统的两个关键因子。趋化蛋白 CheW3 蛋白能够与氧应激反应蛋白 KatE 发生相互作用，而 KatE 蛋白被证明只存在于致病性钩体中，并且其与致病性钩体适应宿主体内环境氧应激反应相关。这提示 TonB 系统与趋化系统的表达上调蛋白可能作为重要致病因子在钩体致病过程中发挥关键的作用。

五、治疗与预防

钩端螺旋体病的治疗包括一般治疗、对症治疗及病原治疗，杀灭病原体是治疗本病的关键和根本措施，青霉素是首选药物。很多学者为改善该病的临床转归及加强预防进行了进一步的研究。李品山[13]对2011年1月至2016年7月福建省龙岩市永定区医院收治的50例肺弥漫性出血型钩端螺旋体病抢救治疗的患者是否运用山莨菪碱进行对照分析，将该院2011年1月至2013年12月收治的、应用机械通气联合常规治疗抢救的23例肺弥漫性出血型钩端螺旋体病患者设为对照组，并将该院2014年1月至2016年7月期间收治的27例肺弥漫性出血型钩端螺旋体病患者设为观察组。对观察组患者实施机械通气＋常规治疗＋山莨菪碱抢救，发现观察组患者的抢救成功率为88.89%，高于对照组患者的69.57%。说明山莨菪碱在肺弥漫性出血型钩端螺旋体病患者抢救治疗中的应用，能够有效提高患者抢救成功率，进一步改善患者预后。洪桥爱等[14]回顾性分析了61例黄疸出血型钩体病治疗中是否使用前列地尔对该病临床转归的影响，将30例采用前列地尔结合钩体病内科常规综合治疗设为治疗组，31例采用钩体病内科常规综合治疗设为对照组。结果治疗组30例患者在治疗2周后症状明显好转，总胆红素、碱性磷酸酶和γ-谷氨酰转肽酶下降，患者肾功能变化不明显；而对照组31例患者在治疗2周后症状有所改善，多数患者持续出现蛋白尿、血尿、白细胞及管型。说明在黄疸出血型钩体病常规治疗的基础上加用前列地尔，可以促进肝细胞的恢复，预防肾功能病变。周兴余等[15]对2009—2012年四川省仪陇县报告的钩端螺旋体病病例进行回顾性病例对照调查研究，发现收割水稻时田中有水、发病前1个月接触到动物粪便、发病前15天手或脚有伤口为病例发病危险因素，接种钩体疫苗为保护因素。提示仪陇县钩端螺旋体病高发与病例居住环境、田间劳作环境及病例在钩端螺旋体流行季节的个人行为有关，注射2针钩端螺旋体疫苗可有效预防钩体病。

（辛小娟）

参考文献

[1] 刘波，丁凡，蒋秀高，等. 2006—2010年中国钩端螺旋体病流行病学分析. 疾病监测，2012，27（1）：46-50.

[2] 潘敏楠，徐国英，陈阳，等. 福建省钩端螺旋体病流行新特点分析. 实用预防医学，2012，19（2）：188-190.

[3] 刘雁灵，曹文君. 应用集中度和圆形分布分析我国钩端螺旋体病发病的季节性趋势. 现代预防医学，2016，43（10）：1729-1731.

[4] 康殿巨，程秀伟，张云娜. 2011—2015年四川省钩端螺旋体病流行特征分析. 预防医学情报杂志，2017，33（8）：812-815.

[5] 吴捷，王丹，王少玲，等. 海南省不明原因发热患者中钩端螺旋体病的实验检测结果分析. 中国人兽共患病学报，2017，33（3）：276-279.

[6] 王大军，龚海燕，潘会明，等. 三峡库区兴山县钩端螺旋体宿主动物带菌状况及人群免疫水平分析. 中

国热带医学，2017，17（4）：367-371.

[7] 汪海波，谭华，冯子力，等. PCR 技术在钩端螺旋体病例诊断中的应用. 中国国境卫生检疫杂志，2014，37（5）：310-312.

[8] 吴梅书. 钩端螺旋体病 356 例临床分析. 深圳中西医结合杂志，2015，25（16）：110-111.

[9] 杨晴，吴春晓，喻婷婷，等. 钩端螺旋体病并发肝功能损害 12 例临床分析. 热带病与寄生虫学，2013，11（3）：137-138，160.

[10] 王贵霞，曾跃，张廷君，等. 钩端螺旋体病患者血清 TNF-α、IL-6、IL-2 的检测及分析. 成都医学院学报，2013，8（3）：261-263.

[11] 张成林. 感染状态下问号钩体脂多糖合成、修饰及其调控机制的研究. 浙江大学，2012：1-138.

[12] 曾令兵. 基于组学策略探究问号钩体致病因子与免疫靶标. 上海交通大学，2013：1-141.

[13] 李品山. 用山莨菪碱抢救肺弥漫性出血型钩端螺旋体病的 27 例分析. 中外医疗，2017，36（12）：142-143，146.

[14] 洪桥爱，徐小平，姚茂军，等. 前列地尔治疗黄疸出血型钩体病临床疗效观察. 医学信息，2013，26（25）：418-419.

[15] 周兴余，唐红民，刘学成，等. 四川省钩端螺旋体病高发因素调查. 预防医学情报杂志，2015，31（8）：607-610.

第三十二节　莱姆病

一、流行病学进展

（一）流行病学

目前全球莱姆病防控形势较为严峻，发病区域正在不断延伸，未能实现有效的源头防控。莱姆病分布广泛，全球五大洲 70 多个国家均有病例报道，我国自 1985 年黑龙江省海林县（现海林市）林区发现首例莱姆病患者以来，随着莱姆病血清学研究的不断深入，自然疫源地不断被发现，发病区域在不断扩大。疫区主要集中在西北部、东北部和华北部林区，目前北京、天津、河北等 29 个省、直辖市、自治区已有确诊病例，吉林、辽宁、黑龙江等 20 个省、直辖市、自治区被证实存在莱姆病的自然疫源地[1]。1997 年全国 20 个省、直辖市、自治区的随机抽样调查发现，中国人群莱姆病血清学抗体阳性率为 5.06%（1.06%～12.8%）。近年来不少地区开展了人群感染率研究，其中小兴安岭部分林区、河南济源市的人群感染率在 10% 以上[2-3]。

（二）莱姆病流行的影响因素

1. 病原基因型的多样性　莱姆病病原是伯氏疏螺旋体（Borrelia burgdorferi），伯氏疏螺旋体共有 14 个基因型，其中 4 个被证实为致病基因型（即狭义伯氏疏螺旋体、阿弗西尼疏螺旋体、伽氏疏螺旋体与法雷斯疏螺旋体），其余基因型目前尚未发现存在致病性[4]。

2. 蜱　我国病原学调查发现，不同种类的蜱其体内的带菌率不同，我国主要疫区（北方）莱姆病的主要传播媒介全沟血蜱的带菌率为 20%～45%，显著高于南方主要传播媒介粒形硬蜱和二棘血蜱的带菌率（16%～40% 和 24%）[5]。若蜱和成蜱叮咬才可引起人体伯氏疏螺旋体的感染，幼蜱不造成人体感染。

3. 社会因素　在中国，莱姆病相关的研究主要集中在病原学特征、地理分布以及动物疫源性等方面，而关于患病危险因素的研究仅见于欧美学者的报道。Dou 等[6]收集了北京郊区有莱姆病流行的 28 个村镇的 34 例莱姆病患者及 272 例对照者血清学标本，同时进行统一调查问卷填写，以期从环境、农业、户外活动及莱姆病保护措施的有效性等方面确定莱姆病患病危险因素。研究结果显示夏季播种及田间耕作，居所有草坪院子、居住在平原地区是患莱姆病的独立危险因素。北京虱、蜱虫高密度的季节是 6 月，中国北方地区正值冬小麦收割及夏季玉米的播种，穿长裤及带衣领、袖口的长袖衣服是对蜱虫叮咬唯一的保护措施，但本地的农民对莱姆病、蜱虫叮咬以及防护的相关知识了解得很少，研究显示，本地农民更易患病，且几乎不进行防护措施。饲养宠物包括兔、家禽、羊、牛及户外活动包括果园采摘虽然是常见的户外活动，但并不是患莱姆病的高危因素。中国农村人口的户外活动模式及蜱虫的流行特点与欧美国家存在一定差异。

二、基础研究

（一）炎性因子在莱姆病发病过程中的作用

近年研究表明，莱姆病的病理进程与 Bb 感染和宿主免疫系统之间复杂的交互作用密切相关。伯氏疏螺旋体含有 100 多种不同的蛋白质，特别是外膜蛋白（outer surface protein，Osp）可诱导机体产生细胞和体液免疫应答，其中 OspA 和 OspB 抗原可能在疾病的发生、发展中发挥关键作用，它们不仅通过 Toll 样受体（Toll like receptor，TLR）诱导多种免疫细胞分泌细胞因子，作为丝裂原刺激 T 淋巴细胞增殖和细胞因子分泌，还能通过分子模拟 hLFA1 与 HLADR4/DR2 交叉反应，引起自身免疫应答，发展至抗生素抵抗性的慢性炎症，损害肌肉骨骼系统、神经系统等[7]。目前，以 IL-6、IL-8、CCL2 等炎症因子为代表的细胞因子参与莱姆病的发病机制，并在其病程进展中发挥重要作用已获得共识。

（二）抗炎因子与莱姆病

除了炎性细胞因子外，细胞因子还包括抗炎因子，炎症因子与抗炎因子之间比例失衡导致的免疫调节紊乱，可引起或加重莱姆病的发生发展。其中一种重要的抗炎因子 IL-10 可由 CD4[+]T 细胞、单核 - 巨噬细胞等多种细胞合成，既能直接抑制炎症细胞黏附、浸润，也能抑制单核 - 巨噬细胞合成、释放炎性细胞因子，具有较强的抗炎及免疫抑制活性。IL-10 在莱姆病中究竟发挥何种作用及其具体调节机制仍需进一步深入研究。TGF-β 是另一种多功能细胞因子，可影响细胞生长、分化、凋亡，在炎症因子 TNF-α 的协同作用下可调节细胞转化，对调控机体免疫应答具有重要作用。研究发现，TGF-β 及下游信号分子的不恰当激活可导致炎症激活，其作用机制可能是作为化学趋化剂募集炎症细胞、促进前炎性细胞因子生成、使细胞疏松化、气球样变[8]。值得一提的是，近年来 CD4$^+$CD25$^+$ 调节性 T 细胞（regulatory T cell，Treg）与莱姆病的关系引起越来越多的关注。Treg 是新发现的重要免疫调节细胞，在维持炎症免疫性疾病的自身平衡中发挥重要作用。虽然目前 Treg 免疫抑制的机制尚未完全明确，靶向 Treg 的免疫干预策略能够针对莱姆病发病过程中的免疫应答，减轻炎症反应，可能成为有效防治莱姆病的新靶点，并为开发新型抗莱姆病药物提供研究方向。

三、诊断方法

莱姆病引起的中枢神经系统病变是一种严重的并发症，对于该病的诊断一直存在困难。Yang 等[9]学者研究发现趋化因子 CXCL 配体 13（CXCL13）作为脑脊液检测的新的标志物具有敏感性高，特异性好的优势，有希望成为一种新型诊断标志物。

莱姆病的诊断主要依靠临床表现及实验室辅助检查，尤其对于临床表现不典型的病例，实验室血清学诊断显得尤为重要，目前国内莱姆病血清学诊断缺少标准化的试剂盒，国内实验室多用伯氏疏螺旋体的全菌蛋白作为抗原，利用酶联免疫吸附法或间接免疫荧光法进行初步筛选。但是莱姆病螺旋体的全菌蛋白容易与其他病原体蛋白发生交叉反应，如梅毒螺旋体、人粒细胞埃立克体等，特异度低。在保证初筛灵敏度的前提下，提高检测特异性成了许多实验室的研究目标。目前已有诸多重组抗原蛋白被考虑用于莱姆病血清抗体的诊断检测中，例如 OspC、Fla、P39、VlsE、BBK32、P37、P22、DbpA、P58、P18 和 OspA 等蛋白抗原，并利用不同抗原组合联合检测莱姆病血清抗体。在莱姆病的血清诊断中，并不是抗原越多效果越好。刘炜和万康林等[10]对 6 种重组表达莱姆病伯氏疏螺旋体特异性抗原的血清学诊断进行了评估。这 6 种重组蛋白抗原包括 Fla B.g、OspC B.a、OspC B.g、P39 B.g、P83 B.g、VlsE B.a。将 6 种重组蛋白抗原与莱姆病患者血清、梅毒患者血清及健康对照者血清抗体进行 ELISA 检测。结果利用统计学软件绘制 ROC 曲线并进行分析，评估各种重组蛋白的灵敏度和特异性。最后将所有重组蛋白的 ELISA 检测结果放入 Logistic 回归模型内进行评价。结果显示，OspC B.g 和 VlsE B.a 在莱姆病血清诊断 IgG 中有较好的诊断意义（IgM AUC＝0.871），OspC B.a 和 OspC B.g 在莱姆病血清 IgM 检测中的特异性较高。通过模型模拟抗原间交互作用，发现 Fla B.g 和 OspC B.a 结合会降低血清学诊断的特异性。经过分组任意两种重组蛋白组合的比较未发现组间特异性差异。混合蛋白并未发现诊断优势。本研究在仔细分析比较了目前应用于莱姆病诊断的 6 种重组蛋白抗原的诊断效能，与之前伯氏疏螺旋体全菌抗原进行比较，得出了与国外研究不同的结果，这跟我国与欧美西方国家流行的菌株基因型差异有关，因此对于今后研发中国地区莱姆病血清学诊断试剂盒提供了很有意义的研究数据。

（葛　瑛）

参考文献

［1］　Wu XB, Na RH, Wei SS, et al. Distribution of tick-borne diseases in China. Parasit Vectors, 2013, 6：119.

［2］ 谷存国，曹兴华，贾月萍，等．小兴安岭部分林区莱姆病血清流行病学调查．现代预防医学，2014，41（6）：1125-1126，1129．

［3］ 杜燕华，赵嘉咏，卢星，等．河南省莱姆病血清流行病学初步调查．现代预防医学，2012，39（14）：3681-3682．

［4］ 李静，梁张，宝福凯，等．莱姆病流行病学研究进展．中国热带医学，2013（8）：1035-1038，1042．

［5］ 石华，王玥，韩华，等．牡丹江林业中心医院 92 例蜱媒传染病病例分析．中国媒介生物学及控制杂志，2013，24（4）：295-296，300．

［6］ Dou X, L yu Y, Jiang Y, et al. Lyme borreliosis-associated risk factors in residents of Beijing suburbs: a preliminary case-control study. Biomed Environ Sci, 2014, 27(10):807-810

［7］ Qu N, Xu M, Mizoguchi I, et al. Pivotal roles of T-helper 17-related cytokines, IL-17, IL-22, and IL-23,in inflammatory diseases. Clin Dev Immunol, 2013, 2013 :968549.

［8］ 杨金娜，刘晓光，李覃，等．Th17/Treg 平衡在类风湿关节炎中作用的研究进展．中国药理学通报，2013，29（8）：1045-1048．

［9］ Yang J, Han X, Liu A, et al. Chemokine CXC ligand 13 in cerebrospinal fluid can be used as an early diagnostic biomarker for lyme neuroborreliosis: A Meta-analysis. J Interferon Cytokine Res, 2017, 37(10):433-439.

［10］ Liu W, Liu HX, Zhang L, et al. Evaluation of six recombinant proteins for serological diagnosis of lyme borreliosis in China. Biomed Environ Sci, 2016, 29(5): 323-330.

第三十三节　梅毒

一、流行病学

梅毒是梅毒螺旋体引起的一种性传播疾病，是危害人类健康的常见传染病。近年来，我国梅毒的发病率一直呈上升趋势。

1. 中国梅毒发病率和死亡率　Yang 等[1] 进行了 SARS 暴发之后 10 年内中国传染病发病趋势的研究，统计了中国公共卫生科学数据中心 2004—2013 年 45 种法定传染性疾病的发生率与死亡率，数据覆盖大陆 31 个省市。其中，梅毒患者总数为 2 729 518 例，年发病率为 20.75/100 000，死亡例数 671 例，死亡率为 0.25%。

2. 中国男男性行为人群梅毒流行状况　Zhou 等[2] 进行了 2009－2013 年中国男男性行为人群艾滋病 / 梅毒感染状况的荟萃分析，共纳入 84 个研究，结果显示梅毒感染率为 11.2%，经济发达城市的男男性行为人群中梅毒感染率比经济不发达城市的更高，分别为 15.1% 和 8.6%。而 Tang 等[3] 发现，在 2618 例男男性行为成人中，梅毒的感染率为 14.32%，其中 9.97% 为性工作者，在性工作者和非性工作者中梅毒感染率分别为 10.73% 和 14.72%。Chen 等[4] 进行了 2009 年 12 月至 2015 年 3 月中国男男性行为人群梅毒发病率的荟萃分析，共纳入 14 项研究，随访时间为 6～36 个月，脱落率为 11.9%～83.6%，合并发病率为 9.6/100 人年（95%*CI* 7.0/100 人年～12.2/100 人年），而中国东北、北方、西南、东部、南部和西北地区的发病率分别为38.5/100人年、12.1/100人年、11.2/100人年、8.9/100人年、5.7/100人年和3.1/100人年。

3. 中国女性性工作者中梅毒流行状况　Su等[5]进行了中国女性性工作者中病毒性肝炎和性传播疾病感染率的荟萃分析，共纳入339篇文献，覆盖29个省的603 647人，结果显示在2000—2011年期间，女性性工作者中梅毒感染率为5.2%（4.8%～5.7%）。王建等[6]的荟萃分析发现，中国低档场所暗娼人群的梅毒感染率为12.64%（95%CI 10.85%～14.55%），且中国华南地区的海南、广西和广东的感染率相对较高。

4. 中国特殊人群梅毒流行状况　陆瑶等[7]运用荟萃分析综合评价中国青年学生艾滋病和梅毒的感染状况，共纳入27篇文献，结果显示2004—2014年，不同年份的梅毒总体合并率变动在0～0.17%之间。Yang等[8]对中国南方农村地区27 150例孕妇进行了梅毒筛查，共发现106例（0.39%）梅毒患者，其中78例（73.6%）接受了治疗。Wang等[9]进行了美沙酮维持治疗的吸毒人群中梅毒流行情况的荟萃分析，共纳入29篇文献的8899例患者（2004—2013年），合并感染率为7.78%（95%CI 5.83%～9.99%）。

二、诊断方法

快速准确诊断梅毒的分子学和血清学技术仍是研究热点，以期缩短检测时间并提高试验的敏感性与特异性。此外，神经梅毒的诊断相对困难，这方面的研究也有许多进展。

1. 梅毒诊断分子学和血清学技术的进展　Xiao等[10]采用环介导等温扩增技术检测患者外周血中梅毒螺旋体编码基本膜蛋白的基因，共纳入642例疑诊二期梅毒的患者和80例健康献血者，结果显示该技术诊断的敏感性和特异性分别为82.1%和100%。Jun等[11]进行了一项观察性的横断面研究，对比了传统的人工免疫胶体金法和全自动化学发光技术在胃肠镜检查前筛查人免疫缺陷病毒（HIV）、乙型肝炎病毒（HBV）、丙型肝炎病毒（HCV）和梅毒的结果，共纳入956例患者。结果显示全自动化学发光技术更为优越，检测梅毒、HIV抗体、HCV抗体、HBV表面抗原的敏感性和特异性均为100%；而免疫胶体金法检测HIV抗体的敏感性和特异性分别为80.0%和98.6%，检测HCV抗体的敏感性和特异性为75.0%和100%，检测HBV表面抗原的敏感性和特异性分别为94.7%和100%；此外，全自动化学发光技术还显著缩短了检测时间。Zhou等[12]建立了一种TaqMan锁核酸探针实时PCR技术，检测了328例血液样本中的梅毒DNA、HIV-RNA、HCV-RNA和HBV-DNA，最低检测下限为10 copies/μl，并和ELISA技术以及商品化的核酸检测技术进行对比，结果显示该技术是一项适用于大样本筛查的敏感特异且经济简便的分子检测技术。

2. 神经梅毒的诊断进展　Lin等[13]进行了一项横断面研究。纳入43例神经梅毒患者和43例无神经系统受累的梅毒患者，63例献血者作为健康对照组。结果显示神经梅毒患者脑脊液和血中巨噬细胞移动抑制因子（MIF）水平高于无神经系统受累的梅毒患者［脑脊液分别为8.77（4.76～19.13）ng/ml和4.08（2.21～9.86）ng/ml，血分别为52.58（28.31～95.94）ng/ml和34.30（19.77～59.75）ng/ml］。以6.63 ng/ml为临界值，脑脊液MIF诊断神经梅毒的录敏度和特异度分别为74.42%和67.74%，其灵敏度高于脑脊液RPR（39.53%）。提示检测脑脊液MIF水平有助于神经梅毒的诊断。Lu 等[14]纳入了 46 例梅毒患者，其中 25 例神经梅毒；采用 RayBioH L-Series 507 抗体芯片同时检测患者脑脊液中 507 种细胞因子；结果显示神经梅毒患者比无神经系统受累的梅毒患者脑脊液中有 41 种分子水平升高，之后选择 5 种既往证实与神经梅毒有关的分子［巨噬细胞炎性蛋白 1a（MIP-1a）、人干扰素诱导 T 细胞趋化因子（I-TAC/CXCL11）、尿激酶纤溶酶原激活物（uPA）和抑癌蛋白 M］进一步行 ELISA 检测，结果证实神经梅毒患者比无神经系统受累的梅毒患者脑脊液中 uPA 水平明显升高，分别为（109.1±7.88）pg/ml 和（63.86±4.53）pg/ml（$P<0.0001$）。因此，检测脑脊液 uPA 有助于诊断神经梅毒。

三、基础研究

Yu 等[15]研究了神经梅毒中体液免疫反应参与神经系统损害的机制，发现神经梅毒患者脑脊液中 B 细胞数量增加并有激活；脑脊液中免疫球蛋白定量增加且和神经梅毒发病相关；脑脊液中 CXCL13 的高表达介导 B 细胞迁移，无论是体外还是体内；脑脊液中 B 细胞数，免疫球蛋白定量以及 CXCL13 水平呈正相关。此外，在神经梅毒的树胶肿中存在异位生发中心，这是体液免疫体系的重要结构。因此，CXCL13/CXCR5 介导 B 细胞增殖，通过形成异位生发中心导致异常体液免疫反应，揭示了神经梅毒患者神经系统损害的分子机制。Xu 等[16]的研究发现，梅毒螺旋体鞭毛蛋白 FlaB1、FlaB2 和 FlaB3 可激活人体单核细胞从而导致白介素（IL）- 6 和 IL-8 水平上调；小干扰 RNA 沉默 Toll 样受体 5（TLR5）基因可阻断梅毒螺旋体鞭毛蛋白诱导产生 IL-6 和 IL-8，而转染 MyD88 显性失活突变质粒可使下调的 IL-6 和 IL-8 水平上升。进一步研究发现鞭毛蛋白诱导 IL-6 和 IL-8 的表达显著依赖于细胞外调节蛋白激酶（ERK），p38 蛋白和 NF-κB 信号通路，而且 p38 激酶、ERK 和 NF-κB 的抑制药可减少 IL-6 和 IL-8 的产生。总之，梅毒螺旋体鞭毛蛋白可通过单核细胞（THP-1 细胞）中的 TLR5 和 MAPK/NF-κB 信号通路上调 IL-6 和 IL-8 的产生。研究一定程度上揭示了梅毒螺旋体致病的分子机制。Sun 等[17]采用下一代测序技术在 8 种中国梅毒螺旋体菌株中发现了 329 个单核苷酸变异（SNVs）。所有梅毒螺旋体菌株被汇总为三个谱系，系统进化分析显示中国梅毒螺旋体菌株属于谱系 2。谱系地理学数据显示中国梅毒螺旋体菌株是由谱系 1 和谱系 3 重组后衍生而来。而且，谱系地理学模型分析发现青霉素结合蛋白 3（PBP3）的一个非同义替换（I415F）可影响 PBP3 的结构及其与底物的结合，这可能和梅毒螺旋体对青霉素耐药相关。研究有助于进一步研发我国梅毒的诊断和治疗技术。Zhang 等[18]研究了重组梅毒螺旋体蛋白 Tp0965（rTp0965）对内皮细胞屏障的影响，发现 rTp0965 可导致人脐静脉内皮细胞表达细胞间黏附分子 1（ICAM-1）和 E 选择素增加，以及单核细胞趋化蛋白 1（MCP-1）的 mRNA 和蛋白表达增加。这可促进单核细胞的黏附和趋化。此外，rTp0965 可诱导内皮细胞 F 肌动蛋白（F-actin）重组并减少紧密连接蛋白 1 的表达。抑制 RhoA/ROCK 信号通路可防止 rTp0965 诱导的内皮细胞通透性增高以及单核细胞穿过内皮层进入内皮下。这些结果提示 Tp0965 蛋白在梅毒的免疫病理机制中可能发挥重要作用。赵飞骏等[19]发现 IL-2 基因佐剂和 Tp92DNA 联合免疫能有效地诱导新西兰兔在梅毒螺旋体感染期间产生稳定持久的保护性免疫应答，在梅毒螺旋体感染后 0～224 天期间的不同时间点均检测到高滴度的特异性 IgG，并能阻止梅毒螺旋体皮肤感染部位病损的发展。

四、治疗与预防

1. 梅毒治疗的研究进展　Peng 等[20]纳入了 2013 年 1 月至 2015 年 12 月 578 例接受大剂量静脉青霉素治疗的神经梅毒患者，这些患者均无基础疾病，青霉素导致的粒细胞减少和严重粒细胞减少的比例分别为 2.42%（95%*CI* 1.38%～4.13%）和 0.35%（95%*CI* 0.06%～1.39%）；出现粒细胞减少前的青霉素疗程为 10～14 天，总剂量为 240 000 万～32 400 万 U；粒细胞减少与年龄、性别和神经梅毒的临床分型无关；即使是严重的粒细胞减少，也通常在 1 周内恢复；轻中度粒细胞减少的患者重新给予青霉素治疗或重度粒细胞减少的患者在 3 个月后给予头孢曲松治疗并不会导致更严重的粒细胞减少。结果显示青霉素导致的粒细胞减少并不常见，轻中度粒细胞减少的患者严密监测下继续使用青霉素治疗是可行的。Shao 等[21]对比了米诺环素和苯唑西林治疗早期梅毒的血清学治愈率。40 例患者接受了单剂 240 万 U 苯唑西林的肌内注射，156 例患者接受了米诺环素治疗。其中 77 例给予米诺环素每次 100 mg，每天 2 次，疗程 2 周；另 79 例疗程 4 周。随访 2 年，结果显示 4 周米诺环素治疗组的血清学治愈率（87.34%）高于 2 周米诺环素治疗组（72.73%）和苯唑西林治疗组（77.50%）。而且，对于年龄＞40 岁，初始 RPR 滴度≥1∶32 或二期梅毒患者而言，4 周米诺环素治疗组的疗效显著高于 2 周米诺环素治疗组（*P* 值分别为 0.000、0.008、0.000）。Dai 等[22]进行了一项多西环素治疗梅毒的回顾性研究，163 例接受多西环素治疗的患者中 118 例完成治疗并随访 12 个月，一期梅毒、二期梅毒、早期潜伏梅毒和晚期潜伏梅毒患者中 12 个月时血清学应答率分别为 100.0%（7/7）、96.9%（62/64）、91.3%（21/23）和 79.2%（19/24），总应答率为 92.4%（109/118）。结果显示多西环素对于不同分期的梅毒均有良好疗效，可作为梅毒治疗的替代选择。Yang 等[23]对比了单剂 2 g 阿奇霉素和单剂 2.4 万 U 苯唑西林治疗 HIV 感染者的早期梅毒的疗效，共纳入 162 例接受苯唑西林治疗以及 237 例接受阿奇霉素治疗的患者，随访 12 个月时血清应答率分别为 61.1% 和 56.5%（*P*=0.41），如果剔除对大环内酯类耐药的菌株，则应答率分别为 61.1% 和 65.9%（*P*=0.49）。阿奇霉素常见不良反应为腹泻（52.7%）、恶心（22.4%）、腹痛（18.6%）、腹胀（17.7%）和乏力 / 困倦（27.4%）。结果显示在梅毒螺旋体对大环内酯类低耐药地区，单剂 2 g 阿奇霉素和单剂 2.4 万 U 苯唑西林治疗 HIV 感染者的早期梅毒的疗效相当。Cao 等[28]设计了一个多中心、随机、非对照的前瞻性临床研究对于未合并 HIV 感染的普通梅毒患者头孢曲松疗效进行了研究，江苏 4 家医院 2 年间招募成年、非妊娠、HIV 阴性、未接受过治疗的早期梅毒（包括一期梅毒、二期梅毒、早期潜伏梅毒）患者，随机接受头孢曲松 1 g，每天 1 次，静脉给药，共 10 天，或苄星青霉素 2.4 MU，每周 1 次，肌内注射，共 2 周方案治疗，在基线、开始治疗后 14 天、3 个月、6 个月、9 个月、12 个月检测血浆 TPPA 和 RPR 结果，研究结果显示在随访 6 个月时治疗有效者在头孢曲松组为 90.2%，苄星青霉素组为 78%（*P*=0.01）；在 12 个月时分别为 92% 和 81.4%（*P*=0.02）。研究结论是在免疫功能正常的非妊娠患者中头孢曲松的疗效不劣于苄星青霉素。

2. 梅毒血清固定的研究进展　Zhang 等[24]纳入了 517 例早期梅毒患者并给予治疗，12 个月后 20.1%（104/517）患者出现梅毒血清固定；多因素分析显示年龄＞40 岁和治疗前 RPR 低滴度（≤1∶8）是梅毒血清固定的相关因素；分子亚型分析提示 14i/a 亚型的比例在血清固定组比血清治愈组明显增高；血清固定组外周血脂肪因子 chemerin 水平比血清治愈组增高。Ren 等[25]给予 35 例梅毒血清固定的潜伏梅毒患者 3 周苯唑西林的再治疗（每周 240 万 U），74.3%（26/35）的患者在治疗后 12 个月达到血清学治愈；而未接受苯唑西林再治疗的 35 例梅毒血清固定的潜伏梅毒患者（对照组）中，80.0%（28/35）的患者同样获得了血清学治愈；两者间无统计学差异。结果显示 3 周的苯唑西林重复治疗对于血清固定的潜伏梅毒患者无益。

3. 梅毒母婴传播的现状　Dou 等[26]进行了中国孕妇梅毒的调查研究，2013 年共 15 884 例梅毒孕妇分娩，55.4% 的孕妇未治疗或在孕 37 周之后才开始治疗，14.0% 的孕妇出现妊娠不良结局包括死胎 / 新生儿死亡、早产 / 低体重儿或新生儿先天梅毒。孕期 RPR 高滴度（≥1∶64）以及治疗延迟（>37 孕周）是先天梅毒的高危因素，调整后的 OR 值分别为 1.88（95%CI 1.27～ 2.80）和 3.70（95%CI 2.36 ～ 5.80）。应采取相关措施加强孕妇梅毒的筛查和治疗。Li 等[27]进行了一项回顾性研究，结果显示，2001—2015 年上海孕妇梅毒血清学阳性率为 0.20%～0.38%。接受治疗的比例为 69.8%～96.8%，2015 年为 83.6%。纳入阻断梅毒母婴传播项目的患者中，15 年期间共有 2163 例妊娠不良结局，包括 852 例（39.4%）早期胎儿丢失 / 死胎，356 例（16.4%）新生儿死亡，190 例（8.8%）早产儿 / 低体重儿，765 例（35.4%）先天梅毒。2015 年的数据显示，非当地居民比当地居民的孕妇梅毒感染率更高，分别为 2.5‰ 和 1.2‰，有妊娠不良结局的患者中非当地居民孕妇占 81.7%。

（侍效春）

参考文献

[1] Yang S, Wu J, Ding C, et al. Epidemiological features of and changes in incidence of infectious diseases in China in the first decade after the SARS outbreak: an observational trend study. Lancet Infect Dis, 2017, 17（7）: 716-725.

[2] Zhou Y, Li D, Lu D, et al. Prevalence of HIV and syphilis infection among men who have sex with men in China: a meta-analysis. Biomed Res Int, 2014, 2014: 620431.

[3] Tang W, Mahapatra T, Liu F, et al. Burden of HIV and syphilis: A comparative evaluation between male sex workers and non-sex-worker men who have sex with men in urban China. PLoS One, 2015, 10（5）: e0126604.

[4] Chen G, Cao Y, Yao Y, et al. Syphilis incidence among men who have sex with men in China: results from a meta-analysis. Int J STD AIDS, 2017, 28（2）: 170-178.

[5] Su S, Chow EP, Muessig KE et al. Sustained high prevalence of viral hepatitis and sexually transmissible infections among female sex workers in China: a systematic review and meta-analysis. BMC Infect Dis, 2016, 16: 2.

[6] 王建，龚向东. 中国低档场所暗娼人群梅毒感染率的 Meta 分析. 中国艾滋病性病，2015，21（9）: 795-798.

[7] 陆瑶，吴静，胡翼飞，等. 中国青年学生 HIV 和梅毒感染率 Meta 分析. 中国艾滋病性病，2017，23（6）: 524-528.

[8] Yang LG, Tucker JD, Liu FY, et al. Syphilis screening among 27, 150 pregnant women in South Chinese rural areas using point-of-care tests. PLoS One, 2013, 8（8）: e72149.

[9] Wang BX, Zhang L, Wang YJ, et al. Epidemiology of syphilis infection among drug users at methadone maintenance

treatment clinics in China: systematic review and meta-analysis. Int J STD AIDS, 2014, 25（8）：550-558.

[10] Xiao Y, Xie Y, Xu M, et al. Development and Evaluation of a Loop-Mediated Isothermal Amplification Assay for the Detection of Treponema pallidum DNA in the Peripheral Blood of Secondary Syphilis Patients. Am J Trop Med Hyg, 2017, 97（6）：1673-1678.

[11] Jun Z, Zhen C, QiuiLi Z, et al.Screening for Human Immunodeficiency Virus, Hepatitis B Virus, Hepatitis C Virus, and Treponema pallidum by Blood Testing Using a Bio-Flash Technology-Based Algorithm before Gastrointestinal Endoscopy. J Clin Microbiol, 2016, 54（12）：3000-3006.

[12] Zhou L, Gong R, Lu X, et al. Development of a Multiplex Real-Time PCR Assay for the Detection of Treponema pallidum, HCV, HIV-1, and HBV. Jpn J Infect Dis, 2015, 68（6）：481-487.

[13] Lin LR, Lin DH, Tong ML, et al. Macrophage migration inhibitory factor as a novel cerebrospinal fluid marker for neurosyphilis among HIV-negative patients. Clin Chim Acta, 2016, 463：103-108.

[14] Lu P, Zheng DC, Fang C, et al. Cytokines in cerebrospinal fluid of neurosyphilis patients: Identification of Urokinase plasminogen activator using antibody microarrays. J Neuroimmunol, 2016, 293：39-44.

[15] Yu Q, Cheng Y, Wang Y, et al. Aberrant humoral immune responses in neurosyphilis: CXCL13/CXCR5 play a pivotal role for B-Cell recruitment to the cerebrospinal fluid. J Infect Dis, 2017, 216（5）：534-544.

[16] Xu M, Xie Y, Jiang C, et al. Treponema pallidum flagellins elicit proinflammatory cytokines from human monocytes via TLR5 signaling pathway. Immunobiology, 2017, 222（5）：709-718.

[17] Sun J, Meng Z, Wu K, et al. Tracing the origin of Treponema pallidum in China using next-generation sequencing. Oncotarget, 2016, 7（28）：42904-42918.

[18] Zhang RL, Zhang JP, Wang QQ. Recombinant Treponema pallidum protein Tp0965 activates endothelial cells and increases the permeability of endothelial cell monolayer. PLoS One, 2014, 9（12）：e115134.

[19] 赵飞骏，张晓红，吴华，等．IL-2 基因佐剂强化梅毒螺旋体外膜蛋白 Tp92DNA 疫苗的免疫保护性研究．中国病原生物学杂志，2013，（3）：220-224.

[20] Peng RR, Wu J, Zhao W, et al. Neutropenia induced by high-dose intravenous benzylpenicillin in treating neurosyphilis: Does i t really matter? PLoS Negl Trop Dis, 2 017, 11（3）：e0005456.

[21] Shao LL, Guo R, Shi WJ, et al. Could lengthening minocycline therapy better treat early syphilis? Medicine（Baltimore）, 2016, 95（52）：e5773.

[22] Dai T, Qu R, Liu J, et al. Efficacy of Doxycycline in the Treatment of Syphilis. Antimicrob Agents Chemother, 2016, 61（1）．

[23] Yang CJ, Tang HJ, Chang SY, et al. Comparison of serological responses to single-dose azithromycin（2 g）versus benzathine penicillin G in the treatment of early syphilis in HIV-infected patients in an area of low prevalence of macrolide-resistant Treponema pallidum infection. J Antimicrob Chemother, 2016, 71（3）：775-782.

[24] Zhang RL, Wang QQ, Zhang JP, et al. Molecular subtyping of Treponema pallidum and associated factors of serofast status in early syphilis patients: Identified novel genotype and cytokine marker. PLoS One, 2017, 12（4）：e0175477.

[25] Ren RX, Wang LN, Zheng HY, et al. No improvement in serological response among serofast latent patients retreated with benzathine penicillin. Int J STD AIDS, 2016, 27（1）：58-62.

[26] Dou L, Wang X, Wang F. epidemic profile of maternal syphilis in China in 2013. Biomed Res Int, 2016, 2016: 9194805.

[27] Li Y, Zhu L, Du L, et al. Effects on preventing mother-to-child transmission of syphilis and associated adverse pregnant outcomes: a longitudinal study from 2001 to 2015 in Shanghai, China. BMC Infect Dis, 2017, 17（1）: 626.

[28] Cao YP, Su X, Wang Q, et al.A multicenter study evaluating ceftriaxone and benzathine penicillin G as treatment agents for early syphilis in Jiangsu, China. Clin Infect Dis, 2017, 65（10）: 1683-1688.

第三十四节　立克次体病

立克次体病是一组由立克次体（rickettsia）感染引起的严重威胁人类健康的人兽共患自然疫源性疾病。立克次体可引起斑疹伤寒、恙虫病、Q 热等传染病，首先由美国青年医师 Howard Taylor Ricketts 发现，为纪念他在研究斑疹伤寒时不幸感染后献身而以他的名字命名。立克次体是一类严格细胞内寄生的原核细胞型微生物，其生物学性状介于细菌和病毒之间，天然寄生于多种吸血节肢动物和昆虫体内。人体通过感染立克次体的昆虫叮咬或接触其粪便而感染，多发于热带与亚热带国家和地区。立克次体目中对人类致病的主要有 5 个属，分别为立克次体科（Rick-ettsiaceae）中的立克次体属（Rickettsia）和东方体属（Orientia），无形体科（Anaplasmataceae）中的无形体属（Anaplasma）、埃立克体属（Ehrlichia）和新立克次体属（Neorickettsia）。立克次体属又分为 2 个生物型：斑疹伤寒群和斑点热群，原有的恙虫病群已列为东方体属。通常所说的立克次体病是指由立克次体属和东方体属感染所引起的斑疹伤寒、斑点热和恙虫病等。但近年来，世界范围内新发及再发立克次体病逐年增多，新发立克次体病已成为世界性关注的疾病。同时，国际反恐已将流行性斑疹伤寒、落基山斑点热和 Q 热列入生物战剂目录中。从流行病学和病原学上证实我国存在 10 种立克次体病[1]。

一、流行病学

立克次体病在世界范围内分布广泛，分布与流行与其传播媒介（如蜱、虱、蚤、螨等）的分布密切相关。目前我国流行的立克次体病主要有流行性斑疹伤寒、地方性斑疹伤寒、恙虫病、人粒细胞无形体病等。近年来一些立克次体病，如 Q 热、丛林斑疹伤寒、人粒细胞无形体病等仍有一定规模的流行。孙长俭等[2]用间接免疫荧光法检测血清 Q 热立克次体抗体的方法，调查了辽宁省 14 个农村地区人群 Q 热立克次体病血清学流行情况，血清标本总阳性率为 7.33%（男性 7.69%，女性 6.67%）。迟媛媛等[3]对山东省沂源县西部地区农村人口地方性斑疹伤寒立克次体和斑点热立克次体的感染情况进行调查发现，地方性斑疹伤寒立克次体和斑点热立克次体抗体血清阳性率分别为 79.69%（153/192）和 69.79%（134/192）。徐琪毅等[4]对新疆伊犁地区农村居住 6～12 岁儿童媒介传播立克次体感染状况进行了流行病学调查，共检测 7 种立克次体 IgG 抗体，平均每种病原体检测血清 246 份，共检测血清 1722 份。结果显示蜱传西伯利亚立克次体、嗜单核细胞埃立克体、嗜吞噬细胞无形体、贝氏柯克斯体人群抗体阳性率分别为 37.4%、29.3%、15.4% 和 12.6%，蚤传汉赛巴尔通体、莫氏立克次体及螨传恙虫病东方体抗体阳性率分别为 15.8%、5.7% 和 11.8%，同一病原体在性别、调查地点及年龄组间阳性率无明显差别。

二、诊断方法

由于立克次体病的临床表现一般缺乏特异性，实验室检测通常是明确诊断的主要依据。实验室诊断方法主要分为病原学检查、血清学试验和分子生物学检查等。病原学检查中的细胞培养法目前广泛应用于临床标本中立克次体的初步分离，此法检出率低、耗时长、过程烦琐、成本高，多用于实验室研究，临床应用难以推广，故较少用于立克次体感染的诊断，但仍然是用于立克次体菌株分析的重要方法。免疫荧光试验（immunofluorescence technique，IF）是利用化学方法，使荧光素标记的抗体（或抗原）与组织或细胞中的相应的抗原（或抗体）结合，从而进行定性检测的方法，有间接法和直接法两种，其中间接荧光法（indirect fluorescent assay，IFA）较为常用。此法敏感性、特异性和重现性均较高，被视为"金标准"，临床应用较为广泛，可用于立克次体病的早期诊断、流行病学调查，其他血清学方法还有酶联免疫吸附试验、免疫酶染色法、免疫胶体金技术、外斐反应等。核酸分子杂交技术即 DNA 探针、实时荧光定量 PCR、环介导等温 PCR 检测等分子生物学方法近来也逐步应用到立克次体的检测中。吴捷等[5]对实时荧光定量 PCR 检测斑点热群立克次体进行了方法学评估，发现其灵敏度比普通 PCR 高 100 倍，有快速、特异和灵敏的优点，在处理突发公共卫生事件中可发挥快速检测的优势。随后吴捷等[6]分别采用巢式 PCR、多重实时荧光定量 PCR、间接免疫荧光法和病原学分离培养法对海南省 399 例不明原因发热患者血标本进行检测，结果显示：用巢式 PCR、多重实时荧光定量 PCR 和间接免疫荧光法对斑点热群立克次体和斑疹伤寒群立克次体进行检测，检出率分别为 19.549%、14.286% 和 91.479%；采用 L929 单层细胞对血标本进行病原学分离培养，培养结果均为阴性。这些结果提示不同检测方法的阳性率差别较大，需要结合患者既往病史、现症状体征、免疫状态等情况综合判断。刘阳等[7]将变性高效液相色谱法（denaturing high-performance liquid chromatography，DHPLC）这一高通量筛选 DNA 序列变异的新技术用于立克次体种属特异性的检测中。首先通过 PCR 手段从质粒获取目的基因，再应用 DHPLC 部分变性条件进行种属的分类，从而建立了 PCR-DHPLC 检测技术，该方法可在基因水平上建立种属特异性的分型方法，相较传统方法其灵敏度、特异性、稳定性大大提高，简化了病原体的直接分离的偏差和盲目，并且具有完全自动化、灵敏度高、经济等优点，可以大大节省工作量。李灵云等[8]根据 NCBI 公开发表的 7 种立克次体的序列设计引物和探针，制备立克次体甄别检测基因芯片。利用多重不对称 PCR 法扩增立克次体靶基因片段，标记的产物与基因芯片上的探针杂交，经清洗、化学发光显色后进行结果分析，发现芯片法与实时荧光 PCR 法检测结果一致，双盲模拟样本检测符合率为 100%，但灵敏度较实时荧光 PCR 法低 10 倍。

三、致病机制和临床表现

疾病的发生主要是立克次体引起的血管病变、毒素引起的毒血症及变态反应。立克次体侵入人体后主要在小血管和毛细血管内皮细胞内繁殖，引起小血管炎、血管周围炎等血管病变，并进入血流形成立克次体血症，释放类似内毒素的毒性物质引起全身毒血症表现。立克次体对内皮细胞有明显的亲嗜性，通过其表面蛋白与宿主细胞相应受体的特异性结合侵入内皮细胞。然后，立克次体凭借磷脂酶 D 和溶血素 C 迅速破坏内体膜，在内体与溶酶体融合前进入胞质，以免被溶酶体溶解。在宿主细胞内大量增殖的同时，立克次体会引起宿主细胞产生大量过氧化物，导致细胞膜磷脂过氧化损伤，破坏细胞间的紧密连接，造成宿主细胞膜的破坏和血管内皮通透性增高。这一方面引起患者组织水肿和循环血量下降，另一方面会增强立克次体的组织间扩散。立克次体可随宿主细胞破裂崩解入血，引起第 1 次菌血症，随即扩散至全身各处血管内皮细胞并增殖。被立克次体感染的细胞产生肿瘤坏死因子（tumor necrosis factor，TNF）-β、白介素（interleukin，IL）-6、IL-8 等炎性介质，引起机体炎症反应，患者出现发热、乏力、头昏头痛等症状。若未加以干预治疗，在患者血管内皮细胞中广泛增殖的立克次体会再次引起血管内皮通透性增加并释放入血，引起第 2 次菌血症，往往导致机体严重的炎症反应和弥散性血管内凝血（disseminated intravascular coagulation，DIC），病死率较高。立克次体病的主要临床表现为发热、皮疹、肝和脾大（脾大较肝大常见）以及中枢神经系统症状，如头痛、头晕、耳鸣，严重者可以出现谵妄、躁狂、脑膜刺激征等。Li 等[9]报道了西伯利亚立克次体亚种 BJ-90 引起的严重立克次体病，患者除了典型的高热、皮疹等表现外，很快出现不可逆的肾损害和少尿，后期出现胸闷、心率增快、水肿等症状，并进展至昏迷，多西环素治疗无效，最终于发病 12 天后死亡。恙虫病患者被恙螨叮咬后局部皮肤形成的焦痂溃疡对于诊断具有特征性，并常伴有焦痂附近的淋巴结肿大和压痛，但通常由于皮损部位隐秘且无痛，很难观察到而被忽视。

四、基础研究

对病原体蛋白进行鉴定并确定其是否为保护性抗原，对于建立有效的免疫预防手段至关重要。Gong 等[10-11]鉴定了 5 种新的立氏立克次体表面，即 Adr1、Adr2、OmpW、Porin-4、TolC，并用这些新发现表面蛋白的重组蛋白免疫小鼠后，用立氏立克次体攻击免疫小鼠，通过定量 PCR 检测小鼠主要器官的立克次体载量。结果显示 Adr1、Adr2 免疫小鼠的肝立克次体载量显著低于非免疫小鼠；Adr2 免疫小鼠的脾立克次体载量显著低于非免疫小鼠；Adr1、Adr2、OmpW、Porin-4 免疫小鼠的肺立克次体载量显著低于非免疫小鼠。Qi 等[12]将黑龙江立克次体重组表面蛋白 YbgF 免疫小鼠，再用黑龙江立克次体攻击免疫小鼠，结果显示，YbgF 免疫小鼠的立克次体载量显著降低，证明 YbgF 为保护性抗原。Gong 等[13]随后也发现立氏立克次体 YbgF 能诱导小鼠有效对抗立氏立克次体感染。证明这些表面蛋白具有一定的免疫保护性，很可能为立氏立克次体保护性抗原。Gong 等[14-15]还进一步发现用立氏立克次体外膜蛋白 B 片段 OmpB-4 或贝氏柯克斯体全菌抗原与 Adr2 联合免疫所诱导的特异性免疫保护效能显著强于 Adr2 单独免疫。Meng 等[16]用黑龙江立克次体 4 个重组表面蛋白（OmpB-P1、OmpB-P2、OmpB-P3、OmpB-P4）刺激小鼠骨髓中分离的树突状细胞（dendritic cell，DC），24 小时后将 DC 接种小鼠腹腔，14 天后用黑龙江立克次体攻击接种小鼠，待 7 天后用定量 PCR 检测小鼠的立克次体载量。结果显示 OmpB-P2、OmpB-P3 和 OmpB-P4 刺激 DC 的小鼠的立克次体载量显著低于非抗原刺激 DC 的小鼠或 OmpB-P1 刺激 DC 的受体小鼠。进一步体外实验证实，OmpB-P2、OmpB-P3 和 OmpB-P4 激活的 DC 能诱导 CD4$^+$和 CD8$^+$ T 细胞分泌高水平的干扰素 -γ（interferon-γ，IFN-γ）和 TNF-α，提示立克次体保护性抗原激活的 DC 能够诱导产生有效的特异性细胞免疫应答。Qi 等[12] 和 Gong 等[11] 也分别发现用黑龙江立克次体保护性抗原 YbgF 和立氏立克次体保护性抗原 Adr2 体外刺激感染小鼠的 CD4$^+$和 CD8$^+$ T 细胞，能够分泌高水平的 IFN-γ 和 TNF-α。Xiong 等[17] 发现贝氏柯克斯体保护性蛋白抗原的表位肽混合免疫能够有效激活小鼠 CD4$^+$ T 细胞，诱导小鼠产生 Th1 型免疫应答对抗贝氏柯克斯体感染。Qi 等[12] 还发现黑龙江立克次体 YbgF 和 PrsA 两个蛋白都能诱导小鼠产生高水平的特异性 IgG 抗体，但是 YbgF 免疫血清抑制立克次体入侵人血管内皮细胞能力更强。Gong 等[14-15] 发现立氏立克次体保护性抗原免疫血清能够显著抑制立氏立克次体侵入人血管内皮细胞。这些结果提示立克次体表面蛋白抗原的特异性抗体可以与立克次体结合，从而阻止其黏附和入侵人血管内皮细胞。Yang 等[18] 通过小鼠实验和人血管内皮细胞的体外实验证实，T 细胞免疫球蛋白和黏附分子 -3（T-cell immunoglobulin and mucin domain protein 3，Tim-3）参与了立克次体感染的免疫应答：用黑龙江立克次体感染 Tim-3 高表达的转基因小鼠，感染后第 3 天发现该小鼠无明显感染表现，同时小鼠的细胞因子（IFN-γ、TNF-α、IL-2、IL-18）和趋化因子 RANTES 水平显著升高；阻断 Tim-3 信号通路后小鼠脾的立克次体载量明显增多；体外实验也发现，用黑龙江立克次体感染血管内皮细胞，3 天后发现 Tim-3 高表达细胞的立克次体数量显著低于 Tim-3 低表达细胞的立克次体数量。这些说明 Tim-3 高表达能够增强宿主抗立克次体的免疫应答。进一步的机制研究发现 Tim-3 信号的抑制使血管内皮细胞的 IFN-γ mRNA 表达下降，进而减少 iNOS 表达和 NO 合成，从而降低 NO 依赖的杀伤作用。

五、治疗与预防

主要为早期的对症治疗及抗生素的选用。患者应卧床休息。保证热量和水、电解质平衡，预防和治疗急性肾衰竭、DIC。四环素类抗生素——多西环素是治疗斑点热群、斑疹伤寒群立克次体病和埃立克体病的首选，氯霉素和氟喹诺酮类药物可作为存在使用禁忌时的替代。蒋连保等[19] 探讨了阿奇霉素对立克次体性心肌炎患者血清促炎因子高迁移率族蛋白 B1（high mobility group box-1 protein，HMGB1）和 IFN-γ 水平变化的影响，发现阿奇霉素可降低立克次体性心肌炎患者血清 HMGB1、IFN-γ 水平，而且静脉滴注阿奇霉素比口服作用更为明显，其结果为临床治疗立克次体性心肌炎患者提供了理论依据。疫苗接种（特别是针对高危人群的免疫接种）是预防立克次体病的重要手段，国际上虽然对立克次体疫苗研究较多，但目前尚无明确产生保护性作用的疫苗问世。故消除传染源和消灭传染媒介仍是现阶段最主要的预防措施。

（福军亮）

参考文献

[1]　冯帅，吴含，张力文，等. 河北省西部山区蜱传斑点热群立克次体分子流行病学研究. 中国媒介生物学

及控制杂志，2013，24（4）：308-312.

［2］ 孙长俭，周连庆，薛文成，等. 辽宁省农村地区Q热立克次体血清学及虫媒蜱携带病原体状况调查. 华南国防医学杂志，2016，30（6）：362-364.

［3］ 迟媛媛，翟慎勇，温红玲，等. 山东省沂源县西部地区恙虫病东方体、地方性斑疹伤寒和斑点热立克次体血清流行病学的初步研究. 山东大学学报（医学版），2013，51（10）：98-100，104.

［4］ 徐琪毅，李宏英，李飞，等. 新疆伊犁州农村儿童媒介传播立克次体病血清流行病学调查. 中国媒介生物学及控制杂志，2016，27（1）：58-60.

［5］ 吴捷，王少玲，马焱，等. 斑点热群立克次体实时荧光定量PCR检测方法的建立及应用. 现代预防医学，2015，42（22）：4137-4139，4146.

［6］ 吴捷，王少玲，马焱，等. 海南省399例斑点热群立克次体的四种实验方法检测结果分析. 中华疾病控制杂志，2016，20（2）：184-187.

［7］ 刘阳，郑旭，洪晓坤，等. 应用变性高效液相色谱法对蜱传立克次体的鉴定和分型. 中国国境卫生检疫杂志，2015，38（S1）：60-64.

［8］ 李灵云，张英杰，王升启，等. 7种立克次体甄别检测基因芯片方法的建立. 军事医学，2015，39（7）：508-513.

［9］ Li H, Fu XY, Jiang JF, et al. Severe illness caused by Rickettsia sibirica subspecies sibirica BJ-90 infection, China. Emerg Microbes Infect, 2017, 6（11）：e107.

［10］ Gong W, Xiong X, Qi Y, et al. Identification of novel surface-exposed proteins of Rickettsia rickettsii by affinity purification and proteomics. PLoS One, 2014, 9（6）：e100253.

［11］ Gong W, Xiong X, Qi Y, et al. Surface protein Adr2 of Rickettsia rickettsii induced protective immunity against Rocky Mountain spotted fever in C3H/HeN mice. Vaccine, 2014, 32（18）：2027-2033.

［12］ Qi Y, Xiong X, Duan C, et al. Recombinant protein YbgF induces protective immunity against Rickettsia heilongjiangensis infection in C3H/HeN mice. Vaccine, 2013, 31（48）：5643-5650.

［13］ Gong W, Qi Y, Xiong X, et al. Rickettsia rickettsii outer membrane protein YbgF induces protective immunity in C3H/HeN mice. Hum Vaccin Immunother, 2015, 11（3）：642-649.

［14］ Gong W, Wang P, Xiong X, et al. Chloroform-Methanol residue of coxiella burnetii markedly potentiated the specific immunoprotection elicited by a recombinant protein fragment rOmpB-4 derived from outer membrane protein B of Rickettsia rickettsii in C3H/HeN Mice. PLoS One, 2015, 10（4）：e0124664.

［15］ Gong W, Wang P, Xiong X, et al. Enhanced protection against Rickettsia rickettsii infection in C3H/HeN mice by immunization with a combination of a recombinant adhesin rAdr2 and a protein fragment rOmpB-4 derived from outer membrane protein B. Vaccine, 2015, 33（8）：985-992.

［16］ Meng Y, Xiong X, Qi Y, et al. Protective immunity against Rickettsia heilongjiangensis in a C3H/HeN mouse model mediated by outer membrane protein B-pulsed dendritic cells. Sci China Life Sci, 2015, 58（3）：287-296.

［17］ Xiong X, Qi Y, Jiao J, et al. Exploratory study on Th1 epitope-induced protective immunity against Coxiella burnetii infection. PLoS One, 2014, 9（1）：e87206.

［18］ Yang X, Jiao J, Han G, et al. Enhanced Expression of T-cell immunoglobulin and mucin domain protein 3 in endothelial cells facilitates intracellular killing of Rickettsia heilongjiangensis. J Infect Dis, 2016, 213（1）：71-79.

[19] 蒋连保，廖运学，黄小都，等. 阿奇霉素对立克次体性心肌炎患者血清 HMGB1 和 IFN-γ 的影响. 医药与保健，2015，23（2）：85-85.

第三十五节 恙虫病

恙虫病（tsutsugamushi disease）又名丛林斑疹伤寒（scrub typhus），是由恙虫病东方体（*Orientia tsutsugamushi*）引起的一种急性自然疫源性传染病。鼠类为主要传染源，恙螨幼虫为传播媒介。患者多有野外作业史，潜伏期 5～20 天。临床表现多样、复杂，合并症多，常可导致多脏器损害。本病起病急，临床上以叮咬部位焦痂或溃疡形成、发热、皮疹、淋巴结肿大、肝和脾大以及周围血液白细胞减少等为特征。严重者可因多脏器功能衰竭而危及生命。

一、流行病学

恙虫病具有明显的季节、地区流行特征。恙虫病在我国主要呈现散发流行，暴发流行的报道亦不少见，局部地区发病率高达 11.19%[1-2]。恙虫病流行趋势呈现疫区急剧扩大，几乎在全国各地均有报道，2006—2014 年全国共计报告恙虫病发病 54 558 例，死亡 37 例，年均发病率为 0.46/10 万，年均发病率呈显著上升趋势；共有来自 29 个省、自治区、直辖市的 1031 个县（区）报告了恙虫病病例，但发病总数的 77.97% 集中于广东、云南、安徽、福建、山东 5 个省份，不同县（区）的年均发病率为 0～66.21/10 万；女性发病率总体上高于男性，以 10 岁进行年龄分组后分析显示 50～59 岁组的发病数最多，占总发病数的 22%，农民的发病率显著高于非农民；南北方不同省份恙虫病的流行季节存在差异，其中福建、广东、广西的发病集中于 6—7 月和 9—10 月，云南的发病集中于 7—8 月，安徽、江苏、山东的发病集中于每年 10—11 月[3]。

二、诊断方法

在经典的外斐试验、补体结合试验、免疫荧光试验、酶联免疫方法、蛋白免疫印迹试验等血清学检查检测恙虫病东方体特异性抗体的基础上，近年在诊断检测方法学检测新指标方面亦有所突破，最主要集中于分子生物学诊断技术，包括谈忠鸣等[4]基于 *GroEL* 基因的实时荧光定量 PCR 检测恙虫病东方体，耿美玲等[5]建立染料法荧光定量 PCR 检测恙虫病东方体，耿美玲等[6]环介导恒温扩增可视化快检方法，王旺等[7]新型液相芯片复合检测，付秀萍等[8]TaqMan-MGB 探针实时荧光定量 PCR 检测，除上述特异性检查之外，白细胞、中性粒细胞计数、异常淋巴细胞、血清降钙素原、C 反应蛋白、乳酸脱氢酶、血清腺苷脱氨酶（ADA）等指标的变化对判断疾病严重程度及预后均有临床指导意义[9-16]。

三、临床研究

恙虫病的主要临床表现发热，常伴有寒战、剧烈头痛、全身酸痛、疲乏、嗜睡、食欲减退、恶心、呕吐等急性感染症状。体征有颜面潮红、结膜充血、焦痂或溃疡、淋巴结肿大、皮疹、肝和脾大等。病情加重可出现神经系统、循环系统、呼吸系统的症状。少数患者可有广泛的出血现象，危重病例可出现严重的多脏器损害，甚至弥散性血管内凝血。重症患者诊断标准采用 Park 等[17] 提出的重症患者诊断标准如下。①中枢神经系统：意识改变、抽搐、脑出血或脑梗死。②呼吸系统：胸部 X 线片或 CT 显示双肺浸润，以及下列至少一项：氧合指数 250 mmHg（1mmHg＝0.133 kPa），呼吸频率 30 次 / 分，或需要机械通气。③心：心肌炎、心肌缺血或新发的心律失常。④肾：血肌酐（Scr）177 μmol/L。⑤感染性休克：收缩压低于 90 mmHg，或较基础值下降 40 mmHg 以上，且除外其他原因。⑥消化道出血（无消化性溃疡基础）。⑦死亡符合其中一项即可诊断为重症恙虫病。

四、基础研究

王园园等[18] 通过研究恙虫病东方体合肥分离株截短相对分子质量 56 000 外膜基因蛋白基因工程纯化抗原并鉴定其活性，为进一步研制广谱诊断试剂、疫苗以及分析其在东方体致病的分子机制奠定基础。冯时等[19] 通过研究恙虫病东方体的免疫发病机制，从靶细胞的入侵、活化、NOD 样受体等方面阐述固有免疫，从细胞免疫和体液免疫阐述恙虫病东方体的适应性免疫，涉及很多细胞因子的研究。同样赖延东[20]、张洁等[21] 都试图从免疫学方面探讨恙虫病东方体的免疫致病机制，以期为恙虫病的治疗提供新的思路。但由于东方体可以感染人的内皮细胞，也可感染树突细胞、巨噬细胞、分叶核白细胞、淋巴细胞，并在细胞内专性寄生，免疫机制复杂，尚不清楚，还需要更多的基础研究完善相关机制。牛莉娜等[22] 翔实研究恙虫病东方体 Karp 株 Sta22 抗原基因原核表达载体的构建及鉴定，为进一步鉴定东方体的基因型、疫苗研发、致病机制提供分子学依据。

五、治疗与预防

氯霉素、四环素和红霉素对本病有良好疗效。多西环素、罗红霉素、阿奇霉素、诺氟沙星、甲氧苄啶等对本病亦有疗效。白虎汤、银翘散、热毒宁、甘露消毒饮等中药制剂联合西药治疗恙虫病临床疗效好，能够减轻病情，缩短病程，较单用西药治疗有一定的优势[23-24]。

（廖柏明）

参考文献

[1] 杨春元，吴宏升，高志媛，等. 阳朔县首起恙虫病暴发疫情的流行病学调查分析. 应用预防医学，2017，23（2）：119-121.

［2］ 李孟磊，其木格，王若琳，等. 河南省一起恙虫病暴发疫情调查分析. 现代预防医学，2016，43（23）：4384-4387，4401.

［3］ 吴义城. 我国大陆地区恙虫病时空特征分析及风险预测研究. 北京：中国人民解放军军事医学科学院，2016.

［4］ 谈忠鸣，李志峰，吴斌，等. 基于 GroEL 基因的实时荧光定量 PCR 检测恙虫病东方体方法的建立及评价. 中国人兽共患病学报，2014，30（11）：1121-1124.

［5］ 耿美玲，操敏，张锦海，等. 建立染料法荧光定量 PCR 检测恙虫病东方体. 中华卫生杀虫药械，2014，20（1）：45-49.

［6］ 耿美玲，操敏，张锦海，等. 恙虫病东方体环介导恒温扩增可视化快检方法的建立. 中国病原生物学杂志，2013，8（6）：489-492.

［7］ 王旺，杨宇，王静，等. 新型液相芯片复合检测 5 种鼠传病原体方法的建立. 中国国境卫生检疫杂志，2013，（2）：73-76.

［8］ 付秀萍，贺金荣，张景山，等. TaqMan-MGB 探针实时荧光定量 PCR 检测恙虫病东方体方法的建立. 中国媒介生物学及控制杂志，2012，23（2）：108-110.

［9］ 李春明，谢仁岐，王健华，等. 嗜酸性粒细胞减少和异常淋巴细胞的检出率升高在诊断恙虫病中的意义. 中国医药科学，2017，7（15）：158-160.

［10］ 郝俊贵，颜学兵，季芳. 乳酸脱氢酶在恙虫病患者中的临床意义. 江苏医药，2017，43（14）：1026-1028.

［11］ 隆甜香，黄连春. 血清降钙素原检测临床应用研究进展. 国际检验医学杂志，2016，37（15）：2145-2147.

［12］ 李海霞. 外斐氏反应结合测量血清腺苷脱氨酶（ADA）活性对于发热伴有焦痂（或溃疡）病人的临床诊断意义. 实验与检验医学，2015，33（6）：793-795.

［13］ 郑向真，邱跃灵. 钠离子及丙氨酸氨基转移酶对恙虫病诊断的意义. 国际检验医学杂志，2015，36（1）：132-133.

［14］ 伍灵南. 恙虫病诊断中血浆内降钙素原水平变化的临床价值. 中外医疗，2014，33（21）：187-188.

［15］ 闫道杰，蔺玉凤，杨兆利. 恙虫病患者血清肌钙蛋白 I、肌红蛋白的测定. 菏泽医学专科学校学报，2014，26（2）：33-34，63.

［16］ 张郴华. 恙虫病继发血小板减少的临床分析. 临床医学工程，2014，21（4）：463-464.

［17］ Park SW, Lee CS, Lee CK, et al. Severity predictors in eschar－positive scrub typhus and role of serum osteopontin. Am J TropMed Hyg, 2011, 85（5）：924-930.

［18］ 王园园，陈强，于强，等. 恙虫病东方体 Karp 株 56-kDa 外膜抗原基因片段的原核表达及免疫原性研究. 临床检验杂志，2012，30（1）：45-48.

［19］ 冯时，梁张，赵桂萍，等. 恙虫病的免疫机制研究进展. 生命科学研究，2016，20（3）：267-270.

［20］ 赖延东. 恙虫病东方体感染免疫及其疫苗研究进展. 国外医学（寄生虫病分册），2002（6）：258-262.

［21］ 张洁，陈香蕊. 恙虫病免疫机制和免疫预防研究进展. 中国人兽共患病杂志，2001，（1）：82-83，88.

［22］ 牛莉娜，杨小敏，蔡群芳，等. 恙虫病东方体 Karp 株 Sta22 抗原基因原核表达载体的构建及鉴定. 海南医学院学报，2012，18（6）：721-723.

[23] 李文翠. 热毒宁注射液佐治恙虫病 34 例疗效观察. 北方药学，2014，11（4）：39.

[24] 李蓉. 参麦注射液治疗小儿恙虫病并多器官功能障碍疗效观察. 中国实用医药，2013，8（16）：155-156.

第三十六节　猫抓病

猫抓病（cat scratch disease）是主要由汉赛巴尔通体（Bartonella henselae）引起的急性传染病，多数患者有被猫抓、咬伤的病史。临床表现多见皮肤损害和局部淋巴结病变，并常有低热、周身疼痛不适等全身症状。汉赛巴尔通体感染根据人体免疫状况的不同，所产生的机体疾病反应是不一样的，免疫功能正常者表现为猫抓病，免疫功能受损患者可见杆菌性血管瘤或杆菌性紫癜、培养阴性的心内膜炎、视神经病变等严重疾病。

一、流行病学

猫为本病主要传染源，其他可能的传染源还包括狗、山羊、松鼠等。黄儒婷等[1]调查北京市宠物猫和流浪猫巴尔通体感染状况。采用血培养、PCR 测序，确定巴尔通体种，同时检测血清样本汉赛巴尔通体抗体水平。共采集 160 只猫血样。包括 104 只宠物猫，56 只流浪猫。发现北京市猫的巴尔通体血培养分离率为 13.8%，获得的 22 株分离株全部为汉赛巴尔通体。血清抗体阳性率为 39.4%。流浪猫（30.4%）、染蚤猫（36.6%）、幼猫（27.9%）的血培养阳性率较高。认为需做好宠物猫的防蚤除蚤、流浪猫的管理来预防人类巴尔通体感染。尚无猫抓患者国际传播的证据。跳蚤可在猫间传播本病，但是否可直接传播给人尚不明确。自然状况下，蜱传汉赛巴尔通体一直未有定论，吴海霞等[2]首次在长角血蜱中检测到汉赛巴尔通体，是否具有流行病学意义还有待进一步研究。姚美琳等[3]调查了汉赛巴尔通体在厦门海沧区妇幼保健人群中的感染情况。共检测 256 份不同人群血清，检出 IgG 阳性 14 份，阳性率为 5.47%。

二、诊断方法

目前临床主要依赖淋巴结、肝和脾组织活检后的组织病理学检查确诊。近年来就汉赛巴尔通体培养、PCR 检测、抗体检测等方面有新进展。栗冬梅等[4]在昆虫细胞培养基中添加 10% 胎牛血清，以此为基础培养液分别添加蔗糖和谷氨酰胺，认为以昆虫细胞培养基作为基础成分的培养液适于巴尔通体液体培养，特别是对一些更难培养的巴尔通体提供了一种较好的培养方法。刘云彦等[5]查找巴尔通体属特有基因 ssrA 特异引物进行常规 PCR 扩增，随后将扩增产物连接到克隆载体上制备标准品。优化扩增反应的退火温度和引物浓度，应用实时高分辨率熔解曲线 PCR 技术建立快速检测巴尔通体物种方法。为巴尔通体所引起的一系列疾病的早期快速诊断、监测和流行病学调查等研究提供有效手段。黄娟等[6]收集 94 例经病理形态学诊断的猫抓病石蜡包埋淋巴结组织分别使用针对巴尔通体枸橼酸合成酶（glt A）基因、16～23S rRNA 基因的 2 种引物扩增巴尔通体基因序列以及使用汉赛巴尔通体单克隆抗体检测组织中巴尔通体感染情况。66 例（70.2%）抗汉赛巴尔通体单克隆抗体染色阳性，阳性信号主要呈点状、颗粒状，少数呈线样勾勒出细菌形状。应用 PCR 法检测有 57 例（60.6%）汉赛巴尔通体 191 bp 长度的 *glt A* 基因；另 40 例（42.5%）检测出汉赛巴尔通体 163 bp 长度的 16~23S rRNA 基因，无其他巴尔通体种类检测出。综合上述检测结果显示有 76 例（80.8%）检出汉赛巴尔通体感染，认为应用 PCR 法和免疫组 EnVision 两步法检测汉赛巴尔通体有助于确诊猫抓病，汉赛巴尔通体单克隆抗体检测是目前较为理想的检测方法。

三、临床研究

在免疫功能正常的患者，病情往往轻微并呈自限性。在猫抓咬、伤后局部出现红斑性丘疹，少数丘疹转为水疱或脓疱。发病后 1~4 周，大部分患者可出现感染部位引流区淋巴结肿大。出现持续高热伴肝、脾大及腹痛提示播散性汉赛巴通体病的可能。杆菌性血管瘤 / 紫癜多见于艾滋病患者。由于临床表现中，淋巴结的肿大是一个突出特征，临床大部分研究报告都是淋巴结病理特点的总结，以及与淋巴结肿大的其他疾病相鉴别。鲁嘉等[7] 报道了 2 例乳腺猫抓病的超声和病理表现，两位女性都是乳房肿物疼痛亚急性起病，病程迁延不愈，伴有同侧腋窝淋巴结肿大，超声显示病灶范围大，形态不规则，有坏死液化，最后手术清除病灶，病理证实猫抓病。乳腺猫抓病由于首诊一般不在感染病科，值得外科临床医师重视。Liu 等[8] 对 57 例住院儿童和同期住院的 45 例成年人猫抓病患者的临床资料进行回顾性分析。儿童和成年人猫抓病均有淋巴结肿大。儿童组皮疹、乏力、头痛、咽痛及神经系统症状的发生率比成年人组高，成年人组胃肠道症状更多见。儿童组多个（≥2 个）淋巴结肿大发生率较成年人组高，而成年人组单个淋巴结肿大概率高。淋巴结肿大部位：儿童组以颈部、腋窝为主，成年人组以腹股沟、腋窝为主。儿童组白细胞总数、红细胞沉降率升高概率显著高于成年人组。两组误诊率无差异。儿童猫抓病临床表现更加多样化，发生多个淋巴结肿大的概率高，两组间淋巴结肿大部位及病理分期有明显差异，儿童与成年人猫抓病误诊率均较高，应予以重视。

四、基础研究

刘洋等[9] 研究认为，汉赛巴尔通体必须克服由哺乳动物宿主和节肢动物媒介产生的氧化应激损伤才能导致感染发生。汉赛巴尔通体编码公认的 Fe^{2+} 和 Mn^{2+} 转运体 SitABCD，敲除掉 SitAB 可以降低汉赛巴尔通体对过氧化氢的敏感性，表明 SitAB 敲除可以降低汉赛巴尔通体在人类上皮细胞和猫蚤中存活的能力。研究显示 SitABCD 转运体在汉赛巴尔通体感染中起到重要作用。栗冬梅等[10] 应用气相色谱技术分析不同培养条件下巴尔通体脂肪酸的组成与含量的变化；应用已构建的标准化方法获取 10 株巴尔通体标准菌株和 9 株来自不同地区的汉赛巴尔通体猫分离株脂肪酸图谱。结果显示培养基、温度和传代次数主要影响巴尔通体脂肪酸的微量成分；10 株巴尔通体标准菌株的成分相似，但也存在构成和含量上的差异；在所测巴尔通体中，检出可分辨脂肪酸成分有 20 种，猫分离株被准确鉴定为汉赛巴尔通体。

五、治疗与预防

　　体外药物敏感试验表明汉赛巴尔通体对如 SMZ-TMP、多西环素、红霉素、阿奇霉素、利福平、氨基糖苷类、氟喹诺酮类等多种抗菌药物敏感。宋秀平等[11-12]对汉赛巴尔通体红霉素体外诱导耐药进行研究，经过 12 代诱导，6 株菌除获得对红霉素耐药（MIC 值＞256 mg/L）外，对阿奇霉素和克林霉素也产生耐药（MIC 值＞256 mg/L）。出发菌株自然传代 30 次后，有 4 株菌对克林霉素产生了一定的耐药，对其他抗生素耐药情况没有变化。提示临床连续低剂量用药可能会导致此类抗生素耐药菌株的出现，导致临床治疗失败或复发。研究者也在相关研究中证实，获得汉赛巴尔通体对红霉素、阿奇霉素、克林霉素、环丙沙星和多西环素联合耐药菌株，外排泵抑制试验提示外排作用不是这些抗生素耐药的主要机制。预防措施主要有养有宠物猫者勤灭跳蚤、减少宠物猫的户外活动可能有助于减少猫被感染的概率。与猫、犬接触时避免被抓伤或咬伤，不慎被抓、咬伤后立即用清水、灭菌肥皂清洗伤处并密切观察。

（李　爽）

参考文献

[1]　黄儒婷，宋秀平，杨秀环，等. 北京市宠物猫和流浪猫巴尔通体感染状况调查. 中国媒介生物学及控制杂志，2015，26（1）：19-22.

[2]　吴海霞，李志芳，刘起勇，等. 首次在长角血蜱中检测到汉赛巴尔通体. 中国媒介生物学及控制杂志，2015，26（1）：16-18.

[3]　姚美琳，叶曦. 厦门市海沧区妇幼中汉赛巴尔通体感染的血清学调查. 中国热带医学，2012，11（12）：1386-1387，1420.

[4]　栗冬梅，苗志刚，宋秀平，等. 巴尔通体液体培养条件简化及生长曲线观察. 微生物学通报，2012，39（11）：1695-1702.

[5]　刘云彦，宋秀平，刘起勇，等. 应用实时高分辨率熔解曲线技术检测巴尔通体. 中国人兽共患病学报，2015，31（11）：1027-1032.

[6]　黄娟，唐源，廖殿英，等. 聚合酶链反应和免疫组化检测猫抓病患者淋巴结巴尔通体感染. 临床与实验病理学杂志，2016，32（5）：548-551.

[7]　鲁嘉，钟定荣，姜玉新，等. 乳腺猫抓病的超声、病理表现：附二例报道. 中华医学超声杂志（电子版），2012，9（6）：567-568.

[8]　Liu M, Bouhsira E, Boulouis HJ, et al.The Bartonella henselae SitABCD transporter is required for confronting oxidative stress during cell and flea invasion. Res Microbiol, 2013, 164：827-837.

[9]　刘洋，刘燕玲，叶春风，等. 儿童与成人猫抓病的对比研究. 中国现代医学杂志，2012，22（4）：84-87.

[10]　栗冬梅，苗志刚，宋秀平，等. 巴尔通体细胞脂肪酸成分分析. 微生物学通报，2014，41（2）：417-427.

[11]　宋秀平，刘起勇，刘云彦，等. 汉赛巴尔通体红霉素体外诱导耐药研究. 实用预防医学，2015，22（6）：

645-647.

［12］宋秀平，刘起勇，刘云彦，等. 外排泵抑制器对汉赛巴尔通体多重耐药性的影响. 中国抗生素杂志，2015，40（10）：770-775.

第三十七节　疟疾

疟疾（malaria）是疟原虫感染所致的地方性传染病，以周期性的畏寒、寒战、高热、出汗、退热为临床特征。由于多次反复发作，红细胞被大量破坏，逐渐出现贫血和脾大。寄生人体的疟原虫主要有 5 种：间日疟原虫、恶性疟原虫、三日疟原虫、卵形疟原虫以及诺氏疟原虫。其中，恶性疟原虫致病力最强，以脑型疟为代表的重症疟疾是导致疟疾患者死亡的主要原因。

一、流行病学

世界卫生组织（WHO）年度世界疟疾报告显示，2016 年全球 91 个国家发生 2.16 亿疟疾病例，与 2015 年相比新增 500 万病例，死亡患者 44.5 万，与 2015 年基本持平，其中大部分死亡病例来自撒哈拉以南非洲地区 5 岁以下儿童。非洲区域仍占全世界疟疾病例和死亡总数约 90%。我国历经长期的大规模的疟疾防治工作后，流行程度明显减轻，发病率降到历史最低水平。

丰俊等[1]对全国 2005—2015 年疟疾病例 215 353 例进行流行病学及疫情分析，其中间日疟占 53.99%，恶性疟占 9.70%，卵形疟占 0.33%，三日疟占 0.11%，诺氏疟 1 例，混合感染占 0.13%，未分型病例占 3.44%；病例主要分布在安徽（46.33%）、云南（21.85%）、海南（8.42%）等地。人群分布中以男性为主（67.88%）。死亡病例 274 例，其中恶性疟 244 例，占 89.05%。近 10 年本地感染疟疾病例占 79.95%，境外输入性疟疾病例占 20.04%，其中境外输入性疟疾的比例从 2005 年的 18.26% 上升到 2015 年的 98.73%。2015 年全国共报告疟疾病例 3288 例，总体特征为境外输入性病例继续增多，本地感染病例数 40 例（1.2%），重症病例 163 例（占 5.0%），死亡病例 20 例[2]。

我国本地原发疟疾病例数量快速下降，本地疟疾传播的范围大幅缩小，得益于我国"1-3-7"防控措施在基层完成的质量迅速提升，Zhou 等[3]对从 2013 年 1 月至 2014 年 6 月的全国疟疾病例监测资料分析显示，100% 的病例实现了 1 天内报告，97.7% 的病例在 3 天内完成了流行病学调查，96.4% 的疫点在 7 天内完成了调查与处置。近年来，随着边境贸易、出国劳务与旅游人员持续增加，导致疟疾病例以输入性为主，病例分布高度分散；输入性病例复杂多样，疟原虫株呈现生物学多样性；频繁的流动人口尤其跨边境流动人口加剧疟疾传播，增加了抗疟药疟原虫扩散的风险[4]。尹授钦等[5]分析 2012—2014 年云南省边境地区输入性疟疾病例 1558 例，其中主要以间日疟（78.22%）和恶性疟（21.26%）为主。感染来源地以缅甸为主（95.58%），以 4—6 月发病最多（50.82%）。输入性病例主要分布在腾冲（459 例）、瑞丽（366 例）、盈江（191 例）等地。因此，输入性疟疾已成为消除疟疾工作的重大威胁。

近年来，有研究报道人类自然感染的第 5 种疟原虫——诺氏疟原虫病例，病例主要集中在东南亚国家和地区，推测其通过猴－蚊－人的传播途径传播。2016 年潘波等[6]报道了我国首例输入性诺氏疟原虫（plasmodium knowlesi）现症感染病例，收集患者的临床资料，制作厚薄血膜片，染色后镜检。提取患者血样基因组 DNA，PCR 扩增测序分析，确诊为我国首例诺氏疟原虫感染。

二、诊断方法

典型疟疾依据临床表现、流行病学资料、病原学检查可以确诊。常用的疟疾检测方法有镜检法、快速诊断试剂盒（RDTs）及基于疟原虫 DNA 扩增的聚合酶链反应（PCR）、环介导等温扩增技术（LAMP）、基因芯片等。传统的厚薄膜镜检法仍是金标准，具有简便，成本低，并区别虫种等优点，缺点是检查结果受镜检人员技术水平影响较大，难以标准化。江莉等[7]应用镜检、RDTs 和 PCR 3 种方法对 2012—2015 年上海市的疟疾病例和疑似疟疾病例 212 份血样的检测结果进行回顾性分析，研究结果提示 3 种检测方法比较，检测效果以 PCR 和 RDTs 较高，3 种特异性鉴定能力以 PCR 和镜检较好，成本效益以 RDTs 最佳。董莹等[8]通过 Meta 分析评价 RDTs 产品诊断疟疾的质量和准确性置信程度，结果显示 RDTs 作为替代镜检法诊断疟疾的手段具有一定实用性。李雨春等[9]采用 2 种敏感的 PCR 方法分别对 8 个不同密度梯度疟原虫进行敏感性和特异性检测，并对其进行显微镜检查和免疫学诊断。结果显示群组 PCR 检测疟原虫的敏感性随着原虫密度梯度的下降和群组大小的增加呈现下降趋势。提示在敏感性和特异性一定的情况下，群组 PCR 可对低密度疟原虫感染者进行高通量筛选，适合于在消除疟疾阶段对疟疾病例进行监测。周耀武等[10]通过诊断试验 Meta 分析，定量综合评价我国 PCR、RDTs、LAMP 等疟疾诊断试验的诊断效果，研究纳入 2000—2015 年中国作者 57 篇文献进行评估，结果为 PCR 法检测疟原虫的总灵敏度为 99%，高于 RDTTs 和 LAMP 法，RDTs 检测恶性疟的总灵敏度为 93%，高于间日疟的 91%。上述 4 种方法特异度均在 94% 以上。提示 PCR、RDTs、LAMP 对疟疾的诊断准确性均较高，但各有差异。孟庆东等[11]采用双标记时间分辨荧光免疫分析（TRFIA）技术研制出 PfLDH/PvLDH-TRFIA 试剂盒，该试剂盒用抗恶性疟原虫／间日疟原虫乳酸脱氢酶（PLDH）抗体 1H12 作为捕获抗体包被 96 孔板，以 Sm3＋标记抗恶性疟原虫乳酸脱氢酶（PfLDH）抗 2A5 和 Eu3＋标记抗间日疟原虫乳酸脱氢酶（PvLDH）抗体 4F6 作为检测抗体，建立恶性疟与间日疟双标记时间分辨荧光分析法。用试剂盒检测 212 份疟疾患者血标本，阳性率为 95.28%，高于镜检法的 92.45% 和 Optimal 法的 51.89%。提示 PfLDH/PvLDH-TRFIA 试剂盒能同时检测恶性疟原虫、间日疟原虫及混合感染，且灵敏度高，可测范围宽，稳定性好，为日后临床快速检测疟疾提供新的理念和方法。

三、临床研究

输入性疟疾是目前消除疟疾工作的重大威胁。恶性疟无明显流行季节特征，其临床表现多样，大多为不典型发作。施伎蝉等[12]观察该院 26 例输入恶性疟疾患者临床症状不典型，表现复杂。26 例患者均有发热症状，其中以高热 20 例（76.92%），超高热 3 例（11.54%）为主。热型不规律，稽留热 14 例（53.85%），间日热 1 例（3.85%），大多呈不规则热，热退伴出汗。并发溶血性尿毒综合征 4

例（15.38%），出现意识障碍 4 例（15.38%）。

如何做到"早发现、早诊断、早治疗"是降低输入性疟疾误诊率和病死率的关键。王磊等[13]对 62 例北京友谊医院 2015 年输入性疟疾患者进行疟原虫虫种及感染阶段鉴定，计算红细胞感染率，并分析 45 例恶性疟患者红细胞感染率与血小板计数的关系。通过血涂片确诊，恶性疟 45 例（72.5%）、间日疟 8 例（12.9%）、三日疟 4 例（6.5%）、卵形疟 5 例（8.1%）；50 例（80.7%）可见环状体，8 例（12.9%）可见大滋养体，2 例（3.2%）可见裂殖体，2 例（3.2%）可见配子体；31 例红细胞感染率＜2%，8 例≥5%。结果显示恶性疟患者红细胞感染率越高，血小板计数越低。提示境外输入性疟病原学表现复杂，以恶性疟为主。感染疟原虫的定性与定量测定对于临床诊治均具有重要意义，对于疟疾患者应明确患者疟原虫的亚种和感染阶段。徐明忠等[14]对长沙市 2012—2015 年输入性三日疟的实验室诊断情况进行分析，采用厚薄血膜涂片、PCR 对疟原虫 18SrRNA 基因进行扩增等方法确诊输入性三日疟病例。所有研究对象发病后出现相似的症状，但间歇 3 天发热均不明显，在回国后发病；4 例患者在首诊前自服抗疟药物；除 1 例患者被首诊单位实验室检出疟原虫并正确分型外，其余 6 例患者中 1 例被漏诊，5 例未正确分型。说明输入性的少见或者罕见疟原虫的虫种鉴定对于医疗机构的检验人员存在一定困难，因此，现阶段仍应当持续地进行疟原虫显微镜镜检技术的培训和分子生物学技术的推广应用，以满足现阶段输入性疟疾病例正确诊断和分型的要求。

四、基础研究

间日疟原虫在过去几十年最为常见、分布范围最广。全球疟疾消除的实践表明，间日疟往往较恶性疟的消除难度更大。在我国，可传播间日疟原虫的蚊媒地理分布范围广，分布远远广于传播恶性疟的媒介。

2011—2014 年输入疟疾病例中，除已知由东南亚输入大量间日疟病例之外，还新发现由非洲输入的间日疟也占较大比例[15]。徐超等[16]分析山东省间日疟原虫 *MSP-1* 和 *CSP* 基因类型及其同源性，研究者采集 2011 年山东省 12 例间日疟患者血样，提取疟原虫基因组 DNA；分别根据间日疟原虫 *MSP-1* 和 *CSP* 基因序列设计引物，进行巢式 PCR 扩增、酶切、测序、序列比对及同源性分析。结果为 12 份患者血样 *MSP-1* 基因均为 *Sal-1* 型；*MSP-1* 进化树分析显示，9 份省内感染者样品序列同属一个分支。1 份印度感染者样品序列与印度分离株位于同一分支。系统进化分析结果反映出山东省本地间日疟种群之间具有较强的基因同源性，同时鉴定了 1 例在印度感染的虫株种系来源，为今后研究输入性疟疾种群遗传结构、传播来源、流行特征以及制定针对性的疟疾防控工作和消除策略提供了技术支持。

恶性疟原虫中出现对青蒿素耐药现象，赵笑等[17]以恶性疟原虫基因组 DNA 为模板、PCR 扩增得到全长 k13 基因和 k13-propeller 片段，并构建了重组质粒 pET-28a-k13 和 pET-28a-k13-propeller。十二烷基硫酸钠聚丙烯酰胺凝胶电泳（SDS-PAGE）和 Western blot 检测表明，两重组蛋白均表达，且重组蛋白 rK13 可与恶性疟患者血清反应，rK13-propeller 既可与恶性疟又可与间日疟患者血清反应。说明利用原核表达系统成功表达重组蛋白 rK13 和 rK13-propeller，两重组蛋白能够与疟疾患者血清反应，且与不同种疟疾的患者血清反应的特异性有所不同。为后续蛋白结构分析及青蒿素抗性机制等研究奠定基础。

恶性疟原虫基因组包括 14 条染色体，其产生的恶性疟红细胞膜蛋白 1（PfEMP1）是一个由多基因家族编码的虫体蛋白家族，每种 PfEMP1 可与不同组织内皮细胞的受体结合，是疟疾的一个重要毒力因子。每个疟原虫都有 60 个抗原性不同的变异 var 基因，每个基因编码一个不同的 PfEMP1 蛋白。在感染过程中，无性繁殖疟原虫种群一次只表达一个基因，然后再切换表达一个新的变异抗原，这样即可利用免疫逃避机制来避开宿主抗体反应。

Jiang 等[18] 研究人员证实恶性疟原虫变异沉默 SET 基因（PfSETvs）可编码一种果蝇 ASH1 的直向同源物，控制了 var 基因上组蛋白 H3 的第 36 位赖氨酸三甲基化（H3K36me3）。敲除 PfSETvs 可导致几乎所有的 var 基因在单个疟原虫细胞核中进行转录，并在感染的红细胞上表达。PfSETvs 存在控制了 H3K36me3，导致恶性疟原虫 var 基因沉默，此研究可能进一步为研制新型疟疾疫苗提供实验基础和疟疾疫苗开发提供新的思路。

五、治疗与预防

1. 治疗　疟疾的控制措施是早期诊断、及时和有效的治疗；控制蚊子减少疟疾分布。疟疾的治疗包括杀灭疟原虫、控制疟疾凶险发作、对症支持等 3 个环节。青蒿素衍生物是目前人类对抗疟疾的最佳方法。近年来，东南亚地区出现恶性疟原虫对青蒿素类药物敏感性下降的问题，WHO 认为抗疟药的不规范使用是导致疟原虫抗药性扩散和蔓延的重要原因之一。2016 年，原国家卫生和计划生育委员会再次公布了《抗疟药物使用规范》，对我国抗疟药物的使用和用药剂量及疗程进行合理的调整。该规范考虑了世界卫生组织的推荐意见的同时，更关注我国在长期疟疾防治中积累的成功经验。有利于规范疟疾病例的抗疟治疗，对阻断疟疾的传播和避免耐药性疟原虫在我国的蔓延，以及促进我国消除疟疾目标的实现都具有重要意义。陈海亮等[19] 回顾性分析了从 2008—2010 年在非洲喀麦隆杜阿拉江西医院确诊感染疟疾，分别以青蒿琥酯或奎宁进行治疗的 925 例中国患者。青蒿琥酯组、奎宁组患者总有效率为 98.43% vs. 96.16%（$P=0.032$）。青蒿琥酯组在消化系统、心血管系统、神经系统及过敏反应方面的不良反应明显比奎宁组少（$P=0.000$）。刘文科等[20]、朱江川[21] 研究了青蒿琥酯及奎宁在儿童患者治疗中的疗效差异。发现青蒿琥酯比奎宁组疗效更显著，且不良反应发生率和严重程度显著低于奎宁组。黄兰智[22] 对使用注射用青蒿琥酯及单纯口服青蒿琥酯阿莫地喹片治疗进行分析，结果显示注射用青蒿琥酯治愈率高、复燃率低、不良反应发生率低。注射用青蒿琥酯是青蒿素的衍生物，是我国研制的新型抗疟疾药物。于振华等[23] 对 2007—2013 年山东省 138 例输入性恶性疟病例的临床资料进行分析。采用蒿甲醚、青蒿琥酯、双氢青蒿素、双氢青蒿哌喹片、伯氨喹等抗疟药治疗及对症治疗后，近期治愈率为 98.55%，远期治愈率为 94.93%，未愈 1 例，死亡 1 例。提示青蒿素类仍是最有效的抗恶性疟药物。潘波等[6] 报道的我国首例输入性诺氏疟原虫感染现症病例，治疗上以青蒿素为基础联合用药氯喹和伯喹 8 日疗法，加青蒿素复方治疗 1 个疗程，经治疗患者获得临床痊愈。本例的确诊和治疗方法对我国诺氏疟原虫感染有重要的参考价值和现实意义。

恶性疟原虫致病力最强，以脑型疟为代表的重症疟疾是导致疟疾患者死亡的主要原因。重型恶性疟常出现循环性休克、中枢神经系统障碍、急性肾衰竭和弥散性血管内凝血等并发症，预后差，病死率高。因此重型疟疾需要综合治疗。陈晢等[24] 对接受血液滤过和未接受血液滤过的重型疟疾进行回顾性分析，结果提示：两组在受累器官分布、治愈率无显著差异；接受血液滤过后，患者平均住院时间明显减少。葛志华等[25]对2011—2016年南通市第三人民医院ICU收治的20例重症输入性恶性疟疾合并MODS患者进行分析，在抗疟治疗基础上采取连续性血液净化（continuous blood purification，CBP）。结果显示：20例患者中，18例经CBP治疗后均痊愈或好转出院，其中3例病情稳定后转普通病房给予间歇性血液透析。2例死亡，病死率10%。因此，积极的抗疟治疗基础上给予CBP治疗是提高重症疟疾患者救治成功率和改善生存质量的关键措施。王爱彬等[26]对北京地坛医院2008—2014年13例恶性疟引起的溶血尿毒综合征（HUS）患者进行回顾性分析，其中10例合并脑型疟，1例合并消化道出血，2例出现呼吸循环衰竭。全部病例均采取综合治疗措施，即抗疟原虫治疗、激素治疗、补液对症治疗以及呼吸机、血液透析滤过等措施，入组的13例患者中1例死亡，1例自动出院，11例治愈出院，其中5例因急性肾衰竭行血液透析滤过治疗肾功能恢复，随访11例治愈患者均未出现慢性肾功能损害，2例病例出现再燃。HUS可能与机体先天性6-磷酸葡萄糖脱氢酶缺乏有关，其中感染是首要诱发因素，可能系大量疟原虫裂解产物引发的过度免疫反应。恶性疟疾并发HUS常以恶性疟原虫感染后出现溶血性贫血、血小板减少、急性肾衰竭为主要表现，为恶性疟最严重并发症之一，病死率可达20%～30%。早期诊断及有效治疗对控制溶血及阻止脏器损害起重要作用；早期应用激素可有效阻止溶血减轻肾损害，对严重溶血、急性肾衰竭病例应及时采取血液透析滤过治疗，可降低病死率。

2. 预防　疟疾的传播媒介是按蚊。预防措施包括积极治疗传染源（患者）、彻底灭按蚊、搞好个人防护和切断传播途径等基本环节。作为根除传染病的首要举措，疟疾疫苗目前被认为在控制疟疾方面是一种有效的经济战略，可以补充其他疟疾控制措施。中国科学家也正在做出努力，为疟疾疫苗发展开发新的抗原。

传播阻断疫苗（transmission-blocking vaccines，TBVs）主要是应用疟原虫有性生殖阶段和蚊阶段的表面抗原免疫个体，诱导产生的抗体可有效地阻止疟原虫在蚊体内的后续发育，从而切断疟原虫的传播。但目前TBVs候选抗原十分有限。动合子分泌蛋白7（putative secreted ookinete protein 7，PSOP7）在疟原虫有性生殖阶段发挥着至关重要的作用，李敏等[27]对伯氏疟原虫抗原（P.berghei）PSOP7（PbPSOP7）应用原核表达系统高效表达纯化了截短的重组PbPSOP7蛋白（rPbPSOP7），免疫BALB/c小鼠后，获得小鼠高滴度多克隆抗体。经Western blot方法证实该多克隆抗体可识别疟原虫抗原。间接免疫荧光实验显示，PbPSOP7主要表达于疟原虫的合子与动合子表面。通过研究以进一步确认和证实PbPSOP7蛋白具有疟疾TBVs候选抗原的潜能，将成为未来疟疾研究的重要方向之一。研制安全有效的疫苗刻不容缓，而筛选出安全有效的佐剂对于疟疾疫苗的研制至关重要。已有大量研究将纳米乳作为疫苗佐剂，杨丽雪等[28]研究将纳米乳作为佐剂对恶性疟人工重组蛋白疫苗M.RCAg-1免疫原性的影响，结果提示纳米乳作为恶性疟疾疫苗M.RCAg-1的佐剂，能够显著提高机体的体液免疫和细胞免疫应答水平，具有很好的研究前景。

我国从2010年实施国家消除疟疾行动计划以来，到2015年底，80%以上的县已经完成县级消除疟疾达标考核。在消除疟疾过程中积累了丰富的经验。尹授钦等[29]根据已经建立的疟疾传播风险评估指标体系框架，收集云南省2012—2014年边境地区20个县197个乡（镇）的疟疾疫情、传疟媒介分布和机构工作能力等数据资料。结果为按疟疾传播潜能指数（TPI）及疟疾传播风险指数（MRI）

分级划分等级，197个乡（镇）中，Ⅰ级（高传播潜能）乡（镇）共2个。疟疾传播风险中等以上的Ⅰ、Ⅱ级乡（镇）所占比例小于5%，大部分乡（镇）的疟疾传播风险相对较低。2014年周晓农等[30]收集2010年全国24个疟疾流行省以县为单位的数据，通过疟疾疫情、传播风险和消除疟疾能力等资料，计算风险指数，从疟疾传播风险和消除疟疾能力两方面进行了定量分析，以县为单位进行了风险区域分类，并绘制我国消除疟疾的风险地图。首次在全国范围内对消除疟疾进程中的风险区域进行定量描述，具有很强的实用性和可操作性，为各地开展类似的风险评估工作提供了有价值的参考。对于疟疾防治措施和社会经济发展的数据关系，Wang等[31]收集了海南省国内生产总值、人均国内生产总值、地方财政收入、人均纯收入、卫生保健支出及疟疾发病率、伯氨喹管理，在流行季节预防措施、滞留喷洒区域的大小和蚊帐的数量分布等信息，进行灰色关联度分析。结果提示季节性预防用药和地方财政收入增加与减少疟疾发病率有关，海南疟疾防治措施和地方经济发展减少了疟疾。这些消除疟疾行动的经验措施可进一步推广，真正达到国家消除疟疾行动计划。

（吴　彪）

参考文献

[1] 丰俊，张丽，张少森，等. 全国2005—2015年疟疾疫情分析. 中国热带医学，2017，17（4）：325-335.

[2] 张丽，丰俊，张少森，等. 2015年全国疟疾疫情分析. 中国寄生虫学与寄生虫病杂志，2016，34（6）：477-481.

[3] Zhou SS, Zhang SS, Zhang L, et al. China's 1-3-7 surveillance and response strategy for malaria elimination: Is case reporting, investigation and foci response happening according to plan? Infectious Diseases of Poverty, 2015, 4（1）: 1-9.

[4] 汤林华，高琪. 中国疟疾的控制与消除. 上海：上海科学技术出版社，2013：139-144.

[5] 尹授钦，丰俊，夏尚，等. 2012—2014年云南省边境地区输入性疟疾病例流行特征分析. 中国血吸虫病防治杂志，2016，28（3）：252-257.

[6] 潘波，裴福全，阮彩文，等. 我国首例输入性诺氏疟原虫感染现症病例的诊断和治疗. 中国寄生虫学与寄生虫病杂志，2016，34（6）：513-516.

[7] 江莉，王真瑜，张耀光，等. 3种疟疾检测方法的应用分析. 中国寄生虫学与寄生虫病杂志，2017，35（1）：53-58.

[8] 董莹，陈梦妮，徐艳春. 免疫快速诊断卡检出疟原虫感染的准确性荟萃分析. 中国病原生物学杂志，2016，11（4）：353-358.

[9] 李雨春，王善青，胡锡敏，等. 群组PCR策略高通量筛选疟疾患者的可行性研究. 中国病原生物学杂志，2014，9（11）：1009-1011,1024.

[10] 周耀武，林祖锐，罗春海，等. 我国疟疾诊断试验准确性的Meta分析. 中国病原生物学杂志，2017（3）：242-248.

[11] 孟庆东，王燕，梁焕坤，等. 恶性疟与间日疟双标记时间分辨免疫荧光检测试剂盒的研制. 中国病原生

物学杂志，2017，12（3）：258-261.

［12］施伎蝉，蒋贤高，何贵清，等. 输入性恶性疟疾 26 例临床特征分析. 浙江医学，2015，37（21）：1772-1773.

［13］王磊，王非，齐志群，等，62 例输入性疟疾病原学特点分析. 传染病信息，2016，29（3）：170-172.

［14］徐明忠，田斌，张兵，等. 输入性三日疟原虫的实验室诊断. 实用预防医学，2016，23（11）：1391-1394.

［15］李中杰，张子科，周升，等. 2011—2014 年中国间日疟流行特征及病例住院治疗的影响因素. 中华预防医学杂志，2016，50（4）：306-311.

［16］徐超，魏庆宽，李瑾，等. 输入性恶性疟原虫耐药相关基因 Pfcrt 和 Pfmdr1 单倍型及突变分析. 中国人兽共患病学报，2016，32（12）：1051-1057.

［17］赵笑，张冬梅. 恶性疟原虫青蒿素抗性相关 k13 基因及其 C- 末端功能域的克隆及表达. 中国热带医学，2017，17（5）：440-444.

［18］Jiang L, Mu J, Zhang Q, et al. PfSETvs methylation of histone H3K36 represses virulence genes in Plasmodium falciparum. Nature, 2013, 499（7457）：223-227.

［19］陈海亮，刘毅，邹中元，等. 青蒿琥酯与奎宁治疗疟疾的疗效比较. 江西医药，2014（1）：57-59.

［20］刘文科，张丽芬. 青蒿琥酯与奎宁治疗非洲儿童疟疾的疗效观察. 宁夏医科大学学报，2013，35（1）：106-107.

［21］朱江川. 青蒿琥酯治疗儿童疟疾疗效观察. 中国药物与临床，2012，12（10）：1358-1360.

［22］黄兰智. 注射用青蒿琥酯治疗疟疾的疗效观察. 中华实验和临床感染病杂志：电子版，2015（1）：77-79.

［23］于振华，王福勇，魏冬冬，等. 138 例输入性恶性疟治疗效果观察. 中国血吸虫病防治杂志，2014，（6）：669-671，677.

［24］陈皙，段美丽. 血液滤过治疗重症疟疾的疗效观察. 中国热带医学，2012，12（9）：1094-1095.

［25］葛志华，徐建如，邱斌，等. 连续性血液净化救治重症恶性疟疾的临床疗效. 内科急危重症杂志，2017，23（1）：54-56.

［26］王爱彬，田地，蒋荣猛，等. 恶性疟合并溶血尿毒综合征的诊疗探讨. 中华实验和临床感染病杂志：电子版，2016，10（1）：57-61.

［27］李敏，郑文琪，何一雯，等. 新型疟疾传播阻断疫苗候选抗原 PbPSOP7 基因截短片段的克隆及表达特点的研究. 微生物学杂志，2016，36（4）：41-46.

［28］杨丽雪，邓唯唯，高宇辉，等. 恶性疟疾疫苗 M.RCAg-1 与候选佐剂纳米乳配伍的免疫原性研究. 寄生虫与医学昆虫学报，2017，24（2）：65-69.

［29］尹授钦，夏尚，周兴武，等. 云南省边境地区疟疾传播风险评估. 中国寄生虫学与寄生虫病杂志，2016，34（3）：255-260.

［30］周晓农，张少森，徐俊芳，等. 我国消除疟疾风险评估分析. 中国寄生虫学与寄生虫病杂志，2014，32（6）：414-418.

［31］Wang SQ, Li YC, Zhang ZM, et al. Prevention measures and socio-economic development result in a decrease in malaria in Hainan, China. Malaria Journal, 2014, 13（1）：362.

第三十八节　弓形虫病

弓形虫病（toxoplasmosis）是由专性细胞内寄生的原虫刚地弓形虫（toxoplasma gondii）感染人及许多动物，引起的人畜共患疾病。人感染后多为隐性感染，发病后临床表现复杂不一，可以侵犯眼、脑、心、肝、淋巴结等，引起相应病变表现，容易造成漏诊、误诊。如孕妇感染后感染胎儿，直接影响胎儿发育，严重致畸；免疫缺陷患者，如艾滋病患者可引起机会感染，死亡率高。

一、流行病学

我国属于弓形虫病流行地区。我国有研究者1955年在福建省猫和兔子中分离出弓形虫，并于1957年首次报道。1988—1992年第一次全国流行病学调查显示弓形虫感染率为5.2%[1]，2001—2004年对全国15个省47 444人使用ELISA法检测血清学提示感染率7.9%[2]。近30年来中国人群调查显示弓形虫病感染率不断增加，接近10%，仍低于法国、美国感染水平（25%～30%），有些地区和人群感染率更高。最近一次来自我国东北和南部3281人的血清学调研显示弓形虫IgG阳性率为12.3%[3]。由于风俗习惯和饮食不同，贵州省和广西壮族自治区的人群阳性感染率最高，分别为15.1%和12.7%。有些少数民族如苗族、布依族、蒙古族、壮族的弓形虫抗体阳性率高于其他民族，分别为25.4%、25.3%、17.1%和16.7%[4]。2003—2010年上海市区季度统计结果发现，弓形虫IgM抗体水平在春、夏季高于秋、冬季，这与广州、河南、武汉等省市的调查结果基本一致，提示春、夏季节孕妇更应注意弓形虫感染防护[5]。传染源主要是动物，因动物如猫因其粪便中排卵囊量多时长，故猫是重要传染源；猪本身弓形虫感染率也高，人往往通过未煮熟的猪肉饮食而被感染，猪也是重要传染源。传播途径有2种，先天性通过母体胎盘而感染；获得性主要经口传播，因食入未煮熟的含弓形虫的肉制品、蛋类、奶类感染，或食入被卵囊污染的水源，或接触卵囊污染的土壤而感染。人类普遍易感，多数为隐性感染。胎儿、婴幼儿、肿瘤、艾滋病患者以及长期接受免疫抑制药者更易被感染。

二、诊断方法

显微镜直接涂片检查和组织活体检查是针对弓形虫检查的"金标准"，虽然准确性高，但比较费时费力，阳性率不高，不便于大样本筛查。动物接种以及细胞培养仅局限在实验室内研究。目前诊断方法主要分三大类，血清学检测方法检测特异感染后抗体，免疫学方法检测特异抗原以及病原体核酸检测。临床上更多应用血清学检测方法检测血清或体液中的弓形虫循环抗原、弓形虫特异性抗体IgM和IgG，前者是检测弓形虫急性感染的可靠方法。血清学免疫检测操作简便快捷，适用于流行病学调查。具体检测方法包括：染色试验为诊断弓形虫感染血清学检测的特有方法，其原理是采用弓形虫活滋养体，它在机体免疫过程中补体参与下，结合患者血清中的特异抗体，变性的弓形虫虫体不能被亚甲蓝染色。凝集试验方法是快速敏感和特异的试验，间接凝集试验较直接凝聚试验反应更灵敏，适用隐性感染的辅助诊断及流行病学调查。间接荧光免疫试验依据以完整的弓形虫虫体速殖子作为抗原，用荧光素标记二抗，判断结果时用荧光显微镜快速检测患者血液中的特异性 IgM 抗体或者 IgG 抗体。此方法除了检测患者血清中抗体之外，还具有能够检测组织内的抗体的优点，亦有临床假阳性，并且对仪器设备要求高，限制了其广泛应用。ELISA 采用抗原与抗体的特异反应将待测物与酶连接，然后通过酶与底物产生颜色反应，用于定量测定，测定的对象可以是抗体也可以是抗原。ELISA 法的发展和改进形成斑点酶联免疫吸附试验，较普通 ELISA 高 6～8 倍[6-7]。许多医院使用 TORCH 法用于门诊孕妇简单筛查弓形虫抗体 IgM 和 IgG，阳性仅提示感染状态，不能确诊[8]。免疫学检测方法由于操作简单目前成为实验室诊断弓形虫病的首选方法。但在诊断弓形虫病的方法中，分子生物学方法最为标准化，也比较客观，是近年来持续研究与发展的热点，已经建立了核酸探针、聚合酶链式反应（polymerasechainreaction，PCR）、基因芯片以及环介导等温扩增技术（LAMP）等方法。在我国，杨秋林等[9]根据 B1 基因，Lin 等[10]根据 529 bp 重复序列建立了弓形虫 LAMP 检测方法，结果均显示 LAMP 在弓形虫检测中有良好的特异性与敏感性。这些快速、准确的分子生物学检测方法，大大减少了漏检的现象，避免了抗体假阳性的结果，但是临床上开展各种分子生物学诊断技术也有一定局限性。

三、临床研究

随着社会经济和人们生活水平的提高，一般寄生虫感染率逐年下降，而弓形虫感染率却有不断上升的趋势，其中生活方式是弓形虫感染的最主要影响因素，包括经常与家猫密切接触，密切接触含有卵囊的泥土、水及其他食物，喜好食入生的或未熟的肉类等。其次，机体免疫状况、个体基因易感性及弓形虫毒株的不同毒力是弓形虫感染的重要影响因素。健康人类感染后多为隐性，无明显临床表现，但在免疫低下或免疫缺陷患者如恶性肿瘤、免疫获得性缺陷综合征（AIDS）、器官移植、使用免疫抑制药等可引起严重的损害，孕期感染弓形虫可引起流产、早产、死胎或畸形，严重导致免疫低下或缺陷者死亡。研究证实器官移植、肿瘤、AIDS 等免疫低下者弓形虫的感染率明显增加[11-12]，近年来也有对结核患者、关节炎患者弓形虫感染增加的报道。Zhao 等[13]对 924 例结核患者进行了弓形虫感染情况调查，结果显示结核患者弓形虫抗体阳性率为 13.2%，高于当地健康对照组 9.7%。Tian 等[14]调查 820 例关节炎患者，发现 IgG（＋）弓形虫感染率为 18.8%，高于对照组 12%，且因多与居家养猫有关。糖尿病患者代谢紊乱致免疫功能异常，引起对弓形虫的易感性增加。研究显示 1 型糖尿病（DM）患者弓形虫感染率高于正常人，说明 DM 患者因免疫力低下易引发弓形虫感染。弓形虫经血－脑脊液屏障进入颅内，可在脑部形成坏死性脑炎，如果侵入胰腺破坏胰岛细胞可能导致胰岛细胞内分泌功能的紊乱引发糖尿病[15]。这些临床研究对于复杂的临床表现提供理论依据，有助于临床诊治与预防。

四、基础研究

已知弓形虫只有一个种，但是存在众多基因型。除典型的Ⅰ型、Ⅱ型和Ⅲ型外，还有至少 138 个非典型基因型（www.toxodb.org）。对分离的弓形虫虫株进行基因型鉴定，对其分子流行病学、感染的溯源以及弓形虫病的预防和控制具有重要意义。聚合酶链反应－限制性酶切片段长度多态性分析法（polymerase chain reaction-restriction fragment length polymorphism，PCR-RFLP）是目前用于弓形虫分型最为常用的方法，通过该方法可方便、快速、大量地分析弓形虫的基因型特点。基因 ToxoDB #9 最常见，又称为中国Ⅰ型[16]，与基因 ToxoDB #10 共占中国全部弓形虫基因型的 90%。近期研究 ToxoDB #9 至少可分为二组亚型，中国Ⅰ型和Ⅲ型，后者更与经典Ⅰ型紧密相关。TgCtwh3 和 TgCtwh6 存在于弓形虫 ToxoDB #9，代表不同毒力，前者强于后者。通过多位点序列分型方法认为 ToxoDB #9 还可以分成更多亚型，在指导致病分型和分子机制方面仍需进一步研究[17-18]。在弓形虫基因分型研究中多选用多态性丰富的遗传标记。遗传标记有：HSP70 基因在毒力株中的表达显著高于弱毒株；GRA6 是弓形虫致密颗粒蛋白基因的一种；B1 基因仅有 10 个多态性位点，有高度的保守；SAG2 是弓形虫表面蛋白 P22 的编码基因，通过 SAG2 扩增及多态性分析，对临床弓形虫感染样本直接分型，可行大规模基因分型研究。T 细胞介导的免疫应答在弓形虫感染中发挥着重要的作用，弓形虫感染中 CD8+ T 细胞衰竭的原因有内外两方面：外部原因包括持续的抗原刺激以及受到抑制性炎性细胞的影响；内部原因包括 T 细胞本身抑制性受体的增高和转录因子谱的改变[19-20]。

五、治疗与预防

成年人弓形虫感染多呈无症状带虫状态，一般不需要抗虫治疗。只有出现以下情况才进行抗虫治疗：急性弓形虫病、免疫缺陷患者发生弓形虫感染、孕妇急性弓形虫感染和先天性弓形虫病（包括无症状感染）。螺旋霉素毒性小，适用于先天性弓形虫病。叶酸代谢抑制药如磺胺嘧啶和乙胺嘧啶，二者协同合用是目前治疗本病最常用的方法，可抑制弓形虫滋养体的繁殖，在急性期治疗颇见疗效。但不良反应大、复发率高、根治效果差。近年来，人们一直在研究不良反应小、疗效显著的治疗药物。现在临床上使用的药物包括人工合成的抗菌药、抗生素类药物、其他化学制剂、中药以及新型的生物制药。中药可提高机体的免疫力，不良反应小，青蒿素类药物一度发现可杀灭弓形虫的包囊，但是疗效不确切；氧化苦参碱和苦参碱体内外均可抑制弓形虫生长，接近 100% 疗效[21]，其作用机制将成为未来研究的重点。疫苗治疗也是重要的治疗、预防方法，目前尚无稳定的疫苗。疫苗研究主要有重组蛋白基因疫苗、DNA 疫苗以及活体疫苗，其中活体疫苗促进保护性免疫。有效预防取决于宿主的免疫功能状态和受累的器官。孕期感染可致妊娠异常或胎儿先天畸形。先天性弓形虫病的预后较差。免疫功能低下者患病易发生全身播散，死亡率明显增加。单纯淋巴结肿大型预后良好。因此，开展卫生宣教，提高医务人员和群众对弓形虫病的认识很重要。对生育妇女妊娠前定期检查、及时治疗，可以降低新生儿出生的弓形虫亚临床感染率。

（周惠娟）

参考文献

[1] Yu SH, Xu LQ, Jiang ZX, et al. Report on the first national wide survey of the distribution of human parasites in China I:

Regional distribution of parasite species. Chin J Parasitol Parasit Dis, 1994, 12：241-247.

［2］ Zhou P, Chen N, Zhang RL, et al. Food-borne parasitic zoonoses in China: perspective for control. Trends Parasitol, 2008, 24：190-196.

［3］ Xiao Y, Yin JG, Jiang N, et al. Seroepidemiology of human Toxoplasma gondii infection in China. BMC Infect Dis, 2010, 10：4.

［4］ Xu LQ, Chen YD, Sun FH, et al. A national survey on current status of the important parasitic diseases and control strategies. Chin J Parasitol Parasit Dis, 2005, 23：332-340.

［5］ 朱民，蔡黎，马杏宝，等. 上海市 2003—2010 年孕妇弓形虫感染筛查状况分析. 上海预防医学，2017，29（6）：474-477.

［6］ Dai JF, Jiang M, Qu LL, et al. Toxoplasma gondii: enzyme-linked immunosorbent assay based on a recombinant multi-epitope peptide for distinguishing recent from past infection in human sera. Exp Parasitol, 2013, 133：95-100.

［7］ 郑斌，陆绍红. 刚地弓形虫免疫逃避相关分子的研究进展. 中国寄生虫学与寄生虫病杂志，2012,30（5）：396-400.

［8］ Feng JX, Zhao YK, Meng FP, et al. Research progress in diagnosis of toxoplasmosis. Infect Dis Inform, 2016, 29：139-143.

［9］ 杨秋林，张如胜，伍和平，等. 应用环介导等温扩增技术检测弓形虫. 中国寄生虫学与寄生虫病杂志，2008，26（4）：304-306.

［10］ Lin Z, Zhang Y, Zhang H, et al. Comparison of loop-mediated isothermal amplification（LAMP）and real-time PCR method targeting a 529-bp repeat element for diagnosis of toxoplasmosis. Vet Parasitol, 2012, 185：296-300.

［11］ 张欠欠，惠清发. 恶性肿瘤与弓形虫感染相关性的研究进展. 热带病与寄生虫学，2009，7（1）：524.

［12］ 华海涌，还锡萍，董美华，等. HIV/AIDS 患者中弓形虫感染情况的调查. 中国现代医药杂志，2009，11（5）：47-49.

［13］ Zhao YJ, Zhao YH, Zhang XY. First Report of Toxoplasma gondii Infection in Tuberculosis Patients in China. Vector Borne Zoonotic Dis, 2017, 17（12）：799-803.

［14］ Tian AL, Gu YL, Zhou N, et al. Seroprevalence of Toxoplasma gondii infection in arthritis patients in eastern China. Infect Dis Poverty, 2017, 6（1）：153.

［15］ 杨伟国，居军. 糖尿病患者免疫功能状态研究. 国际检验医学杂志，2011，2（7）：768-769.

［16］ Li YN, Nie X, Peng QY, et al. Seroprevalence and genotype of Toxoplasma gondii in pigs, dogs and cats from Guizhou province, Southwest China. Parasit Vectors, 2015, 8：214.

［17］ Wang L, Chen H, Liu D, et al. Genotypes and mouse virulence of Toxoplasma gondii isolates from animals and humans in China. PLoS One, 2013, 8：e53483.

［18］ Gao JM, Xie YT, Xu ZS, et al. Genetic analyses of Chinese isolates of Toxoplasma gondii reveal a new genotype with high virulence to murine hosts. Vet Parasitol, 2017, 241：52-60.

［19］ 吴斌，吕芳丽. CD8$^+$T 细胞免疫应答在刚地弓形虫感染免疫中的功能研究进展. 中国寄生虫学与寄生虫病杂志，2014，32（2）：143-147.

［20］ 刘秀华，边婷婷，王新光，等. CD4$^+$T 细胞亚群在弓形虫感染中的作用. 中国免疫学杂志,2014,30（4）：

572-574.

[21] Zhang X, Jin L, Cui Z, et al. Antiparasitic effects of oxymatrine and matrine against Toxoplasma gondii in vitro and in vivo. Exp Parasitol, 2016, 165: 95-102.

第三十九节　肝吸虫、肺吸虫及绦虫感染

一、肺吸虫病研究进展

肺吸虫病又称为并殖吸虫病（paragonimiasis），是由并殖吸虫在宿主肺部寄生或体内各脏器间移行引起的一种慢性寄生虫病。人因吞食带有并殖吸虫活囊蚴的蟹或蝲蛄而感染。除人以外，许多野生食肉动物亦能自然感染。1930年我国首次报道了2例并殖吸虫病例，此后又研究证实了其第一、第二中间宿主。国内以卫氏并殖吸虫（*P. westermani*）和斯氏并殖吸虫（*P. skrjabini*）或四川并殖吸虫（*P. xzechuanensis*）为最主要致病虫种。由于虫种、寄生部位、发育情况和宿主反应性的不同，临床表现亦不一致。卫氏并殖吸虫所致疾病以肺内型为主，表现为咳嗽、胸痛、咯铁锈色痰等；肺外型可波及脑、脊髓、腹腔、皮下等组织并引起不同的症状。斯氏并殖吸虫所致疾病以肺外型为主，该虫的童虫在体内移行，引起一系列过敏反应及皮下游走性包块，渗出性胸膜炎也常见。从20世纪50年代起，国内学者对并殖吸虫病的病原学、流行病学及临床诊治等方面均进行了大量研究，积累了大量的科学资料，在防治工作中取得了巨大的成绩。

（一）流行病学

并殖吸虫病具有明显的人群和地区流行特征。主要流行于我国的四川、重庆、贵州、湖南、湖北、江西、安徽、浙江、福建、广西等20多个省、自治区和直辖市。陈琳等[1]对2009—2014年间四川省10个并殖吸虫病监测点开展人群感染以及中间宿主的流行现状调查，并对全省18个流行市（州）进行并殖吸虫病病例报告登记、汇总分析。主动监测共调查2949名居民，血清学阳性率为1.32%；34.51%的调查对象有生吃或半生吃溪蟹的行为，61.99%有玩耍溪蟹的行为，84.27%有喝生水行为；共采集拟钉螺388只，感染率为10.57%；捕获溪蟹2154只，囊蚴感染率为13.83%。四川省并殖吸虫病登记报告病例呈逐年上升趋势，发病年龄主要在6~15岁，临床表现以肺外型为主。流行区自然环境中存在肺吸虫传播链，流行区人群大多有不健康饮食行为习惯。三峡库区一直是并殖吸虫病高流行区域，Zhang等[2]对三峡大坝上游5个县724名常住人口进行流行病学调查，研究显示人群感染率为14.36%（皮试法）和7.46%（ELISA），淡水蟹斯氏并殖吸虫囊蚴感染率为39.65%。由于三峡大坝建设对环境的改变，出现了新的溪蟹囊蚴高感染率地区[3]。

（二）诊断方法

经典的诊断方法包括病原学检查、免疫学检查、X线检查以及活组织检查，近年来基因检测也应用于临床。卫氏并殖吸虫病患者痰液、大便镜检可查见虫卵，痰液、脑脊液、胸腔积液还可查见

嗜酸粒细胞和夏科 - 雷登结晶。免疫学检查包括皮内试验和 ELISA 法。Yu 等[4] 利用 ELISA 法研发了一种方便和简单的血清学诊断方法。通过检测血清重组斯氏并殖吸虫半胱氨酸蛋白酶（PSCP）抗体来判断人体是否感染斯氏并殖吸虫。该方法具有高度特异性和敏感性，灵敏度达到 95.5%，并且与细粒棘球绦虫、猪带绦虫、血吸虫、旋毛虫感染等均无交叉反应。此外，该方法也可以用于动物斯氏并殖吸虫感染诊断。金标免疫渗滤法（DIGFA）是一种新近发展起来的免疫标记技术。朱敬等[5] 采用 DIGFA-kit 检测斯氏并殖吸虫 IgG 抗体，以 ELISA 作平行对照试验。DIGFA 检测阳性符合率为 98.9%（94/95），阴性符合率为 100%（1178/1178）。研究结果显示，DIGFA 具有较好的检测效果，而且具有操作简便、快速、结果易于判断等优点，适于基层医疗单位开展流行病学调查和临床诊断。除 X 线、CT 检查以外，近年来 MRI 和超声造影也广泛应用于肺外型并殖吸虫病的诊断。并殖吸虫脑病具有病灶多发、表现多样的影像学特点，以多个大小不等的环形病变，"隧道征"和"虫噬迹象"以及周围广泛水肿是脑型肺吸虫病的最重要的特征。双侧半球受累，病变迁移也是值得注意的成像特点[6]，磁敏感加权成像（SWI）可以清晰显示脑实质内病灶[7]。肝超声造影后仔细观察动脉期、门脉期和延迟期并殖吸虫病患者病灶内坏死区形态及病灶周边增强特征，并结合临床资料，可明显提高对肝并殖吸虫病的诊断及鉴别诊断能力[8]。皮下结节或包块病理检查可见嗜酸性肉芽肿、夏科 - 雷登结晶或窦道，查见斯氏并殖吸虫病童虫，卫氏并殖吸虫病成虫或虫卵可确诊。胡勉娟等[9] 设计并殖吸虫核糖体第二间隔基因片段的两对引物序列。① F3/B3：上游（F3）5'-CAAAAAGTCGCGGCTTGG -3'，下游（B3）5'-C ACGCGCAACACATGAACCA-3'。② L12/R12：上游（L12）5'-CTGTGGCGTTTCCCT AACAT-3'；下游（R12）5'-CGCAACATCAACCATAGACG-3'，以 PCR 扩增法从并殖吸虫病例组织切片中提取 DNA，达到临床鉴定虫种的目的。

（三）临床研究

以缓慢起病为主，早期症状不明显，潜伏期长短不一，症状多在感染后 3～6 个月（1 个月至数年）内出现。一次大量生食溪蟹或蝲蛄后数日内可出现急性症状。急性期症状没有特异性，可出现胃寒、发热、头晕、头痛、胸闷、腹痛等，重者可表现为全身过敏症状，高热伴胸痛、咳嗽、气促、荨麻疹、肝大、嗜酸粒细胞增多。慢性期可表现为胸肺型、腹型、皮下包块型和脑脊髓型，也有关于心包和眼部受累的报道。Gong 等[10] 关于西南地区儿童并殖吸虫病例的回顾性研究显示，在 123 名儿童患者中，112 例（91.1%）居住在农村，72 例（58.5%）有食用溪蟹史。患者最常见的是呼吸系统和胃肠道症状，包括咳嗽（26.0%）、呼吸急促（16.3%）、腹痛（26.8%）、腹胀（22.8%）和呕吐（13.0%）。实验室检查提示外周血白细胞升高（72.4%）和嗜酸粒细胞升高（82.9%），4 例（3.3%）合并结核杆菌感染。影像学表现主要为：胸腔积液（90.4%）、淋巴结肿大（40.4%）、肺部磨玻璃影（36.2%）、囊性病变（18.1%）和胸膜增厚（17%）。Li 等[11] 报道了肝并殖吸虫感染者出现十二指肠和脾受累的情况。出血性脑卒中通常发生在脑并殖吸虫病例急性期，患者常出现急性头痛、呕吐、偏瘫、癫痫、视物模糊、感觉障碍、耳鸣等表现，早期诊断极为困难，治疗延误增加初次和反复发生脑卒中的风险[12]。

（四）基础研究

柳建发等[13] 采用 DNA 测序技术，对浙江天台县和宁海县并殖吸虫囊蚴的核糖体 DNA 第二间区（ITS2）的基因序列进行测定。利用 *ITS2* 基因的通用引物序列所得的天台、宁海县的 *ITS* 基因长度为 500 bp 左右，而利用 *ITS2* 基因在并殖吸虫的特异引物序列所得的 *ITS* 基因长度为 400 bp 左右。经测序发现，用通用引物扩增所得的两县小囊蚴的并殖吸虫 *ITS* 基因长度均为 520 bp，而用特异引物扩增所得的两县小囊蚴的并殖吸虫 *ITS* 基因长度均为 423 bp，宁海县的大囊蚴由于未分离出 DNA，没有进行测序。通过 *ITS2* 基因序列与从 GenBank 检索到的并殖吸虫序列比较，结合形态观察，确定天台、宁海县的小囊蚴的并殖吸虫均为卫氏并殖吸虫。吴玛莉等[14]观察肺吸虫病感染患者的 Th2 免疫反应细胞因子 IL-10、IL-6、TGF-β1 水平变化。与对照组比较，肺吸虫病患者成年组及儿童组血清 IL-6、TGF-β1 均无显著变化（$P>0.05$）；儿童组血清 IL-10 显著升高（$P<0.05$），但在成年组变化不显著（$P>0.05$）。因此认为，血清 IL-10 水平升高对儿童肺吸虫感染患者具有一定潜在诊断价值。Qu 等[15]观察感染斯氏并殖吸虫 SD 大鼠肝组织表达 I/Ⅲ型胶原蛋白的情况。肝组织经 HE 染色和 VG 染色后发现，正常组大鼠肝组织 I 型、Ⅲ型胶原蛋白阳性面积分别为 4.10%±0.53% 和 4.07%±0.39%，模型组分别为 20.59%±1.50% 和 18.58%±0.98%，龙胆草治疗组为 10.19%±0.59% 和 8.60%±0.65%，IFN-γ 治疗组为 9.50%±1.03% 和 7.97%±0.63%，明确龙胆草可以明显降低斯氏并殖吸虫感染大鼠 I/Ⅲ型胶原蛋白的表达，在抗肝纤维化方面发挥重要作用。

（五）治疗与预防

1. 对症治疗　对咳嗽、胸痛者可镇咳、镇痛，癫痫发作者可用苯妥英钠、苯巴比妥等口服预防。颅内压增高者可用脱水药。

2. 病原治疗　吡喹酮为首选，对卫氏并殖吸虫病和斯氏并殖吸虫病具有良好疗效。剂量为 25 mg/kg，每日 3 次，连用 3 天，总剂量 225 mg/kg。黄美颖等[16]以吡喹酮治疗并殖吸虫病患者 3 天，67 例患者 1～3 个月复查血常规中嗜酸粒细胞全部正常，胸部及颅脑影像学检查基本正常。该药不良反应轻微，常见不良反应有腹痛、腹泻、恶心、呕吐等，偶有中毒性肝炎。阿苯达唑也可用于本病的治疗，剂量为 200 mg，每日 2 次，连服 7 日。

3. 手术治疗　对皮下包块可手术摘除。对已确诊的脑脊髓型并殖吸虫病，如有压迫症状亦可考虑外科手术。

4. 预防　在流行区广泛开展对本病危害的防治知识宣传，不饮生溪水，不吃生或半生的溪蟹和蝲蛄，改变吃醉蟹、腌蟹的习惯。彻底治疗患者及感染者，治疗或捕杀病猫、病狗以减少传染源。管理粪便，杀灭痰、粪中的虫卵，防治虫卵入水。

二、华支睾吸虫病研究进展

华支睾吸虫病是华支睾吸虫（clonorchis sinensis）寄生在人体胆道系统内引起的一种疾病，轻者可无临床症状，严重者可引起肝硬化。2009 年，世界卫生组织（WHO）国际癌症研究署将华支睾吸虫确定为胆管细胞癌明确致癌物。儿童严重感染可引起营养不良与发育障碍。

（一）流行病学

从出土古尸研究发现华支睾吸虫病在我国的流行至少有2300年历史。1874年9月，McConnell医生在印度加尔各答1名华侨体内首次发现华支睾吸虫。1875年，Cobbold医师对该虫进行了鉴定，建议命名为Distoma sinens。1907年，Looss将具有分支状睾丸的肝吸虫定名为华支睾吸虫。此后，1910年日本学者Kobayashi发现淡水鱼是其第二中间宿主，1918年日本寄生虫学家Muto证实淡水螺是其第一中间宿主。2001—2004年第二次全国人体重要寄生虫病现状调查报告显示，全国华支睾吸虫感染率为0.579%，流行区华支睾吸虫感染率为2.40%，推算华支睾吸虫感染人数为1249万，男性感染者比例高于女性。广东省（16.42%）、广西壮族自治区（9.76%）和黑龙江省（4.73%）为本病高流行区。与1988—1992年首次全国人体寄生虫分布调查比较，全国华支睾吸虫感染率升高74.85%[17]。Lai等[18]收集了中国633个特殊地点的肝吸虫病的调查数据，并对中国华支睾吸虫病的文献资料进行分析后发现，中国华支睾吸虫感染的流行从2005年开始进一步增加，估计在2010年有1480万人感染华支睾吸虫；海拔高度、与最新淡水湖的距离以及土地覆被类型等都和疾病感染风险有关，广东、广西和黑龙江省人群肝吸虫病的感染风险最高。Han等[19]分析了2009年1月至2012年12月在哈尔滨医科大学人体寄生虫病研究所就诊的疑似患者4951人，采用改良加藤厚涂片法（Kato-Katz）和ELISA分别对受检者的粪便样本和血清样本进行检测。结果显示，受检者中华支睾吸虫感染患者1284例，感染率为25.93%，该病的流行多为散发病例。除了大兴安岭市以外，整个黑龙江省均有华支睾吸虫感染病例，报道病例主要分布于松花江、嫩江流域。男性患病率显著高于女性，大多数（65.93%）感染者为农民，患病率显著高于其他职业。食用生鱼被认为是华支睾吸虫病最危险的因素。感染率随年龄增长而上升，在40~49、50~59岁年龄组感染率呈显著增加趋势，反复感染患者常见。

（二）诊断方法

在粪便或十二指肠液中检查出华支睾吸虫卵是确诊该病的依据。凌攀等[20]比较华支睾吸虫病粪便检查中常用的4种方法：直接涂片法、饱和盐水漂浮法、Kato-Katz和水洗沉淀法。结果显示，直接涂片法和饱和盐水漂浮法均易造成阳性标本漏检，Kato-Katz和水洗沉淀法检出率高。Qian等[21]比较了74名华支睾吸虫病患者采用Kato-Katz和醛醚浓集法的诊断准确性，Kato-Katz法检测1次、3次、6次的灵敏度分别为60.5%、76.3%、92.1%，醛醚浓集法检测1次、2次的灵敏度分别为34.2%、44.7%。研究者认为Kato-Katz比醛醚浓集法具有更高的灵敏度，多次Kato-Katz法可以提高检测灵敏度。免疫学诊断可用于协助临床诊断并在流行病学调查中用于筛查。Han等[22]采用Kato-Katz和ELISA检测疑似华支睾吸虫病患者2359例。结果显示，954例华支睾吸虫IgG阳性（ELISA），495例粪便发现华支睾吸虫卵（Kato-Katz）。99例华支睾吸虫IgG阳性但Kato-Katz阴性的患者行Kato-Katz复检，18例（18.18%）结果变为阳性。贝叶斯方法表明，当地华支睾吸虫病的患病率为22.27%，华支睾吸虫IgG的灵敏度、特异度、阳性预测值和阴性预测值分别为98.70%、76.53%、54.66%和99.52%。ELISA联合Kato-Katz可有效提高华支睾吸虫病诊断的准确性，降低Kato-Katz的漏检率。王玠等[23]建立检测华支睾吸虫特异性抗体IgG4的亲和素－生物素复合酶联免疫吸附法（IgG4-ABC-ELISA），以 IgG4-ELISA 和 IgG-ELISA 法为对照，比较 3 种方法用于诊断华支睾吸虫病的敏感性、特异性、阳性预测值、阴性预测值及诊断效率。结果显示，华支睾吸虫病患者血清特异性抗体 IgG4 的灵敏度为 90.0%，特异度为 98.2%，阳性预测值为 93.8%，阴性预测值为 97.0%，诊断效率为 96.3%；IgG4-ELISA 法检测华支睾吸虫病患者血清特异性抗体灵敏度为 86.0%，特异度为 98.2%，阳性预测值为 93.5%，阴性预测值为 95.9%，诊断效率为 95.4%；IgG-ELISA 法检测华支睾吸虫病患者血清特异性抗体 IgG 的灵敏度为 94.0%，特异度为 88.1%，阳性预测值为 70.1%，阴性预测值为 98.0%，诊断效率为 89.4%。IgG4-ABC-ELISA 法检测华支睾吸虫病患者血清特异性抗体的敏感性高于 IgG4-ELISA 法（$P < 0.05$），特异性高于 IgG-ELISA 法（$P < 0.05$）。因此认为，IgG4-ABC-ELISA 法检测华支睾吸虫特异性抗体 IgG4 具有高度敏感性与特异性，在华支睾吸虫病诊断中具有较好应用价值。江文才等[24]以重组华支睾吸虫半胱氨酸蛋白酶作为包被抗原，采用 ELISA 方法检测血清中特异性 IgG 抗体对 3105 人的检测。结果表明，华支睾吸虫半胱氨酸蛋白酶 ELISA（Cs26GST ELISA）的敏感性和特异性分别为 100% 和 99.1%，优于重组表达和纯化的 Cs26GST ELISA 检测效果及粗抗原和排泄分泌抗原 ELISA 检测效果。李佳等[25]以华支睾吸虫成虫抗原包被胶体金建立免疫胶体金（ICT）检测方法，以 ELISA 为对照，结果显示，ICT 和 ELISA 两种检测方法具有较好的一致性，差异无统计学意义（$P > 0.05$）。同时，胶体金免疫试纸条操作简易便捷，结果判断直观且检测成本低。随着 PCR 及其衍生技术的迅速发展，该类技术在华支睾吸虫检测中的应用越来越广泛。诊断常用的引物靶基因都是华支睾吸虫中高度保守的 DNA 序列，包括核糖体内转录间隔区（ITS）和线粒体基因组（mtDNA）。Cai 等[26]应用华支睾吸虫 ITS1 设计合成 1 对扩增长度为 157 bp 的引物，建立了一种实时定量 PCR 方法。45 个循环后，获得标准曲线与线性范围并对待检标本进行基因定量分析，可定量检测出人体粪便或鱼体中 1 pg DNA（华支睾吸虫成虫），5 EPG（每克粪便虫卵数）或 1 MPG（每克鱼肉囊蚴数），且肝片形吸虫、巨片形吸虫、曼氏血吸虫和日本血吸虫均无特异性扩增产物。Huang 等[27]根据华支睾吸虫 ITS1 和 ITS2 序列设计引物，建立了诊断人体、猫和鱼体内华支睾吸虫感染的特异性 PCR 检测方法，最低可检测 1.03 pg DNA，1.1MPG 或 1 EPG。Qiao 等[28]以线粒体细胞色素 C 氧化酶亚基 1（CO1）为靶基因，采用实时荧光定量 PCR 的方法检测胆囊炎患者胆汁和胆囊结石中的华支睾吸虫成虫或虫卵。结果显示，该方法的检测下限达 0.1 pg DNA，所有镜检虫卵阳性的标本均为阳性。该方法检测胆囊结石标本对评估患者华支睾吸虫的感染状态十分特异有效。超声、CT 等影像学检查也广泛应用于临床，辅助诊断华支睾吸虫病。该病超声表现为肝内外胆管不成比例扩张，肝边缘部胆管扩张相对显著，扩张的肝内胆管后方回声增强，管壁不规则增厚[29]。多层螺旋 CT 显示肝内胆管呈囊状及杵状扩张，而胆总管无扩张是华支睾吸虫病的特征性 CT 表现。扩张胆管内点状及胆囊内沉积物样或团状虫体影，是华支睾吸虫病的特异征象[30]。

（三）临床研究

本病一般起病缓慢，仅少数短期内重度感染的患者临床上表现为急性发病。轻度感染者常无症状或仅在食后有上腹部饱胀感、食欲减退或轻度腹痛，粪便中可检出虫卵。较重感染者可有轻度腹泻、肝区隐痛。患者可有肝大，以左叶为明显，有压痛和叩击痛。可伴有头晕、失眠、疲乏、精神不振、心悸、记忆力减退等神经衰弱症状。少数患者因大量成虫堵塞胆总管而出现梗阻性黄疸，甚至发生胆绞痛。严重感染者常可呈现急性起病。潜伏期短至半月。患者突发寒战及高热达 39 ℃以上，呈弛张热。食欲减退、厌油腻食物、肝大伴压痛，有轻度黄疸，少数出现脾大。数周后急性症状消失而进入慢性期，表现为疲乏、消化不良、肝大伴压痛等。慢性重复感染的严重病例发展为肝硬化及门静脉高压时，出现消瘦、贫血、腹壁静脉曲张、肝和脾大、腹水、黄疸等。严重感染的儿童可出现营养不良和生长发育障碍，甚至可引起侏儒症。本病最常见并发症为急性胆管炎和胆囊炎，其他并发症包括胆结石、胰腺炎、肝胆管癌。

（四）基础研究

华支睾吸虫分泌排泄蛋白（ESPs）与华支睾吸虫感染后病变发生和发展过程密切相关。张波等[31]体外分离小鼠骨髓细胞诱导分化为未成熟骨髓树突状细胞（DC），抗原刺激 DC 细胞，负载抗原后的 DC 细胞与分选的 CD4$^+$ T 细胞共培养 72 小时。与 PBS 组相比，ESPs 刺激组 T-bet、GATA3mRNA 表达水平以及细胞因子 IFN-γ、IL-4 的含量均升高（$P<0.05$）。ESPs 可作用于人胆管癌细胞并通过活化还原型烟酰胺腺嘌呤二核苷酸磷酸（NADPH）氧化酶、黄嘌呤氧化酶和诱导型一氧化氮合成酶（iNOS）触发自由基以及活性氧（ROS）的大量产生，并诱导相关促炎症反应细胞因子表达。杨庆利等[32]用华支睾吸虫排泄 - 分泌产物中相对分子质量大于 2000 的浓缩物（ESPs）及其有机溶剂提取物（ESPs-ex）分别刺激小鼠巨噬细胞系 RAW264.7。结果发现，ESPs-ex 能够显著促进细胞 NO 的产生，而 ESPs 则抑制 NO 的产生；ESPs 和 ESPs-ex 均能活化 NF-κB。然而，与 ESPs-ex 相比，ESPs 活化 NF-κB 的效应更明显。华支睾吸虫 ESPs 在诱导活化 NF-κB 的同时，对 RAW264.7 细胞 NO 的产生却有抑制作用。其原因为 ESPs 中可能同时存在对 iNOS/NO 表达具有负向调节作用的活性成分，其过程可能不依赖于 NF-κB 的活化。华支睾吸虫感染是胆管癌的 Ⅰ 类病因学因素。然而目前为止，有关华支睾吸虫病患者胆管癌细胞发生侵袭转移的分子机制仍不清楚。汤昕等[33]通过检测不同浓度 ESPs 对肝癌细胞 PLC 增殖能力的改变，发现在浓度为 10 μg/ml 的 ESPs 时，抑制细胞凋亡的 Mcl-1 和 Bcl-2 的 mRNA 水平显著升高，肝癌细胞株 PLC 内细胞周期的相关指标 CyclinB1、CyclinD1、CyclinE1、CDc2、CDK4、CDK2 的 mRNA 水平显著升高，而抑癌基因 Rb 明显低于对照组。研究认为，ESPs 可促进肝癌细胞株 PLC 的增殖，其可能与影响细胞周期和抑制细胞凋亡相关。ESPs 成分复杂，包括蛋白酶、抗氧化酶、代谢酶等。Cs14-3-3 蛋白是 ESPs 的成分之一，在大多数物种中由一个基因家族编码的一类蛋白调控家族，包含 7 种亚型（β、ε、γ、η、σ、τ/θ、ζ），其与胆管癌、肝癌、肺癌等发生、增殖、迁移密切相关，并被作为潜在的肿瘤抑制基因或致癌基因与癌症关系密切。Cs14-3-3ε 的上调表达是原发性肝细胞癌的一个潜在的预测远处转移及恶化的诊断分子。谢芝芝等[34]用不同浓度 Cs14-3-3ε 与肝内胆管癌细胞株 CCLP-1 细胞共孵育后发现，Cs14-3-3ε 可以通过上调波形蛋白（vimentin）的表达，从而促进肝内胆管癌细胞株 CCLP-1 的侵袭和迁移能力。华支睾吸虫分泌型磷脂酶 A2（cssPLA2）是 ESPs 的另一种成分，其能引起星状细胞（HSC）的活化增殖，与肝细胞炎症、肝纤维化形成有关。Wu 等[35]给 Balb/c 小鼠腹腔注射给予麦芽糖结合蛋白标记的华支睾吸虫分泌型磷脂酶 A2（mbp-csspla2），发现肝 HSC 活化与 csspla2 激活 c-Jun

氨基末端激酶（JNK）信号转导通路有关，与csspla2自身的酶活性无关。Han等[36]以华支睾吸虫卵感染大鼠8周，发现大鼠肝组织中铁负荷总分高于对照组，铁颗粒主要沉积在肝门静脉和中心静脉周围的肝细胞、Kupffer细胞和内皮细胞，肝组织门管区和中央静脉周围的肝细胞凋亡率显著增高，研究证实华支睾吸虫感染过程中存在肝组织铁负荷过重，肝铁负荷过重可能与肝细胞凋亡、肝损害有关。Yu等[37]研究显示华支睾吸虫感染后小鼠血清及肝局部有高水平的IL-33。通过与细胞膜表面ST2受体结合，IL-33能够促进嗜酸粒细胞的增殖、活化及脱颗粒效应，参与过敏反应性疾病如哮喘、过敏性结膜炎等的发生。阻断IL-33与ST2的作用，能显著降低感染小鼠肝局部嗜酸粒细胞比例（12.07%±1.58% vs 7.69%±0.68%，$P<0.01$），证实华支睾吸虫感染后，IL-33参与肝局部高水平嗜酸粒细胞的维持[38]。另外，近年来研究表明，miRNA表达失调可能也参与了华支睾吸虫感染后肝纤维化的发生和进展[39-40]。

（五）治疗与预防

1. 药物治疗

（1）吡喹酮：服用吡喹酮后患者最早排虫时间在服药后6~8小时，排虫高峰在首次服药后23小时。个别患者因大量虫体引起胆总管暂时性堵塞与Oddi括约肌痉挛而诱发胆绞痛，可用解痉、利胆药物。吡喹酮最适合的治疗剂量和疗程须视不同感染度而异，一般可采用短程大剂量分次给药。儿童按25 mg/kg，每天3次，连服2天；成年人按20 mg/kg，每天3次，连服2天。

（2）阿苯达唑：杀虫作用缓慢，强度不及吡喹酮。剂量为每次10 mg/kg，每天2次，连续7天疗法，虫卵阴转率可达90%以上。

（3）三苯双脒：三苯双脒是我国新研制的氨基苯脒类新药，已用于抗肠道线虫，特别是蛔虫和钩虫感染。蒋智华等[41]以三苯双脒每次200~400 mg，每天2次，连服3天。虫卵转阴率和虫卵减少率均高于吡喹酮每次600 mg，每天3次，连服3天。研究认为，三苯双脒对华支睾吸虫患者的治疗效果与吡喹酮相当，且不良反应较小。三苯双脒有希望用于华支睾吸虫病的临床治疗。

2. 手术治疗　凡华支睾吸虫病合并急性或慢性胆囊炎、胆总管炎、胆石症者，均应手术治疗，切除胆囊。

3. 预防　应开展对本病流行病学调查，及时治疗患者、病畜，控制或消灭传染源。加强粪便管理，不用未经处理的新鲜粪便施肥，不随地大便；不在池塘或河边建厕所；禁止粪便喂鱼以防止虫卵污染水体。加强保虫宿主的管理与灭螺。开展卫生宣教，改变不良饮食习惯，不生食或半生食鱼、虾。

三、绦虫病研究进展

在中国寄生于人体的绦虫主要有带绦虫、膜壳绦虫、棘球绦虫和裂头绦虫。膜壳绦虫以成虫寄生于人体。棘球绦虫以幼虫寄生于人体（棘球蚴病，或称包虫病）。裂头绦虫主要以幼虫寄生于人体（曼氏裂头蚴病），偶有成虫寄生于人体的报道（阔节裂头绦虫病）。带绦虫包括牛带绦虫（*Taenia saginata*），猪带绦虫（*Taenia solium*）和亚洲带绦虫（*Taenia asiatica*），后者是20世纪80—90年代被发现和认识。近 10 多年来，在我国大陆也相继报道亚洲带绦虫感染者，其主要分布在云南、四川和广西等省（自治区）[42-44]。带绦虫成虫寄生人体所致的疾病称为带绦虫病（taeniasis），牛带绦虫、猪带绦虫和亚洲带绦虫均可导致相应疾病。猪带绦虫虫卵可在人体内发育为幼虫（囊尾蚴）寄生于人体，导致猪囊尾蚴病（cysticercosis cellulosae），俗称囊虫病（cysticercosis）。牛带绦虫虫卵不能在人体内发育为囊尾蚴，故人无牛囊尾蚴病。目前不清楚亚洲带绦虫虫卵是否可在人体内发育成囊尾蚴而致病。2010 年在 WHO 发布的关于被忽视的热带病第一份报告中将带绦虫病与猪囊尾蚴病列为 17 种被忽略的热带病之一。本文主要介绍带绦虫病。

（一）流行病学

带绦虫病的传播和流行与居民食肉的种类与方式、卫生习惯、人粪处理和猪、牛的饲养方式等有关。人主要因误食含活囊尾蚴的肉类或被囊尾蚴污染的食物而获感染，如食用生的或未煮熟的含囊尾蚴的猪、牛肉及其内脏，菜刀、砧板生熟不分造成熟食和凉拌菜被囊尾蚴污染。2001—2004 年全国人体重要寄生虫病现状调查报告显示，全国（除台湾、香港、澳门外）带绦虫感染率为 0.28%，推测全国感染带绦虫人数约为 55 万。西藏（19.16%）、新疆（0.65%）和四川（0.36%）为流行最高的省（自治区）。全国带绦虫感染率较 1990 年第一次全国人体寄生虫分布调查上升 52.49%，四川、西藏两省（自治区）的带绦虫感染率上升幅度最为明显，分别上升 98% 和 97%。刘剑峰等[45]对拉萨市 1015 名常住人口采用 Kato-Katz 法进行检测，带绦虫感染 220 例，感染率为 21.7%（220/1015）；男性和女性感染率分别为 21.2% 和 22.0%，性别间差异无统计学意义（$P>0.05$）；带绦虫感染率随着年龄的增长而升高，40～、50～和 60～岁组的带绦虫感染率明显高于 0～17 岁组（$P<0.01$）；带绦虫感染职业分布结果显示，农民带绦虫感染率最高（44.5%），其次为牧民（10.4%）。Li 等[43]对四川省甘孜州雅江县 220 名带绦虫感染牧民进行研究，164 例感染牛带绦虫，16 例感染猪带绦虫，2 例感染亚洲带绦虫，3 例双重感染（牛带绦虫和猪带绦虫），35 例未能鉴别出绦虫种类。在过去 1 年以内，91.5%（150/164）牛带绦虫感染者有排出虫体节片的病史，87.5%（14/16）猪带绦虫感染者有排出虫体节片的情况。

（二）诊断方法

1. 成虫节片　粪便中有白色面条状能活动的成虫节片，可做出诊断。猪带绦虫孕节中子宫分支不整齐，每侧分支数目少于 13 支；牛带绦虫孕节中子宫分支整齐，每侧分支数目超过 13 支。驱虫治疗后也可查找头节进行鉴别。猪带绦虫头节近似球形，有顶突及小钩；牛带绦虫头节略成方形，无顶突及小钩。亚洲带绦虫与牛带绦虫在孕节、头节形态上均类似，二者难以区分。

2. 虫卵检查　因孕节脱离母体后能伸缩活动，同时将子宫内虫卵散布于肠道粪便中，故患者粪便中可找到绦虫卵。肛拭子法查虫卵也可用于带绦虫感染的诊断。3 种带绦虫的虫卵相似，根据虫卵的形态不能区分种类。

3. 免疫学检查　以不同虫体匀浆或虫体蛋白质作抗原进行皮内试验、环状沉淀试验、补体结合试验、乳胶凝集试验、酶联免疫吸附试验等，阳性率可达 73%～99%，但存在一定的假阳性率，操作复杂，临床较少使用。近年来报道体外收集猪带绦虫分泌或排泄的抗原，用免疫印迹法测定猪带绦虫感染者的血清，特异性高（100%），敏感性也可达95%。

4. 分子生物学检查 检测粪便虫卵及虫体的特异性DNA有助于带绦虫病的诊断和虫种鉴别。杨益超等[44]对广西4地5个带绦虫分离株的线粒体DNA中的细胞色素氧化酶 I（COX1）基因进行序列分析，5个带绦虫分离株的COX1碱基序列长度均为444 bp。与已知带绦虫的相应基因序列比较，构建系统发生树，分析序列的同源性、遗传距离，明确了广西4地5个分离株的带绦虫种类。Li等[43]对132例带绦虫感染者粪便样本采用粪便多重聚合酶链反应方法（coproPCR）进行检测，结果显示，带绦虫虫卵阳性率为69.7%（92/132），明显高于粪便虫卵镜检法阳性率为51.5%（68/132），如果联合coproPCR方法和粪便虫卵镜检法，阳性率可提高到77.3%（102/132）。李彦等[46]提取云南省四个地区带绦虫成虫孕节片基因组DNA，进行多重PCR扩增HDP2基因片段，扩增产物经琼脂糖凝胶电泳检测与标准株对比，可以快速鉴别三种带绦虫的种类。

（三）临床研究

潜伏期为2～3个月。感染者多无自觉症状，常因粪便中发现白色节片或肛门周围瘙痒等就诊。少数患者可有非特异性消化道症状，如恶心、腹部隐痛、便秘或腹泻。病程较长者可有消瘦、营养不良等[47]，偶有肠梗阻、肠穿孔、腹膜炎、囊尾炎等并发症[48-49]。猪带绦虫偶有移位寄生的报道[50]。确诊猪带绦虫病的患者必须进一步检查明确是否合并囊尾蚴病。

（四）基础研究

Wang等[42]利用二代测序技术对牛带绦虫和亚洲带绦虫的基因组进行测序，分别得到约169 Mb和168 Mb基因组草图。从全基因组层面系统比较并确认了亚洲带绦虫和牛带绦虫非常相近的进化关系，推测两种绦虫约在114万年前开始分化。结合人类演化、迁徙和家畜驯化历史，揭示出亚洲带绦虫物种形成及扩散跟直立人的狩猎行为、走出非洲过程等相关。与牛带绦虫的牛肌肉嗜性不同，亚洲带绦虫囊尾蚴多发现于猪肝脏部位。研究发现，亚洲带绦虫的基因组中与脂质吸收、转运和代谢以及糖代谢相关的关键基因，与牛带绦虫相比发生了显著扩增，且受到较强正选择压力。推测这些基因可能跟亚洲带绦虫适应猪肝脏高脂、高糖营养环境等嗜性相关。另外，与绦虫的稳态维持、免疫逃避、皮质保护等相关的基因也检测到了强烈的正选择信号，表明这些成分很可能在亚洲带绦虫完成宿主转换过程中具有重要作用。CDC37蛋白是细胞分裂周期蛋白，能够通过多种蛋白激酶底物来实现其促进细胞转化的功能，在细胞生存过程中起着重要作用。黄江等[51]成功构建重组质粒pET-28a-TsCDC37，目的基因在BL-21/DE3菌株中得到稳定表达。纯化的重组蛋白TsCDC37具有较强的免疫原性，可被其免疫的SD大鼠血清和猪带绦虫病、亚洲带绦虫病以及牛带绦虫病患者血清识别。免疫组化结果显示TsCDC37分布于猪带绦虫成虫表膜和子宫中的虫卵，鉴于成虫表膜和虫卵六钩蚴胚膜具有保护虫体、直接与宿主相互作用、免疫逃避及免疫调节、感觉和信号转导等生理功能，推测该蛋白可能成为宿主免疫攻击的靶点。

（五）治疗与预防

1. 药物治疗 吡喹酮为治疗绦虫病的首选药物，剂量按15～25 mg/kg计算，一次口服。甲苯达唑每次 300 mg，每天 2 次，连续 3 天，疗效接近 100%。阿苯达唑疗效与剂量和疗程有关。若剂量每次 400 mg，每天 2 次，连续 2 天，其疗效可达 70% 以上；当剂量提高到每次 400 mg，每天 3 次，连续 3 天，其疗效可达 92% 以上。氯硝柳胺（灭绦灵）疗效逊于吡喹酮、甲苯达唑，可作次选药物。槟榔及南瓜子联合疗法为我国学者首先倡用，临床应用疗效较好[52]。成年人空腹口服 50～90 g 南瓜子仁粉（如带皮南瓜子，则为 80～125 g），2 小时后服用槟榔煎剂（干燥细片 80 g 加水 500 ml 煎至 150～200 ml 的滤液），再过半小时后服用 50% 硫酸镁 50～60 ml。

不论应用何种驱虫剂，应注意：①驱虫后应保留 24 小时全部粪便，寻找头节。因头节不一定在治疗当天排出，或驱虫药使头节变性不易辨认，故未获不一定表示治疗失败。②治疗 3～4 个月未发现虫卵者可视为治愈。③猪肉绦虫患者驱虫时应尽量预防呕吐反应，以免虫卵反流入胃导致囊虫病。服药前可给予止吐药，服药后给予泻药。

2. 预防 ①对屠宰厂工作人员定期检查，早期、彻底治疗绦虫病患者。②加强猪、牛的粪便管理，保持养殖场清洁。③大力开展卫生宣教，提倡不吃生的或半生的猪肉、牛肉。切生、熟菜的刀和砧板应严格分开，避免污染。④加强肉类检疫。

（王蜀强）

参考文献

［1］ 陈琳，陆定，徐亮，等. 2011—2013 年四川省并殖吸虫病固定监测结果分析. 中国血吸虫病防治杂志，2015，27（4）：381-384.

［2］ Zhang XL, Wang Y, Wang GX, et al. distribution and clinical features of paragonimiasis skrjabini in three gorges reservoir region.Parasitol Int, 2012, 61（4）：645-649.

［3］ 董小蓉，张华勋，崔雪峰，等. 三峡工程建设对湖北省兴山县肺吸虫病流行影响的调查. 中国媒介生物学及控制杂志，2017，28（5）：473-475.

［4］ Yu S, Zhang X, Chen W, et al.Development of an immunodiagnosis method using recombinant PsCP for detection of Paragonimus skrjabini infection in human. Parasitol Res, 2017, 116（1）：377-385.

［5］ 朱敬，卫荣华，杨树国. 肺吸虫病金标渗滤试剂盒检测人、鼠斯氏狸殖吸虫抗体的研究. 山西医科大学学报，2015，46（3）：250-251.

［6］ Xia Y, Chen J, Ju Y, et al. Characteristic CT and MR imaging findings of cerebral paragonimiasis.J Neuroradiol, 2016, 43（3）：200-206.

［7］ 朱亚男，梁煜坤，叶鹏，等. 儿童及青少年肺吸虫脑病的 CT 及 MRI 表现. 实用放射学杂志，2015，31（12）：2007-2009.

［8］ 朱冬梅，罗燕，卢强，等. 肝肺吸虫病的超声造影临床特征. 中国超声医学杂志，2015，31（3）：224-227.

［9］ 胡勉娟，曾庆仁，粟占三，等. 一种从蠕虫组织切片中提取 DNA 作 PCR 鉴定虫种的简便方法. 实用预防医学，2013，20（3）：350-353.

［10］ Gong Z, Miao R, Shu M, et al. Paragonimiasis in children in southwest China: A retrospective case reports review from 2005 to 2016. Medicine（Baltimore）, 2017, 96（25）: e7265.

［11］ Li XM, Yu JQ, He D, et al. CT evaluation of hepatic paragonimiasis with simultaneous duodenal or splenic involvement. Clin Imaging, 2012, 36（4）: 394-397.

［12］ Xia Y, Ju Y, Chen J, et al. Hemorrhagic stroke and cerebral paragonimiasis. Stroke, 2014, 45（11）: 3420-3422.

［13］ 柳建发，廖奇，蒋雯雯，等. 浙江天台、宁海县并殖吸虫 DNA 序列研究. 宁波大学学报（理工版），2014，27（2）: 109-112.

［14］ 吴玛莉，徐莉娜，李安梅，等. 肺吸虫病患者血清 IL-10、IL-6、TGF-β1 水平变化及意义. 山东医药，2012，52（27）: 44-46.

［15］ Qu ZX, Li F, Ma CD, et al. Effects of gentiana scabra bage on expression of hepatic type Ⅰ, Ⅲcollagen proteins in paragonimus skrjabini rats with liver fibrosis.Asian Pac J Trop Med, 2015, 8（1）: 60-63.

［16］ 黄美颖，雷文婷，田茂强，等. 67 例肺吸虫病病人临床分析. 医学动物防制，2017，33（7）: 742-744.

［17］ Chen YD, Zhou CH, Xu LQ. Analysis of the results of two nationwide surveys on Clonorchis sinensis infection in China. Biomed Environ Sci, 2012, 25（2）: 163-166.

［18］ Lai YS, Zhou XN, Pan ZH, et al. Risk mapping of clonorchiasis in the People's Republic of China: A systematic review and Bayesian geostatistical analysis. PLoS Negl Trop Dis, 2017, 11（3）: e0005239.

［19］ Han S, Zhang X, Chen R, et al. Trends in prevalence of clonorchiasis among patients in Heilongjiang province, Northeast China（2009-2012）: implications for monitoring and control. PLoS One, 2013, 8（11）: e80173.

［20］ 凌攀，陈闯，郑德福. 肝吸虫病 4 种检查方法比较. 寄生虫病与感染性疾病，2012，10（4）: 233-234.

［21］ Qian MB, Yap P, Yang YC, et al. Accuracy of the Kato-Katz method and formalin-ether concentration technique for the diagnosis of Clonorchis sinensis, and implication for assessing drug efficacy. Parasit Vectors, 2013, 6（1）: 314.

［22］ Han S, Zhang X, Wen J, et al.A combination of the Kato-Katz methods and ELISA to improve the diagnosis of clonorchiasis in an endemic area, China.PLoS One, 2012；7（10）: e46977.

［23］ 王玠，宋丽君，余传信，等. 检测华支睾吸虫特异性 IgG4 生物素－亲和素复合酶联免疫吸附法的建立及检测效能分析. 中国血吸虫病防治杂志，2015，27（2）: 156.

［24］ 江文才，徐祥珍，沈明学，等. 华支睾吸虫半胱氨酸蛋白酶 ELISA 检测方法的建立及其应用效果评价. 中国病原生物学杂志，2013，8（11）: 1011-1013.

［25］ 李佳，陈春红，张仁利，等. 华支睾吸虫 ICT 和 PCR 检测方法的建立及其应用研究. 中国热带医学，2016，16（12）: 1155-1158.

［26］ Cai XQ, Yu HQ, Bai JS, et al. Development of a TaqMan based real-time PCR assay for detection of Clonorchis sinensis DNA in human stool samples and fishes. Parasitol Int, 2012, 61（1）: 183-186.

［27］ Huang SY, Tang JD, Song HQ, et al.A specific PCR assay for the diagnosis of Clonorchis sinensis infection in humans, cats and fishes.Parasitol Int, 2012, 61（1）: 187-190.

［28］ Qiao T, Zheng PM, Ma RH, et al. Development of a realtime PCR assay for the detection of Clonorchis sinensis DNA in gallbladder bile and stone samples from patients with cholecystolithiasis. Parasitol Res, 2012, 111（4）:

1497-1503.

［29］陈木养，黄伟坚，余洪希. 华支睾吸虫性胆管炎的病理临床及影像学分析. 实用医学影像杂志，2017，18（2）：143-145.

［30］纪祥，罗军，徐翠芳，等. 肝华支睾吸虫病多层螺旋 CT 表现的研究. 医学影像学杂志，2014，24（6）：977-979.

［31］张波，张蓓蓓，程晓丹，等. 华支睾吸虫成虫抗原和排泄分泌产物对 T 细胞的作用研究. 中国人兽共患病学报，2017，33（6）：491-494.

［32］杨庆利，蒋智华，申继清，等. 华支睾吸虫排泄-分泌产物对小鼠巨噬细胞一氧化氮产生和核转录因子 κB 活化的影响. 中国寄生虫学与寄生虫病杂志，2015，33（2）：96-100.

［33］汤昕，王彩琴，周心怡，等. 华支睾吸虫分泌排泄蛋白对肝癌细胞株 PLC 增殖、凋亡及细胞周期的影响. 热带医学杂志，2017，17（4）：435-438.

［34］谢芝芝，毛强，余金芸，等. 华支睾吸虫重组 14-3-3ε 蛋白对胆管癌 CCLP-1 细胞迁移侵袭的作用研究. 热带医学杂志，2015，15（5）：571-575.

［35］Wu Y, Li Y, Shang M, et al. Secreted phospholipase A2 of Clonorchis sinensis activates hepatic stellate cells through a pathway involving JNK signalling.Parasit Vectors, 2017, 10（1）：147.

［36］Han S, Tang Q, Chen R, et al.Hepatic iron overload is associated with hepatocyte apoptosis during Clonorchis sinensis infection.BMC Infect Dis, 2017, 17（1）：531.

［37］Yu Q, Li XY, Cheng XD, et al. Expression and potential roles of IL-33/ST2 in the immune regulation during Clonorchis sinensis infection. Parasitol Res, 2016, 115（6）：2299-2305.

［38］于倩，沈莉萍，程晓丹，等. IL-33 参与华支睾吸虫感染后小鼠肝脏嗜酸性粒细胞的维持. 免疫学杂志，2016，32（11）：958-960.

［39］Han S, Tang Q, Lu X, et al.Dysregulation of hepatic microRNA expression profiles with Clonorchis sinensis infection. BMC Infect Dis, 2016 , 16（1）：724.

［40］Yan C, Shen LP, Ma R, et al.Characterization and identification of differentially expressed microRNAs during the process of the peribiliary fibrosis induced by Clonorchis sinensis.Infect Genet Evol, 2016 , 43：321-328.

［41］蒋智华，张鸿满，黎学铭，等. 三苯双脒、青蒿琥酯和吡喹酮单药或联合用药治疗华支睾吸虫病的疗效观察. 应用预防医学，2012，18（5）：264-268.

［42］Wang S, Wang S, Luo Y, et al.Comparative genomics reveals adaptive evolution of Asian tapeworm in switching to a new intermediate host.Nature Communications, 2016, 7：12845.

［43］Li T, Chen X, Yanagida T, et al. Detection of human taeniases in Tibetan endemic areas, China.Parasitology, 2013, 140（13）：1602-1607.

［44］杨益超，欧阳颐，苏爱荣，等. 广西 4 地带绦虫分离株 COX1 序列分析. 中国血吸虫病防治杂志，2012，24（3）：307-310.

［45］刘剑峰，金小林，杨坤，等. 2014 年拉萨市肠道寄生虫感染流行病学调查分析. 中国寄生虫学与寄生虫病杂志，2016，34（5）：405-408.

［46］李彦，刘航，杨毅梅. MPCR 技术对三种带绦虫的快速鉴别. 中国医药指南，2013，11（5）：441-442.

［47］ Li J，Guo E.Taenia saginata infestation.New England Journal of Medicine，2016，374（3）：263.

［48］ Shao X，Xie Y，Chen Y，et al. A case of duodenal stump leakage caused by Taenia saginata.Chin Med J（Engl），2014，127（19）：3518.

［49］ 许世江，郑书伟. 牛带绦虫阑尾炎并发肝脓肿 1 例. 人民军医，2014，57（12）：1358-1358.

［50］ 刘新. 猪带绦虫成虫异位寄生 1 例. 中国寄生虫学与寄生虫病杂志，2013，31（4）：302-302.

［51］ 黄江，李波，戴佳琳，等. 猪带绦虫 CDC37 基因的克隆、表达与组织定位研究. 中国寄生虫学与寄生虫病杂志，2013，31（1）：23-26.

［52］ 龙昌平，肖宁，李调英，等. 四川藏区联合用药治疗带绦虫感染的效果观察. 中国病原生物学杂志，2014，9（11）：1000-1003.

第四十节　包虫病

包虫病（hydatiddisease）又称棘球蚴病（echinococcosis），是由棘球属绦虫的幼虫 - 棘球蚴（又称包虫）寄生人体引起的一种疾病。该病为人兽共患寄生虫病。目前公认棘球属绦虫有 4 种，即细粒棘球绦虫（EG）、多房棘球绦虫、少节棘球绦虫和福氏棘球绦虫。前两者是引起人类疾病的主要病原，后两者仅存在于中、南美洲的一些地区，病例极少。

包虫病分为囊型包虫病（cystic echinococcosis，CE）和泡型包虫病（alveolar echinococcosis，AE），分别由带绦虫科棘球绦虫属的两种绦虫的幼虫即细粒棘球绦虫的幼虫 - 细粒棘球蚴和多房棘球绦虫幼虫 - 多房棘球蚴引起。

一、流行病学

包虫病分布于全世界，主要流行于畜牧区。发展中国家流行强度较高，从 20 世纪 80 年代以来，呈明显上升的态势。在我国，流行在西北、华北、东北以及西南广大牧区，有 21 个省区存在当地感染的包虫病例。西藏、青海、四川、云南、新疆、甘肃、宁夏、内蒙古、陕西、河北、山西、黑龙江、吉林、辽宁、河南、山东、安徽、湖北、贵州等均有流行或散在病例报道[1]。按世界卫生组织（WHO）以 2% 人群发病率为高发地区，我国西部人群包虫病的感染率为 3.1%～31.5%，患病率为 0.5%～5.0%，其中青藏高原部分地区人群患病率为 5.0%～10.0%[2，3]。据 2010 年卫生部"防治包虫病行动计划（2010—2015）"，我国西部地区包虫病平均患病率为 1.08%，受威胁人口约为 6600 万，每年造成直接经济损失 30 亿元[4]。

人体各脏器包虫病的发病率差别很大，肝发病率最高，其中囊型包虫病占 65%～80%，而泡型包虫病高达 98%；肺仅次于肝包虫病，占 14%～18%；其他脏器依次为腹腔、盆腔、脾、肾、脑、骨、肌肉、皮下、眼眶、纵隔、乳腺、腮腺、甲状腺、胸腺、精索、心肌和心包等[2]。

二、诊断方法

不论囊型包虫病还是泡型包虫病均起病隐匿，临床症状和体征无特异性。诊断主要依据流行病学特征和影像学检查，辅以血清学检查。

超声检查可靠而直观，是肝包虫病首选诊断方法，尤其是术后随访或不宜手术而行药物治疗者疗效判定的首选检查方法。CT 和 MRI 检查具有多角度、多参数、高清晰度等优点，可多方位、立体显示病灶位置及与血管和周围组织的关系，对选择手术及治疗方案，设计手术方式，预想手术进程和减少术后并发症等有重要的指导意义。在肝包虫、肝外包虫的诊断方面均有重要价值[5-7]。

人体包虫病常用的实验室免疫学诊断方法目前常用的检测方法有酶联免疫吸附试验（ELISA）、间接血凝法（IHA）、点免疫胶体金渗滤法（DIGFA）等[8]。XJHCRI 研制的 4 种抗原组合胶体金快速诊断试剂盒，具有简便、高效、低耗及较好的灵敏度（>85%）和特异度（>85%）等优点，是流行病学调查和筛查以及基层医院诊断的首选方法。部分纯化自然抗原 Em2 和自然加人工合成抗原 Em2＋对泡型包虫病具有较好的灵敏度和特异度。Em2 抗原灵敏度为 89.3%，特异度为 98.0%，Em2-ELISA 已被 WHO 确定为泡型包虫免疫学诊断的参照指标，免疫学是泡型包虫病诊断和鉴别诊断的重要方法[9]。

三、临床分型

世界卫生组织将囊型包虫病分为 6 型（简称 WHO 分型）。鉴于临床更关注包虫囊的大小和主要并发症，世界卫生组织包虫病预防与管理合作中心——中国新疆（WHOcc）提出 TDC 临床分型（表 2-40-1）[9]，主要特点是：T0～5（type）代表相应的 WHO 分型；D（mean diameter）表示包虫囊平均直径（最大囊直径＋最小囊直径）/2；C（Complication）表示伴有并发症。具有更多临床信息的 TDC 分型可以满足临床诊断与治疗的需要。

表 2-40-1　囊型包虫病的分型比较

	WHO/IWGE（1995—2001）	WHOcc（2001—2002）
类型与生物学特征	囊型包虫病 1～5	T0～5Dn1, n2, Co-Cf-Cr-Ci-Cb
性质待鉴别	CL（囊型病灶）	T0DnCo
有包虫活力	囊型包虫病 1（单囊型）	T1DnCo
有包虫活力	囊型包虫病 2（多子囊型）	T2DnCo
变性尚有活力	囊型包虫病 3（内囊塌陷型）	T3DnCo
无包虫活力	囊型包虫病 4（实变型）	T4DnCo
无包虫活力	囊型包虫病 5（钙化型）	T5DnCo

注：Co，无并发症；Cf，伴发热；Cr，伴破裂；Ci，伴黄疸；Cb，伴胆瘘

泡型包虫病情复杂，临床分型主要依据 WHO 肿瘤特征 PNM 特征进行，此外国内尚有临床外科医师改进的 PIVM 分型（WHOcc）（表 3-40-2）。

表 2-40-2　泡型包虫病 PNM 和 PIVM 分型

分型	WHO/IWGE PNM 分型（P0～4 N0～1 M0～1）		WHOcc PIVM 分型（PⅠ～Ⅷ I0～2 V0～1 M0～2）
病灶	P0 肝无可见病灶		P0 肝无可见病灶
	P1 周围病灶，无血管和胆道累及		PⅠ、Ⅱ…Ⅷ标出病灶累及肝段
病灶	P2 中央病灶，局限在半肝内，有血管及胆道累及		
	P3 中央病灶侵及左右肝，并有肝门部血管和胆道累及		
	P4 肝病灶伴有肝血管和胆道树的扩张		
侵犯胆道			I0 无胆道累及
			I1 有胆道累及，无临床黄疸
			I2 有胆道累及并伴临床黄疸
邻近器官	N0 无邻近器官、组织累及		
	N1 有邻近器官、组织累及		
血管			V0 无血管累及
			V1 有血管累及，无门静脉高压症
			V2 有血管累及并伴门静脉高压症
转移病灶	M0 无远处转移		M0 无转移
	M1 单个病灶远处转移		M1 邻近器官、组织直接种植
			M2 膈上远处病灶转移

注：P，病灶；I，累及胆道；N，邻近器官；V，血管；M，转移病灶；肝血管包括下腔静脉（VIVC）、门静脉（VIP）、肝静脉（VIV）、肝动脉（VIA）

四、宿主免疫及发病机制

泡球蚴（Em）在中间宿主肝内以出芽的方式生长或浸润式增殖，产生新的囊泡，长入肝组织，囊壁外角皮层薄且常不完整。囊体与周围组织间无明显界限，囊液持续渗漏可与肝组织接触，引起局部肝组织病变、增生、肝纤维化、萎缩、变性和坏死，晚期似肝癌样转移或侵害周围脏器，临床有"虫癌"之称，预后极差。

迄今对泡球蚴-宿主之间相互作用及泡球蚴在宿主体内如何引起免疫逃避及其存活的机制仍不十分清楚。大量基础研究证实泡球蚴感染早期可通过分泌某些物质抑制巨噬细胞活化和树突状细胞成熟，这种功能的改变可引起宿主 T 细胞免疫的"漂移"。急性感染期宿主免疫应答以 Th1 型为主，免疫细胞分泌的白介素（IL）-4、IL-5、IL-9、IL-13 可下调 Th1 反应，减轻宿主损伤，同时有利于泡球蚴的生长，调节性细胞因子 IL-10 和促进 Th2 型反应转为慢性感染过程。研究发现 Em 成功感染是其对宿主免疫系统的主动调节以及逃避宿主对其杀伤的免疫应答反应的结果，在 Em 感染的初始阶段，宿主的免疫应答反应以对 Em 有杀伤作用的 Th1 型细胞免疫为主，但随着寄生虫感染的发生发展，寄生虫与宿主间的相互作用，宿主的免疫应答模式逐渐由 Th1 型细胞免疫向 Th1 型细胞介导的免疫漂移，这种免疫应答模式的漂移有利于 Em 逃避宿主免疫系统的攻击并在宿主体内长期生存。

泡球蚴在宿主机体局部形成的肉芽肿使病灶周围浸润的细胞不能参与细胞免疫应答的效应阶段，最终形成免疫抑制状态，使泡球蚴组织快速增殖并维持高活性。郭琼等[10]认为在泡球蚴感染宿主过程中，通过直接刺激囊液中的有害成分（原头蚴分泌的某些成分）或间接引起宿主免疫系统分泌的相关细胞因子）刺激，产生细胞毒性，引发细胞介导的免疫反应，促使 FGL-2 表达升高，从而抑制 DC 细胞成熟，最终可能影响宿主辅助性 T 细胞分化格局，促进机体形成免疫抑制状态，以利于泡球蚴的生长发育。李玉鹏等[11]研究显示 Em 感染可能导致 T-bet 和 GAGA-3 的表达失衡，造成免疫应答模式向 Th2 型细胞占主导地位的免疫应答模式漂移。T-bet 和 GAGA-3 值能更客观、敏感地反映 Th1/Th2 的平衡状态，可以通过检测 T-bet 和 GAGA-3 值能在早期了解 Em 感染宿主免疫状态变化。

五、临床研究

王瑞涛等[12]研究 731 例肝包虫囊肿破裂患者，肝包虫囊肿破裂多见于流行地区的中青年男性，位于肝右叶、囊肿直径 > 10 cm、外伤为破裂的主要相关因素，紧急手术彻底清除病灶及囊液是治疗关键，术后应用阿苯达唑可有效预防肝包虫囊肿复发。李海涛等[13]回顾性分析 218 例囊性包虫病患者的临床随访资料，根据影像学结果评价疗效，显示阿苯达唑脂质体组与阿苯达唑片剂组治疗总有效率差异有统计学意义。阿苯达唑脂质体及阿苯达唑片剂均是有效的抗包虫药物，Logistic 回归方程的结果结合影像学疗效评价显示阿苯达唑脂质体疗效优于阿苯达唑片剂。

六、治疗

（一）外科治疗

1. 囊型包虫病外科治疗　应尽可能剥除或切除包虫外囊，减少并发症，降低复发率。首选根治性外囊完整剥除术或肝部分切除术；次选外囊次全切除术；备选内囊摘除术。利用精准肝段、肝叶切除治疗包虫病是一种新方法。微创外科治疗包括经皮穿刺引流囊液术（PARI）和腹腔镜下外囊完整剥除术，需要视病情、个体化选择。

2. 泡型肝包虫病　外科治疗首选根治性肝切除术，但鉴于多数患者诊断时已处于中晚期，切除根治率在 30%～50% 之间。现代影像技术的发展及精准肝切除技术的提高，使精准肝切除术治疗泡型肝包虫成为可能。肝移植也可作为终末期泡型肝包虫患者的选择，尤其基于肝移植基础上的全肝切除自体肝移植是近年来国内外科领域开展的新的治疗方法。

3. 肝外包虫病　胸部包虫病首选内囊摘除术，还可酌情行囊肿摘除术、肺叶或肺段切除术。神经系统包虫病首选注水漂浮法脑包虫内囊摘除术，根据包虫累及部位还可选择显微外科手术、穿刺回抽引流方法。

（二）药物治疗

包虫病的药物治疗是重要的辅助治疗方法，对于无法手术的患者是唯一治疗手段。内囊摘除或准根治术后口服用药3~12个月，作为术后预防用药[14]。根治性切除者（包括外囊完整剥除和肝叶切除）和囊肿实变型和钙化型者无须用药。抗包虫药主要包括苯并咪唑类化合物，其中甲苯咪唑、阿苯达唑最为常用。阿苯达唑则是《WHO包虫病诊治纲要》推荐的首选有效抗包虫病药物。

七、预防

包虫病的预防重点是对流行区的犬进行普查普治，根除犬的细粒棘球绦虫。同时加强宣教，改善农牧民饮食卫生习惯、个人防护等，才能从根本上减少人包虫病的发病率。

（孙丽华）

参考文献

[1] 温浩. 包虫病学. 北京：人民卫生出版社，2015.

[2] Deplazes P, Rinaldi L, Alvarez Rojas CA, et al.Global distribution of alveolar and cystic echinococcosis.Adv Parasitol, 2017, 95：315-493.

[3] Conraths FJ, Probst C, Possenti A, et al. Potential risk factors associated with human alveolar echinococcosis: Systematic review and meta-analysis. PLoS Negl Trop Dis, 2017, 11（7）：e0005801.

[4] 包虫病诊疗方案（2017版），中华人民共和国卫生与计划生育委员会，2017年6月.

[5] 李德生，张力为，张铸，等. 胸部包虫病诊疗技术规范专家共识，中国胸心血管外科临床杂志，2015，22（9）：799-802.

[6] 中国医师协会外科学分会包虫病专业委员会. 中枢神经系统棘球蚴病（包虫病）的诊断与外科治疗专家共识. 中华地方病杂志，2016，35（9）：625-628.

[7] 中国医师协会外科学分会包虫病专业委员会，新疆医学会骨科专业委员会. 骨包虫病诊断与治疗专家共识. 中华外科杂志，2015，53（12）：922-927.

[8] Manzano-Román R, Sánchez-Ovejero C, Hernández-González A, et al. Serological diagnosis and follow-up of human cystic echinococcosis: A new hope for the future? Biomed Res Int, 2015, 2015：428205.

[9] 中国医师协会外科医师分会包虫病外科专业委员会. 肝两型包虫病诊断与治疗专家共识（2015版）. 中华消化外科杂志，2015，14（4）：253-264.

[10] 郭琼，王俊华，林仁勇，等.FGL2在泡球蚴感染所致DC细胞成熟中的作用研究，中国病原生物学杂志，2017，12（10）：952-955.

[11] 李玉鹏，吐尔洪江·吐逊，沙迪克·阿帕尔，等，多房棘球蚴感染BALB/c小鼠转录因子T-bet、GATA-3 mRNA表达的实验研究. 中国病原生物学杂志，2016，11（6）：530-534.

[12] 王瑞涛，李庆，王欢，等. 肝包虫囊肿破裂的相关因素分析及疗效评价，中华肝脏外科手术学电子杂志，2017，6（6）：2095-3232.

[13] 李海涛，宋涛，邵英梅，等. Logistic回归方程对阿苯达唑两种剂型药物治疗囊性包虫病的临床疗效评

价. 新疆医学，2015，（3）：281-285

[14] Nazligul Y, Kucukazman M, Akbulut S. Role of chemotherapeutic agents in the management of cystic echinococcosis. Int Surg, 2015, 100（1）：112-114.

第四十一节　黑热病

黑热病（kala-azar）又称内脏利什曼病（visceral leishmaniasis，VL），是由杜氏利什曼原虫感染引起，以长期不规则发热、脾大、消瘦、贫血、全血细胞减少及血浆球蛋白增高为临床特点的自然疫源性疾病，经白蛉传播的慢性地方性传染病，属于人兽共患性疾病。

一、流行病学

本病分布较广，具有明显的人群、地区流行特征，我国主要流行于新疆、甘肃、山西、陕西、内蒙古、四川等省、自治区。流行病学分为：人源型、犬源型、野生动物源型。主要传播媒介为中华白蛉，通过白蛉叮咬传播，有时也可经破损皮肤、口腔黏膜、胎盘或输血传播。因起病缓慢，发病无明显季节性。10岁以内儿童多见，男性较女性多见，农村较城市多发。郑灿军等[1]对2005－2015年我国黑热病三间分布及不同类型的黑热病分布特点进行了流行病学分析。发现我国黑热病在中西部地区持续流行，流行范围较为集中，报告病例主要分布在新疆、甘肃和四川省（自治区），3个省份的报告病例数占全国报告病例总数的95.29%，且报告病例集中在3个省份少数县（市）。发病主高峰期为10—11月，4月为发病小高峰。野生动物源型与犬源型、人源型黑热病病例年龄分布明显不同，野生动物源型病例主要为3岁以下儿童，发病年龄高峰为1岁以内婴幼儿，人源型与犬源型病例主要为10岁以下儿童，发病高峰为5岁年龄组儿童。亚里昆·买买提依明等[2]对2004—2014年新疆黑热病流行病学分析，新疆累计报告黑热病1588例，年均发病率0.6867/10万；累计发病数（或年均发病率）最高的地区为喀什地区，最高的县为伽师县；病例主要集中在秋季（9—11月）、占总发病人数的35.92%，10月是发病的最高峰；以散居儿童为主，占总发病人数的55.88%，10岁以下年龄组为高发人群，占总发病数的77.58%，其中2岁以下婴幼儿发病数最多，占总发病人数的53.09%；男性多于女性，男、女之比为1.47∶1.00。

二、诊断方法

1. 涂片检查　常用骨髓涂片检查利杜体，此法最为常用，阳性率为80%～90%。脾穿刺涂片阳性率高达90%～99%，但有一定危险性而很少采用。淋巴结穿刺涂片阳性率亦高达46%～87%，可用于检查治疗后复发患者。外周血厚涂片阳性率为60%。皮肤型及淋巴结型患者，可从皮损处及肿大淋巴结中取材涂片。

2. 培养法　如原虫量少涂片检查阴性，可将穿刺物做利什曼原虫培养。将穿刺物接种于NNN

培养基，经 22～25 ℃、培养 7～10 天，若检查见活动的前鞭毛体，则判为阳性结果。

3. 采用重组抗原 rK39 的直接凝集反应（IDT）和免疫色谱法（ICT） 因其快速及敏感性高在现场筛选中应用多，但不能区分现症感染及既往感染。

4. 新的重组抗原 K28 有望进一步提高检测的特异性 赵桂华等[3]研究建立适合快速检测利什曼原虫无症状感染者的分子生物学方法。选择利什曼原虫 kDNA 小环保守区的 2 对快速诊断特异性引物 RV1-RV2、K13A-K13B，以杜氏利什曼原虫山东分离株前鞭毛体抽提的 kDNA 为模板进行 PCR 扩增，并通过对扩增条带测序比对来鉴定方法的可靠性。运用该法对四川省黑水县 105 例无症状家犬和新疆喀什地区部分乡镇 75 例无症状易感人群的静脉血样进行检测，并同时对上述地区确诊的部分病犬及患者（均为 7 例）进行检测，以验证该方法的可行性及准确性。研究发现 RV1-RV2、K13A-K13B 两对引物扩增出与预期片段大小一致的条带，序列比对结果显示扩增产物在利什曼原虫种内保守性高；该方法对 105 例无症状家犬及 75 例无症状居民静脉血样的阳性检出率分别为 37.14%（39/105）和 82.67%（62/75），且对同地区确诊病犬及患者血样本检测的阳性率均为 100%（7/7），因此该方法适于目前我国黑热病流行区利什曼原虫无症状感染者的检测，且灵敏、快速、准确，具有较好的推广应用价值。这对了解我国目前黑热病的流行状况及预防控制该病的广泛传播意义重大。

三、临床研究

黑热病起病缓慢，长期不规则发热，进行性肝、脾肿大，贫血，消瘦，全血细胞减少等，重症可出现心脏扩大和心力衰竭。因血小板减少等因素可有鼻出血、牙龈出血等出血倾向。脾呈进行性肿大，自 2～3 病周即可触及，质地柔软，以后随病期延长脾肿大逐渐明显且变硬，半年可平脐，年余可达盆腔，若脾内栓塞或出血，则可引起脾区疼痛和压痛，有时可闻及摩擦音。肝轻度至中度增大，偶见黄疸和腹水，淋巴结呈轻、中度肿大，无明显压痛。晚期患者（发病 1～2 年后）可因长期发热营养不良，引起极度消瘦，精神萎靡、心悸、气短、面色苍白、水肿及皮肤粗糙，皮肤颜色可加深，故称之为黑热病。病情加重后皮肤有色素沉着，偶致肝硬化。亦可因脾功能亢进，抵抗力降低，常并发肺炎、粒细胞缺乏症、败血症等。何芳[4]报道 2006 年 1 月至 2015 年 4 月新疆维吾尔自治区人民医院儿科收治黑热病患儿共 46 例，其中黑热病合并肺炎 23 例，支气管炎 5 例，嗜血细胞综合征 7 例，弥散性血管内凝血 6 例，营养不良 5 例，腹泻病 4 例，脓毒症 3 例，败血症 2 例，合并多脏器功能衰竭、脑水肿、应激性溃疡、心力衰竭、心跳呼吸骤停各 1 例。

四、基础研究

抗内脏利什曼病的药物普遍存在用药时间长、不良反应明显、不能口服等缺点，一些疫区甚至出现对葡萄糖酸锑钠药物的耐药性，还有一些患者合并其他慢性传染病增加，治疗难度加大，防治进一步困难，因此研制出安全、有效、价廉可供临床大规模应用的疫苗，对于控制黑热病具有十分重要的现实意义。敬保迁等[5]采用四川汶川、甘肃武都地区对确诊恢复期黑热病患者（所有患者均经骨髓镜检确诊，锑剂治疗痊愈）血清进行分析研究，发现人内脏利什曼病患者血清能识别多种杜氏利什曼原虫蛋白，有利于筛选抗内脏利什曼病疫苗抗原和新的血清学诊断抗原。为进一步筛选免疫诊断抗原及候选疫苗抗原奠定基础。为研制疫苗打下基础。他们将保种于 NNN 培养基的杜氏利什曼原虫前鞭毛体接种于复合培养基中，扩增培养后，离心收集前鞭毛体，转入复合培养基，诱导生成无鞭毛体。提取前鞭毛体与无鞭毛体总蛋白。经 2-DE 电泳，以内脏利什曼患者血清为一抗进行 2-D Western blot，确定 2-D Western blot 图谱中各强免疫识别点在 2-D 电泳凝胶中相对应的蛋白质点，切胶后送上海复旦大学生物医学研究院质谱鉴定中心进行 MALDI-TOF/TO 串联质谱（4700 Proteomics Analyzer，Applied Biosystems，USA）鉴定。结果发现：内脏利什曼病患者恢复期血清对无鞭毛体蛋白组分识别的数目较多，且识别强度较高，说明刺激机体体液免疫应答的抗原在无鞭毛体呈优势表达。由于利什曼原虫对人致病和激发保护性免疫主要是无鞭毛体，说明无鞭毛体优势表达抗原蛋白中含有激发内脏利什曼病患者致病免疫或保护性免疫的关键抗原蛋白。

五、治疗与预防

1. 病原治疗　首选葡萄糖酸锑钠，总剂量成年人 90～130 mg/kg，儿童 150～200 mg/kg，分 6 次，每日 1 次，静脉或肌内注射。疗效迅速而显著，不良反应少。病情危重或有心肝疾病者慎用或改用 3 周疗法。对锑剂无效或禁忌者可选下列非锑剂药物：戊烷脒。两性霉素 B：锑剂和戊烷脒疗效不佳时可加用，本品对肾等脏器毒性大，宜并用肾上腺皮质激素，若出现蛋白尿即应停药，临床较少用。脾切除、巨脾或伴脾功能亢进，或多种治疗无效时应考虑脾切除。术后再给予病原治疗，治疗 1 年后无复发者视为治愈。治愈标准：体温正常，无任何症状，增大的肝、脾回缩，血细胞恢复，治疗半年后无复发。刘真真等[6]对收治黑热病患者 79 例的临床资料进行回顾性分析，结果发现使用葡萄糖酸锑钠治疗后大都获得良好疗效，在治疗第 3～7 天体温明显下降或正常。

2. 预防　主要预防措施是治疗患者和捕杀病犬，在重点疫区进行普查，争取早发现、早诊断、早治疗，同时在白蛉活动季节喷洒敌敌畏、美曲磷脂（敌百虫）等药物以杀灭白蛉，防止其孳生。加强个人防护，避免被传播媒介白蛉叮咬。

（李沛军）

参考文献

［1］　郑灿军，薛垂召，伍卫平，等. 我国 2005—2015 年度黑热病报告病例流行特征分析. 中华流行病学杂志，2017，38（4）：431-434.

［2］　亚里昆·买买提依明，张海亭，张松，等. 2004—2014 年新疆黑热病疫情调查分析. 疾病预防控制通报，2015，30（3）：5-8.

［3］　赵桂华，尹昆，仲维霞，等. 无症状感染利什曼原虫快速分子检测方法的建立与应用. 中国血吸虫病防治杂志，2015，27（1）：45-48，52.

［4］　何芳. 儿童黑热病 46 例临床分析. 临床儿科杂志，2017，35（3）：191-194.

[5] 敬保迁, 谢勇恩, 胡为民, 等. 免疫蛋白质组学方法对内脏利什曼病人血清识别主要抗原的鉴定. 中国病原生物学杂志, 2017, 12 (6): 528-531.

[6] 刘真真, 唐光敏, 叶慧, 等. 黑热病 79 例临床诊治回顾性分析. 临床荟萃, 2015, 30 (3): 316-318.

第四十二节　丝虫病

丝虫病（filariasis）是由丝虫寄生于人体淋巴组织、皮下组织或浆膜腔所引起的寄生虫病。目前已知的主要有 8 种丝虫寄生于人体: 班氏丝虫、马来丝虫、帝汶丝虫寄生于人体的淋巴系统; 盘尾丝虫、罗阿丝虫、链尾丝虫寄生于人体皮下组织; 常规丝虫、奥氏丝虫寄生于人体腔。2012 年 8 月 28 日, 中国香港在全球首次发现新型狗寄生虫——犬恶丝虫[1]。在我国流行的丝虫是班氏丝虫和马来丝虫。临床特征在早期主要为淋巴结炎和淋巴管炎, 晚期为淋巴管阻塞及其产生的系列症状[2]。我国经过持续多年的努力在 2006 年消除淋巴丝虫病, 2007 年 5 月经过世界卫生组织审核认可, 我国率先在全球 83 个丝虫病流行国家和地区中消除了淋巴丝虫病。这是我国继宣布消灭天花、脊髓灰质炎以来, 在公共卫生领域的又一重大贡献。但目前在原丝虫病流行地区, 仍遗留不少慢性丝虫病患者。

一、流行病学

丝虫病呈世界发布, 我国流行的是班氏丝虫和马来丝虫。De-Jian 等[2] 2013 年对我国消除该病的历程进行全面分析, 结果显示: 在我国, 班氏丝虫病的传播媒介主要是淡色库蚊、致乏库蚊, 马来丝虫病以中华按纹为主要媒介。丝虫病在我国广泛流行, 受威胁人口 3.3 亿, 遍及 16 个省、自治区、直辖市的 864 个县（市、区）, 其中, 463 个县（市、区）感染班氏丝虫, 217 个县（市、区）感染马来丝虫, 184 个县（市、区）有两种丝虫的混合感染; 542 个县（市、区）是低流行地区（≤5%）, 287 个县（市、区）是中流行地区（5%～20%）, 33 个县（市、区）是高流行地区（20%～30%）, 2 个县（市、区）是超高流行地区（＞30%）。中国为了消除丝虫病, 采取了一系列措施, 比如基于乙胺嗪的药物控制、血液监测和治疗等, 但最有效的是"传播阈值理论", 即消除丝虫病并不是把病原、丝虫完全消灭, 而是把病原控制在一个临界水平就可以阻断传播。我国目前存在输入性的丝虫病和一定数量的慢性丝虫病患者[3-6]。

二、诊断方法

确诊丝虫病的主要依据是微丝蚴检查, 这方面研究少见。为了有效防控丝虫病, 建立一种易于操作、敏感性和特异性好的检测方法很重要, Li 等[7]学者研究建立淋巴丝虫病特异性 IgG4 间接 ELISA 检测方法。他们认为最合适的抗原来自马来西亚成人, 合适的包被抗原浓度是 1.0 μg/ml, 合适的血清稀释度是 1∶20 到 1∶40, 特异性的 IgG4 试剂效用滴度是 1∶800。他们明确了合适的酶底物反应时间，能开发一种敏感性强、特异性高、易于操作、重复性好、稳定性高的检测试剂盒。Gao 等[8]学者采用鸟枪法宏基因组分析诊断 1 例纽约发病的中国丝虫病患者。患者表现为身体红斑、肿胀，眼睛水肿、瘙痒、红肿和刺痛，以及严重的夜间瘙痒。在从患者的眼睛分泌物样本和皮下组织样本中提取 DNA 后，进行了平行测序。获得的原始读数与人类基因组一致，过滤出宿主的读数，剩下的读数与 1 个候选致病性蛋白数据库和 4 个丝虫基因组匹配。结果表明，在两个样本中，马来丝虫的读数占了压倒性的比例，这表明患者患有马来丝虫病。随后的抗丝虫治疗效果证实了这一点。

三、临床研究

丝虫病临床表现轻重不一，无症状感染者约占半数。急性期主要表现为淋巴结炎和淋巴管炎、睾丸炎、附睾炎、曲张静脉炎；慢性期主要有阴囊水肿、乳糜尿、淋巴水肿、象皮肿。因为我国已消除淋巴丝虫病，目前主要的临床研究集中于慢性症状的研究和护理[9-12]。2012 年香港[1]报道的犬恶丝虫人类偶然可经蚊虫叮咬感染，症状表现为皮下、结膜肿块，荨麻疹或淋巴炎等。2016 年香港[13]报道 2 例犬恶丝虫病患者表现为眼部症状（眼红、异物感等），检查发现眼部肿块，检查证实为犬恶丝虫。

四、基础研究

自从我国消除淋巴丝虫病后较少有相关基础研究。杨丽文等[14]报道了孔雀鱼暗尾丝虫病病原性确认与鉴定。研究者从辽宁省某孔雀鱼养殖基地患病孔雀鱼中分离纤毛虫，挑取单个虫体采用 Balamuth 人工泉水培养基添加煮沸冷却后的孔雀鱼肉汁进行大量克隆培养，克隆株编号 20100510，培养温度设置为 25 ℃。将购买的孔雀鱼进行人工感染试验。分为 4 组：①浸浴感染；②体表划伤感染；③浸浴对照；④体表划伤对照。每组放 10 尾孔雀鱼，设 2 个平行。试验在容积为 3 L 的水槽中进行，浸浴感染组和体表划伤感染组的初始纤毛虫密度约为 125 个 /ml，对它们进行日常管理。试验结束时分别统计 6 个部位（鳍条、鳃丝、肌肉、腹腔、脑、血液）的累计感染率（各部位感染鱼数 /总死亡数），同时对未死亡鱼体进行虫体检查。分子生物学分析：DNA 和 SSU rRNA 基因扩增、PCR 反应体系为 25 μl、PCR 产物的克隆和序列测定、序列分析和数据处理，即测得序列采用 Bioedit 7.0 软件与从 GenBank 数据库中获得的海洋尾丝虫（uronema marinum）和优雅尾丝虫（uronema elegans）18S 小亚基单位核糖体 RNA（18S-like small subunit rRNA）基因（GenBank 编号分别为：GQ465466 和 AY103190）进行序列比对，并计算序列相似度。形态学鉴定：虫体在明视野和微分干涉显微镜下进行活体观察，获取活体分类学特征。采用蛋白银染色以显示纤毛图式和核器。分类学名称术语参照 Corliss。结果发现：在人工感染试验中，典型发病的孔雀鱼游泳失去平衡，嘴张开，呼吸困难，全身黏液增多，体表发黑，腹部发白、肿胀，鳍条松动、充血，鳃丝红肿、溃烂。与自然发病病例临床症状极为相似。统计分析表明，划伤感染组死亡率显著高于划伤对照组，浸浴感染组死亡率与浸浴对照组之间差异不显著。分子生物学分析：测得的暗尾丝虫部分核糖体小亚基因序列（SSU rRNA），长度为 1077 bp，Genbank 登录号为 JN638884。其与丝状小尾丝虫（Genbank 登录号 HM236337）的 SSU rRNA 基因序列最相似，达 94.2%，而与本属另两个种海洋尾丝虫（Genbank 登录号 GQ465466）、优雅尾丝虫（Genbank 登录号 AY103190）的相似性分别为 90.9% 和 90.0%。该研究为了让暗尾丝虫病原的报道更全面，在做出正确鉴别的基础上，首次对孔雀鱼暗尾丝虫 SSU rRNA 基因的部分序列进行测定，发现其与优雅尾丝虫和海洋尾丝虫分别有 10.0% 和 9.1% 的差异。上述差异进一步证明暗尾丝虫为一独立的物种。

五、治疗与预防

本病治疗药物没有大的改变，乙胺嗪为治疗丝虫病的首选药物，目前一些报道主要是关于慢性丝虫病患者的护理和对症治疗[15]。比如乳糜胸的治疗：① 营养支持治疗。乳糜液的丢失可以引起营养不良、代谢紊乱以及机体免疫力下降，因此一旦确诊乳糜胸，营养支持治疗至关重要，可以适当进食中链三酰甘油，同时予以静脉内营养。②药物治疗。生长抑素类药物是唯一被证实治疗乳糜胸有确切疗效的药物。生长抑素抑制血清素和胃肠肽从而阻止胰液和胆汁分泌，与脉管生长抑素受体结合，减少淋巴液分泌，增加内脏微动脉阻力，减少胃肠回流，间接减少淋巴管分泌。③胸腔穿刺术或胸腔闭式引流。目前多采用中心静脉导管行胸腔闭式引流，一方面可以改善由于大量胸腔积液引起的胸闷和呼吸困难症状；另一方面胸腔充分引流后，脏层与壁层胸膜相贴粘连，封闭淋巴瘘口，阻止淋巴液漏出。④胸膜固定术。胸膜腔内注射药物包括滑石粉、高渗葡萄糖液、氮芥、四环素等。先将胸腔积液充分引流后，使肺良好膨胀，脏壁层胸膜相贴。注射的药物引起无菌性炎症反应，促使脏层与壁层胸膜粘连闭锁，将瘘口完全封堵。本法适用于一般内科治疗无效，胸导管及其侧支多处破损，以及不能耐受手术者。⑤胸导管结扎术。胸腔积液引流量＞500 ml/d，观察 3～5 日无减少趋势，可开胸或经胸腔镜施行手术，术前进食含染色剂的高脂肪食物如亚甲蓝，有助于术中发现胸导管的破裂位置。⑥经皮胸导管栓塞术。操作时先进行淋巴管造影，待乳糜池显影后，X 线透视下行乳糜池穿刺，置入导丝，再沿导丝置入导管，退出导丝后，造影观察胸导管，查找破裂口。确定破裂口位置后，通过导管植入螺线圈，再注入组织黏合剂，行栓塞治疗。本疗法是新近发展起来的淋巴管介入技术，其安全性和远期疗效尚有待进一步研究。预防方面，在流行区整治卫生环境[2]、控制蚊虫传播[16]、加强个人防护是重要途径。

（李凌华　应若素）

参考文献

［1］ 国升. 一种新型的寄生虫病——犬恶丝虫病. 人人健康，2012，19：29.

［2］ De-Jian S, Xu-Li D, Ji-Hui D. The history of the elimination of lymphatic filariasis in China. Infect Dis Poverty, 2013, 2（1）：30.

［3］ 周体操，孙军玲，伍卫平，等. 一例输入性罗阿丝虫病病例的调查. 疾病监测，2016，31（9）：796-798.

［4］ 何站英，王小梅，李锡太，等. 北京市 5 例输入性罗阿丝虫病流行病学特征分析. 热带病与寄生虫学，

2016，14（2）：74-76.

［5］　胡道军，黄艳. 沭阳县慢性丝虫病流行现况调查. 江苏预防医学，2015，26（5）：74-75.

［6］　孙维新. 江苏省涟水县慢性丝虫病患者现状观察. 中国血吸虫病防治杂志，2015，27（6）：660-661.

［7］　Li J, Wei QK, Hu SL, et al. Establishment of lymphatic filarial specific IgG4 indirect ELISA detection method. Int J Clin Exp Med, 2015, 8（9）：16496-16503.

［8］　Gao D, Yu Q, Wang G, et al. Diagnosis of a Malayan filariasis case using a shotgun diagnostic metagenomics assay. Parasit vectors, 2016, 9：86.

［9］　孟苗苗，孙超，秦林. 丝虫病古今中医临床研究概况. 江西中医药，2015，3：77-80.

［10］　李明川，梅火根，汤觉萍，等. 吴江区慢性丝虫病患者社区关怀照料方法探讨. 中国初级卫生保健，2015，29（2）：40-41.

［11］　李明川，梅火根，汤觉萍，等. 慢性丝虫病淋巴水肿患者关怀照料效果. 中国血吸虫病防治杂志，2015，1：73-75.

［12］　沈美清，刘建，张红芳. 桐乡市慢性丝虫病患者照料及死因分析. 浙江预防医学，2015，12：1251-1252，1255.

［13］　Kwok RP, Chow PP, Lam JK, et al. Human Ocular Dirofilariasis in Hong Kong. Optom Vis Sci, 2016, 93（5）：545-548.

［14］　杨丽文，潘宏博，李华，等. 孔雀鱼暗尾丝虫病病原性确认与鉴定. 水生生物学报，2012，36（3）：578-582.

［15］　季洪健，王辉. 丝虫病胸腔积液的诊断与治疗. 临床肺科杂志，2013，18（1）：112-113.

［16］　Cheng Y, Wang X, Pan Q, et al. Modeling the parasitic filariasis spread by mosquito in periodic environment. Comput Math Methods Med, 2017, 2017：4567452.

第四十三节　旋毛虫病

旋毛虫病（trichinosis）是旋毛线虫（*Trichinella spiralis*）寄生于人体骨骼肌所致的人畜共患寄生虫病。人因生食或半生食含旋毛线虫蚴虫包囊的猪肉或其他动物的肉类而获得感染。临床主要特征为发热，肌肉剧烈疼痛，眼睑浮肿，血液嗜酸粒细胞明显增高。

一、流行病学

旋毛虫病呈世界性分布，以流行病学特点分为家畜环型（domestic cycle）与森林环型（sylvatic cycle）。家畜环型主要指猪与鼠、猪与人之间传播；森林环型指熊、野猪等相互残杀、捕食或吞食死尸而传播。欧阳兆克[1]对中国旋毛虫病流行病学和血清学研究进行概况，发现中国以西南片区感染较为多见，其中西藏地区感染率明显高于其他地区，平均感染率为24.3%，云南有部分地区感染率较高为25.87%，内蒙古以正白旗感染率较高为22.0%，中原地区感染率为12.2%。郭文敏等[2]

使用 ELISA 法对西藏自治区东、西、南、北、中 5 个片区 1080 人进行旋毛线虫血清抗体调查，人群血清抗体平均阳性率为 24.3%，其中以东部、南部、北部的阳性率较高，在 25.86%～31.61%，中部较低为 9.59%，西部未检出抗体阳性。1991 年杨洪波对云南省 3842 人进行调查，旋毛线虫血清抗体阳性率为 13.5%。汪丽波等[3]对云南省 10 个县 20 个点 10 109 人份血清进行检测，旋毛线虫抗体阳性率为 8.43%，其中陇川县的旋毛线虫抗体阳性率最高，达 25.87%，文山县的旋毛线虫抗体阳性率最低，为 1.00%。同时证明血清抗体阳性与地区、年龄、居住地、生吃或半生吃猪肉和用不洗砧板切熟食等生活、行为习惯密切相关。四川省王成科用 ELISA 法检测旋毛线虫居民血清 502 人次，旋毛线虫抗体阳性率较低，仅 0.8%。但郑德福等[4]对四川省攀枝花、绵阳、德阳、资阳、盐源等 7 个市县 8416 人进行调查，血清抗体阳性人数 450 人，阳性率为 5.35%，远高于王成科 0.8% 的水平。甘耀成等[5]对发生旋毛线虫暴发的德保县百站屯进行血清学调查，有症状的 47 例患者旋毛线虫血清阳性率达 97.87%（46/47），无症状居民血清抗体阳性率为 32.0%（56/175），而非流行区居民 127 人则全部阴性。黎学铭等[6]对柳州、百色、横县、融水、宾阳、田林、南丹、鹿寨、邕宁和德保 10 市县 9638 人进行旋毛线虫血清学调查，检出血清阳性 319 人，阳性率为 3.3%。有学者应用 ELISA 法检测湖北省居民 800 人，旋毛线虫血清抗体阳性率为 10.6%，张绍清等[7]对湖北西南、西北、东南、东北以及江汉平原 21 个县市 4719 人进行旋毛线虫血清学调查，检出血清抗体阳性 574 人，抗体阳性率为 12.2%。两次血清调查结果基本一致，认为湖北西部和东北部是旋毛虫病主要流行区。陈国英等[8]又对湖北省 10 个县（市、区）19 个点 9939 人进行血清学调查，检出血清抗体阳性 251 人，阳性率为 2.53%，证实男性血清阳性率高于女性，50 岁以上年龄组高于其他年龄组。1991 年常江等[9]应用 PVC-ELISA 对南阳地区邓县、南召、内乡 3 县及南阳市郊 1188 人进行血清流行病学调查，检出抗体阳性 106 人，抗体阳性率为 8.9%。崔晶等[10]应用 ELISA 和 IFAT 对河南省开封市尉氏县 5 个乡 2441 人进行调查，ELISA、IFAT 分别检出旋毛线虫抗体阳性 148 人和 120 人，两者抗体阳性率分别为 6.06%（148/2441）和 4.92%（120/2441）。45 岁年龄组阳性率显著高于 7 岁年龄组，女性血清阳性率高于男性，与郑州地区和湖北省男性高于女性不同，其原因可能是豫东地区妇女较多从事家庭烹饪，接触生肉感染有关。1992 年许景田等[11]对辽宁省 3842 人进行血清学调查，检出人体旋毛线虫血清抗体阳性 77 例，抗体阳性率为 1.13%，较全国其他地方低。宋壮志等[12]对内蒙古自治区 19 个点 9956 人进行血清流行病学调查，旋毛线虫血清阳性 634 人，血清平均阳性率为 6.37%，高于全国同期平均水平，其中白旗最高达 22.02%，巴林右旗最低 0.76%，地区之间阳性率差异较大，认为与当地居民是否吃狗肉有关。

二、诊断方法

针对旋毛线虫的病原学检测目前用于临床的是 ELISA 和 PCR。于海波[13]针对旋毛虫病的血清学诊断方法胶体金免疫层析法（GICA）进行了大量研究，本试验单克隆抗体复苏技术将本教研室的 A11 和 B13 两株单抗成功复苏，并且运用间接 ELISA 法检测其效价达到 1∶50 200，然后利用辛酸－饱和硫酸铵法及亲和层析柱联合法纯化单克隆抗体，对 ES 抗原蛋白进行纯化，采 Western-blot 方法对 ES 抗原蛋白进行分析，结果显示，复苏的单克隆抗体可以有效识别 ES 抗原蛋白且条带单一。上述结果显示本研究得到的 ES 抗原蛋白具有良好的免疫原性，可以使感染者产生高效且特异性较高的免疫应答。对旋毛线虫 5 日龄小鼠肌幼虫的 ES 抗原蛋白免疫组织化学方法定位发现，在虫体的体内发现有 ES 抗原蛋白的分布。采用枸橼酸钠法制备 20 nm 胶体金，外观呈酒红色，透明均匀。然后把二抗喷涂在玻璃纤维素膜上构成检测线（T）；将金标单抗 A11 作为检测试剂，喷涂在玻璃纤维膜上。在加样垫处涂抹旋毛线虫 ES 抗原的样品，抗原和金标单抗 A11 结合为络合物，上移，在 T 上，络合物中的抗原与二抗结合，因为过量的沉积于 T，导致其变红；如果检测样品没有 ES 抗原不会有红线出现。本试验研究结果表明，旋毛线虫 ES 抗原蛋白可以诱导机体产生良好的免疫反应。本研究以免疫层析法为基础，并且应用抗原 - 抗体的特性，应用胶体金标记本试验复苏成功的单克隆抗体 A11和 B13，将其制成试纸条并进行大量检测，达到预期效果，旋毛线虫 ES 抗原可以作为旋毛线虫感染早期诊断的抗原。

李雪莲[14]利用环介导等温扩增（LAMP）技术检测旋毛线虫 DNA 的研究，本研究将 LAMP 技术应用于旋毛线虫感染小鼠不同组织样本中旋毛线虫 DNA 的快速检测，研发了旋毛线虫 LAMP 快速检测试剂盒，使其更适宜于现场和基层医疗单位的旋毛线虫快速检测。结果显示：①本研究发明的旋毛虫 LAMP 快速检测试剂盒，可在 60 分钟内完成反应。具有良好的敏感性和特异性。②应用该试剂盒，对不同剂量旋毛线虫感染小鼠早期阶段的肌肉、血液、粪便样本进行检测，可以在低剂量感染小鼠的早期各种来源的样本中检测到旋毛线虫 DNA，具有较高的检出率。③ LAMP 试剂盒检测旋毛线虫小鼠血液样本的阳性率与感染程度没有发现相关性。当轻度感染时阳性率与检测时间没有发现相关性，当重度感染时阳性率与检测时间有相关性，第 8～15 天 pi 检出率较高。④ LAMP 试剂盒检测旋毛线虫小鼠粪便样本的阳性率与感染程度有相关性。阳性率随感染剂量的增加而升高，与感染后检测时间没有发现相关性。

三、宿主免疫及发病机制

旋毛线虫的致病作用与感染数量、发育阶段、人体免疫反应有关。吞食 10～20 个包囊者可不发病，吞食数千个者发生严重感染，甚至致命。旋毛线虫寄生在空肠，引起黏膜充血、水肿、灶性出血，但病变常较轻。主要病变是移行期蚴虫侵入血流至各脏器，由机械及代谢产物刺激所致。李梦琪等[15]对旋毛线虫感染对宿主固有免疫系统的影响做了研究。在旋毛线虫与宿主免疫系统长期相互斗争和共同进化的过程中，旋毛线虫及其产物为促进自身免疫逃避，发展出了复杂的免疫调节机制，其与肥大细胞、杯状细胞、巨噬细胞、嗜酸粒细胞、NK 细胞、树突状细胞等固有免疫细胞以及组织屏障和相关先天免疫分子的保护性免疫相互影响，形成了复杂而独特的固有免疫应答过程。与此同时，其他未详细阐述的固有免疫细胞或分子在旋毛线虫感染中亦是必不可少的，如中性粒细胞，在旋毛线虫感染后 2～20 小时，可通过抗体依赖性细胞介导的细胞毒作用（antibody-dependent cel lmediated cytotoxicity，ADCC）大量杀伤新生幼虫。而旋毛线虫 gp45 作为一种免疫调节分子分泌至虫体外后，可通过抑制中性粒细胞上 CD11b 的表达，促进虫体的免疫逃避。此外，固有免疫细胞间也可通过相互作用增强免疫能力，如树突状细胞可与 NK 细胞相互作用，增强 NK 细胞的免疫活性[16]，而 NK细胞活化后可分泌 TNF-α 和 IL-4 等细胞因子参与诱导树突状细胞成熟与活化，促进 NK 细胞对某些不成熟树突状细胞的杀伤作用。另外，固有免疫系统还参与了适应性免疫应答的启动和效应过程，与适应性免疫应答系统协同作用抑制旋毛线虫感染。树突状细胞和巨噬细胞可作为职业抗原呈递细胞（antigen presenting cell，APC）启动适应性免疫应答，从而将宿主的固有免疫系统和适应性免疫系统有机结合，协同发挥免疫效应。研究证明[17]旋毛线虫排泄分泌抗原可通过诱导不完全成熟的 DC 表型促进初始 T 细胞增殖分化，诱导 Th1/Th2 混合型应答。TsPmy 可通过树突状细胞诱导 Treg 的极化，抑制免疫应答，促进虫体的免疫逃避。在旋毛线虫感染中，固有免疫细胞或分子对适应性免疫应答的介导机制有待进一步阐述。综上所述，宿主感染旋毛线虫后，固有免疫细胞等通过表达受体、释放细胞因子、细胞毒效应等与补体、抗菌肽和抗菌蛋白等天然免疫分子共同发挥保护性免疫效应。同时，旋毛线虫及其表达的虫体抗原和排泄分泌抗原等产物可通过干扰固有免疫应答系统的功能促进虫体的免疫逃逸。

四、临床研究

翟铖铖等[18]的研究结果：2013 年 3 月云南省澜沧县发生的旋毛虫病暴发事件中，共有 27 人患旋毛虫病，1 人死亡。患者均有生食猪肉史，取 2 例重症患者腓肠肌样本直接压片镜检结果均阳性，26 例现症旋毛线虫用 ELISA 法检测旋毛虫抗体全部阳性，患者口服阿苯达唑治疗，7 天后痊愈[19]。2015 年中国云南省起胜村由于婚宴吃生皮，导致人体旋毛虫病的暴发。5 人发病后，采用 ELISA 法为 408 个食用过生皮的村民检测抗旋毛线虫 IgG 抗体，阳性率为 64.22%[20]。2015 年 1 月，西藏自治区拉萨市 4 人在林芝地区集体进食半风干猪肉后发生严重的旋毛虫病，对所食用的剩余猪肉进行检测，检出旋毛线虫（T1）囊包，使用人旋毛线虫抗体检测试剂盒对 4 例患者进行血清学检测，结果均为阳性[21]。同年，西藏自治区再次发生暴发，16 人均有生食藏香猪肉史，其中 5 例患旋毛虫病，重症 2 例，无死亡病例。食剩余的猪肉压片镜检结果均阳性，5 例现症患者用 ELISA 法检测抗旋毛线虫抗体全部阳性，口服阿苯达唑治疗 2 个疗程后痊愈[22]。

五、治疗

目前，病原治疗：阿苯达唑（albendazole）疗效优于甲苯咪唑（mebendazd），为首选药物。因为阿苯达唑不仅可驱除肠内成虫、抑制雌虫产生蚴虫，而且可杀死移行期蚴虫。朱雪雪等[23]探讨了合欢皮总皂苷治疗旋毛虫感染小鼠的疗效观察，将 36 只感染旋毛虫的 ICR 小鼠随机分为 6 组（每只小鼠感染 300 条旋毛虫），每组又分为旋毛虫组和肌幼虫组，每组设对照组、合欢皮总皂苷治疗组和阿苯达唑治疗组，Ⅰ、Ⅱ、Ⅲ组于感染后第 2 天开始给药，连续给药 3 天，于感染后第 7 天处死，计数小肠内成虫；Ⅳ、Ⅴ、Ⅵ组于感染后第 7 天开始给药，连续给药 14 天，于感染后第 14 天处死，计数肌幼虫并计算减虫率，HE 染色计数肌幼虫，免疫组织化学检测膈肌中 IL-1β、IL-6、TNF-α、COX-2 因子的表达。结果显示，合欢皮总皂苷和阿苯达唑治疗组成虫数和肌幼虫数均少于感染对照组（$P < 0.01$），成虫减虫率分别为 71.60% 和 81.24%，肌幼虫减虫率分别为 65.70% 和 89.94%；HE 染色结果表明两个治疗组囊包幼虫均减少，炎症细胞表达均明显减轻；免疫组织化学结果显示治疗组 IL-

1β、IL-6、TNF-α、COX-2 的表达降低。但因合欢皮总皂苷中药提取物，成分多而复杂，仍需进一步实验阐述抑虫有效药物成分、疗效机制及用药安全。

高云等[24]探讨了三苯双脒对小鼠感染 3 个旋毛虫分离株的疗效观察。将 144 只昆明小鼠随机均分为 A 组和 B 组、每组 72 只。A 组小鼠再随机均分为 12 组。即河南分离株（以下简称河南株）、云南分离株（以下简称云南株）和黑龙江分离株（以下简称黑龙江株）旋毛虫感染组各 4 组，每组小鼠各感染旋毛虫分离株幼虫 200 条 / 只，感染后 5 天（即成虫期）分别顿服三苯双脒 10、20 和 30 mg/kg，同时设未服药对照组。B 组的分组和感染同 A 组，感染后 53 天（即幼虫成囊期）分别灌胃三苯双脒 100、200 和 300 mg/（kg·d），1 次 / 天 ×7 天。A 组治疗后 2 天处死，计数小肠内成虫数。B 组治疗后 10 天处死。剖取全部膈肌，经消化液消化后计数幼虫.计算各组平均虫数和减虫率。结果显示：A 组中，河南株和云南株各治疗组平均虫数均低于对照组（$P<0.01$）。河南株 3 个治疗组的减虫率分别为 39.0%、57.9% 和 86.0%，云南株的减虫率分别为 34.9%、69.3% 和 92.2%，分别随服用三苯双脒剂量的增加，减虫率呈增高的趋势，其中 30 mg/kg 组各有 2 只鼠被治愈。黑龙江株 10 mg/kg 组的平均虫数与对照组的差异无统计学意义（$P>0.05$），其他 2 个剂量组平均虫数均显著少于对照组（$P<0.01$），3 组的减虫率分别为 27.9%、57.4% 和 60.7%，亦随服用三苯双脒剂量的增加，减虫率呈增高的趋势。B 组各治疗组小鼠的平均虫数均低于对照组（$P<0.05$），河南株的减虫率分别为 57.8%、75.4% 和 87.5%，云南株的分别为 74.5%、92.4% 和 99.1%，黑龙江株的分别为 50.5%、53.3% 和 61.6%。可见 3 个旋毛虫感染组均随服药剂量的增加，减虫率相应增高。30 mg/kg 剂量组中，云南株的减虫率与河南株的和黑龙江株的比较，差异有统计学意义（$P<0.05$）。三苯双脒对小鼠体内 3 个地域分离株旋毛虫成虫和成囊期幼虫均有一定的疗效，其中对云南株旋毛虫疗效更显著。

六、预防

顾园等[25]探讨了 Ts87 DNA 疫苗滴鼻初免与蛋白疫苗皮下注射加强免疫诱导产生的保护效果及免疫应答特征。分别在第 0 天以旋毛线虫 Ts87 DNA 疫苗 SL7207/pVAX1-Ts87 滴鼻初免，第 14/28 天以蛋白疫苗 rTs87 皮下注射加强免疫小鼠，在第 35 天攻击感染旋毛线虫肌幼虫，第 84 天剖杀小鼠，计算减虫率观察免疫保护效果；进行小鼠血清中特异性 IgG 抗体效价、抗体亚型分析及肠道灌洗液 sIgA 水平分析，检测脾淋巴细胞增殖反应、脾及颈部淋巴结细胞分泌细胞因子水平。结果显示，DNA 疫苗滴鼻初免—重组蛋白加强的联合免疫组的保护作用优于单独 DNA 疫苗滴鼻及单独重组蛋白免疫组，显著提高了减虫率（46.1%）；DNA 疫苗滴鼻初免和蛋白疫苗加强免疫方式不仅诱导小鼠产生了黏膜免疫应答，也诱导了有效的细胞和体液免疫应答，其免疫应答类型以 Th2 型为主的混合型 Th1/Th2 免疫反应，该研究为新型抗旋毛虫病疫苗接种策略的优化提供了实验依据。但仍需试验进一步证实其安全性和有效性。

七、培养

曾凡龙等[26]研究了旋毛线虫囊蚴在宿主体外培养的情况，加 20% 小牛血清的 RPMI-1640 作为培养基，在37℃、5%CO$_2$的二氧化碳培养箱中培养。结果显示：① 幼虫的收集与传种大白鼠中的虫体含量关系密切。膈肌压片镜检时，在10×10倍显微镜下，每个视野有1～2个囊包幼虫，则收集幼虫多。每5个视野以上检到1个囊包幼虫，则不易收集幼虫。消化液的浓度及用量与胃蛋白酶的活性有关。新鲜的酶，消化液的量可适当减少。多年的陈旧酶，只要未潮解，仍可使用，只是用量略微大一点。消化好的液体，必须先弃漂浮物，再过滤。最好是漂洗完成后，才过滤。② 幼虫的培养必须严格在无菌条件下进行。青霉素、链霉素的浓度对幼虫无大的影响。只有二氧化碳培养箱中，幼虫才能生存较长时间，在普通隔水式培养箱中，虫体不能生存过5天。③ 在人工培养环境中，幼虫不易发育成熟。换液后，幼虫有脱鞘现象，说明幼虫自身的分泌物可能对它的生长有抑制作用，新鲜的血清对幼虫的生长发育有促进作用。幼虫在体外的成熟可能还需要其他刺激因素。

（李　晖）

参考文献

［1］欧阳兆克. 中国旋毛虫病流行病学和血清学研究概况. 中国热带学，2015，15（4）：513-516.

［2］郭文敏，于德江，曾宪荣，等. 西藏人体寄生虫病分布调查. 中国寄生虫病防治杂志，1994，7（2）：131-132.

［3］汪丽波，杜尊伟，王学忠，等. 云南省人体旋毛虫感染血清流行病学调查. 热带医学杂志，2005，5（1）：61-63.

［4］郑德福，谢红，杨文，等. 四川省部分地区感染血清流行病学调查. 寄生虫病与感染性疾病，2005，3（4）：185-186.

［5］甘耀成，陈正清，杨兰，等. 广西德保县百站屯旋毛虫病流行病学调查. 广西预防医学，1995，1（3）：163-165.

［6］黎学铭，欧阳颐，杨益超，等. 广西居民饮食习惯与食源性寄生虫病的分布调查. 中国寄生虫学与寄生虫病杂志，2009，27（2）：151-155.

［7］张绍清，叶建君，陈思礼，等. 湖北省人体旋毛虫血清流行病学调查. 中国人兽共患病杂志，1998，14（4）：75-76.

［8］陈国英，张华勋，陈建设，等. 湖北省人体旋毛虫血清流行病学调查分析. 公共卫生与预防医学，2006，17（4）：93-94.

［9］常江，赵庆法，李莹，等. 河南省南阳地区人体旋毛虫病感染情况的调查（全国人体寄生虫分布调查特辑）. 中国寄生虫学与寄生虫病杂志，1991：142-143.

［10］崔晶，朱伟，王中全，等. 河南省东部人体旋毛虫病血清流行病学调查. 中国人兽共患病杂志，1998，14（6）：70-72.

［11］许景田，孙彤，葛丽敏，等. 辽宁省农村人体旋毛虫病感染血清学调查. 中国公共卫生学报，1992，9（6）：252.

［12］宋壮志，韩松，吴翠萍，等. 内蒙古自治区旋毛虫病血清流行病学调查报告. 医学动物防制，2007，23

（12）：886-888.

［13］ 于海波. 旋毛虫免疫金标单克隆抗体试纸条的研制. 东北农业大学，2016：1-37.

［14］ 李雪莲. 环介导等温扩增（LAMP）技术检测旋毛虫 DNA 的研究. 郑州大学，2016：1-112.

［15］ 李梦琪，郭凯，孙希萌. 旋毛虫感染对宿主固有免疫系统的影响. 中国热带医学，2017，17（9）：941-946.

［16］ Moretta L, Pietra G, Montaldo E, et al. Human NK cells:from surface receptors to the therapy of leukemias and solid tumors. Front Immunol, 2014, 5: 87.

［17］ Ilic N, Worthington JJ, Gruden-Movsesijan A, et al. Trichinella spiralis antigens prime mixed Th1/Th2 response but donot induce de novo generation of Foxp T cells in vitro. Parasite Immunol, 2011, 33(10): 572-582.

［18］ 翟铖铖，陈家旭，陈韶红，等. 全球人体旋毛虫病的暴发情况分析. 中国人兽共患病学报，2017，33（11）：1018-1023.

［19］ 王春泉，吴方伟，王兴荣，等. 云南省澜沧县一起旋毛虫病暴发的调查. 中国热带医学，2013，13（11）：1433-1434.

［20］ 王玉梅，起云亮. 2015 年云南省洱源县起胜村旋毛虫病暴发疫情分析. 职业卫生与病伤，2016，31（1）：61-62

［21］ 扎西措姆，金峰，孙萍. 西藏拉萨市旋毛虫病 4 例报告. 中国寄生虫学与寄生虫病杂志，2015，33（4）：305-306.

［22］ 达珍，旦增贡嘎，扎西桑姆，等. 西藏一起人体旋毛虫病暴发的调查. 医学信息，2015，（36）：222-223.

［23］ 朱雪雪，蔡维维，龚雷雷，等. 合欢皮总皂苷治疗旋毛虫感染小鼠的疗效观察. 中国人兽共患病学报，2018，34（1）：39-43.

［24］ 高云，杨晓东，王丽娜，等. 三苯双脒对小鼠感染 3 个旋毛虫分离株的疗效观察. 中国寄生虫学与寄生虫病杂志，2012，30（4）：290-293.

［25］ 顾园，黄京京，杨静，等. 抗旋毛虫病 Ts87 DNA 疫苗滴鼻初免—蛋白疫苗加强免疫策略增强免疫保护应答. 寄生虫与医学昆虫报，2016，23（2）：78-85.

［26］ 曾凡龙，郭鄂平，王燕，等. 旋毛虫体外培养研究. 医学动物防制，2003，19（3）：151-152.

第四十四节　血吸虫病

血吸虫病（schistosomiasis）是一种严重危害人类健康和社会经济发展的人畜共患寄生虫病，对社会发展影响极大。它给热带及亚热带地区的社会经济及公共卫生意义仅次于疟疾，主要流行于非洲、中东、南美和东南亚的 76 个国家和地区。据世界卫生组织的数据报道，在有血吸虫寄生的非洲地区，92% 的人们被感染，估计截至 2016 年，全球范围内约有 2.077 亿人受感染，其中 2000 万人有临床症状并伴随不同程度的劳动力丧失，其中 1.118 亿患者为学龄儿童。8600 万人已经接受抗血吸虫药物治疗，覆盖已感染的学龄儿童的 52% 及成年人的 14%，血吸虫病至今仍是一个严重的公共卫生问题。中国只流行日本血吸虫病，简称血吸虫病。血吸虫病在我国发现已经有 2100 余年的历史。如果急、慢性血吸虫病没有得到及时治疗，和（或）反复接触疫水感染，可导致肝纤维化门静脉高压；临床表现为肝及脾大、腹水、自发性腹膜炎、生长发育障碍或消化道出血、肝性脑病等。自 20 世纪 70 年代高效、安全、广谱的抗血吸虫药物吡喹酮问世以来，血吸虫病的防控得到极大改善，流行率和患病率大幅度下降，然而，血吸虫病的防治工作形势仍然严峻。

一、流行病学

张利娟等[1]报道了 2016 年全国血吸虫病疫情，并对全国血吸虫病预防控制工作数据和 454 个国家级血吸虫病监测点疫情监测数据进行了流行病学分析。疫情数据分析显示，2016 年全国血吸虫病疫情较 2015 年进一步下降。但全国流行区钉螺分布面积仍较大，部分流行区仍存在一定数量的血吸虫病传染源，血吸虫病流行与传播的客观因素，以及疫情反复与回升的风险因素依然存在。截至 2016 年底，全国 12 个血吸虫病流行省（直辖市、自治区）中，上海、浙江、福建、广东、广西等省（直辖市、自治区）达到血吸虫病消除标准，四川、云南、江苏、湖北、安徽、江西、湖南等 7 省已达到传播控制标准。全国共有 451 个血吸虫病流行县（市、区），总人口 2.57 亿人；共有 29 692 个流行村，总人口 6938.54 万人。全国 451 个流行县（市、区）中，有 159 个（占 35.25%）达到了血吸虫病消除标准，191 个（占 42.35%）达到传播阻断标准，101 个（占 22.39%）达到传播控制标准。2016 年全国推算血吸虫病患者数为 54 454 例，较 2015 年的 77 194 例减少了 29.46%；全年未报告急性血吸虫病病例；目前尚存晚期血吸虫病患者 30 573 例。2016 年全国共完成人群血吸虫病调查 8 500 710 人，共发现粪检阳性 600 例，较 2015 年的 3606 例减少了 83.36%。2016 年全国共有 22 140 个流行村开展了钉螺分布调查，有 7106 个村查出了钉螺，占调查总数的 32.10%，其中有 20 个村为新查出有螺村；共开展查螺面积 813 963.91 hm²，查出有钉螺分布面积 235 096.04 hm²，其中新发现钉螺面积 1346.48 hm²，未发现血吸感染性钉螺。2016 年全国血吸虫病流行区现有存栏耕牛 881 050 头，共检查耕牛 510 468 头，粪检发现血吸虫感染阳性耕牛 8 头。2016 年全国共治疗血吸虫患者 147 642 例，扩大化疗 2 303 555 人次；治疗病牛 9 头，扩大化疗耕牛 439 857 头次。2016 年全国共开展药物灭螺总面积为 139 483.84 hm²，其中实际药物灭螺 73 941.75 hm²，开展环境改造灭螺面积为 3101.52 hm²。2016 年全国 454 个国家级血吸虫病监测点居民和耕牛血吸虫平均感染率分别为 0.02% 和 0.0078%，未发现感染性钉螺。因此，全国仍需加大血吸虫病防治与监测工作力度，进一步实施精准防控，推进全国消除血吸虫病进程。

二、诊断方法

在原有的 Kato-Katz、毛蚴孵化法和直肠镜检法等病原学诊断方法基础上，近年在诊断检测方法学和血清检测新指标方面有所突破。洪静婉等[2]、朱荫昌等[3]通过免疫印迹法发现治疗前、治疗后不同时间点的配对血吸虫感染小鼠或家兔的血清与血吸虫虫卵可溶性抗原成分中的某些蛋白条带的识别随着治疗时间的延长逐渐减弱，并最终消失，表明日本血吸虫虫卵可溶性抗原成分中存在诱导短寿抗体反应的抗原分子。

王玢等[4]发现检测 SjFBA 抗体 IgG 可以用于血吸虫现症感染的诊断与疗效考核。他们采用分子克隆的方法表达并纯化得到重组 SjFBA 蛋白。用日本血吸虫中国大陆株尾蚴感染日本大白兔，6 周后用吡喹酮与青蒿琥酯进行治疗，收集感染前、感染后及治疗后不同时间点的血样。以重组 SjFBA 为包被抗原，建立检测抗 SjFBA 抗体 IgG 的酶联免疫吸附试验（rSjFBA-ELISA），用于检测家兔不同感染阶段血清抗 SjFBA 抗体反应模式。不同数量的日本血吸虫中国大陆株尾蚴感染小鼠，收集感染后的小鼠血清，采用 rSjFBA-ELISA 检测抗 SjFBA 抗 IgG 并观察抗 SjFBA 抗体水平与感染度的关系。用 rSjFBA-ELISA 分别检测血吸虫病患者血清、健康人血清、华支睾吸虫病和卫氏并殖吸虫病患者血清，观察该方法用于评价对血吸虫病诊断的敏感性与特异性。结果提示，检测抗 SjFBA 抗体 IgG 用于血吸虫现症感染诊断的特异度为 88.8%，灵敏度为 82.5%，阴性预测值和阳性预测值分别为 78.6% 和 91.0%；与华支睾吸虫病患者血清的交叉反应率为 10%，与卫氏并殖吸虫病患者血清的交叉反应率为 30%。治愈 1 年后患者血清中抗 SjFBA 的抗体 IgG 阴转率达 100%。提示日本血吸虫 SjFBA 在宿主体内诱导短寿抗体反应，应用 rSjFBA-ELISA 检测抗 SjFBA 抗体 IgG 的灵敏度和特异性均较高，具有血吸虫病诊断与疗效考核价值。

血吸虫现症感染的分子生物学诊断方法主要检测血吸虫在宿主体内寄生过程中排放的虫源性核酸分子。RT-PCR 和常规 PCR 是敏感性和特异性很高的检测方法，在血吸虫现症感染的实验室诊断与虫种分类中获得广泛应用，由于检测过程需要使用 PCR 仪与电泳设备，检测时程长、成本高、对检验人员技术要求高，在血吸虫病防治现场难以推广应用。

环介导等温扩增方法（LAMP）是一种比较理想的能在血吸虫病防治现场推广应用的血吸虫核酸检测方法，在日本血吸虫、曼氏血吸虫及埃及血吸虫现症感染诊断中得到推广应用。余传信等[5]采用碱裂解法制备钉螺基因组 DNA 样品，以缩短检测过程中样品 DNA 制备时间，对 LAMP 试剂进行组合优化，采用染料显色方法判定 LAMP 结果，以减少 LAMP 检测的操作步骤，避免污染，减少假阳性结果产生；建立批量检测钉螺的 LAMP，制备的日本血吸虫感染性钉螺 LAMP 检测试剂盒可用于血吸虫流行区现场钉螺快速检测，检测时间可由原来的 6 小时缩短为 2 小时，方法的灵敏度与常规 LAMP 相似。该试剂盒能检测出感染后 1 周钉螺，能对现场钉螺进行大批量检测。较传统技术具有灵敏度高、特异性好的显著优势，不仅能检测到血吸虫尾蚴发育成熟的感染性钉螺，还能发现处于早期的感染性钉螺（毛蚴感染后 1 周），在发现具有潜在感染风险环境中显示了良好的应用前景。

潘卫庆等[6]从全基因组水平，采用 GST 融合蛋白高通量筛选技术筛选日本血吸虫分泌蛋白，从 204 个分泌蛋白中筛选到一个具诊断价值的蛋白，命名为 SjSP-13。以此为抗原研制了日本血吸虫病免疫诊断试剂。现场研究验证了其诊断效果：江西省流行区 2 个村庄共 1371 人参与本验证，用"金标准"粪检方法诊断，阳性者 74 人，而用 SjSP-13 抗原诊断，阳性者为 465 人，其灵敏度比现有方法提高 6 倍。

三、临床研究

根据不同的感染方式、程度以及个体差异，临床表现也不相同，大致可以分为急性、慢性、晚期及异位血吸虫病几类。晚期血吸虫病是指出现肝纤维化门静脉高压，儿童时期感染严重影响生长发育或结肠有肉芽肿增殖的血吸虫病患者，根据临床表现，我国 2015 年湘鄂赣专家就此分型方法达成了共识[7]，根据该分型方法，结合湖南省血吸虫病防治所湘岳医院收治的 11 092 例晚期血吸虫病分为普通型、巨脾型、腹水型、侏儒型、结肠增殖型、出血型、肝性脑病型和混合型 8 个类型。朱永辉等[8]经过分类统计发现，晚期血吸虫病构成比以巨脾型多见（26.90%），其余依次为腹水型（17.67%）、出血型（17.41%）、混合型（16.49%）和普通型（12.01%），较少见于脑病型（5.18%）、结肠增殖型（3.98%），罕见于侏儒型（0.37%）。患者消化系统表现常见，临床特征主要为脾大、脾功能亢进、腹水、胃底食管静脉曲张和（或）破裂出血、结肠肉芽肿、肝性脑病、生长发育障碍等，严重者可致死亡。

异位血吸虫病是指成虫寄生或虫卵肉芽肿病变发生在门静脉系统之外的器官或组织引起的病变。以肺与脑血吸虫卵沉积引起的病变相对较多，肺部病变为间质性粟粒状虫卵肉芽肿伴周围肺泡渗液。脑部虫卵肉芽肿病变以顶叶与颞叶多见，分布在大脑灰白交界处。徐芸等[9]报道 14 例确诊为脑型血吸虫病的患者主要表现为癫痫、头痛、头昏、发热等。头颅 MRI 特征性影像呈簇状聚集融合成团块状。脑型血吸虫病的治疗主要是予吡喹酮口服治疗，但目前国内外报道无统一给药方案和标准，该报道中的 14 例患者按照口服吡喹酮 180 mg/kg，6 日分服的方案显示有肯定疗效。

四、基础研究

王欢等[10]研究了与肝纤维化相关 miRNA（miR）在日本血吸虫可溶性虫卵抗原刺激小鼠肝细胞（AML12）后的表达情况，他们使用日本血吸虫可溶性虫卵抗原（Soluble egg antigens，SEA）刺激 AML12 后，采用定量 PCR 检测 AML12 中的 miR-122、miR-182、miR-23b、miR-27b 及 KH 型剪切调控蛋白（KH-type splicing regulatory protein，KSRP）的 mRNA 水平，以 Western blotting 检测 KSRP 蛋白的表达变化；分别用 anti-miR-27b、miR-27b 前体转染 AML12 后，以定量 PCR 和 Western blotting 检测 AML12 中 KSRP 的 mRNA 和蛋白水平，该研究发现，在 SEA 刺激小鼠肝细胞 AML12 后，一些与肝纤维化相关的 miRNA 的表达发生了变化，并发现其可下调 miR-27b 的表达、上调 KSRP 的表达，证实了 miR-27b 靶向作用于 KSRP。该结果为进一步阐明血吸虫感染导致肝纤维化的作用机制奠定了基础。

王涛等[11]等通过荧光定量 PCR 对大、小鼠来源的 32 天日本血吸虫的凋亡相关基因的表达情况进行了分析比较现 15 个凋亡相关基因仅有 4 个（API、BAX、BIRP 和 CYC）在大、小鼠来源的 32 天日本血吸虫虫体中的表达差异不具有显著统计学意义，其余 11 基因（CASP7、IAP、BCL-2、TNFR、AIF、ATM、CASP3、CASP9、APAF、BAK 和 CIAP）在大、小鼠来源的虫体中的表达差异具有显著性统计学意义，这些凋亡相关基因的差异表达可能是造成两种宿主来源虫体细胞凋亡现象不同的分子机制之一。其中有 10 个基因（BCL-2、TNFR、AIF、ATM、API、CASP3、CASP9、APAF、BAK 和 CIAP）在大鼠来源虫体中高表达，仅 1 个基因（CASP7）在小鼠来源虫体中高表达。结果说明在日本血吸虫 32 天成虫过程中，凋亡相关基因的差异表达可能是影响日本血吸虫在非适宜性宿主——大鼠体内生长发育的重要因素之一。通过对这些差异表达的凋亡相关基因的深入研究可能有助于我们进一步了解日本血吸虫的生长发育机制，同时这些凋亡相关基因也可能作为治疗血吸虫病的新药物靶标。

五、治疗与预防

自 20 世纪初应用酒石酸锑钾治疗埃及血吸虫与日本血吸虫以来，在以后的半个世纪内酒石酸锑钾一直是治疗血吸虫病的主要药物，但它疗程长，对心脏和肝毒性大。20世纪70年代中期对5种血吸虫均有效的吡喹酮问世，使血吸虫病的药物治疗进入一个新的里程碑，成为目前治疗血吸虫病的首选药物。吡喹酮虽然是一种很有效的治疗药物，但它对血吸虫重复感染无明显预防作用。根据蒿甲醚和青蒿琥酯对血吸虫童虫有杀灭作用，我国有的流行地区已经将蒿甲醚和青蒿琥酯列为口服预防血吸虫药物。但是，抗血吸虫药物与其他疾病治疗药物相比还存在差距，根据新时期血吸虫防控工作的战略要求，需要继续寻找和开发广谱、高效、安全、低毒、短程、易服的抗血吸虫新药。

张聪慧等[12]根据日本血吸虫潜在的药物靶点 β-碳酸酐酶（β-CA）保守序列，在13种血吸虫基因组中鉴定出 β-CA 序列，核酸序列全合成后将其导入原核表达系统进行融合表达：SDS-PAGE 及 Western blotting 鉴定表达蛋白后，采用 Ni 亲和层析方法纯化目的蛋白，并测定碳酸酐酶活性，检测结果显示融合蛋白相对分子量大小约为38 000，碳酸酐酶活性测定结果显示该蛋白具有碳酸酐酶活性，且该活性受乙酰唑胺抑制，为后续的药物筛选奠定了基础。

安全、有效的抗血吸虫病疫苗是控制家畜感染、减少传播来源和降低对人类威胁最为经济有效的措施。血吸虫疫苗的研究起步很早，但进展一直很慢。以放射线和紫外线照射制备的幼虫曾被证实具有很好的免疫原性。近年来，血吸虫疫苗的研究多集中在研究亚单位抗原作为疫苗主要组成成分的可行性。候选抗原主要是虫体表皮抗原和与虫体发育和产卵相关的抗原。免疫原的形式主要为重组蛋白质和重组 DNA 质粒，并且都在各种动物模型上开始进行了免疫和攻虫试验[13]。

成熟血吸虫卵是引起血吸虫病的主要原因和传播血吸虫病的唯一因子。因此，阻止雌虫产卵或虫卵发育成熟，对于预防血吸虫病或阻断血吸虫病传播均具有重要意义。汪世平等[14]报道，采用非活疫苗未成熟卵抗原（SIEA）免疫 Balb/c 小鼠，诱导了明显的抗卵胚效果，并发现兼有抗雌虫生殖作用。对 SIEA 和 SEA 进一步分析证明二者主要抗原组分存在明显差异，其中相对分子量为67 000、62 000、54 000、28 000 和 26 000 的抗原分子与 SIEA 诱导的抗免疫有关。通过对大动物牲猪的现场实验，证明采用抗血吸虫生殖和抗卵胚发育候选疫苗分子联合免疫宿主后，一方面可以减轻血吸虫病的发病，表现为肝肉芽肿结节的数量明显减少。与对照组比较，免疫猪肝脏表面虫卵结节的数量下降86.5%。更为重要的是，雌虫生殖产卵的能力下降以及虫卵的发育成熟受阻，使免疫动物组织中虫卵数、粪卵数均明显下降（分别达78.0%、90.6%），此为阻断病畜粪便中虫卵的扩散和阻断传染源的传播都将起到积极作用。经两家单位同时进行盲法重复试验进一步证实该抗病分子疫苗免疫后其减卵率高达89.3%，减雌雄虫合抱率达53.9%，抗病效果明显，肝脏损害明显减轻，说明抗血吸虫病分子疫苗研制有苗头，亦有潜力。

随着血吸虫基因组及蛋白质组学研究的不断取得进展，相信会有更多的新抗原被纳入到疫苗研究中来。同时对蛋白质的功能及特性的解析也会使疫苗的选择更具科学性，减少盲目性。

（段艳坤　全　俊）

参考文献

[1] 张利娟，徐志敏，钱颖骏，等. 2016 年全国血吸虫病疫情通报. 中国血吸虫病防治杂志，2017（6）：

669-677.

［2］ 洪静婉，吴观陵，倪忠耘，等．血吸虫病鼠治疗前后对 SEA 的抗体应答．中国血吸虫病防治杂志，1991，3（4）：199-202.

［3］ 朱荫昌，华万全，刘韵娟，等．日本血吸虫虫卵组分抗原疗效考核价值的研究．中国血吸虫病防治杂志，1996,8（6）：321-324.

［4］ 王玢，余传信，肖迪，等．日本血吸虫果糖二磷酸醛缩酶抗体反应模式及诊断价值的研究．中国病原生物学杂志，2015，3（10）：232-238

［5］ 余传信，殷旭仁，王玢等．快速检测日本血吸虫感染性钉螺 LAMP 试剂盒的建立及应用．中国病原生物学杂志，2011，6（2）：121-124.

［6］ 潘卫庆，余新炳，李明，等．疟疾、血吸虫病等重大寄生虫病防治关键技术的建立及其应用．中国科技成果，2018.

［7］ 邓维成，杨镇，谢慧群，等．日本血吸虫病的诊治——湘鄂赣专家共识．中国血吸虫病防治杂志，2015，27（5）：451-456.

［8］ 朱永辉，赵正元，邓维成，等．晚期血吸虫病多学科综合治疗的价值与评价．中国血吸虫病防治杂志，2017，29（3）：267-272.

［9］ 徐芸，龚志红，谢慧群等．江西省 14 例脑型血吸虫病临床特点．中国血吸虫病防治杂志，2017，29，（6）：740-742.

［10］ 王欢，卢雅静，高彦茹，等．日本血吸虫可溶性虫卵抗原诱导肝纤维化相关 miRNA 的变化．中国血吸虫病防治杂志，2017，29（2）：192-196.

［11］ 王涛，洪炀，傅志强，等．大、小鼠来源 32 天日本血吸虫凋亡相关基因表达分析．中国动物传染病学报 2016，24（3）：55-59.

［12］ 张聪慧，朱淮民．日本血吸虫潜在药物靶点 β 碳酸酐酶的表达与鉴定．中国血吸虫病防治杂志，2016，28（2）：161-166.

［13］ Wu ZD，Liu ZY，Yu XB．Development of a vaccine against Schistosoma japanicam in China: a review. Acta Trop，2005，96：106-116.

［14］ 汪世平，赵慰先．抗日本血吸虫病分子疫苗的研究．中国学术期刊文摘（科技快报），2001，7（12）：1598-1599.

第四十五节　人类非洲锥虫病

非洲锥虫病（African trypanosomiasis）亦称睡眠病（sleeping sickness），由罗得西亚锥虫（*Trypanosoma bruceirhodesiense*）或冈比亚锥虫（*T. b. gambiense*）所致的感染性疾病，流行于非洲，属于被忽略的热带病。早期临床表现为长期不规则发热、全身淋巴结炎，晚期以中枢神经系统症状为主，有严重头痛、反应迟钝、嗜睡以至昏迷死亡。

一、流行病学

非洲锥虫病由采采蝇传播，采采蝇的有限分布使非洲锥虫病主要影响撒哈拉以南的非洲 36 个国家（如乌干达、刚果共和国、喀麦隆和其他西非国家等）。但是对于在撒哈拉沙漠以南的流行地区有旅行史的患者来说，同样需要考虑非洲锥虫病。非洲锥虫的输出病例在全球均有报道。两种类型的锥虫病的输出病例感染人群有所差异。罗得西亚锥虫病输出病例常见于前往坦桑尼亚、肯尼亚、乌干达和赞比亚等国家的国家公园或狩猎保护区旅行的游客；而冈比亚锥虫病输出病例则相对少见，主要见于移民、难民和一些长期劳务输出者，多见于刚果、加蓬等国家。世界卫生组织在发表的 2000—2010 年统计数据中报道，非流行区共报道了 94 例人类非洲锥虫病，其中 72% 是罗得西亚锥虫病，28% 是冈比亚锥虫病。目前国内仅报道 3 例输入性非洲锥虫病例[1]，其中 2 例为冈比亚锥虫病例，2 例为罗得西亚锥虫病例。

二、诊断方法

非洲锥虫病的临床表现不具有特异性，据此不足以诊断。外周血镜检寻找锥鞭毛体是最基本的诊断方法，也可以对锥虫下疳、淋巴结抽吸物或者脑脊液进行镜检。但是镜检对检查者的要求较高。镜检前对外周血标本或者脑脊液标本可进行离心处理以提高检出率。对于罗得西亚锥虫病，由于在外周血中的寄生虫负荷量大，因此，较易通过外周血薄厚血涂片诊断，也可以通过锥虫下疳抽吸物镜检诊断。罗得西亚锥虫病尚无可靠的血清学诊断方法。但目前有可靠的血清学诊断可以检测布氏冈比亚锥虫的特异性抗体，常用的试剂包括纸片凝集试验（card agglutination test，CATT），5 分钟出结果，适合于高危人群的现场筛查。近期新出现的快速诊断试剂还包括 HAT SeroK-SeT 和 SD Bioline HAT 1.0。但是目前我国国内大部分地区疾病预防控制中心并不能提供血清学检测。

三、临床研究

布氏冈比亚锥虫病病程相对慢性（占非洲锥虫病的 95% 以上），常见于西非和中非；布氏罗得西亚锥虫病病程常相对急性，常见于东非及南非，患者可在 6 个月内死亡。非洲锥虫病的临床表现取决于感染的布氏锥虫亚种、宿主反应和感染阶段。锥虫叮咬部位后出现局部皮下组织炎症，红肿触痛，可伴有发热。布氏锥虫病患者采采蝇叮咬处，2～3 天内可出现较明显的皮肤反应，称为锥虫下疳，布氏罗得西亚锥虫更突出。布氏锥虫感染可分为两个阶段：血液淋巴期，脾大和淋巴肿大是该时期的主要特征；如果锥虫通过血－脑脊液屏障，侵入中枢神经系统则进入脑膜脑炎期，患者可出现淡漠、嗜睡，病程晚期出现昏迷。第一阶段布氏冈比亚锥虫病主要表现为间歇性发热，发热持续 1 天～1 周；间歇期体温可正常数天至数月；同时还伴有头痛、瘙痒和淋巴结肿大（常见颈后淋巴结、腋下淋巴结、腹股沟淋巴结、肱骨内上髁淋巴结肿大）。患者尚有肝及脾大、水肿、内分泌异常。第二阶段患者出现神经精神症状，可无发热。患者出现特征性的睡眠障碍，表现为嗜睡、夜间失眠。在世界卫生组织报道的 2000—2010 年病例中，罗得西亚锥虫病的患者诊断时 82% 处于血液淋巴期，而冈比亚锥虫病的患者则有 77% 在诊断时已经进入脑膜脑炎期。

四、基础研究

Wen 等[2]评估了海藻糖被应用于两种布氏锥虫的低温保存，发现在 0.2 M 海藻糖中冷冻保存的锥虫在解冻后的培养中表现出最好的生长特性。中心蛋白是鞭毛生物中动物和基底体中心粒的保守组分。它还与轴索内臂动力蛋白相关联并调节细胞运动性，但其潜在机制仍然难以捉摸。在布氏锥虫中，5 个中心蛋白中的 3 个与鞭毛基底体相关联，但没有发现有中心蛋白参与体调节鞭毛运动。Wei 等[3]研究发现 Tb Centrin3 是鞭毛蛋白，*TbCentrin3* 敲除后影响细胞运动。另一个内臂动力蛋白 Tb IAD5-1，作为 Tb Centrin3 搭档，敲除 *TbIAD5-1* 将导致类似的细胞运动性缺陷。证明了 Tb Centrin3 和 Tb IAD5-1 在鞭毛轴索中维持一个稳定复合物的相互依赖性。布氏锥虫的细胞分裂活动沿其纵向轴线从新的鞭毛附着区丝束的前端向着细胞的后端单向发生。但是，基本的机制不清楚。Zhou 等[4]发现布氏锥虫细胞分裂受到 Polo 样激酶、Aurora B 激酶和锥虫特异性蛋白 CIF1 协同作用的调节。通过 Polo 样激酶磷酸化 CIF1 将其靶向新的鞭毛附着区丝的前端，随后它募集 Aurora B 激酶以启动胞质分裂。与其作用一致，CIF1 缺失抑制细胞从细胞前端起始的胞质分裂，但触发细胞从后端开始胞质分裂，表明从相反的细胞末端激活替代的胞质分裂。研究揭示了 CIF1 和 Polo 样激酶在胞质分裂启动中的机制作用，并阐明了晚期后期 Aurora B 激酶募集到胞质分裂启动位点的机制。雷霁等[5]通过 RNAi 和蛋白复合物鉴定来初步分析布氏锥虫未知锌指蛋白 TbZC3H8 的特性及功能，发现 TbZC3H8 是锥虫生长必需的，而 TbC3H8 与 RNA 结合蛋白的相互作用暗示其可能在 RNA 加工代谢中发挥着作用。

Liu 等[6]证明与野生型小鼠相比，IL-27 受体缺陷型（IL-27R[-/-]）小鼠感染非洲锥虫后将导致严重的肝免疫病变，存活率降低。这与 Th1 介导的过度免疫应答和 CD4[+]T 细胞过度激活相一致，并加剧了包括 IFN-γ 在内的炎性细胞因子的产生。然而，受感染的 IL-27R[-/-] 小鼠中 IL-10 产生不受损害。CD4[+]T 细胞缺失时，感染的 IL-27R[-/-] 小鼠中 IFN-γ 产生显著减少，从而阻止感染小鼠的早期死亡；伴随炎症反应显著降低和肝病理学的明显改善。因此，抑制非洲锥虫感染期间 CD4[+]Th1 细胞的过度活化及其过度分泌 IFN-γ 来识别 IL-27 信号传导可作为预防早期死亡的新途径。组蛋白修饰在各种生物学过程中起着重要作用，包括基因表达调控。溴结构域可以特异性识别组蛋白的 ε-N- 赖氨酸乙酰化（KAc）。尽管布氏锥虫溴结构域和组蛋白乙酰化位点已经被确定，但是乙酰化的组蛋白如何被溴结构域识别仍是未知的。Yang 等[7]将布氏锥虫的溴结构域因子 2（TbBDF2）定位于核仁中，并且其 KAc 结合口袋结合到 H2AZ 的高乙酰化 N 末端。通过基于结构的虚拟筛选结合 ITC 实验，小分子化合物 GSK2801 显示出对 TbBDF2-BD 具有高亲和力，竞争性抑制 H2AZ 的高乙酰化 N- 末端与 TbBDF2-BD 结合，使细胞生长受到抑制，TbBDF2 的定位被破坏。因此 TbBDF2 可能作为治疗锥虫病的潜在化疗靶点。

五、治疗与预防

目前有 5 种药物可以用于非洲锥虫病治疗，药物的选择取决于感染亚种和感染阶段。第一阶段的治疗药物有喷他脒（pentamidine）和苏拉明（suramin），第二阶段药物有美拉胂醇（melarsoprol）、二氟甲基鸟氨酸（eflormithine）和硝氟替莫（nifurtimox）。所有药物由药厂免费生产和提供，由世界卫生组织从总部日内瓦或者其他储备药物的机构向全球病例免费提供药物。第一阶段药物通常无法进入中枢神经系统发挥作用，而第二阶段治疗药物毒性相对较大，用法要求高，不适合第一阶段治疗。新的候选药物相继进入临床试验阶段，还有许多正在研究的治疗药物，包括天然产物、磷酸二酯酶抑制药、蛋白酶抑制药、拓扑异构酶抑制药、亮氨酰 tRNA 合成酶抑制药、微管蛋白抑制药以及一些靶点尚不明确却有很好的锥虫抑制活性的化合物。为新型抗锥虫药物的出现提供了可能，相信在不久的将来越来越多的药物会在临床使用。

非洲锥虫病没有疫苗，也没有预防治疗药物，因此，尽早诊断和治疗对患者非常重要。消灭采采蝇和在流行区活动时避免被采采蝇叮咬是重要的防护措施。

（阮巧玲 邵凌云）

参考文献

［1］ Wang X, Ruan Q, Xu B, et al. Human African Trypanosomiasis in Emigrant Returning to China from Gabon, 2017. Emerg Infect Dis, 2018, 24（2）：400-404.

［2］ Wen YZ, Su BX, Lyu SS, et al. Trehalose, an easy, safe and efficient cryoprotectant for the parasitic protozoan Trypanosoma brucei. Acta Trop, 2016, 164：297-302.

［3］ Wei Y, Hu H, Lun ZR, et al. Centrin3 in trypanosomes maintains the stability of a flagellar inner-arm dynein for cell motility. Nat Commun, 2014, 5：4060.

［4］ Zhou Q, Gu J, Lun ZR, et al Two distinct cytokinesis pathways drive trypanosome cell division initiation from opposite cell ends. Proceedings of the National Academy of Sciences of the United States of America, 2016, 113（12）：3287-3292.

［5］ 雷霁，刘罗根，郭学敏. 布氏锥虫未知 CCCH- 型锌指蛋白 TbZC3H8 功能特性的初步分析. 热带医学杂志，2013，13（6）：677-684.

［6］ Liu G, Xu J, Wu H, et al. IL-27 signaling is crucial for survival of mice infected with African trypanosomes via preventing lethal effects of CD4[+] T cells and IFN-gamma. PLoS Pathog, 2015, 11（7）：e1005065.

［7］ Yang X, Wu X, Zhang J, et al. Recognition of hyperacetylated N-terminus of H2AZ by TbBDF2 from Trypanosoma brucei. Bioch J, 2017, 474（22）：3817-3830.

第四十六节 隐球菌病

隐球菌病（cryptococcosis）是由隐球菌所致的全身感染性疾病，好发于细胞免疫功能低下者，主要侵犯肺和中枢神经系统，亦可累及皮肤黏膜、骨骼及肝等组织器官。本病多见于成年人，临床感染常呈急性或慢性过程。该病呈世界性分布，在一些艾滋病发病率较高的地区，隐球菌病的发病率为 5/10 万，近年来隐球菌病的发病率因 HIV 感染者增多而升高。与此同时，近年来无明显真菌感染高危因素、免疫功能正常者中隐球菌病病例也呈上升趋势。我国自 1948 年首次由上海医学院附属红十字会医院报道隐球菌病以来，全国各地陆续有报道，发病率呈上升态势。

一、流行病学

隐球菌病好发于免疫低下人群如 HIV 患者，但近年来免疫功能正常者中隐球菌病病例也呈上升趋势。Qi 等[1]评估了 2009 年 9 月至 2014 年 12 月中国某教学医院血培养阳性的所有艾滋病病毒感染者，发现在 2442 例中国 HIV 阳性住院患者中，有 229 例（9.38%）发生血流感染，其中最常见的病原菌即新型隐球菌，占 22.7%。李伟然团队[2]回顾性分析了 49 例无基础疾病侵袭性真菌病患儿的临床资料，发现病原检出率为 76%（37/49），其中新型隐球菌为最常见病原体（17 例，46%）。Fan 等[3]调查了 2009 年 8 月至 2014 年 7 月 5 年间全国范围内 10 家医院 312 株新型隐球菌复合菌株的菌种分布、分子类型和抗真菌药物敏感性，结果显示新型隐球菌为主要类型，有 305 株占 97.8%，全部为 ITS 1型，血清型 A 型。这其中 272 株（89.2%）为格卢必变种，MLST 分型为 ST 5 型，19 株（6.2%）为 ST 31 型，格卢必变种的其他 ST 型少见但属于常见 6 种 ST 分型。仅 2 株为新生变种，均为血清型 AD 型。格特隐球菌不常见（7 株，4 种 ITS 类型），分为 5 种 ST 分型，包括 1 种新 ST 分型在内。新型隐球菌格卢必变种非野生型对氟康唑的 MIC 在该研究进行的第 4 年显著上升（从第 1 年的 0 升至第 4 年的 23.9%），其中有 5 株对氟康唑的 MIC≥32 mg/L。既往的研究提示隐球菌性脑膜脑炎好发于男性，然而近年来女性隐球菌性脑膜脑炎的发病率也在上升。探究了女性患者性别特异的发病独立危险因素及预后影响因素的研究发现具有系统性红斑狼疮或其他自身免疫疾病史的女性患者，隐球菌感染发病率更高[4]。而对于已经发生隐球菌性脑膜脑炎的女性患者，抗真菌治疗前的低脑脊液糖 / 血糖比提示较差的预后。

二、诊断方法

Xiao 等[5]通过对 ITS 区域的测序（作为金标准）、中心实验室盲法再次使用 Vitek2 复测、MALDI-TOF MS 方法对中国医院侵入性真菌监测网（CHIF-NET）在 2009—2014 年收集的 9673 株酵母菌株（其中 42 株被各医院通过 Vitek2 系统鉴定为罗伦特隐球菌）进行验证，结果显示，ITS 区域测序发现仅 2 株（4.8%）为罗伦特隐球菌，Vitek2 复测有 24 株（57.1%），MALDI-TOF MS 方法未测出罗伦特隐球菌。证明常用方法对于隐球菌少见菌种的鉴定存在很大的错判率。相对而言，ITS rDNA 测序方法仍是最可靠的。

三、临床研究

Shen 等[6]对非 HIV 隐球菌性脑膜炎患者脑脊液和血浆的基线补体成分概况进行了评估，以探究补体在疾病进程中所起到的作用。结果发现，相较于对照组，隐球菌性脑膜炎患者的 C1q、FB、MBL、sC5b-9 和 FH 在脑脊液中水平均升高；脑脊液 C3 分解产物 iC3b 在脑脊液和血浆中均存在；脑脊液蛋白的水平与 MBL、C1q 及 FB 呈正相关。提示非 HIV 感染的隐球菌性脑膜炎患者脑脊液补体系统活性增高。

四、基础研究

新型隐球菌是免疫功能低下人群（包括艾滋病患者）的重要机会性致病菌，可导致高死亡率的致死性隐球菌性脑膜炎。曹虹团队[7]通过体内及体外的迁移测试试验发现，单核细胞的迁移率与新型隐球菌和（或）HIV-1 gp41-I90 呈正相关，共同暴露（HIV-1 gp41-I90＋新型隐球菌）组 THP-1 细胞的迁移率更高（$P < 0.01$）。在该测定中使用 CD44 敲低 HBMEC 或 CD44 抑制药 Bikunin，显著抑制了由 HIV-1gp41-I90 引起的单核细胞迁移率增加的程度。蛋白质印迹分析和生物素/抗生物素蛋白酶联免疫吸附试验（BA-ELISA）显示，新型隐球菌和 HIV-1 gp41-I90 可以增加 HBMEC 上 CD44 和 ICAM-1 的表达。此外，新型隐球菌和（或）HIV-1gp41-I90 还可以诱导 CD44 重新分布到膜脂筏上。通过建立小鼠隐球菌性脑膜炎模型，发现 HIV-1 gp41-I90 和新型隐球菌可协同增强单核细胞的迁移能力，增加体内血－脑脊液屏障的通透性和损伤。该研究发现，HIV-1 gp41-I90 胞外域可以增强 THP-1 细胞穿过新型隐球菌感染状态下血－脑脊液屏障的能力，而这一过程通过 CD44 介导。

五、治疗与预防

目前治疗隐球菌病的药物种类非常有限，仅有多烯类（两性霉素 B）、嘧啶类似物（氟胞嘧啶）和三唑类（氟康唑）三类。这些药物的疗效受毒性较高、非杀菌性（抑菌）作用方式或耐药性发展等因素的制约。吴双等[8]以隐球菌菌体为靶物质，采用噬菌体随机 12 肽库筛选能特异性结合病原菌的功能多肽；进一步以该多肽为导向分子并通过偶联聚乙二醇－磷脂酰乙醇胺（PEG-DSPE）制备表面修饰多肽的脂质体，以体外真菌结合及体内荧光成像实验考察该脂质体的靶向性；在此基础上，以伊曲康唑为模型药物，制备载药脂质体并对其体外药效及体内抗隐球菌肺脑合并感染进行初步评价。结果表明，筛选所得多肽（序列为 NNHREPPDHRTS）能特异性结合隐球菌，多肽修饰后的脂质体具有较好的体内外靶向性，其载药制剂粒径较小（88.25±2.43 nm）且分布均一，药物包封率高（88.05%±0.25%）。经静脉给药后该制剂能有效清除肺部和脑部的病原菌，显著延长模型小鼠的生存时间，初步表现出靶向治疗隐球菌病的潜力。另外，Huang 等[9]从基因破坏和基因缺失文库中筛选出对棘白菌素类药物卡泊芬净敏感的 CDC50 突变，发现其缺失可导致质膜缺陷并促进卡泊芬净渗透入细胞及新型隐球菌对氟康唑的敏感。除了在耐药性方面起到作用外，CDC50 对真菌抗巨噬细胞杀伤和对隐球菌小鼠模型的毒力也必不可少。这些结果是其作为新型隐球菌药物靶标的潜力。

（翁珊珊　邵凌云）

参考文献

［1］ Qi T, Zhang R, Shen Y, et al. Etiology and clinical features of 229 cases of bloodstream infection among Chinese HIV/AIDS patients: a retrospective cross-sectional study. EurJ Clin Microbiol Infect Dis, 2016, 35（11）: 1767-1770.

［2］ 李伟然，邓思燕，舒敏，等. 无基础疾病儿童侵袭性真菌病的临床研究. 中国当代儿科杂志，2016，8：713-717.

［3］ Fan X, Xiao M, Chen S, et al. Predominance of Cryptococcus neoformans var. grubiimultilocus sequence type 5 and emergence of isolates with non-wild-type minimum inhibitory concentrations to fluconazole: a multi-centre study in China. Clin Microbiola Infect, 2016, 22（10）: 887e1-887e9.

［4］ Hui Zheng, Mingyue Li, Dongmei Wang, et al. CD44-mediated monocyte transmigration across Cryptococcus neoformans-infectedbrain microvascular endothelial cells is enhanced by HIV-1 gp41-I90 ectodomain. BMC Infectious Diseases, 2016, 22（16）: 22.

［5］ Xiao M, Fan X, Chen XX, et al. Misidentification of a rare species, Cryptococcus laurentii, by commonly used commercial biochemical methods and matrix-assisted laser desorptionIonization-Ttime of flight mass spectrometry systems: Challenges for clinical mycology laboratories. J Clin Microbiol, 2016, 54（1）: 226-229.

［6］ Shen L, Zheng J, Wang Y, et al. Increased activity of the complement system in cerebrospinal fluid of the patients with Non-HIV Cryptococcal meningitis. BMC Infect Dis, 2017, 17（1）: 7.

［7］ He X, Shi X, Puthiyakunnon S, et al. CD44-mediated monocyte transmigration across Cryptococcus neoformans-infectedbrain microvascular endothelial cells is enhanced by HIV-1 gp41-I90 ectodomain. J Biom Sci, 2016, 23：28.

［8］ 吴双，李卓轩，廖国建，等. 主动靶向新型隐球菌的脂质体递药系统及其抗隐球菌肺脑合并感染的初步研究. 药学学报，2016，7：1150-1157.

［9］ Huang W, Liao G, Baker GM, et al. Lipid flippase subunit Cdc50 mediates drug resistance and virulence in cryptococcus neoformans. MBio, 2016, 7（3）: e00478-00416.

第四十七节　曲霉病

曲霉病（aspergillosis）是由各种曲霉所致的疾病，曲霉可侵犯皮肤、黏膜、肺、脑、肝、耳等全身各部位，但以肺和鼻窦最为常见。由于机体免疫状态不同，临床表现也各不相同。免疫功能正常者，以非侵袭性曲霉病为主，如曲霉可成为变应原引起变应性疾病或寄生后形成慢性肉芽肿病，曲霉毒素也会引起急性中毒或癌变。免疫功能低下者，以侵袭性曲霉病为主，可呈现急性或慢性侵袭性病变，尤其是骨髓或器官移植、高强度化疗等患者，常引起严重的侵袭性曲霉病，病死率高达63%～92%。但该病经早期诊断和积极治疗可明显提高患者的生存率。

一、流行病学

药物耐药是现在曲霉感染中遇到的棘手问题，北京大学真菌研究中心的 43 份黑曲霉标本（来自临床和环境）的分子诊断和体外真菌药敏试验发现，几乎所有的标本对 7 种常见抗真菌药物（伊曲康唑、伏立康唑、泊沙康唑、卡泊芬净、米卡芬净、两性霉素、特比萘芬）都有很低的最小抑菌浓度（MIC/MEC），且在卡泊芬净和米卡芬净中首次发现失常效应[1]。唑类药物耐药已经成为全球疾病负担，北京疾病预防控制中心收集了 12 个地区的 317 个临床和 144 个环境标本，对所有怀疑唑类药物耐药的标本以及一小亚组唑类药物疑似耐药的标本同时进行了抗真菌药物的敏感性，以及 cyp51A 基因测序和基因型分析。其中 8 个（2.5%）临床样本和 2 个（1.4%）环境标本被认为唑类药物耐药，其中 5 个唑类药物耐药的菌株有 TR34/L98H 突变，另外 4 株在 cyp51A 基因上展现了 TR34/L98H/S297T/F495I 的突变，遗传分型和系统进化分析发现在全国范围的标本均有 TR34/L98H 突变，但是来自中国菌株的 TR34/L98H/S297T/F495I 的突变与其他国家不相同。有唑类药物耐药可能的烟曲霉菌株与 cyp51A 的基因多态性相关，其中 N248K 是最常见的突变，这些数据提示烟曲霉唑类药物耐药的广泛分布可能与中国环境耐药机制相关[2]。曲霉易导致呼吸道相关疾病，如曲霉性气管支气管炎、支气管扩张、假膜性曲霉性气管支气管炎、慢性肺曲霉病等。广州医科大学第一附属医院纳入了 148 例支气管扩张的患者，主要调查其发病原因，其中有 2.7% 的患者因曲霉感染导致了支气管扩张[3]。曲霉性气管支气管炎是侵袭性曲霉病的特殊形式。北京朝阳医院统计的 11 个病例中，死亡率为 72.7%，其中位入院至死亡时间为 11.5 天。侵袭性曲霉病患者的死亡率高于非侵袭性曲霉病患者。对于类固醇类药物的呼吸抵抗（77.8%）是最常见的症状。若患者入院时有异常胸部 X 线片变化，进展相对较为迅速。支气管镜中最常见的表现为假膜（54.5%），曲霉为其中最常见的病原体[4]。假膜性曲霉性气管支气管炎（PMATB）以呼吸道上皮的坏死和蜕皮为主要临床表现，该类患者的预后较差，Li 等[5]追踪了 9 年该院内 10 例组织学或微生物确诊 PMATB 且无免疫缺陷的患者。尽管所有的患者都接受系统性抗真菌治疗，最终 4 例患者需要呼吸机支持，3 例患者死亡，提示免疫正常的 PMATB 患者病情发展很快，可能会有较快的肺部浸润和极差的预后。北京协和医院筛查了从 2000—2016 年 690 例诊断为肺曲霉病的患者，有 69 例诊断为慢性肺曲霉病，其中 10 例为空洞型慢性肺曲霉病，15 例为半侵袭性曲霉菌病，41 例为单纯性曲霉球，3 例为曲霉结节。其中 53.3% 的半侵袭性曲霉菌病患者有明显免疫功能不全，而 60% 的空洞型慢性肺曲霉病患者、26.7% 的半侵袭性曲霉菌病患者和 7.3% 的单纯性曲霉球的患者有轻度免疫功能不全。肺部潜在病灶出现在 20% 的空洞型慢性肺曲霉病患者、53.3% 的半侵袭性曲霉菌病患者和 80.5% 的单纯性曲霉球患者。最常见的慢性曲霉病患者的临床表现为咳嗽（92.8%）、咯血（63.8%）、慢性咳痰（23.2%）和发热（17.4%）。最常见的 CT 异常影像为空洞（94.2%）、结节（84.1%）、实变（4.3%）、胸膜增厚（2.9%）和浸润（2.9%）。半侵袭性曲霉菌病与空洞型慢性肺曲霉病比较，病程相对较短和白细胞水平较高。空洞型慢性肺曲霉病和半侵袭性肺曲霉病在临床和影像学上的表现十分相似，一般仅靠医师的临床经验判断，但是单纯性曲霉球和曲霉性结节通过影像性特征是可以分辨的[6]。

二、诊断方法

目前临床对于曲霉的检测较困难，徐平团队[7]发现检测支气管肺泡灌洗液（BALF）对免疫功能正常患者肺曲霉病有较好的早期诊断价值，提示送检第1管BALF-GM试验对肺曲霉病诊断具有更高的应用价值。施毅团队[8]发现当血清GM取0.5为阳性界值时，其敏感性、特异性、阳性预测值、阴性预测值分别为57.9%、95.1%、84.6%和83.0%，特异性较高，但敏感性不高。7例COPD合并IPA患者治疗后GM值较治疗前有显著下降[（0.30±0.21）vs.（1.48±1.37），P=0.004]。提示血清GM检测在COPD合并IPA患者中的诊断价值有限，但是血清GM动态监测有利于掌握患者病情变化。

曲霉的分子生物学的检测手段也逐渐兴起。重庆医学院第一附属医院纳入了80例可能侵袭性曲霉病患者，分别进行qPCR、NASBA、GM试验检测。结果显示，NASBA、qPCR、GM试验的灵敏度分别为76.47%（95% CI 58.4%~88.6%），67.65%（95% CI 49.4%~82.0%）和52.94%（95% CI 35.4%~69.8%）；特异度分别为80.43%（95% CI 65.6%~90.1%），89.13%（95% CI 75.6%~95.9%）和80.43%（95% CI 65.6%~90.1%）。使用NASBA与qPCR联合法可达到最高的特异度（100%，95% CI 90.4%~100%）与最好的阳性预测值（100%，95% CI 77.1%~100%），该诊断试验提示在侵袭性曲霉高危患者中使用NASBA以及qPCR单一诊断或联合诊断均为较好的选择手段[9]。全血的qPCR和28s-ITS2序列可以有效诊断侵袭性曲霉[10]。罗彩琴团队发现[11]RTFQ-PCR灵敏度为50.0%，特异度为95.9%，阳性预测值为81.8%，阴性预测值为83.9%；RTFQ-PCR检测技术可以作为重症患者合并侵袭性真菌感染（IFI）早期诊断的一种有效手段，在临床上对IFI的早期诊断具有一定的价值。

对于变应性支气管肺曲霉菌病而言，诊断更为困难，复旦大学附属中山医院纳入了70例患者，对其中的58例患者进行了特异性IgE检查，其中57例为阳性；12例未行特异性IgE检查的患者中，均显示对烟曲霉过敏性皮肤试验阳性[12]。因此，对变应性支气管曲霉病患者的早期检测与认真的后期随访对预后的改善是十分重要的。

三、基础研究

了解唑类耐药的机制是解决唑类药物耐药问题的关键。钙依赖性蛋白编码基因 aIgA 的缺失会造成一系列唑类药物耐药的烟曲霉菌株的出现，和过去发现的与 cyp51A 突变相关的唑类药物耐药不同的是，此次在105例独立的稳定唑类药物耐药菌株中，只有1株菌株有 cyp51A 的点突变（F219L），该团队成功地发现了一个位于耐药法尼基转移酶 Cox10 的新突变位点（R243Q）导致唑类药物耐药。高效液相层析法证明伊曲康唑的少量使用是造成伊曲康唑耐药 Afcox10 位点突变的主要原因。同时互补实验证明 F219L 和 R243Q 的突变会通过 aIgA 独立方式导致伏立康唑耐药。该研究证实未知非 cyp51A 突变会导致烟曲霉的唑类药物耐药，aIgA 缺陷使分离耐药等位基因成为现实[13]。

联合药物治疗对于耐药患者可能具有一定效果，南京大学医学院在感染黄曲霉、烟曲霉、黑曲霉的一过性中性粒细胞减少的老鼠模型中比较单使用伏立康唑（10 mg/kg，每12小时1次）、卡泊芬净[1 mg/（kg·d）]、双药联合、安慰剂治疗10天，评估其治疗效率和疗效差异。结果显示，相较于卡泊芬净单药治疗，所有菌株的双药联合极大地延长了生存期和降低了真菌载量；相较于任何单药治疗，联合治疗的血清 GM 水平均有下降；相较于伏立康唑单药治疗，黄曲霉和黑曲霉组联合治疗的生存率提高有统计学意义，但是烟曲霉组无统计学价值。该研究提示，伏立康唑联合卡泊芬净对于黄曲霉和黑曲霉所致的侵袭性肺曲霉病有协同作用，但是对于烟曲霉导致的侵袭性曲霉病的收效较轻微[14]。

Th1 细胞因子可以增强对烟曲霉的杀菌效果，广州中山大学研究团队发现，IL-12 和 IL-2 可以增强肺组织中的 IFN-γ 表达，减少肺组织中的真菌载量，提高小鼠的生存率，提示 IL-12 和 IL-2 是很强的免疫调节因子，是机体抵御曲霉感染先决条件[15]。张曦团队[16]发现 β-1,3- 葡聚糖是烟曲霉细胞壁的主要骨架成分，也是重要免疫原性因子，由 β-1,3- 葡聚糖合成酶催化生成，该酶主要由催化亚基 Fks 蛋白和调节亚基 Rho1 蛋白组成，Rho1 可利用自身活性状态转化和修饰调控 β-1,3- 葡聚糖的合成，也可能通过控制肌动蛋白骨架重排影响 Fks 胞内转位和功能。李陶等[17]发现不同浓度地塞米松预处理 A549 细胞 4 小时后，各组烟曲霉孢子的侵袭力无明显差异，而预处理 24 小时后，25 mg/L 地塞米松组孢子侵袭力（26.44%±2.45%）高于 5 mg/L 组（23.56%±3.16%）、1 mg/L 组（19.81%±3.63%）和 0 mg/L 组（18.17%±2.77%），除 0 mg/L 组和 1 mg/L 组之间侵袭力无差异外，其余任意两组侵袭力差异均有统计学意义（P 均<0.05）；有 27.2% 黏附孢子进入细胞（P<0.05）。提示烟曲霉孢子的侵袭力与地塞米松作用的时间和浓度呈正相关，侵袭性曲霉病主要由黏附孢子引起。

四、治疗与预防

天津医学院的研究团队发现，现有的常用剂量 4 mg/kg 每 12 小时 1 次静脉注射伏立康唑及 300 mg 每 12 小时 1 次口服，可以覆盖成人免疫性缺陷患者的 5 种曲霉菌感染（烟曲霉、黄曲霉、黑曲霉、土曲霉和构巢曲霉），但对于欲获得更好的烟曲霉和构巢曲霉治疗效果的儿童和青少年，现有的伏立康唑剂量尚且不够。对于花斑曲霉，现有的伏立康唑剂量疗效尚不够[18]。复旦大学附属中山医院纳入了 70 例变应性支气管肺曲霉菌病患者，对于变应性支气管肺曲霉菌病患者，早期口服激素治疗无论是否伴有抗真菌治疗皆可改善预后[12]。

（张昊澄　邵凌云）

参考文献

［1］　Li Y, Wan Z, Liu W, et al. Identification and susceptibility of Aspergillus section nigri in China: prevalence of species and paradoxical growth in response to echinocandins. J Clin Microbiol, 2015, 53：702-705.

［2］　Chen Y, Lu Z, Zhao J, et al. Epidemiology and molecular characterizations of azole resistance in clinical and environmental aspergillus fumigatus isolates from China. Antimicrob Agents Chemother, 2016, 60：5878-5884.

［3］　Guan W, Gao Y, Xu G, et al. Aetiology of bronchiectasis in Guangzhou, southern China. Respirology, 2015, 20：739-748.

［4］　He H, Jiang S, Zhang L, et al. Aspergillus tracheobronchitis in critically ill patients with chronic obstructive pulmonary diseases. Mycoses, 2014, 57：473-482.

［5］ Li Y, Yu F, Parsons C, et al. Pseudomembranous aspergillus tracheobronchitis: a potential for high mortality in low-risk patients. Am J Med Sci, 2013, 346：366-370.

［6］ Hou X, Zhang H, Kou L, et al. Clinical features and diagnosis of chronic pulmonary aspergillosis in Chinese patients. Medicine（Baltimore）, 2017, 96：e8315.

［7］ 唐安珏，宋卫东，徐平. 支气管肺泡灌洗液对免疫功能正常肺曲霉病患者的早期诊断价值. 中国内镜杂志，2017，23（11）：24-29.

［8］ 赵蓓蕾，文昱亭，吕沛华，等. 血清半乳甘露聚糖检测对诊断侵袭性肺曲霉病的动物实验研究. 中华医学会全国下呼吸道真菌感染 2007 年学术会议，2007.

［9］ Wang L, He Y, Xia Y, et al. Retrospective comparison of nucleic acid sequence-based amplification, real-time PCR, and galactomannan test for diagnosis of invasive aspergillosis. J Mol Diagn, 2014, 16：584-590.

［10］ Li Y, Gao L, Ding Y, et al. Establishment and application of real-time quantitative PCR for diagnosing invasive aspergillosis via the blood in hematological patients: targeting a specific sequence of Aspergillus 28S-ITS2. BMC Infect Dis, 2013, 13：255.

［11］ 马晓薇，李明，李庆伦，等. 实时荧光定量 PCR 技术在侵袭性真菌感染诊断中的应用价值. 中国老年学，2017，37（20）：5119-5121.

［12］ Mou Y, Ye L, Ye M, et al. A retrospective study of patients with a delayed diagnosis of allergic bronchopulmonary aspergillosis/allergic bronchopulmonary mycosis. Allergy Asthma Proc, 2014, 35：e21-26.

［13］ Wei X, Chen P, Gao R, et al. Screening and Characterization of a Non-cyp51A Mutation in an Aspergillus fumigatus cox10 Strain Conferring Azole Resistance. Antimicrob Agents Chemother, 2017, 61.

［14］ Zhang M, Su X, Sun W, et al. Efficacy of the combination of voriconazole and caspofungin in experimental pulmonary aspergillosis by different Aspergillus species. Mycopathologia, 2014, 177：11-18.

［15］ Zhang C, Lin J, Xu W, et al. Interleukin-12 and interleukin-2 alone or in combination against the infection in invasive pulmonary aspergillosis mouse model. Mycoses, 2013, 56：117-122.

［16］ 张曦，韩黎. 烟曲霉 β-1, 3- 葡聚糖合成酶在分子调控及真菌感染中的作用. 中国真菌学杂志，2017，12（5）：309-311，317.

［17］ 李陶，李静超，亓倩，等. 地塞米松增强烟曲霉孢子侵袭力的研究. 中华医院感染学杂志，2014，24（8）：1824-1826.

［18］ Xu G, Zhu L, Ge T, et al. Pharmacokinetic/pharmacodynamic analysis of voriconazole against Candida spp. and Aspergillus spp. in children, adolescents and adults by Monte Carlo simulation. Int J Antimicrob Agents, 2016, 47：439-445.

第四十八节　念珠菌病

念珠菌病（candidiasis）指由念珠菌属引起的急性、亚急性或慢性感染，通常累及皮肤、黏膜，亦可累及内脏和各个系统器官而造成严重后果，是目前发病率最高的深部真菌病。念珠菌属于酵母菌，又称假丝酵母菌。念珠菌属有 300 余种，其中能引起人和动物感染的有 10 余种，但超过 90% 的侵袭性感染通常由 5 种常见的病原真菌所致，分别为白念珠菌、光滑念珠菌、热带念珠菌、克柔念珠菌、近平滑念珠菌，以白念珠菌毒力最强，也最为常见。念珠菌属广泛存在于人体和环境中，是人体正常菌群之一，定植于人体与外界相通的各个器官。当机体免疫功能下降时，念珠菌病可造成广泛侵袭，甚至危及生命。

一、流行病学

Guo 等[1] 在国内 67 家医院对 96 060 例入住 ICU 患者进行监测，侵袭性念珠菌感染发病率为 0.32%，入住 ICU 至感染事件间隔为 10 天。3/4 诊断为侵袭性念珠菌感染的患者近期有侵入性操作史和抗生素治疗史。白念珠菌为最常见的病原菌（41.8%），其次为近平滑念珠菌（23.8%）、热带念珠菌（17.6%）和光滑念珠菌（12.3%）。郁慧杰团队[2] 对 2011—2013 年 ICU 念珠菌感染进行研究，发现 ICU 念珠菌感染率呈上升趋势，主要集中在呼吸道和泌尿道，对伊曲康唑的耐药率最高。Sun 等[3] 对 2012—2013 年国内恶性肿瘤患者的口腔念珠菌病发病率进行研究。结果显示，血液系统恶性肿瘤患者的口腔念珠菌定植明显少于肺部恶性肿瘤患者和胃肠道恶性肿瘤患者，其定植率分别为 12.7%、30.8% 和 33.7%。年龄是肺部肿瘤患者和消化道肿瘤患者出现念珠菌定植的独立危险因素，而血液系统肿瘤患者中发生念珠菌定植的危险因素为每日口腔清洁次数少于 1 次。樊翌明等[4] 研究展现了外阴阴道念珠菌病的分子流行学情况，186 例分离菌株中最常见的为白念珠菌（91.4%），其次是光滑念珠菌（4.3%）、热带念珠菌（3.2%）和近平滑念珠菌（1.1%）。白念珠菌对卡泊芬净、伏立康唑和氟康唑的敏感性高于伊曲康唑、咪康唑、酮康唑和特比萘芬（$P<0.01$）。李小红等[5] 研究发现重症药疹患者中，口腔轻度黏膜糜烂和广谱抗生素应用是发生口腔念珠菌感染的主要危险因素。郑丰平等[6] 通过对 97 例念珠菌性食管炎的病例分析，发现使用广谱抗生素、质子泵抑制药、合并恶性肿瘤、糖尿病是念珠菌性食管炎的危险因素。

二、诊断方法

Li 等[7] 研究了抗重组白念珠菌烯醇酶（Eno）和果糖二磷酸醛缩酶（Fba1）抗体在侵袭性念珠菌感染中的诊断价值。结果证明，抗 Eno 和抗 Fba1IgG 的 ELISA 检测能将侵袭性念珠菌感染与其他致病性感染区分开来，抗 Eno 的灵敏度、特异度、阴性预测值和阳性预测值分别为 72.3%、94.7%、78.5% 和 93%，抗 Fba1 抗体分别为 87.1%、92.8%、76.5% 和 96.4%。综合这两项检查，灵敏度可提高到 90.1%，阴性预测值提高到 97.1%，特异度和阳性预测值分别为 90.6% 和 72.2%。邝桂星[8] 对 77 例感染念珠菌阴道炎患者的尿沉渣检查进行总结，发现念珠菌感染患者的尿沉渣中红细胞和白细胞及上皮细胞的数量比没有感染念珠菌的患者明显增多，从侧面说明感染念珠菌阴道炎患者要早发现、早治疗，否则可能引起尿道感染等并发症。李芳秋团队[9] 将白念珠菌 Eno 单抗耦联至磁性微珠上，以辣根过氧化物酶标记羊抗 Eno 作为检测抗体，并用建立的免疫磁珠方法检测不同真菌培养上清中 Eno 水平。结果发现，Eno 浓度为 25 ng/ml 和 5 ng/ml 时，批内和批间精密度分别为 4.54%、5.87% 和 5.26%、8.82%。最低检出下限为 0.5 ng/ml，并且 Eno 水平与白念珠菌菌丝含量呈正相关。该方法与近平滑念珠菌有微弱交叉反应，与热带念珠菌、光滑念珠菌、季也蒙念珠菌、新型隐球菌和酿酒酵母均无交叉反应。刘莹等[10]通过对口腔念珠菌病菌群分布及药敏试验进行研究，发现 ROSCO 纸片扩散法检测念珠菌对氟康唑和伊曲康唑的敏感性和临床疗效有一定的相关性，但不完全一致，有在临床继续推广应用的前景。吴清平团队[11]对念珠菌显色培养基检测效果进行评价，发现 HKMCC 与 CHROMagarCC 均具有较好的特异性，优于传统培养基 SDA。HKMCC 与 CHROMagarCC 显色培养基均具有较好的选择性，HKMCC 对非目标菌的抑制率比 CHROMagarCC 高 9%，比传统培养基 SDA 高 71.2%。8 株念珠菌在 3 种培养基上的生长率均大于 80%，说明利用显色培养基检测念珠菌，特别是白念珠菌，具有较好的检测效果。刘志贤等[12]对 1510 例阴道分泌物标本采用直接涂片法、细菌培养法和快速培养法同时检测，发现外阴阴道念珠菌快速培养法是一种方便、快速、准确的阴道分泌物念珠菌的检测方法。

三、临床研究

Li 等[13]研究发现趋化因子 CXCL13 在念珠菌引起的血流感染患者中表达明显升高，且与临床严重程度一致，提示可作为临床判断预后的重要指标。邱海波等[14]研究则关注早发侵袭性念珠菌病和迟发侵袭性念珠菌病的临床特征，结果提示，迟发侵袭性念珠菌病患者预后与患者住院时间及分离菌株对一线药物敏感性密切相关，而早发侵袭性念珠菌病则主要与患者入院时疾病严重程度特别是 SOFA 密切相关。杨根东等[15]发现艾滋病合并念珠菌食管炎患者中食管受累以中下段和全段为主，受累食管张力降低和蠕动减弱，边缘不规则呈"毛刷征"，黏膜表面多发充盈缺损呈"鹅卵石征"。入选患者 CD4$^+$ T 细胞计数为（6～145）×10^6/L，平均（53.61±47.32）×10^6/L。随着 CD4$^+$ T 细胞计数水平的降低，受累食管由下向上进展，程度也进一步加重。赵鸿团队[16]研究了肝衰竭患者并发念珠菌感染的临床特征，发现并发念珠菌感染前往往存在细菌感染，以腹腔多见。而念珠菌感染最常见于口咽部，其次为肺部、消化道等。真菌培养及鉴定提示 76% 为白念珠菌感染，热带念珠菌及光滑念珠菌分别占 8.6% 和 4.7%。陈炜等[17]对 14 例念珠菌败血症临床特征进行分析，发现念珠菌血培养阳性时间为入院后（30.3±28.4）天，白念珠菌为主要检出念珠菌。氟康唑和卡泊芬净为主要治疗药物，总病死率为 28.6%。苏冬梅团队[18]同样对念珠菌败血症进行回顾性分析，研究共纳入 42 例，包括白念珠菌血症 9 例，非白念珠菌血症 33 例，平均年龄（53.5±26.9）岁，总住院死亡率为 54.8%（23/42）。死亡组男性、APACHEⅡ评分、念珠菌评分、合并气管插管或切开、肝功能损害、脓毒症及休克、多脏器功能衰竭均高于存活组（P 均<0.05）。多因素 Logistic 回归分析显示：APACHEⅡ评分［OR=1.250，P=0.047］、脓毒症及休克［OR=6.643，P=0.036］是患者死亡的独立危险因素。年龄>60 岁是白念珠菌血症的独立危险因素，热带念珠菌血症多见于年龄≤60 岁患者（P<0.05）。APACHEⅡ评分和念珠菌评分都可作为患者预后不良的指标。

四、基础研究

Wu 等[19] 研究 CC69 在氟康唑非敏感的白念珠菌分离株在外阴阴道念珠菌病患者中的克隆传播，发现 *ERG11* 基因突变和过度表达主要导致氟康唑耐药，而不是更常见的外排泵基因（*CDR1*、*CDR2* 和 *MDR1*）表达增加。李筱芳等[20] 对临床分离的氟康唑耐药白念珠菌的耐药基因 *CDR1*、*CDR2* 和 *MDR1* 在敏感株和耐药株中表达水平进行测定，发现白念珠菌对氟康唑耐药主要与 *CDR2* 高表达有关，与 *CDR1* 和 *MDR1* 的表达关系不大。孙荣同团队[21] 通过对 275 例念珠菌感染患者细胞因子表达进行了研究，特别是编码 IL-1β 的基因多态性进行深入研究，发现 rs1800896 GG 基因型相比于 AA 型更容易发生念珠菌感染。Sun 等[22] 研究中通过诱导白念珠菌细胞进入休眠状态来诱导持续的生物膜形成，研究中用氟胞嘧啶在 37℃ 预处理白念珠菌以抑制核酸和蛋白质合成，在两性霉素 B 处理（100 μg/ml，24 小时）后测定生物膜和浮游菌的形成。在所有分离菌株的生物膜中都有持留菌存在，但经过氟胞嘧啶预处理的白念珠菌生物膜中持留菌水平并无显著增加。这些结果表明核酸合成的抑制似乎不增加白念珠菌生物膜中两性霉素 B 耐受的形成。江爱萍等[23] 研究中对实验菌株进行微卫星 PCR 扩增，对所获得的 PCR 指纹图谱多态性进行分析，比较两次感染或夫妻同时感染的病原菌株的亲缘性关系。因此，微卫星 PCR 指纹图谱能在一定程度上说明念珠菌阴道炎、龟头炎发病及复发的原因，在鉴别感染是由传染、复发还是再感染时有一定的参考价值，可为临床治疗提供参考。孙富丽团队[24] 对白念珠菌对人口腔黏膜上皮角质细胞的黏附作用及影响因素进行了研究，发现白念珠菌黏附率的增加与菌丝的形成有关，有利于菌丝形成和生长的条件均可提高黏附率。

五、治疗与预防

Cui 等[25] 在回顾性研究中发现，87.6% 侵袭性念珠菌感染患者接受了抗真菌治疗，其中 53% 为经验性治疗、19.8% 为抢先治疗、27.2% 为目标治疗。研究显示，初始治疗策略对预后有重要影响，其中恰当的经验性抗真菌治疗是降低死亡率的关键。王强[26] 通过选取白念珠菌血症患者 100 例，其中 50 例为观察组使用卡泊芬净进行治疗，其余 50 例为对照组使用常规的氟康唑或者两性霉素 B 进行治疗，观察两组患者在治疗过程中的相关变化。结果发现，卡泊芬净治疗白念珠菌血症具有显著的临床效果，降低不良反应的发生，值得在临床上应用和推广。孙淑娟等[27] 主要研究了侵袭性耐药真菌感染的治疗，发现氟康唑与不同种类的非抗真菌药如抗细菌药、钙调磷酸酶抑制药、热休克蛋白90 抑制药、钙稳态调节药和中药治疗对耐药白念珠菌起到协同作用。主要机制包括增加膜的通透性、减少抗真菌药物的泵出和干扰细胞内离子稳态，以抑制了真菌存活所需的蛋白质活性和生物膜形成。何福海等[28] 发现念珠菌性阴道炎患者需要个性化治疗，连续 2 次氟康唑治疗能使严重念珠菌性阴道炎患者获得更好的临床与真菌学根治效果。樊尚荣团队[29] 的一项随机临床研究入选了 140 例严重的外阴阴道念珠菌感染患者，随机分组接受特康唑栓剂治疗和口服氟康唑治疗，第 7～14 天内随访两组临床治愈率分别达到 81.0% 和 75.8%，第 30～35 天随访两组临床治愈率为 60.3% 和 56.1%。特康唑栓剂治疗组的局部刺激是最为常见的不良反应，而口服氟康唑组不良反应以系统性为多见。两组治疗效果基本一致，故特康唑栓剂可考虑作为备选治疗方案。刘伟[30]对通过 120 例复发性念珠菌性阴道炎患者的临床资料进行分析，发现采用氟康唑联合硝酸咪康唑（达克宁）栓比单用硝酸咪康唑栓治疗复发性念珠菌性阴道炎能显著改善患者的临床体征，临床效果明显。李梅娟[31]对妊娠合并念珠菌性阴道炎的临床诊治进行总结，发现硝酸咪康唑栓组的总有效率为 95.0%，显著高于制霉菌素组的 66.7% 及苏打水擦洗组的 46.7%，提示硝酸咪康唑栓治疗妊娠合并念珠菌性阴道炎疗效好，适合孕妇使用，是此病的首选治疗方案。周莹团队[32]对口腔念珠菌感染进行研究，发现氟康唑治疗口腔念珠病疗效优于酮康唑，两组治疗有效率分别为 87.5% 和 62.5%，而且氟康唑不良反应发生率也低于酮康唑，可以作为口腔念珠病治疗的首选药物。吕星等[33]在一项 606 例鼻咽癌肿瘤患者的回顾性研究中提示，鼻咽部肿瘤患者在放射治疗中如发生口咽部念珠菌感染会增加 3～4 级黏膜炎发生率，加重营养不良程度，故鼻咽部肿瘤患者在放射治疗中积极预防念珠菌感染非常重要。汤小均[34]分析 2012 年 6 月妇科门诊就诊的 226 例念珠菌性阴道炎患者进行或不进行健康宣教，发现对念珠菌性阴道炎患者加强健康宣教，能有效防止复发。

（李　杨　邵凌云）

参考文献

[1]　Guo F, Yang Y, Kang Y, et al.Invasive candidiasis in intensive care units in China: a multicentre prospective observational study. J Antimicrob Chemother, 2013, 68（7）: 1660-1668.

[2]　贾磊，郁慧杰，陆锦琪，等. 重症监护病房念珠菌感染情况及药敏分析. 中国中西医结合急救杂志，2014，21（6）: 449-450.

[3]　Sun H, Chen Y, Zou X, et al. Occurrence of oral Candida colonization and its risk factors among patients with malignancies in China. Clin Oral Investig, 2016, 20（3）: 459-467.

[4]　Shi XY, Yang YP, Zhang Y, et al. Molecular identification and antifungal susceptibility of 186 Candida isolates from vulvovaginal candidiasis in southern China. J Med Microbiol, 2015, 64（pt4）: 390-393.

[5]　李小红，黄凯. 重症药疹患者 47 例口腔念珠菌感染和危险因素分析. 中国现代药物应用，2013，7（5）: 75-76.

[6]　郑丰平，林显艺，郭云蔚，等. 念珠菌性食管炎 98 例诊治分析. 胃肠病学和肝病学杂志，2012，21（2）: 147-149.

[7]　Li FQ, Ma CF, Shi LN, et al. Diagnostic value of immunoglobulin G antibodies against Candida enolase and fructose-bisphosphate aldolase for candidemia. BMC Infect Dis, 2013, 13: 253.

[8]　邝桂星. 77 例念珠菌感染患者尿沉渣检测结果分析. 检验医学与临床，2013，10（5）: 599-600.

[9]　胡毓安，史利宁，李芳秋，等. 白色念珠菌烯醇化酶免疫磁珠定量检测方法的建立. 医学研究生学报，2014，27（6）: 568-572.

[10]　刘莹，张晓冬. 口腔念珠菌病菌群分布及药敏试验和临床疗效分析. 中国皮肤性病学杂志，2013，27（4）: 364-366.

［11］ 蔡芷荷，卢勉飞，叶青华，等. 念珠菌显色培养基检测效果初步评价. 中国卫生检验杂志，2013，6：1465-1468.

［12］ 刘志贤，彭素香，李剑鸿，等. 3 种方法对阴道分泌物中念珠菌检出率的比较. 检验医学与临床，2012，9（16）：2006-2007.

［13］ Li C, Cao J, Wang L, et al. Up-regulation of chemokine CXCL13 in systemic candidiasis. Clin Immunol, 2018, 191：1-9.

［14］ Yang Y, Guo F, Kang Y, et al. China, epidemiology, clinical characteristics, and risk factors for mortality of early- and late-onset invasive candidiasis in intensive care units in China. Medicine（Baltimore）, 2017, 96（42）：e7830.

［15］ 杨根东，陆普选，黄华，等. 艾滋病合并念珠菌食管炎的影像学表现与 CD4[+]T 淋巴细胞计数的关系. 中国中西医结合影像学杂志，2013，11（1）：7-8.

［16］ 赵鸿，王慧芬，王福川，等. 肝衰竭患者并发念珠菌感染的临床特征分析. 传染病信息，2012，25（4）：226-228.

［17］ 陈炜，陈金强，马卫星，等. 念珠菌败血症 14 例临床分析. 中国微生态学杂志，2017，29（5）：581-583.

［18］ 苏冬梅，张波，黄燕，等. 念珠菌血症患者的临床及预后危险因素分析. 临床肺科杂志，2017，22（5）：914-918.

［19］ Wu Y, Li C, Wang Z, et al. Clonal spread and azole-resistant mechanisms of non-susceptible Candida albicans isolates from vulvovaginal candidiasis patients in three Shanghai maternity hospitals. Med Mycol, 2017.

［20］ 邵俊国，魏媛媛，张金艳，等. 白念珠菌耐药基因 CDR1，CDR2，M DR1 表达与氟康唑耐药的相关性分析. 重庆医学，2014，43（3）：270-272.

［21］ Sun RT, Tian WJ, Xing XW, et al. Association of cytokine gene polymorphisms with susceptibility to invasive candidiasis. Genet Mol Res, 2015, 14（2）：6859-6864.

［22］ Sun J, Liu X, Jiang G, et al. Inhibition of nucleic acid biosynthesis makes little difference to formation of amphotericin B-tolerant persisters in Candida albicans biofilm, Antimicrob Agents Chemother, 2015, 59（3）：1627-1633.

［23］ 江爱萍，黄剑清，卢万丁，等. PCR 指纹图谱分析在念珠菌性阴道炎. 龟头炎流行病学研究中的应用. 中国真菌学杂志，2012，7（2）：82-84.

［24］ 孙富丽，张英，闻妍. 白色念珠菌对人口腔黏膜上皮角质细胞的黏附作用及影响因素研究. 中国实用口腔科杂志，2015，（6）：350-354.

［25］ Cui N, Wang H, Su L, et al. China, Initial therapeutic strategy of invasive candidiasis for intensive care unit patients: a retrospective analysis from the China-SCAN study, BMC Infect Dis, 2017, 17（1）：93.

［26］ 王强. 卡泊芬净治疗白色念珠菌血症的疗效观察. 当代医学，2016，（1）：143-143，144.

［27］ Liu S, Hou Y, Chen X, et al. Combination of fluconazole with non-antifungal agents: a promising approach to cope with resistant Candida albicans infections and insight into new antifungal agent discovery. Int J Antimicrob Agents, 2014, 43（5）：395-402.

［28］ 何福海，邓德香. 氟康唑单次给药与连续给药治疗念珠菌阴道炎疗效比较. 中国药业，2014，23（15）：122-125.

［29］ Li T, Zhu Y, Fan S, et al. A randomized clinical trial of the efficacy and safety of terconazole vaginal suppository versus oral fluconazole for treating severe vulvovaginal candidiasis. Med Mycol, 2015, 53（5）：455-461.

［30］ 刘伟. 氟康唑联合达克宁栓治疗复发性念珠菌性阴道炎效果观察. 河北医学，2014，20（2）：261-264.

［31］ 李梅娟. 妊娠合并念珠菌性阴道炎的临床分析. 中国当代医药，2013，20（35）：80-81.

［32］ 周莹，王忠，万敏. 氟康唑和酮康唑对口腔念珠菌病的治疗效果比较. 中国医药导刊，2012，14（11）：
1946-1947.

［33］ Qiu WZ, Ke LR, Xia WX, et al. A retrospective study of 606 cases of nasopharyngeal carcinoma with or without
oropharyngeal candidiasis during radiotherapy. PLoS One, 2017, 12（8）：e0182963.

［34］ 汤小均. 妇科门诊念珠菌性阴道炎患者的健康宣教. 现代医药卫生，2013，29（24）：3792-3793.

第四十九节　艾滋病

一、流行病学

艾滋病是严重威胁我国民众健康的重大公共卫生问题。1985 年北京协和医院感染科报道了我国首例艾滋病病例，揭开了我国艾滋病防治的序幕。近年来，我国艾滋病流行态势日趋严峻。

目前，我国新发新诊断艾滋病人群当中，性途径传播占比逐年增高，其中 MSM 群体的发病逐年递增显著。2014 年 Li 等[1]在国际上首先发现了 CRF01_AE 病毒亚型及其 CXCR4 嗜性与我国性途径感染 HIV 的疾病快速进展相关。研究从北、上、广、豫、陕、滇等 6 个省、直辖市 13 家医院筛选 577 例研究对象，利用测序技术确定其病毒亚型，从中找出基本明确 HIV 感染时间的患者，进而估算出进展至艾滋病期的时长。其中，CRF01_AE 病毒亚型在总人数中占比为 46.0%，MSM 人群中尤占优势。感染该亚型后从感染至艾滋病期的中位时间平均约为 5 年，比 CRF07_BC 亚型、CRF08_BC 亚型、C 亚型及 B 亚型等进展更快，远远快于既往欧美报道的 8 年。由于我国经性途径 HIV 感染者多为 CRF01_AE 亚型，将比其他群体更早进入艾滋病期，因此临床上需要对这一群体给予更加密切的监测，早期药物干预有利于疾病控制。

二、诊断方法

1. HIV 感染诊断方法与流程　HIV-1/2 抗体检测是 HIV 感染诊断的金标准，HIV-1/2 抗体检测包括筛查试验和补充试验。HIV-1/2 抗体筛查方法包括酶联免疫吸附试验（ELISA）、化学发光或免疫荧光试验、快速检测（斑点 ELISA 和斑点免疫胶体金或胶体硒快速试验、明胶颗粒凝集试验、免疫层析试验）等。补充试验常用的方法是免疫印迹法（WB）。

李太生教授等[2]编写的《艾滋病诊疗指南第三版（2015 版）》中指出：筛查试验若呈阳性反应，应用原有试剂和另外一种不同原理或不同厂家的试剂进行重复检测，或另外两种不同原理或不同厂家的试剂进行重复检测，如两种试剂复测均呈阴性反应，则为 HIV 抗体阴性；如有一种或两种试剂呈阳性反应，需进行 HIV 抗体补充试验。补充试验无 HIV 特异性条带产生，报告 HIV-1/2 抗体阴性。补充试验出现 HIV-1/2 抗体特异带，但不足以判定阳性，报告 HIV-1/2 抗体不确定，可在 4 周后随访；如带型没有进展或呈阴性反应，则报告阴性；如随访期间发生带型进展，符合 HIV 抗体阳性判定标准则为 HIV 抗体阳性，如带型仍不满足阳性标准，继续随访到 8 周。

2. 关于中国 HIV 感染者早期 HIV 检测状况的研究　HIV 感染者诊断的延后与免疫抑制的进展密切相关，李太生教授的团队回顾性分析了 1997—2012 年在北京协和医院住院治疗的 AIDS 患者，分析了他们接受 HIV 检测的情况及在确诊 HIV 感染时的 CD4 情况。在 1997—2012 年，共有 279 例 AIDS 患者在北京协和医院住院治疗。在 279 例患者中，72 例患者在北京协和医院新诊断 HIV，其中 1997—2002 年新诊断 11 例，2003—2008 年新诊断 29 例，2009—2012 年新诊断 32 例。自首次就诊至确诊 HIV 的时间中位值由 2002 年前的 91 天，降至 2003—2008 年的 75 天，2009 年后降至 39 天。然而诊断时的 CD4 计数中位值在 1997—2002 年为 26 cells/μl，2002 年后诊断时的 CD4 计数较之前无变化。在北京协和医院新诊断的 HIV 感染者中 57% 具有 AIDS 定义性疾病，PCP 是最常见的机会性感染。这些数据说明这些 AIDS 患者没有得到及时的 HIV 检测，说明在中国的医疗机构中亟须促进 HIV 早期检测的措施[3]。

国家疾病预防控制中心吴尊友等探索了中国优化 HIV 诊断与治疗策略（One4All 策略），是否能够提高检测 HIV 检测率、ART 治疗率、病毒抑制率及减少死亡率。他们在广西壮族自治区的 12 家医院进行了一项丛集随机对照研究，入组的医院是二甲县级医院，是艾滋病治疗定点医院，同时选择了结构设置类似、艾滋病患者量及 HIV 检测流程类似的另 12 家医院。所有的这些医院被随机分配至 One4All 流程或标准治疗流程，One4All 流程包括快速 HIV 筛查、CD4 计数检测、病毒载量检测及促进快速诊断与及时治疗。而对照医院采取标准治疗流程。主要研究终点 30 天之内评估 HIV 检测、CD4 计数及病毒载量这 3 项检测及检测后咨询的完成情况。安全性评估包括 90 天内住院、入组后 12 个月内的死亡情况。在 One4All 策略组中，76% 的患者在入组后 30 天内完成了所需的 3 项检测及检测后咨询，而标准治疗组仅有 26% 的患者完成（$P=0.0004$）。两组间 90 天内住院无显著差异，在 One4All 策略组中，28% 的患者在 12 个月内死亡，而标准治疗组中 47% 的患者在 12 个月内死亡[4]。

三、基础研究

1. Ⅰ型干扰素在 HIV 感染中的作用　中国科学院生物物理研究所张立国课题组致力于解析干扰素在 HIV 感染中的作用及其机制的研究，他们发现干扰素具有抑制 HIV 复制和破坏免疫的双重作用。他们前期合作研究已经证明，在 HIV 感染中，浆样树突状细胞（pDC）是最主要的干扰素产生细胞。在 HIV 感染的人源化小鼠模型中，通过特异性抗体删除 pDC，他们发现 pDC 在 HIV 感染中的作用像一把双刃剑，它既能抑制 HIV 的复制，又参与 HIV 对免疫系统的破坏作用[5]。

他们进一步研制了能够阻断干扰素作用的单克隆抗体，利用阻断干扰素作用的单克隆抗体，在 HIV 感染的人源化小鼠模型中，进一步验证了干扰素具有抑制 HIV 复制和破坏免疫的双重作用，从而进一步验证了上述 pDC 删除的实验结果[6]。

基于以上的研究结果，他们提出了如下科学假说和治疗策略：在抗 HIV 药物（cART）治疗的情况下阻断干扰素，由于 cART 可以代偿干扰素的抗病毒作用，阻断干扰素能够提高抗 HIV 免疫反应并促进清除 HIV。

2. 急性 HIV 感染中诱导免疫耐受的新机制　王建华等[7, 8]发现黏膜肥大细胞和血液嗜碱粒细胞可捕捉 HIV、介导 HIV 感染 CD4$^+$T 细胞；并发现 HIV-1 通过诱导肥大细胞脱颗粒调节树突状细胞功能，促进调节性 T 细胞的分化，诱导免疫耐受，揭示 HIV-1 急性感染中诱导免疫耐受新机制。

3. HIV 潜伏感染的调控新机制　王建华等[9-13]利用基因组学的方法，筛选和鉴定出 Naf1、Pur-alpha、VprBP、Tollip 等是 HIV 潜伏感染、调控 HIV 复制的关键宿主因子，为抗病毒药物设计和基因治疗提供了潜在的宿主靶点。

4. HIV 入侵眼部、建立潜伏的分子机制　王建华等[14]的研究揭示 HIV 包膜糖蛋白 gp120 通过结合人视网膜色素上皮细胞表达的 DC-SIGN，活化细胞胞内 NF-κB 通路，通过诱导金属蛋白水解酶 MMP2 和 MMP9 的高表达，降解细胞间紧密结合蛋白，破坏血 – 视网膜屏障增强其通透性，该项研究结果阐明了 HIV 感染入侵眼部、建立潜伏的分子机制。

5. 共感染病原体是激活 HIV 潜伏、促进 HIV 传播的新机制　王建华等[15]的研究揭示结核杆菌和白色念珠菌通过活化树突状细胞促进 TNF-α 分泌，激活潜伏的 HIV 感染，发现共感染病原体可过度激活宿主树突状细胞、增强 HIV 感染传播[16-17]。

四　临床研究

1. 抗反转录病毒治疗　自 2003 年以来我国开展艾滋病免费抗病毒治疗以来，我国艾滋病疫情的控制取得了长足进步。我国免费抗病毒用药包括拉米夫定、齐多夫定、司他夫定、奈韦拉平、阿巴卡韦、洛匹那韦利托那韦片、依非韦伦、替诺福韦等。其他如拉替拉韦、多替拉韦等整合酶抑制药在国内也已经上市。早在 2006 年，我国已经通过多中心临床研究确定司他夫定＋拉米夫定＋奈韦拉平（D4T＋3TC＋NVP）及拉米夫定＋齐多夫定＋奈韦拉平（3TC＋AZT＋NVP）两种国产艾滋病药物配伍方案疗效明显，可确定为当时中国艾滋病患者抗病毒治疗的优选方案[18]。然而，齐多夫定相关的骨髓抑制作用及长期应用司他夫定后继发的脂肪营养不良是上述两种方案中较为突出的不良反应。其中，齐多夫定相关骨髓抑制多出现于抗病毒早期免疫抑制较重之时，而司他夫定相关的脂肪分布异常往往在连续用药 12 个月以上时才会出现。如何在有限的国产药物种类中进一步优化药物毒副作用及依从性问题，李太生等[19]通过全国多中心随机对照研究，将 517 例患者随机分为 3 组，A 组 146 例患者，抗病毒方案为司他夫定＋拉米夫定＋奈韦拉平（D4T＋3TC＋NVP）；B 组 170 例患者，方案为拉米夫定＋齐多夫定＋奈韦拉平（3TC＋AZT＋NVP）；C 组 131 例患者，先使用 A 组方案至 6 个月时更换为 B 方案长期维持，以期最大限度减少药物的毒副作用。研究发现，C 组方案转换后药物毒副作用的发生率显著下降。由此在国际上率先提出了资源受限地区更优化的治疗组合：即 D4T＋3TC＋NVP 治疗 6 个月后更换为 AZT＋3TC＋NVP 长期维持。这一方案病毒抑制率可达 70% 以上，达到同期国际先进水平；同时还避免了早期应用齐多夫定（AZT）的骨髓抑制及长期应用司他夫定（D4T）的脂肪营养不良等毒副作用，显著提高了患者的耐受性和依从性。优化后的方案费用仅为进口药方案的 1/4，作为抗病毒治疗的首选方案，特别适宜在资源匮乏的国家和地区推广应用。

2015 年发表的 START 研究证实了诊断 HIV 感染后尽早开始抗病毒治疗有助于降低远期 AIDS 相关或非 AIDS 相关等各种并发症。近年来，已有越来越多国家及地区的指南将"发现即治疗"作为首要治疗时机推荐。自该研究发表以来，目前认为如条件允许应在诊断 HIV 感染后尽早开始抗病毒治疗。在我国《艾滋病诊疗指南第三版（2015 版）》中，除了急性期、合并临床症状外，也建议对于所有已诊断但 CD4 细胞计数＞500/μl 的感染者可以考虑开始治疗。2017 年 Zhao 等[20]随访我国 2012—2014 年诊断时 CD4 细胞＞500/μl 的 34 581 例感染者，发现其中诊断后 30 天即开始抗病毒治疗者较未早期治疗者全因病死率下降 63%。但高 CD4 计数人群早期接受抗病毒治疗，其用药依从性和病毒控制率都可能需要特别关注[21]。

为明确国产及进口药物在国人体内吸收、分布等药代动力学参数特点及差异，进而实现个体化治疗，Li 等[22-24]通过 3000 多例次血药浓度检测，明确了多种抗病毒药物在国人体内血药浓度与疗效、耐药及毒副作用的关系。由于国人身高、体重、肌酐清除率等生理指标与白种人差异大，国外推荐剂量不足以指导安全用药。例如，我国常用的抗病毒药奈韦拉平，此前国际普遍认为女性 CD4 计数高于 250/μl，男性 CD4 高于 400/μl 时使用奈韦拉平易发生肝损伤。而 Zhang 等[25]报道，当 CD4 计数高于 250/μl 时，我国男女两性患者出现奈韦拉平相关严重肝损伤的概率均显著增加。这一我国人群特有的奈韦拉平毒副作用特点对于抗病毒药物的临床选择有重大指导意义。

抗病毒治疗和免疫功能重建理论的进展将艾滋病从致死性"世纪瘟疫"转变为可控的慢性感染性疾病。大部分感染者经抗病毒治疗后均能实现有效病毒控制和 CD4⁺T 细胞重建，但仍有 20%～30% 患者病毒控制良好而免疫细胞数量恢复不佳。这些免疫功能重建障碍或无应答者，是艾滋病治疗面临的巨大挑战之一。免疫重建障碍的重要原因在于 HIV 感染者胸腺功能衰竭[26]及体内持续存在的异常免疫激活，即使经过长达十多年的抗病毒治疗也不能完全得以纠正。Li 等[27]首创将免疫调节药中草药雷公藤总苷用于长期抗病毒治疗后病毒控制良好而免疫重建不佳的 HIV 感染者，结果表明，雷公藤总苷能够显著降低免疫重建障碍者体内的炎症激活水平，有效促进 CD4⁺T 细胞计数提升（用药 1 年平均上升 88/μl），改善机体免疫重建；证实了免疫治疗调节异常炎症激活在改善 HIV 感染者免疫重建障碍中的地位与作用。

2. 艾滋病相关炎症性疾病诊治进展　随着抗病毒治疗的不断进展和广泛应用，艾滋病已逐渐成为一种可治可控的慢性疾病。长期抗病毒治疗能够实现部分免疫重建，降低机会性感染和艾滋病相关肿瘤的发病率和死亡率。然而，长期存活患者出现心血管、肾、代谢等相关疾病的发病率显著上升，已成为影响预后的重要因素，也是今后我国 HIV 感染者管理的重要方向。目前国际上该领域的研究刚刚起步，国内亦有临床及基础研究开始关注这一课题。李太生等首先于国内关注和建立艾滋病综合诊治体系，报道了 HIV 感染者心血管、肾及糖脂代谢、骨代谢等多系统疾病的发病规律和危险因素，对于各种并发症的临床研究在国际上也处于领先水平。

Luo 等[28]通过多中心、大样本的前瞻性队列研究，在国际上首次阐明 HIV 感染者心脏结构与功能的变化规律，发现 HIV 感染者心脏舒张功能障碍发生率明显升高，且短期抗病毒治疗后并无显著改善，为临床早期关注心功能变化提供了科学依据。

Cao 等首次科学描述了我国 HIV 感染者慢性肾病的流行病学，发现高达 16.1% 的中国 HIV 感染者患有慢性肾病。对包括替诺福韦（TDF）在内的药物相关肾损伤进行了初步探讨[29, 30]。在此基础上，2017 年我国首部 HIV 感染合并慢性肾病的专家共识发表，其中阐述了艾滋病合并肾损伤的流行病学、病理类型、临床监测及治疗等，为进一步开展 HIV 感染者慢性肾病防治工作奠定了基础[31]。

Zhang 等[32]首次报道我国 HIV 感染者骨量减少及骨质疏松的发生率显著高于非感染者；抗病毒治疗开始后第 1 年脊椎、股骨颈、髋关节的骨密度以 1.78%～3.28% 的比例显著降低。其中，部分抗病毒药物如替诺福韦（TDF）可能进一步引发骨量丢失。中国人群使用 TDF＋LPV/r 后骨质重吸收指标（β-CTX 和 P1NP）增高近 60%，显著高于国外使用人群，并对其机制进行探讨；倡导早期行为干预避免骨量减少及骨质疏松[33-35]。

Zhang 等[36]首次报道我国 HIV 感染者糖尿病及空腹糖耐量受损的发病率分别为 2.62/（100 人·年）及 35.64/（100 人·年）；高龄、合并乙型病毒性肝炎、基线血糖水平偏高是引起艾滋病患者糖代谢异常的危险因素，为临床早期关注提供科学依据。

Han 等[37]首次在国际上报道在抗病毒治疗有效、外周病毒控制良好的艾滋病患者泪液中发现 HIV-RNA，提示泪腺及泪液形成相关组织作为重要的病毒储存库分布位点。Qian 等[38]进一步揭示 HIV 破坏血－视网膜屏障，入侵眼部组织建立潜伏的分子机制，为 HIV 储藏库的清除策略研究以及艾滋病根治补充了新的途径。

上述研究阐明了 HIV/AIDS 患者各脏器系统并发症的发病规律和危险因素，为降低艾滋病患者重要脏器并发症导致的病死率提供了有力证据。

3. 合并特殊感染人群的精准治疗　针对我国艾滋病合并丙型病毒性肝炎及乙型病毒性肝炎共感染的诊治空白，Zhang 等[39]、Xie 等[40]在国际上率先报道了中国 HIV/AIDS 感染人群中合并乙型肝炎病毒（HBV）及丙型肝炎病毒（HCV）感染的流行病学，首次绘制了我国共感染的地域分布图。发现 5.0%～14.5%（平均 9.5%）的 HIV 感染者合并乙型病毒性肝炎感染，2.0%～28.2%（平均 8.3%）的 HIV 感染者合并丙型病毒性肝炎感染，共感染率具有显著的地域分布差异性，东部地区 HIV-HBV 共感染率较高，而中部地区 HIV-HCV 共感染率较高。

Wang 等通过研究报道，HIV-HBV 共感染者的 CD4 计数水平相对较低，免疫低下更为突出，慢性活动性乙型病毒性肝炎或乙型病毒性肝炎核心抗体（HBcAb）阳性与 HIV 感染病程较快进展直接相关。但较高的共感染率并未影响目前国产一线药物抗 HIV 的疗效[41]。在 HIV/HBV 共感染治疗方面，李翊嘉等报道，当 HBV-DNA＜20 000 U/ml 时，仅含 3TC 的抗病毒方案与含 TDF＋3TC 的抗病毒方案对乙型肝炎病毒的抑制率水平相当，可作为经济欠发达地区 HIV-HBV 共感染者的有效抗病毒方案[42]。

65% 以上的 HIV-HCV 共感染者会出现显性肝损伤，发生率显著高于 HIV-HBV 共感染人群。丙型病毒性肝炎感染是否影响抗病毒治疗效力？国际上并无定论。Guo 等[43]通过多中心前瞻性队列研究，首先报道合并丙型病毒性肝炎感染并不影响艾滋病患者抗病毒治疗效果，但选用不同抗病毒方案可能影响丙型病毒性肝炎进展；处在丙型病毒性肝炎活跃期的艾滋病患者服用奈韦拉平更易发生皮疹和肝毒性等不良反应。这一发现回答了国际上关于丙型病毒性肝炎合并感染是否影响艾滋病疗效的争论，并提示该类患者应注意用药选择。中华医学会《艾滋病诊疗指南第三版（2015 版）》提出根据 CD4$^+$T 细胞计数决定共感染者抗 HCV 治疗时机的策略：即当 CD4$^+$T 细胞计数＞350/μl 时推荐尽早开始抗 HCV 治疗；当 CD4$^+$T 细胞数＜200/μl 时，推荐先抗 HIV 治疗至免疫功能部分恢复后再开始抗 HCV 治疗。同时证实共感染人群使用干扰素加利巴韦林方案抗 HCV 的 SVR 率可达 60%，高于文献报道的应答水平。

（曹　玮　罗　玲）

参考文献

[1] Li Y, Han Y, Xie J, et al. CRF01_AE subtype is associated with X4 tropism and fast HIV progression in Chinese patients infected through sexual transmission. AIDS, 2014, 28（4）: 521-530.

[2] 中华医学会传染病分会艾滋病学组. 艾滋病诊疗指南第三版（2015版）. 中华临床感染病杂志，2015，28（5）: 381-385.

[3] Xie J, Hsieh E, Li TS, et al. Delays in HIV diagnosis and associated factors among patients presenting with advanced disease at a tertiary care hospital in Beijing, China. PLoS One, 2017, 12（8）: e0182335.

[4] Wu Z, Tang Z, Mao Y, et al. Testing and linkage to HIV care in China: a cluster-randomised trial. Lancet HIV, 2017, 4（12）: e555-e565.

[5] Li G, Cheng M, Zhang L, et al. Plasmacytoid dendritic cells suppress HIV-1 replication but contribute to HIV-1 induced immunopathogenesis in humanized mice. PLoS Pathog, 2014, 10（7）: e1004291.

[6] Cheng L, Ma J, Zhang L, et al. Blocking type I interferon signaling enhances T cell recovery and reduces HIV-1 reservoirs. J Clin Invest, 2017, 127（1）: 269-279.

[7] Jiang AP, Jiang JF, Wang JH, et al. Human Blood-Circulating Basophils Capture HIV-1 and Mediate Viral trans-Infection of CD4 $^+$ T Cells. J Virol, 2015, 89（15）: 8050-8062.

[8] Jiang AP, Jiang JF, Wang JH, et al. Human mucosal mast cells capture HIV-1 and mediate viral trans-infection of CD4 $^+$ T Cells. J Virol, 2015, 90（6）: 2928-2937.

[9] Li C, Wang HB, Wang JH, et al. Naf1 regulates HIV-1 latency by suppressing viral promoter-driven gene expression in primary CD4 $^+$ T cells. J Virol, 2016, 91（1）.

[10] Li C, Kuang WD, Qu D, et al. Toll-interacting protein inhibits HIV-1 infection and regulates viral latency. Biochem Biophys Res Commun, 2016, 475（2）: 161-168.

[11] Yang FC, Kuang WD, Wang JH, et al. Toll-interacting protein suppresses HIV-1 long-terminal-repeat-driven gene expression and silences the post-integrational transcription of viral proviral DNA. PLoS One, 2015, 10（4）: e0125563.

[12] Ma L, Shen CJ, Wang JH, et al. miRNA-1236 inhibits HIV-1 infection of monocytes by repressing translation of cellular factor VprBP. PLoS One, 2014, 9（6）: e99535.

[13] Shen CJ, Jia YH, Wang JH, et al. Translation of Pur-α is targeted by cellular miRNAs to modulate the differentiation-dependent susceptibility of monocytes to HIV-1 infection. FASEB J, 2012, 26（11）: 4755-4764.

[14] Qian YW, Wang JH, Wang ZL, et al. HIV-1 gp120 glycoprotein interacting with dendritic cell-specific intercellular adhesion molecule 3-grabbing non-integrin（DC-SIGN）down-regulates tight junction proteins to disrupt the blood retinal barrier and increase its permeability. J Biol Chem, 2016, 291（44）: 22977-22987.

[15] Ren XX, Ma L, Wang JH, et al. Dendritic cells maturated by co-culturing with HIV-1 latently infected Jurkat T cells or stimulating with AIDS-associated pathogens secrete TNF-α to reactivate HIV-1 from latency. Virulence, 2017, 8（8）: 1732-1743.

［16］ Liu W, Qin Y, Wang JH, et al. Kaposi's-sarcoma-associated-herpesvirus-activated dendritic cells promote HIV-1 trans-infection and suppress CD4（＋）T cell proliferation. Virology, 2013, 440（2）：150-159.

［17］ Qin Y, Li YY, Wang JH, et al. Stimulation of Cryptococcus neoformans isolated from skin lesion of AIDS patient matures dendritic cells and promotes HIV-1 trans-infection. Biochem Biophys Res Commun, 2012, 423（4）：709-714.

［18］ Li TS, Dai Y, Kuang JQ, et al. Three generic nevirapine-based antiretroviral treatments in Chinese HIV/AIDS patients: Multicentric observation cohort. PLoS One, 2008, 3（12）：e3918.

［19］ Li T, Guo F, Li Y, et al. An antiretroviral regimen containing 6 months of stavudine followed by long-term zidovudine for first-line HIV therapy is optimal in resource-limited settings: a prospective, multicenter study in China. Chin Med J（Engl）, 2014, 127（1）：59-65.

［20］ Zhao Y, Wu Z, McGoogan JM, et al. Immediate antiretroviral therapy decreases mortality among patients with high CD4 counts in China: A nationwide, retrospective cohort study. Clin Infect Dis, 2018, 66（5）：727-734.

［21］ Hu R, Zhang F, Wang V, et al. Comparing outcomes of HIV-infected Chinese adults on antiretroviral therapy by CD4 count at treatment initiation: A nationwide retrospective observational cohort study, 2012-2014. AIDS Patient Care STDS, 2017, 31（10）：413-420.

［22］ Wang J, Kou H, Fu Q, et al. Nevirapine plasma concentrations are associated with virologic response and hepatotoxicity in Chinese patients with HIV infection. PLoS One, 2011, 6（10）：e26739.

［23］ Kou H, Du X, Li Y, et al. Quantification of tenofovir in human plasma by solid-phase extraction and high-performance liquid chromatography coupled with UV detection. Ther Drug Monit, 2012, 34（5）：593-598

［24］ Kou H, Du X, Li Y, et al. Comparison of nevirapine plasma concentrations between lead-in and steady-state periods in Chinese HIV-infected patients. PLoS One, 2013, 8（1）：e52950.

［25］ Zhang C, Wang W, Zhou M, et al. The interaction of CD4 T-cell count and nevirapine hepatotoxicity in China: a change in national treatment guidelines may be warranted. J Acquir Immune Defic Syndr, 2013, 62（5）：540-545.

［26］ Li T, Wu N, Dai Y, et al. Reduced thymic output is a major mechanism of immune reconstitution failure in HIV-infected patients after long-term antiretroviral therapy. Clin Infect Dis, 2011, 53（9）：944-951.

［27］ Li T, Xie J, Li Y, et al. Tripterygium wilfordii Hook F extract in cART-treated HIV patients with poor immune response: a pilot study to assess its immunomodulatory effects and safety. HIV Clin Trials, 2015, 16（2）：49-56.

［28］ Luo L, Zeng Y, Li T, et al. Prospective echocardiographic assessment of cardiac structure and function in Chinese persons living with HIV. Clin Infect Dis, 2014, 58（10）：1459-1466.

［29］ Cao Y, Gong M, Han Y, et al. Prevalence and risk factors for chronic kidney disease among HIV-infected antiretroviral therapy-naïve patients in mainland China: a multicenter cross-sectional study. Nephrology（Carlton）, 2013, 18（4）：307-312.

［30］ Cao Y, Han Y, Xie J, et al. Impact of a tenofovir disoproxil fumarate plus ritonavir-boosted protease inhibitor-based regimen on renal function in HIV-infected individuals: a prospective, multicenter study. BMC Infect Dis, 2013, 13：301.

［31］ 李航，张福杰，卢洪洲，等. HIV 感染合并慢性肾脏病患者管理专家共识. 中国艾滋病性病,2017,（6）：

578-580.

［32］ Zhang L, Su Y, Hsieh E, et al. Bone turnover and bone mineral density in HIV-1 infected Chinese taking highly active antiretroviral therapy -a prospective observational study. BMC Musculoskelet Disord, 2013, 14：224.

［33］ Hsieh E, Fraenkel L, Bradley EH, et al. Osteoporosis knowledge, self-efficacy, and health beliefs among Chinese individuals with HIV. Arch Osteoporos, 2014, 9：201.

［34］ Hsieh E, Fraenkel L, Xia W, et al. Increased bone resorption during tenofovir plus lopinavir/ritonavir therapy in Chinese individuals with HIV. Osteoporos Int, 2015, 26（3）：1035-1044.

［35］ Hsieh E, Fraenkel L, Han Y, et al. Longitudinal increase in vitamin D binding protein levels after initiation of tenofovir/lamivudine/efavirenz among individuals with HIV. AIDS, 2016, 30（12）：1935-1942.

［36］ Zhang C, Chow FC, Han Y, et al. Multicenter cohort study of diabetes mellitus and impaired fasting glucose in HIV-infected patients in China. J Acquir Immune Defic Syndr, 2015, 68（3）：298-303.

［37］ Han Y, Wu N, Zhu W, et al. Detection of HIV-1 viruses in tears of patients even under long-term HAART. AIDS, 2011, 25（15）：1925-1927.

［38］ Qian YW, Li C, Jiang AP, et al. HIV-1 gp120 glycoprotein interacting with dendritic cell-specific intercellular adhesion molecule 3-grabbing non-integrin（DC-SIGN）down-regulates tight junction proteins to disrupt the blood retinal barrier and increase its permeability. J Biol Chem, 2016, 291（44）：22977-22987.

［39］ Zhang F, Zhu H, Wu Y, et al. HIV, hepatitis B virus, and hepatitis C virus co-infection in patients in the China National Free Antiretroviral Treatment Program, 2010-12：a retrospective observational cohort study. Lancet Infect Dis, 2014, 14（11）：1065-1072.

［40］ Xie J, Han Y, Qiu Z, et al. Prevalence of hepatitis B and C viruses in HIV-positive patients in China: a cross-sectional study. J Int AIDS Soc, 2016, 19（1）：20659.

［41］ Wang H, Li Y, Zhang C, et al. Immunological and virological responses to cART in HIV/HBV co-infected patients from a multicenter cohort. AIDS, 2012, 26（14）：1755-1763.

［42］ Li Y, Xie J, Han Y, et al. Lamivudine monotherapy-based cART is efficacious for HBV treatment in HIV/HBV coinfection when baseline HBV DNA &lt；20, 000 IU/mL. J Acquir Immune Defic Syndr, 2016, 72（1）：39-45.

［43］ Fuping G, Wei L, Yang H, et al. Impact of hepatitis C virus coinfection on HAART in HIV-infected individuals: multicentric observation cohort. J Acquir Immune Defic Syndr, 2010, 54（2）：137-142.

第三章　儿童感染性疾病研究进展

第一节　麻疹

麻疹（measles）是由麻疹病毒引起的一种急性呼吸道传染病。儿童为主要感染人群，临床上以发热、咳嗽、流涕、眼结膜炎、皮肤红色斑丘疹、颊黏膜麻疹黏膜斑（Koplik spots）和疹退后遗留色素沉着伴糠麸样脱屑为特征。可以并发喉炎、支气管炎、肺炎、脑炎、心肌炎等。目前麻疹仍是造成婴幼儿死亡的主要原因之一。

一、流行病学

1. 流行病学特点　自我国开展消除麻疹工作以来，其发病率逐年下降，但 2012 年起全国报告麻疹发病水平又有所回升，呈现新的流行病学特征。马超等[1]统计了全国麻疹监测信息报告管理系统报告的麻疹病例相关数据，发现全国 2014 年麻疹报告病例数为 52 628 例（死亡 28 例），报告发病率为 3.88/10 万。2014 年较 2013 年上升了 90.2%。虽然整体上发病水平较实施消除麻疹前已有较大降幅，但周期性流行的规律没有改变。随着麻疹发病水平的回升，其发病有较明显的季节性，3—5 月为发病高峰，与韩书珍等[2]的研究认为麻疹的季节分布以春夏季为主的结果相近。宋全伟等[3]通过中国疾病监测信息报告管理系统，分析了 2005—2014 年中国麻疹发病的空间聚集区，发现中国麻疹发病存在空间相关性，即西部地区的高值‐高值聚集区持续存在，但规模逐渐缩小，且与东部麻疹发病强度的差异逐渐缩小，而华北和东北形成了新的高值‐高值聚集区。马超等[1]亦发现麻疹的发病年龄较以往已呈现出"两头大，中间小"的新趋势，虽然儿童发病率仍最高，但 ≥20 岁成年人麻疹发病日益增多，据统计 2014 年我国≥20 岁成年人发病所占构成比高达 42.78%。其中，天津、上海、北京等 10 个省、直辖市≥20 岁病例占构成比＞50%。Gao[4]对 1984—2015 年 30 年间上海静安区疾病预防控制中心监测数据中麻疹病例年龄及出生队列等进行分析。共 103 例麻疹病例，其中当地居民 46 例，外来人口 57 例。自 1987—1999 年间病例数明显下降，但在 2000 年之后有所反弹，且报告的麻疹病例大多为外来人口。

2. 麻疹暴发　近年来我国有多起麻疹暴发的报道，涉及青年、成年人（包括医务人员）、免疫抑制状态儿童。2014 年在北京第二针麻疹疫苗接种高覆盖区中学中的 1 次麻疹暴发事件[5]，共 13 例麻疹病例，均接种过第二针麻疹疫苗，分析显示发病与最后 1 次接种麻疹疫苗的间隔时间有关，间隔时间越长，越易患麻疹。Zhang 等[6]报道了 2015 年发生于兰州某医院的麻疹暴发疫情，60 例病例中 50 例医务人员，由于该院无感染科专业，早期病例未得到及时诊断和隔离，因此，需要提高医务人员对该病的认识，建议在医务人员中强化麻疹疫苗接种。Ge 等[7]对复旦大学附属儿科医院 2015 年 3—7 月发生的 23 例肿瘤和造血干细胞移植后儿童麻疹病例（年龄 11 个月～14 岁，平均年龄 5.5 岁）进行分析；20 例患儿患病前 2 个月接受化疗，3 例患病前 3 个月未接受化疗；20/23 例（87.0%）接种过 1～3 针麻疹疫苗；患儿预后较差，13 例（56.5%）并发肺炎及肝衰竭，其中 5 例（21.7%，均接种过麻疹疫苗）死亡。提示对于肿瘤及移植患儿，加强麻疹院内感染防控措施是关键。

3. 分子流行病学　Xu 等[8]对 2013 年 12 月至 2014 年 12 月在北京 302 医院和沈阳市第六人民医院收治的 262/327 例临床诊断成年麻疹患者（年龄＞18 岁）的咽拭子标本，采用 RT-PCR，扩增咽拭子标本麻疹病毒 N 基因的 N-450 区域（总长 594 bp）及扩增整个 H 基因。研究中国北方地区 2013—2014 年麻疹患者的分子流行病学特点，82/262 份标本 N-450 基因扩增成功，42/262 份标本 H 基因扩增成功，并进行测序、序列分析。N 基因序列建立的进化树显示病毒株均为 H1a 基因型，但有 3 个分支簇。在 A 分支簇上，本研究中的病毒株与中国香港、中国台湾及柏林等地区流行株同源性高，提示 1 株或多株相同的麻疹病毒在北京、沈阳流行。在 B 分支簇上，来自沈阳的病毒株与来自辽宁、北京、河北、黑龙江、河南、吉林、天津的病毒株序列有很高的同源性，只有 1 个核苷酸的差异，因此沈阳株可能由上述病毒进化而来。C 分支簇上的 2 病毒株与 2012 年在天津及河南流行的麻疹病毒高度同源，提示这 2 株病毒来源于 2012 年流行于天津及河南的麻疹病毒株。对 H 蛋白的受体结合部位及抗原结构部位序列分析，所有野毒株携带 S240N 变异，预测位于氨基酸 238 位的 N 连接糖基化位点缺失；36/42 株中在氨基酸 P397L 变异，该变异位于 aa376-410 的线性血凝素套索抗原决定簇（HNE）内，所有野毒株的 CD46 结合区域携带 Y481N 变异。Shang 等[9]对 2008 年 1 月至 2008 年 3 月在昆明医学院第二附属医院收治的 38 例麻疹患儿（年龄＜12 岁）的静脉血 38 份，ELISA 法检测麻疹病毒 IgM 及 RT-PCR 法检测 30 例尿液标本麻疹病毒核酸扩增及测序。结果显示，诊断为麻疹的 38 例患儿血清标本麻疹病毒 IgM 均阳性（100%）。7/30 例（23.33%）患儿尿液麻疹病毒核酸检测阳性，随机选取其中 4 例进行测序发现病毒基因型均为 H1a 基因型。因此，我国近年来流行株仍为 H1a 基因型。

4. 人群麻疹病毒抗体水平　自 1965 年我国开始普种含麻疹成分疫苗后，人群得到有效保护，但近些年麻疹发病年龄的变化也从侧面反映了人群抗体的改变。朱莹莹等[10]采用分层多级抽样方法对浙江省宁波市≥20 岁健康人群的麻疹抗体水平进行调查，发现调查对象的抗体保护率为 54.90%（1064/1938），抗体几何平均浓度为 833.81 mU/ml；高年龄组、本地居住、高文化程度及有麻疹疫苗接种史的人群麻疹 IgG 抗体水平较高。陈莉华等[11]也进行了类似研究，在云南省鲁甸县的 344 名调查对象中麻疹抗体阳性率为 92.73%，抗体保护率为 77.33%，几何平均浓度 1160.51 mU/ml。经过分析后发现偏远山区是导致抗体的阳性率低的因素，与其经济条件落后、交通不便有关；而抗体保护率受年龄、民族的影响大，可能与少数民族的文化、疫苗接种意识及体质有关。

5. 麻疹发病危险因素　麻疹的发病与多种因素相关，包括是否接种麻疹疫苗、营养状态、免疫状态等。周朋辉等[12]通过收集 2000 年 1 月至 2016 年 5 月国内外已发表的有关婴儿麻疹发病危险的病例对照研究进行 Meta 分析，对最终纳入的 10 篇文献（共计病例 2832 例，对照 4786 例）的分析结果提示：医院暴露史（*OR* 8.23，95%*CI* 2.88～23.53，*P*＜0.05）、接触史（*OR* 7.15，95%*CI* 2.70～18.89，*P*＜0.05）、流动人口（*OR* 2.19，95%*CI* 1.02～4.73，*P*＜0.05）为婴儿麻疹发病的危险因素，而婴儿麻疹接种史（*OR* 0.47，95%*CI* 0.39～0.57，*P*＜0.05）和母亲麻疹接种史（*OR* 0.39，95%*CI* 0.16～0.95，*P*＜0.05）是婴儿麻疹发病的保护因素。何寒青等[13]通过麻疹监测信息报告管理系统对浙江省以1450例婴儿麻疹病例为观察组和1619例婴儿非麻疹、非风疹病例为对照的数据分析及开展病例对照研究，发现婴儿麻疹病例症状相对较重，流动人口（*OR* 2.07，95%*CI* 1.21～3.52，*P*＜0.05）、出疹性病例接触史（*OR* 4.87，95%*CI* 1.62～14.62，*P*＜0.05）等是危险因素，而接种疫苗是8～11个月龄婴儿的有效保护措施（*OR* 0.49，95%*CI* 0.27～0.89，*P*＜0.05）。麻疹的并发症主要累及呼吸、循环及中枢神经系统，重症肺炎和脑炎常是导致婴幼儿人群死亡的原因。裴亮等[14]还探讨了麻疹患儿并发ARDS的危险因素，多因素Logistic回归分析显示合并脓毒症和血CRP水平增高是麻疹并发ARDS的主要危险因素。

二、发病机制

Yu等[15]对麻疹病毒M蛋白抑制宿主细胞转录进行研究发现，不论是体内实验还是体外试验，麻疹病毒的M蛋白可以准确定位于宿主细胞核上，通过与染色体上的RNA聚合酶复合物结合，从而抑制细胞转录；研究还显示麻疹病毒M蛋白可能在感染初期影响了宿主细胞的转录。

三、诊断方法

Xu等[16]运用反转录环介导等温扩增的一次性测流装置（RT-LAMP-LFD）对麻疹病毒感染进行快速诊断。该方法在58℃的最佳温度下进行40分钟后，可直接显示最终结果。先对样本进行反转录环介导等温扩增，在使用探针对扩增产物进行互补配对以提高检测的特异性。其检测底限为8.8拷贝/μl的RNA，等同于实时荧光定量PCR方法的灵敏度。许昌平等对省疾病预防控制中心（*n*=245）和6个市级疾病预防控制中心（*n*=249）的样本使用RT-LAMP-LFD方法进行检测。结果显示，使用RT-LAMP-LFD方法与实时荧光定量PCR方法检测的结果高度一致。从而证明，RT-LAMP-LFD方法快速稳定，并且不需要昂贵的设备，可用于疾病预防控制中心实验室常规麻疹病毒检测。另外随着疫苗覆盖率的提高，越来越多有关疑似疫苗相关的麻疹疾病的报道出现。为了保持麻疹疫苗系统的准确性及有效性，重点需区分麻疹疫苗和野生型病毒。Xu等[17]收集了2011—2014年在中国浙江省发生的8例可疑的疫苗相关的麻疹患者，采集了患者皮疹发作4天内的血清和皮疹发作6天内的咽拭子标本，对其麻疹病毒IgM和麻疹病毒RNA进行检测明确是否有MeV感染。对咽拭子麻疹病毒RNA阳性标本使用实时荧光定量PCR方法进行等位基因检测，并对PCR产物进行测序，采用的是国家麻疹实验室推荐的麻疹病毒的限制性片段多态性（RFLP）标准确定患者的基因型，以明确是否为疫苗相关的病例。结合麻疹病毒IgM和RNA检测结果发现，8例患者确诊为麻疹病毒感染。其中2例使用实时荧光定量PCR对等位基因检测鉴定为疫苗相关病例，1例使用RT-PCR-RFLP的方法确定为疫苗相关病例。2例使用RT-PCR方法后进行测序比对，最终确定为中国的疫苗株序列。对比上述2种方法，当标本中存在 3 种不同基因型的麻疹病毒时，等位基因检测的 rRT-PCR 方法更为敏感，是 RT-PCR-RFLP 的 10 倍。

四、治疗麻疹

常规需给予隔离、吸氧、雾化、吸痰、止咳、退热、维持电解质及酸碱平衡，补充维生素 A，保证充足热量摄入等对症支持治疗，如有并发症还需联合其他治疗。李岩[18] 的研究认为对于麻疹合并重症肺炎，联合运用糖皮质激素和丙种球蛋白后，治疗组的退热时间、止咳时间、啰音消失时间均明显少于对照组；同时，胸部 X 线片示治疗组的肺部阴影吸收时间以及平均住院日均明显短于对照组。糖皮质激素既能在炎症初期减轻渗出和水肿、抑制白血细胞的浸润和吞噬，还能在炎症后期减慢肉芽组织生成进而减轻瘢痕和粘连。麻疹病毒感染本身会导致广泛的免疫抑制，对于合并重症肺炎的大多患儿年龄都较小，免疫系统不完善，还应辅以使用提高免疫力的丙种球蛋白。二者联合运用能够消除体内病毒、提高患儿自身免疫力，具有起效更快、疗效更好的特点，值得临床推广应用。麻疹合并重症肺炎发生率高，严重者常导致 ARDS。耿文锦等[19] 对确诊为麻疹肺炎并重度 ARDS 行常频机械通气治疗失败的 30 例患儿行高频振荡通气治疗，发现治疗后 12 小时、24 小时、48 小时的 OI 值（平均气道压 $\times FiO_2 \times 100/PaO_2$）较治疗前均有明显降低，$PaO_2/FiO_2$ 值明显升高，$PaCO_2$ 亦有明显改善，同时心率也较治疗前有明显改善。在有效提高氧合的基础上不增加气压伤，可作为小儿麻疹肺炎合并重度 ARDS 的重要抢救措施。但高频振荡通气是完全不同于人正常呼吸的一种机械通气模式，而 CMV 有多种通气模式，高频振荡通气治疗后还需过渡至 CMV 后再撤机。

五、预防接种

疫苗是预防麻疹最有效的方式。我国自扩大国家免疫规划以来，一直实施幼儿 8 个月龄接种麻疹风疹联合减毒活疫苗（MR）、18 个月龄接种麻疹腮腺炎风疹联合减毒活疫苗（MMR）策略。邵茜等[20] 在活动监护人知情同意下将 77 例无 MMR 和 MR 接种史的 8～9 个月健康幼儿随机分为两组分别进行接种 MMR 和 MR 疫苗。发现在安全性方面，两组疫苗接种后全身不良反应多为一过性症状较轻的 1 级和 2 级反应，反应率为 6.49%。而在免疫原性方面，两组疫苗麻疹抗体阳转率均为 100%，风疹抗体阳转率分别为 82.50%（MMR 组）和 86.49%（MR 组），腮腺炎病毒抗体阳转率为 87.50%。提示 8 个月龄婴儿首剂接种 MMR 疫苗与 MR 疫苗在安全性、免疫原性方面无差异，而 MMR 疫苗还能提供额外的腮腺炎病毒抗体。王叶子等[21] 的研究为探讨育龄妇女孕前接种麻疹疫苗（MV）的时机对 8 个月龄内婴儿麻疹抗体水平的影响，最终发现符合条件并成功分娩的 63 例对象中，孕前 3～6 个月接种或孕前 7～12 个月接种母亲及所产新生儿麻疹 IgG 抗体阳性率及麻疹保护性抗体阳性率差异均显著高于孕前＞12 个月接种母亲组，且新生儿抗体水平随母亲抗体水平的升高而升高。

（许红梅　刘珍敏）

参考文献

［1］ 马超，郝利新，苏琪茹，等. 中国 2014 年麻疹流行病学特征分析. 疾病监测，2015，10（30）：818-823.

［2］ 韩书珍，叶颖子，曹凌峰，等. 2012 年上海地区麻疹住院儿童临床及流行病学特征分析. 中华儿科杂志，2015，53（8）：605-609.

［3］ 宋全伟，苏琪茹，马超，等. 2005～2014 年中国麻疹空间自相关分析. 中华预防医学杂志，2016，50（7）：615-619.

［4］ Gao J, Shen B, Xiong J, et al. The measles epidemic trend over the past 30 years in a central district in Shanghai, China. PLoS One, 2017, 12（6）：e0179470.

［5］ Ma R, Lu L, Zhang ZJ, et al. A measles outbreak in a middle school with high vaccination coverageand evidence of prior immunity among cases, Beijing, P.R. China.Vaccine, 2016, 34（15）：1853-1860.

［6］ Zhang Z, Zhao Y, Yang L, et al. Measles outbreak among previously immunized adult healthcare workers, China, 2015. Can J Infect Dis Med Microbiol, 2016, 2016：1742530.

［7］ Ge YL, Zhai XW, Zhu YF, et al. Measles outbreak in pediatric hematology and oncology patients in Shanghai, 2015. Chin Med J（Engl），2017, 130（11）：1320-1326.

［8］ Xu W, Zhang MX, Qin EQ, et al. Molecular characterization of wild type measles virus from adult patients in northern China, 2014. Int J Infect Dis, 2016, 45：36-42.

［9］ Shang X, Wang J, Xu X, et al. Molecular epidemiology study of measles viruses in Kunming area of China. Exp Ther Med, 2017, 14（5）：4167-4173.

［10］ 朱莹莹，马瑞，董红军，等. 浙江省宁波市 2016 年≥20 岁人群麻疹抗体水平调查及影响因素分析. 中国疫苗和免疫，2017，23（1）：45-48.

［11］ 陈莉华，夏自然，阮琳，等. 云南省鲁甸县 2016 年 8 月龄～45 岁健康人群麻疹抗体水平调查. 中国疫苗和免疫，2017，23（3）：275-277.

［12］ 周朋辉，董晓春，徐文体，等. 我国婴儿麻疹危险因素的 Meta 分析. 职业与健康，2017，33（10）：1314-1316.

［13］ 何寒青，严睿，周洋，等. 浙江省婴儿麻疹病例分布特征和危险因素研究. 中国疫苗和免疫，2015，21（2）：201-205.

［14］ 裴亮，文广富，宋文良，等. 麻疹患儿并发急性呼吸窘迫综合征的危险因素. 中国当代儿科杂志，2015，17（3）：245-248.

［15］ Yu X, Shahriari S, Li HM, et al. Measles virus matrix protein inhibits host cell transcription. PLoS One. 2016, 11（8）：e0161360.

［16］ Xu C, Feng Y, Chen Y, et al. Rapid detection of measles virus using reverse transcription loop-mediated isothermal amplification coupled with a disposable lateral flow device. Diagn Microbiol Infect Dis, 2016, 85（2）：168-173.

［17］ Xu CP, Li MH, He HQ, et al. Laboratory diagnosis of vaccine-associated measles in Zhejiang Province, China. J Microbiol Immunol Infect, 2017, 50（5）：578-585.

[18] 李岩. 糖皮质激素联合丙种球蛋白治疗麻疹并发重症肺炎疗效观察. 中国现代药物应用，2016，10（3）：165-166.

[19] 耿文锦，曹利静，徐梅先，等. 高频振荡通气治疗小儿麻疹肺炎合并重度 ARDS 观察. 临床肺科杂志，2016，21（9）：1720–1722.

[20] 邵茜，朱梦蓉，刘鹏，等. 8 月龄首剂接种国产麻疹腮腺炎风疹联合减毒活疫苗的安全性及免疫原性观察. 预防医学情报杂志，2016，32（7）：742–746.

[21] 王叶子，郑坚荣，林苑梅，等. 育龄妇女孕前接种麻疹疫苗时间对 8 月龄内婴儿麻疹抗体水平效果分析. 实用预防医学，2017，24（9）：1075–1078.

第二节　水痘－带状疱疹病毒感染

水痘－带状疱疹病毒（varicella-zoster virus，VZV）属人类疱疹病毒 α 亚科，又称人类疱疹病毒 3 型（human herpes virus type 3，HHV-3），是具有高度传染性的儿童常见呼吸道传染疾病，好发于 2～6 岁儿童，传染源主要是患者，病毒经呼吸道黏膜或结膜（conjunctiva）进入机体，经 2 次病毒血症，2 周左右的潜伏期，出现皮肤丘疹、水疱、脓疱疹。皮疹呈向心性分布。有免疫缺陷的儿童和无免疫力的新生儿感染水痘，病情凶险，可能是一种致死性感染。如孕妇患水痘，可导致胎儿畸形、流产或死亡。人是 VZV 唯一自然宿主。皮肤是病毒的主要靶器官。VZV 感染人有两种类型，即原发感染水痘（varicella）和复发感染带状疱疹（zoster）。

一、流行病学

全年均可发生，冬春季多见。本病传染性很强，易感者接触患者后约 90% 发病，故幼儿园、小学等幼儿集体机构易引起流行。崔长弘等[1]报道水痘好发于温带地区，呈明显的季节性，在冬春干燥季节发生率达到全年高峰。有学者对水痘好发的性别和年龄特征进行调查研究，多数报道男性和女性对水痘病毒敏感性无差异，小学生则是水痘的高发人群。原因主要是学生有群体社会性特征，一旦出现水痘传染源，容易造成蔓延传播。朱琳等[2]2014 年报道 42 起水痘暴发疫情，罹患 275 人，总罹患率为 0.93%。高发月份为 3 月、4 月、11 月和 12 月。暴发疫情分布在 7 个县区，主要发生在托幼机构和小学。年龄集中在 3～12 岁。提示托幼机构和学校是水痘暴发疫情发生的重要场所，在相对封闭的校园和教室里，当有传染源存在的情况下，极易造成暴发流行。近年来水痘暴发疫情发生主要原因为流动人口多，居住环境较差，家长防病意识淡薄，进而导致续发病例增多。

二、诊断方法

VZV 可以通过组织培养分离。组织培养的标本来源通常是水疱内（小囊）的液体。很难从呼吸道分泌物中分离培养出病毒。实验室技术可以区别水痘病毒疫苗株和野毒株。快速 VZV 鉴定被用于指导严重或特殊病例的抗病毒治疗。VZV 聚合酶链反应（PCR）是一种快速诊断方法。实时 PCR（real-time PCR）方法是灵敏度和特异性最高的实验方法，在几小时内可出结果，现在被广泛应用，也可采用直接荧光抗体试验（DFA），这种方法没有 PCR 敏感，而且要认真采集更多标本和处理标本。范菲楠等[3]报道 HSV 和 VZV 特异性抗体检测用于鉴别感染、感染状态和判定复发状况，在临床诊断上应用有限。普通或壳瓶细胞培养方法作为实验室诊断 HSV 和 VZV 感染的金标准，仍在一些实验室应用，但其耗时长，需要专业细胞培养设备，同时需要经验丰富的技术人员。基于体外核酸扩增技术的分子生物学方法以其特有的高灵敏度和特异性成为临床实验室诊断 HSV 和 VZV 感染的主要手段。黄世旺等[4-5]研究建立的 TaqMan 荧光定量 PCR 方法特异、灵敏、高效，适用于 VZV 早期感染病例的快速确认以及暴发疫情的应急诊断。从 GenBank 下载几十株 VZV 基因序列进行同源性比对，选取高度保守区 ORF62（编码即刻早期蛋白 IE62）设计荧光定量 PCR 引物和 TaqMan 探针，并对反应体系与反应条件进行优化，同时验证方法的特异性、灵敏度和重复性。采用该方法对 9 份疑似 VZV 患者标本进行检测均为阳性，检测灵敏度明显高于病毒分离法、普通 PCR 法。刘毓刚等[6]建立的流式液相芯片 VZV 检测及分型系统能特异检出 Clade 1～5 型样本，各型 VZV 最低检出限为 102 拷贝/反应，对其他型别 VZV 及人基因组样本检测为阴性。19 例水痘患者样本中，阳性率为 94.7%（18/19），其中 Clade 2 型 17 例，Clade 1 型 1 例；25 例带状疱疹患者标本阳性率为 80%（20/25），全部为 Clade 2 型，利用流式液相芯片技术建立的 VZV 检测分型系统具有快速、高通量、高灵敏度和特异度的特点，可以用于临床 VZV 感染的诊断及流行病学调查。

三、临床研究

刘兰等[7]研究西藏自治区 VZV 临床分离株基因型。PCR 扩增并测序 VZV 基因组中开放读码框 1、21、50、54 的部分片段。测序结果与 GenBank 中 VZV 参考株 Dumas 进行序列比对分析其单核苷酸多态性，并利用 Primer5.0 软件进行酶切位点分析，从而确定基因型。从临床采集的 16 份标本中经分离鉴定后得到 10 株 VZV 临床分离株，病毒分离阳性率为 62.5%。基因分析结果显示，西藏自治区 10 株 VZV 临床分离株中基因型 A1 有 3 株，基因型 A2 有 4 株，基因型 J1 有 3 株。西藏自治区 VZV 基因型分布与西藏自治区地理位置密切相关。陈哲文等[8]对 VZV OKa 株（V-OKa 株）与分离于临床水痘患者的野毒株进行可变区基因序列比对分析，提取 V-Oka 株和 VZV 临床分离株的基因组 DNA，对其串联重复序列区（R 区）进行 PCR 扩增和测序；将 R3 基因的纯化产物与 pMD18-T 载体连接，转化感受态大肠埃希菌 JM109，提取质粒，经双酶切鉴定及测序；将测序结果与 GenBank 中登录的 V-Oka 株基因序列进行比对分析，R1～R5 基因扩增产物及 R3 基因重组质粒的双酶切产物片段大小均与预期相符；V-Oka 株较稳定，测序结果与 GenBank 中登录的 V-Oka 株 R1～R5 基因序列一致，野毒株 R 区序列呈现多态性，与 V-Oka 株有差异，R4 区序列区别明显。水痘患者的致病毒株为野毒株；R4 的重复单位拷贝数可为临床快速鉴别 V-Oka 株与野毒株提供科学的手段。

四、基础研究

伊兴旭等[9]采用 RT-PCR 法检测 VZVgE 的 mRNA、Western blot 和间接免疫荧光法检测 g E 的免疫反应性，表达产物经 Ni^{2+}-NTA 柱纯化后包被 ELISA 板，成功筛选出能够稳定表达 VZV g E 胞外域基因的 COS-7 细胞株，RT-PCR 检测到 g E 的 mRNA，经 Western blot 和间接免疫荧光鉴定，g E 具有明显的免疫反应性，COS-7 细胞株和其培养上清液中均有 g E 融合蛋白，表达量约为 0.632 mg/ml，纯度约为 90%。ELISA 检测了 127 份 0～10 岁儿童血清中 VZV-IgG 抗体，总阳性率为 81.89%，特异度和灵敏度分别为 93.75% 和 88.24%。本实验获得稳定高效表达 VZV g E 胞外域基因的 COS-7 细胞株，建立 ELISA 血清学检测方法有助于 VZV 感染的流行病学研究和对易感人群 VZV 感染的诊断和预防。上海市医学会儿科专业委员会免疫学组[10-11]制定的专家共识指出，在所有情况下，仅接种水痘疫苗还是导致了带状疱疹发病率显著增加。即使在增加强度的最有利情况下，这种增加也只能通过重组疫苗平衡带状疱疹免疫来减轻。针对水痘免疫，青少年导致在带状疱疹的发病率，这可能会通过活疫苗，尤其是重组疫苗减少发病率。齐梦缘等[12]研究中国 6 省 VZV 糖蛋白基因特征，分析中国 6 省 VZV 糖蛋白 gH、gK、gI 的基因特征，发现这 3 个糖蛋白高度保守，抗原性稳定，为了解中国 VZV 野毒株糖蛋白资料，丰富基因数据，从分子水平上为疫苗效果的评估、基因组学的研究提供基础数据。但中国地域辽阔，人口众多，还需每年连续监测并进一步扩大 VZV 监测的地域。

五、治疗与预防

局部治疗以止痒和防止感染为主，可外搽炉甘石洗剂，疱疹破溃或继发感染者可外用抗生素软膏。继发感染全身症状严重时，可用抗生素。忌用皮质类固醇激素，以防止水痘泛发和加重。对免疫能力低下的播散性水痘患者、新生儿水痘或水痘性肺炎、脑炎等严重病例，应及早采用抗病毒药物治疗，阿昔洛韦是目前治疗水痘－带状疱疹的首选抗病毒药物，更昔洛韦、伐昔洛韦或加用 α- 干扰素，以抑制病毒复制，防止病毒扩散，促进皮损愈合，加速病情恢复，降低病死率。邹小扣[13]观察盐酸伐昔洛韦分散片治疗儿童水痘的临床疗效。2013 年 5 月至 2014 年 5 月期间收治的儿童水痘患儿中抽取 72 例，给予研究组盐酸伐昔洛韦分散片治疗，对照组采用利巴韦林进行治疗，给予儿童水痘患儿盐酸伐昔洛韦分散片治疗的效果较为显著，具有临床应用价值。杨宏[14]提出 VariZIG 为一种来自高抗 VZV 抗体水平健康献血者血浆的抗体制剂。在美国它是唯一获得 FDA 批准的水痘－带状疱疹免疫球蛋白制剂。CDC 现在呼吁在 VZV 暴露后尽快和 10 天之内使用 VariZIG。对于有严重水痘和并发症高风险、有水痘或带状疱疹暴露史、禁忌水痘疫苗的患者，没有证据证明其对水痘有免疫力，CDC 推荐使用 VariZIG。

（孙晓风）

参考文献

［1］ 崔长弘，刘民. 水痘流行病学特征及预防策略研究进展. 首都公共卫生，2013，4（7）：74-78.

［2］ 朱琳，邢俊，李程. 2014年大连市水痘暴发疫情流行病学特征分析. 微量元素与健康研究，2016，1（1）：53-54.

［3］ 范菲楠，汤一苇，陆学东. 外周皮肤及黏膜单纯疱疹病毒和水痘带状疱疹病毒感染的实验室诊断进展. 现代检验医学杂志，2014，4（1）：85-90.

［4］ 黄世旺，方叶珍，卢亦愚，等，荧光定量PCR技术用于快速检测水痘－带状疱疹病毒的研究. 中国卫生检验杂志，2012，12（1）：66-69.

［5］ 周珺，龚甜，熊英，等. PCR-RFLP方法快速鉴别水痘－带状疱疹病毒野病毒与疫苗株. 中华实验和临床病毒学杂志，2016，5（30）：490-492.

［6］ 刘毓刚，吴丽娟，乔羲，等. 流式液相芯片用于临床水痘－带状疱疹病毒检测及分型研究. 临床检验杂志，2015，9（1）：653-656.

［7］ 刘兰，杜宝中，张勇仓. 西藏地区水痘－带状疱疹病毒临床分离株基因型研究. 中华微生物学和免疫学杂志，2012，11（32）：934-938.

［8］ 陈哲文，金于兰，翟爱东，等. 水痘－带状疱疹病毒Oka株与临床分离株可变区基因的序列分析. 中国生物制品学杂志，2012，5（11）：1468-1471.

［9］ 伊兴旭，陈敬贤，甘霖，等. 水痘－带状疱疹病毒糖蛋白E胞外域基因的真核细胞稳定表达及其免疫反应性的初步研究. 安徽医科大学学报，2015，50（3）：259-264.

［10］ 上海市医学会儿科专业委员会免疫学组，上海免疫学会儿科临床免疫专业委员，上海市预防医学会免疫规划专业委员会. 免疫异常儿童疫苗接种（上海）专家共识、临床儿科杂志，2014，32（12）：1181-1191.

［11］ 侯良玉，麻广，丁秀红，等. 水痘－带状疱疹病毒（VZV84-7株）在人二倍体细胞（2BS株）中感染复数的分析. 中国生物制品学杂志，2014，27（7）：878-800.

［12］ 齐梦缘，吴秋华，杨玉颖，等. 中国六省水痘－带状疱疹病毒糖蛋白基因特征分析. 病毒学报，2017，33（2）：156-162.

［13］ 邹小扣. 盐酸伐昔洛韦分散片治疗儿童水痘临床疗效观察. 临床医药文献电子杂志，2014，27（13）：2439-2440.

［14］ 杨宏. 美国2013年使用水痘－带状疱疹病毒球蛋白的更新建议. 中国疫苗和免疫，2014，20（2）：191-192.

第三节　手足口病

手足口病（hand，foot and mouth disease）是由肠道病毒感染引起的传染性疾病. 自2008年5月2日纳入丙类传染病管理范畴，其发病率始终位于儿童传染病前列. 手足口病主要表现为发热，手、足及口腔斑丘疹，疱疹，重症可表现为脑炎、脑干脑炎、肺水肿等，病死率较高，严重威胁儿童生命安全。

一、流行病学

张珺茹等[1]逐月统计2014—2016年中国疾病预防控制中心发布的手足口病病例研究显示，我国手足口病的发生具有明显的季节性，发病高峰主要出现在每年的春末夏初（5—6月份），但个别年份会出现另外一个小高峰，但峰值不及春夏峰值的一半，主要在秋冬季节（10—11月份）。在发病高峰期或者高峰前期做好疾病预防及控制工作，可以有效地降低手足口病的发生率。Wang等[2]统计2008—2012年中国疾病预防控制中心发布的手足口病相关数据，亦得出手足口病的发病具有季节性，且高峰期在4—6月份，与张珺茹等[1]的结果相近。手足口病多发区域主要集中在副热带季风气候及温带季风气候地区，温带大陆性气候及高原山地气候地区发生率相对较低。发生率与平均气压、平均气温、平均蒸汽压、平均相对湿度、月降水量、平均风速、日照时间、平均温差、雨日及平均温距相关，但在不同气候地区可能存在差异。郑亚明等[3]统计"全国手足口病监测试点数据网络直报系统"数据得出，2015年11月1日至2016年11月30日的重症手足口病和死亡病例共1489例（含7例死亡病例），男孩占62.9%，女孩37.1%；发病年龄以<3岁较多，尤其是1~2岁幼儿（具体年龄分布情况：0~1岁8.7%；1~2岁40.8%；2~3岁为23.4%；3~4岁为15%；4~5岁为7.5%；>5岁为4.6%）。通过核酸检测得出，肠道病毒71型（EV71）仍是重症手足口病的主要病原（占52.8%），更易出现相关并发症。

二、临床表现

手足口病主要是以手足皮疹而得名，皮疹的表现形式多种多样，不同的病原引起的皮疹特点明显不同，在病原结果不可获得或获得前，可根据皮疹特点进行病原的初步推断。皮疹特点与病原相关，不同的病原引起患儿严重程度及预后不同。邓慧玲等[4]收集了224例以皮肤黏膜大疱性皮疹为表现的手足口病患儿进行分析，这类患儿主要是柯萨奇病毒A6型（CA6）感染（占病原总数的92.4%），其次柯萨奇病毒A16型（CA16）感染（占4.5%），而引起重症手足口病最常见的EV71仅占1.8%。其临床表现主要以大疱或大囊泡样皮疹为主，伴明显痒感，然后皮疹结痂，可出现大片脱皮，但没有色素沉着，部分患儿远期可出现脱甲，无需特殊治疗，1~2个月后可恢复正常。此类患儿预后较好，几乎没有脑炎、心肌炎等严重并发症表现。刘国涛等[5]将柯萨奇病毒A6型与EV71感染所致手足口病的临床特征进行比较得出，其发病高峰不同，但患儿发病年龄及性别分布无差异，CA6所致手足口病更易出现高热，且皮损较EV71所致手足口病严重，以大疱性皮损为主，部分患儿恢复期易出现脱甲，EV71所致手足口病则以斑丘疹为主，基本无脱甲表现，由此可通过发热及皮疹形态进行病原的初步推断。重症手足口病和死亡并发症以无菌性脑膜炎（51.9%）最常见，脑干脑炎（17.5%）、非脑干脑炎（25.3%）、脑脊髓炎（0.4%）、急性弛缓性麻痹（0.1%）、肺水肿/肺出血（0.3%）和心肺功能衰竭（4.6%）[3]。急性弛缓性麻痹也是手足口病一个非常重要的表现，虽然所占比例不高，但可引起患儿残疾、生活质量严重下降，需引起足够重视。杨东月等[6]研究得出，手足口病并发急性弛缓性麻痹的患儿主要表现为单侧或双侧肢体瘫痪，无四肢瘫，且以单侧下肢瘫痪为主（占 38.7%），其次是单侧上肢瘫痪（占 25.8%）；病原 EV71 占 35.5%，CA16 占 3.2%，其他肠道病毒占 61.3%；脑电图主要以患侧肢体运动传导动作电位波幅降低为主，运动纤维传导速度减慢，波幅增宽，电压增大；脑、脊髓 MRI 检查结果提示病变主要集中在脊髓 C2～C7 及 T9 以下节段；所有患儿无死亡病例，但有 7 例需行机械通气，后期随访约 67.7% 的患儿肌力恢复正常，且下肢较上肢更易恢复。及早诊断，尽早康复治疗有助于手足口病所致急性弛缓性麻痹病情恢复。其他还有一些少见的并发症如胰腺炎等，需警惕。Zhang 等[7]报道了 1 例由 EV71 感染所致手足口病患儿并发胰腺炎的病例，该患儿病初即诊断手足口病，未累及神经系统，病程中出现腹痛，伴血、尿淀粉酶升高，腹部 CT 显示胰腺肿胀，胰腺周围有分泌物，且已除外可导致胰腺炎的其他因素，给予对症治疗后好转，1 年后随访无复发。对于有明显腹痛的患儿应当警惕胰腺炎的发生。

三、风险预测及病情评估

持续高热、惊跳、呕吐、呼吸异常、循环功能障碍及血糖升高是判断危重症手足口病的经典指标，但大多受主观因素影响较大，缺乏客观数据支持。EV71 是引起重症及危重症手足口病最常见病原，但赵仕勇等[8]得出对于重症及危重症手足口病患儿病情严重程度与 EV71 病毒载量无关，且病毒载量与患儿性别、年龄、发热持续时间、外周血白细胞数无关，也就是说患儿病情严重程度不能用 EV71 核酸载量进行判定。有些生化指标的变化与手足口病的病情严重程度有关，有望成为手足口病严重程度的预测指标。王美芬等[9]认为手足口病的发生是一个比较复杂的病理生理过程，包括儿茶酚胺风暴、血 - 脑脊液屏障及胃肠道功能屏障的损伤等。随着病情进展，儿茶酚胺（catecholamine，CA）水平逐渐升高，且病情越重，升高越明显，提示儿茶酚胺风暴的形成；病情越重，血清 D- 乳酸越高，提示肠道黏膜的严重损伤；患儿脑损伤越明显，S-100 蛋白（一种酸性 Ca^{2+} 结合蛋白）升高越明显，因此，可用 CA、D- 乳酸和 S-100 蛋白水平含量来评估手足口病患儿病情进展情况。除此以外，手足口病的发生还与机体内细胞因子风暴有着密切的关系，关恒云等[10]采用液相芯片平台检测血清中白介素、γ- 干扰素（IFN-γ）、趋化因子、集落刺激因子、肿瘤坏死因子（TNF）-α 和生长因子六类共 27 种细胞因子水平，除 IL-1β 和碱性成纤维细胞生长因子（FGF-basic）外，其余 25 种细胞因子与重症手足口病的发生有关。其中 IL-1β、IL-7、IL-9、IL-10、IL-13、IL-17、嗜酸粒细胞趋化因子（eotaxin）、IFN-γ 诱导蛋白 -10（IP-10）、血小板衍生生长因子（PDGF-BB）、巨噬细胞炎症蛋白 -1β（MIP-1β）、正常 T 细胞表达和分泌调节活化因子（RNATES）及肿瘤坏死因子 -α（TNF-α）表达水平与 EV71 所致手足口病病情呈中度正相关；IL-2、IL-4、IL-5、IL-6、IL-8、IL-12、IL-15、粒细胞集落刺激因子（G-CSF）、IFN-γ 及巨噬细胞炎症蛋白 - 1α（MCP-1α）等细胞因子与病情轻重呈低度正相关，可以通过检测相应细胞因子以判断患儿病情。除此外，影像学检查对于预后判定有一定的指导意义。Lian 等[11]对 2009—2014 年 412 例严重手足口病患儿进行 MRI 检查得出，这部分患儿中枢神经系统主要累及延髓（16.1%）、脊神经前根（12.4%）、胸段（11.1%）、脑脊髓膜（8.3%）等。对有神经系统体征的患者随访 6 个月至 1 年，约 15.8% 的患儿预后良好。病变累及延髓和脊髓提示患儿预后不良，尤其是累及延髓，预后较差，对这部分患儿应可能密切监测，尽早干预。

四、治疗

轻症手足口病多给予对症治疗后可自愈。重症及危重型手足口病患儿的死亡率高，尤其是出现神经源性肺水肿、肺出血的患儿，死亡率尤其高。常规的治疗为丙种球蛋白、甲泼尼龙、血管活性药物等治疗。近年来有新的疗法用于危重型手足口病治疗，如连续性血液净化等。血液净化是指借助体外循环装置，吸附及清除一些外源性或内源性的毒物，可改善血流动力学。卢秀兰等[12]报道连续性血液滤过治疗重症手足口病心肺衰竭患儿与对照组相比，连续性血液滤过治疗组患儿第3天、第7天、第28天及最终的存活率均更高。生存时间明显长于对照组，两组患儿中位生存天数分别为17天、2天。连续性血液滤过治疗组中，15例血液净化治疗的开始时间在确诊NPE/肺出血后12小时内，其中10例最终存活，而4例在12小时后行血液滤过治疗者最终均死亡，该研究得出连续性血液滤过治疗能明显改善危重型手足口病患儿的预后，且早期治疗可能意义更大。蔡凯乾等[13]对重症手足口病予以血液净化治疗，也得出类似的结论。血液净化治疗后患儿肺功能好转，呼吸、心率、血清IL-6和CRP值明显下降，提示血液灌流能减少体内炎症因子，有利于心肺功能恢复。

五、预防

Li等[14]回顾性分析了603例重度手足口病儿童和1036例轻度手足口病儿童的人口统计学、环境和母乳喂养数据，发现母乳喂养6～12个月可显著降低严重手足口病的风险，因此，建议生后母乳喂养时间>12个月，这将有助于预防重症手足口病的发生。另外一个重要的预防措施是EV71疫苗，目前已在中国上市。Wei等[15]研究得出接种2次Vigoo EV71疫苗，参与者的中和抗体的几何平均滴度在2年的随访期间保持高水平，且没有记录与疫苗有关的严重不良事件。在2年随访期内，EV71疫苗对EV71相关性手足口病预防的总有效率为94.84%，第2年疫苗疗效为100.00%。因此接种EV71疫苗可有效预防EV71所致的手足口病。

（张交生　陈　佳）

参考文献

[1]　张珺茹，蔡源益，王爱，等. 2014年至2016年全国手足口病发病季节高峰的圆形分布分析. 中国医科大学学报，2017，46（6）：524-531.

[2]　Wang C, Cao K, Zhang Y, et al. Different effects of meteorological factors on hand, foot and mouth disease in various climates: a spatial panel data model analysis. BMC Infect Dis, 2016, 16（1）：1-10.

[3]　郑亚明，常昭瑞，廖巧红，等. 手足口病重症病例分析：基于全国手足口病监测试点数据. 中华流行病学杂志，2017，38（6）：759-762.

[4]　邓慧玲，张玉凤，马超峰，等. 以大疱样皮疹为特征的手足口病病原学及临床特点分析. 中华儿科杂志，2015，53（8）：616-620.

［5］ 刘国涛，刘民. 柯萨奇病毒 A 组 6 型与肠道病毒 71 型感染所致手足口病临床特征比较. 国际病毒学杂志，2017，24（2）：127-130.

［6］ 杨东月，戴秀华，田庆玲，等. 手足口病合并急性弛缓性麻痹临床分析. 中国小儿急救医学，2015，22（11）：762-766.

［7］ Zhang YF, Deng HL, Fu J, et al. Pancreatitis in hand-foot-and-mouth disease caused by enterovirus 71. World J Gastroenterol, 2016, 22（6）: 2149-2152.

［8］ 赵仕勇，滕淑，韦翊，等. 肠道病毒 71 型重症手足口病患儿病毒载量与临床特征的相关性研究. 中华急诊医学杂志，2016，25（6）：718-721.

［9］ 王美芬，杜曾庆，甘泉，等. 不同危重程度手足口病患儿儿茶酚胺、S-100 蛋白和 D-乳酸水平变化的研究. 中华传染病杂志，2016，34（5）：302-303.

［10］ 关恒云，黄象娟，杨国操，等. 肠道病毒 71 感染手足口病患者 27 种细胞因子的研究. 中华实验和临床病毒学杂志，2015，29（6）：483-487.

［11］ Lian ZY, Li HH, Zhang B, et al. Neuro-, magnetic resonance imaging in Hand, Foot, and Mouth Disease: finding in 412 patients and prognostic features. J Comput Assist Tomogr, 2017, 41（6）: 861-867.

［12］ 卢秀兰，吴琼，肖政辉，等. 连续性血液滤过治疗重症手足口病心肺衰竭患儿的临床研究. 中国小儿急救医学，2015，22（3）：145-149.

［13］ 蔡凯乾. 段武琼. 罗明海，等. 血液灌流治疗重症手足口病患儿的临床应用. 国际病毒学杂志，2016，23（5）：339-342.

［14］ Li Y, Deng H, Li M, et al.Prolonged breastfeeding is associated with lower risk of severe hand, foot and mouth disease in chinese children. Pediatr Infect Dis J, 2016, 35（3）: 353-355.

［15］ Wei M, Meng F, Wang S, et al. 2-year efficacy, immunogenicity, and safety of vigoo enterovirus 71 vaccine in healthy Chinese children: A randomized open-label study. J Infect Dis, 2017, 215（1）: 56-63.

第四节　猩红热

猩红热（scarlet fever）由 A 组 β 溶血性链球菌（group Aβ hemolytic Streptococcus，GAS）（也称化脓链球菌）引起的急性呼吸道传染病，临床特点为发热、咽峡炎、全身弥漫性鲜红色皮疹和皮疹消退后明显脱屑。少数患者病后可出现变态反应性心、肾、关节损害。人群对本病普遍易感，但以儿童多见。疾病严重患儿会出现明显的不良反应，患儿的心、肾以及其他各方面功能都会受到不利影响。在 20 世纪 40—60 年代是一种严重传染病。

一、流行病学

猩红热具有明显的人群、季节、地区流行特征。对于人群而言，主要以散发为主，以学生、散居儿童和幼托儿童为主。儿童是预防、控制猩红热的重点人群，加强对学校和托幼机构传染病防控措施的落实，加大预防知识的宣传教育，增强广大民众的自我防病意识是预防控制猩红热的关键。郭舫茹等[1]报道北京市石景山区1983—2011年共发生猩红热病例2396例，年平均报道发病率为21.62/10万，病例年龄中位数为6岁，2～10岁儿童占所有病例的95.74%，职业分布以学生和幼托儿童为主，共占全部病例的92.55%。李琳等[2]报道开原市1988—2015年共发生猩红热1039例，平均发病率为6.26/10万。1993年发病率最高达24.93/10万。1995年以后以散发为主，1995—2008年发病率在5/10万以下波动。2009年以后发病率出现上升趋势，波动在2.73/10万～8.41/10万，4～14岁为开原市猩红热高发年龄。张丽红等[3]报道了长春市2004—2012年全市累计发病2627例，年平均发病率为3.93/10万，主要为学生（45.41%）、散居儿童（23.45%）、托幼儿童（27.14%）。发病以学生最多，其次为幼托儿童和散居儿童。从性别而言，男童发病率高于女童。历丹等[4]报道2004—2012年大连市累计报道猩红热6839例，男性4220例，女性2619例，男女性别比为1.61∶1.00；男性发病率为15.21/10万，女性发病率为9.61/10万。梁江明等[5]报道2007—2011年广西壮族自治区猩红热累计发病人数为1156例，发病主要集中在2～7岁年龄段的儿童，男女比例为1.66∶1.00。对于季节而言，春季和冬季是高发季节。马昭君等[6]报道2004—2013年连云港市1194例猩红热患者中，全年均有发病，存在明显的季节性，每年的春季（4—6月）和冬季（10—12月）出现明显的发病高峰。周丽君等[7]报道2014年四川省猩红热病例数为1453，发病时间集中在4—7月和10—12月。但是也有春夏季高发的报道，秦颖等[8]报道2015年1—7月全国共报道猩红热病例43 524例，死亡1例，报道发病率为3.2/10万，报告发病数较2014年同期上升44%，较2011年同期上升2.2%。报告发病率从北到南大致呈梯次降低，报告发病率最高的省份（5/10万以上），除上海外仍集中在长江以北。2015年春夏季猩红热报道发病率达到近10年最高峰。谢清梅等[9]报道2001—2012年平顶山市共报道猩红热病例230例，年均发病率0.3889/10万，5年1个流行周期；高发季节主要集中在冬春季，有2个发病高峰，3—5月和12月。对于地区而言，李琳等[2]报道城市发病率高于农村，与城市人口密度高相关。对于全国而言，2011年之前猩红热发病率呈下降趋势，2011年后又开始有递增趋势存在。杨芬等[10]报道1950—2011年广东省猩红热的发病流行周期波动模式为高发–低发相间，每1周期持续时间为15～20年，2004年以来发病反弹，特别是2011年上升明显。

二、诊断方法

采用常规的分泌物、培养等鉴定A组β溶血性链球菌。杨静等[11]采用以下方法检测病原。①采集咽拭子、伤口炎性分泌物等标本直接划线接种5%～10%羊血琼脂平板进行分离培养，观察菌落形态及溶血现象，涂片观察其形状。②杆菌肽敏感试验：在血琼脂平板上用无菌棉棒将被检菌的肉汤培养物进行涂抹接种后，观察其抑菌环，抑菌环>10 mm，对杆菌肽敏感。③生化鉴定：本菌发酵葡萄糖、麦芽糖、乳糖、蔗糖和水杨素，产酸不产气，不发酵菊糖、阿拉伯糖和棉籽糖。④血清学分群鉴定：采用乳胶凝集试验，挑取2～3个待检菌落转种于含有0.4 ml提取酶的试管中，并使其成乳均匀的菌悬液，置37℃水浴10～15分钟待用。在卡片的相应区域各加1滴A、B、C、D、F或G致敏乳胶，提取酶处理后的菌悬液1滴分别与乳胶液混匀，并轻摇卡片。同时在卡片相应区域加1滴任意1种致敏乳胶悬液混匀，作为阳性对照。2～10分钟内观察结果，结果为A群β溶血性链球菌。也有采用 C 反应蛋白（CRP）和白细胞计数（WBC）联合辅助诊断猩红热。邵俊国等[12]猩红热组 CRP 及 WBC、中性粒细胞百分数明显高于对照组，而淋巴细胞百分比明显低于正常组；猩红热患者 CRP 与 WBC、中性粒细胞百分数呈明显的正相关（$r=0.584$、0.616，$P<0.01$），而与淋巴细胞百分比呈负相关（$r=-0.653$，$P<0.01$）；ROC 曲线确立猩红热患儿 WBC、中性粒细胞百分数、淋巴细胞百分比和 CRP 的最佳截断点分别为 8.5（$\times10^9$/L）、64.45%、25.42% 和 4.65 mg/L，所得联合预测因子 PRE 值为 $-5.999+0.529$WBC$+0.346$CRP，CRP＋WBC 的 ROC 曲线的 AUC 值明显大于二者单一指标。因此，在猩红热临床综合确诊中，联合 CRP 和 WBC 分析指标具有实验室辅助诊断价值。猩红热临床上容易误诊，同时也有一些指标用于辅助鉴别诊断，劳金泉等[13]报道若以 30 mg/L 为界线，超过 30 mg/L 则需考虑猩红热，需继续用抗生素等治疗，动态观察皮疹变化，加强随访，防止并发症出现；若低于 30 mg/L，则应考虑药物过敏、支原体感染、金黄色葡萄球菌感染、皮肤黏膜淋巴结综合征等引起的猩红热样皮疹，尽快完善病因学及病原学检查，以免延误治疗。冯迎军等[14]报道 N 端脑钠肽前体在川崎病与猩红热间有鉴别意义，而 WBC、CRP、红细胞沉降率则无鉴别意义。叶迎宾等[15]报道猩红热组患儿血清类风湿因子和 CRP 的含量明显高于正常对照组，抗链球菌溶血素 O 在两组中的表达相近；根据 ROC 曲线以及敏感度＋特异度取最大值的原则，确立猩红热患儿的抗链球菌溶血素 O、类风湿因子、CRP 的临界值分别是 35.1 U/ml、23.4 U/ml 和 4.65 mg/L。因此，CRP 优于类风湿因子和抗链球菌溶血素 O，在猩红热的诊断、治疗和预后方面具有较高的临床意义。

三、临床研究

张冀等[16]从临床类型上进行了总结，主要分为以下几种。①普通类型，显著特点是发热、咽峡炎及皮疹。发热是体温达 39 ℃，同时伴有一定程度的头痛及全身不适等类似的症状。咽峡炎表现为咽痛、咽部充血及扁桃体肿大等症状。患儿出现了弥漫性充血潮红，肌肤上出现面积大小相同的皮疹，会伴随一点酥痒感。②轻型，目前在临床上很常见，症状较轻，患儿病程较短，然而还会出现综合并发症的可能性，需要特别留意。③中毒型，这种类型非常严重，患儿会出现明显的中毒性心肌炎、中毒性肝炎以及相关的症状，目前在临床医学上非常罕见。④脓毒型，这种类型的疾病主要发生于营养不良的儿童。患儿会出现非常严重的化脓性炎症、坏死及溃疡等症状，甚至有可能导致患儿出现严重的败血症。⑤外科型及产科型，这是一个非常独特的类型，病原菌从患儿的伤口进入患儿的身体，皮疹范围开始扩散，中毒症状比较轻，预后效果良好，基本上不需要对患儿进行隔离。古力尼沙·依明等[17]从皮疹的相关性进行了总结：皮疹面积与温度、外周血白细胞计量呈正相关。聂廷芬[18]提出在疾病前期由于患儿表现趋向轻症化，患儿可能以口角炎、肛周潮红脱屑、手掌脱屑等非特异性表现就诊时，而此时就诊皮肤科由于大多缺少猩红热的主要症状和特征容易造成误诊，需要引起临床医师重视。近年来，由于抗生素的早期使用，临床表现轻症化，控制了病情的进一步发展，但是也有重症病例的发生。邓丽宁等[19]报道 19 例重症的猩红热病例，引起这些重症病例的原因可能与细菌变异、毒力增强有关；也有可能与治疗早期未能选用敏感的抗生素有关。这些重症病例显示青霉素和阿奇霉素耐药率高，而以第三代头孢菌素敏感率最高。因此，建议在未得到药敏结果之前，最好选择敏感率最高的第三代头孢菌素治疗，以防止病情得不到及时控制而加重。同时在病程早期一定要做咽拭子培养和药敏试验，以便指导治疗。临床上猩红热同时也有多种合并症，左琳琳等[20]报道猩红热合并丘疹性荨麻疹；刘文珍等[21]报道猩红热合并水痘；王启荣[22]报道了猩红热合并中耳炎。同时猩红热容易在临床上误诊，尤其是川崎病容易误诊成猩红热[23-24]。临床上也可以见到金黄色葡萄球菌中毒性休克综合征误诊为猩红热[25]及药物疹误诊为猩红热[26]。

四、基础研究

近5年来对猩红热的基础研究不多，徐云龙等[27]报道了具有特定 PFGE 图谱和毒素－基因谱的分别属于 emm12 和 emm1 基因型的不同克隆的 GAS 菌株，引起2起低年龄儿童猩红热的社区暴发，基因分型的研究有利于预测 GAS 疾病的流行分析资料及应对策略。

五、治疗与预防

目前猩红热的治疗除了青霉素和头孢菌素外，多篇文献还报道了中药治疗猩红热，连花清瘟颗粒[28]及凉营清气汤[29]及外用药物佐治猩红热取得了一定的疗效。

（熊小丽）

参考文献

[1] 郭舫茹，何月莹，白云，等. 1983—2011 年北京市石景山猩红热流行特征分析. 疾病监测，2012，27（9）：702-704.

[2] 李琳，韩学智，毛丽红. 1988—2015 年辽宁开原市猩红热流行趋势分析. 公共卫生与预防医学，2016，27（6）：32-34.

[3] 张丽红，姜雪敏，金银花，等. 2004—2012 年长春市猩红热流行病学分析. 中国卫生工程学，2014，13（4）：346-347.

[4] 历丹，张洪轩，刘大鹏，等. 大连市 2004—2012 年猩红热流行病学分析. 华南预防医学，2014，40（1）：57-58.

[5] 梁江明，黄君，曾竣. 广西 2007—2011 年猩红热流行病学分析. 中国热带医学，2012，12（11）：1348-1350.

[6] 马昭君，营亮. 2004—2013 年连云港市猩红热流行的特征. 职业与健康，2015，31（3）：348-350.

[7] 周丽君，吕强，刘磊，等. 2014 年四川省猩红热病例流行病学特征分析. 寄生虫病与感染性疾病，2016，14（1）：23-25.

[8] 秦颖，冯录召，余宏杰，等. 2015 年春夏季全国猩红热疫情流行病学特征分析. 疾病监测，2015，30（12）：1002-1007.

[9] 谢清梅，李宗瑾，李艳艳. 2001—2012 年平顶山市猩红热流行病学特征. 医学动物防制，2014，30（1）：

12-14.

［10］ 杨芬，钟豪杰，洪腾，等. 广东省 1950—2011 年猩红热发病趋势变化及流行特征分析. 华南预防医学，2013，39（1）：1-5.

［11］ 杨静，张蕾. 1 起猩红热疫情的病原学检测. 中国社区医师医学专业，2012，14（299）：286.

［12］ 邵俊国，叶迎宾，黄秀香，等. C-反应蛋白和外周白细胞联合检测辅助诊断猩红热. 现代预防医学，2016，43（15）：2873-2875.

［13］ 劳金泉，黄伟萍，唐柳平，等. hs-CRP 在鉴别猩红热与猩红热样皮疹中的意义. 浙江临床医学，2013，15（2）：224-225.

［14］ 冯迎军，李莹莹. N 端脑钠肽前体在川崎病与猩红热患儿中的对比研究. 社区医学杂志，2016，14（7）：60-61.

［15］ 叶迎宾，武艳，黄秀香，等. ROC 曲线分析风湿 3 项指标在猩红热的诊断评价. 中华医院感染学杂志，2016，26（15）：3559-3561.

［16］ 张冀，安亮，褚云影，等. 50 例小儿猩红热的临床类型及治疗分析. 中国实用医药，2015，10（6）：201-202.

［17］ 古力尼沙·依明，沙比拉·沙比提. 70 例小儿猩红热的临床类型及治疗分析. 医药前沿，2016，6（24）：107-108.

［18］ 聂廷芬. 93 例儿童猩红热临床表现及皮疹特征分析. 河北联合大学学报（医学版），2014，16（2）：216-217.

［19］ 邓丽宁，侯宏波. 重型猩红热 19 例临床分析. 武警后勤学院学报（医学版），2014，23（3）：229-230.

［20］ 左琳琳，李春敬，陈大为. 猩红热合并丘疹性荨麻疹 1 例. 实用医学杂志，2013，29（1）：14.

［21］ 刘文珍，陈玉萍，黄新菊. 猩红热合并水痘 1 例. 中国药业，2012，21（Z2）：319-320.

［22］ 王启荣. 猩红热合并中耳炎 1 例. 医学信息，2012，25（3）：610.

［23］ 杜旭红. 川崎病误诊为猩红热 1 例. 中国中医药现代远程教育，2013，11（3）：139.

［24］ 张风山，张健，王兆荃. 川崎病误诊猩红热 2 例临床分析. 当代医学，2012，18（15）：81.

［25］ 曹莹. 金黄色葡萄球菌 TSS 误诊为猩红热 5 例分析. 中国医药指南，2012，10（9）：234-235.

［26］ 尹力平. 药疹误诊为猩红热 1 例临床分析. 中外医疗，2012，2（20）：93.

［27］ 徐云龙，罗芸，孙亚萍，等. 暴发猩红热病原学检测和分子特征分析. 中国卫生检验杂志，2016，26（4）：553-555.

［28］ 赫延峰. 连花清瘟颗粒佐治儿童猩红热案例. 中国社区医师，2014，30（617）：19.

［29］ 王菊艳. 凉营清气汤加减联合西药干预治疗猩红热临床研究. 四川中医，2015，33（6）：119-121.

第五节　川崎病

川崎病（Kawasaki disease，KD）又称皮肤黏膜淋巴结综合征，是一种以全身中、小动脉炎性病变为主要病理改变的急性、发热、出疹性小儿疾病，好发于 5 岁以下儿童，1967 年由日本川崎富作医师首次报道。本病诊断主要基于临床标准，表现有发热，伴皮疹、黏膜病变和淋巴结肿大等。本病以冠状动脉病变（coronary artery lesion，CAL）最明显，包括冠状动脉扩张和冠状动脉瘤，是影响患儿预后最主要的因素，未经及时正规治疗的患儿中有15%～25%会发生CAL。在欧美国家及日本等发达国家，该病已取代风湿性心脏病成为儿童获得性心血管疾病的首要病因，目前也是我国儿童后天获得性心脏病的首要病因。

一、流行病学

KD在全球60多个国家均有报道，不同地区的流行病学特征有所不同，发病有明显的季节性。在温带地区，冬季和早春高发；在一些亚洲国家，夏季和冬季高发。亚洲人群发病率高，5岁以下儿童发病率在我国各省份及香港特别行政区报道为7.1/100 000～74.0/100 000，在欧美国家和澳大利亚报道为4/100 000～25/100 000，日本、韩国及中国台湾报道为82.8/100 000～255.5/100 000。上海KD研究组于2008—2012年对上海地区KD流行病学和CAL进行第3次调查，回顾性分析了2304例KD患儿临床资料。结果显示，上海地区5岁以下儿童KD平均发病率为30.3/100 000～71.9/100 000，较1998—2007年有所升高，春夏季发病更常见；KD发病年龄范围32天至11.7岁，平均发病年龄2.3岁，15.9%的患儿发展为CAL，低于1998—2002年报道的25.4%[1]。温州地区2005—2015年5岁以下儿童KD平均发病率为40.8/100 000，5岁以下儿童KD发病率呈逐年升高趋势，春夏季发病率高，冬季发病率较低。降雨量与KD发病率成正相关（$r=0.217$，$P<0.05$），气压、风速与KD发病率成负相关（$r=-0.209$、-0.652，$P<0.05$），气温、日照时数与KD发病率相关性不显著（$P>0.05$），提示KD的发病与气象因素具有一定相关性[2]。2001—2013年内蒙古5岁以下儿童KD发病率为（3.55 ± 2.96）/100 000，发病年龄最小49天，最大14岁，春夏季发病更常见，CAL并发症发生率为40.2%，汉族人较蒙古族人更易发生CAL，7月份KD并发CAL的发生率更低[3]。

这些新近的流行病学调查数据反映了我国5岁以下儿童KD发病率呈升高趋势，并且南北地区儿童KD高发病季节相似，但发病率南北地区差异明显，虽然内蒙古儿童KD发病率低于上海和温州，但是CAL发生率却显著高于上海，需要引起重视。

二、临床诊断

KD的诊断主要依靠临床表现，不完全性KD（in-complete Kawasaki disease，iKD）因临床表现不完全而易被漏诊，因此延误治疗，导致CAL发生率较高。王利军等[4]回顾性分析了2002—2010年北京儿童医院收治的1004例KD患儿临床资料，比较31例以发热和颈部淋巴结肿大为首发症状而误诊为淋巴结炎的iKD患儿，与973例典型KD患儿的临床特征。结果显示，iKD患儿平均发热时间显著高于KD患儿[（10.3 ± 5.7）天 vs（7.4 ± 3.6）天，$P<0.05$]；iKD患儿以发热、颈部淋巴结肿大为主要临床表现，其中12.9%伴皮疹、19.3%伴口唇黏膜改变、22.6%伴指端脱皮、32.3%伴结膜充血；iKD患儿的白细胞、C反应蛋白水平显著低于KD患儿（$P<0.05$），白蛋白、乳酸脱氢酶水平高于KD患儿，iKD患儿对静脉注射免疫球蛋白（intravenous immunoglobulin，IVIg）无反应的发生率低

于 KD 患儿（3.6% *vs.* 16.2%，*P*＜0.05）。iKD 患儿冠状动脉扩张、冠状动脉瘤和巨大冠状动脉瘤的发生率均显著高于 KD 患儿，分别为 71.0% *vs.* 28.1%、16.1% *vs.* 4.9% 和 9.7% *vs.* 1.1%（*P*＜0.05）。因此，在临床工作中应对 iKD 提高警惕，对于发热合并淋巴结肿大的患儿应注意与 KD 做鉴别诊断，减少因误诊或漏诊导致 CAL 发生。

KD 临床表现多样，但表现为休克的较少见，2009 年日本学者 Kanegaye 等首次报道 KD 休克综合征（Kawasaki disease shock syndrome，KDSS），之后不断有报道。KDSS 患者在急性期伴有血流动力学不稳定，临床表现有低血压、休克和左心功能不全，炎症指标类似于严重细菌感染。目前认为其机制可能是多因素作用的结果，KD 急性期血管通透性增加导致严重的毛细血管渗漏、心肌功能障碍，炎性细胞因子的释放致血管渗漏加剧，最终导致休克。西方发达国家报道 KDSS 在 KD 患者中的发病率约为 7%，我国台湾地区报道约为 1.45%，我国大陆地区尚缺乏大样本流行病学调查资料。南京儿童医院对 6 年间收治的 21 例 KDSS 患儿的临床特征进行分析，相对于 26 例 KD 患儿，KDSS 患儿年龄更大 [（4.9±2.8）岁 *vs.*（2.7±1.9）岁，*P*＝0.015]、外周血白细胞更高 [（23.9±12.4）×10⁹/L *vs.*（14.8±5.3）×10⁹/L，*P*＝0.002]、中性粒细胞均值更高 [（0.829±0.142）*vs.*（0.716±0.111），*P*＝0.002）、C 反应蛋白更高 [（1096±663）mg/L *vs.*（665±548）mg/L，*P*＝0.044]、白蛋白更低 [（33.4±5.6）g/L *vs.*（39.5±3.4）g/L，*P*＝0.001]、前降钙素原更高、脑利钠肽更高，KDSS 患儿心律失常更常见（23.8% *vs.* 8.3%，*P*＝0.153）、并发冠状动脉扩张更常见（28.5% *vs.* 8.3%，*P*＝0.076），38.1% 的 KDSS 患儿初次就诊未被诊断为 KD[5]。KDSS 发病早期很可能被误诊为脓毒性休克或者中毒性休克综合征，导致延误诊断和治疗，影响预后。因此，临床需要加强对 KDSS 的认识。

三、基础研究

近年来，关于 KD 发病机制研究的焦点越来越多地聚集在基因和免疫方面。自全基因组关联研究（genome-wide association study，GWAS）开始以来，在 KD 易感基因识别方面取得重大进展。目前研究发现的 KD 候选易感基因包括 B 淋巴细胞激酶（B lymphoid kinase，BLK）、*CD40*、Fcγ 受体 Ⅱa 基因 *FCGR2A*、*ITPKC* 等。这些基因位点的蛋白产物具有共同的功能特点，即均参与机体的免疫反应。张媛等[6]报道 *FCGR2A* 基因的单核苷酸多态性（single nucleo-tide polymorphism，SNP）位点（rs1801274）多态性可能与华南地区儿童 KD 易感相关，*A* 等位基因可提高 KD 的患病风险；*BLK* 基因的 SNP 位点（rs2254546）突变与 KD 易感相关，*G* 为高风险基因。中国东南汉族人群中进行的 GWAS 证实，KD 急性期携带 *rs2736340T* 等位基因的患者外周血 BLK 水平显著降低，BLK 低表达可能改变 B 淋巴细胞功能并诱发 KD[7]。Yan 等[8]针对在中国西南人群中已验证与 KD 易感性相关的 5 个遗传位点，通过确定遗传方式区分出高风险与低风险基因型，分析中国人群中这些位点的高风险基因型组合对 KD 的效应，观察到 2 种 2 位点 [HLA（rs2857151）＋*FCGR2A*（rs1801274）与 *CASP3*（rs113420705）＋*BLK*（rs2254 546）] 和 1 种 3 位点组合 [*CASP3*（113420705）＋HLA（rs2857151）＋*CD40*（rs4813003）] 能更显著地影响 KD 发生的风险，提示基因位点可能同时是某些 KD 相关特定基因网络的成员，共同在 KD 发生相关信号通路中发挥作用。

四、治疗

IVIg 联合大剂量阿司匹林用于治疗 KD 的标准方案，临床推荐已有几十年。大剂量阿司匹林用于 KD 急性期治疗具有抗炎、退热、抗血小板凝聚的作用。美国心脏病学会指南推荐大剂量阿司匹林 80～100 mg/（kg·d）用于急性期治疗；日本考虑到药物潜在的肝毒性，推荐应用中等剂量 30～50 mg/（kg·d）。但是，关于阿司匹林的最佳剂量和效果仍然存在争议。广州妇女儿童医学中心 Huang 等[9] 对 910 例 KD 患儿进行回顾性分析，发现中等剂量阿司匹林［30～50 mg/（kg·d）］与低剂量［（3～5 mg/（kg·d）］及不用阿司匹林治疗 KD 相比较，在抗炎作用和降低血小板计数方面无显著的益处，阿司匹林使用剂量与冠状动脉受累无关。该研究结果向传统经典的 KD 急性期标准治疗方案提出挑战，对于临床治疗 KD 推荐合适的阿司匹林剂量及是否需要联合阿司匹林治疗提出了新的思路，为进一步前瞻性、大样本、多中心研究提供了前期研究基础。

关于 IVIg 治疗无反应的 KD 治疗一直是临床关注的问题，目前治疗方法主要有再次应用免疫球蛋白、糖皮质激素治疗，以及应用乌司他丁、氨甲蝶呤（methotrexate，MTX）、环孢素、英夫利西单抗和血浆置换等，以抑制患者严重的炎症反应，但具体治疗方案仍无定论，需要进一步的多中心、前瞻性随访研究对有效性和安全性进行评价。10%～20% 的 KD 患儿在接受首剂 IVIg 治疗 24～48 小时后体温持续或再次超过 38.5 ℃，IVIg 无反应性 KD 患儿出现 CAL 的可能性明显增加。上海儿童医学中心 Wei 等[10] 回顾性分析了 1998—2007 年 1953 例在上海住院的 KD 患儿，IVIg 治疗无反应病例占 6.8%，CAL 发生率为 18.6%，CAL 在 IVIg 治疗无反应组的发生率显著高于 IVIg 治疗反应组（31.3% vs. 17.6%），而且巨大动脉瘤在 IVIg 治疗无反应组的发生率显著高于 IVIg 治疗反应组（6.45% vs. 1.3%）。杨莹等[11] 回顾性收集了重庆医科大学附属儿童医院 IVIg 无反应 KD 住院患儿 143 例，根据再治疗情况分为 IVIg 组（107 例）、激素组（12 例）和 IVIg＋激素组（24 例），并将应用激素者根据激素应用途径分为静脉滴注序贯口服激素组（18 例）和口服激素组（18 例）。IVIg 治疗剂量为 2 g/（kg·d）×1 d 和 1 g/（kg·d）×2 d，静脉滴注甲泼尼龙 1～7.5 mg/（kg·d），一次或分次，根据退热情况改为分次口服泼尼松 1～2 mg（/kg·d），根据退热情况逐渐减量至停药。研究结果显示，IVIg 无反应 KD 患儿再治疗时应用激素或再次 IVIg 无反应后应用激素，与单纯 IVIg 相比，急性期治疗效果相近，均不增加远期 CAL 的发生率；普通剂量口服激素与静脉滴注序贯口服激素临床效果相近，但后者较前者有血栓形成的风险，因此口服激素可能是更好的选择。但是，北京儿童医院对 2331 例 KD 患儿进行的回顾性分析中，CAL 发生率为 36%，其中激素治疗是巨大冠状动脉血管瘤的独立危险因素之一[12]。因此，关于激素治疗 IVIg 无反应 KD 的利益和风险尚需大样本、前瞻性对照研究作进一步评价。

近年来，为了改善 KD 患儿的预后，规范治疗和管理 KD 冠状动脉病变的临床处理受到高度重视。2012 年，在日本、美国关于 KD 合并 CAL 诊断、治疗和长期管理的指南基础上，中华医学会儿科学分会心血管学组、免疫学组及《中华儿科杂志》编辑委员会提出了"川崎病冠状动脉病变的临床处理建议"，制定冠状动脉影、华法林抗凝和冠状动脉旁路移植术等方案在儿科临床应用[13]。复旦大学附属儿科医院刘芳等[14] 对 52 例 KD 合并 CAL 的患儿随访 6 个月至 8 年，其中Ⅲ级 3 例，Ⅳ级 31 例，Ⅴa 级 9 例，Ⅴb 级 9 例，45 例（86%）为巨大冠状动脉瘤或多发性冠状动脉瘤，冠状动脉瘤内血栓发生率为 22%；38 例正规服用阿司匹林及华法林治疗的患儿，服用华法林时调整 INR 在 1.5～2.5 为安全范围，4 例患儿由Ⅳ级恢复为Ⅲ级或Ⅱ级；其余均未显示新的血栓形成或狭窄；9 例 Ⅴb 级患儿中 5 例行冠状动脉旁路移植术，年龄最小的 22 月龄患儿在术中死亡，其余 4 例术后恢复顺利，另 4 例Ⅴb 级患儿中 2 例因严重心功能不全及心肌活性丧失无手术指征。该研究证实，正规抗凝治疗可明显降低 KD 合并 CAL 患儿冠状动脉阻塞发生率，冠状动脉严重病变伴心肌缺血可采用冠状动脉旁路移植术治疗的疗效肯定，值得进一步推广应用。

五、预后

张丽等[15]总结了 48 例确诊 KD 合并巨大冠状动脉瘤（gaint coronary aneurysm，GCAA）患儿的临床特点和转归发现，发病年龄 2 个月至 10 岁，好发于婴儿，占 42%。随访时间（4.0±3.1）年，观察终点年龄 1.5～19 岁，平均（6.8±4.2）岁，发生严重缺血性心肌病 6 例，1 例为单侧 GCAA，5 例为双侧 GCAA，其中死亡 2 例（4.2%）。随访≤1 年组、1～3 年组、3～5 年组和 5～10 年组 GCAA 无明显变化的比例分别为 48%、39%、30%、30%，发生回缩的比例分别为 48%、39%、35%、20%，发生狭窄的比例分别为 4%、22%、35%、50%，随着随访时间延长，发生狭窄的比例明显升高（$P<0.05$）。超声心动图、计算机体层摄影血管造影（computed tomography angiography，CTA）和冠状动脉造影（coronary angiography，CAG）结合应用，对发现冠状动脉血栓、狭窄及闭塞有重要帮助。

（曾 玫）

参考文献

[1] Chen JJ, Ma XJ, Liu F, et al. Shanghai Kawasaki disease research group. Epidemiologic features of Kawasaki disease in Shanghai from 2008 through 2012. Pediatr Infect Dis J, 2016, 35（1）：7-12.

[2] 周爱华，岳亚延，金增游，等. 温州地区气象因素与川崎病发病的相关性. 温州医科大学学报，2016，42（12）：891-895.

[3] Zhang X, Liang Y, Feng W, et al. Epidemiologic survey of Kawasaki disease in Inner Mongolia, China, between 2001 and 2013. Exp Ther Med, 2016, 12（2）：1220-1224.

[4] 王利军，杜忠东，付培培，等. 首诊误诊为淋巴结炎的不完全川崎病的临床特征. 中华实用儿科临床杂志，2015，30（13）：1035-1036.

[5] Ma L, Zhang YY, Yu HG.Clinical manifestations of Kawasaki disease shock syndrome. Clin Pediatr（Phila），2017，[Epub ahead of print].

[6] 张媛，张白杜，刘云锋，等. ABCC4、FCGR2A 及 BLK 基因多态性与华南地区儿童川崎病遗传易感相关性研究. 中华检验医学杂志，2017，40：372-377.

[7] Lou J, Zhong R, Shen N, et al. Systematic confirmation study of GWAS-identified genetic variants for Kawasaki disease in a Chinese population. Sci Rep, 2015, 5：8194.

［8］　Yan YL, Ma YY, Liu YQ, et al. Combined analysis of genome-wide-linked susceptibility loci to Kawasaki disease in Han Chinese. Hum Genet, 2013, 32（6）: 669-680.

［9］　Huang X, Huang P, Zhang L, et al. Is aspirin necessary in the acute phase of Kawasaki disease? J Paediatr Child Health, 2017,［Epub ahead of print］.

［10］　Wei M, Huang M, Chen S, et al. A multicenter study of intravenous immunoglobulin non-response in Kawasaki disease. Pediatr Cardiol, 2015, 36（6）: 1166-1172.

［11］　杨莹, 张静. 激素与静脉丙种球蛋白及其联合应用治疗静脉丙种球蛋白无反应川崎病的回顾性对照研究. 中国循证儿科杂志, 2016, 11（4）: 265-269.

［12］　Zhao CN, Du ZD, Gao LL. Corticosteroid therapy might be associated with the development of coronary aneurysm in children with Kawasaki disease. Chin Med J（Engl）, 2016, 129（8）: 922-928.

［13］　中华医学会儿科学分会心血管学组, 中华医学会儿科学分会免疫学组, 《中华儿科杂志》编辑委员会. 川崎病冠状动脉病变的临床处理建议. 中华儿科杂志, 2012, 50（10）: 746-748.

［14］　刘芳, 赵璐, 吴琳, 等. 基于严重程度临床分级的川崎病冠状动脉病变的治疗和管理评价. 中华儿科杂志, 2015, 53（9）: 690-695.

［15］　张丽, 于明华, 谢小斐, 等. 单中心10年川崎病合并冠状动脉巨大瘤回顾与随访. 中华儿科杂志, 2015, 53（1）: 43-47.

第六节　脊髓灰质炎

脊髓灰质炎（poliomyelitis）是由脊髓灰质炎病毒（poliovirus）引起的急性肠道传染病, 多发生于小儿, 临床表现以发热、上呼吸道症状、肢体疼痛为主, 部分患者可发生急性弛缓性麻痹（acute flaccid paralysis, AFP）并留下后遗症, 一般多感染<5岁儿童, 故俗称"小儿麻痹症"。脊髓灰质炎病毒根据抗原性不同可分为Ⅰ、Ⅱ、Ⅲ型。中国自2000年10月开始进入了维持无脊髓灰质炎时期, 2012年10月, 在新疆输入性疫情最后1例报告病例后整1年, WHO再次宣布我国恢复无脊髓灰质炎状态。

一、流行病学

尽管全球范围内根除脊髓灰质炎的进展显著, 但中国仍面临输入性野生型脊髓灰质炎病毒感染的威胁。Wang 等[1]对中国云南省、西藏自治区及新疆维吾尔自治区这3个边境省份的15岁以下儿童的血清抗脊髓灰质炎病毒抗体进行了检测。该研究对脊髓灰质炎病毒血清型P1、P2和P3均进行了中和抗体检测。在纳入的1360名受试者中, 抗P1、P2和P3的血清抗体阳性人数分别为1220人（89.7%）、1259人（92.6%）和1112人（81.8%）, 而其中有1051人（77.3%）3种血清型病毒抗体均为阳性。在新疆维吾尔自治区, 受试者的血清阳性率最高。3～5岁受试者的血清阳性率最高, 5岁后随着年龄的增长, 人群血清阳性率明显下降。由于免疫力随着年龄的增长而减弱, 未来中国青少年可以考虑使用含有Ⅰ型和Ⅱ型的二价口服脊髓灰质炎疫苗来加强免疫。由于口服脊髓灰质炎病毒活疫苗（liveoral poliovirus vaccine，OPV）采用毒力减弱的脊髓灰质炎病毒株生产，在罕见情况下，其中含有的活病毒可能因自然神经毒力回升而导致疫苗相关麻痹病例（vaccine-associated paralytic poliomyelitis，VAPP）和循环的疫苗衍生病毒（circulating vaccine-derived poliovirus strain，cVDPV）引起的病例，以及免疫缺陷相关疫苗衍生脊髓灰质炎病毒（immunodeficient vaccine-derived poliovirus，iVDPV）引起的病例。Wang等[2]利用AFP病例监测系统报告病例资料和现场调查，分析了中国疫苗衍生脊髓灰质炎病毒的监测情况，2001—2013年，中国共有49例AFP病例从粪便中分离出了VDPV，其中包括15例VDPV病例、15例非脊髓灰质炎AFP病例和19例AFP病例接触者或健康人。中国共报道了3个cVDPV暴发，导致了6例没有口服减毒脊髓灰质炎疫苗的cVDPV病例。在4例iVDPV病例中，最长的病毒排泄时间大约为20个月。此外，云南省还发现了1例从缅甸输入的VDPV病例，患者既往没有口服脊髓灰质炎减毒疫苗。林志强等[3]对福建省2008—2011年AFP病例监测系统报告病例资料进行分析，发现福建省2008—2011年VAPP发生率为0.38/100万剂次～0.75/100万剂次。该研究将除VAPP外的AFP病例均设为对照组，将对照组中60天随访时残留麻痹或粪便检出脊髓灰质炎病毒的AFP病例归为阳性对照组，其余的AFP病例（即无残留麻痹且粪便未检出脊髓灰质炎病毒的AFP病例）归为阴性对照组。VAPP组与阴性对照组的回归分析表明，麻痹时小月龄、首剂服苗和服苗后2～5周麻痹是VAPP的影响因素。麻痹时月龄越小，VAPP危险性越高。服苗后2～5周发生麻痹的儿童，VAPP的可能性为5周以上发生麻痹儿童的51.71倍（95%CI 3.13～854.80）。

二、病毒检测

目前检测方法主要有病毒分离法、血清中和试验（neutralization test，NT）、型内鉴定方法（intratypic diferentiation，ITD）和序列测定分析等。近几年主要用实时荧光定量反转录聚合酶链反应（realtime reverse transcription-polymerasechain reaction，rRT-PCR）方法进行脊髓灰质炎病毒的型内鉴定。李建雄等[4]采用WHO推荐的脊髓灰质炎ITD和VDPV rRT-PCR方法对江西省既往分离的14株脊髓灰质炎毒株和2013年分离的15株脊髓灰质炎毒株进行ITD和VDPVs筛选，并将检测结果与毒株的VP1编码区核苷酸序列测定结果进行比较分析。结果发现，ITD rRT-PCR的实验结果除1株毒株漏检外，其余与毒株的VP1编码区序列测定结果完全相符，VDPV rRT-PCR的结果与VP1编码区序列测定结果不完全相符，共有14株Ⅱ型脊髓灰质炎病毒疫苗类似株被错判为VDPV株，11株Ⅲ型VDPV株错判为疫苗类似株。故该研究认为对脊髓灰质炎型内进行rRT-PCR鉴定的方法可以替代中和试验的常规检测方法，但不能完全取代测序技术用于脊髓灰质炎VDPV的鉴定。

三、临床研究

不同脊髓灰质炎患者的临床表现可有很大不同，从无症状感染到严重瘫痪甚至死亡。免疫缺陷患者，尤其是B淋巴细胞免疫缺陷患者，可能引起iVDPV。Li等[5]对原发性免疫缺陷病（primary immuno-deficiency disease，PID）患者体内脊髓灰质炎病毒的排泄进行了研究，该研究从2008—2013

年在孟加拉国、中国、伊朗、菲律宾、俄罗斯、斯里兰卡和突尼斯，共收集了 562 例 PID 病例。研究发现其中 17 例（3%）的粪便分离出脊髓灰质炎病毒，其中 2 例的粪便中分离出 iVDPV。该研究中 PID 病例的脊髓灰质炎病毒持续排泄时间为 1～8 个月。其中 1 个病例的排毒时间超过 6 个月。研究期间未出现瘫痪病例。可见，即使在原发性免疫缺陷病的个体中，长期排泄脊髓灰质炎病毒者也是少见。但因缺乏瘫痪表现，被 AFP 监测系统遗漏的慢性病毒排泄者仍对全球彻底消除脊髓灰质炎构成威胁。因此建议我国完善对 PID 患者的脊髓灰质炎病毒监测机制。

四、基础研究

很多学者针对脊髓灰质炎病毒的基因进行分析，以期为防治找到理论依据。Liu 等[6]从基因库中获得 100 株脊髓灰质炎病毒的基因序列，为了确定病毒株之间的进化关系，比较和分析了完整的脊髓灰质炎病毒基因组序列和 VP1 区，发现脊髓灰质炎病毒的遗传进化关系序列在很大程度上由 VP1 蛋白决定，位于系谱树同一分支的脊髓灰质炎病毒株包含相同的突变点和突变类型。

五、治疗与预防

对脊髓灰质炎尚无特异性抗病毒治疗药。对恢复期和后遗症期的病例，应根据病情采取综合性康复治疗措施。在已经没有脊髓灰质炎病例发生的今天，脊髓灰质炎的预防措施主要是普遍的、严格的疫苗接种。鉴于Ⅰ+Ⅱ+Ⅲ型三价 OPV（trivalent OPV，tOPV）的Ⅱ型病毒组成成分会在无 WPVH 的环境中给人类带来风险，中国自 2016 年 5 月后，常规免疫和免疫加强活动中以Ⅰ+Ⅲ型二价 OPV（bivalent OPV，bOPV）替代 tOPV。脊髓灰质炎疫苗接种程序为 2 月龄接种 1 剂脊髓灰质炎灭活疫苗（inactivated poliovirus vaccine，IPV），3 月龄、4 月龄、4 周岁各接种 1 剂脊髓灰质炎减毒活疫苗。

1. 后遗症治疗　Wang 等[7]对脊髓灰质炎后远端股骨骨折的患者应用加压锁定钢板的治疗结果进行了回顾性分析，该研究对 19 例脊髓灰质炎后患者（平均手术年龄 49 岁）的病例资料进行回顾分析，患者术后每次复诊均进行 X 线检查，了解骨折愈合情况。19 例患者中有 16 例股骨骨折发生在脊髓灰质炎原有的患肢。该研究发现此手术平均持续时间为 86 分钟，平均失血量为 120 ml。所有患者骨折均愈合（平均 4 个月），但有 1 例骨折愈合延迟。在术后 2 年的最后一次随访中，膝盖弯曲的平均范围是 105°（正常范围为 90°～130°），平均特殊手术评分得分 76 分（正常范围为 60～93 分）。没有出现骨折不愈合、切口植入或其他并发症的病例。所以加压锁定钢板可以为脊髓灰质炎后远端股骨骨折提供稳定的固定，可以促进骨性愈合并维持良好的功能，但可能会出现骨折延迟愈合。

2. 脊髓灰质炎疫苗　张朱佳子等[8]对 IPV 和 OPV 不同序贯免疫程序基础免疫的安全性进行了分析。该研究选择 2009—2011 年在北京居住的 2 月龄（60～89 天）婴儿，分为 1 剂 IPV 和 2 剂 OPV 序贯（I-O-O）、2 剂 IPV 和 1 剂 OPV 序贯（I-I-O）、IPV 全程（I-I-I）、OPV 全程（O-O-O）4 个观察组，分别在 2、3、4 月龄时接种疫苗，收集每次接种后全身和局部不良反应发生情况，计算不良反应发生率。最终观察 1492 人次。结果发现，I-O-O 组、I-I-O 组、I-I-I 组和 O-O-O 组总不良反应发生率分别为 21.5%、17.7%、20.1% 和 17.7%，差异无统计学意义。故该研究认为 IPV 全程及 IPV/OPV 序贯免疫程序与口服 3 剂 OPV 一样具有较好的安全性。Li 等[9]则对不同序贯方案的免疫效果进行Ⅳ期临床试验，该研究选择出生时足月，出生体重＞2.5 kg 的健康中国婴儿作为研究对象，进行随机分组，分别在 2、3、4 月龄时接种疫苗，A 组接种疫苗为 IPV-OPV-OPV（I-O-O），B 组为 IPV-IPV-OPV（I-I-O），C 组为 OPV-OPV-OPV（O-O-O），检测免疫接种前、接种 3 剂疫苗后 1 个月和 14 个月后的血清中脊髓灰质炎病毒中和抗体滴度。结果发现，接种 3 剂疫苗后 1 个月时进行检测，＞99% 的受试者中，抗Ⅰ型、抗Ⅱ型、抗Ⅲ型脊髓灰质炎病毒中和抗体的滴度均≥1：8，3 组间的抗体滴度和血清阳性转化率无显著差别。虽然在接种后 14 个月时检测到的各组血清几何平均抗体滴度均较前有下降，但此时几乎所有的受试者血清各型中和抗体滴度仍≥1：8。该研究证实采用 I-O-O 或 I-I-O 序贯免疫程序与口服 3 剂 OPV 一样具有较好的免疫原性。Qiu 等[10]报道了Ⅰ型和Ⅲ型二价口服减毒脊髓灰质炎疫苗免疫原性和安全性的临床研究。他们将 600 名健康足月儿童纳入试验，随机分为 6 组，6 组接受不同的脊髓灰质炎疫苗免疫接种程序，分别为 cIPV-bOPV-bOPV（I-B-B）组、cIPV-tOPV-tOPV（I-T-T）组、cIPV-cIPV-bOPV（I-I-B）组、cIPV-cIPV-tOPV（I-I-T）组、cIPV-cIPV-cIPV（I-I-I）组和 tOPV-tOPV-tOPV（T-T-T）组。分析发现，对于Ⅰ型和Ⅲ型脊髓灰质炎病毒，各组间的血清阳性转换率和血清阳性率的差异无统计学意义。但 I-I-B 和 I-B-B 组产生的抗 PV1 和 PV3 的抗体滴度均高于 T-T-T 组、I-T-T 组和 I-I-T 组。对 I-B-B 和 I-T-T 组之间的血清阳性转化率差异进行非劣性分析，两组Ⅰ型和Ⅲ型脊髓灰质炎病毒血清阳性转化率的差值均低于预设的 95% 可信区间的下限。在研究期间提供的所有疫苗都有很好的耐受性，没有与疫苗相关的严重不良事件发生。该研究证实了 1 剂或 2 剂 IPV 后序贯使用 bOPV 的免疫接种程序的安全性和免疫原性并不劣于 tOPV。另外，任思思等[11]对吸附无细胞百白破灭活脊髓灰质炎和 b 型流感嗜血杆菌联合疫苗的安全性和免疫原性也进行了 Meta 分析，分析显示 DTaP-IPV/Hib 五联疫苗对百日咳类毒素（pertussis toxoid，PT）产生较高的血清保护性抗体水平，差异具有统计学意义。虽然抗百日咳抗体、抗Ⅰ型脊髓灰质炎抗体和抗Ⅲ型脊髓灰质炎抗体的抗体滴度水平在 DTaP-IPV/Hib 联合疫苗中均高于单种疫苗，但差异均无统计学意义。研究还发现抗 b 型流感嗜血杆菌荚膜多糖抗体的水平在 DTaP–IPV/Hib 五联疫苗较低。安全性分析结果显示，红肿和触痛在五联疫苗中发生率较低，但是肿胀发生率较高。

（陈素清　吴沛霖）

参考文献

［1］ Wang H, Cui H, Ding Z, et al. Seroprevalence of antipolio antibodies among children＜15 years of age in border provinces in China. Clin Vaccine Immunol, 2013, 20（7）: 1070-1075.

［2］ Wang HB, Luo HM, Li L, et al. Vaccine-derived poliovirus surveillance in China during 2001-2013: the potential challenge for maintaining polio free status. BMC Infect Dis, 2017, 17（1）: 742.

［3］ 林志强，吴瑞红，吴江南，等. 福建省 2008—2011 年疫苗相关麻痹型脊髓灰质炎发生率及其影响因素研究. 中华流行病学杂志, 2013, 34（4）: 413-414.

［4］ 李建雄，熊英，施勇，等. rrt-pcr 法在脊髓灰质炎病毒型内鉴定中的应用. 中国卫生检验杂志, 2015, 25

（15）：2502-2504.

［5］ Li L, Ivanova O, Driss N, et al. Poliovirus excretion among persons with primary immune deficiency disorders: summary of a seven-country study series. J Infect Dis, 2014, 210 Suppl 1：S368-S372.

［6］ Liu Y, Ma T, Liu J, et al. Bioinformatics analysis and genetic diversity of the poliovirus. J Med Microbiol, 2014, 63（Pt 12）：1724-1731.

［7］ Wang WJ, Shi HF, Chen DY, et al. Distal femoral fractures in post-poliomyelitis patients treated with locking compression plates. Orthop Surg, 2013, 5（2）：118-123.

［8］ 张朱佳子，李娟，王海红，等. 脊髓灰质炎灭活疫苗和减毒活疫苗不同序贯免疫程序基础免疫安全性观察. 中华预防医学杂志，2013，47（10）：910-915.

［9］ Li RC, Li CG, Wang HB, et al. Immunogenicity of Two Different Sequential Schedules of Inactivated Polio Vaccine Followed by Oral Polio Vaccine Versus Oral Polio Vaccine Alone in Healthy Infants in China. J Pediatric Infect Dis Soc, 2016, 5（3）：287-296.

［10］ Qiu J, Yang Y, Huang L, et al. Immunogenicity and safety evaluation of bivalent types 1 and 3 oral poliovirus vaccine by comparing different poliomyelitis vaccination schedules in China: A randomized controlled non-inferiority clinical trial. Hum Vaccin Immunother, 2017, 13（6）：1-10.

［11］ 任思思，王栋芳，钟朝晖. 吸附无细胞百白破灭活脊髓灰质炎和b型流感嗜血杆菌（结合）联合疫苗的安全性和免疫原性的meta分析. 临床儿科杂志，2014，32（3）：271-277.

第七节　百日咳

百日咳是由百日咳鲍特菌引起的具有高度传染性的急性呼吸道疾病，临床表现主要为无法控制的阵发性痉挛性咳嗽，咳嗽终末伴高音调"鸡鸣"样回声。该病病程长，可迁延2～3个月。

一、流行病学

自百白破联合疫苗问世以来，百日咳在世界范围内得到了有效控制，但近年来，全球百日咳发病再次出现上升趋势，即使是在疫苗覆盖率较高的澳大利亚、法国、英国、美国等经济发达国家，也屡有局部暴发或流行的报道，此现象被称为百日咳重现，初生婴儿仍然是最易感人群。近年来，百日咳发病率在我国一些地区出现反弹。邓青等[1]对国家疾病监测信息报告管理系统报告的百日咳病例数据进行分析，发现湖北地区2005—2009年报告发病率从0.163/100 000降至0.047/100 000，至2015年发病率升至0.217/100 000。王骏等[2]采用描述流行病学方法对2001—2011年杭州市百日咳流行情况进行分析，发现2006年发病率最低，为0.16/100 000，2008年及2011年发病率为0.64/100 000，较前显著升高。从发病季节分析，3—8月份报告病例占全年的79.57%，3月份起逐渐增多，9月份开始明显下降。窦聪等[3]对2012—2014年百日咳患儿进行研究，发现2012年百日咳感染人群中<6岁儿童占68%～80%，2014年6岁以上人群比例有明显增加趋势，>14岁的百日咳感染比例明显增加。百日咳确诊病例呈逐年上升趋势，夏秋季节较多，而冬春季节较少。与疫苗接种前不同，百日咳易感人群也在发生变化，当前的百日咳病例主要为 1 岁内婴幼儿及成年人，而青少年和成年人的发病逐渐引起研究人员的重视。黄海涛等[4]发现，2005—2014 年天津市共诊断百日咳 882 例，其中成年人 252 例，占总发病人数的 28.57%，成年人百日咳发病水平呈上升趋势，2009 年为 5.26%，2013 年则上升至 44.69%，具有家庭内聚集性发病的传播特征，成年人向幼儿传播占 77.78%，为百日咳家庭聚集性发病的主要传播模式。成年人百日咳病例已经成为重要的交叉传染源。Zhang 等[5]对社区群体的百日咳免疫水平进行研究，发现 41~76 岁组抗体阳性率最高，达到 57.00% 以上，而 4~12 岁组抗体阳性率最低，为 28.77%，差异有统计学意义，提示青少年、成年人具有较高的百日咳鲍特菌自然感染率。Xu 等[6]对 1080 份健康人群血清标本进行分析，发现 PT-IgG 滴度在 41~60 岁组较高，FHA-IgG 抗体滴度在 ≥61 岁组最高，同样提示成人有较高的自然感染率。

二、诊断方法

常用方法包括百日咳鲍特菌培养、血清 PT-IgG 检测及 PCR 检测技术。细菌培养具有较高特异性，但其敏感度受到多种因素影响，如疾病的病程、抗菌药物的使用、标本采集的质量及培养技术等。血清学检查可早期诊断，但需要考虑患儿免疫状态、年龄等因素对结果的影响，目前应用较为敏感准确的方法是 PCR。不同检测方法在疾病不同阶段敏感度有所不同。王增国等[7]对 148 例<1 岁的临床疑似百日咳患儿进行研究，采用分离培养、IS481 PCR 及 PT-IgG 检测百日咳鲍特菌感染，100 例患儿最终确诊为百日咳，其中仅 3 例百日咳鲍特菌分离培养阳性，88 例 IS481 PCR 阳性，34 例 PT-IgG 阳性。建议处于不同病程的患儿采用不同的检测方法，在发病早期采用 PCR 确定，发病超过 3 周的采用 IgG 检测方法，从而提高疾病的诊断率。目前许多国家已将百日咳鲍特菌特异性 PCR、单份血清 PT-IgG 检测列为百日咳实验室诊断标准的方法。由于百日咳患者易合并其他病原感染，杨思园等[8]对 120 例呼吸道感染疾病患者的鼻咽拭子进行了巢式 PCR 检测，所检测的病原覆盖了腺病毒、冠状病毒（HKU1 型、NL63 型、229E 型、OC43 型）、人类偏肺病毒、甲型流感病毒（H1 亚型、H1-2009 亚型、H3 亚型）、乙型流感病毒、副流感病毒（Ⅰ型、Ⅱ型、Ⅲ型、Ⅳ型）、呼吸道合胞病毒、百日咳鲍特菌、肺炎衣原体和肺炎支原体、人鼻病毒/肠病毒等。结果显示 120 份样本中 2 种以上病原阳性样本检出 22 份（18.33%），其中 19 份标本检出 2 种病原，2 份标本检出 3 种病原，1 份标本检出 4 种病原。以百日咳鲍特菌混合人鼻病毒/肠病毒的阳性检出率最高，为 22.73%。自动巢式多重 PCR 系统具有快速、灵敏度高、特异性强的特点，为呼吸道病原的快速诊断提供了良好的实验室依据。

三、临床研究

百日咳临床表现主要为阵发性、痉挛性咳嗽和高调鸡鸣样回声，直至咳出较多黏稠痰液，日轻夜重，痉挛性咳嗽时患儿常颜面潮红，口唇发绀。不同年龄临床表现有所差异，小婴儿发作时可能只有呼吸暂停、发绀，而没有高调鸡鸣样回声。李晓文等[9]对 29 例新生儿百日咳进行研究，患儿全部表现为阵发性咳嗽，75.9% 的患儿有呕吐，55.2% 患儿表现为痉挛性咳嗽伴发绀，仅 7 例有鸡鸣样回声，占 24.1%，故即使临床没有典型的痉挛性咳嗽和鸡鸣样尾音，也不能完全除外新生儿百日咳。胡云鸽等[10]发现<3月龄的百日咳患儿阵发性发绀、呼吸暂停、窒息发生率高，更易并发重症肺炎、呼吸衰竭、肺实变、百日咳脑病等严重并发症。不同免疫状态患儿临床表现也不相同，与接种疫苗的儿童相比，未进行免疫的患儿更易并发严重合并症，发绀、呼吸暂停、窒息、百日咳脑病、心力衰竭、肺动脉高压等严重病例仅见于未免疫组。两组间差异有统计学意义。百日咳患儿易合并其他病原体感染，黄辉等[11]对195例疑似百日咳患儿进行了百日咳鲍特菌核酸检测，共有80例患儿确诊为百日咳，其中66例进行呼吸道7种病原检测，阳性者9例（13.6%），其中7例合并副流感Ⅲ型病毒感染，1例合并腺病毒感染，1例合并流感病毒A感染。合并副流感Ⅲ型病毒感染的患儿临床症状重，出现咳嗽后发绀、呼吸困难、肺炎等情况。提示对于百日咳患儿同时进行呼吸道病原检测有利于疾病的临床诊断并可指导用药。百日咳脑病是百日咳少见的并发症，常可导致严重的后果，许美等[12]对8例百日咳合并脑病的患儿进行研究，发现其在同期百日咳患儿中的发生率为0.92%，发病年龄为20～78天，患儿均有阵发性或痉挛性咳嗽，脑病发生在咳嗽开始的第6～29天，所有患儿都有惊厥发作，表现为意识丧失、双眼凝视、四肢强直。6例患儿行脑脊液检查，脑脊液白细胞计数均在正常范围，4例患儿脑脊液蛋白轻度升高。8例合并脑病的百日咳患儿均未接种百白破联合疫苗，而同一时期深圳市儿童医院收治的接种过疫苗的百日咳患儿中无1例脑病发生，推测疫苗对合并脑病的重症百日咳的发生有一定预防作用。

四、基础研究

为了加强百日咳防控，很多学者对百日咳鲍特菌流行菌株的基因组变异特点和分子流行趋势进行研究，徐颖华等[13]应用百日咳鲍特菌等位基因分型法和多位点可变数量串联重复序列分析法分析百日咳鲍特菌基因多态性，并结合百日咳黏附素（pertactin，Prn）、气管黏附因子（tracheal colonization factor，tcfA）和百日咳毒素基因上游启动子区域（pertussi toxin promoter region，ptxP）等位基因序列分析法对国内部分地区分离的百日咳鲍特菌菌株进行多态性分析，发现菌株的基因型以Prn1/ptxP1/tcfA2型为主，含Prn2或Prn3的菌株较少，提示在中国目前流行菌株的主要基因型（Prn1/ptxP1/tcfA2）与欧洲的PFGE型不同。Yang等[14]对20世纪70年代、2000—2008年、2013—2014年3个时期的124个百日咳鲍特菌株进行研究，应用多位点序列分型方法进行分型，并检测了药敏情况及毒力相关基因。研究发现2000—2008年、2013—2014年为百日咳杆菌ST2，而20世纪70年代为百日咳杆菌ST1，PtxA2/ptxC1/ptxP1/prn1/fim2-1/fim3-1/tcfA2是70年代的基因型。在21世纪初及2013—2014年基因型以ptxA1/ptxC1/ptxP1/prn1/fim2-1/fim3-1/tcfA2为主。共发现9株含ptxP3，毒力较强，均为21世纪以后检测到。所有菌株对左氧氟沙星、磺胺甲基异噁唑、甲氧苄胺嘧啶、四环素敏感。20世纪70年代及2000—2008年分离的菌株均对大环内酯类抗生素敏感，而2013—2014年分离的菌株有91.9%对其耐药。对红霉素耐药的菌株在 *23S-rRNA* 基因发生了A2047G的突变。Xu等[15]采用多位点可变数串联重复序列分析对1950—2007年我国115株临床分离株进行了鉴定。对46种不同的百日咳鲍特菌MTs进行了鉴定，其中13种为新的MTs。用最小生成树进行的分析表明，不同时期的MTs存在明显差异，表明我国百日咳鲍特菌MTs随时间的推移发生了动态变化。

五、治疗与预防

百日咳治疗首选大环内酯类抗生素，如红霉素、阿奇霉素、罗红霉素或克拉霉素等，疗效与用药早晚有关。卡他期应用抗生素可以减轻甚至不发生痉挛性咳嗽；进入痉挛性咳嗽期后应用，可以缩短排菌期及预防继发感染。对症治疗的药物主要包括糖皮质激素、支气管舒张药、抗组胺药和白三烯受体拮抗药等。必要时使用镇静药物，可减少患儿因恐惧、烦躁而引发的痉咳，同时保证睡眠质量。任小梅[16]报道96例百日咳患儿，采用红霉素联合哌拉西林他唑巴坦静脉滴注，对青霉素过敏者，给予头孢他啶联合红霉素，3例因不能耐受红霉素所致的胃肠道反应或静脉炎换用阿奇霉素；10例因效果欠佳换用亚胺培南西司他丁钠静脉滴注；1例并发百日咳脑病，加用美罗培南静脉滴注，联合特布他林雾化吸入，给予对症支持治疗，取得较好疗效。黄建琼等[17]对142例百日咳患儿进行研究，所有患儿进行呼吸道隔离，给予红霉素静脉滴注或阿奇霉素口服，对53例疑似合并细菌感染者给予头孢菌素或青霉素抗感染治疗，8例有咳嗽、喘息合并发绀、憋气者给予激素治疗，其他对症支持治疗包括给氧、拍背、吸痰、镇静、理疗等，所有患儿均好转出院。百日咳是可通过疫苗接种进行预防的疾病之一，基础免疫的进一步推行，使得疫苗接种覆盖率大大提高，在很大程度上降低了百日咳的发病。WHO推荐全球所有儿童都应接种百日咳疫苗，所有国家都应争取在6~8周龄及时接种，且至少3剂合格百日咳疫苗的高覆盖率（≥90%）。目前常用的百日咳疫苗分为3种，分别为全细胞疫苗、无细胞疫苗和基因工程疫苗。全细胞百日咳疫苗是将细菌大量培养后再杀菌灭活，成为无传染性但有免疫原性的百日咳全菌体，常见不良反应包括注射部位红晕、肿胀疼痛等局部反应和发热、烦躁、嗜睡等全身反应。无细胞百日咳疫苗是应用纯化工艺，提取细菌中具有免疫原性的抗原成分，去除引起不良反应的毒性物质。接种无细胞百日咳疫苗后不良反应的严重程度和发生率均远远低于全细胞百日咳疫苗。但目前无细胞百日咳疫苗的生产与质量控制仍存在一些问题，突出问题是保护效力很难评价和比较。吴默秀等[18]分析百白破疫苗疑似接种异常反应（adverse event following immunization，AEFI），发现厦门市6个区中，1岁年龄组报告病例最多，其次为0岁组，随着年龄上升，报告例数逐渐减少。加强免疫剂次的AEFI报告发生率最高。百白破疫苗的报告发生率高于无细胞百白破疫苗，吸附性无细胞百白破＋HIB＋IPV联合疫苗AEFI报告发生率为79.1/10万，高于无细胞百白破疫苗，提示五联疫苗替代无细胞百白破疫苗不能降低AEFI报告发生率。从免疫程序来看，目前我国推荐的百日咳疫苗免疫程序为3~5月龄基础免疫接种3剂，8~24月龄加强免疫1剂。钱晓华等[19]对中小学生214人，健康成年人85人和孕妇24人进行百日咳血清学检测，发现人群百日咳全抗体阳性率为37.15%，中小学生抗体阳性率为26.64%，孕妇为41.67%，成年人为62.35%，社区人群百日咳抗体水平明显高于孕妇和中小学生，提示现行百日咳疫苗免疫程序对人群持久的保护作用不够。王志刚等[20]对1350名健康居民进行百日咳IgG抗体检测，发现百日咳抗体阳性率为36.52%，抗体浓度随年龄增长而升高，百日咳抗体浓度≥100 U/ml人群主要集中在8~36岁之间各年龄组。按照公式推算，温州市≥3岁健康人群百日咳感染率为49.30%，可能与青少年及成年人自然感染百日咳杆菌有关。重视儿童预防接种的同时，成人的免疫接种也不容忽视。百日咳疫苗不能产生终身免疫，尽管儿童计划免疫的覆盖率很高，但该病仍在流行，且其在青少年和成年人中的感染并不少见，但青少年及成年人症状不典型或轻微，容易造成忽视或误诊，导致疾病的传播。世界上很多国家进行了百日咳疫苗免疫程序的修订，推荐在青少年和成年人群体中加强百日咳疫苗免疫接种，这不仅可降低人群的感染率，同时可减少其传播，特别是成年人向婴幼儿的传播。百日咳疫苗加强免疫程序的修订、新型疫苗的研究生产与使用等环节还需要更多疫苗研究者的不断努力。

（王晓明　付海燕）

参考文献

［1］ 邓青，张迟，王晓南，等. 2005—2015 年湖北省百日咳流行病学特征分析. 中国儿童保健杂志，2016，24（12）：1315-1318.

［2］ 王骏，许二萍，刘仕俊，等. 杭州市 2005—2011 年百日咳流行特征. 浙江预防医学，2012，24（11）：33-34.

［3］ 窦聪，刘奉琴，郭春艳，等. 2012 年至 2014 年百日咳流行特征及住院患者临床特点分析. 中华实用儿科临床杂志，2016，31（20）：1559-1562.

［4］ 黄海涛，高志刚，刘勇，等. 天津市 2005—2014 年成年人百日咳流行特征及相关因素分析. 中华流行病学杂志，2016，37（5）：678-681.

［5］ Zhang Y, Huang H, Gao Z, et al. A sera-epidemiological study on pertussis immunity levels among community populations and an analysis of the underlying factors in Tianjin China. Vaccine, 2015, 33（51）：7183-7187.

［6］ Xu Y, Wang L, Xu J, et al. Seroprevalence of pertussis in China: need to improve vaccination strategies. Hum Vaccin Immunother, 2014, 10（1）：192-198.

［7］ 王增国，杨杨，刘莹，等. 百日咳实验室诊断方法的应用分析与比较. 中华流行病学杂志，2013，34（10）：1010-1012.

［8］ 杨思园，于凤婷，马成杰，等. 自动巢式多重 PCR 系统在呼吸道感染病例中快速检测呼吸道病原体的应用. 国际病毒学杂志，2017，24（3）：166-170.

［9］ 李晓文，王雪秋，李禄全. 新生儿百日咳临床特征. 临床儿科杂志，2017，35（3）：170-172.

［10］ 胡云鸽，刘泉波. 儿童百日咳 247 例临床特点及重症百日咳危险因素分析. 中华儿科杂志，2015，53（9）：684-689.

［11］ 黄辉，邓莉，肖飞，等. 儿童百日咳发病特点及诊断中联合呼吸道病毒检测的临床意义分析. 中华儿科杂志，2017，55（8）：580-585.

［12］ 许美，王红梅，雷炎玲，等. 百日咳脑病患儿八例临床分析. 中华传染病杂志，2017，35（7）：425-427.

［13］ 徐颖华，卫辰，王丽婵，等. 百日咳鲍特菌基因组多态性分析. 国际检验医学杂志，2012，34（22）：2691-2694.

［14］ Yang Y, Yao K, Ma X, et al. Variation in Bordetella pertussis Susceptibility to Erythromycin and Virulence-Related Genotype Changes in China（1970-2014）. PLoS One, 2015, 10（9）：e138941.

［15］ Xu YH, Zhang L, Tan Y, et al. Genetic diversity and population dynamics of Bordetella pertussis in China between 1950-2007. Vaccine, 2015, 33（46）：6327-6331

［16］任小梅. 儿童百日咳 96 例发病特点及临床特征分析. 山东医药，2016，56（34）：79-81.

［17］黄建琼，马卓娅，郑跃杰，等. 婴幼儿百日咳的临床特征. 中华实用儿科临床杂志，2014，29（22）：1724-1727.

［18］吴默秀，李锦阳，池益强，等. 2012—2014 年厦门市百白破疫苗接种后异常反应监测分析. 现代预防医学，2016，43（12）：2244-2246，2258.

［19］钱晓华，汤素文，张莉，等. 上海市虹口区中小学生和成人百日咳抗体水平监测. 上海预防医学，2017，29（7）：533-537.

［20］王志刚，林献丹，杨晓霞，等. 温州市健康人群百日咳和白喉抗体水平调查. 浙江预防医学，2016，28（6）：565-569，573.

第八节　白喉

白喉（diphtheria）是由产生毒素的白喉杆菌所引起的一种急性呼吸道传染病，以发热、咽痛、鼻塞、声音嘶哑、犬吠样咳嗽，鼻、咽、喉部有不易剥落的灰白色假膜，剥落时易出血等为特征。白喉可分为 4 种类型，其发生率由高到低依次为咽白喉、喉白喉、鼻白喉和其他部位的白喉。成年人和年长儿童以咽白喉居多，其他类型的白喉较多见于幼儿。

一、流行病学

人类是白喉杆菌的唯一宿主，白喉杆菌通过呼吸道飞沫和接触皮肤破损部位的分泌物传播。人对白喉杆菌普遍易感，成年人可通过隐性感染而获得免疫力[1]。在未被治疗的人群中，感染后 2～6 周白喉杆菌仍可以存在鼻、咽、眼的分泌物及皮肤破损处。运用合适的抗菌药治疗的患者通常仅在 4 天内具有传染性。在白喉流行区域旅游的人群或者与感染者密切接触的人群具有较高的发病风险。部分罕见的传播途径是由于接触污染物、未加工的牛奶或乳制品导致。严重病例常见于未免疫接种或接种不充分的人群，充分免疫接种的人群可以是无症状的携带者或者仅有轻微咽痛症状。20 世纪 90 年代，白喉在苏联的新独立国家流行，病死率高达 3%～23%。在儿童接种白喉杆菌类毒素免疫覆盖未达标的国家，如非洲、拉丁美洲、亚洲、中东和欧洲部分国家仍然有白喉地方流行。而我国婴幼儿及学龄前儿童普遍进行了预防接种，儿童白喉发病率显著下降，大部分地区已连续多年无白喉病例报道，达到了控制发病以致基本消除白喉的水平[2]。

二、临床表现

梅海军[3] 报道鼻、喉、气管受侵害的白喉病患者 20 例，患者年龄最大 12 岁，最小 4 岁。这 20 例患者均有不同程度体温升高，以及颈淋巴结肿大、水肿，全身中毒症状较重。8 例患者由局限型和播散型发展到中毒型并出现呼吸急促、唇发绀、血压下降等症状。张英[4] 报道 1 例 31 岁女性患者，以咽痛、发热、咳嗽咳痰，痰中可见白色假膜样物质，痰中偶带血丝入院。患者双侧扁桃体及咽喉壁可见满布白色假膜样物质附着，边界清楚，假膜不易剥脱，触之易出血。进一步做喉镜示鼻咽部、双侧扁桃体见假膜，舌根见淋巴组织增生。咽部分泌物涂片细菌学镜检找到典型革兰阳性棒状杆菌，咽拭子培养见白喉杆菌。进一步将标本送往贵阳市疾病预防控制中心做 Klek 平板毒力实验，结果阳性，确诊为咽白喉。陈婷[5]报道 1 例 16 天新生儿，剖宫产出生，足月产儿，发热、鼻塞、流涕、拒乳、呼吸困难入院。入院查体发现鼻塞、鼻涕中带血，鼻孔周围皮肤发红，鼻腔黏膜表面盖有灰白色假膜。实验室检查发现假膜边缘取材细菌培养白喉杆菌阳性，且毒力试验阳性，确诊为鼻白喉。栾纲领等[6]报道一家三兄妹同时发病白喉病例，3 人均未行预防接种。其中 2 例以咽痛伴有犬吠样咳嗽、声嘶 3 天入院，全身中毒症状严重，高热、烦躁不安、呼吸急促、面色苍白、呕吐、脉搏细速、血压下降、四肢末端轻度发绀，冰冷等休克症状及呼吸暂停等。分别给予呼吸机辅助通气和气管切开治疗后死亡，后痰培养提示白喉杆菌。

三、风险预测及病情评估

呼吸道白喉威胁生命的并发症包括广泛白膜形成造成的上气道梗阻、心肌炎（往往伴有心肌梗死）、中枢和周围神经病变。伴有颈部淋巴结炎的颈部广泛肿胀（牛颈）是重症白喉的表现。梅海军[3]根据白喉患者临床出现的体温升高、颈淋巴结肿大、水肿、呼吸急促、唇发绀、血压下降等症状，结合敏感抗生素治疗疗效，对药物联合治疗前后呼吸急促、唇发绀的症状进行对比分析。评估计划采用自行拟定的计划施行，该方法的评估分值以满分 50 分为上限，下限低于 25 分表示正常，抗生素药物配伍联合治疗前呼吸急促评估分为 44.5±2.29，抗生素药物配伍联合治疗后呼吸急促评估分为 23.5±2.29，治疗前唇发绀评估分为 33.5±2.25，治疗后唇发绀评估分为 21.5±2.25，可见前后对比值差距大，有统计学意义（$P<0.05$）。栾纲领等[6]报道，白喉心肌炎分为早期（第 3~5 天）和晚期（第 5~14 天）2 种类型。早期系由于严重的毒血症所引起，可于数分钟至数小时内突然死亡；晚期系由心肌病变继而影响周围循环所致，患者每有极度苍白后出现发绀、腹痛，多见脉搏细弱、脉率减慢、第一心音不清楚甚至消失，心律不规则，血压下降等表现。对轻度喉梗阻者需密切观察病情的发展，随时准备做气管切开，如呼吸困难较重，出现三凹症，Ⅱ度以上喉梗阻，就应为气管切开的指征。对重症患者做好心血管系统监护和气道通气监护，是预防致死性并发症的重要措施。

四、治疗

由于白喉杆菌感染的患者病情可能迅速恶化，临床诊断明确后甚至在获得培养结果出来前应给予抗毒素治疗。抗毒素可以中和游离的毒素，但不能中和已结合的毒素。在病程初期 3 天内应用者效果较好，之后疗效显著降低。应用剂量由假膜的范围、部位及治疗的早晚决定。咽白喉假膜局限在扁桃体者给予 20 000~40 000 U；假膜范围广泛，中毒症状重者给予 40 000~100 000 U；喉白喉和鼻白喉患者给予 10 000~30 000 U。发病 3 天后方治疗者剂量加倍。抗毒素可以肌内注射或稀释后静脉滴注，一次给完。24 小时后病变继续扩大者可再同量肌内注射 1 次，注射抗毒素前应询问过敏史，并做皮肤过敏试验，试验阴性者方可应用，阳性者按脱敏法给予[3]。抗生素能抑制白喉杆菌生长从而阻止毒素的产生。常选用青霉素，需连续使用 7～10 天，至症状消失和白喉杆菌培养转阴为止。欧阳俊杰[7]报道 1 例成人咽白喉，药敏试验显示其对青霉素 G 中度敏感，纸片扩散法抑菌环直径 12.5 mm，对氨苄西林中度敏感，纸片扩散法抑菌环直径 12.2 mm。根据药敏试验结果用氨苄西林治疗 6 天加中药辅助治疗后痊愈。发现疑似或诊断病例，应立即隔离，隔离期至症状消失后，咽拭子 2 次细菌培养阴性为止，或症状消失后 14 天。

五、预防

在白喉流行地区，用白喉类毒素应急接种，对控制流行效果十分显著。按照我国现行的免疫程度，做好常规基础免疫和加强免疫，并保证接种质量，即可控制白喉的发生。对白喉患者周围未发病和体弱多病的易感人群，应应急接种白喉类毒素。对密切接触者，应检疫 7 天。对细菌培养阳性的带菌者，应给予抗生素治疗。随着百白破疫苗（diphtheria-tetanus pertussis vaccine，DTP）的广泛应用，全国白喉发病处于较低水平，广西壮族自治区自 2002 年起已连续 12 年无白喉病例报道。邓秋云等[8]收集广西 1～6 岁儿童共 16 845 人开展儿童白喉 IgG 水平监测发现，白喉抗体阳性率为 95.45%，抗体几何平均浓度（geometric mean concentration，GMC）为 0.192U/ml。不同地区、接种不同剂次和不同种类的百白破疫苗（DTP）其白喉 IgG 阳性率及平均滴度差异有统计学意义。本次调查 16 845 名儿童中，有 DTP 接种史的占 100.00%，全程接种率为 86.28%。广西壮族自治区 1～6 岁儿童白喉 IgM 阳性率为 0.60%，GMC 为 0.192U/ml。故提高 DTP 全程接种率，可有效预防白喉感染，保护儿童健康。Li 等[9]收集北京市 3 月龄至74 岁已接种过白喉和百日咳疫苗个体的 2147 例血清样本，用 ELISA 方法进行抗体血清流行病学调查。1～4 岁组抗体阳性率最高，达 97.63%，25 岁以后抗体阳性率仅为 50%，40 岁年龄组仅为 34.11%，且抗体浓度显著降低，人群白喉抗体 IgG 阳性率随年龄增大逐年下降。因此，我国现行儿童基础预防接种不足以预防成年人罹患白喉风险，建议年长儿、青少年和成年人白喉疫苗免疫接种。唐学雯等[10]观察水痘减毒活疫苗与百白破疫苗联合免疫的安全性和免疫原性，发现百日咳抗体阳转率在联合接种组略高，白喉阳转率在 DTP 组略高，均具有较好的安全性和免疫原性。故水痘减毒活疫苗与百白破疫苗联合免疫可减少家长前往接种点次数，提高儿童的接种依从性。

（徐 翼）

参考文献

［1］ 冯颖，彭兴慧. 2012 年北京市密云区健康人群白喉抗体水平监测. 首都公共卫生，2017，11（3）：124-125.

［2］ 潘斌，霍炜伟，莫文安，等. 2012 年钟山县 1～6 岁儿童白喉抗体监测. 运用预防医学，2013，19（5）：304-305.

［3］ 梅海军. 抗生素治疗白喉病的临床分析. 心理医生，2016，22（6）：40-41.

［4］ 张英. 成人咽白喉确诊一例. 贵州医药，2011，35（10）：887.

［5］ 陈婷. 1例新生儿鼻白喉患者的护理体会. 世界最新医学信息文摘，2015，15（66）：243.

［6］ 栾纲领，王小琳，江跃武. 儿童白喉4例报告. 中国实用医药，2011，6（2）：171-172.

［7］ 欧阳俊杰. 白喉杆菌引起成人咽白喉1例. 中外健康文摘，2011，8（45）：224-225.

［8］ 邓秋云，钟革，刘巍. 等. 广西壮族自治区1～6岁儿童白喉抗体水平调查. 应用预防医学，2017，23（1）：53-55.

［9］ Li X, Chen M, Zhang T, et al.Seroepidemiology of diphtheria and pertussis in Beijing, China: A cross-sectional study. Hum Vaccin Immunother, 2015, 11（10）：2434-2439.

［10］ 唐学雯，马相虎，邓璇，等. 水痘减毒活疫苗与百白破疫苗联合免疫的安全性和免疫原性观察. 中华微生物学和免疫学杂志，2016，36（3）：202-206.

第九节　风疹

风疹（rubella）是由风疹病毒（rubella virus，RV）感染引起的急性出疹性传染病。1752年，德国医师 De Bergen 首先描述了该病，当时被误认为是麻疹的变异型，所以又称德国麻疹（German measles）。本病以前驱期短、皮疹出现及消退较快和耳后、枕后及颈部淋巴结肿大为临床特征。一般病情较轻，病程短，预后良好。孕早期感染可致胎儿严重先天畸形。

一、流行病学

我国风疹病毒学监测始于20世纪90年代。RV只有一个血清型，但有多个基因型，至今已有12个基因型（1B、1C、1D、1E、1F、1G、1H、1I、1J、2A、2B、2C）和1个临时基因型（1a）被确定。其中，1E、1G、1J、2B基因型在世界范围内广泛流行，而1E和2B基因型具有地域流行病学特征[1]。朱贞等[2]于1999—2015年从全国29个省、直辖市、自治区（除新疆和西藏外）共获得风疹病毒株1737株，分属于4个基因型（1E、1F、2A和2B）。对这些流行株进行分子进化分析发现，1E病毒自2001年首次分离到后，替代1F基因型成为2001—2013年风疹病毒在中国流行的优势基因型，2011年后检出率下降，可能与儿童免疫覆盖率逐年增高有关。1E病毒基因型从年代上可分为2个进化分支［Cluster A（2004—2015）和 Cluster B（2001—2009）］，其中Cluster A自2010年开始大规模流行，并且近年来有逐步取代Cluster B的趋势[3]。2000—2015年，中国至少有4个不同的2B基因型风疹病毒传播链（Lineage1～4）。*2B Cluster Cα* 基因型风疹病毒在2010年之前只有零星的流行，自2011年，输入型 *2B* 基因型风疹病毒（Lineage 3）的检出率逐年增高，以华东及华北地区的检出率最高，是我国目前风疹病毒流行的主要基因型[34]。*2A* 基因型风疹病毒株均来自于疫苗相关病例。唐小敏等[5]对2012—2015年贵州省流行的风疹病毒进行鉴定，采集疑似麻疹病例咽拭子标本共390例，共诊断25例风疹病例，分离10株风疹病毒株。其中7株风疹病毒株为 *1E* 基因型，3株为 *2B* 基因型，核苷酸和氨基酸同源性分别为 99.0%～100% 和 100%，E1 核苷酸和氨基酸序列水平上高度保守，重要功能位点均未发生变异。

二、诊断方法

风疹病毒病原学诊断包括病毒分离、特异性抗体、病毒抗原和基因检测。目前已有许多快速、准确、简便的病毒检测方法。Zhang 等[6]将"盔甲"RNA 作为定量 PCR 诊断试剂的标准品，内部包被检测风疹病毒 E1 基因，其整体结构可模拟病毒核酸天然特征，使定量检测更精确、精细可靠，可满足 PCR 诊断试剂对标准品的要求。Kong 等[7]初步建立了包括肠道病毒、乙型脑炎病毒、麻疹病毒、风疹病毒和腮腺炎病毒的多重 RT-PCR 检测方法，根据不同病毒基因组序列，分别设计 5'UTR 基因、乙型脑炎病毒 E 基因、麻疹病毒 M 基因、风疹病毒 E 基因和腮腺炎病毒 M 基因的特异性引物，同时或分别扩增 5 种病毒的特异基因片段。对脊髓灰质炎病毒、乙型脑炎病毒、麻疹病毒、风疹病毒、风疹病毒和腮腺炎病毒的敏感度分别达 62.5 $CCID_{50}$/ml、250 PFU/ml、125 $CCID_{50}$/ml、125 $CCID_{50}$/ml、125 $CCID_{50}$/ml。该方法缩短临床检测的时间，协助早期诊断和治疗。Zhou 等[8]应用时间分辨荧光免疫分析法（time-resolving fluorescence immunoassay，TRFIA）解离增强技术的特点及多标记技术的优点，分别研制出可用于定量检测风疹病毒和巨细胞病毒 IgG、IgM 抗体的试剂。通过包被特异性抗原，制备风疹病毒 IgG 抗体检测试剂，其分析灵敏度为 0.12 U/ml，检测范围达 0.12～250.00 U/ml，与进口试剂进行平行比对实验，特异度符合率为 97.10%，灵敏度符合率为 99.42%；采用双标记风疹病毒 / 巨细胞病毒 IgM 抗体检测试剂，分析灵敏度分别为 0.15 AU/ml、1.12 AU/ml，检测范围分别为 0.15～80.00 AU/ml、1.12～400.00 AU/ml。该检测试剂可以应用于检测人血清中的风疹病毒 IgG、IgM、巨细胞病毒 IgG、IgM 共 4 种不同的血清抗体；双标记风疹病毒 / 巨细胞病毒 IgM 抗体检测试剂，可以在一次实验中同时检测 2 种不同的血清标志物，减少了临床工作量，具有广泛的临床应用潜力。

三、临床研究

风疹包括获得性风疹和先天性风疹综合征（congenital rubella syndrome，CRS）。临床上以前驱期短、低热、皮疹和耳后、枕部淋巴结肿大为特征。孕早期感染风疹病毒可致流产、死胎、早产；轻者出现胎儿发育迟缓，重者可致新生儿先天性畸形，表现为先天性心脏病、听力障碍或缺失、白内障、视网膜疾病、小头畸形、血小板减少性紫癜等单一或多重缺陷。虽然疫苗接种广泛普及，但环境因素可能影响风疹疫苗接种效果。Lin 等[9]对学龄前铅暴露儿童接种麻疹 – 腮腺炎 – 风疹减毒活疫苗（measles，mumps and rubella combined attenuated live vaccine，MMR）后抗体水平进行观察。在收集的 378 例 2～7 岁健康儿童静脉血标本（263 例暴露组，115 例对照组）中，所有儿童均按国家计划免疫完成 MMR 接种。铅暴露组血铅浓度中位数为 0.27 μmol/L，对照组血铅中位数 0.17 μmol/L，暴露组风疹病毒抗体水平中位数（37.08 U/ml）明显低于对照组（66.50 U/ml）。因此，长期暴露于重金属（如铅环境）可抑制儿童常规接种后免疫反应，从而导致传染性疾病发病率的增加。对于长期暴露于重金属污染的儿童，应完善风疹免疫策略。王芮等[10]观察多发性硬化（multiple sclerosis，MS）患者血清中风疹病毒 IgG 浓度与扩展残疾状态量表（expanded disability status scale，EDSS）评分的相关性。50 例 MS 患者急性期血清标本中，临床孤立综合征（CIS 亚组）22 例，复发 - 缓解型 MS（RRMS 亚组）28 例。结果提示 MS 病例组风疹病毒 IgG 抗体的血清浓度高于对照组；CIS 亚组风疹病毒 IgG 抗体水平低于 RRMS 亚组，EDSS 评分亦低于 RRMS 组。研究表明 MS 患者感染风疹病毒不仅与 MS 的发病相关，而且与疾病的复发有关。疫苗接种是否增加儿童热性惊厥疾病发生率与接种安全性相关。Ma 等[11] 对 MMR 疫苗接种与儿童热性惊厥的相关性进行了 Meta 分析。在 39 项临床试验，涉及约 4 万名受试者的研究中，疫苗接种后第 7～10 天、28 天、42 天、56 天，儿童热性惊厥与疫苗接种之间并无明显相关性；然而，对于 10～24 月龄儿童，在 MMR 疫苗接种后第 7～10 天内或 5～12 天内，热性惊厥发病率虽低于 2.95‰，但是发作风险约增加了 2 倍。

四、基础研究

RV 是披膜病毒科风疹病毒属的唯一成员，为单股正链 RNA 病毒，直径为 50～70 nm，外层为囊膜，中央为直径 30～40 nm 核衣壳体。RV 基因组全长 9757～9762 个核苷酸。基因组 RNA 包含 3 个非编码区和 2 个开放阅读框架（ORF），5′- 近端的 ORF，编码 2 种非结构蛋白 P150 和 P90，参与病毒的复制；3′- 近端的 ORF，编码 3 种结构蛋白衣壳蛋白 C 和 2 种包膜糖蛋白 E1、E2，与 RV 的致病性和免疫原性密切相关。基因组顺序为 5′-C-E2-E1-3′。其中 E1 基因全长 1443 个核苷酸，编码 481 个氨基酸，抗原表位位于 E1 基因编码的 245～284 氨基酸上。WHO 将 E1 基因型的 739 个核苷酸（8731～9469 nt，159～404 氨基酸）作为基因型划分和分子流行病学研究的标准序列，用于风疹病毒基因型的鉴定。李振梅等[12] 通过构建表达载体 pGAPZaA-E1-374，表达 RV E1 蛋白 61～435 区段（E1-374 蛋白），间接免疫荧光和蛋白质印迹检测 E1-374 蛋白的表达及免疫反应性。将纯化 E1-374 蛋白经腹腔注射免疫 8 周龄 BALB/c 小鼠，眼球采血，应用 ELISA 检测 RV IgG 抗体。结果显示，E1-374 蛋白具有病毒抗原表位，能够诱导小鼠体液免疫应答。孙卫国等[13] 为提高 RV IgM 抗体的检出率，将 RV E2 蛋白中第 21 位～105 位氨基酸序列，C 蛋白中第 6 位～134 位氨基酸序列，第 209 位～283 位氨基酸序列进行串联，根据原核系统表达特点进行序列优化，构建风疹病毒 E2-C（糖蛋白 2- 核蛋白）融合蛋白原核表达，构建 pET-DsbC（二硫键异构酶）-E2-C 融合表达载体，并对重组蛋白进行纯化及血清学鉴定，开发用于临床检测风疹病毒特异性抗体的抗原。对 80 份临床阳性血清和 60 份阴性血清进行检测，阳性检出率达 75%（60/80），阴性检出率为 100%，初步验证 DsbC-E2-C 优势抗原表位融合蛋白具有良好的抗原性和特异性，可应用于临床对风疹病毒的早期诊断。

五、治疗与预防

风疹病毒感染无特殊治疗方法，主要为对症支持治疗。虽然我国 2007 年 12 月就将 MMR 联合疫苗纳入国家免疫计划，但目前个别地区风疹和 CRS 还时有发生。我国尚未建立系统的风疹和 CRS 监测系统，风疹疫苗的覆盖率、免疫力水平的数据还没有完善的统计记录。Lin 等[14] 对中国广东省东莞地区 33 个城镇 0～59 岁 1017 名受试者进行研究。受试者分为 7 个年龄段：<2 岁、2～4 岁、5～9

岁、10～19 岁、20～29 岁、30～39 岁、≥40 岁，根据检测人群血清抗体，从标准曲线计算出待测标本的 RV IgG 抗体含量，以 20 U/ml 为临界值判断标本是高于还是低于临界值。其中 RV IgG 抗体阳性率为 88.9%；20～29 岁年龄组和≥40 岁年龄组血清抗体阳性率均<90%；<20 岁者血清抗体阳性率高于≥20 岁者（分别为 93.7% 和 83.2%）；在 20～29 岁年龄组的女性中，只有 63.8% 的人的抗体高于保护水平。Zhou 等[15]对 2010—2012 年中国 31 个省市 2 120 131 名 21～49 岁育龄期女性风疹血清 IgG 抗体水平进行分析。结果显示，99.3% 有风疹疫苗接种史育龄女性进行了孕前风疹血清 IgG 抗体水平检测，阳转率为 58.4%，东北地区阳性率为 84.5%，西北地区为 45.8%。部分省市风疹 IgG 抗体阳性率≥80%：吉林（92.5%）、北京（91.9%）、宁夏（82.3%）、广东（81.0%）、浙江（79.6%）、海南（79.6%）、而中国台北（0）和青海（20.1%）风疹血清抗体 IgG 阳性率<25%。研究表明中国育龄期女性风疹血清 IgG 抗体阳性率非常低，超过 40% 的育龄期女性存在风疹病毒感染风险。该研究为控制风疹疫情，完善风疹免疫策略，预防 CRS 提供科学依据。世界卫生组织推荐的 2 剂 MMR 疫苗接种策略已在许多国家广泛采用。我国免疫规划为 8 月龄接种 MR，部分地区如北京、上海、天津和山东等地对 4～6 岁儿童额外增加接种 1 剂 MMR。He 等[16]对不同免疫程序接种的 2 剂 MMR 的免疫原性和安全性进行了评价，推荐在国家免疫规划基础上，8 和 18 月龄均接种 MMR 联合减毒活疫苗。浙江省的一项研究将 280 名受试者随机分为 2 组：第 1 组（8 月龄接种 MMR），第 2 组（12 月龄接种 MMR），两组均在 10 个月后分别进行第 2 剂 MMR 接种。第 1 剂 MMR 疫苗接种后，组一风疹病毒 IgG 血清阳转率为 92.0%，组二为 92.9%；而第 1 剂 MMR 疫苗接种 10 个月后，风疹病毒 IgG 血清阳转率无显著差异。该研究表明 2 剂 MMR 对风疹具有良好的耐受性和免疫原性，在 8 个月和 12 个月的时间内接种具有相同的细胞免疫保护作用。

（赵东赤　郑君文）

参考文献

［1］ Zhu Z, Cui A, Wang H, et al. Emergence and Continuous Evolution of Genotype 1E Rubella Viruses in China. J Clin Microbiol, 2012, 50（2）: 353-363.

［2］ 朱贞，蔡茹，崔爱利，等. 中国大陆流行的风疹病毒的变异变迁规律研究. 病毒学报，2017，33（1）: 67-76.

［3］ Zhu Z, Rivailler P, Abernathy E, et al. Evolutionary analysis of rubella viruses in mainland China during 2010-2012: endemic circulation of genotype 1E and introductions of genotype 2B. Sci Rep, 2015, 5: 7999.

［4］ Cheng WY, Wang HC, Liu MT, et al. Molecular surveillance of rubella viruses in Taiwan from 2005 to 2011. J Med Virol, 2013, 85（4）: 745-753.

［5］ 唐小敏，朱贞，任刚，等. 贵州 2012—2015 年风疹病毒分离株基因特征分析. 中华预防医学杂志，2017，51（12）: 1108-1112.

［6］ Zhang D, Lin G, Yi L, et al. External Quality Assessment for Rubella Virus RNA Detection Using Armored RNA in China.Clin Lab, 2017, 63（2）: 399-405.

［7］　Kong X, Zhang L, Liu K, et al. Epidemiological features of viral encephalitis in Cangzhou of China with use of multiplex RT-PCR for five RNA viruses. J Virol Meth, 2015, 222：178-181.

［8］　Zhou JW, Lei LM, Liang QN, et al. Dual-labeled time-resolved immunofluorometric assay for the determination of IgM antibodies to rubella virus and cytomegalovirus in human serum. Clinical Biochemistry, 2015, 48（9）：603-608.

［9］　Lin Y, Xu X, Dai Y, et al. Considerable decrease of antibody titers against measles, mumps, and rubella in preschool children from an e-waste recycling area. Sci Total Environ, 2016, 573：760-766.

［10］　王芮，郭亚珂，彭静，等. 多发性硬化血清麻疹、风疹和水痘－带状疱疹病毒 IgG 抗体水平及临床意义. 中风与神经疾病杂志，2017，34（8）：707-710.

［11］　Ma SJ, Xiong YQ, Jiang LN, et al. Risk of febrile seizure after measles-mumps-rubella-varicella: A systematic review and meta-analysis. Vaccine, 2015, 33（31）：3636-3649.

［12］　李振梅，温红玲，林彬，等. 风疹病毒 E1-374 糖蛋白生物活性检测及其初步应用. 中华实验和临床病毒学杂志，2013，27（4）：295-297.

［13］　孙卫国，杨栗坤，刘艳华，等. 风疹病毒糖蛋白 2- 核蛋白优势抗原表位原核可溶性融合表达与血清学诊断研究. 中国卫生检验杂志，2016，16：2351-2354.

［14］　Lin W, Wang D, Xiong Y, et al. Rubella seroprevalence among the general population in Dongguan, China. Jpn J Infect Dis, 2015, 68（3）：192-195.

［15］　Zhou Q, Wang Q, Shen H, et al. Rubella virus immunization status in preconception period among Chinese women of reproductive age: A nation-wide, cross-sectional study. Vaccine, 2017, 35（23）：3076-3081.

［16］　He H, Chen E, Chen H. Similar immunogenicity of measles-mumps-rubella（MMR）vaccine administered at 8 months versus 12 months age in children.Vaccine, 2014, 32（31）：4001-4005.

第十节　出血性结膜炎

急性出血性结膜炎（acute hemorrhagic conjunctivitis，AHC）也称流行性出血性结膜炎，主要由肠道病毒引起，是以结膜高度充血、常见结膜下出血及角膜上皮点状剥脱为主要临床特征的传染病。一般可在 2～3 周痊愈，属于自限性疾病，预后良好。

一、流行病学

1969 年 AHC 首先在西非加纳暴发流行，沿西海岸迅猛蔓延到非洲大部分国家，几乎同时，印度尼西亚、新加坡、日本、印度等也暴发流行，并很快波及亚洲大部分国家及欧洲、中东国家，大洋洲、美洲也有流行报道。1971 年我国首次发生 AHC 流行，除边远地区外，遍及包括香港特别行政区和台湾省在内的全国各省市。柯萨奇病毒 A 组 24 型（CA24v）与肠道病毒 70 型（EV70）可以同时或先后发生流行。AHC 全年均可发病，有明显的季节特点，以夏秋季多见。易在人口稠密、卫生条件差的地区流行，在托幼机构、学校、工厂、企业等人群聚集的地方易发生暴发流行[1-2]。医院门诊的交叉感染和口腔器械消毒不严格，也可造成传播。

患者眼部分泌物及泪液均含有病毒，是 AHC 的主要传染源。发病后 2 周内传染性最强。该病潜伏期一般为 12～48 小时，最长可达 6 天。主要通过接触被患者眼部分泌物污染的手、物品或水等而发病，部分患者的咽部或粪便中也存在病毒。各年龄组人群均可感染发病。可以由不同型别病毒单独感染发病，也可发生两种病毒混合感染。病后免疫持久性差，患者病愈后，可以被不同病毒感染而再次发病，亦可能在间隔数年后被同一种病毒再次感染而发病。

二、诊断方法

AHC 在大流行时期诊断不难，但在流行初起时或散发病例，可与细菌或其他病毒引起的结膜炎相混淆。实验室检测是急性出血性结膜炎确诊的重要依据，主要包括 AHC 原的检测及结膜细胞检查。其中病原学检测包括病毒分离、病毒核酸和抗原检测。病毒分离鉴定是目前公认的肠道病毒（包括 AHC 病原 CA24v 在内）实验室诊断的金标准。病毒分离鉴定指从患者结膜囊内分离病毒，以患病后第 1 天阳性率最高，3 天后开始下降，5 天后为阴性。有关核酸诊断方面目前主要采用 RT-PCR、实时荧光定量 RT-PCR 及环介导恒温扩增法（LAMP）等生物技术对 CA24v 病毒进行特异性核酸检测，并联合使用基因测序技术及 GenBank 数据库的 Blast 比对进行基因型别鉴定，这对确定 CA24v 的传播途径及追踪病毒来源具有重要意义。目前 RT-PCR 技术已广泛被应用于 CA24v 病毒等肠道病毒非典型症状患者的检测及 AHC 等肠道病毒暴发疫情的应急快速检测。此外，结膜囊内病毒分离阴性者还可采用血清学检查。恢复期（2 周左右）中和抗体滴度高于急性期 4 倍以上即可确定诊断。

三、临床研究

AHC 潜伏期很短，接触传染源后 2～48 小时内双眼可同时或先后发病。自觉眼不适感，1～2 小时即开始眼红，很快加重。患者具有明显的眼刺激症状，表现为刺痛、砂砾样异物感、烧灼感、畏光、流泪，眼睑水肿，睑、球结膜高度充血。本病屡见结膜下出血，初为睑结膜、球结膜针尖大小的点状出血，继而斑、片状结膜下出血，多位于颞上、颞下近穹隆部球结膜、上方球结膜；重者出血融合弥漫，可遍及全部球结膜呈鲜红色。角膜上皮细胞点状剥脱是本病早期的另一特征，裸眼检查不易发现异常。滴荧光素染色后裂隙灯显微镜钴蓝光源下可见多数散在细小的绿色着染点。眼分泌物初为水样、浆液性，重者带淡红血色，继而为黏液性；睑结膜、穹隆部有时见滤泡，偶有假膜形成；耳前淋巴结肿大，有压痛；偶见轻度虹膜炎。AHC 患者一般无全身症状，少数人有发热、咽痛等上感症状。AHC 为自限性疾病，自然病程 1～2 周，视力无损害，角膜无基质浸润，一般无后遗症。应注意的是 EV70 引起的急性出血性结膜炎大流行期，偶有少数结膜炎患者在结膜炎后 1～8 周内出现神经系统症状，表现腰骶脊髓神经根炎，下肢肌肉酸痛、肌张力减低、膝腱反射消失、下肢运动麻痹或面瘫，部分患者恢复，部分患者致残。

四、基础研究

龚甜等[3]采用 PCR 和反转录 PCR（RT-PCR）检测方法，对 2011—2012 年江西省急性出血性结膜炎患儿结膜拭子标本同时进行肠道病毒 70 型、柯萨奇病毒 24 型变异株和腺病毒 3 种病毒核酸检测。结果显示 2011—2012 年江西省儿童流行性出血性结膜炎各月份均有发病，均为年初开始发病，且呈逐月增多，于 5—7 月最高。2011 年结膜拭子标本病毒核酸阳性率为 77.78%。其中，腺病毒占 98.10%，肠道病毒 70 型占 1.90%；2012 年结膜拭子标本中病毒核酸阳性率为 70.45%，均为腺病毒。得出结论，2011—2012 年江西省儿童急性出血性结膜炎流行高峰为 5—7 月，病原谱构成为腺病毒占病毒阳性的比率上升，肠道病毒比率则下降。李焕等[4]分析 2002—2010 年浙江省 AHC 暴发疫情病原 CA24v 流行株的全基因组序列与遗传特性，选取浙江省不同年份的 CA24v 流行株，采用 RT-PCR 扩增基因序列，并与国内外流行株进行全基因组及 VP1、3C 区序列比较分析。结果显示，浙江省 2002 年和 2010 年 CA24v 全序列为 7456～7458 bp，编码含 2214 个氨基酸残基的多聚蛋白，2010 年的 Zhejiang/08/10 较 2002 年的毒株在 5′端非编码区的第 97、119 位各存在一个 T 碱基插入，Zhejiang/08/10 与 2002 年以来的分离株各区段氨基酸同源性为 94.7%～100.0%，与近 60 年来 CA24 流行代表株全序列中各区段氨基酸的平均差异率以 2A 区与 3A 区最大，分别达 8.4% 和 7.3%，3D 区最小，仅为 1.9%。1987 年与 2002 年以来的 CA24v 毒株在全序列上共存在 38 个和 20 个氨基酸的稳定变异。2002—2010 年 CA24v 的组间遗传距离分析表明，3C 区较 VP1 区更为稳定，CA24v 的早年流行株 Jamaica/10628/87 在 3D 区上可能存在重组，而在近年流行株中未发现该现象。结论认为 CA24v 以时间序列为主逐年进化，地域间虽存在差异，但影响较小。自 2002 年起，由 CA24v 引起的 AHC 一直在浙江省本地散在流行。

五、治疗与预防

病期休息有利于隔离与康复。目前尚无特殊有效的疗法，抗生素、磺胺类药对 AHC 无疗效。抗生素滴眼药仅用于预防细菌感染。4% 吗啉胍（biguanine hydrochloride，ABOB）、0.1% 苄唑（HBB）、0.1% 利巴韦林（virazole）滴眼药等对某些病毒株有抑制作用。基因工程干扰素滴眼药有广谱抗病毒作用，可用于重症治疗及密切接触者预防感染。中药金银花、野菊花、板蓝根、桑叶、薄荷等热熏敷或提取液滴眼可缓解症状。医院、医务室、诊所等发现 AHC 临床诊断病例时，及时向主管卫生防疫部门做传染病报告，密切观察疫情，采取措施控制蔓延。对临床典型病例进行个案调查，在发病 1～3 天内用结膜拭子在结膜囊、结膜表面涂擦取材，冷藏条件下（冰瓶 4 ℃以下）送有条件的实验室做病毒分离。收集急性期、恢复期双向血清备血清学检查，确诊病原。

高度传染性及人群普遍易感是 AHC 暴发流行的主要原因，来自我国台湾省等多个地区的经验表明，有效隔离可以控制的传播[5-7]。患眼结膜泪液、眼分泌物含有大量病毒，是其主要传染来源。通过患眼到污染病毒的手－物－手再到健眼途径接触传播。此外 CA24v 可从患者咽部、粪便中检出，EV70 偶从粪便分离，提示通过飞沫、粪便传播的可能性。早期发现患者并对其采取隔离，防止家庭成员间、群体间接触传播极其重要。隔离期至少 7～10 日。患者的洗脸用具严格隔离使用，每日煮沸消毒或开水浇烫；患者接触的物品，用 75% 乙醇擦拭消毒；污染物煮沸消毒；家庭成员、密切接触者，接触患者后用 75% 乙醇消毒双手。此外，医务工作者检治患者后必须认真用 75% 乙醇消毒双手及用物以后再接触其他患者。使用的仪器、物品用 75% 乙醇或 84 液等擦拭消毒，严防医源性传播。

（陈英虎）

参考文献

［1］ Chen SL, Liu RC, Chen FM, et al. Dynamic modelling of strategies for the control of acute haemorrhagic conjunctivitis outbreaks in schools in Changsha, China（2004-2015）.Epidemiol Infect, 2017, 145（2）: 368-378.

［2］ Zhang L, Zhao N, Huang X, et al. Molecular epidemiology of acute hemorrhagic conjunctivitis caused by coxsackie A type 24 variant in China, 2004-2014. Sci Rep, 2017, 7: 45202.

［3］ 龚甜, 杨洋, 熊英, 等. 江西省儿童急性出血性结膜炎病原学监测研究. 中国卫生检验杂志, 2016, 11: 1630-1631.

［4］ 李焕, 徐昌平, 严菊英, 等. 浙江省 2002—2010 年急性出血性结膜炎暴发疫情病原体 CA24v 的全基因组序列分析. 中华流行病学杂志, 2013, 34（5）: 496-502.

［5］ Lai CC, Jiang DS, Wu HM, et al. A dynamic model for the outbreaks of hand, foot, and mouth disease in Taiwan. Epidemiol Infect, 2016, 144（7）: 1500-1511.

［6］ Shen M, Xiao Y, Rong L. Modeling the effect of comprehensive interventions on Ebola virus transmission. Sci Rep, 2015, 5: 15818.

［7］ Zhang Q, Wang D. Assessing the role of voluntary self-isolation in the control of pandemic influenza using a household epidemic model.Int J Environ Res Public Health, 2015, 12（8）: 9750-9767.

第十一节　附红细胞体病

附红细胞体病（eperythrozoonosis）是一种由附红细胞体（eperythrozoon）感染的人畜共患病。该病主要累及猪、羊及啮齿类动物，可由动物传染人，附红细胞体在畜牧业地区人群中的感染率相当高，但导致人体发病出现临床症状者并不多见。1928 年人类首先从啮齿类动物体内发现附红细胞体，直到 1986 年 Puntaric 等报道了第一例人附红细胞体病。20 世纪 90 年代经实验室 PCR 测序比对证实附红细胞体病的病原为嗜血支原体（haemotrophic mycoplasma）。疾病的临床表现主要有发热、贫血、肝脾、淋巴结肿大，血细胞减少症，偶见轻度肝炎及腹泻等。当免疫功能健全时，仅感染较少的红细胞（<30%），病原体会潜伏在体内不发病，机体可自行清除入侵病原。但在免疫功能低下者或儿童体内，可能感染较多的红细胞（30%~60%），并出现临床症状。当体内有 60% 以上的红细胞受到感染时，患者会出现较严重的临床症状，甚至死亡。

一、流行病学

1995—2010 年共有 24 篇文献发表对各省人附红细胞体感染的流行病学调查研究，包括了北京、江苏、内蒙古、广东、云南、河北、安徽、福建、山东、辽宁、上海等 18 个省份（直辖市）。黄德生等[1]对这些报道中国大陆地区的附红细胞体感染文献数据进行了系统分析，发现文献涉及 52 433 个被调查对象，各地感染率差别很大，范围为 0～97.29%。农牧区为感染率最高的地区。感染者之间没有性别差异，男性为 41.14%，女性为 42.21%。各年龄段感染率有差异，其中 19 岁以下儿童青少年感染率最高，达 75.78%；其他年龄组感染率明显降低，为 11.88%～18.71%，并随年龄增长逐步下降。在感染的季节性差异方面，夏秋季节感染率较高，约 15.37%，而冬春季节约 5.04%。3 篇报道调查了动物接触史与感染率的关系，有动物接触史的感染率高达 57.18%，而没有接触动物者的感染率仅为 10.36%。不同职业方面感染率也有差异，其中食品工业职工感染率最高为 57.06%；牧民感染率为 55.85%；农民感染率最低，为 48.61%。3 个研究报道了极高的胎盘垂直传播方面的监测情况，167 例附红细胞体感染阳性的产妇中，有 165 例分娩新生儿附红细胞体检测阳性。在感染严重性方面，8 个研究对共计 6180 例附红细胞体阳性病例进行了定量测定，轻度感染占大多数，为 68.93%，中度感染占 19.2%，严重感染最少，为 11.86%。国外在 20 世纪 90 年代研究报道人附红细胞体病传播的可能途径有：接触动物、吸血昆虫叮咬、血源及垂直传播、消化道传播，其中吸血昆虫叮咬是最主要的途径。2008 年邹学亮等[2]报道在湖北开展不同生境蚊虫自然感染附红细胞体的调查显示，蚊胃血附红细胞体阳性率极高，为 72.12%。2007 年周相朝等[3]报道三峡库区调查附红细胞体病流行情况显示，除了蚊虫以外，其他吸血昆虫如蜱、刺蝇、虱类、螨、蚤也是主要的传播媒介。

二、诊断方法

目前附红细胞体的检测方法主要包括形态学方法、免疫学方法和 PCR 3 种方法。形态学诊断方法是对血涂片特殊染色后显微镜观察，包括吉姆萨染色法及吖啶橙染色法 2 种。形态学检查易出现假阳性结果。目前尚没有关于人附红细胞体免疫诊断的研究。运用 PCR 检测 16S rRNA 方法特异性高，灵敏性好，但目前尚未完整设计出所有附红细胞体种别的引物。因此可能导致假阴性结果出现。2011年王剑飙等[4]采用吉姆萨染色法、吖啶橙染色法以及 16S rRNA 基因扩增序列测定法对健康者、白血病患者和肾移植患者检测附红细胞体感染的情况。初步建立了人附红细胞体病检测的分子诊断方法。

三、基础研究进展

周云芳等[5]对附红细胞体病患儿的外周血流式细胞分析发现，患者白细胞总数明显减少，中性粒细胞及淋巴细胞绝对计数均下降。淋巴细胞中自然杀伤细胞（NK 细胞）明显减少，并且 NK 细胞数量的减少与病情严重程度呈正相关。而涂片检查发现附红细胞体仅黏附于红细胞上，并不寄生于白细胞。因此推测其改变与红细胞对免疫系统的调控有关。马明妍等[6]通过感染小鼠动物模型，红细胞表面及血浆趋化因子的定量分析发现，感染附红细胞体后，红细胞表面的 CD35 逐渐降低，而血浆中 CD35、CD58、CD59 含量升高。表明附红细胞体感染通过影响红细胞表面趋化因子的表达从而干扰淋巴细胞及 T 淋巴细胞调控、活化。赵文军等[7]研究重症感染附红细胞体患者发现，附红细胞体感染可能通过自由基产生增多而导致红细胞损伤、破坏，从而引起红细胞膜 CD35、CD58、CD59 脱落。赵晓辉等[8]研究发现感染附红细胞体后导致的 CD4、CD8 细胞数量减少使上述细胞发生了凋亡。

四、治疗与预防

临床上使用四环素、甲硝唑、庆大霉素、氧氟沙星治疗附红细胞体病效果明显。石泉贵等[9]采用口服四环素每天 2.0 g 治疗 13 例有肾功能损害者，庆大霉素每天 16 万 U 静脉滴注治疗 10 例无肾功能损害者，均痊愈。由于上述药物在儿科的限制使用，刘力等[10]探索选用多西环素 50 mg，每日 2 次口服，蒿甲醚 40 mg，每日 1 次口服，治疗 2 例儿童附红细胞体病，均取得良好疗效。

（朱　渝）

参考文献

[1] Huang DS，Guan P，Wu W，et al. Infection rate of Eperythrozoon spp. In Chinese population: a systematic review and meta-analysis since the first Chinese case reported in 1991. BMC Infect Dis，2012，12：171.

[2] 邹学亮，周相朝，王承全，等. 蚊虫自然感染附红细胞体的调查. 公共卫生与预防医学，2008，219（2）：39-41.

[3] 周相朝，王成全，王大军，等. 三峡库区兴山县附红细胞体病流行病学调查. 中国媒介生物学及控制杂志，2007，18（3）：234-237.

[4] 王剑飙，樊绮诗，倪麟，等. 人附红细胞体感染实验诊断方法的建立. 检验医学，2011，26（11）：784-791.

[5] 周云芳，陈莹，周征宇. 儿童附红细胞体感染临床表现、血液和免疫系统的变化. 中华传染病杂志，2008，26（10）：617-620.

[6] 马明妍，唐欣，巴彩凤. 附红细胞体感染后红细胞相关免疫因子的研究. 中国农学通报，2012，28（8）：68-71.

[7] 赵文军，陈瑶，刘志跃，等. 人附红细胞病机体免疫功能变化的研究. 中国病理生理杂志，2015，31（10）：1854.

[8] 赵晓辉，韩子强. 人附红细胞体感染小鼠外周白细胞凋亡的研究. 中国现代医生，2014，52（13）：7-9.

[9] 石泉贵，李素芝，陈洪章，等. 高原人附红细胞体病的诊断与防治. 华南国防医学杂志，2011，25（6）：466-468，493.

[10] 刘力，李崇魏，马季军，等. 儿童附红细胞体病 2 例. 中华循证儿科杂志，2011，6（4）：318-319.

第四章 抗菌药物合理应用管理研究进展

第一节 细菌耐药现状

一、耐药监测

抗菌药物作为治疗细菌感染的主要药物，在其中发挥着积极的作用。然而，不合理的抗菌药物应用会加快细菌产生耐药性与耐药细菌的感染流行，给临床治疗多重耐药病原菌带来巨大的挑战。我国的细菌耐药形势较为严峻，细菌耐药监测可以帮助了解临床常用抗菌药物的耐药状况和走势，为合理用药及政策制定提供科学的依据。胡付品[1]分析了我国2005—2014年CHINET中国细菌耐药性监测网中大肠埃希菌、肺炎克雷伯菌、铜绿假单胞菌、鲍曼不动杆菌和金黄色葡萄球菌耐药性变迁情况，发现大肠埃希菌对阿米卡星、环丙沙星和酶抑制药复方（头孢哌酮舒巴坦、哌拉西林他唑巴坦）的耐药率都有所下降，产ESBL大肠埃希菌的检出率基本稳定在51%～55%，并且对碳青霉烯类药物耐药率稳定在1%～2%；肺炎克雷伯菌对阿米卡星、环丙沙星和酶抑制药复方的耐药率同样出现了下降，同时产ESBL肺炎克雷伯菌检出率也从39.1%下降至29.9%，但对碳青霉烯类药物耐药率却上升至10%及以上；铜绿假单胞菌的耐药形势控制较好，对包括碳青霉烯类药物在内的所有受试药的耐药率都出现了降低；值得注意的是，鲍曼不动杆菌对碳青霉烯类药物的耐药率从30%上升至60%；金黄色葡萄球菌中的耐甲氧西林金黄色葡萄球菌检出率从69%下降至44.6%，并且未发现对万古霉素、利奈唑胺和替考拉宁的耐药菌株。李耘等[2-3]对2015—2016年革兰阳性菌和革兰阴性菌的耐药监测报告指出耐甲氧西林金黄色葡萄球菌和表皮葡萄球菌的检出率分别为39.9%和86.8%，但两者仍保持对万古霉素的敏感性；粪肠球菌、屎肠球菌对氨苄西林的耐药率分别为4.5%和85.1%，万古霉素耐药肠球菌检出率为2.06%，有增加趋势；而革兰阴性菌中的主要问题是碳青霉烯类耐药肺炎克雷伯菌有增加趋势。Xu等[4]分析了我国来自血流感染的碳青霉烯类耐药大肠埃希菌、肺炎克雷伯菌和泛耐药的铜绿假单胞菌、鲍曼不动杆菌，发现这4种病原菌的总体检出率分别为1.0%、5.5%、13.7%和4.2%，并且后3种病原菌的检出率明显呈现出地区差异性；另外，碳青霉烯类耐药肺炎克雷伯菌和泛耐药鲍曼不动杆菌在儿科和重症监护室中较为严重。

二、耐药机制

细菌可通过产生灭活酶或钝化酶，改变细胞壁的渗透性，发挥外排泵的主动外排作用及抗菌药物靶位改变来决定细菌的耐药水平。Liu等[5]从动物来源的大肠埃希菌上发现了一种存在于质粒上的多黏菌素耐药基因（*mcr-1*），该基因通过产生 MCR-1 蛋白来修饰细菌细胞壁外膜上的脂多糖，减弱了多黏菌素与脂多糖的结合能力。并且，携带 *mcr-1* 的质粒可以通过接合试验转移到大肠埃希菌 C600 中，使受试菌对多黏菌素的最低抑菌浓度从初始的 0.5 mg/L 上升至 8 mg/L。该课题组还进一步从我国各地区临床分离的病原菌、养殖场粪肥中的细菌及食物中的细菌中筛查到该基因在不同宿主不同地区的流行情况，发现该基因在介导多黏菌素耐药过程中发挥了重要的作用。Liu 等[6]对铜绿假单胞菌的耐药机制进行研究，发现细菌携带碳青霉烯类耐药基因（bla_{KPC-2}、bla_{VIM-2}）和质粒介导的喹诺酮耐药基因来介导其对多种抗菌药物的耐药性。

三、耐药基因分子流行病学

监测耐药基因的分子流行病学特征，为抗菌药物的合理管理和院内感染的控制提供科学的依据。吕继芳等[7]针对 2014—2015 年浙江大学附属第一医院的碳青霉烯类耐药肺炎克雷伯菌进行分子流行病学调查，发现碳青霉烯类耐药肺炎克雷伯菌对多种抗菌药物显著耐药，有 124 株为产 KPC-2 菌株（89.9%），1 株为 IMP-4 菌株，bla_{KPC-2} 基因是肺炎克雷伯菌对碳青霉烯类耐药的主要原因。Wang 等[8]对 2015 年我国报道的 *mcr-1* 基因进行了分子流行病学和临床病例分析，分别在大肠埃希菌（1%）、肺炎克雷伯菌（<1%）、阴沟肠杆菌（<1%）和产气肠杆菌（1%）中发现 *mcr-1* 基因的存在，研究认为该基因在我国各地区均有分布。Zhao 等[9]对我国多个地区大肠埃希菌中质粒介导的喹诺酮耐药（PMQR）基因进行分子流行病学调查研究，发现 37.3% 的菌株携带相关的 *PMQR* 基因。Xia 等[10]对社区获得性感染的大肠埃希菌检测其超广谱 β 内酰胺酶的携带情况，发现 CTX-M-14 检出率最高，CTX-M-15 和 CTX-M-55 紧随其后。Sun 等[11]测试了 3139 株革兰阴性菌对碳青霉烯类药物的敏感性，结果显示 751 株细菌表现出耐药性（71/2055 肠杆菌、510/620 鲍曼不动杆菌、170/464 铜绿假单胞菌）；其中，肠杆菌科细菌中产 KPC 和 IMP 的分别为 40 株和 10 株，鲍曼不动杆菌中有 102 株都具有 $bla_{OXA-51-like}$ 基因，其中的 82 株和 8 株同时还有 $bla_{OXA-23-like}$ 基因及 bla_{IMP} 基因。

（黄　晨）

第二节　抗菌药物使用情况

抗菌药物的规范化使用对改善患者的预后，抑制耐药菌的产生，减少资源的浪费都起着至关重要的作用。了解抗菌药物在我国综合性医院及基层医疗机构中的使用情况，为制定合理科学的政策及相关指南提供依据。

一、综合性医院抗菌药物使用情况

孙文芳等[12]以我国北京、天津、上海、杭州、广州、成都 6 个地区二级医院作为样本医院，抽取 2009—2013 年抗菌药物的采购与门诊使用数据。抗菌药物采购平均金额占西药采购金额比从干预初的 30.95% 下降到 21.29%，门诊抗菌药物平均使用率经过整治后，从 35.12% 下降至 25.65%。抗菌药物联用百分率从干预前的 8.34% 下降至 2012 年的 7.03%，但在 2013 年回升到 11.94%。抗菌药物注射剂使用率从 36.73% 下降至 35.67%。Zhou 等[13] 采用系统随机抽样的策略调查来自我国 30 个省的医院（综合医院、妇产医院、儿童医院、口腔医院和肿瘤医院）实施国家抗生素管理计划（NASP）后的抗生素使用相关资料，发现抗生素管理是有效的，超过 80% 的各类医院达到使用推荐抗生素品种的标准。Wushouer 等[14] 回顾性分析我国 28 个省 468 家医院的抗菌药物月度销售情况，发现除氨基糖苷类药物外，所有抗菌药物的总使用量均有显著增加。头孢菌素约占所有抗菌药物的 28.6%，其次是酶抑制药复方（20.0%）、大环内酯类（17.4%）和氟喹诺酮类（10.5%）。肠外形式的抗菌药物约占所有抗菌药物的一半。尽管在过去几年里，通过抗菌药物管理制度来限制药物的使用，但抗菌药物的总消费量仍有显著上升趋势。梁晓丽等[15] 对三级医院 2012—2015 年抗菌药物的销售金额、用药频度及日均费用等进行统计分析，发现抗菌药物种类数呈现逐年下降的趋势，主要集中于头孢菌素类药物，并且抗菌药物在药品总销售金额的占比同样减少，体现了抗菌药物品种分级管理的有效性、安全性和多样性。但临床上仍然存在部分抗菌药物滥用及过度使用高级别抗菌药物的情况，仍需加以警惕。

二、基层医疗机构抗菌药物的使用情况

Wang 等[16] 对我国 6 个省 48 家初级卫生医疗机构抽查处方使用规范及医疗单位的情况进行收集，发现大多数从事初级医疗卫生服务的医务人员学历为本科以下，医务人员主要由助理医师、助理药师、护士和护理助理等组成。政府对各家单位的财政拨款中位数（范围）为 34.0%（3.6%～92.5%）。这些单位有 28（8～111）种抗菌药物。52.9% 的门诊处方记录中包含抗菌药物，其中只有 39.4% 的正确处方。在住院患者中，77.5% 接受了抗菌药物治疗，其中只有 24.6% 的正确处方。在抗菌药物处方中，28.0% 含有头孢菌素类药物，15.7% 含有氟喹诺酮类药物。共有 55.0% 的抗菌药物处方用于 2 种或更多种抗菌药物的联合治疗。在非手术住院患者中，抗菌药物治疗的平均（SD）持续时间为 10.1（7.8）天。在手术患者中，98.0% 患者接受抗菌药物治疗，其中 63.8% 用于预防。蔡文芳等[17] 在 2013 年 4—5 月，随机抽取陕西省 3 个地市 27 家基层医疗机构的门诊处方共计 2340 张，回顾性分析不同地区和不同类别基层医疗机构门诊处方的平均用药品种数、平均用药金额、注射剂及抗菌药物使用情况，发现抗菌药物使用率为 43.94%，并且不同地区及不同类别医疗机构处方中抗菌药物使用情况有显著性差异。Lin 等[18] 收集至少 160 家医院和 241 家初级医疗机构的药品销售记录，发现 2010 年抗生素使用总量最高，2012 年出现下降，此后保持稳定。2014 年，抗生素销售额的 2/3 在医院（为住院和门诊服务），1/3 在初级医疗机构。其中头孢菌素占总量的 50.2%，其次是大环内酯类（18.2%），喹诺酮类（16.0%）和青霉素类（7.3%）。彭加茂等[19] 通过对镇江市所辖 7 个市（区）的 35 家社区卫生服务中心或乡镇卫生院 2015 年抗菌药物的采购及使用情况进行调查，发现基层医疗机构在抗菌药物的选择、使用上存在较多的误区，抗菌药物使用管理中存在的问题也较多。Xiao 等[20] 对 39 家基层医疗机构进行回顾性调查比较抗菌药物管理政策

（essential medicine polia，EMP）实施后对抗菌药物使用的影响，发现在 EMP 实施前后，中位门诊费用分别为 6.34 美元和 5.05 美元，52.50%（2005/3819）和 53.41%（1865/3492）门诊处方含抗菌药物，76.23%（1132/1485）和 78.83%（1106/1403）的住院患者使用了抗菌药物。此外，98.38%（425/432）和 97.52%（512/525）的外科住院患者分别接受抗菌药物治疗，其中 80.76%（638/790）和 75.19%（503/669）感冒患者使用抗菌药物。最常用的抗菌药物是广谱抗菌的注射制剂，包括头孢菌素、氟喹诺酮类和青霉素类，这些数据显示在执行 EMP 后基层医院的抗菌药物使用几乎没有变化。总之，不恰当的抗菌药物使用是中国基层医疗机构的一个严重问题，目前对基层医疗卫生机构使用抗菌药物的监管仍处于盲区。

（周燕子）

第三节　抗菌药物合理使用策略

一、药动药效学优化给药方案

抗菌药物的药代动力学与药效动力学（pharmacokinetics/pharmacodynamics，PK/PD）结合了病原菌、人体和药物 3 者之间的关系。该理论是近年来迅速发展起来的抗感染治疗新理论，充分考虑动态浓度下的杀菌效果，紧密结合人体感染治疗过程，在感染治疗中发挥着越来越重要的作用。于彤等[21]利用蒙特卡罗模拟对比司帕沙星的不同给药方案，结果显示，仅口服 0.1 g 的给药方案对沙门菌属细菌引起的感染有效；口服 0.2 g 的给药方案对鲍曼不动杆菌和表皮葡萄球菌引起的感染有效；口服 0.3 g 的给药方案，对除金黄色葡萄球菌以外的其他病原菌有效。Xie 等[22]同样采用蒙特卡罗模拟评估替加环素的广谱杀菌作用，在复杂性腹腔感染患者中，当 $AUC_{(0\sim24h)}$/MIC＞6.96 时，替加环素 50 mg，每 12 小时 1 次和 100 mg，每 12 小时 1 次对于大肠埃希菌能获得较好的临床疗效，但对肺炎克雷伯菌疗效欠佳。然而在复杂性皮肤软组织感染中，当 $AUC_{(0\sim24h)}$/MIC＞17.9 时，只有 100 mg，每 12 小时 1 次对大肠埃希菌取得预期的临床效果。崔晓红等用 PK/PD 模型评估头孢唑林的给药方案，认为增加给药次数可适当减少每日所需药物的总量，并且对于大肠埃希菌、肺炎克雷伯菌造成的轻、中度感染，可采用临床常用的 2 g，每 12 小时 1 次的给药方案；对于肺炎克雷伯菌引起的重度肺炎时，可采用 3 g，每 12 小时 1 次的给药方案。

二、降阶梯疗法

降阶梯疗法是优化现有抗菌药物给药方案的一种策略，主要内容为开始抗感染治疗经验性地选择广谱、强效的抗菌药物来尽可能覆盖可疑的病原菌；待 48～96 小时后微生物的检查结果出来时，根据药物敏感试验及培养结果调整给药策略，选用窄谱抗菌药物针对性治疗病原菌。李勇等[23]通过比较抗生素升级疗法和降阶梯疗法治疗重症肺炎患者的疗效差异，发现观察组（降阶梯治疗组）患者临床治疗的总有效率（52.17%）高于对照组（28.26%），死亡率（2.17%）低于对照组（17.39%），并且降阶梯治疗组应用抗生素时间、气管插管率及平均住院时间均低于对照组。Xiao 等[24] 比较抗生素传统经验治疗和降阶梯疗法治疗老年慢性阻塞性肺疾病合并重症肺炎患者的疗效差异，观察组气管插管使用率、抗生素使用时间及死亡率均低于对照组（分别为 37.2% *vs.* 60.5%，10.6 *vs.* 16.2 天，11.6% *vs.* 30.2%）

（张舜天）

第四节　抗菌药物合理应用体系建设

抗菌药物的合理使用已经成为全社会的共识，它关系到合理用药全局、医疗费用控制、细菌耐药遏制等方面，因此建设抗菌药物合理使用技术支撑体系是确保该项工作得以持续发展的主要任务。我国政府历来高度重视抗菌药物临床合理使用和细菌耐药问题，采取了一系列有力措施，不断加大管理力度，取得了显著成效。主要有以下几个方面：①逐步健全了抗菌药物临床应用和细菌耐药防控制度。先后出台了《药品管理法》《医疗机构药事管理规定》《抗菌药物临床应用管理办法》等规定，对药品管理及抗菌药物管理工作进行了全面、系统的规定。抗菌药物管理制度基本健全。②不断完善了抗菌药物临床应用和细菌耐药防控技术规范。国家卫生部门发布了《抗菌药物临床应用指导原则》《多重耐药菌医院感染预防与控制技术指南（试行）》《医院感染监测规范》等技术性文件，为临床合理使用抗菌药物提供了技术依据。③加强了抗菌药物管理专业队伍和基础设施建设。全国各级卫生行政部门和医疗机构组织了大量的关于抗菌药物合理使用的培训和教育活动，提高了临床医师、药师、微生物专业技术人员等专业人员的素质和业务水平。④完善了抗菌药物临床应用和细菌耐药监测体系。从 2005 年建立全国抗菌药物临床应用监测网和全国细菌耐药监测网，目前，抗菌药物临床应用监测网入网单位 2542 所，全国细菌耐药监测网入网单位 1412 所，遍布全国 31 个省（直辖市、自治区）的二、三级医院。为抗菌药物管理决策和临床合理用药提供了数据。⑤开展抗菌药物的临床应用专项整治。国家卫生健康委员会（原国家卫生和计划生育委员会）开展了"抗菌药物临床应用专项整治活动"，规定了各级医疗机构抗菌药物品种品规、使用强度、使用率等管理指标，极大改善了抗菌药物不合理使用现象。中国的抗菌药物使用管理取得了明显成效。全国抗菌药物临床应用监测网数据显示：住院患者平均抗菌药物使用率从 2010 年的 67.3% 下降到 2015 年的 39.1%。门诊患者抗菌药物使用率从 2010 年的 19.4% 下降到 2015 年的 9.4%。各医院抗菌药物使用强度呈不断下降趋势，联合用药率下降明显，从 2010 年的 47.9% 降至 2015 年的 17.8%。住院患者抗菌药物消耗量增速放缓。

（牛天水）

第五节　新型抗菌药物的研究和进展

控制细菌耐药现状，不仅要求建立全面的细菌耐药监测网及其相关制度来规范抗菌药物的合理使用，同时要求我们加快新型抗菌药物研究的步伐。刘昌孝[25]通过回顾抗生素发展的历程，总结目前抗生素耐药的严峻形势，分析 21 世纪抗生素发展面临的挑战，提出开展耐药微生物的基因组学研究，从中发现微生物在耐药过程中的基因变化，为抗菌药物合理应用和新型抗菌药物研发提供新的靶点。陈代杰[26]通过对目前研发中的抗菌药物进行分析，总结了目前抗菌药物研发的主要方向：①基于阻断细菌侵袭（毒力）因子的研究，如 Chen 等[27]研究发现，临床应用的抗真菌药物——萘替芬具有阻断类胡萝卜素合成的作用，能够通过抑制脱氢酶 CrtN 的合成，从而在体内外发挥了很好的抗菌活性，为开发新型抗葡萄球菌抗菌药物提供思路；②基于抗体－抗菌药物偶联方面的研究，利用抗体－抗生素偶联物（antibody-antibiotic conjugate，AAC）增加抗生素进入细胞内的概率，提高细胞内抗生素浓度，从而发挥更好的抗菌效果；③纳米技术的研究和应用，如 Au、Ag、CuO、Fe_3O_4 和 ZnO 等纳米金属物质在抗菌活性方面的研究；④基于特异性筛选模型的研究，特别是基于分子靶标的体外筛选的方法，对小分子化合物的筛选起到了重要作用；⑤利用合成生物学进行抗菌药物研发，如基于噬菌体"建造新部件"的抗菌治疗方法的研究；⑥利用宏基因组进行基因挖掘，从而发现新型抗菌药物；⑦通过新的化学合成新型抗菌药物的思路，如对已知的抗菌药物分子进行化学"重构"，以发现更多的具有抗菌活性的结构多样性衍生物。殷瑜等[28]总结了抗生素发展中的新技术：活性物质的筛选模型、微生物新资源的开发利用和利用组合生物合成的"非天然"天然产物等技术存在的瓶颈，并提出整合生物信息学、生物化学、遗传学、药物化学和天然产物化学等多学科的生物技术在新型抗菌药物研发中的巨大前景。

（吴珍珠）

参考文献

[1] 胡付品. 2005—2014 年 CHINET 中国细菌耐药性监测网 5 种重要临床分离菌的耐药性变迁. 中国感染与化疗杂志，2017，17（1）：93-99.

[2] 李耘，吕媛，郑波，等. 中国细菌耐药监测研究 2015—2016 革兰阴性菌监测报告. 中国临床药理学杂志，2017，33（23）：2521-2542.

[3] 李耘，吕媛，郑波，等. 中国细菌耐药监测研究 2015—2016 革兰阳性菌监测报告. 中国临床药理学杂志，2017，33（23）：2543-2556.

[4] Xu A, Zheng B, Xu YC, et al. National epidemiology of carbapenem-resistant and extensively drug-resistant Gram-negative bacteria isolated from blood samples in China in 2013. Clin Microbiol Infect, 2016, 22 Suppl 1：S1-S8.

[5] Liu YY, Wang Y, Walsh TR, et al. Emergence of plasmid-mediated colistin resistance mechanism MCR-1 in animals and human beings in China: a microbiological and molecular biological study. Lancet Infect Dis, 2016, 16（2）：161-168.

[6] Liu Y, Deng Q, Yu Y, et al. Analysis of the resistance mechanism and homology of carbapenems-resistant Pseudomonas aeruginosa. Zhonghua Shao Shang Za Zhi, 2014, 30（1）：15-20.

[7] 吕继芳，郑焙文，张静，等. 耐碳青霉烯类肺炎克雷伯菌分子流行病学和耐药基因分析. 中国抗生素杂

志，2016，41（5）：356-361.

［8］　Wang Y, Tian GB, Zhang R, et al. Prevalence, risk factors, outcomes, and molecular epidemiology of mcr-1-positive Enterobacteriaceae in patients and healthy adults from China: an epidemiological and clinical study. Lancet Infect Dis, 2017, 17（4）：390-399.

［9］　Zhao L, Zhang J, Zheng B, et al. Molecular epidemiology and genetic diversity of fluoroquinolone-resistant Escherichia coli isolates from patients with community-onset infections in 30 Chinese county hospitals. J Clin Microbiol, 2015, 53（3）：766-770.

［10］　Xia S, Fan X, Huang Z, et al. Dominance of CTX-M-type extended-spectrum beta-lactamase (ESBL)-producing Escherichia coli isolated from patients with community-onset and hospital-onset infection in China. PLoS One, 2014, 9（7）：e100707.

［11］　Sun Y, Li M, Chen L, et al. Prevalence and molecular characterization of carbapenemase-producing gram-negative bacteria from a university hospital in China. Infect Dis（Lond）, 2016, 48（2）：138-146.

［12］　孙文芳，陈世才．北京等六地区二级医院门诊抗菌药物应用分析．中国药物应用与监测，2016，13（3）：171-175.

［13］　Zhou WJ, Luo ZN, Tang CM, et al.Is there an improvement of antibiotic use in China? Evidence from the usage analysis of combination antibiotic therapy for type I incisions in 244 hospitals. J Huazhong Univ Sci Technolog Med Sci, 2016, 36（5）：772-779.

［14］　Wushouer H, Tian Y, Guan XD, et al. Trends and patterns of antibiotic consumption in China's tertiary hospitals: Based on a 5 year surveillance with sales records, 2011-2015. PLoS One, 2017, 12（12）：e0190314.

［15］　梁晓丽，谭玲，谭琳，等．2012—2015年北京医院抗菌药物应用分析．临床药物治疗杂志,2016,14(4)：54-59.

［16］　Wang J, Wang P, Wang X, et al. Use and prescription of antibiotics in primary health care settings in China. JAMA Intern Med, 2014, 174（12）：1914-1920.

［17］　蔡文芳，杨才君，朱稳稳，等．陕西省基层医疗机构合理用药情况研究．中国药业，2016，25（14）：1-4.

［18］　Lin H, Dyar OJ, Rosales-Klintz S, et al. Trends and patterns of antibiotic consumption in Shanghai municipality, China: a 6 year surveillance with sales records, 2009-14. J Antimicrob Chemother, 2016, 71（6）：1723-1729.

［19］　彭加茂，朱朝阳，邵教，等．镇江市基层医疗机构抗菌药物使用现状分析与对策．江苏卫生事业管理，2017，28（6）：34-38.

［20］　Xiao Y, Wang J, Shen P, et al. Retrospective survey of the efficacy of mandatory implementation of the Essential Medicine Policy in the primary healthcare setting in China: failure to promote the rational use of antibiotics in clinics. Int J Antimicrob Agents, 2016, 48（4）：409-414.

［21］　于彤，吴干斌，李晓天，等．司帕沙星的药代动力学与药效学研究．中国临床药理学杂志,2014,30(8)：681-684.

［22］　Xie J, Wang T, Sun J, et al. Optimal tigecycline dosage regimen is urgently needed: results from a pharmacokinetic/pharmacodynamic analysis of tigecycline by Monte Carlo simulation. Int J Infect Dis, 2014, 18：62-67.

［23］　李勇．抗生素降阶梯疗法治疗重症肺炎的临床效果观察．广西医学，2017．39（7）：1098-1099.

［24］ Xiao B, Wang M, Hu X, et al. Antibiotic de-escalation principle in elderly patients with chronic obstructive pulmonary disease complicated with severe pneumonia. Exp Ther Med, 2017, 13（4）: 1485-1489.

［25］ 刘昌孝. 当代抗生素发展的挑战与思考. 中国抗生素杂志，2017，42（1）: 1-12.

［26］ 陈代杰. 新世纪以来全球新型抗菌药物研发及前沿研究进展. 中国抗生素杂志，2017，42（3）: 161-168.

［27］ Chen F, Di H, Wang Y, et al. Small-molecule targeting of a diapophytoene desaturase inhibits S. aureus virulence. Nat Chem Biol, 2016, 12（3）: 174-179.

［28］ 殷瑜，戈梅，陈代杰. 新方法新技术与新型抗生素发现. 微生物学通报，2013，40（10）: 1874-1884.

第五章 人工肝支持技术研究进展

肝功能衰竭是指由病毒、药物、毒素等各种因素所引起的严重肝损害，是以凝血功能障碍和黄疸、肝性脑病、腹水等为主要表现的一组临床症候群。肝功能衰竭属临床危急重症，常规内科治疗效果很不理想，病死率高达 50%～80%。

人工肝（artificial liver）是暂时替代肝部分功能的体外支持系统，其治疗机制是基于肝细胞的强大再生能力，通过体外的机械、理化和生物装置，清除各种有害物质，补充必需物质，改善内环境，为肝细胞再生及肝功能恢复创造条件，或作为肝移植前的桥接[1]。人工肝主要分为三大类型，即非生物型人工肝、生物型人工肝和混合型人工肝。从 1986 年起，李兰娟院士团队就开始研究人工肝治疗肝功能衰竭的原理。30 余年来，创建了一系列根据不同病情进行不同组合的新型人工肝系统，该系统可暂时替代肝主要功能，改善肝功能衰竭并发症，明显提高患者生存率，统称为李氏人工肝系统。近年来，人工肝技术得到显著的发展，并开始应用于除肝功能衰竭外的其他疾病，如在重症人感染 H7N9 禽流感的救治方面，显著降低了 H7N9 患者的病死率。迄今为止，李兰娟院士团队研发的人工肝系统已获得了 1 个国家科技进步一等奖、1 个二等奖，以及 3 个省科技进步一等奖，引领着我国人工肝领域的创新与发展。本章我们对近几年国内学者在人工肝领域的研究进展做系统的概述。

第一节 非生物人工肝研究进展

一、非生物人工肝系统研究进展

1. Li-ALS 李兰娟院士团队经过十余年的不断创新，将血浆置换、血浆滤过及血浆灌流有机结合，开创了一套新型的非生物人工肝系统，简称 Li-ALS。

李兰娟院士团队周宁等[2]利用急性肝功能衰竭猪模型，比较了 Li-ALS 系统与低通量血浆置换（low-volume plasma exchange，LPE）及血浆吸附滤过（plasma filtration adsorption，PFA）对于肝功能衰竭的疗效。结果表明，经 Li-ALS 治疗的肝功能衰竭猪平均生存时间（90±3 h）显著长于对照组（60±2 h）、LPE 组（74±2h）PFA 组（75±2h）。从血清学指标上看，LPE 组、PFA 组、Li-ALS 组均能显著降低肝功能衰竭猪血清中 ALT、AST 和总胆红素，但相较于其他组，Li-ALS 组对血氨也有显著的清除作用。通过对肝功能衰竭猪模型血清中细胞因子的分析，发现在肝功能衰竭过程中，大部分炎症因子（如 TNF-α、IL-1b、IL-2、IL-6 和 IL-18）及抑炎因子（TGF-β1）都有显著的升高，经 Li-ALS 治疗后，该组血清中的细胞因子浓度均明显降低，其组织学表现也得到明显改善，经治疗后猪肝内 Ki-67 染色增加，提示肝细胞再生显著提高。

2. 双重血浆分子吸附系统　双重血浆分子吸附系统（double plasma molecular absorb system, DPMAS）是在血浆胆红素吸附治疗的基础上增加了一个可以吸附中大分子毒素的广谱吸附剂，因此 DPMAS 不仅能够吸附胆红素，还能够清除炎症介质，不耗费血浆，同时又弥补了特异性吸附胆红素的不足。

自 2010 年以来，已有浙江大学医学院附属第一医院、第三军医大学附属西南医院、第四军医大学附属西京医院等几十家医院开展了这一治疗方法[3]，目前该方法已得到了广泛的临床应用。Wan 等[4]对 DPMAS 治疗乙型肝炎病毒（hepatitis B virus，HBV）引起的慢加急性肝衰竭（acute on chronic liver failure，ACLF）的疗效与 PE 进行了对比。该研究入组了 60 例 HBV-ACLF 患者，其中 PE 组 33 例，DPMAS 组 27 例，每 3～5 天接受一次治疗，且所有患者都接受内科治疗。结果显示，PE 组较 DPMAS 组能更好地清除总胆红素、直接胆红素及超敏 C 反应蛋白，但 DPMAS 不会造成血浆白蛋白的丢失。从存活率上看，PE 组与 DPMAS 组并无显著性差异，4 周存活率分别为 87.9% 和 88.9%，12 周存活率分别为 34.6% 和 33.3%。此外，患者对 2 种治疗方案都耐受良好，并未造成严重的不良反应。

周亚东等[5]比较了 PE 及 DPMAS 联合 PE 治疗中毒性肝功能衰竭的临床疗效，将急性中毒性肝功能衰竭的 67 例患者分为对照组（21 例）、PE 组（22 例）和 PE＋DPMAS（24 例）。结果显示，两治疗组的临床有效率和 24 周存活率均明显高于对照组；两治疗组治疗后总胆红素、ALT、AST 比治疗前均明显下降，但两治疗组间无统计学差异。PE 组治疗后活化部分凝血活酶时间（activated partial thromboplastin time，APTT）比 PE＋DPMAS 组明显下降，白蛋白明显增高，差异有统计学意义（$P<0.05$）。

3. 其他　Ding 等[6]发明了一种预浓缩方法（preconcentration method，PCM），该方法用于血液 / 血浆吸附前，将血液 / 血浆先通过浓缩器浓缩，提高了经过吸附柱时血液 / 血浆中成分的浓度，从而提高吸附效率。实验结果表明，在流速 120 ml/min、胆红素浓度 330.03 μmol/L 及溶液体积为 1L 的条件下，随着溶液浓度的升高，被吸附的胆红素浓度也相应升高。同时，吸收等量胆红素所需要的时间，从 180 分钟大大缩短至 60 分钟，提高了吸附效率。

二、非生物人工肝治疗肝衰竭应用进展

1. 肝衰竭的定义进展　肝衰竭是临床常见的危重肝病症候群，是临床诊治的难点，也是科学研究的热点与前沿。肝衰竭严重危害人民的健康和生命。病情危笃，进展迅速，临床预后极差，是导致肝病患者死亡的主要原因之一。肝衰竭大多由病毒、细菌感染及药物、酒精中毒等不同病因引起。在我国，由于各种病毒性肝炎高发，肝炎病毒（主要是 HBV）是最为常见的肝衰竭病因。HBV 相关的肝衰竭即重型乙型病毒性肝炎是我国临床上最常见的肝衰竭类型。多年来，国内外学者在肝衰竭的发病机制和诊治领域不断进行着积极的探索，虽然在肝衰竭的定义、分类、诊断和治疗等方面依然存在一定分歧，但某些方面已经形成了一致性意见。Wu 等[7]结合我国肝病国情，对国内 13 个肝病中心共计 1322 例患者进行大样本的分析，根据东西方肝病患者的不同临床特征，提出比欧洲肝脏研究学会（European Association for the Study of the Liver，EASL）-ACLF 定义更符合中国国情、更全面的 ACLF

诊断与预后评估的中国标准（COSSH-ACLF）。该标准弥补了 EASL-ACLF 定义在诊断 HBV-ACLF 中的局限性，扩大约 20% 的患者被诊断为 ACLF，有利于该患者人群接受及时治疗，提高其存活率，并对我国 HBV-CALF 的诊断有着重要指导意义。

2. 非生物人工肝在肝衰竭患者治疗中的应用　非生物人工肝是最早在临床应用、具有确切疗效，并创造了巨大的社会和经济效益的人工肝治疗方法。自 1986 年起，李兰娟院士团队率先将血浆置换（plasma exchange，PE）、血浆灌流（plasma perfusion，PP）、血液滤过（hemofiltration，HF）、血浆胆红素吸附（plasma bilirubin absorption，PBA）、连续性血液透析滤过（continuous hemodiafiltration，CHDF）等净化技术进行有机结合[8-9]，创建了新一代个体化的非生物型人工肝支持系统 Li-ALS。中华医学会感染病学分会在 2016 年发布了非生物型人工肝治疗肝衰竭指南[10]，阐明了人工肝治疗的适应证、禁忌证和疗效判断标准。根据肝衰竭患者病因、病情和病期进行不同治疗组合的"个体化"治疗，可有效降低肝衰竭患者血清胆红素、内毒素，调整支链 / 芳香氨基酸的比例，降低外周血中 HBV 的载量，纠正电解质失衡。近年来，国内对人工肝治疗肝衰竭患者的应用进行了较多的临床评价，取得较大进展。Qin 等[11]对 234 例 HBV-ACLF 患者进行回顾性分组，分为标准治疗组（$n=$ 104）和标准治疗组＋人工肝治疗组（$n=130$）后比较发现，经过人工肝治疗组的患者 90 天生存率较标准内科治疗组提高［62/104（60%）vs. 61/130（47%），$P<0.05$］，5 年存活天数中位数分别为 879 天和 649 天，提示人工肝治疗对提高 HBV-ACLF 患者长期生存率有明显作用。Qin 等[12]通过对 232 例经人工肝治疗的 ACLF 患者进行回归分析，发现在逻辑回归模型指导下进行人工肝治疗的时机选择，能使更多 ACLF 患者获益。蒋玉凤等[13]序贯应用血浆置换联合血浆灌流治疗 ACLF，研究发现治疗后患者临床症状明显改善，转归较好，总有效率为 81.3%，早期患者总有效率最高达 90.0%，晚期患者最低 40.0%。Pu 等[14]通过联合连续性血液滤过和血浆置换、血液透析治疗 19 例并发Ⅲ级肝性脑病的急性暴发型肝衰竭的患者，发现早期血液滤过和血浆置换对治疗肝性脑病有显著疗效，同时对急性肝衰竭和亚急性肝衰竭患者的长期预后也有提高。秦刚等[15]通过对 10 个临床队列共计 1682 例 ACLF 患者进行荟萃分析，发现人工肝治疗对降低 ACLF 患者的短期死亡风险有明显作用（30%），对降低中期（6 个月~1 年）、长远期（3 年）的死亡风险同样有作用。马晓春等[16]通过针对 19 个 RCT 研究（共计 937 例患者，其中 566 例急性肝衰竭，371 例 ACLF）的荟萃分析，发现人工肝治疗能显著降低 ACLF 患者的病死率。周观林等[17]选取肝衰竭晚期患者 40 例，随机均分为观察组和对照组。对照组采取内科综合治疗，观察组在内科综合治疗基础上给予人工肝血浆透析滤过（plasma diafiltration，PDF）模式治疗，发现晚期肝衰竭患者在内科综合治疗基础上配合 PDF 治疗可使临床肝功能生化指标明显改善，病死率降低。廖广园等[18]将改良人工肝技术（胆红素吸附＋持续性血液滤过）应用于治疗妊娠合并重型肝炎患者并取得良好效果，治疗后患者肝功能、肾功能、凝血功能等实验室指标明显改善，临床症状减轻，较单纯人工肝治疗能更快促进患者神志恢复，减轻病情危重程度，缩短了患者的住院时间。Xu 等[19]对 171 例等待肝移植的肝衰竭患者进行了 PE 或以 PE 为基础的联合人工肝治疗的研究发现，人工肝治疗能明显降低总胆红素水平和凝血酶原时间，而且该组患者进行肝移植后的 1 年和 5 年生存率与紧急进行肝移植组比较并无统计学差异。该研究表明人工肝技术可以有效改善肝功能，人工肝作为肝衰竭患者通往肝移植的桥梁发挥了重要的作用。

三、非生物人工肝在感染性疾病中的应用进展

1. 非生物人工肝在人感染 H7N9 禽流感中的应用　自 2013 年 3 月我国发现第 1 例人感染 H7N9 高致病性禽流感开始以来，报道的人感染 H7N9 禽流感病例数仍处于上升趋势。截至 2017 年 6 月，我国共报道人感染 H7N9 禽流感病例总数 1557 例，病死率仍居高不下。

患者感染 H7N9 病毒后，临床表现主要为高热、咳嗽、气促，并快速进展为重症肺炎。并发症包括急性呼吸窘迫综合征（acute respiratory distress syndrome，ARDS）、感染性休克和需要重症监护的多器官衰竭。孕妇、老年人和有慢性基础性疾病的病例容易出现病情危重和死亡[20]。

人感染 H7N9 高致病性禽流感后病情进展迅速，自起病后 3～7 天即可发展成为重症肺炎，甚至 ARDS，故对于出现呼吸功能障碍者，给予吸氧及其他相应呼吸支持尤为重要。体外膜肺氧合（extracorporeal membrane oxygenation，ECMO）技术已逐渐被广泛应用于呼吸功能障碍者的治疗，李兰娟团队首创运用 ECMO 联合李氏非生物人工肝治疗 H7N9 患者，取得了良好的疗效[21]。该研究入组 H7N9 患者 40 例，16 例运用人工肝治疗。结果显示，非生物人工肝联合 ECMO 治疗显著抑制了患者体内的"细胞因子风暴"，缓解了患者全身炎症反应，促进了患者呼吸功能的恢复及病情的减轻。16 例经该方法治疗的重症 H7N9 患者存活 10 例，存活率达 62.5%。

2. 非生物人工肝在脓毒症中的应用　Zhou 等[22] 对人工肝技术应用于脓毒症的临床研究文献做了系统综述，该研究最终入组 16 项符合要求的包括中国、法国、意大利、日本等 7 个国家的临床研究。结果显示，血浆置换、血液滤过等人工肝技术的使用与死亡率的降低有一定关系，其中使用多黏菌素 B 固化纤维（PMX-F）进行人工肝治疗的相关研究显示了良好的治疗效果。

Huang 等[23] 运用血液灌流治疗肺外脓毒症造成的急性肺损伤，该研究入组了 46 例患者，其中 25 例接受血液灌流治疗，21 例接受标准治疗方案。结果显示，血液灌流组较标准治疗组血清内的 TNF-α 及 IL-1 水平显著下降，PaO_2/FiO_2 比值亦得到明显改善。

Sun 等[24] 比较了持续性血液滤过（continuous venovenous hemofiltration，CVVHF）（>72 h）与延长每日血液滤过（extended daily hemofiltration，EDHF）（8～12 h/d）对于治疗脓毒症引起的急性肾损伤（acute kidney injury，AKI）的疗效。该研究回顾性分析了 2009—2013 年单中心的患者资料共 145 例，其中 CVVHF 组 65 例，EDHF 组 80 例。结果显示，两组在死亡率上无明显差异，但 CVVHF 组对肾功能改善作用较 EDHF 组更显著。

（章益民　郝邵瑞）

参考文献

[1] 李兰娟，黄建荣，陈月美，等. 人工肝支持系统治疗重型肝炎应用研究. 中华传染病杂志，1999，17（4）：228-230.

[2] Zhou N, Li J, Zhang Y, et al. Efficacy of coupled low-volume plasma exchange with plasma filtration adsorption in treating pigs with acute liver failure: A randomised study. J Hepatol, 2015, 63（2）: 378-387.

［3］ 黎代强. 双重血浆分子吸附系统（DPMAS）治疗重型肝病新进展. 中国医学工程，2015，14（8）：198-198.

［4］ Wan YM, Li YH, Xu ZY, et al. Therapeutic plasma exchange versus double plasma molecular absorption system in hepatitis B virus-infected acute-on-chronic liver failure treated by entercavir: A prospective study. Journal of Clinical Apheresis, 2017, 32（6）：453-461.

［5］ 周亚东，杨琳，韩秋风，等. 组合型人工肝技术治疗中毒性肝功能衰竭的临床研究. 中华劳动卫生职业病杂志，2017，35（1）：51-53.

［6］ Ding W, Zou L, Sun S, et al. A new method to increase the adsorption of protein-bound toxins in artificial liver support systems. Artif Organs, 2014, 38（11）：954-962.

［7］ Wu T, Li J, Shao L, et al. Development of diagnostic criteria and a prognostic score for hepatitis B virus-related acute-on-chronic liver failure. Gut, 2017.

［8］ Chen JJ, Huang JR, Yang Q, et al. Plasma exchange-centered artificial liver support system in hepatitis B virus-related acute-on-chronic liver failure: a nationwide prospective multicenter study in China. Hepatobiliary Pancreat Dis Int, 2016, 15（3）：275-281.

［9］ Xia Q, Dai X, Huang J, et al. A single-center experience of non-bioartificial liver support systems among Chinese patients with liver failure. Int J Artif Organs, 2014, 37（6）：442-454.

［10］ 中华医学会感染病学会肝衰竭与人工肝学组. 非生物型人工肝治疗肝衰竭指南. 中华临床感染病杂志，2016，9（2）：97-103.

［11］ Qin G, Shao JG, Wang B, et al. Artificial liver support system improves short- and long-term outcomes of patients with HBV-associated acute-on-chronic liver failure: A single-center experience. Medicine（Baltimore），2014, 93（28）：e338.

［12］ Qin G, Bian ZL, Shen Y, et al. Logistic regression model can reduce unnecessary artificial liver support in hepatitis B virus-associated acute-onchronic liver failure: decision curve analysis. BMC Med Inform Decis Mak, 2016, 16：59.

［13］ 蒋玉凤，倪艳，肖慈君，等. 血浆置换联合血浆灌流治疗慢加急性肝衰竭疗效分析. 传染病信息，2012，25（4）：223-225，256.

［14］ Pu Y, Yang D, Mao Y, et al. Therapeutic effects of blood purification in treatment of fulminant hepatic failure. Braz J Infect Dis, 2013, 17（4）：427-430.

［15］ Shen Y, Wang XL, Wang B, et al. Survival benefits with artificial liver support system for acute-on-chronic liver failure: A time series-based Meta-analysis. Medicine（Baltimore），2016, 95（3）：e2506.

［16］ Zheng Z, Li X, Li Z, et al. Artifcial and bioartifcial liver support systems for acute and acute-on-chronic hepatic failure: A meta-analysis and Meta-regression. Exp Ther Med, 2013, 6（4）：929-936.

［17］ 周观林，谢志军，刘春文，等. 人工肝血浆滤过透析法对肝衰竭晚期患者的作用. 江西医药，2013，12（12）：1138-1139.

［18］ 廖广园，徐仲，李静，等. 改良人工肝技术对妊娠合并重型肝炎患者的临床疗效分析. 中华危重症医学杂志，2015，8（5）：315-317.

［19］ Xu X, Liu X, Ling Q, et al. Artificial liver support system combined with liver transplantation in the treatment of patients with acute-on-chronic liver failure. PLoS One, 2013, 8（3）: e58738.

[20] Gao HN, Lu HZ, Cao B, et al. Clinical Findings in 111 Cases of Influenza A（H7N9）Virus Infection. N Engl J Med, 2013, 368（24）: 2277-2285.

[21] Liu X, Zhang Y, Xu X, et al. Evaluation of Plasma Exchange and Continuous Veno-Venous Hemofiltration for the Treatment of Severe Avian Influenza A（H7N9）: A Cohort Study. Ther Apher Dial, 2015, 19（2）: 178-184.

[22] Zhou G, Peng Z, Murugan R, et al. Blood Purification and Mortality in Sepsis. Crit Care Med, 2013, 41（9）: 2209-2220.

[23] Huang Z, Wang SR, Yang ZL, et al. Effect on extrapulmonary sepsis-induced acute lung injury by hemoperfusion with neutral microporous resin column. Ther Apher Dial, 2013, 17（4）: 454-461.

[24] Sun Z, Ye H, Shen X, et al. Continuous venovenous hemofiltration versus extended daily hemofiltration in patients with septic acute kidney injury: a retrospective cohort study. Crit Care, 2014, 18（2）: R70.

第二节　生物 / 混合人工肝研究进展

一、生物反应器研究进展

人工肝支持系统能够发挥肝的支持作用，使得肝功能衰竭患者有机会等待到接受肝移植，或是通过肝的强大自我再生，可以不再需要接受肝移植。生物型人工肝从理论上讲可以代偿肝的全部功能，已经成为人工肝研究领域中治疗重型肝炎的热门方向。生物反应器是生物人工肝的核心装置。目前应用最多的是中空纤维生物反应器，但是其难以放大且半透膜致物质弥散障碍等不足都可能限制了其应用。微囊化肝细胞培养的流化床反应器是非常适合的选择。生物性微胶囊或微球具有选择性物质通透性，允许营养成分及小分子物质自由通过，并且有免疫隔离效果，可以解决免疫排斥问题。目前微囊技术已广泛用于生物人工肝的研究。适合微囊肝细胞的反应器为流化床式生物反应器，流化床的流化作用能使体外循环液充分接触，促进微囊化肝细胞与循环液进行充分的物质交换和物质代谢。传统的固化床液体流动时具有物质交换效率低、易于形成无效腔和死腔等缺点。

基于以上现状，Yu 等[1]首次设计并研制了一套具有自主知识产权并成功获得国家发明专利授权的漏斗形新型结构流化床反应器，可以改善流化床反应器径向传递性能及混合效果，且便于规模化应用。构建新型漏斗形流化床式反应器及对其结构参数的研究，建立微囊永生化肝细胞大规模、高活性培养体系；通过体外肝衰竭患者血浆灌流试验发现，流化床流化作用对微囊肝细胞亦有保护作用，微囊永生化肝细胞在该反应器中能够实现对血浆中胆红素等有害物质的清除。Lv 等[2]以漏斗形流化床式生物反应器为核心，组建新型生物型人工肝系统，在反应器内装入微囊包裹的新鲜分离的原代猪肝细胞，通过药物诱导的中国实验小型猪肝功能衰竭模型，对该生物型人工肝装置的安全性及疗效进行评价。组建了以微囊漏斗形流化床式生物反应器为核心的生物人工肝系统，通过实验小型猪肝衰竭模型的体外循环验证了该系统具有一定可行性及安全性。该系统能够显著降低肝衰竭小型猪的血乳酸浓度，稳定血糖、氨基酸水平，延长其生存时间。在流化床式反应器的使用过程中，出现了流化过程出现的微囊分布不够均匀、流化状态不够均衡、流化过程久后微囊稳定性下降等问题，限制了流化床反应器的进一步优化评估。为了解决这些问题，Lu 等[3]在漏斗形流化床反应器的基础上，继承了其保证流化床交换效率、保持微囊化肝细胞功能等优点并进行了改进，研制了导流式微囊悬浮型流化床式生物反应器。该生物反应器在流体力学、微囊稳定性等物理学方面，在保持细胞活力、相关代谢功能、相关基因表达方面，以及在体外血浆循环中，部分血浆清除能力及部分物质合成功能均具有明显的优越性。这将对于开展进一步以生物人工肝系统为核心，动物实验甚至临床前期实验打下坚实的科学基础。

Wang 等[4]构建了以微囊生物反应器为基础的生物人工肝系统装置，以小鼠肝功能衰竭模型为评价模型，评价肝功能衰竭动物模型的肝、肾功能及生存时间和血浆氨清除率，得出此反应器系统装置为基础的 HepG2 细胞能够在一定程度上延长小鼠肝功能衰竭模型的生存时间。Lei 等[5]设计了以多层平板式反应器为基础的生物人工肝系统，此反应器能够提高细胞密度，减少细胞剪切力，增加反应器内部使用效率，减少反应死腔等，从而有效地提高反应器利用率，充分实现细胞物质交换，重建细胞极性，增强细胞合成及代谢功能。Xiao 等[6]构建了一套以混合式生物反应器为基础的生物人工肝系统，以犬肝功能衰竭动物模型为研究模型，研究发现该系统能够显著提高细胞合成能力，有效降低血浆总胆红素及血浆氨清除率，明显改善血浆凝血功能，为生物人工肝治疗肝功能衰竭模型提供了有效依据。

二、细胞源研究进展

细胞源是生物人工肝代替行使肝代谢、分泌和解毒等功能，是生物人工肝系统的重要组成部分。理想的细胞源应具有肝细胞的活性和功能、无免疫反应、数量大、易于获取等特点。Yang 等[7]利用流化床生物反应器将微囊化 C3A 细胞与胎盘间充质干细胞共培养，从转录水平和翻译水平对肝细胞合成能力及药物代谢能力进行评价。研究结果表明，将 2 种细胞包裹于微囊后，体外共培养能够显著提高白蛋白的合成和 CYP1A2 的活性；微囊流化床共培养可以显著提高肝细胞 CYP1A2 和 CYP3A4 的活性。同时发现共培养后 C3A 细胞中 PKC、ERK 及 PKA 磷酸化水平及钙调蛋白的表达水平均显著下调，表明肝细胞功能的提高可能与多条功能相关的磷酸化通路受到抑制有关。上述结果表明与胎盘间充质干细胞微囊流化床共培养可提高肝细胞代谢功能，增强生物人工肝系统治疗效果。微囊是生物人工肝系统中常用细胞载体，对细胞起到保护和免疫隔离作用。微囊的低温冷存有利于细胞的保存和运输。Lu 等[8]通过检测微囊冷存液的最佳组分和冷存后孵育时间，建立了低温冷存微囊化肝细胞的方法。实验结果表明，Leibovitz-15 培养基在 4℃可以保持微囊的完整性和细胞的活性。进一步将 5%（v/v）PEG 加入至 Leibovitz-15 培养基中，于 4℃低温保存微囊，检测发现冷存液可以增强细胞的活力和肝细胞功能，包括白蛋白和尿素合成、CYP1A2 和 CYP3A4 活性，RT-PCR 分析显示 CYP450 相关基因表达也显著提高。同时，微囊化细胞冷存后于 37℃预培养 2h 后可以表现出较好的肝细胞功能。该研究为微囊技术在生物人工肝系统的临床应用提供了保障。细胞转瓶培养是一种大规模细胞培养技术，转瓶培养微囊肝细胞的优点在于转瓶过程中因对流作用能使培养基很好的混合，增加通过微囊膜孔进入微囊深部的营养，充分接触微囊化肝细胞进行物质交换和物质代谢。Chen 等[9]研究了转瓶速度和初始细胞密度对微囊包裹的永生化人肝细胞（HepLL）和人肝癌细胞（HepG2）增殖的影响。研究将海藻酸钠-壳聚糖微囊包裹的 HepLL 和 HepG2 细胞随机分成两大组。根据初始细胞密度和转瓶速率，每一个大组又被分成 8 个小组，并对每个小组细胞的细胞生长、代谢和功能参数进行评价。结果显示，转瓶速率可以显著增加细胞增殖、氨消除、白蛋白合成和地西泮清除的能力，而初始细胞密度对此没有影响。在观察的各个时间点内，微囊包裹 HepLL 实验组的氨消除、白蛋白合成和地西泮清除的能力比微囊包裹 HepG2 实验组有明显的增高，但是细胞增殖性能没有明显差异。该研究表明转瓶培养显著促进了微囊包裹 HepLL 和 HepG2 细胞的生物活性。在转瓶培养模式下，被包裹细胞的细胞功能在第 10 天达到最优值。这些数据结果显示 HepLL 细胞有望成为生物人工肝的细胞源。另外，陈滟珊等[10]观察了匀速和变速转瓶培养对微囊包裹永生化人肝细胞（HepLL）和人肝癌细胞（HepG2）的聚集体形成与生物活性的影响。海藻酸钠-壳聚糖微囊包裹的 HepLL 和 HepG2 细胞随机分成两大组，按照转瓶速率再分成 3 个小组。动态观察并测量各组细胞聚集体大小与细胞数目变化，ELISA 法检测各组白蛋白合成量，比色法检测氨清除量，高效液相色谱法检测安定转化功能。结果显示，与匀速转瓶培养组相比，变速转瓶培养组微囊包裹细胞聚集体平均个数、平均最大直径、白蛋白合成量、氨清除量及安定转化量均有明显提高（$P<0.01$），同时微囊包裹 HepLL 细胞组在各个时间点的白蛋白合成量、氨清除量及安定转化功能均优于 HepG2 细胞组（$P<0.01$）。

三、生物／混合人工肝系统研究进展

各种原因引起的肝功能衰竭，病死率高达 70%～80%，是全球性治疗难题。肝移植是目前公认治疗肝功能衰竭最为有效的手段。但供肝短缺、免疫排斥、高额医疗费用等问题限制了肝移植治疗肝功能衰竭受者的范围。人工肝作为有效的替代肝移植的治疗方法，可以发挥"桥梁"的作用，使得肝功能衰竭患者可以等待到接受肝移植的时机，或是通过肝的自我再生，从而不再需要接受肝移植。生物／混合人工肝因较非生物人工肝系统可以更好地代替肝解毒、合成、生物转化功能，代表着人工肝将来的发展方向。

（一）生物人工肝

随着肝细胞的分离培养和保存技术、肝细胞大规模培养技术，以及生物反应器的日渐成熟，以肝细胞为生物活性成分的生物人工肝（bioartificial liver，BAL）成为人工肝研究的热点。肝细胞源和生物反应器是生物人工肝真正能够发挥肝功能的必备要素。

1. 多层平板型生物人工肝（multilayer flatplate bioartificial liver） 南京大学医学院附属鼓楼医院 Zhang 等[11]将猪肝细胞和间充质干细胞共培养作为细胞源，接种在多层平板型生物反应器中构建了新型生物人工肝系统，使用该系统治疗 D- 氨基半乳糖诱导的肝功能衰竭犬以评价其免疫安全性。治疗期间，模型犬的血流动力学稳定，单次治疗前后 IgG、IgM 水平接近，血清总补体活性（CH50）在治疗开始后有轻度下降，但治疗结束后可恢复至基线水平，且重复 3 次治疗与单次治疗相比，并无抗体水平及 CH50 的差异。施晓雷等[12]对此多层平板型生物人工肝治疗肝功能衰竭患者的临床效果和安全性进行了评价，纳入了 2010 年 12 月至 2011 年 12 月共计 38 例患者 48 例次生物人工肝治疗，结

果显示有 89.5% 的患者治愈好转；治疗期间，患者血浆 IgG、IgM 和 CH50 水平均未出现明显变化，仅补体 CH50 在治疗 1 小时时出现一过性下降，随后很快恢复正常水平；反应器内未检测出 IgG，仅治疗 4 小时时检出极少量 IgG，治疗 4 小时内均未检测出 IgM。各时间点患者外周血单核细胞均未检测到内源性反转录病毒（porcine endogenous retrovirus，PERV）DNA，且患者血浆中均未检测到猪特异性 *SsCytB* 基因序列和反转录酶活性。该系统对肝功能衰竭患者具有良好的临床治疗效果和安全性，但该研究纳入样本量较小，后续尚需大样本量临床实验数据支持。Shi 等[13] 在前期基础上对多层平板型人工肝的细胞源做了进一步改进，通过重编程谱系转换的方法将人成纤维细胞诱导为人功能性肝细胞（human induced hepatocyte，hiHep），并扩大培养获得总量约 $3×10^9$ 个肝细胞，且扩大培养后肝细胞功能保存较好，以此生物人工肝系统（hiHep-BAL）治疗经静脉注射 0.4 g/kg D- 氨基半乳糖诱导的急性肝功能衰竭猪可以明显改善其生存率，hiHep-BAL 治疗后模型猪肝损伤减轻，促进肝细胞再生，血清中 AST、ALT、PT、总胆红素、血氨水平明显下降，并可检测到人白蛋白和 α-1- 抗胰蛋白酶。该系统所使用的 hiHep 易于扩大培养，但临床应用之前，仍需将细胞进一步扩大培养至总量为 10^{10}。

2. 流化床式生物人工肝（fluidized bed bioartificial liver，FBBAL）　李兰娟院士团队研制了流化床式生物人工肝，Zhou 等[14] 使用 FBBAL 治疗 D- 氨基半乳糖诱导的急性肝功能衰竭猪并通过代谢组学方法探讨可能机制，结果显示经 FBBAL 治疗可以显著改善模型猪的生存时间；应用超高效液相色谱－质谱法（ultraperformance liquid chromatography-mass spectrometry，UP-LCMS）检测 FBBAL 治疗组、假 FBBAL 治疗组、对照组治疗前后血清代谢物发现，经 FBBAL 治疗后血清磷脂酰胆碱，溶血磷脂酰胆碱，鞘磷脂酶和脂肪酸明显减少，结合胆汁酸明显增加。FBBAL 可以通过影响急性肝功能衰竭猪血清代谢物改善肝功能，进而发挥治疗作用。

3. 其他　张明森等[15] 初步评价了在高原低氧分压条件下体外生物人工肝装置的安全性和稳定性，使用总量为 $2.72×10^7$、纯度 93%、活率 95% 的猪肝细胞结合中空纤维生物反应器构建了生物人工肝装置，结果显示动物耐受性好。该系统独特之处在于不含附加增氧装置。熊龙辉等[16] 对新型组合型肝肾支持系统进行了生物人工肝大动物安全性评价，尚待进一步评价治疗肝功能衰竭模型动物的有效性实验。

（二）混合人工肝

混合人工肝（hybrid bioartificial liver，HBAL）是指生物人工肝与非生物人工肝结合，代替肝的解毒、合成、生物转化功能，几乎可以代替肝的全部功能。施晓雷等[17-18] 通过观察新型混合人工肝治疗 D- 氨基半乳糖以 0.25 g/kg 的剂量经静脉注射的急性肝功能衰竭犬，发现混合生物人工肝具有良好的解毒和合成功能，可以改善模型犬的生存率，降低 ALT、AST、乳酸脱氢酶、总胆红素和血氨水平。该混合生物人工肝主要包括血泵、血浆分离器、膜肺、血浆成分交换柱、阴离子树脂血浆吸附柱、生物反应器和培养箱。该系统将获得的总量为 10^{10}、活率在 95% 以上的肝细胞与猪骨髓间充质干细胞混合培养于多层平板型生物反应器，培养基先经过氧合后进入生物反应器，治疗时，血液通过血泵由犬股动脉以 30 ml/min 引出，经过血浆分离器分离成红细胞及血浆，血浆经过阴离子树脂血浆吸附柱吸附解毒后进入血浆成分交换柱，与细胞培养液进行物质交换后，同分离的红细胞汇合输入犬体内。Han 等[19] 进一步证实了该系统的微生物安全性，该研究使用免疫组化和蛋白质印迹法在混合人工肝治疗急性肝功能衰竭犬的不同器官组织内均未检测到 PERV 衣壳蛋白 gag p30，在该系统的血液循环池内未检测到 PERVs RNA 及反转录酶活性，而且在外周血单核细胞也未检测到 PERV 相关阳性指标。游绍莉等[20]以转染 ALR 的 HepG2 细胞为细胞源结合中空纤维生物反应器构建了新型混合生物人工肝系统，并探讨了利用该系统治疗 HBV 相关慢加急性肝衰竭患者的安全性及有效性。混合人工肝治疗组 10 例患者中，7 例经住院治疗临床好转出院，其余 1 例因肝性脑病死亡，1 例因肝肾综合征死亡，1 例出院后死于肝功能衰竭。对照组血浆置换治疗组 10 例患者存活 5 例，其余 1 例行肝移植，4 例因肝功能衰竭死亡。Zhang 和饶小惠等[21-22]以全接触灌流型生物反应器接种微载体微重力中国人肝细胞系 1（Chinese human liver cell line 1，CL-1）细胞建立了生物人工肝系统及混合生物人工肝系统（HBALSS），经此混合生物人工肝系统治疗可以显著改善急性肝功能衰竭食蟹猴各项血清生化指标及生存时间。

（朱丹华　张艳红　李祖宏　鹿　娟）

参考文献

[1] Yu CB, Pan XP, Yu L, et al. Evaluation of a novel choanoid fluidized bed bioreactor for future bioartificial livers. World J Gastroenterol, 2014, 14；20（22）：6869-6877.

[2] Lv G, Zhao L, Zhang A, et al. Bioartificial liver system based on choanoid fluidized bed bioreactor improve the survival time of fulminant hepatic failure pigs. Biotechnol Bioeng, 2011, 108（9）：2229-2236.

[3] Lu J, Zhang X, Li J, et al. A New Fluidized Bed Bioreactor Based on Diversion-Type Microcapsule Suspension for Bioartificial Liver Systems. PLoS One, 2016, 11（2）：e0147376.

[4] Wang XQ, Tang NH, Zhang FY, et al. Therapeutic evaluation of a microbioartificial liver with recombinant HepG2 cells for rats with hepatic failure. Expert Opin Biol Ther, 2013, 13（11）：1507-1513.

[5] Xia L, Arooz T, Zhang S, et al. Hepatocyte function within a stacked double sandwich culture plate cylindrical bioreactor for bioartificial liver system. Biomaterials, 2012, 33（32）：7925-7932.

[6] Shi XL, Zhang Y, Chu XH, et al. Evaluation of a novel hybrid bioartificial liver based on a multi-layer flat-plate bioreactor. World J Gastroenterol, 2012, 18（28）：3752-3760.

[7] Yang Y, Li J, Pan X, et al. Co-culture with mesenchymal stem cells enhances metabolic functions of liver cells in bioartificial liver system. Biotechnol Bioeng, 2013, 110（3）：958-968.

[8] Lu J, Zhang Y, Zhu D, et al. Improvement of short-term hypothermic preservation of microencapsulated hepatocytes. Biotechnol Lett, 2016, 38（6）：909-917.

[9] Chen Y, Yu C, Lv G, et al. Rapid large-scale culturing of microencapsulated hepatocytes: a promising approach for cell-based hepatic support. Transplant Proc, 2014, 46（5）：1649-1657.

[10] 陈滟珊，喻成波，曹红翠，等. 转瓶变速培养对微胶囊肝细胞聚集体形成及活性的影响. 浙江大学学报医学版，2016，45（4）：403-409.

[11] Zhang Y, Shi XL, Han B, et al. Immunosafety evaluation of a multilayer flat-plate bioartificial liver. Am J Med Sci,

2012, 343（6）：429-434.

［12］ 施晓雷，韩冰，张悦，等. 新型多层平板型生物人工肝体外支持系统治疗肝功能衰竭的临床研究. 中华器官移植杂志，2012，33（4）：212-216.

［13］ Shi XL, Gao Y, Yan Y, et al. Improved survival of porcine acute liver failure by a bioartificial liver device implanted with induced human functional hepatocytes. Cell Res, 2016, 26（2）：206-216.

［14］ Zhou P, Shao L, Zhao L, et al. Efficacy of Fluidized bed bioartificial liver in treating fulminant hepatic failure in pigs: A Meta bolomics study. Sci Rep, 2016, 6：26070.

［15］ 张明森，李素芝，龙仁玲，等. 高原体外生物型人工肝装置的构建与初步评价. 生物医学工程与临床，2012，16（3）：205-208.

［16］ 熊龙辉，何国林，张志，等. 西藏猪模型对新型生物人工肝治疗安全性的评估. 重庆医学，2014，43（9）：1038-1040.

［17］ 施晓雷，张悦，褚薛慧，等. 组合式生物人工肝治疗犬急性肝功能衰竭. 中华实验外科杂志，2012，29（5）：869-872.

［18］ Shi XL, Zhang Y, Chu XH, et al. Evaluation of a novel hybrid bioartificial liver based on a multi-layer flat-plate bioreactor. World J Gastroenterol, 2012, 18（28）：3752-3760.

［19］ Han B, Shi XL, Zhang Y, et al. No transmission of porcine endogenous retrovirus in an acute liver failure model treated by a novel hybrid bioartificial liver containing porcine hepatocytes. Hepatobiliary Pancreat Dis Int, 2015, 14（5）：492-501.

［20］ 游绍莉，刘鸿凌，荣义辉，等. 混合型生物人工肝治疗 HBV 相关慢加急性肝衰竭患者的初步探讨. 临床肝胆病杂志，2013，29（9）：685-688.

［21］ Zhang Z, Zhao YC, Cheng Y, et al. Hybrid bioartificial liver support in cynomolgus monkeys with D-galactosamine-induced acute liver failure. World J Gastroenterol, 2014, 20（46）：17399-17406.

［22］ 饶小惠，简国登，张志等. 中国人肝细胞系 1 运用于生物人工肝的生物代谢功能. 中国组织工程研究，2013，17（18）：3295-3302.

第六章　中国感染病学研究精选文摘与评述

第一节　成人感染性疾病研究进展

一、登革热研究进展

文选 1

【题目】 1990—2014 年中国登革热流行病学变化：一项 25 年全国监测数据的描述性分析（The changing epidemiology of dengue in China，1990—2014：a descriptive analysis of 25 years of nationwide surveillance data）

【来源】 BMC Medicine，2015，13（1）：100

【文摘】 在中国登革热自 1989 年 9 月 1 日便成为一种法定传染病。在过去的 25 年每年都有病例报道，并于 2014 年达到历史顶峰。Lai 等通过描述性研究分析了我国大陆地区自 1990—2014 年这 25 年间登革热的流行病学变化，结果发现自 1900—2014 年共有 69 231 例患者（包括 11 例死亡）被诊断为登革热，发病率为 2.2/100 万，其中发病人数最多的在 2014 年，达到 46 864 人；此外受影响的省份也在不断扩大，由 1990—2000 年间的平均每年 3 个省份增加到 2001 年至 2014 年间的每年 14.5 个省份。在 2005—2014 年间，几乎每月都有输入登革热的病例报道，影响 28 个省份（90.3%），而 99.8% 的本地病例则发生在每年 7—11 月间，且有本地病例上报的地区已经从南部沿海省份（如广东省、福建省）和毗邻东南亚的省份（如云南省）扩展到了中部省份地区（如河南省）。从 2009 年到 2014 年，登革热的 4 个血清型都有被检测到。

【评述】 随着全球气候变暖、环境恶化、城市化及贸易、旅游业的快速发展，人们交流越来越频繁，登革热已成为威胁人类健康的十大热带传染病之一。我国登革热的流行也有较长的历史，广东省已成为我国登革的主要流行区。近年来，中国和东南亚国家人员的往来越来越频繁，2014 年部分东南亚国家登革热疫情明显上升，导致中国的输入性病例有所增加，在蚊媒没有得到有效控制的地区容易引起疾病的传播和扩散。登革热大规模流行的特点是暴发突然、传播快速和流行范围广。在中国，约有两百万平方公里国土面积属于热带气候，这些地区通常人口稠密，这更增加了登革病毒的传播风险，一旦疫情暴发，病毒传播速度快，如不及时控制，感染人数能够在短时间内急剧增加。

（彭　亮）

文选 2

【题目】 中国 2011—2015 年登革热疫情分析

【来源】 寄生虫与医学昆虫学报，2017，24（2）：118-125

【文摘】 张红等对我国大陆地区 2011—2015 年登革热的流行趋势进行分析，结果发现 2011年，全国登革热的发病率仅为 0.89/100 万，总发病人数为 120 人，随后迅速上升，2014 年发病率高达 34.58/100 万，总发病人数达 46 864 人，到了 2015 年发病率又回落至 2.83/100 万，总发病人数为 3858 人。时间分布研究显示我国登革热发病主要集中在夏秋季，在 2011 年至 2015 年间，每年 7 月、8 月发病数开始缓慢增多，9 月显著上升，10 月小幅度上升达到最高峰，而 11 月和 12 月开始回落。空间分布研究显示全国 2011 年各地登革热发病总体处于较低水平，广东省、海南省和福建省发病率位居全国前三；2013 年，云南省发病率居于全国第一，为 33.01/100 万，广东省居第二，为 27.31/100万；但 2014 年，广东省发病率迅速上升，位居全国第一，达到 424.54/100 万；到了 2015 年，云南省发病率又高居第一，发病率为 38.52/100 万。由此可见登革热发病率呈现明显地域差异，高发地区主要在我国南部沿海、西南地区，尤其广东省疫情最为严重。

【评述】 登革热在我国已经成为日益严重的公共卫生问题，它加重了我国的经济和疾病负担。在我国还没有登革热病毒疫苗上市，所以控制传染源和切断传播途径对登革热的预防极为重要。相关部门应该加强对登革热的公共卫生监测，主动监测登革热，尤其是对曾发生过登革热流行的地区（如广东省等东南沿海省份）实行哨点监测，在夏秋季节要及时做好预防控制伊蚊进而控制登革热流行的防范工作。同时加强基层医务人员培训和公众的健康教育，开展以清除蚊虫滋生地、改善周围环境为目的的环境综合整治行动，对防止疫情暴发，减轻登革热的危害有积极的作用。

（彭 亮）

文选 3

【题目】 登革病毒通过上调细胞自噬抑制 RLR 介导的 I 型干扰素非依赖信号转导通路实现抗体依赖感染增强（Antibody-dependent enhancement of dengue virus infection inhibits RLR-mediated Type-I IFN-independent signalling through upregulation of cellular autophagy）

【来源】 Scientific Reports，2016，6：22303

【文摘】 抗体依赖性增强作用（antibody dependent enhancement，ADE）被视为重症登革热的主要危险因子。Huang 等通过采用临床分离登革病毒株 DENV3 与 DENV2 前膜蛋白交叉抗体建立了体外感染 K562 细胞的抗体依赖增强感染模型，并通过基于 qRT-PCR 方法的病毒颗粒决定用定量方法检测增强感染中病毒胞内核酸复制与分泌差异，结果显示 DENV-ADE 感染中病毒感染增强取决于抗 PrM 抗体的最终浓度。本研究比较了 DENV-ADE/DENV 感染 K562 细胞中 NOS2 及 NO 的表达差异，并通过药物抑制 NOS2，证实 DENV-ADE 感染中病毒胞内复制的增强是通过抑制 NOS2 合成的 NO 分子实现的。通过追溯 NOS2 的表达调控，结果显示 DENV-ADE 感染 K562 细胞中减弱的 NOS2 表达源于 RIG-I/MDA-5-NF-κB-IRF-1 信号通路，过表达 RIG-I 和（或）MDA-5 均一定程度促进 NF-κB 的活化及相应的 NOS2 表达。进一步研究发现，K562 细胞天然缺陷 I 型干扰素基因 IFNA2 及 IFNB1，且通过 IFN-β 及 ISRE 报告基因研究表明，DENV/DENV-ADE 感染 K562 细胞过程未显著上调 IFN-β 或诱发 I 型干扰素启动的抗病毒反应。此外，通过构建 IL-10 敲除 K562 细胞株，证实 DENV-ADE 感染 RIG-I/MDA-5 通路抑制过程不依赖于 IL-10-SOCS3 信号途径。最后，研究发现 DENV 感染 K562 细胞依赖自噬过程促进自身增殖。Rapamycine 或 3-MA 诱导或抑制细胞自噬能够剂量依赖性地促进或抑制病毒胞内复制，同时进一步研究表明 DENV-ADE 感染中病毒高增殖是通过促进细胞自噬实现的，体现在 ATG5-ATG12 表达上调及自噬标志 LC3 II 水平增加。此外 ATG5 敲除 K562 细胞也显著抑制 DENV 及 DENV-ADE 感染，通过过表达自噬相关蛋白 ATG5 能够显著抑制 NF-κB 活化及 NOS2 抗病毒基因表达。

【评述】 四型登革病毒中每一型单独感染均能导致一系列程度不一的临床症状，从自限性的登革热至危及生命的登革出血热或登革休克综合征等重症形式。基于临床观察，二次异型感染或登革热患者胎儿随年龄增长均显著增加重症感染概率，抗体依赖增强假说（ADE）被提出以解释登革病毒重症感染病理机制。该理论认为，在二次异型登革病毒感染中预先存在的交叉抗体能够与病毒结合，通过抗体与靶细胞表面 Fc 受体的相互作用促进病毒对单核细胞、巨噬细胞及成熟树突状细胞的感染。本文首次表明，DENV-ADE 感染 K562 细胞能够通过上调自噬进程及自噬蛋白 ATG-ATG12 进而抑制 RIG-I/MDA-5-NF-κB-IRF-1-NOS2-NO 抗病毒级联反应，进而促进病毒的胞内复制，且该固有免疫抑制过程不依赖于抑制 I 型干扰素或上调 IL-10/IL-6 抗炎症细胞因子。对于 DENV-ADE 感染机制的研究为重症登革热患者的治疗提供了理论支持和潜在靶点，也表明自噬抑制剂作为抗 DENV 胞内复制药物具有潜在的应用价值。

（彭 亮）

文选 4

【题目】 2 型登革病毒 prM/E 和 NS1 基因重组 DNA 疫苗在小鼠中的免疫及保护效应的初步评估（Preliminary evaluation of DNA vaccine candidates encoding dengue-2 prM/E and NS1：their immunity and protective efficacy in mice）

【来源】 Molecular Immunology，2013，54（2）：109-114

【文摘】 登革热已成为日益严重的公共卫生问题的原因之一，是至今尚未有供临床有效使用的登革病毒疫苗。Liu 等构建了 3 个质粒，pCAG-prM/E（仅表达 DENV2 prM/E）、pCAG-prM/E/NS1（仅表达 DENV2 prM/E/NS1）和 pCAG DG（共表达 DENV2 prM/E/NS1 和 GM-CSF）。这些重组质粒的表达均在 Vero 细胞中进行免疫染色。经质粒免疫的小鼠血清抗体反应和中和反应均通过免疫组化和免疫空斑中和试验进行分析。通过 BALB/c 小鼠颅内接种 DENV2 评估病毒质粒的保护效果。结果证实以 DENV-2 prM-NS1、prM-E-NS1 或 prM-E-NS1-GM-CSF 核酸免疫后小鼠后，小鼠体内均可产生特异的体液免疫和 T 细胞免疫应答，此外 NS1 的加入可提高疫苗产生的 ADCC 和 CTL 反应，并可在攻毒试验中更有效地保护小鼠。

【评述】　登革病毒是黄病毒科的重要成员，包括 4 个血清型，其中每个血清型均可使人发病，症状从较轻微的登革热到较为严重的登革出血热和登革休克综合征。近年来，随着全球气候变暖和国际交往的日益频繁，重症登革热的发病率逐渐上升，登革热已成为热带和亚热带地区日益严重的公共卫生问题。到目前为止，仍没有安全有效的登革疫苗用于临床。本文通过基因工程构建免疫原性较高的质粒，通过动物实验证实其在体内具有保护活性，为日后登革病毒疫苗的研究提供了实验基础。

（彭　亮）

二、发热伴血小板减少综合征研究进展

文选 5

【题目】　2011—2016 年中国发热伴血小板减少综合征流行病学特征变化（The changing epidemio-logical characteristics of severe fever with thrombocytopenia syndrome in China，2011—2016）

【来源】　Scientific Reports，2017，7（1）：9236

【文摘】　自 2009 年我国湖北和河南首次报道发热伴血小板减少症（severe fever with thrombocy-topenia syndrome，SFTS）的病例以来，随着 2010 年 SFTS 防控指南的发布，虽然死亡率逐年下降，但 SFTS 的病例逐年增多，涉及的省份也逐年增加。为探索我国 SFTS 的流行趋势，以便更好地做好 SFTS 的防控工作，Sun 等分析了 2011—2016 年中国疾病预防控制信息系统中报道的 5360 例实验室确诊 SFTS 病例的流行病学特征。结果发现我国 SFTS 报道发病数呈逐年上升趋势，2016 年的报道病例数最多，为 1306 例。99.53%（4712/5360）的病例分布在河南（2025 例）、山东（1515 例）、湖北（663 例）、安徽（502 例）、浙江（260 例）、辽宁（224 例）、江苏（146 例）等地。87.91%（4712/5360）的病例为农民，绝大多数生活在山区、丘陵地区，从事庄稼或茶叶等种植。91.57% 的病例发病年龄为 40～80 岁，平均发病年龄在 60 岁左右。每年报道病例的男女比例稍有不同，但无统计学差异。98.00%（5253/5360）病例在 4—10 月发病，5—7 月为发病高峰。值得注意的是发病高峰在不同省份存在差异，辽宁省的发病高峰持续时间较短，南方省份（浙江、湖北、安徽、河南）的发病高峰早于北方省份（辽宁、山东、江苏）。SFTS 病例从发病到确诊的中位时间呈延长态势，从 6～7 天延长到 10～27 天，其中 2014 年报道的从发病到确诊的中位时间长达 27 天。2011—2016 年共报道死亡病例 343 例，平均死亡率为 6.40%，死亡率呈逐年下降态势，从 2011 年的 9.98% 降至 2016 年的 4.36%。河南省报道的死亡率最低（2.42%），而浙江省报道的死亡率最高（12.31%）。随着年龄增长病死率逐渐增高，70 岁以上患者病死率高达 9.86%。2011—2016 年 SFTS 流行病学特征的变迁提示需加大该病的宣教和培训力度，加强基层医院早期诊断能力，实时调整监控策略以更好地做好 SFTS 的防控工作。

【评述】　SFTS 是一种新发的自然疫源性传染病，因尚无有效的预防和治疗措施，发病率逐年上升，且病死率较高，详细了解该病的流行病学特征，从而有针对性地指导该病的防控工作显得尤为重要。该文详尽地分析了 2011—2016 年全国各地 SFTS 的流行病学变化趋势，发现该病的发病率逐年上升，死亡率逐年下降，病例主要集中在河南、山东和湖北等 7 个省份，各地的病死率仍存在明显差

异。患者主要为农民，男女无明显差异，年长者死亡率明显增加。该病发病具有明显季节性，南方省份发病高峰早于北方且持续时间较长。虽然进行了大量的科普宣教及诊治培训，然而该病发病到确诊的中位时间并未呈现缩短态势。上述流行病学特征的变迁提示 SFTS 的防控态势仍不容乐观，需进一步采取措施加强基层医院早期诊断该病的能力。

（王宝菊）

文选 6

【题目】 细胞因子风暴与发热伴血小板减少综合征的病情严重程度相关（Host cytokine storm is associated with disease severity of severe fever with thrombocytopenia syndrome）

【来源】 Journal of Infectious Diseases，2012，206（7）：1085-1094

【文摘】 SFTS 的主要临床表现为发热、血小板减少、白细胞减少、胃肠道症状、神经系统症状、肝肾功能异常等，部分病例为自限性，然而严重者可迅速发展为多器官衰竭而死亡。细胞因子风暴与其他病毒性出血热如 Ebola、登革热等的病情严重程度密切相关，但是否影响 SFTS 的病情仍不清楚。Sun 等收集了经 RT-PCR(reverse transcription polymerase Chain reaction，RT-PCR）和 ELISA(enzyme linked immunosorbent assay，ELISA）检测验证的 59 例 SFTS 确诊病例以及 20 份健康对照者的血清，所有病例均收集了起病后 6～9 天的急性期血清，非死亡病例还收集了发病后 50～150 天的恢复期血清。用 Bio-rad 公司生产的 Bio-plex Pro 人 27-plex 细胞因子检测试剂盒检测了 27 种细胞因子，包括：IL-1β、IL-1RA、IL-2、IL-4、IL-5、IL-6、IL-7、IL-8、IL-10、IL-12、IL-13、IL-15、IL-17、eotaxin、G-CSF、GM-CSF、bFGF、IP-10、MCP-1、MIP-1α、MIP-1β、RANTES、TNF-α 和 VEGF 的表达水平，检测结果用 Cluster 3.0 软件进行分层聚类分析，用 Graphpad prism 5 软件进行统计学分析，结果发现 IL-1RA、IL-6、IL-10、G-CSF、IP-10 和 MCP-1 在 SFTS 病例均上调，但在死亡病例中上调更为明显，而在恢复期降至正常。IL-1β、IL-8、MIP-1α 和 MIP-1β 在死亡病例和非死亡病例的恢复期上调。相关性分析提示 IL-1RA、IL-6、IL-10、MCP-1、G-CSF、IP-10、IL-8、MIP-1α 和 MIP-1β 与病毒载量正相关，血小板数量和 ALT 与 G-CSF 正相关，白细胞数量与 IL-1β 正相关，AST 水平与 IL-1RA、G-CSF 和 IL-8正相关，BUN 与 IL-1RA、IL-6、IL-10、MCP-1、G-CSF、IP-10、IL-8、MIP-1α 和 MIP-1β 正相关，LDH 和 CK 与 IL-1RA、IL-6、IL-10、G-CSF、IP-10、MCP-1、IL-8、MIP-1α 和 MIP-1β 正 相 关。上述研究结果提示 SFTS 病毒感染诱导了细胞因子风暴，且细胞因子风暴的水平与疾病的严重程度相关。本研究不仅有助于理解 SFTS 的发病机制，同时可以为重症患者的预警提供参考。

【评述】 重症 SFTS 患者常在起病后 7～14 天内进展至多器官衰竭甚至死亡，但其机制尚不清楚。细胞因子风暴被发现与多种病毒性出血热如 Ebola、登革热等的疾病进展相关。该研究通过高通量细胞因子检测体系及分层聚类分析，发现了 10 种细胞因子（IL-1RA、IL-6、IL-10、G-CSF、IP-10、MCP-1、IL-1β、IL-8、MIP-1α、MIP-1β）的表达与 SFTS 疾病严重程度明显相关，不仅有助于理解 SFTS 的重症化机制，同时也为预警重症化 SFTS 患者提供了新的可能标志。然而该研究仍局限于现象分析，对于细胞因子风暴的成因及其如何影响疾病进程的机制尚未阐明。

（王宝菊）

文选 7

【题目】　在 C57/BL6 小鼠模型中探索新发传染病发热伴血小板减少综合征的发病机制（Pathogenesis of emerging severe fever with thrombocytopenia syndrome virus in C57/BL6 mouse model）

【来源】　Proceedings of the National Academy of Sciences of the United States of America，2012，109（25）：10053-10058

【文摘】　SFTS 是由布尼亚病毒科白蛉病毒属 SFTS 病毒感染引起的自然疫源性疾病，大部分病例有明确的蜱叮咬史。主要临床表现为发热、血小板减少、白细胞减少、胃肠道症状、神经系统症状、肝及肾功能异常等。为深入理解 SFTS 的发病机制及其白细胞和血小板减少的原因，建立合适的动物模型势在必行。Jin 等选择研究白蛉病毒常用的 3 种动物（C57/BL6 和 BalB/C 小鼠、叙利亚仓鼠），通过 4 种途径（肌内、静脉、腹腔、颅内）接种 SFTS 病毒，结果发现 SFTS 病毒接种至 C57/BL6 可致白细胞和血小板降低，且疾病早期可在脾和骨髓内检出病理改变。虽然没有出现发热、体重减轻及个体死亡的现象，但出现 ALT、AST 和 BUN 升高且疾病晚期在肝、肾内检测到 SFTS 患者类似的病理改变。除血清中检出 SFTS 病毒外，脾、肝、肾中均检出 SFTS 病毒。病毒特异性 IgM 抗体在第 7 天达高峰，而 IgG 抗体第 7 天出现，第 28 天达高峰。通过免疫组织化学和共聚焦显微镜技术，脾内聚集的 CD62P$^+$ 的血小板与 F4/80$^+$ 的巨噬细胞共定位，且 SFTS 病毒被发现与 CD62P$^+$ 的血小板和 F4/80$^+$ 的巨噬细胞共定位。随后的体外研究表明：虽然巨噬细胞自身能被 SFTS 病毒感染，然而病毒黏附的血小板被巨噬细胞吞噬可能是巨噬细胞内 SFTS 病毒的主要来源，这可能也是 SFTS 患者血小板减少的主要原因。上述研究结果不仅证实 C57/BL6 小鼠可作为 SFTS 病毒感染的动物模型，能够最大限度地模拟 SFTS 患者的临床特征。同时也发现脾内的巨噬细胞可能是 SFTS 病毒的靶细胞，而巨噬细胞吞噬病毒黏附的血小板可能是 SFTS 主要临床特征血小板减少的可能原因。

【评述】　SFTS 的发病机制及导致其临床表现的原因均尚不清楚，合适的动物模型成为解决上述问题的重要工具。该研究通过 4 种方式接种 SFTS 病毒至 3 种白蛉病毒常用的小动物，发现 C57/BL6 小鼠可作为 SFTS 病毒感染的动物模型，通过详尽地研究 SFTS 病毒感染 C57/BL6 小鼠模型的临床表现、实验室检查、病理变化、病毒复制、病毒特异性抗体产生等，发现该模型能够最大限度地模拟 SFTS 患者的临床特征。且通过体外实验发现脾内的巨噬细胞可能是 SFTS 病毒的靶细胞，而巨噬细胞吞噬病毒黏附的血小板可能是 SFTS 主要临床特征血小板减少的可能原因。然而该模型仅在脾内发现 SFTS 病毒的高水平复制，且体外实验发现的机制还需后续研究进一步验证。

（王宝菊）

文选 8

【题目】　α/β 干扰素敲除小鼠发热伴血小板减少综合征的发病机制：探索新发的病毒性出血热的发病机制（The pathogenesis of severe fever with thrombocytopenia syndrome virus infection in alpha/beta interferon knockout mice：insights into the pathologic mechanisms of a new viral hemorrhagic fever）

【来源】　Journal of Virology，2014，88（3）：1781-1786

【文摘】　新发自然疫源性疾病 SFTS 发病率呈逐年增加趋势，病死率虽呈下降趋势但仍高达 4.36%，然而其发病机制仍不清楚，且目前的动物模型仍不理想。Liu 等通过将 SFTS 病毒颅内（新生个体）或腹腔（成年个体）接种 CD-1 小鼠和仓鼠，发现仅部分新生 CD-1 小鼠发病，且将脑组织匀浆内的病毒接种新生 CD-1 小鼠后 5～7 天发病，第 9 天死亡。将这些小鼠脑组织匀浆后的病毒接种成年的 IFN 受体敲除（IFNAR$^{-/-}$）的小鼠后，3 天发病，4 天死亡或接近死亡。上述研究提示成年动物对 SFTS 病毒不易感，Ⅰ型 IFN 可能为重要的限制因素。为进一步明确 SFTS 病毒感染后的组织分布，Liu 通过定量 RT-PCR 和免疫组织化学的方法分别检测血清、各种组织内的病毒 RNA 和病毒抗原的表达，结果发现在除肺组织外的肝、脾、肾、淋巴、肠、脑等组织均可检出病毒，尤以肠系膜淋巴结和脾最为严重，提示淋巴组织可能是 SFTS 病毒的主要靶向组织。为进一步阐明 SFTS 病毒的靶细胞，应用共聚焦显微镜技术，通过靶向 SFTS 病毒的抗体及靶向各种细胞表面标志抗体的双重染色，均未发现 SFTS 病毒与单核巨噬细胞（CD68 和 F4/80）、DC 细胞（CD11c）、内皮细胞（CD31 和 CD34）、巨核细胞和血小板（CD62P）、中性粒细胞（Ly-6）的共定位。由于 SFTS 病毒阳性的细胞在形态和分布上接近网状细胞，通过网状细胞胞质蛋白 ER-TR7b 和 podoplanin 抗原 gp38 特异性抗体染色，结果发现 SFTS 病毒与 ER-TR7b 和 gp38 阳性细胞共定位。上述研究结果提示成年 IFNAR$^{-/-}$ 小鼠对 SFTS 病毒高度易感，病毒感染后组织分布广泛，其中肠系膜淋巴结和脾病毒复制和表达最为明显，肠道淋巴组织和脾内的网状细胞可能是 SFTS 病毒的靶细胞。

【评述】　新发自然疫源性疾病 SFTS 发病率逐年增加趋势，病死率高，然而其发病机制仍不清楚。该研究进一步证实了免疫功能正常的成年动物对 SFTS 病毒不易感，Ⅰ型 IFN 可能是重要的限制因素。通过系统研究 SFTS 病毒感染后的组织分布及细胞定位，发现 SFTS 病毒的组织分布广泛，肠道淋巴组织或脾内的网状内皮可能是 SFTS 病毒的靶细胞，这对于理解 SFTS 的多器官功能受损及胃肠道症状具有很好的借鉴意义。然而来自 IFNAR$^{-/-}$ 的小鼠的部分研究结果与来自其他模型的结果存在冲突，且其研究结论是否能推及至 SFTS 患者尚待进一步的临床研究证实。

（王宝菊）

文选 9

【题目】　发热伴血小板减少综合征患者病情进展和死亡风险因素（Clinical progress and risk factors for death in severe fever with thrombocytopenia syndrome patients）

【来源】　Journal of Infectious Diseases，2012，206（7）：1095-1102

【文摘】　SFTS 是 2009 年我国湖北和河南首次报道的新发传染病，虽然部分病例为自限性经过，但重症病例很快发展为多器官衰竭甚至死亡。该病病死率高达 12%～30%。然而尚缺乏对该病临床特征的系统分析，也尚无对该病死亡风险因子的分析。Gai 等通过分析 11 例死亡和 48 例非死亡病例的临床特征，发现其主要临床特征为：①流感样症状（发热、乏力、头痛、肌肉酸痛），其中超过 70% 的非死亡病例和 80% 的死亡病例体温都在 39 ℃以上。② 85% 的非死亡病例和 90% 的死亡病例均有胃肠道症状（食欲缺乏、恶心、呕吐、腹泻）。③ 75% 的非死亡病例和 72.7% 的死亡病例均有淋巴结肿大。④神经系统症状：＞90% 的死亡病例出现淡漠（99.9%）、嗜睡（81.8%）、肌肉震颤（72.7%）、惊厥（36.4%）

和昏迷（72.7%）；而<37%的非死亡病例出现淡漠（37.5%）、嗜睡（22.9%）和肌肉震颤（27.1%）。⑤出血倾向：80%以上的死亡病例出现穿刺部位瘀斑（81.1%）、弥散性血管内凝血（disseminated intravascular coagulation，DIC）（63.6%）或肺部和消化道出血，远远高于幸存患者的发病率。⑥起病后7～13天是SFTS病情进展的关键时期，死亡病例的病毒滴度维持较高、血小板计数持续较低和AST、CK、CK-MB和LDH持续高水平。风险分析提示CNS表现、出血倾向、DIC、病毒滴度$>10^5$ cps/ml、AST（>400 U/L）、LDH（>800 U/L）、CK（>1000 U/L）、CK-MB（>50 U/L）均为病情恶化的预测因素。这些研究结果将帮助临床医师更好地了解SFTS，同时认识与SFTS患者疾病严重程度和病死率相关的关键因素，从而帮助临床医师快速识别重症SFTS病例，有助于临床医师SFTS诊治能力的提升。

【评述】　SFTS作为一种新发的传染病，及早地系统分析其临床特征及死亡风险因素将有助于临床医师更好地识别SFTS病例，同时快速判断患者是否为重症病例，这对于我国SFTS诊治能力的提示十分必要。该研究通过分析11例死亡和48例非死亡病例的临床资料，发现该病的主要临床症状为流感样症状、胃肠道症状、神经系统症状、出血倾向。同时发现起病后7～13天是SFTS病情进展的关键时期，病毒滴度、血小板计数、AST、CK、CK-MB和LDH的动态变化与病情程度密切相关。但该研究的病例数量十分有限，上述研究结论尚需更大样本的临床研究进一步确证。

（王宝菊）

三、甲型病毒性肝炎研究进展

文选 10

【题目】　中国大陆地区2004—2012年甲型肝炎的流行特征分析
【来源】　国际流行病学传染病学杂志，2014，41（5）：305-307
【文摘】　中国大陆地区是甲型肝炎病毒（hepatitis A virus，HAV）感染的高流行区。甲型病毒性肝炎（以下简称甲型肝炎）是由HAV引起的一种常见的消化道传染病。HAV经粪－口途径传播不但终年散发，同时还常出现季节性或食源性暴发流行，易对人群健康造成影响。张峰等对我国大陆地区2004—2012年503 817例甲型肝炎报道病例的年度分布、季节分布、地区分布、年龄分布等进行全面分析，并对该地区甲肝预防控制提出建议。结果与分析显示：2004—2012年累计报道甲型肝炎发病数503 817例，其中2004年报道发病数最多（93 587例），发病率为7.34/10万，2012年报道发病数最少（24 453例），发病率为1.78/10万，表明随着甲型肝炎疫苗预防接种的推广，人民生活水平的逐步提高和居住条件的不断改善，中国大陆地区甲型肝炎发病率总体呈逐年下降趋势。从季节分布看，甲型肝炎病例未见明显的季节分布，全年均有发病，但冬季略低，冬季（12月～次年2月）报告病例数和死亡数略低于其他季节，分别占全年20.78%和18.87%。从地域分布特点看，中国大陆地区31个省（自治区、直辖市）均有甲型肝炎病例报告，主要集中在西南和西北地区，这两个地区的病例数分别占总病例数的30.06%和20.31%，病例数最多的是四川、河南、云南、新疆、甘肃、贵州等6个省份，占总病例数的48.87%，这应与西部地区的经济状况、卫生条件较为落后有关。人群年龄分布的特点显示，发病最多的是0～9岁年龄组，共105 177例，占总病例数的 20.88%，发病年龄主要集中在儿童和青壮年。儿童高发多与学校和托幼机构中易感人群密度大，相互接触频繁，增加感染机会有关，而青壮年（30～39 岁）已过了常规免疫年龄，疫苗接种率相对较低。适龄儿童的常规接种免疫，同时兼顾免疫计划外人群，特别关注 30 岁以上年龄组人群，加强疫情监测分析，广泛宣传普及防治知识，加强对学校和托幼机构的卫生监督和管理，积极改善卫生条件，尤其是西部等欠发达地区，通过以上方式加强甲型肝炎的预防。

【评述】 该研究对中国大陆地区甲型肝炎年度分布、季节分布、地区分布、年龄分布等进行全面而科学的分析，图文并茂，说明了甲型肝炎流行病学特征，季节性无明显特征，地区差异、年龄差异较为明显，肯定了甲型肝炎疫苗预防接种取得的巨大成果，也对该病的预防和控制提出了非常有意义的建议。HAV 感染可引起以肝病变为主的消化道传染病。全面了解流行病学现状，并在其基础上进行预防和干预，控制传染源，早发现，早诊断，早隔离；切断传播途径，加强卫生管理；保护易感人群，接种疫苗，是甲型肝炎的工作重点和热点。由于上报病例数常低于真实世界病例数，希望以后完善诊断上报机制，完成基于更大数据的科学分析。

（韩梅芳）

文选 11

【题目】 急性甲型肝炎与急性戊型肝炎临床特征对比

【来源】 肝脏，2017，22（6）：502-504

【文摘】 甲型肝炎与戊型病毒性肝炎（以下简称戊型肝炎）均为消化道传染病，通过粪－口途径传播，常急性起病，临床特征相似，主要表现为食欲减退、乏力、黄疸及肝功能异常等。尹东林等收集 2011 年 1 月至 2015 年 12 月于上海市第九人民医院感染科住院的急性甲型肝炎患者（共 12 例，男性 9 例，女性 3 例）和戊型肝炎患者（共 41 例，男性 31 例，女性 10 例）临床及流行病学资料，并从性别、年龄、发病季节、暴露史、临床表现、血清生化学检查、住院时间及临床转归等方面进行对比分析。结果显示：流行病学特征：性别比较显示男女性别构成比无统计学差异，两组均以男性发病为主；年龄比较显示两组年龄比较差异有统计学意义（$P=0.01$）并且戊型肝炎患者发病年龄高于甲型肝炎患者；发病季节分布显示急性甲型肝炎无明显季节性，其中冬季 2 例，春季 3 例，夏季 3 例，秋季 4 例，而急性戊型肝炎多发于冬季及春季，其中冬季 16 例，春季 17 例，夏季 5 例，秋季 3 例；暴露史比较示 12 例急性甲型肝炎患者中 7 例有生冷海鲜或贝壳类食物进食史，或外出旅游史，而 41 例急性戊型肝炎患者中仅有 11 例有暴露史，两组差异有统计学意义（$P=0.04$）。临床特征比较：大多数甲型肝炎及戊型肝炎患者表现为黄疸型，其中急性甲型黄疸型肝炎 9 例，急性戊型黄疸型肝炎 35 例，两者差异无统计学意义（$P=0.40$），黄疸以戊型肝炎组明显（$P=0.02$），且持续时间更长（$P=0.01$），两者患者肝功能比较，所有患者入院时均有明显肝功能异常，其中戊型肝炎组总胆红素（total bilirubin，TBIL）高于甲型肝炎组，差异有统计学意义（$P<0.05$），而 ALB、ALT、AST、GGT、AKP 及 TBA 等指标两者未见明显差异；甲型肝炎患者预后较好，戊型肝炎组有 2 例老年患者进展为重症肝炎，其余患者预后良好。

【评述】 该研究比较急性甲型肝炎和急性戊型肝炎流行病学和临床特点比较，提高对疾病的早期诊断，对甲型肝炎及戊型肝炎的预防和治疗具有重要意义。但是由于甲型肝炎的样本病例较少，不能完全真实反映急性甲型肝炎特征，代表性略有欠缺，还需要进一步增大样本。另外随着甲型肝炎疫苗预防接种的推广，人民生活水平的逐步提高和居住条件的不断改善，发病率明显下降，戊型肝炎在所有急性肝炎中所占比例逐年升高具体原因尚不清楚，可能是由于缺乏对戊型肝炎的特异性疫苗，人群对戊型肝炎普遍易感有关。由于甲型肝炎和戊型肝炎具有相同传播途径等相似流行病学特征，该研究的作者合理提出可以研发甲型肝炎 - 戊型肝炎联合疫苗设想，这一设想待进一步探索与研究。

（韩梅芳）

四、乙型病毒性肝炎研究进展

文选 12

【题目】　牛磺胆酸钠共转运多肽是人类乙型肝炎和丁型肝炎病毒的功能性受体（Sodium taurocholate cotransporting polypeptide is a functional receptor for human hepatitis B and D virus）

【来源】　Elife，2012，1（1）：e00049

【文摘】　人类 HBV 感染和乙型病毒性肝炎（以下简称乙型肝炎）相关疾病一直是主要的公共卫生问题之一，其中 HBV 和丁型肝炎病毒（hepatitis D virus，HDV）共感染的个体病情可能会更加严重。既往研究发现，两种病毒感染细胞都是通过 HBV 包膜蛋白介导的，其中包膜大蛋白的前 S1 区域是受体 S 结合的关键决定因素，然而该受体的身份还是未知的。北京生命科学研究所李文辉等采用近零距离光交联和串联亲和力纯化技术揭示了前 S1 受体结合区域与牛磺胆酸钠共转运多肽（sodium taurocholate cotransporting polypeptide，NTCP）相互作用，其中，NTCP 是一种主要表达于肝的多跨膜转运体。在该研究中，作者发现沉默 NTCP 能够抑制 HBV 和 HDV 的感染，而外源性表达 NCTP 可使不敏感的肝癌细胞易受这些病毒的感染。此外，将非功能性猴 NTCP 上 157～165 号氨基酸替换为人 NTCP 对应的氨基酸，能够赋予其感染病毒的能力。由此可见，NTCP 是 HBV 和 HDV 的一种功能性受体。

【评述】　早在 40 多年前，人类就发现了 HBV，但其相关的细胞表面受体却一直是未解之谜。既往发现 HBV 及 HDV 必须通过结合细胞表面的受体分子来实现对宿主细胞的感染。该受体的发现将有助于人们深入理解 HBV 的感染过程，为乙型肝炎及其相关疾病的治疗提供有效的靶点。为了解决这一世界性难题，李文辉团队从树鼩这种动物入手，绘制了高质量的树鼩肝细胞基因表达图谱数据库。同时结合先进的纯化技术和高分辨质谱分析手段，发现肝胆酸转运蛋白（NTCP，钠离子 - 牛磺胆酸钠共转运多肽）会与乙型肝炎病毒表面包膜大蛋白的关键受体结合区发生特异性相互作用。随后，他们在 HBV/HDV 易感的肝细胞中进行的一系列基因干扰实验，证明 NTCP 的确是病毒感染所需的细胞受体。他们将 NTCP 导入以前不能感染乙型肝炎的细胞中，使这些细胞能被乙型肝炎病毒感染，证明 NTCP 可以导致细胞感染乙型肝炎病毒。该项研究成果为阐明 HBV 感染发生机制和将来进一步开发清除乙型肝炎药物奠定了重要的基础。

（陈恩强　蒋　维）

文选 13

【题目】 真实世界研究：孕晚期应用替比夫定与拉米夫定可以安全地减少乙型肝炎病毒的母婴传播（Telbivudine or lamivudine use in late pregnancy safely reduces perinatal transmission of hepatitis B virus in real-life practice）

【来源】 Hepatology，2014，60（2）：468-476

【文摘】 在之前的报道特别是真实世界研究中，尚缺乏对于慢性乙型肝炎孕妇在孕晚期应用替比夫定（LdT）与拉米夫定（LAM）进行治疗的安全性数据，柳鑫等通过开展一项基于真实世界的前瞻性队列研究评估了拉米夫定和替比夫定的孕晚期应用的有效性与安全性。该研究纳入了 2009 年 1 月到 2011 年 3 月期间 700 例乙型肝炎 e 抗原阳性且 HBV-DNA＞6 log10cps/ml 的真实世界患者，怀孕第 28 周孕妇接受 LAM 或 LdT 治疗作为治疗组，至产后立即停药或产后 4 周停药，不接受抗病毒孕妇作为对照组。在该 700 例孕妇中，648 例孕妇与对应出生的婴儿 661 例完成了 52 周随访研究。治疗期间，1.6% 孕妇发生病毒学反弹（均为服药依从性差所致）。分娩时，接受抗病毒治疗的孕妇病毒载量都显著降低，ALT 异常在治疗组和对照组孕妇中发生率分别为 17.1% 和 6.3%（P＜0.001）。治疗组婴儿与对照组婴儿在出生时 HBsAg 阳性率分别为 20% 和 24%，在 52 周时意向性分析结果示治疗组与对照组的 HBsAg 阳性率分别为 2.2% 与 7.6%，LAM 组和 LdT 组之间 HBsAg 阳性率无显著差异（1.9% *vs.* 3.7%，P＝0.758）。按实际处理分析显示，治疗组与对照组的 HBsAg 阳性率分别为 0 与 2.84%（P＝0.002），两组婴儿孕周、出生身高、体重、Apagar 评分、出生缺陷率等方面均无统计学差异。据此，研究者认为孕晚期应用 LdT 和 LAM 对于减少 HBV 母婴传播具有类似的疗效且安全性良好。

【评述】 尽管在孕后期应用 LdT 和 LAM 阻断 HBV 母婴传播的有效性较明确，但是安全性方面的数据尚比较缺乏，特别是缺乏基于真实世界的研究数据。在该真实世界研究中，不仅发现 LAM 和 LdT 具有很好的阻断 HBV 母婴传播的效果，更是通过对孕周、婴儿出生身高、体重、Apagar 评分及出生缺陷率指标进行全面评估后，客观得出应用 LAM 和 LdT 阻断 HBV 母婴传播均具较好的安全性结论。上述研究结果进一步证实了目前抗病毒治疗在阻断 HBV 母婴传播方面的有效性和安全性。

（陈恩强　尚　进）

文选 14

【题目】 与慢性乙型肝炎病毒感染易感性相关的罕见性遗传突变（Rare inborn errors associated with chronic hepatitis B virus infection）

【来源】 Hepatology，2012，56（5）：1661-1670

【文摘】 慢性乙型肝炎（chronic hepatitis B，CHB）是一个严重的全球性健康问题，然而罕见遗传突变在 CHB 易感性中的作用尚未被清晰地阐释。高志良等运用外显子测序法对 50 例 CHB 和 40 例健康对照者的罕见等位基因突变进行研究分析后发现，跨膜蛋白 2 丝氨酸 1254 天冬酰胺酸位点（transmembrane protein 2 p.Ser1254Asn）、干扰素 α2 甘氨酸 120 苏氨酸位点（interferon alpha 2 p.Ala120Thr）、NOD 样受体家族膜 X1 精氨酸 707 半胱氨酸位点（NLR family member X1 p.Arg707Cys）、补体 C2 谷氨酸 318 天冬氨酸位点（complement component 2 p.Glu318Asp）是 CHB 的易感性位点。因为尚无研究显示跨膜蛋白 2 具有免疫功能，作者进一步运用免疫组化、聚合酶链反应和蛋白印迹法研究其表达水平发现：跨膜蛋白 2 在正常肝组织及 HepG2 细胞中高表达，而在 CHB 患者肝组织、含乙型肝炎病毒基因组的 HepG2 细胞中表达下降。此研究鉴定出 4 种与慢乙型肝炎易感性相关的错义突变，为找到一些可能导致 CHB 宿主易感性的罕见先天遗传缺陷提供有力证据。

【评述】　CHB 是一个严重的全球性健康问题，其可导致肝硬化、肝衰竭和肝癌等。因目前尚无有效的根治方法，对易感人群进行预防是乙型肝炎防治的工作重点。快速发展的对全部外显子或全基因组进行测序的二代测序为研究者发现新的疾病相关的新遗传突变提供了技术支持。本文采用外显子测序的方法找出了 4 个罕见的 CHB 易感性相关遗传突变，对基因跨膜蛋白 2 的表达进一步地研究，为划定乙型肝炎预防的重点人群提供了重要依据。同时，本文也为运用外显子测序探究其他复杂疾病的基因易感性提供了一种可行性方案。

（陈恩强　唐小琼）

文选 15

【题目】　恩替卡韦治疗患者血清 HBV-RAN 水平与肝内病毒载量及组织学活动标志物的相关性（Relationship between serum HBV-RNA levels and intrahepatic viral as well as histologic activity markers in entecavir-treated patients）

【来源】　Journal of Hepatology，2018，68：16-24

【文摘】　在乙型肝炎病毒诊断上，当循环中 HBV-DNA 被核苷类似物（NUC）有效地抑制后，血清 HBV-RNA 水平是一个有效的诊断指标。张文宏等利用 47 例恩替卡韦治疗后血清 HBV-DNA 不可测患者的血清和肝穿刺组织样本研究发现，35 例患者的血清中可检测到 HBV-RNA，血清 HBV-RNA 水平不仅与肝内 HBV-RNA 水平及肝内 HBV-RNA 共价闭合环状 DNA（cccDNA）的比值相关，还与肝组织学分级和分期得分相关。血清 HBV-RNA 水平呈动态变化，其与肝内 HBV-RNA 的同源性高于与肝内 cccDNA 的同源性。在肝组织内，HBV-RNA 阳性肝细胞成簇排列，偶尔与 HBsAg 共定位分布于肝小叶中。此外，血清 HBV-RNA 可反映肝内病毒转录活性，并与 NUC 治疗患者的组织学变化相关，可运用于 CHB 患者 NUC 治疗期间的管理。

【评述】　近年有研究显示，血清 HBV-RAN 水平比 HBV-DNA 水平可能更有效地预测治疗反应，并指导临床停药。然而，血清 HBV-RNA 与肝内 HBV-RNA 水平或其他病毒复制中间体的相关性情况尚不完全清楚。本研究深入分析了血清 HBV-RNA 浓度和外周血及肝内病毒复制形式、组织学炎症和纤维化评分的相关性，发现血清 HBV-RNA 可较好反映肝内病毒转录活性，在未来很可能作为 NUC 治疗患者肝疾病进展评价的非侵入性诊断标志物。

（陈恩强　唐小琼）

文选 16

【题目】　Kupffer 细胞来源的 IL-10 在诱导 HBV 感染小鼠的免疫耐受中起关键作用（Kupffer cell-derived IL-10 plays a key role in maintaining humoral immune tolerance in hepatitis B virus-persistent mice）

【来源】　Hepatology，2014，59（2）：443-452

【文摘】　肝被认为是一种独特的淋巴器官，有利于诱导免疫耐受，但肝脏诱导全身免疫耐受的具体机制尚不清楚。因此，研究者借助小鼠乙型肝炎病毒（hepatitis B virus，HBV）慢性感染模型对肝免疫耐受具体的细胞机制进行了研究。结果显示，Kupffer 细胞在 HBV 形成免疫耐受的过程中起着非常重要的作用；HBV 感染小鼠 IL-10 的表达水平升高，清除 Kupffer 细胞后 IL-10 表达水平下降，并且外源性注射 IL-10 也能诱导免疫耐受，由此说明 Kupffer 细胞可能通过影响 IL-10 水平诱导免疫耐受。

【评述】　肝中含有很多种类的淋巴细胞，是机体免疫应答的重要场所，在对抗病原体感染及对全身免疫系统的调节方面都起着重要的作用，并且越来越多的研究表明，肝脏在参与免疫应答的同时，具有更多天然免疫耐受的特性。据先前研究表明 Kupffer 细胞可以促进 Treg 细胞分泌 IL-10，增强 Treg 细胞的免疫抑制活性，在肝细胞表达抗原诱导的免疫耐受中发挥重要的作用，田志刚等进一步利用模拟人慢性 HBV 感染的小鼠模型，通过对肝免疫耐受进行更加深入研究后，揭示 Kupffer 细胞和其相关分子 IL-10 可能是逆转 HBV 等致嗜肝病原体慢性感染免疫耐受的治疗靶点。

（陈恩强　曹　丹）

文选 17

【题目】　基于替比夫定优化策略治疗慢性乙型肝炎 104 周的有效性与安全性的随机对照研究（The 104-week efficacy and safety of telbivudine-based optimization strategy in chronic hepatitis B patients：a Randomized，controlled study）

【来源】　Hepatology，2014，59（4）：1283-1292

【文摘】　"路线图概念"主要是指患者在使用初始药物治疗 24 周后病毒学应答不佳时应换用更有效的药物或加用第二种与初始药物无交叉耐药性的药物以达到更好的抗病毒作用。已有研究表明，"路线图概念"在抗病毒过程中能够取得较好的临床疗效，但是一直缺乏前瞻性、严格对照、有足够样本量的随机研究证明。侯金林等为评价病毒学应答不佳患者在 LdT 治疗的基础上加用阿德福韦酯（ADV）的"路线图方案"的有效性和安全性，共招募了 606 例 HBeAg 阳性、初治核苷（酸）类药物的 CHB 患者，所有患者被随机划分为优化治疗组和单药治疗组。结果显示：24 周病毒学应答不佳患者，加用 ADV 治疗至 104 周时，有 71.1% 患者获得病毒学应答，只有 0.5% 患者发生基因型耐药。而单药治疗组只有 46.6% 的患者获得病毒学应答，37.8% 患者发生基因型耐药性。104 周时优化治疗组比单药组有更多患者（76.7% vs.61.2%）达到 HBV-DNA ＜300 cps/ml，且耐药发生率更低（2.7% vs. 25.8%）。研究者据此认为，对于 LdT 治疗 24 周时病毒学应答不佳的 CHB 患者，建议调整治疗方案，加用 ADV 治疗后不仅能防止产生耐药性，而且还能增加抗病毒效力。

【评述】　目前抗病毒治疗是 CHB 治疗的关键。尽管目前 LdT 已不再被国内外指南推荐为一线用药，但从本研究获得的结果所反映出的优化治疗理念仍然具有重要的临床参考价值，即及时调整抗病毒治疗策略不仅有助于提高病毒学应答率，而且能降低耐药发生。事实上，基于"路线图概念"的 CHB 优化抗病毒策略同样适用于替恩卡韦（ETV）和替诺福韦（TDF）等目前一线推荐使用的药物。

（陈恩强　曹　丹）

文选 18

【题目】　应答指导治疗策略在聚乙二醇干扰素治疗 e 抗原阳性慢性乙型肝炎患者中的应用：一项随机对照研究（Response-guided peginterferon therapy in patients with HBeAg-positive chronic hepatitis B: a randomized controlled study）

【来源】　J Hepatol, 2016, 65（4）：674-682

【文摘】　聚乙二醇干扰素（PegIFN）已被临床广泛应用于 CHB 的抗病毒治疗，而应答指导治疗（response guide therapy，RGT）是抗 HBV 药物临床应用的重要策略。侯金林等率先开展了应用 RGT 指导 PegIFN 抗病毒治疗的前瞻性随机对照 RGT 研究。该研究共纳入 264 例接受 PegIFNα-2a 治疗的 HBeAg 阳性 CHB 患者，PegIFNα-2a 治疗 24 周时获得快速应答（HBsAg<1500 U/ml，且 HBV-DNA<10^5 cps/ml）的患者全部进入 A 组，继续应用 PegIFNα-2a 治疗至 48 周；未获得快速应答的患者随机按照 1:1:1 的比例进入 B、C 和 D 组。B 组为继续应用 PegIFNα-2a 治疗至 48 周，C 组为应用 PegIFNα-2a 治疗至 96 周，D 组为应用 PegIFNα-2a 治疗至 96 周并在 29～66 周加用阿德福韦酯。4 组患者停止治疗后均随访 24 周。结果显示：C 组（单用 PegIFNα-2a 治疗至 96 周）HBeAg 血清学转换率并不优于未优化治疗的 B 组患者（−0.71 $\log_{10}$ U/ml vs.−0.67 $\log_{10}$ U/ml，P=0.407）。不论是 B 组、C 组还是 D 组其结束治疗时 HBV-DNA<2000 U/ml 相似（分别为 17.9%、23.9% 和 25.0%）。对于 24 周时 HBsAg<1500 U/ml 或 HBV-DNA<10^5 cps/ml 的患者，HBeAg 血清学转换率分别为 38.4% 和 37.0%。侯金林等根据研究结果给出建议，HBeAg 阳性 CHB 患者不推荐给予 PegIFN 优化治疗，而获得快速应答的患者给予优化治疗则显示出满意的临床疗效。

【评述】　PegIFN 在临床应用中取得了非常好的疗效，但目前面临的主要问题是疗效的个体差异较大，且不令人满意，同时治疗时间相对较长和治疗费用较高等。本文通过开展国内外首个前瞻性随机对照研究，探究了 RGT 策略在 PegIFN 治疗 HBeAg 阳性患者中的临床应用，给出了不同应答模式的治疗策略建议。尽管本文已经对 PegIFN 的应用做了比较全面的阐述，但仍有部分问题没有解决，如除 HBsAg 定量外，还有哪些检测指标可作为启动优化治疗方案的指标。希望未来在临床实际工作中能够积累更多的循证医学证据，让更多的患者从 PegIFN 治疗中获益。

（陈恩强　吴　琴）

文选 19

【题目】 非活动性乙型肝炎表面抗原携带者聚乙二醇干扰素 α 抗病毒治疗效果研究（A potenthepatitis B surface antigen response in subjects with inactive hepatitis B surface antigen carrier treated with pegylated-interferon alpha）

【来源】 Hepatology, 2017, 66（4）: 1058-1066

【文摘】 非活动性乙型肝炎表面抗原携带者（IHC）通常被认为处于机体的免疫控制期，一般不建议进行治疗。但 IHC 并非临床治愈，仍存危害，其可逆转为 HBeAg 阳性及阴性 CHB，并引起肝脏炎性反应再度活动。为获得临床治愈（即 HBsAg 清除），陈新月等进行了临床队列研究，评价了 PegIFNα-2a 联合阿德福韦酯（ADV）治疗 IHC 的有效性及安全性。作者按照 IHC 意愿分为治疗组（102 例）和对照组（42 例）。治疗组中 HBV-DNA＜20 U/ml 者仅予 Peg IFNα-2a，≥20及＜2000 U/ml 者予 PegIFNα-2a 联合 ADV，总疗程均＜96 周，并通过 HBsAg 清除率及 48、96 周 HBsAg 血清转化率评价治疗效果，对照组无治疗干预。结果显示：治疗组在治疗 48 周时 HBsAg 清除率及血清学转换率分别为 29.8% 和 20.2%，96 周时上升至 44.7% 和 38.3%；对照组在治疗 48 周及 96 周时 HBsAg 清除率均为 2.4%，无 HBsAg 血清学转换者。治疗早期（12 和 24 周）的 HBsAg 定量 / 下降幅度及治疗 12 周 ALT 是否升高均是 HBsAg 清除的独立预测因素。由此得出 PegIFNα-2a 治疗 IHC 可获得较高 HBsAg 清除率或血清学转换率，而且安全性良好。治疗 12 周、24 周 HBsAg 下降显著，同时伴有 12 周 ALT 升高，预示可获得较高的 HBsAg 清除率。

【评述】 IHC 与 HBeAg 阳性或阴性 CHB 患者相比，由于其疾病进展缓慢和尚无特效治疗方案，目前一般不建议治疗，故针对 IHC 进行抗病毒治疗以追求 HBsAg 清除的临床研究鲜见。虽然本研究在部分问题上有待进一步阐明，如关于"非活动性乙型肝炎表面抗原携带者"定义可能存在一定的争议，以及 HBV-DNA 阳性与阴性患者实施了不同治疗策略，无法评估 HBV-DNA 对患者疗效的影响。此外，本研究缺乏一年和长期的 HBsAg 随访数据等。尽管如此，本研究应用 PegIFNα-2a 联合 ADV 治疗 IHC，获得了较好疗效，为 IHC 人群抗病毒治疗的可行性及有效性提供了依据。希望未来在临床工作中能够积累更多数据，完成基于更大数据的科学分析。

（陈恩强　吴　琴）

文选 20

【题目】 粪便菌群移植可诱导乙型肝炎 e 抗原（HBeAg）阳性患者 HBeAg 清除［Fecal microbiota transplantation induces hepatitis B virus e-antigen（HBeAg）clearance in patients with positive HBeAg after long-term antiviral therapy］

【来源】 Hepatology, 2017, 65（5）: 1765-1768

【文摘】 HBeAg 阳性是 HBV 感染者病毒复制的重要标志，HBeAg 转阴也是当前各类抗病毒药物治疗追求的目标。然而，即使使用 ETV 和 TDF 长期抗病毒治疗，仅有少部分患者可实现 HBeAg 清除或血清学转化。大量研究表明肠道菌群能通过调节产生脂多糖及各种炎症因子影响人体免疫功能。同时有研究表明与健康人群相比，CHB 肝硬化患者肠道微生物群存在差异。潘金水等对 CHB 患者进行粪便菌群移植（fecal microbiota transplantation，FMT），结果显示：在筛选出来的 18 例持续 HBeAg 阳性的患者中，有 5 例患者自愿接受 FMT 治疗，另 13 例患者纳入对照组，两组都继续进行核苷类药物抗病毒治疗，最后发现 5 例接受 FMT 治疗的患者血清 HBeAg 滴度下降，其中 3 例患者实现了 HBeAg 清除。相反，对照组无一例达到 HBeAg 清除。

【评述】 FMT 是将正常人的粪便移植到患者的胃肠道以治疗特定疾病，如肠道疾病、艰难梭菌感染等。在消化系统疾病治疗中，FMT 被公认为是抗生素治疗无效后的最后选择。但 FMT 治疗 CHB 相关研究数据非常有限。本文通过粪便菌群移植治疗乙型肝炎，并实现 HBeAg 清除值得关注。大量研究表明肠道菌群可以调节人体免疫系统功能，从而保护免疫系统抵御 HBV 的侵袭。在调节肠道微生物谱方面，FMT 是很有前景的方法，可以不断地深耕细作，包括微生物群的合成、病原体的抑制、肠道屏障的加强、消化系统的免疫调节等。未来 FMT 在 CHB 的辅助治疗方面，是否可以调节免疫系统对病原体的应答、减轻肝炎症、减缓病程进展和减少 CHB 相关并发症等方面展开研究。

（陈恩强　吴　琴）

文选 21

【题目】 相较病毒基因型，细胞干扰素应答反应与肝细胞中乙型肝炎病毒对 α 干扰素的敏感性更相关（Hepatitis B virus sensitivity to interferon-alpha in hepatocytes is more associated with cellular interferon response than with viral genotype）

【来源】 Hepatology，2018，67（4）：1273-1252

【文摘】 干扰素 α（IFN-α）由于 HBeAg/HBsAg 血清转换清除率较高、获得疗效后复发率低，成为临床抗 HBV 药物之一，但由于仅有 20%～40% 的患者对 IFN 有较好应答，其在 HBV 感染的肝细胞中对 IFN 的病毒应答作用仍不清楚。鉴于此，袁正宏等通过构建 HBV 4 种基因型（A 到 D）感染病毒体、感染人原代肝细胞（PHH）、分化型人肝细胞（dHepaRG）及 HepG2-NTCP 细胞，从而对 IFN-α 与不同基因型的 HBV 抗病毒效应进行定量比较。结果显示：IFN-α 抗病毒疗效在 HBV 基因型 A2、B5、C2 和 D3 中相似，然而，它们的疗效却在不同的细胞模型中差异明显。HBV-DNA 载量在细胞模型 PHH（<20 U/ml）和 dHepaRG 中显著低于 HepG2-NTCP（>500 U/ml）。值得注意的是，使得病毒抗原和 DNA 复制中间体明显抑制的 IFN-α 浓度，即使在 PHH 中，该同等浓度 IFN-α 并不能减少 HBV cccDNA 产生。作者发现 3 种细胞模型对 IFN-α 呈现出不同的细胞反应。IFN-α 应答相关的宿主基因能在 PHH 中明显诱导表达，却只能在 HepG2-NTCP 中微弱诱导。在 PHH 或 HepG2-NTCP 中 IFN 应答降低或增强可分别显著增强或降低 HBV 复制能力。由此，袁正宏和陈捷亮等认为，在 HBV 感染细胞模型中，相较于 HBV 基因型，病毒对 IFN-α 的敏感性更多是由细胞内在干扰素应答能力决定。

【评述】 IFN-α 是一种兼具直接抗病毒效应和间接免疫调节功能的细胞因子，但由于不良反应、给药形式复杂和治疗应答欠佳等因素，其临床治疗应用受到了很大的影响。因此，有必要加强对干扰素与乙型肝炎病毒及其感染相互作用的基础理论和基于临床治疗实践的研究，以进一步提高干扰素的抗病毒应用价值。本研究首次在 HBV 感染模型中明确揭示肝细胞应答反应是影响 IFN-α 抗乙型肝炎病毒效果的一大关键因素；相较而言 HBV 基因型对 IFN-α 疗效的影响较小。这加深了人们对 IFN-α 在 HBV 感染肝细胞中发挥抗 HBV 效应机制层面的理解，并将有助于鉴定新型预测 α 干扰素疗效的生物标志物，为精准指导及优化 IFN-α 在临床的使用提供了理论基础和新视角。

（陈恩强　吴　琴）

文选 22

【题目】 阻断小鼠体内 NK 细胞抑制性受体 NKG2A 够使 NK 细胞功能恢复从而达到清除乙型肝炎病毒（Blocking the natural killer cell inhibitory receptor NKG2A increases activity of human natural killer cells and clears hepatitis B virus infection in mice）

【来源】 Gastroenterology，2013，144（2）：392-401

【文摘】 HBV 感染是世界范围内的科学难题，目前依赖于干扰素与核苷类似物常规治疗方法不能彻底清除病毒。田志刚等研究发现，活跃期 CHB 患者外周血 NK 细胞表面 NKG2A 受体的表达明显高于健康人，而抗体阻断 NKG2A 可以显著提高乙型肝炎携带者 NK 细胞的体外细胞毒性。通过引入 HBV 携带小鼠模型，发现此小鼠模型展示出与人类 HBV 携带者非常类似的现象，其 NK 细胞（特别是肝 NK 细胞）表面 NKG2A 分子高表达。此外，进一步的机制研究发现，HBV 感染会诱导小鼠肝局部产生一群具有调节功能的 CD4$^+$T 细胞，其分泌的 IL-10 能够显著上调 NK 细胞 NKG2A 的表达，进而抑制 NK 细胞的功能。更为重要的是，在 HBV 携带小鼠体内利用抗体阻断 NKG2A 信号可以显著促进小鼠清除 HBV 病毒。

【评述】 近来越来越多的研究发现 NK 细胞具有广泛的抗病毒功能，如疱疹病毒、痘病毒及流感病毒等，这对机体的免疫防御具有重要意义。但是 NK 细胞在机体抗 HBV 病毒中的作用尚不明确。本研究首次发现 HBV 携带者 NK 细胞上调表达 NKG2A 从而抑制了其抗病毒活性，且证实体内阻断 NKG2A 信号后可显著增强 NK 细胞介导的抗 HBV 功能。该研究结果对慢性乙肝病毒感染的治疗具有重要意义，NKG2A 可能成为其治疗的新靶点。

（陈恩强　周巧霞）

文选 23

【题目】 MxA 通过与乙型肝炎病毒核心抗原的相互作用抑制乙肝病毒复制（MxA inhibits hepatitis B virus replication by interaction with hepatitis B core antigen）

【来源】 Hepatology，2012，56（3）：803-811

【文摘】 人类 MxA 蛋白是一种干扰素可诱导表达的人体天然免疫蛋白，主要分布在细胞质中，属于动力蛋白超家族，具有鸟苷三磷酸酶活性，能够自我组装发生寡聚化。既往研究表明，MxA 对多种 RNA 病毒都具有抗病毒活性。近期研究也显示，MxA 蛋白也对 HBV 病毒的复制有抑制作用，而 HBV 则是参与人类重型及慢性肝病发生发展的一种 DNA 病毒，其具体机制尚不明确。Liu 等研究了 MxA 蛋白对乙型肝炎病毒的抑制作用并解析其分子细胞学机制，为探索乙型肝炎治疗的新途径提供理论依据。通过广泛运用分子手段、生化手段、细胞共聚焦成像、活细胞实时跟踪及光漂白技术，深入研究了相关蛋白的相互作用、细胞内动力学、HBV 病毒复制周期的各个环节。研究结果显示，在 HepG2.2.15 细胞模型中，MxA 蛋白能显著下调细胞外乙型肝炎病毒表面抗原 HBsAg 的量、细胞内外乙型肝炎病毒 DNA 水平及核衣壳 pgRNA 的水平，但并不影响核心抗原 HBcAg 的合成和乙型肝炎病毒 mRNA 的转录和核质分布。进一步研究表明，根据其中央活性区域，MxA 蛋白可直接与 HBV 的核心抗原 HBcAg 相互作用，两者形成蛋白复合物聚集在肝细胞核周，限制了 HBcAg 的细胞内运动，从而阻碍了病毒核衣壳在肝细胞内的组装。这种 MxA-HBcAg 的相互作用可通过对核周 HBcAg 的固化，对 HBcAg 的动力学产生显著影响。

【评述】　HBV 慢性感染是导致肝硬化和诱发肝癌的重要因素。世界范围内，人们对 HBV 感染所致疾病进展还缺乏有效的预防和干预手段。本研究广泛运用基础实验技术，揭示了 MxA 抗乙肝病毒作用的分子机制：MxA 通过与乙型肝炎病毒的核心抗原 HBcAg 相互作用，干扰了核衣壳的组装，进而抑制了乙型肝炎病毒的复制。该研究结果为探索乙型肝炎治疗的新途径提供了理论依据，同时也为抗乙型肝炎小分子药物的研发提供了新思路和理论依据。

（陈恩强　周巧霞）

文选 24

【题目】　乙型肝炎病毒表面主要亲水基团的 N 端糖基化突变多导致免疫逃逸（N-glycosylation mutations within hepatitis B virus surface major hydrophilic region contribute mostly to immune escape）

【来源】　Journal of Hepatology，2014，60（3）：515-522

【文摘】　乙型肝炎病毒感染后集体出现针对表面抗原（HBsAg）的抗体抗 -HBs 通常被认为是病毒清除的标志，但是在部分乙型肝炎患者和接种乙型肝炎疫苗的人群中存在着 HBsAg/ 抗 -HBs 同时被检测到的现象，这种情况长期以来都困扰着临床医师和病毒学家。主蛋白（SHBsAg）是病毒包膜蛋白的主要成分，由 226 个氨基酸组成，其中第 99～169 位氨基酸形成了主要亲水区（MHR），它包含了 5 个抗原决定簇，并暴露在病毒表面。研究表明，发生在 MHR 的任何一个氨基酸突变几乎均可导致 HBsAg 抗原性的改变，在临床中表现为 HBsAg 阴性或 HBsAg/ 抗 -HBs 双阳性的 HBV 感染，在国外最常见报道的是 G145R 突变，被认为是导致病毒逃逸宿主免疫监控的主要原因，但是这些突变对病毒生物学特性的真正影响并未得到深入研究。Zhang 等从近来在瑞金医院就诊和体检的 13.6 万患者人群中筛选出 216 例发生免疫逃逸的患者，并随机配对了 182 例无抗 -HBs 的 HBV 携带者作为对照，通过检测 N- 糖基化突变最高频的位点（129 和 131），进行了分子流行病学调查，发现这群患者中有 123 例患者拥有野生型 HBs 基因序列，93 例患者（43%）在主要亲水区域发生突变，病例组中发生 N- 糖基化突变的频率明显高于对照组（47/216 *vs.* 1/182）。另外，酶联免疫分析也显示，HBsAg 突变体对抗 -HBs 的反应要弱于野生型 HBsAg。

【评述】 HBV 病毒的免疫逃逸一直以来都是乙型肝炎的预防、诊断及治疗中的严峻挑战。本研究通过分子流行病学调查，发现免疫逃逸患者存在 22% 发生病毒抗原糖基化突变且占 HBsAg 突变患者的 51%，如此高的突变率在国际上是首次报道。另本研究还发现了这种病毒突变株可以在人群中水平传播，其中包括接种乙型肝炎疫苗成功产生免疫抗体的病例，这为将来 HBV 的防控提供了新的挑战。

（陈恩强　周巧霞）

文选 25

【题目】 同种异体骨髓来源的间充质干细胞治疗 HBV 相关慢加急性肝衰竭的随机对照试验（Allogeneic bone marrow-derived mesenchymal stromal cells for hepatitis B virus-related acute-on-chronic liver failure：a randomized controlled trial）

【来源】 Hepatology，2017，66（1）：209-219

【文摘】 HBV 相关慢加急性肝衰竭（HBV related acute-on-chronic liver failure，HBV-ACLF）治疗手段有限，死亡率较高。一些临床前和临床试验已证明了间充质干细胞（mesenchymal stromal cell，MSC）有利于肝损伤的恢复。高志良等收集从 2010—2013 年的 110 例 HBV-ACLF 患者进行了开放标记的、非盲随机对照试验，研究 MSC 能否改善 HBV-ACLF 患者的结局。所有的患者接受标准药物治疗（SMT），包括恩替卡韦抗病毒、维生素补充、静脉输注白蛋白和新鲜冰冻血浆及并发症的治疗等。试验分为两组，对照组（$n=54$）接受 SMT，实验组（$n=56$）在接受 SMT 的基础上，再每周（$1\sim10$）$\times10^5$/kg 的同种异体骨髓来源 MSC 灌输治疗，治疗 4 周。之后两组随访 24 周。结果显示：实验组（MSC）和对照组（SMT）累计生存率分别为 73.2% 和 55.6%。实验组没有灌输治疗的相关并发症，但是发热频次明显多于对照组。与对照组相比，实验组的临床指标明显改善，包括总胆红素及终末期肝病评分（model for end-stage liver disease，MELD），且感染的发生率实验组明显低于对照组（16.1% vs. 33.3%），差异有统计学意义。对照组多器官衰竭的死亡和严重感染明显高于实验组（37.0% vs. 17.9%），差异有统计学意义。因此，文章作者推断外周输注同种异体骨髓来源间充质干细胞对于治疗 HBV-ACLF 患者安全、方便、有效，通过改善肝功能，降低了严重感染的发生率，明显改善了 24 周的存活率。

【评述】 ACLF 可导致多器官衰竭和较高的短期死亡率，而目前的治疗手段结果并不令人满意。因此急需研发新的干预手段补充目前的治疗措施，提高患者生存率。干细胞移植治疗是目前研究的热点。间充质肝细胞由于其免疫调节和再生的特性，已经证明在多种疾病中有治疗效果。本文通过与常规治疗方法相比较，证实了骨髓来源的间充质干细胞外周灌输治疗 ACLF 患者的安全性和有效性。但是文章也存在一些缺陷，随访时间短，尚不足以完全评估治疗的安全性。而且这是个公开标记的非双盲试验，不可避免地存在一些偏倚。因此需要更完善的大量、随机、双盲、多中心研究来进一步评估 MSC 移植治疗的安全性和有效性。

（陈恩强　陶亚超）

文选 26

【题目】　关于 HBV 相关慢加急性肝衰竭诊断标准和预后评分的研究进展（Development of diagnostic criteria and a prognostic score for hepatitis B virus-related acute-on-chronic liver failure）

【来源】　Gut, 2017, pii：gutjnl-2017-31464

【文摘】　慢加急性肝衰竭是严重威胁人类健康的临床综合征，早期的诊断和预后判断及尽早的强化治疗对于降低 ACLF 患者死亡率至关重要。但是目前关于 ACLF 忽略病因，强调肝硬化的定义存在争议。不同的国际肝脏研究组织对 ACLF 定义不同。但无论是欧洲肝脏研究协会还是美国肝脏疾病研究协会都不能精确地评估这些患者的预后。李军等纳入了全国多家医院的 1322 例住院患者，对这些患者进行回顾性分析并提出了新的诊断和预后评分标准。应用慢性肝衰竭诊断标准，剔除肝硬化的诊断指标，有 391 例患者诊断为肝衰竭，其中 92 例为非肝硬化 HBV-ACLF，271 例为伴有肝硬化的 HBV-ACLF，28 例为非 HBV 引起的 ACLF。HBV 感染引起的 ACLF 患者短期死亡率明显高于非 HBV 感染引起的 ACLF。将总胆红素≥12 mg/dl，INR≥1.5 作为诊断 HBV-ACLF 的标准，有约 19.3% 的额外的 HBV 感染的患者被诊断为 ACLF，通过 ROC 曲线分析发现新的诊断标准对于判断 28 天及 90 天的预后明显优于其他 5 种评分方法（CLIF-Consortium Organ Failure Score、CLIF-C ACLFs、Child-Pugh、MELD、MELD-sodium）。作者因此将 HBV-ACLF 定义为无论有无肝硬化，只要有慢性 HBV 感染，总胆红素≥12 mg/dl，INR≥1.5 即可诊断为 HBV-ACLF。这种新的诊断标准，将额外的 20% 的 HBV 感染患者诊断为 ACLF，提高了这些患者及早接受强化治疗的时机，从而降低死亡率。

【评述】　既往 ACLF 的诊断标准强调既往肝脏损害的历史，主要指有在肝硬化的基础上发生的急性肝功能失代偿，但是这些定义 ACLF 的欧洲和美国肝脏研究协会都是以酒精作为 ACLF 的主要病因，而亚太地区则是以 HBV 感染为主。HBV-ACLF 与西方国家的酒精性 ACLF 的临床特点存在差异。本文通过对中国超过 1000 例的严重肝损伤患者的回顾性研究分析，提出了新的 ACLF 诊断标准，即慢性 HBV 感染，总胆红素≥12 mg/dl，INR≥1.5。这个新的标准提高了临床 HBV 感染患者诊断为 ACLF 的比率，使这些患者及早及时地接受强化治疗，对降低死亡率有重要的意义。

（陈恩强　陶亚超）

文选 27

【题目】　PRMT5 通过表观遗传抑制共价闭合环状 DNA 转录和干扰前基因组 RNA 的衣壳化抑制乙肝病毒复制（PRMT5 restricts hepatitis B virus replication through epigenetic repression of covalently closed circular DNA transcription and interference with pregenomic RNA encapsidation）

【来源】　Hepatology，2017，66（2）：398-415

【文摘】　cccDNA 微染色体作为病毒 RNA 转录的模板，在 HBV 的持续存在中发挥关键作用。越来越多的证据表明，cccDNA 转录是由表观遗传机制调控的，特别是 cccDNA 结合组蛋白 3（H3）和 H4 的乙酰化过程，但是组蛋白甲基化和相关宿主因素的潜在贡献仍不清楚。袁正弘等通过筛选一系列甲基化转移酶和去甲基化酶，发现精氨酸甲基转移酶5（PRMT5）能有效地抑制HBV转录复制。在HBV感染的细胞模型和慢性HBV感染患者的肝组织中，袁正弘团队发现在cccDNA的H4上，精氨酸3的对称二甲基化是cccDNA转录的一个抑制标记，并且根据其甲基转移酶域，发现它是受PRMT5调控的。此外，在cccDNA微染色体上H4上，PRMT5触发的精氨酸3对称二甲基化与HBV核心蛋白和Brg1型人SWI/SNF染色质重塑相互作用，导致了RNA聚合酶Ⅱ对cccDNA结合作用下调。除了对cccDNA转录的抑制作用外，PRMT5还能独立于其甲基转移酶活性抑制HBV核心颗粒DNA的生成。进一步的研究表明，PRMT5通过结合聚合酶反转录酶核糖核酸酶H区，组织其与病毒聚合酶单倍的相互作用，从而干扰前基因组RNA的衣壳化，这对聚合酶 - 前基因组RNA的相互作用至关重要。由此，袁正弘团队研究结果指出，PRMT5通过两部分机制限制HBV复制，包括对cccDNA转录的表观遗传抑制和对前基因组RNA衣壳化的干扰；这些发现提高了对HBV转录和host-HBV相互作用的表观遗传调控的理解，从而为靶向治疗提供了新的见解。

【评述】 尽管NAs抗病毒药物的出现使CHB的抗病毒治疗进入了新的时代，但是仍然不能彻底清除患者体内的病毒，乙型肝炎病情的慢性化、恶性化问题仍得不到彻底解决。本研究通过多种手段，在体内和体外都证实了PRMT5可作为一种甲基转移酶，通过触发cccDNA微染色体上H4R3me2s，使cccDNA转录沉默；PRMT5同时通过与HBV竞争性的结合HBV Pol的RT-RH区域，破坏pgRNA衣壳化过程，进而抑制HBV-DNA的产生。然而，HBV病毒感染人体后，在肝细胞内的复制转录过程非常复杂，一种因素不能完全解释HBV复制的全过程，正如作者所说，是否存在其他因素进行调节H4R3me2s，调节PRMT5的活性影响HBV病毒复制仍有待研究，或者其他未曾提到的方式影响HBV病毒的复制等仍有待深入研究。

（陈恩强 蒋 维）

文选 28

【题目】 乙型肝炎核心抗体水平定量检测可以作为e抗原阳性CHB患者接受干扰素治疗反应的一个新的预测指标（Quantitative hepatitis B core antibody level is a new predictor for treatment response in HBeAg-positive chronic hepatitis B patients receiving peginterferon）

【来源】 Theranostics，2015，5（3）：218-226

【文摘】 最近一项研究表明，定量乙型肝炎核心抗体水平（qAnti-HBc）可以作为预测治疗反应的新指标。在本研究中，王贵强等进一步研究了e抗原阳性患者的qAnti-HBc水平对干扰素（PegIFN）治疗的预测价值。本研究共纳入了140例接受PegIFN治疗48周及随访24周的e抗原阳性患者。开始治疗后每12周抽取血清样本，评价基线qAnti-HBc水平对治疗反应的预测价值。根据qAnti-HBc基线水平，进一步将患者分为两组，并对反应率进行比较。此外还对病毒学和生化指标的动力学进行了分析。成功应答的患者有较高的qAnti-HBc基线水平。基线qAnti-HBc是唯一与SR、VR和CR相关的参数。基线qAnti-HBc水平≥30 000 U/ml的患者接受PegIFN治疗时，具有更高的治疗应答率，能更好地抑制HBV-DNA水平并控制肝炎。根据以上研究结果，王贵强团队得出结论，乙型肝炎核心抗体水平定量可能是一种新的生物标志物，用于预测e抗原阳性CHB患者接受PegIFN治疗的应答反应。

【评述】　干扰素治疗是 e 抗原阳性乙型肝炎推荐一线用药之一，但因治疗应答率低等因素使得其在临床中的应用受阻。有效地治疗前生物学预测指标是干扰素使用的重要因素。本研究共纳入 140 例符合标准的患者进行研究，最终的研究结果表明基线 qAnti-HBc 可能是一种新的、有效的标志物，用于预测干扰素治疗的 e 抗原阳性患者的治疗反应。患者基线 qAnti-HBc 水平越高（≥30 000 U/ml），使用干扰素治疗病毒抑制作用、肝炎控制效果越好。但是本研究也存在的一定的不足，正如作者所说，本研究的存在队列中的受试者随访率只有 79%，可能存在研究偏倚。此外，由于招募患者困难，本研究只纳入了 140 例患者，且只包括基因 B 和 C 型患者，希望以后能扩大研究对象，覆盖更多的 HBV 基因型，使研究结果具有更普遍应用价值。

（陈恩强　蒋　维）

文选 29

【题目】　血清中 HBV 前基因组 RNA 与病毒的持续感染和病毒学反弹有关（Serum hepatitis B virus RNA is encapsidated pregenome RNA that may be associated with persistence of viral infection and rebound）

【来源】　J Hepatol，2016，65（4）：700-710

【文摘】　最近研究发现，血清中 HBV-RNA 水平与 CHB 治疗的疗效和预后相关。鲁凤民等在对 HepAD38、HepG2.2.15 和人原代肝细胞的培养上清及转基因小鼠和 CHB 患者的血清中 HBV-DNA 和 RNA 水平进行研究后发现，CHB 患者血清中 HBV-RNA 的水平明显低于 HBV-DNA 水平，但是 HBV-RNA 的含量也较高。通过多种实验证实血清中 HBV-RNA 是前基因组 RNA，以病毒样颗粒的形式存在。当阻断 HBV-DNA 聚合酶反转录活性时，HBV pgRNA 的水平上升；当阻断 pgRNA 包装时，HBV pgRNA 的水平下降。此外，在 NAs 治疗停药患者中血清 HBV pgRNA 水平与病毒学反弹风险有关。血清中 HBV-RNA 其实就是病毒样颗粒存在的无转录或部分转录的 pgRNA。据此，作者认为 HBV pgRNA 病毒样颗粒可以作为一种监测 NAs 治疗停药安全性的生物标记。

【评述】　目前有报道显示，血清中 HBV-RNA 定量水平可用于抗病毒疗效评估和患者预后预测。然而血清中 HBV-RNA 的动态变化是否能作为 NAs 治疗停药的评价指标还有待研究。本文通过对细胞、动物及临床患者体内的 HBV-RNA 进行研究，不仅发现血清中 HBV-RNA 其实就是病毒样颗粒存在的无转录或部分转录的 pgRNA，而且也证实了 HBV pgRNA 病毒样颗粒可以作为一种监测 NAs 治疗停药安全性的生物标记。这一研究结果对临床重新评估目前抗病毒疗效的指标及预测将来停药可能具有重要的参考价值，但限于样本量极其有限等客观因素，相关研究结果尚需要在更多的队列人群中进行验证。

（陈恩强　王永红）

文选 30

【题目】　慢性乙型病毒性肝炎患者停止 NA 类抗病毒药物后，HBV-DNA 水平和复发预测因素的前瞻性研究［Off-treatment hepatitis B virus（HBV）DNA levels and the prediction of relapse after discontinuation of nucleos（t）ide analogue therapy in patients with chronic hepatitis B: a prospective stop study］

【来源】 J Infect Dis，2017，215（4）：581-589

【文摘】 目前还没有 CHB 患者停止 NAs 后最优的管理方案，缺乏可以预测 NAs 治疗后病情复发的指标或评估体系。本研究纳入了 82 例无肝硬化的亚洲 CHB 患者进行前瞻性随访，所有患者均按照国际指南停用 NAs 抗病毒药物（随访期间，若患者 HBV-DNA 水平＞2000 U/ml 和 ALT 水平＞2 倍正常上限值时则退出研究）。研究结果显示：在两年中临床复发的患者有 28 例，有 31% 的 HBeAg 阳性患者复发，53% 的 HBeAg 阴性患者复发。年龄≤35 岁和治疗结束时 HBsAg 水平≤200 U/ml 是与低复发率独立相关的因素。与 HBV-DNA 水平在 2000～200 000 U/ml 相比，HBV-DNA 水平原发性升高且＞200 000 U/ml 是生化复发的高危因素。HBV-DNA 水平在 3 个月内持续升高且＞2000 U/ml，与短暂性 HBV-DNA 水平升高相比也是生化复发的高危因素。年轻的 CHB 患者和停药后 HBsAg 水平低的患者停用 NAs 药物后的复发率更低。HBV-DNA 水平在停药后持续升高能很好地预测之后的生化复发。

【评述】 NAs 类抗病毒药物的作用是通过抑制 DNA 聚合酶直接阻断 HBV 的复制，但是却无法根除 cccDNA 和整合到宿主基因组的 HBV-DNA。NAs 停药并没有得到广泛的推行，最主要原因是缺乏可靠的停药指标，目前仍然是一个有争议但非常重要的课题。本前瞻性研究结果提示 HBV-DNA 水平的变化与生化复发具有很强的相关性，结果有望用于 NAs 停药后生化复发的早期预警预测。

（陈恩强　王永红）

文选 31

【题目】 乙型肝炎病毒表面抗原突变对献血者隐性 HBV 抗原性和表型的影响（Influence of mutations in hepatitis B virus surface protein on viral antigenicity and phenotype in occult HBV strains from blood donors）

【来源】 Journal of Hepatology，2012，57（4）：720-729

【文摘】 隐匿性 HBV 感染（OBI）是一种非典型的 HBV 感染，主要表现为 HBV-DNA 的长期持续存在而常规免疫测定法却检测不出 HBsAg。夏宁邵等在患者、HuH7 细胞和小鼠中研究了 OBI 中 HBsAg 突变及其对病毒抗原性和表型的影响。结果显示：在 61 个 OBI 序列中，34 个（55.7%）携带 MHR 突变，显著高于 HBsAg-L（34.0%）或 HBsAg-H 组（17.1%）。确定病毒序列的主要亲水区（MHR）中的突变后，采用一组单克隆抗体（MAbs）和商业 HBsAg 免疫测定 13 个代表性 MHR 突变的抗原表征，并在 HuH7 细胞和流体动力学注射的小鼠中进行功能性表征的研究后发现，13 种突变中的 4 种（C124R、C124Y、K141E 和 D144A）能明显地降低 7 种商业 HBsAg 的免疫分析的灵敏度，并且其中的 10 种（G119R、C124Y、I126S、Q129R、S136P、C139R、T140I、K141E、D144A 和 G145R）突变显著地损害 HuH7 细胞和小鼠中的病毒粒子和（或）S 蛋白质的分泌。据此认为，MHR 突变改变了 HBsAg 抗原性并且损害了病毒粒子的分泌，这对揭示 OBI 机制非常重要，且两者均可能是导致 OBI 患者的 HBsAg 检测失败的原因。

【评述】 OBI 患者具有独特的病毒学和临床特征。在其他地区的 OBI 中已经发现了高频率的 MHR 的突变。但是目前 HBsAg 免疫测定不能很好地识别出由 MHR 突变的 S 基因产生的修改后的蛋白，这被认为是 OBI 中 HBsAg 检测失败的一个重要原因。本研究结果进一步证实导致 OBI 患者 HBsAg 检测失败可能是由于 MHR 突变改变了 HBsAg 抗原性并且损害了病毒粒子的分泌所致。

（陈恩强　吕朵朵）

文选 32

【题目】 HBx 激活的 MSL2 蛋白通过降解 APOBEC3B 增强 HBV cccDNA 的稳定性促进肝癌的发生发展（Hepatitis B virus X protein-elevated MSL2 modulates hepatitis B virus covalently closed circular DNA by inducing degradation of APOBEC3B to enhance hepatocarcinogenesis）

【来源】 Hepotology，2017，66（5）：1413-1429

【文摘】 HBV cccDNA 作为病毒复制和转录的模板在肝细胞核内以稳定的"cccDNA 池"存在，其难以清除是目前抗乙型肝炎药物治疗无效的一个重要原因。张晓东团队证实 HBV X 蛋白（HBx）激活的 MSL2 通过调控 HBV cccDNA 稳定性促进 HBV 生活周期及肝癌的发生发展。利用免疫组织化学分析表明，在 HBV 转基因小鼠、HBV-DNA 转染人源肝癌细胞（HepG2.2.15，PLC/PRF/5，HepAD38）及 143 例临床 HBV 相关肝癌组织中得到验证 MSL2 蛋白表达水平与 HBV 染呈正相关。采用互补 DNA 基因芯片表达谱、基因功能富集等生物信息学分析结果显示，MSL2 参与病毒感染相关信号通路。经 CRISPR/Cas9、ChIP-qPCR 技术进一步研究发现，MSL2 作为 E3 泛素化连接酶调节 APOBEC3B 泛素化水平，促进其在肝癌细胞中的降解进而增强 HBV cccDNA 的稳定性。在 HBx 转基因小鼠肝组织及 HBx 稳定表达的肝癌细胞系中发现，HBx 可促进 MSL2 的表达。通过双荧光素酶报告基因实验，证明 HBx 调节 MSL2 核心启动子 nt（-1317/-1167）区，该位点包含 FoxA1 转录因子结合元件。ChIP 实验证实 HBx 蛋白通过促进 FoxA1 与 MSL2 启动子区的结合进而调控 MSL2 的基因转录。HBx 通过激活 YAP/FoxA1 信号通路进而调节 MSL2 的基因表达。在功能上，干扰 MSL2 能够有效地抑制肝癌细胞在体内外的增殖。HBx 蛋白上调 MSL2 的表达，形成 HBx/MSL2/HBV cccDNA/HBV 的正反馈环路，进而增强 HBV cccDNA 在肝癌细胞中的稳定性，促进肝癌发生发展。

【评述】 HBV cccDNA 是 HBV 复制的中间体，更是其持续感染的关键因素。在乙肝相关性 HCC 中，cccDNA 与 HBx 蛋白相互作用，相互影响，而 HBx 蛋白也调控着 cccDNA 的转录，使得 HBV 的复制处于活跃状态。虽然两者在肝癌发生发展中的确切机制尚未阐明，但是本研究的结果揭示了在病毒与宿主细胞相互作用过程中，MSL2 作为宿主效应因子可选择性地激活宿主细胞内染色体外 DNA 的新机制，为发现新的靶点及肝癌的治疗提供了新的理论依据。深入探讨 cccDNA 与 HBx 蛋白的关系，可能会为阐明 HBV 相关性 HCC 的发生和发展提供有价值线索。

（杨天阔　陈恩强）

文选 33

【题目】 治疗乙肝病毒引起的肝细胞固有免疫缺陷可修复由其导致机体的获得性免疫耐受 [Therapeutic recovery of hepatitis B virus（HBV）-induced hepatocyte-intrinsic immune defect reverses systemic adaptive immune tolerance]

【来源】 Hepatology，2013，58（1）：73-85

【文摘】 慢性乙型肝炎（以下简称慢乙肝）在我国是一种常见病、多发病。感染乙肝病毒（hepatitis B virus，HBV）后，机体的免疫系统不能及时、有效、彻底地清除病毒导致乙型肝炎的免疫耐受，是慢性乙型肝炎迁延不愈、慢性肝损伤的一个主要机制。乙肝病毒是如何通过影响肝细胞固有免疫从而导致机体免疫耐受尚不十分清晰。田志刚等通过体内、体外研究发现慢乙肝导致肝细胞固有免疫耐受从而抑制 HBV 特异性 CD8$^+$T 细胞增殖及其抗体产生，最终导致机体获得性免疫耐受。该研究团队通过体外转染、体内注射 ssRNA-HBx-shRNA 双载体质粒的方法，检测 HepG2.2.15 细胞上清及 HBV$^+$小鼠血清中 IFN-α/β、ISG15、MaxA 等因子证实，该双载体质粒可以修复 HBV$^+$固有免疫耐受的肝细胞功能。HBV$^+$小鼠体内注射 ssRNA-HBx-shRNA 双载体质粒，通过检测接种 HBV 疫苗后血清学指标证实，该质粒亦可能通过刺激 CD8$^+$T 细胞产生 IFN-γ 修复机体获得性免疫耐受。利用 Rag-1$^{-/-}$和 IFNAR$^{-/-}$基因敲除小鼠证实，在体内 ssRNA-HBx-shRNA 双载体质粒修复肝细胞固有免疫耐受后，通过 IFN-Ⅰ"唤醒"CD8$^+$T 细胞进一步修复机体的获得性免疫耐受。该研究团队首次报道 ssRNA-HBx-shRNA 双载体质粒可以同时沉默 HBx 基因及通过 TLR-7 对机体产生免疫刺激。

【评述】 目前对肝免疫耐受形成的机制，以及肝脏免疫耐受如何进一步诱导全身免疫耐受的机制知之甚少，探索其机制对慢性肝炎的临床治疗具有一定的指导意义。该研究团队利用高压水动力法尾静脉注射质粒 pAAV/HBV1.2 至 C57BL/6 小鼠体内造模，其 HBV s 抗原可持续至少 6 个月，为研究免疫耐受提供了可靠的动物模型支持。与此同时，ssRNA-HBx-shRNA 双载体质粒首次被报道用于抑制 / 清除体内、体外模型中的 HBV。但是，由 HBV 介导的耐受究竟是如何发生的，为什么有些人感染 HBV 之后会彻底清除 HBV，有些人会免疫耐受甚至终身携带。或许患者感染 HBV 之前不同的免疫状态对解决这些现象有很大帮助。

（杨天阔　陈恩强）

五、丙型病毒性肝炎研究进展

文选 34

【题目】 中国大陆 HCV 基因型和亚型分布调查（Hepatitis C virus genotypes and subtypes circulating in Mainland China）

【来源】 Emerging Microbes and Infection，2017，6（11）：e95

【文摘】 丙型肝炎病毒（hepatitis C virus，HCV）在全球的基因型分布呈现多样性特点。HCV 基因分型在流行病学研究和临床管理中起着重要作用。广州金域医学检验集团股份有限公司和南方医科大学的侯金林教授联合发布了基于金域——这个中国最大的第三方医学检验企业——所报告的临床大样本 HCV 基因型和亚型检测的结果。从中国 29 个省份 / 直辖市共计检测了 32 030 份标本，共计检测到 5 种主要的亚型：1b 型（n＝16 713，52.18%）、2a 型（n＝9188，28.69%）、3b 型（n＝2261，7.06%）、6a 型（n＝2052，6.41%）和 3a 型（n＝1479，4.62%）；另有 12 种较为罕见的亚型，其中 6b 型、6j 型、6q 型和 6r 型首次在中国人群中被报道；未检测到 4 型、5 型或 7 型；混合感染的情况非常少见（n＝65，0.203%）。和女性相比，男性 HCV 亚型更加多样化，1b 型和 2a 型比例较低，但罕见的亚型或混合感染比例较高。这项分析揭示了中国大陆地区普通人群中 HCV 基因型的分布特点，总的来说，基因型呈现出地域、性别和年龄的差异。

【评述】　HCV 的基因型处于动态变化中。由于基因型对 HCV 治疗方案（特别是基于干扰素的治疗）很重要，中国 HCV 感染人群的基因型分布特点一直是防控专家关注的问题。早在 2014 年，北京大学庄辉院士、北京大学人民医院魏来教授领衔的团队最先发布了一个全国范围内的大样本 HCV 感染患者的基因型分布报告，当时共入组 997 例 HCV 感染患者，并对他们的病毒基因型及宿主基因型做了分析。时隔 3 年，这个新发表的研究借力于广州金域医学检验集团得天独厚的样品资源，共报道了 32 030 份标本的 HCV 基因型 / 亚型，并对基因型的地域、性别和年龄的差异进行了深入研究。这是一个很好的大数据研究范例，今后通过对既往资源的深度挖掘，我们应该还能看到一系列非常有意义的工作被发表出来。

（卢　捷）

文选 35

【题目】　华东地区基因 3 型丙型肝炎患者的肝硬化发病更趋年轻化（Younger trend of cirrhosis incidence in genotype 3 HCV infected patients in Eastern China）

【来源】　Journal of Medical Virology，2017，89（11）：1973-1980

【文摘】　HCV 基因型的分布处于动态变化中，需要持续监控。本研究的目的是探讨中国 HCV 基因型的动态变化规律，以及与之相关的人口统计学和临床规律。上海交通大学医学院附属瑞金医院感染科谢青和卢捷所在团队通过对该院住院信息系统检索，在 2009 年至 2014 年间，瑞金医院感染科共收治 12 380 名住院患者，其中 1155 名为丙型肝炎病毒阳性。在这些丙型肝炎患者中，病毒基因 1、2、3、6 型占比分别为 61.3%、12.8%、18.5% 及 7.4%。在研究期间，HCV 感染住院患者的数量逐渐增加，特别是 3 型 HCV 感染者。1 型或 2 型患者年龄较大，输血史比例较高。相比之下，基因 3 或 6 型的患者更年轻，多为男性，有较高的静脉注射毒品史。肝硬化发病率在 1 型或 2 型患者中较高，其次为基因 3 和 6 型。引人注目的是，基因 3 型肝硬化患者更年轻，估算感染持续时间也更短，提示这部分患者病情进展较快。多因素分析表明，存在 HBcAb 是肝硬化的一个独立预测因子（OR 2.19，95% CI 1.27～3.42，P＝0.004）。由于感染率的持续上升和肝硬化患者的年轻化趋势，3 型患者的感染控制将是未来的防控重点。

【评述】　感染了丙型肝炎病毒各种基因型患者的人口学特征不尽相同：1 型和 2 型患者多由于早期未经筛查的血液制品输注而感染丙型肝炎病毒，而 3 型和 6 型的患者静脉注射毒品的比率和男性患者的比率均显著。特别是 3 型的患者，不仅感染人数逐年上升，他们发生肝硬化的年龄也大幅提前，这可能与这类人群同时还有较高的酒精摄入量有关系。总的来说，由于 3 型患者对直接抗病毒药物的应答率也是最低的，他们的感染控制将是未来重中之重。

（卢　捷）

文选 36

【题目】　丙型肝炎病毒三价亚单位疫苗在小鼠及恒河猴体内诱导广谱且协同性抗体反应（A trivalent HCV vaccine elicits broad and synergistic polyclonal antibody response in mice and rhesus monkey）

【来源】　Gut，2017

【文摘】　丙型肝炎病毒是导致慢性肝炎、肝硬化及肝癌的主要病原体之一，感染遍及全球大部分地区，具有一定的基因型地区分布特征。目前的新一代抗病毒药物仍存在费用昂贵、病毒突变和对药物耐药及对于晚期患者发生肝硬化肝癌进程无法控制等不足，因此预防性疫苗对于丙肝疫情的控制十分重要。上海巴斯德研究所的钟劲和黄忠团队在之前建立的基因 1b 型 Con1 株可溶性包膜蛋白 E2（sE2）亚单位疫苗的基础上，根据全球基因型流行情况及该单价苗诱导的中和抗体谱，制备了包含流行覆盖率和感染人数较多的基因 1a 型 H77 株、基因 3a 型 S52 株及基因 1b 型 Con1 株的 sE2 的三价亚单位疫苗。与三种单价疫苗相比，这种三价疫苗在小鼠体内诱导出更高效价的广谱性中和抗体。研究发现三价苗中不同单体 sE2 组分诱导的多种中和抗体对于 Con1（基因 1b 型）、JFH1（基因 2a 型）、PR63cc（基因 2a 型）及 S52（基因 3a 型）4 株病毒具有较好的协同中和效应。研究还对三价苗在恒河猴中的免疫效果进行了研究，发现三价苗在非人灵长类动物中诱导的广谱中和抗体的效价和均一性均显著优于单价苗。此外三价苗在恒河猴体内诱导出 HCV 特异性 T 细胞免疫反应。

【评述】　丙型肝炎病毒按照基因型划分主要分为 7 个基因型及众多亚型，由于其基因高度变异、基因型及亚型的序列之间差别高达 30%，疫苗研发难度很大，本文开发的多价疫苗是解决这一问题的有益尝试。本项研究利用果蝇 S2 系统生产出的 E2 抗原能刺激机体产生极为高效和广谱的中和抗体，这可能得益于 S2 系统特殊的糖基化模式，能在维持 E2 抗原基本结构的同时尽量减少糖基化对免疫表位的遮蔽作用。另外，该三价亚单位疫苗具有产量高，单体组分间无优势表位的竞争干扰，以及能诱导协同作用的广谱性中和抗体等优势，为未来多价苗的研发及丙型肝炎疫苗产业化奠定了重要的基础。尽管该疫苗对于世界范围内大多数流行型都有较好覆盖效果，仍有部分株型覆盖效果存在较大提升空间（例如，主要流行于南非的基因 5 型 SA13 株），补充来源于此类株型的 sE2 进入多价疫苗或许能够生产适应于不同地区的多价疫苗。

（颜　雨）

文选 37

【题目】　血源性 HCV 在人类胎肝干细胞中的高效复制（Efficient replication of blood-borne hepatitis

C virus in human fetal liver stem cells）

【来源】 Hepatology，2017，66（4）：1045-1057

【文摘】 军事医学科学院卫生学环境医学研究所郭旋等基于人类胎肝干细胞（hFLSCs）建立了一套可以支持血液来源的 HCV（bbHCV）感染的全生命周期体外细胞培养模型。研究人员从 5 例 12～20 周流产的胎儿肝组织中分离得到 hFLSC。在用丙型肝炎患者血液来源病毒进行感染时，发现 bbHCV 可有效感染 hFLSCs，感染后在细胞内和细胞上清中，可以观察到 HCV 蛋白和 RNA 水平持续至少 2 个月而不发生明显衰减。用免疫金标记的方法在 bbHCV 感染的细胞培养上清中观察到了直径约为 55 nm 的典型 HCV 包膜蛋白 E1 阳性病毒样颗粒。之后郭旋等分别从 HCV 入侵细胞、在细胞内复制和蛋白表达、病毒组装、病毒释放等生命周期的每一阶段，结合电镜、免疫荧光、定量 PCR、抗病毒处理等方法，系统研究了 bbHCV 在 hFLSC 中的感染。从感染的 hFLSC 细胞中，通过 RT-PCR 的方法能够测定 HCV 基因组全长 9.6 kb 的序列，并且得到的序列与母代 bbHCV 完全一致。这些研究表明 hFLSCs 是用于 bbHCV 感染的有力工具。

【评述】 郭旋等建立的这一 HCV 细胞培养模型中，90% 以上的 hFLSC 细胞可以被不同型别的 bbHCV 感染；bbHCV 在细胞中可以完成整个生命周期，包括入侵细胞，高效复制和扩增，产生有感染力的子代病毒，且可以在细胞间高效扩散等。针对 HCV 的特异性抗体和已发现的病毒特异性受体的干涉可以有效阻断其感染，抗病毒药可以部分抑制病毒复制。表明该模型是评价临床来源的 HCV 对抗病毒药物的敏感性，评价 HCV 疫苗效果，研究 HCV 生活周期等的很好的工具。将来可以进一步拓展到利用不同供体来源的 hFLSC 来研究宿主基因型对 HCV 感染和治疗的影响等。

（黑 蕾）

文选 38

【题目】 人类胚胎干细胞来源的成肝细胞是丙型肝炎病毒感染的适宜细胞株（Human embryonic stem cell-derived hepatoblasts are an optimal lineage stage for hepatitis C virus infection）

【来源】 Hepatology，2017，66（3）：717-735

【文摘】 肝细胞谱系经过多阶段的特异性分化后得到成熟的肝细胞。目前对丙型肝炎病毒感染肝细胞是否依赖于与谱系成熟的某个特定阶段尚不清楚。军事医学科学院输血医学研究所的 Yan 等对人类胚胎干细胞分化的多个阶段，即内胚层细胞、肝干细胞、成肝细胞和成熟的肝细胞对 HCV 的易感性进行了分析。在肝干细胞阶段，HCV 已经可以建立感染，但成肝细胞最易于被 HCV 感染，且感染性与闭锁蛋白（Occludin）从细胞质向细胞膜的转位相关。血管内皮细胞生长因子通过去磷酸化 Occludin 使之发生重排，可以增强 HCV 对成肝细胞的感染，这减少了成肝细胞的极化并防止其继续成熟。不同肝细胞谱系发育阶段的转录谱分析表明，天然免疫应答基因的表达与肝细胞成熟有关；IFN-β 基因在保护成肝细胞免于被 HCV 感染中发挥重要作用。HCV 感染的人成肝细胞可以被移植到 Fah$^{-/-}$ Rag2$^{-/-}$ 小鼠肝脏，并在 12 周时间内持续检测到 HCV 抗原。通过抑制 IFN-β 基因表达，HCV 感染可以在移植了人源化肝的小鼠体内大幅度增加。

【评述】 目前，在体外细胞培养中建立有效的 HCV 感染模型仍然存在很多困难。本研究通过对肝细胞发育阶段的各个阶段对 HCV 感染的易感性进行比较，发现人成肝细胞对 HCV 感染的支持最佳，这不仅能帮助我们理解 HCV 入胞、复制的生命周期，也可用于研究宿主因子如何参与 HCV 感染，为抗 HCV 的治疗带来新的靶点。

（卢　捷）

文选 39

【题目】　人 Claudin-1 来源肽段抑制 HCV 入胞（A human Claudin-1-derived peptide inhibits hepatitis C virus entry）

【来源】　Hepatology，2012，56（2）：507-515

【文摘】　HCV 入胞是一个复杂的过程，需要多个受体的参与，如 CD81、SRBI、Claudin 1（CLDN1）和 Occludin。研究病毒和细胞受体之间的相互作用为开发新的抗 HCV 药物提供了可能的靶点。中国医学科学院病原生物学研究所杨威课题组的 Si 等通过筛选上述 4 个 HCV 入胞受体序列上互相重叠的肽段文库，发现了一个来源于 CLDN1 胞内和第一个跨膜区的 18 个氨基酸残基的肽段（命名为 CL58）能够在体外抑制从头感染和已建立的感染。不像以前报道来源于 CLDN1 胞外区的肽段，CL58 不改变 CLDN1 在膜上的正常分布，在高浓度时对细胞也没有毒性。CL58 应该是在病毒入胞的后期步骤发挥抑制作用的。

【评述】　本研究基于这一思路：宿主受体蛋白可以和病毒蛋白特异性结合，介导病毒的入胞，那么来源于受体的肽段序列就可以在高浓度时竞争性抑制病毒和受体的结合。本研究通过肽段文库筛选，找到了一个来源于 CLDN1 的肽段，可以抑制 HCV 入胞的过程。这个研究不仅使我们深入理解了 CLDN 在 HCV 入胞过程中的作用，也为今后开发 HCV 入胞抑制药提供了一种的思路。

（卢　捷）

文选 40

【题目】　丙型肝炎病毒通过上调 miR-155 激活 Wnt 信号通路促进肝癌发生（Hepatitis C virus-induced up-regulation of microRNA-155 promotes hepatocarcinogenesis by activating Wnt signaling）

【来源】　Hepatology，2012，56（5）：1631-1640

【文摘】　丙型肝炎病毒（HCV）感染通常引起慢性肝脏炎症，并可能导致肝癌发生。miR-155 在调控炎症反应和肿瘤发生中起重要作用。然而，miR-155 是否及如何在炎症和癌症之间建立联系的研究甚少。第二军医大学的孙树汉教授和姜小清课题组的研究团队发现，感染 HCV 患者体内的 miR-155 含量大幅上升。miR-155 转录受到 NF-κB 信号通路调控，p300 使依赖于 NF-κB 的 miR-155 表达上调。过表达 miR-155 显著抑制肝细胞凋亡，促进细胞增殖，而抑制 miR-155 则会使细胞发生 G0/G1 期阻滞。上调 miR-155 使 β-catenin 在核中积聚，并同时增加 cyclin D1、c-myc 和 survivin 表达。体内和体外功能获得性和功能缺失性研究均证实 miR-155 通过上调 Wnt 通路促进肝细胞增殖和肿瘤发生，DKK1（Wnt 通路抑制药）过表达可以抑制 miR-155 在肝细胞中的生物学功能。最后，负向调控 Wnt 通路的结肠腺瘤息肉蛋白 APC 被证实是 miR-155 的直接功能性靶点。

【评述】 近年随着肿瘤研究的深入，miRNA 已经成为肿瘤生物治疗领域的一个新亮点，越来越引起研究人员的关注。miRNA 是一类长度在 19～24 个核苷酸的内源性非编码小分子单链 RNA，在进化过程中高度保守，能通过与靶基因 mRNA 特异性的碱基互补配对，引起靶基因 mRNA 的降解或抑制其翻译，广泛地负调控靶基因的表达。如果 miRNAs 表达水平发生改变可以导致一系列基因产物的异常表达，这些基因产物可参与形成有利于肿瘤发生的微环境，如慢性炎症和抗凋亡发生。关于 HCV 的致癌机制研究很多，本研究就是从 miRNA 入手，阐明了 HCV 相关的一种致癌机制，即 HCV 感染可诱导表达 miR-155，后者能够下调结肠腺瘤息肉蛋白 APC 表达，解除 APC 对 Wnt 通路的负向调控作用，进而促进细胞增殖及肿瘤发生。这项研究为今后诊断及治疗 HCV 导致的肝细胞癌提供了可能的切入点。

（卢 捷）

六、丁型病毒性肝炎研究进展

文选 41

【题目】 开发一种丁型肝炎病毒抗体试验以研究中国乙肝感染者 HDV 的流行情况（Development of a hepatitis delta virus antibody assay for study of the prevalence of HDV among individuals infected with hepatitis B virus in China）

【来源】 Journal of Medical Virology，2012，84（3）：445-449

【文摘】 乙型肝炎病毒（hepatitis B virus，HBV）重叠丁型肝炎病毒（hepatitis D virus，HDV）感染者比 HBV 单独感染者病情更重，更容易发展为肝硬化、肝衰竭、肝癌等急性和慢性肝损伤。HBV 感染呈世界性分布，我国是乙型病毒性肝炎高发地区，一般人群 HBsAg 携带率为 7.18%。根据不同的调查报告显示，20 世纪 90 年代，基于血清检测我国丁型肝炎患病率为 0.8%～12.0%，而事实证明这只是有文献报道的部分病例。不同文献报道的患病率差异很大，这主要原因是进口的 HDAg 抗体诊断试剂价格高昂，而国产试剂盒敏感性和特异性都太低。Shen 等从内蒙古 HDV 患者血样提取 HDV-RNA，反转录成 HDV-cDNA，根据 GenBank 设计 HDVAg 引物，应用巢式 PCR 进行扩增，Wizard SV Gel 和 PCR Clean-Up 系统进行蛋白纯化。纯化的 PCR 产物转至 pMD18-T 载体，然后转化到 DH5α 细胞，在琼脂平板上进行细胞培养，选取单个克隆鉴定含有目的 DNA 片段的质粒。通过载体转化入大肠埃希菌 BL21 Rosetta 细胞，IPTG 诱导重组蛋白表达，纯化产物经镍离子亲和层析得到重组 HDV 抗原（recombinant HDV antigen，rHDAg）。为了检测 rHDAg 的抗原活性，用不同剂量 rHDAg 包被 96 孔板，进行间接酶联免疫吸附测定（enzyme-linked immunosorbent assay，ELISA），并与美国公司生产的 HDVAg 试剂盒进行比较，15 例 HDV 阳性血清与 15 例对照血清标本。结果表明，两种方法的检测结果完全一致，说明新的方法可用于 HDV 感染的筛查。这种间接抗 HDAg ELISA 是基于大肠埃希菌表达的重组 HDV 抗原而开发的。使用该试剂盒，对 2012 年来自全国 5 个地区的

1486 例 HBsAg 阳性患者的血清进行 HDV 感染的检测，共发现 18 例患者血清 HDV-IgM 抗体阳性，HDV 感染率为 1.21%，提示中国 HDV 合并 HBV 感染率相对较低。

【评述】 与单纯乙型肝炎病毒感染相比，丁型肝炎病毒合并乙型肝炎病毒感染者病情更为严重，可快速进展为肝硬化和肝功能失代偿期，甚至显著增加重型肝炎和原发性肝癌的发生风险，预后较差。当前还没有我国丁肝流行病学的准确资料，主要是因为没有统一的检测标准和检测试剂。本文通过基因工程技术，最终获得了具有抗原活性的高纯度目的蛋白，建立了血清学检测方法，成本较低和效果良好，可以为该检测方法的市场化作铺垫，进而确定统一的标准和试剂，从而得到我国丁肝准确的流行病学资料。

（彭 亮）

文选 42

【题目】 507 例 HDV 感染者临床特征分析（Analysis on the clinical features of 507 HDV-infected patients）

【来源】 Cell Biochemistry Biophysics，2014，70（3）：1829-1832

【文摘】 为了研究丁型肝炎病毒（hepatitis D virus，HDV）感染者临床特征及探讨丁型肝炎的发病机制，Gu 等对 507 例 HDV-HBV 感染者的临床特征进行研究分析，并以 213 例单纯 HBV 感染者作为对照，结果表明在 HDV/HBV 感染者中，HBeAg$^+$患者所占比率为 25.4%（129/507），显著低于 HBeAg$^-$患者 74.6%（378/507）的比率，表明 HDV 感染可以抑制 HBV 的复制；与单纯 HBV 感染者相比，HDV-HBV 感染患者更易发生消化道出血（8.48% *vs.* 1.88%）、腹水（26.43% *vs.* 10.33%）、肝性脑病（17.36% *vs.* 6.57%），而且 HDV 感染还可显著增加 HDV-HBV 感染者重型肝炎的发生率（18.15% *vs.* 4.69%）和死亡率（24.06% *vs.* 7.04%）。目前对 HDV 感染加重 HBV 感染者病情的机制认识有限，可能涉及以下 3 方面：① HDV-RNA 或 HDAg 直接对 HBV 感染的肝细胞产生细胞毒性，肝细胞大量表达 HDV-RNA 或 HDAg 可竞争性抑制细胞的代谢，干扰细胞蛋白质和核酸的合成，对细胞正常生理功能产生严重影响，甚至可直接导致肝细胞凋亡；② HDAg 可诱导肝细胞基因的表达，如诱导 MHC-Ⅰ基因、Fas 等的表达，增强肝细胞的细胞毒作用，导致细胞毒 T 淋巴细胞活动增强，而且 HDAg 还可诱导 HBV 某些致病基因的表达，增强 HBV 对肝细胞的致病性，这种活性与肝损伤明显相关，从而在一定程度上增强了 HBV 的毒性；③ HDV 与 HBV 共感染时，HBV 复制可帮助 HDV 的传播和扩散，从而加重肝损伤。

【评述】 本研究通过对较大病例样本的分析，了解 HDV 感染者的临床特征，通过与单纯 HBV 感染的乙型肝炎患者对比，提示 HDV 感染后重度慢性肝炎、重型肝炎和肝硬化的发生率高，预后差，HDV 感染可抑制 HBV 复制或 HBeAg 的表达，在合并有 HDV 感染的乙型肝炎患者病情加重、病死率增高和慢性化过程中，HDV 可能起主要促进作用。但其中的作用机制尚未十分明确，还需要更多的实验去阐明。

（彭 亮）

文选 43

【题目】 表达人钠离子－牛磺胆酸共转运蛋白小鼠模型的丁型肝炎病毒感染（Hepatitis D virus infection of mice expressing human sodium taurocholate co-transporting polypeptide）

【来源】 Plos Pathogens，2015，11（4）：e1004840

【文摘】 丁型肝炎病毒（HDV）是目前已知能感染人类最小的病毒。全球 2.4 亿 HBV 感染者中约有 1500 万人感染 HDV。丁型病毒性肝炎被认为是人类病毒性肝炎中最严重的类型之一。目前尚无针对 HDV 的抗病毒药物，并且，针对 HBV 的抗病毒药物并不能完全缓解丁肝的病情。最近，在细胞培养中，肝脏钠离子－牛磺胆酸共转运蛋白（sodium - taurocholinic acid co-transporter polypetide，NTCP）被确定为 HDV 和 HBV 进入肝细胞的共同转运受体。He 等发现 hNTCP-Tg C57BL/6 小鼠可以被 HDV 感染，通过构建质粒、转染及 PCR 验证，成功构建了表达 hNTCP 的转基因小鼠模型。利用这种模型通过腹腔注射纯化的 HDV，可以实现 HDV 的急性感染，其结果表明 HDV 感染可诱导 I 型干扰素的表达，随后引起干扰素刺激基因（interferon stimulated genes，ISGs）的表达从而促进 HDV 的清除，且这种病毒的清除作用不依赖于适应性免疫的辅助。

【评述】 本文阐述了 hNTCP-Tg C57BL/6 鼠可以感染 HDV，成功构建的转基因小鼠模型为 hNTCP 作为 HDV 在活体中感染的功能性受体提供了坚实的基因基础，同时也有利于丁型病毒性肝炎的发病机制、治疗方案和药物研发等的研究，美中不足的是这种模型不能用于 HDV 与 HBV 的重叠感染或共感染研究。

（彭 亮）

七、戊型病毒性肝炎研究进展

文选 44

【题目】 RIG-I 是不受干扰素生成影响的一个重要的抗 HEV 抗病毒干扰素刺激基因（RIG-I is a key antiviral interferon-stimulated gene against hepatitis E virus regardless of interferon production）

【来源】 Hepatology，2017，65（6）：1823-1839

【文摘】 干扰素（interferon，IFN）是通过诱导数百个干扰素刺激基因（ISG）的转录而发挥其广泛抗病毒作用的细胞因子。然而，对于全球首位的急性病毒性肝炎——戊型肝炎，这些细胞因子针对戊型肝炎病毒（hepatitis E virus，HEV）感染可能的抗病毒效应所知甚少。本研究运用细胞模型，通过单个 ISG 的过表达来研究一组重要的人类 ISG 对 HEV 复制的影响，并进一步研究关键抗 HEV-ISG 的作用机制。我们确定视黄酸诱导基因 I（RIG-I）、黑素瘤分化相关蛋白 5 和 IFN 调节因子 1（IFN-1）为关键的抗 HEV-ISG。我们发现，RIG-I 的基础表达限制了 HEV 感染。通过 RIG-I 途径的天然配体 5'-三磷酸酯 RNA 的药理活化有效地抑制了 HEV 复制。RIG-I 的过表达激活了各种 ISG 的转录，RIG-I 也介导 IFN-α 引发的 ISG 转录但不与之重叠。尽管已熟知 RIG-I 通过 RF3 和 IRF7 诱导 IFN 产生而发挥抗病毒活性，本文揭示了 RIG-I 在抗 HEV 感染方面不依赖于 IFN 的抗病毒机制。结果发现无论 IFN 是否生成，激活 RIG-I 激发的抗病毒应答不依赖于 IRF3 和 IRF7。尽管这一抗 HEV 效应部分通过激活 Janus 激酶（JAK）-IFN 信号体系中的信号转导体和转录激活因子（STAT）级联的激活体。RIG-I 激活了 2 个不同类别的 ISG，一个依赖的 JAK-STAT 和另一个不依赖的 JAK-STAT，协同地促成抗 HEV 活性。本研究结论：RIG-I 确定为可以药理学激活的重要的抗 HEV 干扰素刺激基因，无论 IFN 是否生成，RIG-I 的活化均可以刺激细胞固有免疫而起到抗 HEV 作用。

【评述】 RIG-I 是一种细胞质解旋酶和病原识别受体，在 RNA 病毒感染时它能够在病毒 RNA 中识别病原相关分子模式（PAMPs），启动下游的 IFN 生成和固有免疫的激活。本文的研究揭示了 RIG-I 在 HEV 感染中可发挥不依赖 IFN 的固有免疫作用来抑制 HEV 的复制。RIG-I 和它的下游途径构成一个巨大而且复杂的网络，需要进一步研究 RIG-I 下游各个信号通路的交互作用，从而能够有效地治疗病毒性疾病。本文的研究为 RNA 病毒感染性疾病治疗的新靶点寻找提供了思路。

（李　爽）

文选 45

【题目】 戊型肝炎病毒基因 -4 型是香港地区肾移植受者慢性肝炎的病因之一（Genotype 4 hepatitis E virus is a cause of chronic hepatitis in renal transplant recipients in Hong Kong）

【来源】 J Viral Hepat，2018，25（2）：209-213

【文摘】 戊型肝炎病毒（HEV）是免疫功能低下患者患慢性肝炎的重要病因，慢性戊型肝炎感染是指体内戊型肝炎病毒血症持续超过 3 个月。在欧洲，食源性戊型肝炎最常见的原因是 HEV-3。在中国，HEV-4 在猪中广泛循环，并且已经取代 HEV-1 作为急性戊型肝炎的最常见原因。然而，目前对免疫功能低下患者 HEV-4 感染的特征知之甚少。本文研究的目的是描述肾移植受者 HEV-4 感染的长期结果，并确定 HEV-4 是否可以在此类患者中建立慢性肝炎。这篇文章通过在香港玛丽医院进行了一项为期 3 年的乙型肝炎感染肾移植受者的回顾性观察研究。在血浆或血清样品中使用定量 RT-PCR 进一步评估检测抗 HEV-IgM 抗体阳性的患者。对于 HEV RT-PCR 阳性的患者，提供连续随访的 HEV 病毒载量检测。如果 HEV 病毒血症持续 3 个月，则认为患者患有慢性戊型肝炎。使用酶联免疫吸附测定试剂盒进行抗 HEV-IgM 血清学，使用针对 HEV ORF3 基因的内部 RT-PCR 测定进行 HEV-RNA 检测和病毒载量检测。在研究期间，对 446 例接受肾移植的患者进行随访，确定了 4 例抗 HEV-IgM 抗体阳性的肝功能异常患者，在这 4 例患者中，3 例患者检测到 HEV-RNA 阳性，并且进展为慢性戊型肝炎，持续检测血液中的病毒 RNA 超过 3 个月。对患者的 HEV-RNA 依赖性 RNA 聚合酶（RdRp）基因序列的系统发育分析证实，所有 3 例都感染了 HEV-4。进展为慢性感染的患者都是长期服用泼尼松龙、环孢素 A 和西罗莫司或依维莫司作为抗排斥预防剂的成年男性，戊型肝炎病毒感染多发生在移植后 9～21 年。3 例患者均无症状，仅偶然发现肝功能异常，2 例患者曾进食了生猪肝和海鲜，3 例患者在肝功能紊乱发作前 3 个月内均未接受过血液制品，也没有其他如甲型肝炎、乙型肝炎、丙型肝炎或巨细胞病毒性肝炎原因，自身免疫性肝炎的指标也是阴性的。这 3 例慢性戊型肝炎感染者均口服利巴韦林治疗，其中 1 例患者利巴韦林治疗失败，尽管利巴韦林连续剂量升高达每日 2

次 400 mg，仍存在持续的肝功能异常和高病毒载量状态。第 2 例患者清除了 HEV，利巴韦林治疗后 ALT 完全正常并逐渐减少了免疫抑制药剂量。最后 1 例患者也在治疗 12 周内显示了对利巴韦林的良好应答及病毒血症的清除。

【评述】　这项研究证明了 HEV 基因 4 型可以引起移植受者的慢性肝炎。我国是 HEV-4 的流行区，急性戊型肝炎的发病率为 1.99/10 万左右，且器官移植后、肿瘤性疾病放化疗后、风湿性疾病长期激素治疗等免疫受损人群基数庞大，可以推测中国免疫受损人群中的慢性 HEV-4 感染可能被低估。临床医生在考虑慢性病毒性肝炎时通常只关注 HBV 和 HCV 的感染状态，而忽视了 HEV 慢性感染可能。基于本文的研究，后续需要进一步明确慢性 HEV 感染的实验室筛查策略和更大样本研究在 HEV-4 流行性区域慢性 HEV 感染的临床特征。

（李　爽）

文选 46

【题目】　戊型肝炎病毒突破血脑屏障并在中枢神经系统复制的证据（Evidence of hepatitis E virus breaking through the blood-brain barrier and replicating in the central nervous system）

【来源】　J Viral Hepat，2016，23（11）：930-939

【文摘】　吉兰－巴雷综合征、脑炎、脑膜炎和横贯性脊髓炎等神经系统功能障碍常发生在戊型肝炎病毒（HEV）感染的患者中，本研究旨在更好地探究 HEV 在神经系统疾病发病中的作用。用猪 HEV 基因 4 型病毒株接种蒙古沙鼠。采用反转录巢式聚合酶链式反应（RT-nPCR）、酶联免疫吸附试验（ELISA）、组织病理学、超微结构病理学和酶免疫组织化学方法研究 HEV 在中枢神经系统（central nervous system，CNS）中的复制和定位及随之发生的病理改变。运用 RT-nPCR7～28dpi（接种后天数）后在大脑和脊髓中检测到正链和负链 HEV-RNA。在 HEV 阳性的大脑和脊髓中观察到神经周围侵入、神经元坏死、小胶质细胞结节、淋巴细胞浸润、血管周围组织和髓鞘变性等各种病理改变。靶向 HEV ORF2 蛋白的免疫组织化学染色显示阳性信号主要集中在神经元、室管膜上皮和脉络丛区的细胞质中。HEV 阳性沙鼠脑内紧密连接 -1（ZO-1）阳性面积密度下降，胶质纤维酸性蛋白（GFAP）表达上调。这些结果都表明 HEV 能够损伤血脑屏障，并能在大脑和脊髓中复制，而且证实了 HEV 在神经病变发病机制中的起始作用。既往有研究通过对照组脑切片和 HEV-RNA 阳性脑切片中的 GFAP 的免疫组织化学染色，在对照组脑切片和 HEV-RNA 阳性脑切片中的 ZO-1 的 IHC 染色，GFAP 和 ZO-1 表达的面积密度分析被证明在 CNS 937 免疫细胞中的 HEV 可能帮助一些病毒如丙型肝炎病毒通过"特洛伊木马"机制进入中枢神经系统。在我们还在进行中的 HEV 感染的兔实验中，将 HEV 悬浮液注射到兔球结扎的切片和阑尾中。HEV ORF2 抗原沉积在部分单核细胞中发现，散在小脑颗粒层，仅在 3 小时后切除。这与本研究中 HEV 阳性沙鼠的 IHC 分析一致。由此推测 HEV ORF2 阳性单个核细胞可能是血液中免疫细胞的一种分化，与小胶质细胞相似，是 HEV 侵入中枢神经系统的"特洛伊木马"。近年来发现 HEV 在扁桃体、脾和淋巴结等免疫组织可复制也支持这一假说。

【评述】 HEV 相关性神经系统损伤近年来受到重视。既往报道病例数较多的荷兰和孟加拉国的两项报告，在吉兰－巴雷（Guillian-Barre syndrome，GBS）的患者中分别检测到 5% 和 11% 的抗 HEV-IgM 的阳性，而这 2 个国家分别是 HEV-3 和 HEV-1 的流行区。最近在比利时进行的一项研究发现，8% 的 GBS 病例可能与近期 HEV 感染有关。很少有 HEV-4 可以诱导患者神经损伤的临床报告，中国是戊型肝炎的流行地区，主要亚型是 HEV-4，而国内一项研究 69 例 GBS 患者仅有 1 例可能是急性HEV 感染。本文研究了猪 HEV-4 接种蒙古沙鼠后神经损伤的机制，从基础研究上为临床 HEV（或HEV-4）相关的神经系统损伤研究提供了依据，感染科和神经科可合作开展前瞻性多中心队列研究，推动在中国进一步研究 HEV 感染在神经系统损伤中的作用。

（李　爽）

文选 47

【题目】 戊型肝炎疫苗的长期疗效（Long-term efficacy of a hepatitis E vaccine）

【来源】 N Engl J Med，2015，372（10）：914-922

【文摘】 由 GlaxoSmithKline 和厦门万泰沧海生物技术公司开发的 HEV 基因 1 型的 2 种重组戊型肝炎疫苗已经在临床试验中验证具有短期疗效，但未证实疫苗的长期功效。因此，为验证戊型肝炎疫苗的功效，本研究开展了一项双盲实验，随机分配了 16～65 岁的健康成人接受 3 剂戊型肝炎疫苗（疫苗组，56 302 例参与者）和乙型肝炎疫苗（对照组，56 302 例参与者），在 0、1 和 6 个月时给予疫苗，随访 19 个月，针对疫苗的效力、免疫原性和安全性的后续评估持续长达 4.5 年。在这 4.5 年的研究期间，共有 60 例确诊了戊型肝炎，其中疫苗组 7 例（每万人年 0.3 例），对照组 53 例（每万人年 2.1 例），疫苗的有效率为 86.8%（95%CI 71%～94%）。在接受免疫原性评估且在基线血清阴性的参与者中，接受 3 剂戊型肝炎疫苗的患者中有 87% 维持抗 HEV 抗体至少 4.5 年；HEV 抗体滴度在对照组中有 9% 的患者升高。两组不良事件发生率相似。因此，使用戊型肝炎疫苗免疫可诱导针对戊型肝炎的抗体，并提供长达 4.5 年的抗戊型肝炎的保护作用。

【评述】 戊型肝炎病毒（HEV）是全球急性肝炎的常见原因。HEV 感染以 2 种不同的流行病学模式发生。最常见的模式是由 HEV 基因 1 型或 2 型引起的水源性感染，主要发生在资源有限的国家，通常发生在大面积、持久暴发或与孕妇高死亡率有关的散发病例。另一种是由 HEV 基因 3 型或 4 型引起的动物和人的传播，在资源有限的国家和发达国家都广泛存在。估计戊型肝炎病毒基因 1 型流行地区的戊型肝炎发病率为每年 330 万例，造成 7 万人死亡，3000 名死胎，但最近的一项研究表明，仅在孟加拉国，每年就有超过 1000 名的孕妇死于戊型肝炎。本文戊型肝炎疫苗的研究有效解决这一问题，该疫苗是全球第一个预防戊型肝炎的疫苗，2015 年 5 月，世界卫生组织首次发布戊型肝炎疫苗立场性文件，推荐疫苗在戊型肝炎暴发期间使用，建议疫苗接种的人群是 16～65 岁健康人群，各国政府可根据当地戊型肝炎的流行情况进行戊型肝炎的疫苗接种。

（李　爽）

文选 48

【题目】　我国 2004—2014 年戊型肝炎流行的时空特征及趋势分析

【来源】　中华流行病学杂志，2017，38（10）：1380-1385

【文摘】　收集 2004—2014 年我国 31 个省份（直辖市、自治区）的戊型肝炎发病率数据，对发病率数据进行经验模态分解，以识别发病率的总体变化趋势，并采用数学模型对不同地区和不同年龄组发病率的变化趋势进行估计，得到发病率年度相对改变量；最后采用 ArcGIS 10.1 软件和 SaTScan 9.01 软件对发病率数据进行时空聚集分析。2004—2014 年全国共发生 245 414 例戊肝；发病率总体呈现上升趋势，但是趋势较为平缓（*OR* 1.05，95%*CI* 1.03～1.10）。全国各省份发病率变化情况不一，其中南部和西北地区发病率呈上升趋势；老年组增加幅度最大，尤其是 65～69 岁组和 70～74 岁组。局部自相关分析显示，"高-高聚集区"随着时间推移，出现由北向南的移动，而"低-低聚集区"则随着时间变化逐渐消失。时空聚集分析显示，全国共扫描出 5 个时空聚集区。对于不同的省份（自治区、直辖市），发病趋势稍有不同。其中，北京市和天津市总体呈现下降趋势；吉林、黑龙江、河南与广西总体趋势为先上升后下降；江苏、浙江、山东与西藏总体趋势趋于平稳；而剩余的省份（自治区、直辖市）则表现为上升趋势，其中，新疆、湖南、海南、广东及内蒙古等省份上升趋势较为明显。绝大多数年龄组的发病率在 2004—2014 年间处于上升的趋势，其中，老年组增加幅度最大，尤其是 65～69 岁组和 70～74 岁组，其 *OR* 值分别为 1.21（95%*CI* 1.16～1.26）和 1.12（95%*CI* 1.08～1.17）；5～9 岁组及 40～44 岁组年发病率总体表现为上升，但是趋势不明显；此外，仅有 10～14 岁组的发病率处于下降趋势，*OR* 值为 0.95（95%*CI* 0.92～0.99）。2004—2014 年我国戊肝发病总体呈上升趋势，不同地区、不同年龄组变化趋势情况不同。

【评述】　戊型肝炎是一个全球范围内的公共卫生问题，在亚洲和非洲地区仍然是常见的疫源性疾病。我国有效地开展了甲型肝炎和乙型肝炎的计划免疫工作，甲型肝炎和乙型肝炎发病率总体呈现下降趋势。目前戊型肝炎疫苗虽已上市，但是普及率尚不高，戊型肝炎仍将是病毒性肝炎防治的重点之一。本文收集 10 年的数据，对戊型肝炎流行病学分布特征做了深入分析，为戊型肝炎防控策略的制定提供了有力依据。

（李　爽）

八、狂犬病研究进展

文选 49

【题目】　中国动物咬伤患者的伤口处理不当与狂犬病暴露后处理延迟的发生率及影响因素的研究（Improper wound treatment and delay of rabies post-exposure prophylaxis of animal bite victim in China：prevalence and determinats）

【来源】　PLoS Neglected Tropical Diseases，2017，11（7）：e0005663

【文摘】 狂犬病是一种致命的疾病。适当的伤口处理和及时的狂犬病暴露后预防（post exposure prophylaxis，PEP）对于阻止狂犬病的发生是至关重要的。刘巧燕等调查了在中国武汉地区动物咬伤患者的伤口处理不当与 PEP 延迟的发生率及影响因素。研究者调查了 2016 年的 3 月到 5 月 3 个月期间动物咬伤患者 1015 例（564 名妇女和 451 名男性）。研究过程中研究者在多级抽样技术的基础上采用一对一面谈调查的方法进行了相应的流行病学调查。调查内容包括伤口是否得到妥善处理及动物咬伤后到达诊所时间。研究者根据调查内容采用逐步多元 Logistic 回归分析确定了伤口处理不当和延迟 PEP 的影响因素。结果发现 1015 例患者对调查表进行了答复，反应率为 93.98%。其中 81.2% 的动物咬伤患者在可疑暴露于狂犬病后伤口的处理是不当的，35.3% 的动物咬伤患者的 PEP 是延迟的。其中男性（OR 1.871，95% CI 1.318～2.656）、未接受大学教育者（OR 1.698，95% CI 1.203～2.396）、喜欢和动物玩耍者（OR 1.554，95% CI 1.089～2.216）及知道狂犬病是一种致死性疾病者（OR 1.577，95% CI 1.096～2.270）的人群在动物咬伤后的伤口处理不当的概率更高；年龄在 15～44 岁（OR 2.324，95% CI 1.457～3.707）、被家养动物咬伤或抓伤的患者（OR 1.696，95% CI 1.103～2.608），及了解狂犬病具有潜伏期（OR 1.844，95% CI 1.279～2.659）的患者更加倾向于推迟 PEP 的起始时间。根据研究结果，研究者认为不当的伤口处理和延迟 PEP 动物咬伤的受害者中是很常见的。其中知识的缺乏和意识的淡薄可能是不恰当伤口处理及延迟的 PEP 的主要原因。应该加强针对男性、受教育程度较低和年龄在 15～44 岁以下的人群关于狂犬病知识的教育，从而进一步降低狂犬病的发病率。

【评述】 狂犬病是一种全球流行的人畜共患的自然疫源性疾病，该病致死率极高几乎达到 100%，因此被动物咬伤后的伤口处理及暴露后免疫是阻止该种疾病发生的最有效的手段也是唯一手段。合适的伤口处理和及时的暴露后免疫可以显著降低狂犬病的发病率。本文通过一对一流行病学调查来确定中国武汉地区的动物咬伤患者的伤口处理不当率及暴露后免疫率，不仅揭示了目前不当伤口处理及暴露后免疫延迟的发生率非常高，而且进一步明确了引起这种结局的因素。这些数据有助于推动改进我国基层医院对动物咬伤患者的伤口处理及暴露后免疫的工作，从而进一步降低狂犬病的发病率。该研究属于回顾性研究，且在区域的广泛性等方面均有一定的局限性，还需要前瞻性的进一步研究。

（叶　峰）

文选 50

【题目】 纯化鸡胚胎细胞狂犬病疫苗按照 Zagreb 2-1-1 或 5- 剂量 Essen 方案接种于中国 6～17 岁儿童和 50 岁以上成年人的免疫原性和安全性的随机开放研究（Immunogenicity and safety of purified chickembryo cell rabies vaccine under Zagreb 2-1-1 or 5-dose Essen regimen in Chinese children 6 to 17 years old and adults over 50 years：a randomized open-label study）

【来源】 Human Vaccines Immunotherapeutics，2015，11（2）：435-442

【文摘】 狂犬病是一种致死率极高的自然疫源性传染病，降低狂犬病发病率的有效措施是暴露后免疫。其中暴露后疫苗的接种是其中重要的环节。世界卫生组织提供的免疫方案有 2 种，包括 4- 剂量 Zagreb 或者 5- 剂量 Essen 方案。Zagreb 方案被认为在诱导抗体早期产生及减少花费方面优于 Essen 方案。中国以前主要使用的 5- 剂量 Essen 方案。本研究是一个随机开放研究，其研究目的是评价纯化鸡胚细胞狂犬病疫苗在中国健康儿童（6～17 岁）和老年人（51 岁）采用了 4- 剂量 Zagreb 或 5- 剂量 Essen 方案的安全性和有效性。研究涉及了 640 名健康中国志愿者，其中儿童 240 名，400 名 50 岁以上的成年人，并进行了分层研究。研究结果显示在接种鸡胚胎纯化狂犬病疫苗后 15 天可以诱导强烈的免疫反应，无论是儿童还是大于 50 岁的成年人，4- 剂量 Zagreb 和 5- 剂量 Essen 方案的免疫反应间没有显著性差异。在疫苗接种的第 15 天 100% 的儿童（ND 224），和 99% 51 岁受试者（ND 376）的血清中检出具备足够保护力的狂犬病毒中和抗体浓度（＞0.5 U/ml）；在接种疫苗的第 43 天，所有受试者（包括 2 个免疫方案）的血清狂犬病毒中和抗体浓度均＞0.5 U/ml。2 个方案的受试者均显示了良好的耐受性和安全性。结合前期的研究，研究者认为纯化鸡胚细胞狂犬病疫苗用于狂犬病的暴露后预防，无论是在对于健康儿童（6～17 岁）、成年人还是老年人（51 岁）都具有很好的安全性和有效性，而且无论是采用 4- 剂量 Zagreb 和 5- 剂量 Essen 均是有效的和安全的，4- 剂量 Zagreb 并不优于 5- 剂量 Essen 方案。

【评述】 暴露后免疫是减少狂犬病发病的主要手段。目前的免疫方法包括两种：4- 剂量 Zagreb 和 5- 剂量 Essen 方案。在 WHO 的推荐意见里显示前者在诱导早期抗体、减少看护花费及减少疫苗接种并发症方面优于后者，并且前者减少了疫苗的接种剂量和次数。研究者在这个研究中证实了无论是儿童还是老年人 2 种方案免疫性和安全性没有显著性差异。研究的优势在于是一个临床注册的随机对照研究，符合目前临床研究的流程，因此其结果具有很大的临床实用价值。本研究以儿童和老人为主要研究对象，为狂犬病疫苗在此类特殊人群中的应用提供了依据。

（叶 峰）

九、肾综合征出血热研究进展

文选 51

【题目】 2006—2012 年中国肾综合征出血热的流行特征（Epidemic characteristics of hemorrhagic fever with renal syndrome in China，2006—2012）

【来源】 BMC Infectious Diseases，2014，14（1）：384-394

【文摘】 该研究共纳入了中国 2006—2012 年上报的肾综合征出血热 77 558 例患者，死亡 866 例，平均发病率为 0.83/100 000，发病人数最高的前 9 名省份分别为黑龙江（15 269 例）、陕西（13 482 例）、山东（8123 例）、辽宁（7264 例）、吉林（6921 例）、浙江（3971 例）、湖南（3966 例）、河北（3269）和江西（3008 例），占全国发病例数的 84.16%。病死率在 0.44%～8.80%，平均病死率为 1.13%。季节的分布主要集中在秋冬季或春季，与疫源地类型有关。发病人群以男性居多（75.81%），90% 患者年龄在 15～65 岁，农民占 67.8% 以上。对 22 个省份的 40 个国家级监测点的宿主动物密度与感染监测数据统计结果显示，2006—2012 年，啮齿类动物的平均密度相对稳定，在黑龙江、辽宁、河南、内蒙古、吉林监测哨点，鼠密度较高，在黑龙江的一些地区甚至超过 30%，其中宿主动物的汉坦病毒携带率秋冬季与春季接近，2012 年有较大幅度上升。对分离到的 58 株病毒测序，以其 M 基因片段绘制系统进化树的结果显示有 6 个进化枝的汉坦型病毒（共 8 个）和 5 个进化枝的首尔（汉城）型病毒（共 5 个）在我国流行。数据提示中国肾病综合征出血热的流行特点已经有所改变，警示防控措施应该相应做出调整，以降低发病率。

【评述】 肾综合征出血热是临床表现复杂，进展较快，危害较大，缺乏特异性治疗的疾病。我国发病人数占全世界的 90%，2004 年来发病例数逐年下降，至 2010 年又上升，故全面了解其流行病学特征，为防控提供科学依据。本文数据量大，统计图表规范丰富，详尽分析了中国 2006—2012 年间所有上报的肾综合征出血热病例的流行病学特点，也从分子水平分析了我国流行的病毒基因进化特点。但因该病临床表现多样，加之诊断试剂有一定的假阴性率，漏诊漏报较多，这部分不典型病例的特点无法阐述。本文获得 M 基因的例数偏少，难免造成一定偏倚，无法全面反映病毒的基因特点。故应适当增加例数，以期全面反映我国汉坦病毒的分子流行病学特点。

（兰英华）

文选 52

【题目】 连续性肾替代治疗与间断性血液透析在重症肾综合征出血热治疗中的应用

【来源】 传染病信息，2014，27（1）：18-21.

【文摘】 观察连续性肾替代治疗（continous renal replacement treatment，CRRT）与间断性血液透析（intermittent hemodialysis，IHD）在重症肾综合征出血热治疗中的应用，将 147 例重症肾综合征出血热（hemorrhagic fever with renal syndrome，HFRS）患者分为重型组（78 例）和危重型组（69 例），参照中华医学会 ICU 血液净化指南，对纳入的患者进行 CRRT 或 IHD 治疗，有 65 例行 CRRT 治疗，82 例行 IHD 治疗，比较 2 种方法治疗的病死率、并发症发生率和急性期的实验室指标。结果显示所有的重型患者均成活，24 例危重型患者死亡，危重型接受 CRRT 的比例为 76.8%，明显高于重型组患者（15.4%），两组患者生存率无差别。虽然重症患者 HFRS 应用 CRRT 和 IHD 治疗的最终预后无明显区别，但因 CRRT 组患者较 IHD 患者病情重，提示 CRRT 可以更广泛应用于危重型 HFRS 患者的救治，可有效减轻水负荷，对于血流动力学不稳定的危重患者，将有助于平稳地渡过急性期。

【评述】 肾综合征出血热患者由于血管通透性增加，血浆大量外渗，常有休克和出血，尤其重症患者，往往存在血流动力学不稳定，又合并急性肾损伤，既往血液透析的出现挽救了很多患者的生命，但对于重症患者来说，血液透析风险较大，而 CRRT 是 ICU 对重症感染治疗的有效手段，对重症肾综合征出血热患者是否安全而有效，本文通过临床治疗效果对比，对 CRRT 的应用提供了有力证据，另外，该研究缺乏 2 种手段对炎症介质的清除研究作用。因 CRRT 花费高，能否在合适的时间节点换用更经济的净化方式，或是缩短治疗时间，以及针对肾综合征出血热患者明显的凝血功能障碍，CRRT 中抗凝剂的使用方面都需要进一步深入研究。

（兰英华）

十、病毒性乙型脑炎研究进展

文选 53

【题目】 髓系衍生抑制性细胞抑制乙型脑炎病毒感染时 T 辅助细胞的免疫应答参与乙型脑炎发病过程（Myeloid-derived suppressor cells inhibit T follicular helper cell immune response in japanese encephalitis virus infection）

【来源】 J Immunol，2017，199（9）：3094-3105

【文摘】 2017 年《免疫学》杂志上发表研究结果提示髓系衍生抑制性细胞抑制乙型脑炎病毒感染时 T 辅助细胞的免疫应答可能参与乙型脑炎（以下简称乙脑）的发病。实验用 P3 株乙型脑炎病毒感染小鼠后，检测髓系衍生抑制性细胞（myeloid-derived suppressor cell，MDSC）计数增加，而封闭小鼠体内髓系衍生抑制性细胞，乙脑病毒感染后小鼠的生存率显著增加。机制研究发现，P3 乙脑病毒株诱导髓系衍生抑制性细胞下调 $CD4^+T$ 细胞参与的免疫反应，尤其是滤泡 T 辅助细胞受到抑制，进而减少脾脏和血浆内 $CD19^+B$ 细胞数量，降低总 IgM 水平及乙脑病毒特异性中和抗体的水平。而将小鼠体内 P3 病毒株诱导的髓系衍生抑制性细胞封闭后，检测小鼠滤泡 T 辅助细胞、B 细胞、浆细胞及抗体水平均显著回升。该研究结果显示固有免疫细胞 MDSC 介导、通过抑制滤泡 T 辅助细胞参与的获得性免疫反应是流行性乙型脑炎病毒感染导致临床出现急性脑病的重要发病机制。

【评述】 该研究揭示了乙脑病毒感染过程中机体的免疫反应，尤其是髓系衍生抑制性细胞参与的 T 辅助细胞的免疫应答。可加深对乙脑病毒感染发病机制的进一步理解，并有助于在此基础上对靶向治疗的探索。

（王　艳）

文选 54

【题目】 神经生长因子对乙型脑炎病毒感染 BHK-21 细胞的抑制作用

【来源】 中国生物制品学杂志，2013，26（6）：840-843

【文摘】 神经生长因子（nerve growth factor，NGF）广泛分布于人脑、神经节、虹膜、心脏、脾、胎盘等组织及成纤维细胞、平滑肌、骨骼肌、胶质细胞中，是一种神经细胞生长调节因子，对中枢及周围神经元的发育、分化、生长、再生和功能特性的表达均具有重要的调控作用。为明确宿主体内 NGF 在乙型脑炎发病机制中的作用，杨栋等应用地鼠肾细胞 BHK-21 进行研究。该研究首先将不同稀释度的乙脑病毒感染 BHK-21 细胞，用蚀斑计数法测定病毒滴度；再将不同浓度的 NGF 加入不同程度感染乙脑病毒的 BHK-21 细胞中进行体外实验，检测其不同浓度 NGF 对已感染细胞的细胞毒作用的差异，以蚀斑减少率作为观察评估指标。结果显示：NGF 浓度在 3.1 μg/L 以上，蚀斑减少率可达到 10%，即具有明显乙脑病毒抑制作用，且随着 NGF 浓度升高，其抑制作用逐渐增加；NGF 浓度在 100 μg/L 之内，未发现其本身对 BHK-21 细胞的细胞毒性。因此该研究显示 NGF 可能发挥其抗病毒作用，参与乙型脑炎的发病过程。

【评述】 神经生长因子 NGF 作为一种神经细胞生长调节因子广泛分布于人体多种细胞，对神经元的发育、分化、生长、再生和表达具有调控作用。该研究通过地鼠肾细胞的体外实验明确了宿主体内 NGF 在乙型脑炎发病机制中的作用，对更完整地理解乙脑的发病机制奠定了理论基础。

（王　艳）

文选 55

【题目】 乙型脑炎减毒活疫苗工艺中金黄地鼠肾细胞培养液里谷氨酰胺添加的研究

【来源】 中国卫生产业，2017，14（6）：43-45

【文摘】 汪小磊等将谷氨酰胺作为细胞生长液体培养基的成分，按不同浓度（0.05、0.10、0.20 g/L）在不同时间加入细胞培养。比较不同条件下细胞生长情况及后续接种病毒后对应的病毒生长情况。结果谷氨酰胺在培养细胞时临时配制后加入细胞培养所产生的地鼠肾细胞质量优于其他条件，且高浓度谷氨酰胺比低浓度者细胞质量更优，且有显著统计学差异。研究结果提示乙型脑炎减毒活疫苗制作工艺中增加谷氨酰胺进入细胞培养液，可增加疫苗的质量，提高其接种有效性。中国食品药品检定研究院刘欣玉等通过测序比对研究验证了国内乙脑灭活疫苗的抗原性和临床有效性。

【评述】 流行性乙型脑炎目前尚没有公认的确切有效的抗病毒药物研发上市。因此，预防至关重要。2013 年我国乙型脑炎减毒活疫苗通过 WHO 疫苗预认证后，多个研究团队在疫苗的制作工艺技术改良方面不断努力。该研究通过细胞培养液中增加谷氨酰胺成分和浓度，从而改良疫苗制作工艺和临床接种有效性。可进一步做稳定性研究和体内实验进行验证。

（王　艳）

文选 56

【题目】 乙型脑炎灭活疫苗生产用毒种 P3-Smb53 株全基因序列分析

【来源】 中国生物制品学杂志，2014，27（8）：985-989

【文摘】 中国食品药品检定研究院刘欣玉等通过测序比对研究验证了国内乙型脑炎灭活疫苗的抗原性和临床有效性。研究对我国乙型脑炎灭活疫苗生产用毒种 P3 株鼠脑 53 代（P3-Smb53）进行全基因测序分析，结果发现该灭活疫苗毒种序列与 177 株乙型脑炎病毒株的全基因序列核苷酸同源性为 79.6%～99.7%，氨基酸同源性为 91.3%～99.7%；与 GenBank 中登录的 551 株乙型脑炎病毒 E 蛋白氨基酸同源性为 91.0%～99.8%。在 E 蛋白 12 个关键抗原性位点中，所有毒株均非常保守，与 GenBank 中 P3 株对比，同源性高。以上比对结果证实：虽然乙型脑炎灭活疫苗生产所用毒种 P3-Smb53 株与不同基因型毒株间氨基酸差异较大，但关键抗原位点上高度一致，能够抵抗目前国内外所有乙型脑炎分离株的感染。

【评述】 基于该研究，做好流动人口的乙型脑炎病毒抗体监测，对农村地区和郊区人群在基础免疫后定期加强免疫，并继续完善目前使用的乙型脑炎疫苗的制作工艺，能够更好地保护易感人群，做好乙型脑炎的防控工作。

（王　艳）

十一、森林脑炎研究进展

文选 57

【题目】　中国大陆蜱传脑炎分布图（Mapping the distribution of tick-borne encephalitis in mainland China）

【来源】　Ticks and Tick-borne Diseases，2017，8：631-639

【文摘】　蜱传脑炎具有明显的人群、季节、地区流行特征。由于对该病缺乏足够的重视，近年来其发病率逐年上升，但目前中国大陆地区该病的具体分布情况尚不十分清晰。孙若曦和赖圣杰等人对中国大陆地区 2006 年至 2013 年间上报的 2117 例蜱传脑炎的流行病学特征进行全面分析，结果显示：99% 的病例来自于中国东北部森林地区，其中内蒙古地区病例占总病例数的 40.15%，黑龙江省病例占 36.56%，吉林省病例占 22.15%，其他 24 例病例散在分布于其他 14 个省份。93% 的病例发病时间为 5—7 月份。患者以男性居多（67%），年龄多在 30～59 岁，中位数年龄为 46 岁。农民占发病总人数的 31.6%，家政服务者占 20.1%，林业工作者占 17.9%，近年农业人员和家政服务者发病率较前上升。应用回归树模型（Boosted Regression Trees，BRT）分析发现：蜱传脑炎的病例分布与综合气象指数、海拔、阔叶植被覆盖、阔叶针叶混交林分布、全沟硬蜱分布等因素密切相关。在乡镇尺度上应用时空扫描聚类分析方法确定蜱传脑炎发病的热点区域，采用 Spearman 相关分析方法检验各热点区域的气象因素与蜱传脑炎发病率之间的时间关联及其滞后效应，分析发现全沟硬蜱的分布、海拔以及气候是影响中国东北部地区蜱传脑炎发病的主要影响因素，平均气温偏低、日照时间较长、湿度相对高及低海拔地区多发。加大监测力度，增强对高风险地区人群的免疫干预，有利于本病的预防。

【评述】　蜱传脑炎病毒感染可引起以中枢神经系统病变为主的累及全身多脏器功能的临床表现，常导致长期神经系统后遗症。因缺乏有效的治疗方法，全面了解流行病学现状，并在其基础上进行预防和干预，是蜱传脑炎的工作重点和热点。本文图文并茂，详尽分析了中国大陆地区蜱传脑炎的分布，并对多种影响因素进行科学分析，对该病的预防和控制非常有意义。由于对本病关注不够，上报病例数远远低于真实世界病例数，希望以后完善诊断上报机制，完成基于更大数据的科学分析。

（王　艳）

文选 58

【题目】　森林脑炎灭活疫苗加强免疫效果的临床观察

【来源】　中国生物制品学杂志，2015，28（4）：377-378

【文摘】 蜱传脑炎无特效治疗药物，因此疫苗接种是预防蜱传脑炎的最有效方法。但由于接种后并非终身免疫，接种全程结束后 1 年抗体效价即有下降趋势，何淑云等致力于蜱传脑炎高发地区的免疫接种预防监测工作。他们对吉林市蛟河市、舒兰市既往 18 个月前曾接种蜱传脑炎灭活疫苗 8 岁以上的 400 名健康人群进行知情同意后，经上臂三角肌给予 1 剂蜱传脑炎灭活疫苗加强免疫，28 天后采集静脉血进行血清 IgG 特异性抗体检测。结果显示入组人群对增强一剂灭活疫苗的体液免疫效果稳定，28 天后血清 IgG 阳性率为 95.78%。不同年龄组间 IgG 阳性率没有显著差异，但女性接种灭活疫苗后获得的体液免疫优于男性，两组间有显著统计学差异，且女性受试者在不同时间段抗体阳性率及抗体滴度水平均高于男性。研究结果显示在完成基础免疫后，及时进行增强免疫，有利于机体维持较高滴度的保护性抗体水平，从而有效抵御蜱传脑炎病毒的攻击。

【评述】 本研究作者前期工作结果显示人群初次免疫后 28 天 IgG 阳性率为 76.89%；本次对既往有疫苗接种史者再次加强免疫后的免疫效果进行了临床观察。选择吉林市蜱传脑炎发病率较高的蛟河市、舒兰市既往有疫苗基础免疫的 400 名 8 岁以上健康人群，于基础免疫后 18 个月后，再进行一次 1 剂加强免疫。加强后 1 个月 ELISA 方法检测血清 IgG 抗体水平。400 例受试者中 339 例完成加强免疫，抗体阳性率为 95.87%，抗体滴度 3391 VIEU/ml，证实加强免疫后可产生高滴度的保护性抗体。因此，在高流行地区，建议各年龄段接种疫苗，中低流行地区建议易感人群接种疫苗，初次免疫需要 3 剂，有持续感染危险的人群应进行 ≥1 次加强免疫。但性别因素对于蜱传脑炎疫苗免疫接种后应答差异的影响机制尚不清楚，还需要更多的基础研究完善相关机制。

（王　艳）

十二、埃博拉病毒感染研究进展

文选 59

【题目】（A heterologous prime-boost Ebola virus vaccine regimen induces durable neutralizing antibody response and prevents Ebola oirus-like particle entry in mice）

【来源】 Antiviral Res，2017，145：54-59

【文摘】 埃博拉病毒（Ebola virus，EBOV）是人类已知的最具毒性的病原体之一。血清中和抗体在 EBOV 感染免疫中起主要作用。因此，有待开发能够诱导产生并长效维持中和抗体应答的 EBOV 疫苗。本研究报道了一种，异源初免–加强疫苗方案，可以在小鼠中引发持久的 EBOV 中和抗体应答。首先利用表达 EBOV GP 的黑猩猩血清型 7 腺病毒（表示为 AdC7-GP）作为初始免疫。将缩短版本的 EBOV GP1 蛋白（表示为 GP1t）在果蝇 S2 细胞中以高水平产生并用于加强。将上述方案在小鼠模型上进行免疫接种，结果表明 AdC7-GP 初免 /GP1t 加强疫苗方案比单独使用 AdC7-GP 或 GP1t 能够更有效地诱导中和抗体。同时，由异源初免–加强方案诱导的中和抗体在免疫后持续至少 18 周的高滴度表达。值得注意的是，进一步研究显示即使在最终免疫接种后 18 周，接受异源初免–加强方案的小鼠仍能有效地阻止 EBOV 样颗粒的进入。这些结果表明，这种新型的 AdC7-GP 初免 /GP1t 加强方案代表了一种能够建立长期保护的 EBOV 疫苗方法，值得进一步开发研究。

【评述】　埃博拉病毒2014年暴发的疫情是历史上最严重的一次疫情，因此药物和疫苗的研究开发受到特别关注。目前治疗方面的研究主要集中在疫苗、中和抗体、小分子抗病毒药物、RNA干扰技术药物和核苷酸类，同时是抗埃博拉病毒的5个重要研究方向。本研究着手于一种多源联合的疫苗，通过不同来源病毒抗原协同作用，产生持续高滴度中和抗体达到免疫效果。对埃博拉疫苗的研发提供一种新的思路，对疾病的预防控制具有重要意义。但目前研究仍处于动物实验阶段，距离临床应用仍有很长的路要走。希望尽快完成安全性评价等临床前期工作，为我国应对输入性埃博拉疫情做好科技储备。

（汤灵玲）

文选 60

【题目】　多种埃博拉病毒检测技术在塞拉利昂的应用比较

【来源】　解放军预防医学杂志，2016，34（01）：76-79

【文摘】　塞拉利昂卫生基础设施薄弱，几乎没有任何分子诊断的基础。本研究采用荧光定量PCR法作为主要诊断手段，同步进行胶体金法、环介导等温扩增（LAMP）、重组酶聚合扩增（RPA）简单快捷的检测方法。通过与荧光定量PCR法的比较，确定出一种更适合西非疫区使用的诊断试剂。研究结果提示我国自行研制的荧光定量PCR埃博拉诊断试剂质量可靠，顺利通过WHO的质量考核，可作为埃博拉病毒检测的金标准。胶体金法的敏感性及特异性均出现较大的问题，考虑因为我国并未保存埃博拉病毒的毒株，国内研究者均是通过文献公布的序列合成的抗原抗体，没有做过任何真实毒株的验证，故检测结果出现不一致现象。2种恒温扩增法LAMP和RPA经过几百份样本的验证，表现出良好的特异性和敏感性，与荧光定量PCR的符合率均能在99%左右，是非常有潜力的核酸诊断新方法，此外，这2种方法均不需要复杂的仪器，操作也很简单，且仅需P3实验室就可以完成，不仅可以大大减少感染的风险，也节约了大量的时间。

【评述】　埃博拉病毒是一种烈性传染病，目前尚无特效治疗药物及批准上市的疫苗。疾病疫情预防控制的主要策略仍然是早期发现病例，及时调查处置、追踪和密切观察接触者，以及有效的医院内和社区的感染控制。早发现依赖及时有效因地制宜的病原检测方法。本研究比较分析了目前主流的集中病原学检测手段在疫区实际临床应用中的检测结果，证实荧光定量PCR法作为临床诊断的助力地位，以及2种恒温扩增法LAMP和RPA在西非疫区优良的实际应用价值，对指导疾病防控具有重要意义。

（汤灵玲）

十三、H7N9禽流感研究进展

文选 61

【题目】　[Clinical findings in 111 cases of influenza A（H7N9）virus infection]

【来源】　N Engl J Med，2013，368（24）：2277-2285

【文摘】 2013 年春季,一种新型禽流感(H7N9)病毒在中国出现并在人类中传播。通过医疗图表,研究收集了 111 例实验室确诊的 H7N9 禽流感感染患者的数据,结果显示,在 2013 年 5 月 10 日之前,确诊的 111 例患者中,76.6% 需要重症监护室(intensive care unit,ICU),27.0% 死亡。患病者中位年龄为 61 岁,42.3% 为 65 岁或以上;女性占 31.5%。总共 61.3% 的患者至少有一种基础疾病。发热和咳嗽是最常见的症状。入院时,108 例患者(97.3%)肺部影像学提示肺炎表现,其中双侧磨玻璃影和肺实变是典型的影像学表现。88.3% 的患者出现淋巴细胞减少,73.0% 的患者出现血小板减少。108 例患者(97.3%)在发病后 7 天内开始用抗病毒药物治疗。病毒核酸 RT-PCR 动态观察结果提示,从疾病发作和开始抗病毒治疗至阴性病毒试验结果的中位时间分别为 11 天(9～16 天)和 6 天(4～7 天)。多变量分析显示基础疾病是急性呼吸窘迫综合征(acute respiratory distress syndrome,ARDS)的唯一独立危险因素。

【评述】 该研究在疫情暴发初期对来自浙江、江苏、上海等 7 个省市 30 家医院的 111 个病例进行了系统性描述及分析研究,首次揭示了 H7N9 禽流感病毒包括人口学特征、症状、体征、实验室检查、影像学变化和自然病程等在内的临床特征,掌握、总结了国内人感染 H7N9 禽流感的完整临床数据。其研究成果对临床上正确识别 H7N9 禽流感病毒感染,认识发病规律,建立规范的诊疗体系,以及对于重症及危重症病例的早期预警和提高救治存活率都具有极为重要的价值。

(俞 亮)

文选 62

【题目】 (Human infections with the emerging avian influenza a H7N9 virus from wet market poultry: clinical analysis and characterisation of viral genome)

【来源】 Lancet,2013,381(9881):1916-1925

【文摘】 2013 年 2 月,中国东部地区出现人感染 H7N9 禽流感病毒,流行病学调查发现感染者大多有与家禽接触史。本研究报告了感染甲型 H7N9 流感病毒患者的临床和微生物学特征,并比较了中国浙江市场家禽病毒与人类病毒的基因组特征。自 2013 年 3 月 7 日至 8 月 8 日,研究纳入了实验室确诊的 H7N9 病毒感染住院患者,记录了血液学、生化、影像学和微生物学检验检测结果。采集咽拭子或痰标本,用 RT-PCR 检测 M、H7 和 N9 基因,并在 Madin-Darby 犬肾细胞中进行病毒分离培养。同时研究团队对从流行病学相关的活禽市场的 86 只鸡中采集泄殖腔拭子,并接种于鸡胚。利用 RT-PCR 测序鉴定和分型分离株。对一个人和一个鸡分离物进行 RNA 提取,互补 DNA 合成和 PCR 测序。我们对患者和鸡的分离株中病毒的 8 个基因片段进行了特征描述和系统发生分析,并构建了 H、N、PB2 和 NS 基因的系统发育树。研究结果提示了 4 例患者(平均年龄 56 岁),他们都在发病前 3～8 天与家禽接触过。他们出现发热和迅速进展的肺炎,对抗生素无效。患者出现白细胞减少症和淋巴细胞减少症,并且具有肝或肾功能受损,血清细胞因子或趋化因子浓度显著增加,并随着疾病进展而扩散,出现弥散性血管内凝血。2 例患者最终救治无效死亡。与咽拭子样本相比,痰标本更可能检测出 H7N9 病毒阳性。来自患者的病毒分离物与流行病学上相关的市场鸡非常相似。所有的病毒基因片段都是禽类来源的。分离出来的病毒的 H7 最接近本地家养鸭的 H7N3 病毒,而 N9 与韩国野鸟 H7N9 病毒的最接近。我们注意到人类病毒 H7 中的 Gln226Leu 和 Gly186Val 发生（与对 α-2，6- 连接的唾液酸受体的亲和力增加相关）PB2Asp701Asn 突变（与哺乳动物适应有关）。在病毒 M2 中注意到与金刚烷胺抗性相关的 Ser31Asn 突变，该突变可能与跨物种传播以及疾病重症化相关。监测病毒进化和进一步研究疾病发病机制将改善疾病管理，控制疾病流行。

【评述】　该研究将患者体内分离出的 H7N9 病毒与活禽市场的鸡中分离出的 H7N9 病毒株进行遗传学比较，发现其 8 个基因片段中有 6 个是禽源性，病毒株之间的基因序列高度同源，同源性超过 99.4%。在第一时间确定了人感染 H7N9 禽流感的传染源，提示关闭活禽市场是控制疾病传播的有效手段，为相应的政策制定、执行提供依据。此外研究还发现病毒基因组中 *H7* 基因的 226 氨基酸位点已发生变异，使得禽类的 H7N9 病毒更容易感染人，*PB2* 基因出现了 701 位点变异，尚不具备人与人直接传播的能力，在国际上首次警示病毒正在向适合感染哺乳动物方向发展。

（俞　亮）

十四、SARS 研究进展

文选 63

【题目】　（Discovery of a rich gene pool of bat SARS-related coronaviruses provides new insights into the origin of SARS coronavirus）

【来源】　PLoS Pathog，2017，13（11）：e1006698

【文摘】　自 2005 年以来，中国不同地区已检测到大量与 SARS 有关的冠状病毒（SARSr-CoV）。然而，这些蝙蝠 SARSr-CoV 在不同基因（S、ORF8、ORF3 等）中显示出与 SARS 冠状病毒（SARS-CoV）的序列差异，并且被认为不可能代表 SARS-CoV 的直接起源。本研究报告了中国云南省多种马蹄蝙蝠居住的山洞中 SARSr-CoVs 的 5 年监测结果。11 个新发现的 SARSr-CoV 毒株的全长基因组及我们以前的研究结果表明，在 S 基因 ORF3 和 ORF8 中，在单一位置循环的 SARSr-CoV 具有高度多样性。更重要的是，在该洞穴中发现了与 S1 基因的突变 N 末端结构域（NTD）和受体结合结构域（RBD）中的 SARS-CoV 具有高度遗传相似性的菌株 ORF3 和 ORF8 区域。此外，本研究在 ORF3b 和分裂型 ORF8a 和 8b 中首次发现与人类 SARS-CoV 高度相似的蝙蝠 SARSr-CoVs。此外，该洞穴 SARSr-CoV 毒株与非结构蛋白基因 ORF1a 和 1b 中的 SARS-CoV 与其他地方检测到的 SARS-CoV 毒株密切相关。重组分析显示了 S 基因内及这些 SARSr-CoV 之间的 ORF8 周围的频繁重组事件的证据。我们推测，SARS-CoV 的直接祖先可能起源于这些 SARSr-CoV 的前体之间的连续重组事件之后。进一步的细胞实验表明，3 种新发现的具有不同 S 蛋白序列的 SARSr-CoV 都能够结合人类 ACE2 受体，进一步提示该洞穴中分离的病毒株与 SARS-CoV 之间的密切关系。这项工作为 SARS 冠状病毒的起源和演变提供了新的见解，并提示今后再次出现 SARS 样疾病的可能。

【评述】　该研究团队在我国云南发现了一处蝙蝠 SARS 冠状病毒的天然基因库，流行于该洞穴的蝙蝠 SARS 冠状病毒在非结构蛋白基因彼此相近，它们的部分基因呈现极为丰富的遗传多样性，SARS 冠状病毒的全部基因组组分都可以在这个 SARS 冠状病毒的天然基因库中找到。研究揭示了我国蝙蝠携带有不同株具有跨种传播至人群可能性的 SARS 冠状病毒，揭示了 SARS 冠状病毒可能的重组起源，为相关疾病的预防提供了重要依据。

（俞　亮）

文选 64

【题目】（Airway memory CD4（＋）T cells mediate protective immunity against emerging respiratory coronaviruses）

【来源】　Immunity，2016，44（6）：1379-1391

【文摘】　本研究通过在小鼠肺气道中开展的实验，发现记忆性 $CD4^+T$ 细胞（airway memory $CD4^+T$ cell）能间接起到清除病毒的作用。在病毒感染后，记忆性 $CD4^+T$ 细胞能第一时间分泌 γ 干扰素。γ 干扰素激活抗病毒天然免疫应答和增强抗病毒 $CD8^+T$ 细胞免疫反应，从而有效清除病毒感染细胞。更为重要的是，此 $CD4^+T$ 细胞可诱导产生同时针对 MERS 和 SARS 冠状病毒的 T 细胞免疫应答。

【评述】　近十几年来，呼吸道冠状病毒感染在全球范围内已造成 2 次重大的疫情。据世界卫生组织报道，2003 年 SARS 疫情传播到 29 个国家，共感染 8422 人，死亡率约为 8%。2012 年 MERS 的出现为全球公共卫生安全带来新挑战，截至 2016 年 5 月 16 日，已感染 1733 人，其中 628 例死亡，死亡率约为 40%。MERS 曾传播到包括我国在内的 27 个国家和地区，目前仍在中东流行。传统的疫苗以诱导综合抗体为主，主要存在两方面缺陷：一是由于诱导的是综合抗体，持续时间较短；二是病毒可以通过自身突变，逃避抗体识别。该研究利用新型疫苗载体诱导病毒特异性记忆性 $CD4^+T$ 细胞，并长期留存于气道中，可在感染后激活抗病毒天然免疫应答和增强抗病毒 $CD8^+T$ 细胞免疫反应，从而有效清除病毒感染细胞，促进疾病快速转归。此发现的重要意义之一，在于为未来开发人类广谱呼吸道冠状病毒疫苗提供了新思路。

（俞　亮）

十五、布氏杆菌病研究进展

文选 65

【题目】　自制胶体金试剂盒对布鲁菌病的诊断效果评价

【来源】　现代预防医学，2016，43（15）：2802-2805

【文摘】　布氏杆菌病（布病）检测方法主要包括布氏杆菌（简称布菌）的分离培养和基于抗原、抗体的血清学检测。布菌培养条件苛刻、培养周期较长、实验室人员容易被感染、布菌分离的阳性率不高。常用的血清学检查包括虎红平板凝集试验（RBPT）、试管凝集试验（SAT）、布病抗-人免疫球蛋白试验（CT）、补体结合试验（CFT）、胶体金免疫测定法（GICA）、酶联免疫吸附试验（ELISA）方法，其中没有一种方法同时兼具有血清用量更少、成本低廉、快速灵敏、操作简便等特点。陈珍珍等自制免疫胶体金诊断试剂盒，选取乌兰察布市地方病防治中心布病门诊的就诊者，确诊的布病患者作为病例组（34 例），排除布病的非患者作为对照组（34 例）。分别进行虎红平板凝集试验（RBPT）、试管凝集试验（SAT）、酶联免疫吸附试验（ELISA）及自制免疫胶体金诊断试剂盒的检测，并对以上检测结果进行联合实验分析。结果显示：自制免疫胶体金诊断试剂盒的检测结果与临床诊断结果差异无统计学意义（$P > 0.05$）。该试剂盒的灵敏度为 94.12%，漏诊率为 5.88%，特异度为79.41%，误诊率为 20.59%，正确指数为 0.74，与临床诊断方法的符合率为 86.76%，该试剂盒与虎红平板凝集试验串联使用，即两种试验结果均为阳性才诊断为布鲁菌阳性，灵敏度为 94.12%，特异度为 97.06%，正确指数为 0.91，均高于其他几种方法的联合试验结果。该试剂盒以硝酸纤维膜为载体，采用抗原抗体结合的方法，利用胶体金标记蛋白为显色剂使试剂盒的灵敏性提高，漏诊的可能性较低，由此可见，自制免疫胶体金诊断试剂盒与虎红平板凝集试验的串联，方法简便、成本较低，对实验室仪器设备要求不高，容易操作，耗时较短，可应用于人类布病大面积的普查。

【评述】　布氏杆菌病（简称布病）是目前世界上流行最为广泛的地方病，21 世纪以来，我国布病发病率迅速上升，部分省（区）出现了不同程度的暴发和流行。布病的临床表现复杂多样，特异性低，慢性化特征，使该病容易误诊漏诊，从而对布病患者健康及生活质量产生极大影响。对布病进行快速、准确地诊断是预防和控制布病的重要环节。本文详尽分析了自制免疫胶体金诊断试剂盒检测结果与临床诊断结果的符合率，以及该试剂盒灵敏度、漏诊率、特异度、误诊率、正确指数，尤其与虎红平板凝集试验的串联优势，在布病大面积普查时值得推广。

（刘英辉）

文选 66

【题目】　异甘草酸镁辅助治疗急性布氏杆菌病临床观察

【来源】　山东医药，2016，56（8）：83-84

【文摘】　利福平联合盐酸多西环素是 WHO 及我国布鲁菌病推荐的一线治疗方案，其疗效确切，但不良反应较多，且不能抑制细菌所诱发的变态反应，以致部分患者无法彻底治愈。肖迪和刘梅观察异甘草酸镁辅助治疗急性布氏杆菌病的临床效果，为其联合用药提供理论依据，共选择急性布氏杆菌病患者 103 例，随机分为观察组 52 例和对照组 51 例。两组均口服利福平 600 mg/d、盐酸多西环素 200 mg/d，连续治疗 6 周。观察组在此基础上予异甘草酸镁 30ml＋5% 葡萄糖溶液 250 ml 静滴，1 次 /d，连续 2 周。观察两组的治愈率、症状缓解时间，随访 6 个月，观察复发情况。治疗期间，观察两组不良反应情况。发现观察组治愈率为 90.38%（47/52），对照组为 86.27%（44/51），两组比较无差异，观察组症状缓解时间平均为 3.64 天，对照组为 6.92 天，两组比较差异有统计学意义。观察组不良反应发生率为 9.62%（5/52），对照组为 29.41%（15/51），两组比较 $P < 0.05$。观察组复发率为 14.89%（7/47），对照组为 13.64%（6/44），两组比较 $P > 0.05$。这表明异甘草酸镁辅助治疗急性布氏杆菌病临床症状缓解快，不良反应发生率低。

【评述】　布病急性期病理改变为炎性细胞渗出，组织细胞变性、坏死，受损组织不仅包括肝、脾、淋巴结、骨髓，还累及骨、关节、血管、神经、生殖及内分泌系统，严重影响患者生活质量。异甘草酸镁具有类肾上腺皮质激素样作用及抗过敏作用，可抑制机体变态反应，且能够保护肝细胞膜，促进肝细胞再生；本文从急性布氏杆菌病患者的症状为突破点，以多西环素、利福平及异甘草酸镁的药理为基础，证实这 3 种药物联合治疗后能更快缓解症状，减低不良反应，较对照组均有统计学差异，但仍需加大样本量进一步观察。

（刘英辉）

文选 67

【题目】 脊柱布氏杆菌病的诊断与治疗

【来源】 中华骨与关节外科杂志，2016，9（2）：118-121

【文摘】 近年来，脊柱布氏杆菌病呈明显上升趋势，而脊柱布氏杆菌病缺乏特异性的诊断指标，鉴别诊断较困难。李小鹏等收集 1999 年 1 月至 2015 年 9 月收治的 16 例脊柱布氏杆菌病患者的病例资料。总结分析患者的病史、临床表现以及血清学、细菌学、影像学改变及临床治疗与预后。结果显示：男女各 8 例，平均年龄 49.25 岁，主诉以剧烈腰背痛或臀部疼痛为主，均有牛羊接触史。平均病史 3 个月。实验室检查：14 例（87.5%）红细胞沉降率增快，15 例（93.75%）单核细胞或单核细胞百分率升高，16 例患者的 CRP 升高、白细胞计数正常（100%）。血培养全部为阴性，活检组织细菌培养阳性率 50%。病变主要累及腰椎（13 例，81.25%）。影像学检查：7 例（63.6%）X 线片及 CT 出现"鹦鹉嘴样"改变，10 例（71.4%）MRI 表现 T_2 等信号、T_1 低信号、压脂像高信号。9 例患者手术治疗，保守治疗 7 例，随访 2.5～197 10 个月，平均 20.22 个月。所有患者预后良好。从而证实存在剧烈腰背痛，单核细胞升高，有牛羊接触史，X 线椎体前缘"鹦鹉嘴样"改变，MRI 上 T_2 等信号、T_1 低信号、压脂像高信号时提示布病性脊柱炎可能，应行血清学检查明确诊断。

【评述】 布氏杆菌病性脊柱炎临床症状重，患者常因剧烈腰痛而严重影响生活质量，常就诊于脊柱外科，因症状不特异，鉴别诊断困难，常误诊为脊柱结核、腰椎间盘突出等。本文作者详细分析了布病性脊柱炎患者的发病年龄、症状、流行病学资料及实验室检查特点，尤其对影像学特点进行了详述，对临床诊断有指导意义。也有研究提示，对于该病 X 线、CT、MRI 等影像学检查，以 MRI 诊断的敏感性及特异性最高，且与 CT、X 线检查存在统计学差异，但 X 线及 CT 改变可促使我们进一步检查，对经济条件相对较差的患者不失为一种好的选择。

（刘英辉）

文选 68

【题目】 2010—2014 年包头市布鲁菌病流行特征

【来源】 包头医学院学报，2016，32（9）：40-42

【文摘】 20 世纪末期，随着改革开放，包头市畜牧业发展迅速，使人畜间布病疫情呈现上升趋势。21 世纪人间布病疫情开始增多，2004—2007 年呈逐步上升趋势，2007—2008 年处于平稳期，2008—2010 年呈急剧上升阶段，2010—2013 年呈逐年下降趋势，2015 年略有抬头。2004—2015 年发病趋势为阶梯式上升趋势，总体发病率高于全国平均水平。我国布病流行广泛，尤其是以畜牧业生产为主的内蒙古自治区是全国布病发病最高的地区，随着经济的发展和产业结构的调整，包头地区自20世纪末期迅速发展农畜牧业，布病疫情每年都有新发病例，从2004—2007年呈逐步上升趋势，2007—2008年处于平稳期，2008—2010年呈急剧上升阶段。李慧娥等对2010—2014年包头市布鲁菌病的流行病学总结，发现此期间全市共报告病例3265例，年平均发病率21.37/10万，其发病率呈单峰分布，无死亡病例，2010年发病率最高，2010—2013年发病率呈逐年下降趋势，说明人畜间全方位开展综合防治措施起到了重要作用。2014年呈回升趋势，可能与包头市从内蒙古自治区其他疫情高发地区引进的牛羊数量增加有关。全市疫情分布广泛，以散发为主，病例数农区＞牧区＞市区；包头市布鲁菌病主要集中在春夏季，发病高峰为3—8月份，共发病2289例，占全年70.10%，次高峰出现在1—2月份，共276例，占全年11.53%；发病人群以30～69岁人群为主，占病例总数的88.73%，其中50～69岁组病例数最多为997例，占病例总数30.54%。主要发病人群为农民和牧民，共发病2879例，占88.18%；农民最多（2585例），占79.17%；牧民294例，占9.00%；其他104例，占3.19%；被感染人群为主要劳动力，从事牛羊养殖、接触病畜、屠宰、交易、皮毛加工等接触传染源的机会多，因此感染机会也多，该研究显示，家务劳动者及学生也应是重点关注的人群，提示布病人群在部分地区已由职业人群扩展到非职业人群，这可能与牲畜流动、动物家畜传染源增多、饮食习惯、儿童与家畜或观赏动物密切接触及食用消毒不完全的动物食品等有关。男性发病高于女性，男女病例数之比为3∶1。研究结果显示包头地区疫情主要集中在农区和牧区，防控工作重点人群为40～59岁的农民和牧民，在布病高发季节应对重点人群采取有效防制措施以有效控制疫情。

【评述】 我国布病流行广泛，尤其是以畜牧业生产为主的内蒙古自治区是全国布病发病最高的地区，随着经济的发展和产业结构的调整，包头地区自20世纪末期迅速发展农畜牧业，布病疫情每年都有新发病例，本文详细分析了2010年1月至2014年12月包头地区布病的流行特点，并对发病率的消长、人群结构、年龄组别、发病季节等进行了合理的分析，同时发现布病人群在部分地区已由职业人群扩展到非职业人群，为早期防控布病蔓延提供公共卫生学依据，气候变化是否对布病的流行病学存在一定影响，可在未来的工作中进一步观察。

（刘英辉）

文选69

【题目】 乌鲁木齐牛羊布鲁菌疫苗免疫效果对比试验

【来源】 中国动物检疫，2013，30（4）：47-49

【文摘】 呼伦贝尔市是内蒙古布病的高发区之一，而阿荣旗是呼伦贝尔市布病的高发旗县，米景川等为探讨重点职业人群实施布鲁菌疫苗干预后的免疫保护作用，选取在2005年内蒙古阿荣旗接种人用布鲁菌疫苗的2200例高危职业人群中，2010年10月回访调查1772例，根据RBPT及SAT（ws269-2007）的结果结合既往病史和临床症状确诊布病患者22例（其中最长潜伏期内发病9例），以此结果分析接种布鲁菌疫苗后5年的保护效果。结果显示：实施布鲁菌疫苗干预后，阿荣旗布病报告病例数呈明显的下降，2006年较2005年下降了84.17%，发病率由347.32/10万下降至54.45/10万，显示疫苗干预有明显效果。疫苗干预5年后回访调查重点职业人群布病的总发病率仅为0.73%，远低于呼伦贝尔市重点人群的平均发病率水平。这表明，布鲁菌疫苗接种对人群具有明显的免疫保护作用。

【评述】 布病的发病率有逐年上升趋势，且波及范围广，对高危人群的免疫接种是该病防控的重要环节。呼伦贝尔市2005年以前布病疫情呈逐年上升的趋势，其中2005年较2004年上升了196.21%，2005年以后呈陡然下降趋势，2006年173例，较2005年下降了84.17%，2007年115例，较2006年下降了33.53%，显示疫苗干预有明显效果。本次回访调查的疫苗接种后5年的总发病率仅为1.19%，年度发病率为0~0.68%，远远低于呼伦贝尔市重点人群的平均发病率水平，疫苗接种后5年的总发病率仅为0.73%，因此认为人用布鲁菌疫苗接种具有明显的免疫保护作用，反应率为0.11%，并在短时间内消失，提示布鲁菌疫苗可以在人群中推广应用。

（刘英辉）

文选 70

【题目】 固有免疫功能相关的 microRNA 在布鲁菌病患者中的表达情况

【来源】 中国免疫学杂志，2016，32（9）：1253-1256

【文摘】 布病是严重威胁生命健康与安全的一种重大公共卫生问题。精准诊断、及时治疗是减少并发症的关键。核酸检测已被证实可用于布病早期诊断，使诊断窗口前移。郑源强等研究与固有免疫相关的14种microRNA在布病患者中的表达情况。他们采用实时定量PCR方法，测定布病患者和健康志愿者血清中microRNAs的表达水平。结果发现在检测的14种microRNAs中，13种在布病患者中表达下调，其中布病患者和健康志愿者之间的Ct值差异>1的microRNAs共有9种（miR-122、miR-145a、miR-146b、miR-155、miR223、miR-181d、miR301a、miR-29a和miR-146a）。除了miR-132以外，其他13种miRNAs在阳性样本的Ct值均高于阴性样品相应的Ct值。并且miR-122、miR-145a、miR-155、miR-301a和miR-146a这5种microRNAs在布病患者血清中的表达水平明显降低（$P<0.01$）。从而表明布病患者中miR-122、miR-145a、miR-155、miR-301a和miR-146a的表达被明显抑制，在布病诊断中具有潜在的应用价值。

【评述】 布病是由布氏杆菌感染所致的一种人畜共患传染病，不具有典型的临床症状并易形成慢性感染性疾病。目前，布病患者的精确临床诊断面临着许多挑战。

血清或血浆中的miRNAs作为诊断的生物标志已成为疾病诊断和预后判断等领域的研究热点。此研究利用混合样本进行qRT-PCR检测，结果表明：Ct值差异>1的miRNAs一共有9种，除了miR-132以外，其他13种miRNAs在阳性样本的Ct值均高于阴性样品相应的Ct值。也发现miR-122、miR-145a、miR-155、miR-301a和miR-146a在布病患者中表达量明显降低，证实了5种miRNAs在布病患者与健康对照组中表达存在显著性差异，这些生物标志为布病精确诊断和判断预后奠定了良好的基础，尚需在未来的临床工作中进一步证实及研究。

（刘英辉）

文选 71

【题目】 神经型布氏杆菌病的临床特点及诊治分析

【来源】 中华实验和临床感染病杂志（电子版），2016，10（1）：41-45

【文摘】 布氏杆菌可引起神经系统损害，表现为脑膜炎、脑膜脑炎、脑脊髓膜炎和多发性神经根神经炎等，发生率为1.7%～10.0%。该研究回顾性分析北京地坛医院收治的10例神经型布氏杆菌病患者的临床资料。发现神经型布氏杆菌病临床多表现为脑膜炎和脑膜脑炎等，所有患者血清布氏杆菌凝集试验阳性，部分患者脑脊液SAT检测可阳性。所有患者均行腰椎穿刺检查，7例患者脑脊液压力升高，9例白细胞数升高（以单核细胞升高为主），9例患者蛋白升高，5例糖减低。全部病例给予多西环素和利福平基础上联合三代头孢、氨基糖苷类、复方新诺明、喹诺酮类中的一种或两种组成三联或四联初始抗病原治疗，序贯长疗程口服抗菌药物，平均疗程>6个月。该研究显示：神经型布氏杆菌病的临床表现复杂多样，大部分患者预后良好，少数患者可留有后遗症。治疗上不同药理学机制的抗菌药物联合、足量、长疗程治疗有效。

【评述】 神经型布氏杆菌病最早于1896年由Hughes报道，是布氏杆菌病的少见但重要的并发症，病死率为0～7%。针对神经型布氏杆菌病的抗病原治疗（抗菌药物方案的选择及疗程），目前国际上仍缺乏具体的指南意见。特别是累及中枢神经系统的神经型布病，本研究结果提示应用口服抗菌药物治疗（例如，多西环素、利福平和复方磺胺甲噁唑等）基础上联合应用易通过血-脑脊液屏障的静脉广谱抗菌药物组成三联或四联初始抗病原治疗，序贯长疗程口服抗菌药物，疗效较好，与国际研究相一致，三联治疗可以降低布氏杆菌DNA的检出率，有利于长期清除布氏杆菌，该治疗方法值得未来在临床上推广及进一步临床观察。

（刘英辉）

文选 72

【题目】 巴彦淖尔市重点职业人群布氏杆菌感染影响因素分析（An analysis of influencing factors for brucellosis in major occupational groups in Bayannur, China）

【来源】 Chinese Journal of Industrial Hygiene and Occupational Diseases，2017，35（6）：440-443

【文摘】 曹民治等为了解巴彦淖尔市重点职业人群感染布氏杆菌现况，分析其患布氏杆菌病的影响因素，于2015年1至3月，采用现况调查的方法，分层抽取巴彦淖尔市7个旗县区13家屠宰养殖企业共649名职工，对其进行问卷调查及血清学检查。问卷调查内容包括个人基本情况、职业相关情况、生活习惯、既往病史及相关知识的知晓情况。结果发现巴彦淖尔市重点职业人群布氏杆菌病的感染人数为112人，感染率为17.26%；不同性别、年龄、接害工龄、工作岗位、教育程度、防护用品使用情况、暴露部位是否有创口及工作间隙是否吸烟的职业人群布氏杆菌感染分布差异有统计学意义（$P<0.05$）。多因素分析结果显示，行业中从事肉制品加工工种、接害工龄>5年、防护用品使用不当或不使用、工作间隙吸烟、暴露部位有创口是患布氏杆菌病的危险因素（$OR=1.812$、1.363、1.957、2.027、1.231）。高中及以上学历、布氏杆菌相关知识知晓率高是患布氏杆菌病的保护因素（$OR=0.521$、0.648）。表明巴彦淖尔市重点职业人群布氏杆菌感染率仍较高，主要的影响因素为工作岗位、接害工龄、个人防护情况、工作时是否吸烟以及暴露部位是否有创口等。

【评述】 本研究详细分析了巴彦淖尔市重点职业人群感染布氏杆菌现况及患布氏杆菌病的影响

因素，采用多因素分析得出结论，提示工作岗位、个人防护情况及暴露部位是否有创口等均为疾病高发的影响因素，这与大多数研究相同。该研究提出接害工龄、工作时是否吸烟也作为布氏杆菌感染率高发的影响因素，立意新颖，观察全面，为我们未来的临床工作奠定了基础，为高危人群的防护提供了参考。

（刘英辉）

文选 73

【题目】（The clinical features of 590 patients with brucellosis in Xinjiang, China with the emphasis on the treatment of complications）

【来源】 PLoS Neglected Tropical Diseases，2017，11（5）：e0005577

【文摘】 新疆为布氏杆菌病的高发区，了解新疆布氏杆菌病临床特点对疾病的防治有重要意义。Jia 等回顾性分析新疆 590 例布氏杆菌病患者的临床表现、实验室检查、并发症及预后。发现这些患者的平均年龄为（44.24±15.83）岁，60.5% 有牛羊密切接触史。其中急性期患者占 53.6%，慢性期占 21.5%。凝集试验阳性为 98.5%，血培养阳性 34%，主要症状为乏力（91%），多汗（88.1%），发热（86.9%）、关节痛（81%），29.8% 患者有肝大、26.1% 有脾大，有骨关节并发症 23.2%。死亡 6 例（1.02%），总复发率为 5.98%。多西环素联合利福平治疗 12 周对无并发症的患者是有效的治疗方案。对有并发症的患者推荐多西环素＋利福平＋左氧氟沙星联合治疗 12 周，该研究要求对于有无并发症患者均应延长治疗时间，对有并发症患者应增加药物种类。

【评述】 本研究详细分析了新疆布氏杆菌病临床特点，包括发病年龄、流行病学资料，同时也对布病患者的临床的并发症、预后、复发情况进行总结分析，对于该病的治疗，根据并发症的有无选择药物联合治疗模式，且治疗时间应延长，符合临床实际，也为我们今后的临床治疗提供了良好的基础，可以在未来的临床工作中加以验证及推广。

（刘英辉）

十六、鼠咬热研究进展

文选 74

【题目】 鼠咬热 12 例临床分析

【来源】 广西医学，2012，34（5）：649-650

【文摘】 目的：探讨鼠咬热的临床特征。方法回顾 12 例鼠咬热患者的临床资料，分析鼠咬热的临床特点、治疗及预后。结果 12 例患者中，被鼠咬伤 9 例，被抓伤 2 例，加工鼠肉 1 例；潜伏期 5～34 天，平均 16.8 天。伤口愈合后再次红肿 12 例，形成脓肿 1 例，伤口渗出 6 例。发热 12 例；局部淋巴结肿大、压痛 11 例，白细胞升高 11 例，最高 $23.7×10^9$/L，平均 $14.5×10^9$/L，以中性粒细胞升高为主；并发支气管炎 3 例，心肌炎 1 例。结论鼠咬热均有被鼠类伤病史，有一定潜伏期，以发热、伤口红肿、局部淋巴结肿大及白细胞升高为主要表现，少数合并多脏器损害，青霉素 G 治疗预后良好。

【评述】　鼠咬热按病原体可分为小螺菌型鼠咬热和念珠状链杆菌型鼠咬热。本病分布于世界各地，念珠状链杆菌型鼠咬热多见于北美洲，而小螺菌型多见于亚洲。在我国云南、贵州、江西、福建、山东、台湾等地均有报告，以小螺菌型为主。

（陆忠华）

文选 75

【题目】　致命性鼠咬热（2003 年，美国佛罗里达和华盛顿州）

【来源】　疾病监测，2005，20（5）：278

【文摘】　鼠咬热（rat bite fever，RBF）是一种由念珠状链杆菌感染引起的罕见的全身性疾病。如果未治疗，RBF 病死率为 7%～10%。念珠状链杆菌通常在鼠鼻口咽菌丛中发现。被感染鼠咬伤、抓伤或触摸感染鼠及摄取被感染鼠排泄物污染的食品和水均可导致人感染。接触 2～10 天后可发生典型的临床表现：突然发热、肌痛、关节痛、呕吐及头痛，随后四肢出现斑丘疹。

【评述】　虽然以前描述过有关 RBF 迅速致命的病例，但成年人中未见类似死亡病例报告。在文章中 2 例患者在临床发病后 12 小时内死亡，缺少诊断和治疗的良机。这些病例报告证明念珠状链杆菌感染可引起暴发性脓毒症和以往健康成年人的死亡。本病治疗首选静脉使用青霉素，及时治疗可预防严重并发症。因为实验室快速检测证实念珠状链杆菌感染是不可能的，临床医师对临床表现和接触史一致的患者，一开始就应单凭经验考虑按照 RBF 进行治疗。同时临床医师对报告曾与鼠接触的原因不明发热病例或脓毒症患者的鉴别诊断中应考虑 RBF。开始症状可能非特异性，但通常可发展为斑丘疹和脓毒性关节炎。通过本文病例证实患者在典型症状发作前往往患有严重疾病。尽管有 30% 的 RBF 患者不能报告被鼠咬伤或抓伤等情况。RBF 的许多危险因素还包括在家和工场（例如，实验室或玩赏动物商店）玩弄老鼠。RBF 在美国是罕见的，每年证实的只有少数病例。但是由于 RBF 不是美国全国性报告疾病，不能完整描述其急性发病率。临床医师遇到原因不明死亡或重点疾病、怀疑 RBF 的病例或聚集性病例或其他动物传染病的诊断时应与州卫生部门联系，请求援助。

（陆忠华）

十七、鼠疫研究进展

文选 76

【题目】　鼠疫 F1 抗体 3 种血清学检测方法比较

【来源】　中国地方病学杂志，2012，31（3）：338-340

【文摘】　鼠疫仍然是当前危害人类健康最严重的烈性传染病之一，在我国被列为甲类传染病之首。我国 15% 左右的地区都是鼠疫的自然疫源地。近年来鼠间鼠疫和人间鼠疫均处于活跃状态，发病数和疫区范围均逐渐上升态势。目前鼠疫在诊断检测方法上仍以鼠疫杆菌 F1 抗原为基础，检测其血清中 F1 抗体为主。其检测方法包括酶联免疫吸附试验（ELISA）、试管法间接血凝试验（IHA）和胶体金纸上色谱试验（GICA）3 种，但其敏感性差异较大。刘芳等对这三种血清学检测方法进行对比发现：ELISA 检测 F1 抗体的最高抗体滴度为 1∶5120，IHA 的最高抗体滴度为 1∶640，GICA 的最高抗体滴度为 1∶1280。研究结果显示种血清学检测方法中 ELISA 敏感性最高，GICA 次之，IHA 最低，为鼠疫血清学实验室检验诊断提供理论依据。

【评述】 鼠疫是一种致死性极强的人畜共患的自然疫源性烈性传染病，发病后进展快，死亡率高，早期快速诊断可提高救治成功率。目前诊断仍有赖于 F1 抗原为基础的 F1 抗体的检测，且 F1 抗体检测采用的方法较多，敏感性差异较大。本文对常用的 3 种血清诊断方法 ELISA、IHA 和 GICA 进行了对比分析，获得了 ELISA、IHA 和 GICA 诊断鼠疫的阳性敏感性滴度相关数据，对该病诊断方法的选择提供了重要的依据，但仍需要大数量的临床数据支持。

（丁向春）

文选 77

【题目】 鼠疫疫苗在食蟹猴模型中的免疫学评价

【来源】 国际生物制品学杂志，2017，40（1）：9-12

【文摘】 鼠疫是一种致死性极强的人畜共患的自然疫源性烈性传染病发病，在我国被列为甲类传染病之首。我国 15% 左右的地区都是鼠疫的自然疫源地。近年来鼠间鼠疫和人间鼠疫均处于活跃状态，发病数和疫区范围均呈逐渐上升态势。疫苗接种是预防鼠疫最有效的方法，但传统的鼠疫疫苗只有灭活疫苗和减毒活疫苗两类。灭活疫苗虽对腺鼠疫有一定预防作用，但对肺鼠疫预防效果较差。鼠疫活疫苗是一种通过皮上划痕接种实施的预防措施，但血清阳转率较低，由此保护效率极低。因此，亟须开发一种有较好保护效果的新型疫苗。魏东等将提取的鼠疫耶尔森菌荚膜 F1 抗原（F1）和重组 V 抗原（rV）双组分，经 Al（OH）$_3$ 凝胶吸附后，将 20 只食蟹猴按简单随机分成低剂量组、高剂量组和生理盐水对照组后，分别于 0 和 2 周进行肌内注射免疫，并于 1 剂后 2 周和 2 剂后 2 周采血采用 ELISA 检测了免疫动物血清中的总 IgG 抗体；同时他们还分离了食蟹猴外周血淋巴细胞，并采用酶联免疫斑点试验检测了分泌 IFN-γ 的外周血淋巴细胞。结果显示鼠疫耶尔森菌荚膜 F1 抗原和重组 V 抗原双组分疫苗能诱导食蟹猴产生较强的体液免疫应答，但不能诱导明显的细胞免疫应答。这些结果为将来疫苗的临床研究提供了参考信息。

【评述】 疫苗接种是预防鼠疫最有效的方法，但目前仍然没有有效的鼠疫疫苗应用于临床。本文研究者将提取的鼠疫耶尔森菌荚膜 F1 抗原（F1）和重组 V 抗原（rV）双组分，经 Al（OH）$_3$ 凝胶吸附后，采用注射方式免疫食蟹猴，发现其能诱导食蟹猴产生较强的体液免疫应答，证实了 F1 抗原（F1）和重组 V 抗原（rV）双组分疫苗具有一定的免疫作用，虽不具备临床应用价值，但为将来疫苗的临床研究提供了重要的线索。

（丁向春）

十八、炭疽研究进展

文选 78

【题目】　炭疽芽孢杆菌突变株 AP431 与 A16R 的生物特性比较研究

【来源】　军事医学，2016，40（5）：379-383

【文摘】　炭疽作为一种古老的疾病，人类对它的研究已有约 300 年的历史，对炭疽疫苗的研究一直是近年研究的热点。目前我国使用的是由活芽孢苗 A16R 疫苗株生产的人用炭疽划痕活苗。但是该人用活苗存在较多不足之处，如有个别接种后仍感染，划痕接种操作较难掌握，免疫有效期较短，需要每年加强接种等。因此，A16R 株在安全性和免疫原性等方面仍有待改进。聂伯尧等系统评价了所构建的炭疽芽孢杆菌突变株 AP431 的生物学特性，并与出发菌株 A16R 进行对比，结果显示：在相同培养条件下，对比突变株 AP431 和 A16R 的生长曲线发现，前者的 D600 较 A16R 略低，突变株 AP431 生长稍慢，两者生化特性基本一致。突变株 AP431 的保护性抗原（PA）蛋白在 S 层呈现表达良好，并且在培养基上清、细胞内和外膜上的表达水平均比 A16R 高。共培养竞争实验发现 AP431 的生存竞争能力明显减弱：培养到第 3 代时，spc 抗性板上未出现 AP431 菌落，说明突变株 AP431 较出发菌株 A16R 毒力下降。过氧化氢敏感实验表明，突变株 AP431 对过氧化氢的敏感性比 A16R 显著增高。动物毒力实验结果显示，分别在 2×10^7 和 2×10^8 CFU/ 只 2 种注射剂量下，突变株 AP431 组的小鼠的存活率均为 100%，而 A16R 对照组都有不同程度的死亡，突变株的致死率显著降低，与 A16R 组相比差异显著（$P < 0.01$）。炭疽菌突变株 AP431 保护性抗原 PA 表达水平明显提高，毒力明显降低，可作为新的疫苗候选株。

【评述】　炭疽杆菌 A16R 株为我国杨叔雅教授于 1953 年研究获得，以此为生产菌株制备了炭疽减毒活疫苗，其成分为去除荚膜质粒 pXO2 的减毒活芽孢，一直在国内使用至今，已近 60 年。该疫苗采用皮上划痕方式接种，难以保证有效接种剂量。另外，活疫苗具有一定残余毒性，国外对该疫苗的使用仍存一定争议。本研究作者构建的炭疽芽孢杆菌突变株 AP431 在 PA 表达及安全性方面与 A16R 株相比均具有明显的优势，为炭疽疫苗的研制提供了新的候选菌株，具有较好的应用价值。后续还需要从免疫原性、免疫效能等方面对 AP431 突变株做进一步详细的研究。

（赵　宁）

文选 79

【题目】　2007—2011 年中国皮肤炭疽流行病学分析

【来源】　军事医学，2013，37（12）：892-894

【文摘】　炭疽作为一种由炭疽杆菌引起的人畜共患的自然疫源性疾病在我国一直受到重视，对其流行病学特征的掌握也一直受到关注，本文作者章文婧等通过中国疾病预防控制信息系统对 2007—2011 年中国报告的 1911 例皮肤炭疽进行了分析，结果发现：我国炭疽虽全年均有报告，但主要集中在 6—9 月，占发病总数的 57.14%；8 月为发病高峰，病例数 463 例，占报告病例总数的 24.23%。各年龄段都有发病，高发年龄段 30～49 岁，占总病例数的 45.74%；存在性别差异，发病男性多于女性，男女比例为 2.7∶1.0，中年男性最为多见。主要发病职业为从事农业和畜牧业牧民和农民，占发病总数的 86.08%；13 例死亡病例中，牧民 5 例、农民 8 例。在全国 18 个省（区）的 225 个县区旗报告病例中，累计报告数排名前 5 位的省（区）是四川（613 例）、甘肃（331）例、新疆（236 例）、贵州（171 例）、青海（131 例）；累计报告数排名前 3 位的县分别是四川省若尔盖县（191 例）、甘肃省玛曲县（180 例）、四川省红原县（157 例），共占报告总数的 27.63%，主要集中在经济卫生条件落后的牧区，多数为高原地区，对疾病缺乏认识、不正确的处理污染源和病死畜是高发原因之一。四川省红原县、若尔盖县和甘肃省玛曲县发病率高可能与老疫区残留的芽孢有关。分析发现 2007—2011 年中国的皮肤炭疽发病较为平稳，年平均发病率为 0.0288/10 万，皮肤炭疽发病有明显的时间分布、地域分布及职业特征。建立多部门、高效协作的监测网络，实时掌握炭疽疫情动态，有助于及时控制炭疽疫情。

【评述】　全面准确地了解炭疽的流行病学特征，是炭疽防治工作的前提和基础。以往相关的研究多集中于局部地区，本文在较大地域范围比较详尽地分析了中国皮肤炭疽在时间、地域及职业上的分布特征，对该病的预防和控制非常有意义。近年来，国外关于炭疽流行病学的研究提示炭疽的分布可能还受到土壤参数、气象因素等地理环境因素的影响。我国已对炭疽疫情的流行病学特征及暴发疫情的流行病学调查开展了较多的研究，但在炭疽地理流行病学研究方面尚处于起步阶段，尚未阐明本病在我国的时空动态变化及特征、相关的影响因素及其发生与流行的可能地域等。因此，有必要在我国开展有关人感染炭疽和家畜感染炭疽的流行动态、高发聚集区、相关影响因素及其风险预测研究，为该病的科学防控提供更为全面科学的指导。

（赵　宁）

十九、组织胞浆菌病研究进展

文选 80

【题目】　荚膜组织胞浆菌琥珀酰化赖氨酸的蛋白质组学分析（Proteomic analysis of lysine succinylation of the human pathogen Histoplasma capsulatum）

【来源】　Journal of Proteomics，2017，154：109-117

【文摘】　赖氨酸琥珀酰化是一种真核生物和原核生物中常见的蛋白质翻译后修饰。近年来，细菌、哺乳动物及真菌中琥珀酰化及受其调节的代谢酶正日益受到关注。谢龙祥等利用了一种抗琥珀酰抗体及质谱分析法，第一次全面描述了荚膜组织胞浆菌的赖氨酸琥珀酰化的情况。202 个蛋白质中的 463 个修饰位点被鉴定了出来。后续生物信息分析发现，这些蛋白质主要参与了核心代谢及蛋白质合成通路。其中 13 个琥珀酰化位点，包括 H2A、H2B、H3 及 H4，是第一次被发现。

【评述】　荚膜组织胞浆菌可导致免疫功能正常或免疫功能抑制患者的感染。荚膜组织胞浆菌感染和巨噬细胞内增殖的能力与许多毒力因子和代谢特点有关。赖氨酸琥珀酰化在白色念珠菌中已经被发现居于代谢调节中的关键位置。荚膜组织胞浆菌的琥珀酰化蛋白在该研究中被第一次描述。该研究亦证实，在荚膜组织胞浆菌中，赖氨酸琥珀酰化也与代谢通路的核心有关。此外，该研究还报道了新发现的组蛋白上的赖氨酸琥珀酰化位点。这些工作为进一步明确赖氨酸琥珀酰化的功能提供了基础。

（朱逸敏　邵凌云）

文选 81

【题目】　肺型与进展播散型组织胞浆菌病的临床对比分析（Clinical comparative analysis for pulmonary histoplasmosis and progressive disseminated histoplasmosis）

【来源】　中南大学学报医学版，2016，41（12）：1345-1351

【文摘】　组织胞浆菌病根据受累范围可分为局限型（肺型）及进展播散型。张艳等回顾分析了2009—2015年期间中南大学湘雅医院收治的 12 例组织胞浆菌病例，其中 4 例为肺型，8 例为进展播散型。分析发现，所有患者均无明确鸟类接触史，均依赖于骨髓穿刺或受累部位活检确诊。4 例肺型患者均为男性，免疫力相对完好，症状轻微，积极治疗后预后良好，但病变好转缓慢，疗程较长。而8 例进展播散型患者中一半合并获得性免疫缺陷疾病，另一半无明确免疫抑制因素；最常累及骨髓、淋巴结、肝脾，少数可累及口腔及肠道；患者全身症状明显，病情危重，疗程较肺型较长，相对疗效较差。

【评述】　荚膜组织胞浆菌病在中国较为罕见，该文为近年来纳入患者数量较多的研究之一，比较了肺型与进展播散型组织胞浆菌病的临床特点。该文分析指出，肺型荚膜组织胞浆菌病病情相对较轻，预后良好但治疗时间较长；进展播散型患者病情较重，且预后相对较差，与肺型具有较大差异。此外该文分析发现，所纳入患者均无明确鸟类接触史，大部分患者无明确免疫抑制因素；所有患者均依靠骨髓涂片、病理组织切片特殊染色明确病原学；这提示我们临床应该加强对该病的认识和学习，警惕组织胞浆菌病的发生。

（朱逸敏　邵凌云）

文选 82

【题目】　病理确诊的组织胞浆菌病：附 14 例分析

【来源】　南方医科大学学报，2013，33（2）：296-298

【文摘】　组织胞浆菌病在我国较为少见，临床极易漏诊或误诊。孟莹等回顾性分析了南方医科大学南方医院 2000—2012 年收治的经病理活检确诊的 14 例组织胞浆菌病患者，其中 3 例为原发性肺组织胞浆菌病。8 例为进行性播散型组织胞浆菌病，3 例为肺外皮下结节。分析发现一半的患者具有基础免疫受抑疾病，过半患者出现胸部影像学改变，少量患者出现三系减少。部分患者确诊前曾考虑为结核、恶性肿瘤、恶性淋巴瘤等其他疾病，其中 3 例在确诊前接受了抗结核治疗。大部分患者接受抗真菌治疗后好转。

【评述】　组织胞浆菌病临床表现错综复杂，由受累的器官不同而表现不同。该文为近年来中国收集病例数较多的回顾性分析之一，归纳总结了我国组织胞浆菌病的临床特点。除了该病的常见临床特点外，该文亦描述了我国组织胞浆菌病的漏诊、误诊情况，确认了该病易被漏诊、误诊，并导致患者接受无效治疗。

（朱逸敏　邵凌云）

文选 83

【题目】　输入型肺组织胞浆菌病的临床和影像及病理学特征

【来源】　中华结核和呼吸杂志，2015，38（1）：23-28

【文摘】　组织胞浆菌病呈地区性流行，在我国多为散发病例。随着国际旅游及合作的增多，我国输入型病例呈增高趋势。公丕花等对 3 例输入型肺组织胞浆菌病病例的临床、影像及病理学表现和治疗进行了分析，发现患者均为免疫正常宿主，有流行区蝙蝠洞 / 坑道暴露史，发病后症状轻重不一，但均出现流感样症状，影像学表现为双肺多发随机分布的结节影，伴纵隔淋巴结肿大。3 例均经肺部活检确诊，其中 1 例肺穿刺组织培养阳性。全部患者经伊曲康唑治疗后肺部病变吸收良好。作者另进行了相关的文献检索，共检索到 13 篇关于输入型肺组织胞浆菌病的外文文献，共报道 60 例患者；其共同特征与病例一致，即流行病学史、流感样症状、双肺多发结节样病变，经抗真菌治疗或自行好转。

【评述】　荚膜组织胞浆菌病在中国较为罕见，输入性病例的重要性正日益增加。该文对 3 例输入性病例进行了分析，确认了患者均具有相应的流行病学史，均出现流感样症状，影像学表现为双肺多发随机分布的结节影，伴纵隔淋巴结肿大。该文同时对输入性病例进行文献综述，确认了这些特征在输入性组织胞浆菌病中的共性，为加强对输入性荚膜组织胞浆菌病的认识提供了宝贵的资料。

（朱逸敏　邵凌云）

二十、感染性腹泻和细菌性食物中毒研究进展

文选 84

【题目】　热带气旋及伴随降水对中国浙江省气旋登陆区感染性腹泻的影响（Impacts of tropical cyclones and accompanying precipitation on infectious diarrhea in cyclone landing areas of Zhejiang province，China）

【来源】　International Journal of Environmental Research and Public Health，2015，12（2）：1054-1068

【文摘】　浙江省常受到热带气旋的影响。国外有研究报道了热带气旋对钩端螺旋体病、登革热、霍乱等感染性疾病的影响，但中国相关研究少。Deng 等研究者通过一项单向交叉设计研究，对 2005—2011 年登陆浙江的 7 场热带气旋及伴随降水对感染性腹泻的影响进行定量调查，以期为建立热带气旋下疾病预警系统提供依据。该研究应用主成分分析和多变量 Logistic 回归模型，分析了不同类型的热带气旋和不同级别的伴随降水，对菌痢和其他感染性腹泻发病率的影响。研究者发现，台风和热带风暴均会增加菌痢和其他感染性腹泻发病的风险，其中对菌痢发病的最大影响分别为登陆

后的第 6 天（*OR* 2.30，95%*CI* 1.81～2.93）和第 2 天（*OR* 2.47，95%*CI* 1.41～4.33）；而对其他感染性腹泻发病影响最大则分别为登陆的第 5 天（*OR* 3.56，95%*CI* 2.98～4.25）和第 6 天（*OR* 2.46，95%*CI* 1.69～3.56）。台风提高其他感染性腹泻发病率的作用显著高于热带风暴。当日降水量分别达到 25 mm 和 50 mm 时，热带气旋带来的降水为菌痢和其他感染性腹泻最主要的独立危险因素，超过这一数值后，降水量越大，腹泻事件发生风险越高。在这样的情况下，应该采取必要的干预措施，以降低热带气旋对公共卫生的不良影响。

【评述】 过去特定天气对感染性腹泻的影响在我国没有得到足够的重视。本文分析了浙江省 7 次热带气旋登陆与感染性腹泻发生率之间的关系，表明热带气旋及其伴随的大量降水可使感染性腹泻的发生率上升，且台风的类型及伴随降水量对不同类型感染性腹泻的影响有所不同。研究结果对今后灾后防疫，包括感染性腹泻的预防和控制提供了参考。但该项研究局限于浙江省内的数据，期待今后能有东南沿海其他地区的相关报道，为制订公共卫生干预计划提供依据。

（徐 溯 黄海辉）

文选 85

【题目】 2005—2012 年我国其他感染性腹泻事件监测分析

【来源】 实用预防医学，2014，21（06）：695-697

【文摘】 其他感染性腹泻病指除霍乱、痢疾、伤寒、副伤寒以外的感染性腹泻，为《中华人民共和国传染病防治法》中规定的丙类传染病。陈晨等收集了 2005—2012 年全国范围内通过国家突发公共卫生事件报告管理系统报告的感染性腹泻突发公共卫生事件，对其进行描述性分析并探讨其发生规律和特点。共收集到符合其他感染性腹泻事件判定标准的事件共 351 起，累计报告病例 24 444 例，死亡 20 例。9—10 月是其他感染性腹泻事件的高发期，报告的事件数、病例数分别占该类事件总数、病例总数的 33.3% 和 35.2%。由诺如病毒引起的其他感染性腹泻事件流行高峰为 9 月至次年 3 月；由肠致泻性大肠埃希菌引起的其他感染性腹泻事件流行高峰在 6 月和 9 月。广西、广东、浙江、重庆、湖南 5 地报告事件数和病例数居全国前五位。已知病原种类的其他感染性腹泻事件中，细菌感染事件占 50.5%，病毒感染事件占 49.5%。细菌引起的其他感染性腹泻事件中，肠致泻性大肠埃希菌引起的事件占 67.3%，非伤寒沙门菌引起的事件占 14.9%；病毒引起的其他感染性腹泻事件中，诺如病毒引起的事件占 83.8%，轮状病毒引起的事件占 15.2%。引起其他感染性腹泻事件的原因主要包括饮用水污染、食物污染、生活接触传播。饮用水污染是最主要原因，占事件总数的 45.6%。食物污染引起的事件占事件总数的 19.9%。学校其他感染性腹泻事件数占事件总数的 57.3%，应加强学校突发公共卫生事件的管理工作。

【评述】 本研究结果显示，我国其他感染性腹泻的总高发期为 9—10 月，细菌、病毒所致腹泻大概各占一半。由诺如病毒和肠致泻性大肠埃希菌引起的其他感染性腹泻事件具有一定的季节性，流行高峰分别为 9 月至次年 3 月，以及 6 月、9 月。肠致泻性大肠埃希菌引起的事件占细菌感染事件的 67.3%；病毒引起的其他感染性腹泻事件中，诺如病毒引起的事件占 83.8%，明显高于其他病毒。饮用水污染是最主要原因。发生于学校的其他感染性腹泻事件数占事件总数的 57.3%。因此，加强环境和饮用水管理，加强学校公共卫生管理，对降低其他感染性腹泻发病率非常重要。

（徐　溯　黄海辉）

文选 86

【题目】　艰难梭菌的毒力特点、PCR 核酸分型和耐药性：2012—2013 年一项中国的多中心研究（Toxin profiles，PCR ribotypes and resistance patterns of Clostridium difficile：a multicentre study in China，2012—2013）

【来源】　International Journal of Antimicrobial Agents，2016，48（6）：736-739

【文摘】　在欧美发达国家，艰难梭菌是院内感染性腹泻最主要的病原，其中核酸型 027 较为常见。该型别菌株所致感染病情较重，复发率高，死亡率高。我国 2007 年起重视艰难梭菌感染，多中心艰难梭菌流行病学数据仍较少。Gao 等对中国 5 所教学医院（华山医院、瑞金医院、广州南方医院、北京医院和杭州邵逸夫医院）2012—2013 年的艰难梭菌感染开展前瞻性分子流行病学调查。共收集 768 份粪便标本，分离到 178 株艰难梭菌临床菌株，其中 162 株（91.0%）为产毒素菌株。95 株菌株（58.6%）同时产 A、B 两种艰难梭菌毒素，66 株（40.7%）仅产 B 毒素。采用 PCR 方法进行核酸分型，最主要的 3 个核酸型为 017（21.0%）、012（17.3%）和新核酸型 H（16.7%）。未检出高毒力的 027 和 078 核酸型。采用琼脂稀释法测定菌株对 12 种常用抗菌药物的最低抑菌浓度。所有产毒素菌株均对甲硝唑、万古霉素和哌拉西林 / 他唑巴坦敏感，对莫西沙星、克林霉素、红霉素、四环素、氯霉素、夫西地酸、亚胺培南、利奈唑胺和利福平的耐药率依次为 45.1%、79.6%、75.3%、46.9%、3.7%、29.6%、4.9%、2.5% 和 12.3%。与其他型别相比，核酸型 017 的菌株耐药情况较为严重，对克林霉素、红霉素、四环素、氯霉素、利奈唑胺和利福平的耐药率都显著高于其他型别（$P<0.05$）。值得一提的是，5 所医院流行的菌株主要核酸型别、耐药特点均不相同，南方医院的菌株对四环素耐药率最高（65.4%），而北京医院的菌株则对利福平耐药率最高（36.4%）。

【评述】　本研究结果与韩国报道相仿，核酸型 017，A-B＋菌株是我国的重要流行型别。该研究中并未检测到核酸型 027 和 078 菌株，说明这两个高毒力核酸型菌株未在国内流行。来自不同医院的菌株耐药性虽有一定差异，但均对甲硝唑和万古霉素敏感，提示甲硝唑和万古霉素仍可作为经验性治疗的选择。由于当时多数医院尚无能力开展艰难梭菌相关检测，该研究的医院选择主要在大学附属医院，而基层医院的数据仍然缺乏。今后应开展全国性的流行病学研究，明确艰难梭菌感染在整个中国的发病率、危险因素和死亡率。

（徐　溯　黄海辉）

二十一、细菌性痢疾研究进展

文选 87

【题目】　2004—2014 年间细菌性痢疾的流行病学和抗菌药物耐药性的变迁（The changing

epidemiology of bacillary dysentery and characteristics of antimicrobial resistance of Shigella isolated in China from 2004—2014）

【来源】　BMC Infect Dis，2016，16（1）：685

【文摘】　细菌性痢疾是由志贺菌属感染引起的发展中国家中严重的公共卫生问题，常照瑞等分析了2004—2014年间中国细菌性痢疾的流行病学特点和抗菌药物耐药性。发现细菌性痢疾的年发病率从2004年的38.3例/100 000人年下降至2014年的11.24例/100 000人年。病死率从2004年的0.028%下降至2014年的0.003%。<1岁及1~4岁的儿童最为易感，发病率分别为228.59例/100 000人年和92.58例/100 000人年。菌痢发病呈明显的季节性，6—9月达高峰。全国西北部发病率最高，其中北京和天津最高。福氏志贺菌是最常见的病原体，占63.86%，其次为宋内志贺菌（34.89%）。其对萘啶酸（89.13%）、氨苄西林（88.90%）、四环素（88.43%）和磺胺甲噁唑（82.92%）高度耐药。2004—2014年，对环丙沙星和头孢噻肟的耐药率分别从8.53%和7.87%上升至44.65%和29.94%，应当引起重视。

【评述】　细菌性痢疾是由志贺菌引起的常见急性肠道传染病，是重大的社会公共卫生问题，需要长期和密切的监测。本文通过长期的监测，图文并茂，详尽地分析了中国大陆地区细菌性痢疾的分布，并对其耐药性进行描述，对该病的预防和控制非常有意义。由于本病轻症时可予口服药物治疗，可能存在上报病例数远远低于真实世界病例数，希望以后完善诊断上报机制，完成基于更大数据的科学分析。

（张冰琰　邵凌云）

文选 88

【标题】　3955例细菌性痢疾病例临床特征

【来源】　中国热带医学，2017，17（8）：813-815

【文摘】　为了解细菌性痢疾病例的临床特征和粪常规检查情况，提高临床诊断和鉴别诊断水平，本研究于2008年5月至2014年10月在位于天津市区、近郊地区、滨海新区和远郊地区的医疗机构设立监测点，将细菌性痢疾的成年人和儿童病例作为研究对象，采用统一的流行病学调查表，经患者或儿童家长知情同意后，收集患者临床特征和粪常规结果。共收集细菌性痢疾病例流调表3955份，其中检出志贺菌229份。195例5岁以上检出志贺菌的病例中，脓血便者占22.05%，里急后重者占59.49%，体温≥39.0 ℃的患者占16.92%，检出志贺菌的病例中脓血便、里急后重和体温≥39.0 ℃的比例高于未检出的病例，差异均有统计学意义。34例5岁以下检出志贺菌的病例中，体温≥39.0 ℃者为32.35%，粪常规检测显示白细胞数≥15个/HPF者为88.24%，检出志贺菌的病例体温≥39.0 ℃和粪白细胞数≥15个/HPF者的比例高于未检出病例，差异有统计学意义。细菌性痢疾病例的临床特征已不明显，诊断标准中重要的临床症状、体征等诊断指标愈加少见。临床诊断需要充分考虑实验室发现，参考流行病学资料。

【评述】　细菌性痢疾是由志贺菌引起的急性肠道传染病，主要临床表现为发热、腹痛、腹泻、里急后重、脓血样便等症状。其发病率在我国法定报告的甲、乙类传染病中居首位，且往往引起暴发或流行，严重影响人们身体健康，也给社会造成了一定的经济损失。由于抗生素的广泛使用，细菌性痢疾的临床表现目前已不典型。此外，小儿抵抗力和免疫力均较成年人低，感染细菌后更容易发病，症状不典型。因此不断总结细菌性痢疾的临床表现，有利于该病的诊疗，提高防治经验。本文通过大样本的研究，分析了不同年龄组细菌性痢疾的临床表现，提示因临床症状的不典型，该病的诊断更依赖于实验室检查。但本文未对不同志贺菌属的临床表现进行亚组分析。如有这一类资料，或对临床判断预后及转归更有益处。

（张冰琰　邵凌云）

文选 89

【标题】　以多重置换扩增标记为基础的纳米金侧向流动生物传感器检测志贺菌（Development of multiple cross diplacement amplification label-based gold nanoparticle lateral flow Biosensor for detection of shigella spp）

【来源】　Front Microbiol，2016，7：1834

【文摘】　志贺菌属是导致细菌性痢疾的病原体，每年可引起全球超过 100 万人死亡。尽管以 PCR 为基础的技术（如以 PCR 为基础的化学生物传感器）已用于感染病的分子诊断，但这些检测方法受限于复杂的热循环仪，以使目标模板变性。为了简化和加快病原体的诊断，研究人员成功研发了一种便宜、可靠、几乎无须器械辅助的分子技术，这种技术将多重置换扩增（MCDA）和一种新的侧向流动生物传感器（LFB）结合在一起，可以敏感、特异且可视化地检测志贺菌。MCDA-LFB 检测是在 65 ℃扩增 20 分钟，随后产物直接由生物传感器分析，减少了试剂、电泳设备和扩增产物检测器的应用。整个过程，从标本处理（35 分钟），扩增（20 分钟）和检测（2～5 分钟）可在 1 小时内完成。MCDA-LFB 检测志贺菌特异性高。纯培养时，敏感性为 10fg 基因组模板，粪便标本中的敏感性为每管 5.86 CFU，这与比色指示器、凝胶电泳、实时浊度和荧光检测一致。因此，MCDA-LFB 检测的便捷、快速和几乎无仪器需求使其能用于现场诊断和床旁检测。

【评述】　MCDA-LFB 是一种新的生物检测方式，基于多重置换扩增和侧向流动生物传感器，用于核酸的视觉检测。这一检测平台无须复杂的仪器，使这一技术可以用于床旁和现场检测，具有简便性、快速性、敏感性、特异性和可重复性。该研究利用这一技术，用于志贺菌的检测显示了良好的敏感性和特异性，有效地解决了细菌性痢疾实验室检测的困局。

（张冰琰　邵凌云）

文选 90

【标题】　基因芯片法和培养法在细菌性痢疾中的应用对比

【来源】　中国卫生检验杂志，2015，（23）：4049-4050，4055

【文摘】　为了比较基因芯片法和培养法在细菌性痢疾诊断中的临床价值，研究人员采集了临床诊断为细菌性痢疾患者的脓血黏液便，应用基因芯片技术进行病原菌的检测，并将结果与传统的培养法进行比较。研究结果提示，入选的 108 例患者中，基因芯片法检测出痢疾杆菌 37 例、沙门菌 13

例、大肠埃希菌 2 例，病原菌检出率为 48.1%；培养法检测出痢疾杆菌 24 例、沙门菌 5 例，病原菌检出率为 26.9%。基因芯片法和培养法对病原菌、痢疾杆菌、沙门菌的检出率差异有统计学意义。培养法阳性患者的基因芯片法均为阳性。培养法平均检测时间为 48～72 小时，基因芯片法平均检测时间为 4.5 小时。基因芯片技术对细菌性痢疾病原菌的检出具有快速、敏感的特点，可替代传统的培养法，在细菌性痢疾的早期诊断和治疗中具有重要的临床价值。

【评述】　培养法是常用的细菌检测方法，传统的培养法具有灵活性、易操作性、成本低等优点，是目前应用最广泛的方法，但也有其局限性，如检测周期长、步骤烦琐、影响因素多且难以控制等。传统培养法检出率低，据统计粪便细菌培养致病菌阳性率仅为 30%，不能提供及时的诊断。基因芯片法可以快速提取粪便 DNA，用于细菌性痢疾诊断，缩短诊断所需的时间，为该病的诊断提供了新的选择。但本文的样本量偏小，尚需要大规模的研究用于验证，并评估经济成本效益。

（张冰琰　邵凌云）

二十二、霍乱及其他弧菌感染研究进展

文选 91

【题目】　2009—2013 年中国东南部临床分离副溶血性弧菌的血清型、毒力、耐药性和分子生物学特征（Serology，virulence，antimicrobial Susceptibility and Molecular characteristics of clinical Vibrio parahaemolyticus strains circulating in southeastern China from 2009 to 2013）

【来源】　Clinical Microbiology and Infection，2016，22（3）：258

【文摘】　副溶血性弧菌是沿海国家食源性腹泻的主要病原菌，我国东南地区是副溶血性弧菌感染暴发流行的好发区域。然而目前有关该病原菌的流行病学及分子生物学特征资料甚少。Chen 等对 2009 年 7 月至 2013 年 6 月我国东南部不同地区 9 家医院收集到的 6951 份粪便标本进行病原学检测、分子生物学研究及抗菌药物敏感性试验。结果显示，共检出 563 株副溶血性弧菌，检出率为 8.1%，其中有 501 份粪便标本有且仅有副溶血性弧菌检出。这 501 株菌株共分为 21 种血清型，其中 O3：K6 是最常见的血清型，占 65.1%。其次是 O4：K8（8.4%），O4：K68（7.4%）及 O1：K36（5.2%）。在大流行菌株中，O3：K6 血清型占 69.1%，其次是 O4：K68（7.9%）。首次报道 O3：K8 血清型副溶血性弧菌的大流行。93% 的菌株携带溶血素基因 tdh，且这些菌株同时携带 T3SS2a 基因。多位点序列分型将菌株分为 16 个 ST 型，其中 ST3 和 ST88 最为普遍，分别占 82.6% 和 9.6%。大多数菌株对氟喹诺酮类、碳青霉烯类、第三及第四代头孢菌素、β 内酰胺酶抑制药复合制剂、氨基糖苷类、四环素及磺胺甲噁唑 / 甲氧苄啶呈敏感，但对氨苄西林的耐药率高达 87.1%。提高菌株毒力的检测水平，加强对耐药菌株的监测，有助于控制副溶血性弧菌的传播。

【评述】　副溶血性弧菌是沿海国家食源性腹泻的主要病原菌，可引起腹泻、呕吐，重者因体液及电解质的大量丢失，出现循环衰竭。了解该细菌感染的流行病学现状、优势血清型、对抗菌药物的敏感性，并在其基础上进行干预，是控制副溶血性弧菌传播的工作重点和热点。本文详尽分析了我国

东南地区 2009—2013 年临床分离副溶血性弧菌的血清型、毒力、耐药性和分子生物学特征，对该细菌感染的诊治及控制非常有意义。本研究仅从实验室角度进行分析，希望能结合临床资料，对罹患病例的治疗及预后进行总结，对以后该细菌感染的诊治提供经验。

（苏佳纯　黄海辉）

文选 92

【题目】　霍乱弧菌多重耐药及 SXT 耐药相关基因初步研究

【来源】　中国预防医学杂志，2015，16（1）：23-26

【文摘】　霍乱患者应用抗菌药物可以减少粪便量、缩短病程和排菌时间。然而，随着抗菌药物的广泛使用及不恰当使用，细菌耐药性问题正日趋严重。为阐明霍乱弧菌多重耐药的分子机制以对抗霍乱弧菌抗生素耐药问题，本研究选取 1994—2005 年福建省霍乱监测和疫情分离的霍乱弧菌共 100 株，采用 WHO 推荐的改良 K-B 纸片法进行 21 种抗菌药物的敏感性试验，包括诺氟沙星、头孢曲松、环丙沙星、复方磺胺甲噁唑、氨苄西林、阿奇霉素、氯霉素、呋喃妥因、庆大霉素、阿米卡星、链霉素、磺胺甲噁唑、妥布霉素、卡那霉素、四环素、萘啶酸、呋喃唑酮、新霉素、红霉素和多黏菌素 B，并通过 PCR 方法检测耐药基因。实验结果表明：100 株霍乱弧菌对呋喃妥因、呋喃唑酮、链霉素、多黏菌素 B、磺胺甲噁唑和复方磺胺甲噁唑的耐药率接近甚至超过 50%，且 O139 群霍乱弧菌对复方磺胺甲噁唑的耐药率明显高于 O1 群（$P<0.05$）。未检出对诺氟沙星、头孢曲松、环丙沙星、阿奇霉素耐药的菌株。63% 的菌株为多重耐药株。11% 的菌株对 10 种以上的抗生素耐药。100 株菌中 *SXT* 基因阳性 35 株，*sulII* 基因阳性 39 株、*dfr18* 基因阳性 17 株，*dfrA1* 基因阳性 5 株。*SXT*、*sulII*、*dfrA1*、*dfr18* 基因均与复方磺胺甲噁唑耐药相关（$P<0.05$）。本研究显示福建省的霍乱弧菌多重耐药严重，与国内外的相关研究结果一致。*SXT*、*sulII*、*dfrA1* 和 *dfr18* 基因与复方磺胺甲噁唑耐药相关。

【评述】　本研究揭示了福建省临床分离霍乱弧菌多重耐药的严峻形势，初步阐明 *SXT*、*sulII*、*dfrA1*、*dfr18* 基因均与霍乱弧菌复方磺胺甲噁唑耐药相关。但霍乱弧菌的耐药机制复杂，涉及染色体基因突变、外排泵、SXT 整合结合元件等，不同机制在复方磺胺甲噁唑耐药中所起的作用仍需进一步研究。

（苏佳纯　黄海辉）

文选 93

【题目】　1976—2013 年中国山东省临床分离霍乱弧菌的特征（Characterization of Vibrio cholera isolates from 1976 to 2013 in Shangdong province，China）

【来源】　Brazilian Journal of Microbiology，2017，48（1）：173-179

【文摘】　霍乱仍旧是发展中国家面临的严重的公共卫生问题。Lv 等收集了我国山东省 1976—2013 年所有霍乱病例的流行病学资料，选择有代表性的 218 株临床分离株及 32 株环境对照菌株进行毒力基因（*tcpA*、*tcpI*、*rtxA*、*hlyA*、*toxR*、*ctxAB*）检测，并采用脉冲场凝胶电泳（PFGE）方法进行分型。结果显示，这 27 年来，霍乱弧菌流行菌株血清型在时间及空间上不断发生改变。从 1976—1979 年的 O1 群 Ogawa 型，1980—1989 年的 O1 群 Inaba 型，1993—1999 年的 O1 群 Ogawa 型，到 1997—2013 年则以 O139 群为优势菌株。山东省的西南和东北地区城市霍乱发病率较高，而中部城市少见。北部地区 Ogawa 型霍乱弧菌流行，而西南部 Inaba 型感染高发。所检测的 250 株菌株中，121 株为 O1 群 Ogawa 型，116 株为 O1 群 Inaba 型，13 株为 O139 群。临床分离株中毒力基因 *tcpA*、*tcpI* 和 *ctxAB* 的检出率（分别为 92.2%、90.4% 和 76.6%）显著高于对照株（56.3%、56.3% 和 21.9%）。且 *tcpA* 和 *tcpI* 基因的检出率在西南地区最高，该地区也是霍乱发病率最高的区域。这 250 株菌根据 PFGE 的型别可分为 4 个组，分别是 P Ⅰ、P Ⅱ、P Ⅲ、P Ⅳ组。PFGE 型别的转变与血清型变迁密切相关。来自不同年份或地区的 O1 群菌株也具有相似的 PFGE 模式，而 O139 群菌株独立成簇，有别于其他所有的 O1 群菌株。研究结果表明，山东省临床分离霍乱弧菌菌株在时间及空间上不断发生变化。Ogawa 型及 Inaba 型之间的转换起源于地方菌株，而 O139 血清群的出现似乎与地方性 O1 群菌株无关。

【评述】　霍乱属我国的甲类传染病，经粪 - 口传播，常因摄入被污染的水或食物而引起腹泻，未经及时诊治，可在数小时内造成脱水甚至死亡。本研究通过分析 1976—2013 年我国山东省临床分离霍乱弧菌的血清型、毒力基因及分子生物学分型，提示临床分离株中毒力基因的检出率较对照株高，霍乱弧菌菌株在时间及空间上不断发生变化，但 O139 与 O1 血清群相互独立，有助于从基因水平了解霍乱弧菌的传播机制，且对流行病学监测具有重要意义。但仅使用 PFGE 进行分型有不足之处，建议同时应用 MLST 分型方法来进行种群生物学分析并与国内外文献报道进行比较。

（苏佳纯　黄海辉）

二十三、伤寒及斑疹伤寒研究进展

文选 94

【题目】　中国多耐药伤寒的疫情和暴发（The emergence and outbreak of multidrug-resistant typhoid fever in China）

【来源】　Emerging Microbes and Infections，2016，5：e62

【文摘】　自 20 世纪 80 年代起，对氯霉素、氨苄西林、甲氧苄氨等多重耐药的伤寒杆菌大大增加。近 10 年来，中国每年有 10 万～20 万的病例报道，暴发也不少见。2010 年 10 月，我国在新疆莎车地区检测到第 1 例对 ACSSxtT（氨苄西林、氯霉素、链霉素、复方磺胺甲噁唑、四环素）耐药的菌株。到 2010 年 12 月底，莎车 26 个乡镇共报告 253 例（实验室确诊病例 55 例，临床确诊病例 198 例），84% 的患者是农民和 7～45 岁的学生。男女比例为 1.2：1。这不仅是这个亚型第 1 次在中国引起暴发，也是第 1 次被检测到。检测到此次暴发菌株属于 H58 单体型，此型在东南亚广泛传播。这也提示了此型的全球传播和克隆扩增。在暴发期间，从 56 名患者的血液或粪便中获得了 56 株伤寒沙门菌菌株。用 PFGE（脉冲场凝胶电泳）分析了所有 56 个菌株，并确定了 13 种模式，其中 33 个

（59%）菌株簇主要模式为JPPX01.CN0002。该模式和2001—2004年在新疆其他县分离的6株菌相匹配，但与中国其他省份收集的伤寒沙门菌菌株不匹配。药敏试验表明，本次暴发的伤寒沙门菌菌株（41/56）多为耐多药（MDR），并且含有相同的耐药（R）型ACSSxtT模式。新疆2001—2004年分离的CN0002菌株对ACSSxtT敏感，提示它们可能是ACSSxtT耐药菌株的进化祖细胞。另外，6株暴发株（其中4株耐ACSSxtT）对萘啶酸（MIC＝4128 mg/ml）呈现耐药性，对环丙沙星的敏感性降低（MIC＝0.125～0.500 mg/ml）。所有住院患者均给予氟喹诺酮类药物（包括口服诺氟沙星0.2 g，每日3次）或静脉注射左氧氟沙星0.2 g（每日1次）联合头孢曲松（2.0 g，静脉注射，每日2次），持续2～3周。这种抗生素治疗对大多数患者有效。本研究中，作者鉴定了有ACSSxtT MDR模式的暴发株，发现由一个大的接合质粒携带了抗性基因。过度使用环丙沙星治疗伤寒导致多耐药性伤寒沙门菌的出现。在20世纪80年代，环丙沙星成为治疗伤寒沙门菌感染的一线药物。然而，在20世纪90年代早期观察到对环丙沙星的耐药。一些与萘啶酸耐药的伤寒沙门菌相关的暴发显示对氟喹诺酮类药物的敏感性下降。在作者的研究中，特定的暴发菌株也显示氟喹诺酮类药物的易感性下降。综上所述，这些结果表明伤寒沙门菌克隆中多药耐药性的全球传播和环丙沙星敏感性降低。由于MDR和喹诺酮耐药分离株的出现，使用头孢曲松和阿奇霉素等替代抗菌治疗方案已被推荐给临床医生用于伤寒沙门菌感染。中国尚未发现对阿奇霉素耐药，但是最近在其他地区已经观察到了对这种抗生素的抗药性。

【评述】 伤寒在发展中国家仍然是一个严重的公共卫生问题，每年约有1350万人次的病例报道，在2010年，导致世界范围内19万人的死亡。多耐药伤寒的产生，也大大增加了监测的必要性。抗生素耐药性的发展要求限制使用抗生素，并建立全国性和全球性的实时抗菌监测网络来监测其抗生素耐药性，并在早期阶段开始干预。所有研究的暴发菌株属于伤寒沙门菌H58单倍型，在东南亚地区广泛流行，这也表明当今世界的旅游和文化交流给疾病控制带来了挑战。

（张 炜 邵凌云）

文选 95

【题目】 用氧氟沙星与头孢他啶治疗伤寒的对比分析

【来源】 当代医药论丛，2015，13（3）：229-230

【文摘】 伤寒是临床上的常见病，患者的临床表现主要为持续发热、表情淡漠、腹泻、腹痛、肝及脾大、周围血白细胞下降、出现玫瑰疹、相对缓脉等。此病患者若未进行及时有效的治疗可引发肠穿孔、肠出血等严重并发症，对健康和生命安全造成严重的威胁。临床研究发现，伤寒主要由伤寒杆菌感染导致。随着抗菌药物的广泛使用，伤寒杆菌的耐药性不断增高。氧氟沙星和头孢他啶均是治疗该病的常用药物。为了对比分析应用氧氟沙星与头孢他啶治疗伤寒的临床效果，作者将安徽阜阳市人民医院2011年7月至2014年5月收治的60例伤寒患者作为研究对象，采用随机分组的方式将其分为观察组与对照组，每组各30例患者。对照组患者采用氧氟沙星进行治疗，观察组患者采用头孢他啶进行治疗，对比观察两组患者症状消失的时间、退热时间、住院时间及发生不良反应的情况。结果显示，观察组患者不良反应的发生率明显低于对照组患者，差异显著，有统计学意义（P＜0.05）。观察组患者临床症状消失的时间、完全退热的时间及住院时间明显短于对照组患者，差异显著，有统计学意义（$P<0.05$）。结果表明用头孢他啶治疗伤寒的临床效果优于氧氟沙星，能有效缩短患者的病程，减少其住院时间，降低其治疗成本，此法值得在临床上推广应用。

【评述】 氧氟沙星属于喹诺酮类抗生素，以前在治疗伤寒方面具有良好的临床效果。近年来，随着氧氟沙星在临床上的广泛应用，伤寒杆菌对此药的耐药性逐渐增强。而且，伤寒患者若长期使用该药会影响骨骼的生长发育。头孢他啶属于第 3 代头孢菌素类抗生素，可抑制转肽酶在细菌细胞壁合成最后一步的交叉连接中的转肽作用，阻止交叉连接的形成，对细菌细胞壁的合成产生抑制的作用，引起细菌死亡。本次研究的结果显示，观察组患者不良反应的发生率明显低于对照组患者，差异有统计学意义（$P<0.05$）。观察组患者临床症状消失的时间、完全退热的时间及住院时间明显短于对照组患者，差异有统计学意义（$P<0.05$）。可见，用头孢他啶治疗伤寒的临床效果优于氧氟沙星，能有效缩短患者的病程，减少其住院时间，降低其治疗成本，此法值得在临床上推广应用。

（张 炜 邵凌云）

二十四、破伤风研究进展

文选 96

【题目】 中国温州新生儿破伤风患病的危险因素（Risk factors of neonatal tetanus in Wenzhou, China：a case-control study）

【来源】 Western Pac Surveill Response J，2015，6（3）：28-33

【文摘】 新生儿破伤风在很多发展中国家是新生儿死亡的主要原因，且仍然是一个重要的公共卫生问题，患病的危险因素值得探究。该研究通过分析 13 年间 17 家医院的新生儿破伤风病例，用同期非破伤风患儿的数据作为对比，采用单因素分析和 Logistic 回归分析，比较两组人群危险因素的差别。单因素分析提示，在 246 例新生儿破伤风和 257 例对照者中，未经训练的接生员、家中接生、接生期间的非无菌操作及外来移民的比例在两组间的差异有统计学意义（$P<0.001$）。Logistic 回归提示未经训练的接生员、家中接生、接生期间的非无菌操作在破伤风患儿组中更高（OR 1371.0；95%CI 206.0～9123.5）。

【评述】 破伤风的死亡人数一大部分由新生儿患儿组成，为降低患病率和死亡率，采取必要的预防措施是关键。该研究经过较大规模的病例回顾分析，确认了温州地区新生儿破伤风的主要患病危险因素，为提供预防措施提供了理论依据，具有一定公共卫生指导意义。

（钱奕亦 邵凌云）

文选 97

【题目】 汉族人群 HLA-A*02 等位基因和破伤风抗毒素所致药疹有关（HLA-A*02 allelesare associated with tetanus antitoxin-induced exanthematous drug eruptionsin Chinese patients）

【来源】 Pharmacogenet Genomics，2016，26（12）：538-546

【文摘】 破伤风抗毒素（tetanus antitoxin，TAT）是有效的抗破伤风药物，但是有时可引起不良药物反应，如速发性过敏性休克和迟发型皮肤红斑药疹。人类白细胞抗原（human leukocyte antigen，HLA）和不同类型的皮肤药物不良反应相关。该研究主要探讨了 TAT 相关发疹型药疹（exanthematous drug eruption，EDE）在汉族人群中是否和 HLA-A、HLA-B 和 HLA-C 等位基因有关。该研究用 PCR 序列特异单核苷酸法确定每位患者等位基因水平的 HLA-A、HLA-B 和 HLA-C 基因型。结果提示，相比一般汉族研究的参与者，TAT 引起的 EDE 患者 HLA 血清型 A2 的携带者频率明显高于对照组 [$n=$ 283，OR 6.93，$P=0.0061$]。特别是 3 个 A2 等位基因（HLA-A * 02：01，HLA-A * 02：06 和 HLA-A * 02：07）的携带频率，显著高于对照组（OR 14.40，$P=2.4×10^{-5}$）。此外，在病例组中发现，HLA-B * 39：01 与 HLA-A * 02：06 的连锁不平衡。从而导致 HLA-A * 02：06/-B * 39：01 单体型的分布在两组间也显著不同（OR 105.00，$P=0.0024$）。由此得出结论：HLA-A * 02：06/-B * 39：01 单体型是一个潜在的 TAT 诱导 EDE 的遗传标志物。

【评述】 破伤风抗毒素是有效的抗破伤风药物，但由于其可能造成超敏反应，甚至休克，导致比疾病本身更严重的反应。因此在某些国家甚至被禁用。研究其导致过敏的机制，不仅有助于加深对药物过敏的认识，对破伤风抗毒素应用的指导，更有利于未来对其他过敏反应的研究。该研究对过敏人群和非过敏人群做了基因层面的区别，得到了显著的结论，有重要的提示作用，有待未来进一步的验证和推广。

（钱奕亦　邵凌云）

二十五、麻风研究进展

文选 98

【题目】 HLA-B * 13：01 与氨苯砜过敏综合征（HLA-B*13：01 and the dapsone hypersensitivity syndrome）

【来源】 N Engl J Med，2013，369（17）：1620-1628

【文摘】 氨苯砜用于治疗感染和炎症性疾病。该药治疗的人中 0.5%～3.6% 氨苯砜过敏综合征发生，其死亡率达 9.9%。目前还没可以预测氨苯砜过敏综合征的风险的方法。张福仁团队在 872 例应用氨苯砜的麻风病患者（39 例氨苯砜过敏综合征患者和 833 例对照者）中进行项全基因组关联研究，使用单核苷酸多态性（SNPs）和推测的 HLA 分子的对数加法检验，并且对另外 31 例患有氨苯砜过敏综合征和 1089 名对照者的 24 个 SNPs 进行了基因分型。并在 37 位氨苯砜过敏综合征与 201 位对照组成的独立队列中对 HLA-B 和 HLA-C 分型进行二代测序。全基因组关联分析显示，位于 HLA-B 和 MICA 位点之间的 SNP rs2844573 与麻风病患者中的氨苯砜过敏综合征显著相关（OR 6.18，$P=3.84×10^{-13}$）。HLA-B * 13：01 被证实是氨苯砜过敏综合征的危险因素（OR 20.53，$P=6.84×10^{-25}$）。作为氨苯砜过敏综合征的预测因子，HLA-B * 13：01 的存在具有 85.5% 的敏感性和 85.7% 的特异性。HLA-B * 13：01 在中国人中占 2%～20%，日本人中占 1.5%，印度人中占 1%～12%，东南亚人占 2%～4%，但欧洲人和非洲人基本上没有。因此，HLA-B * 13：01 与麻风病患者中氨苯砜过敏综合征的发生有关。

　　【评述】　氨苯砜综合征是导致麻风病死亡的主要原因之一，结合既往麻风易感基因研究成果，氨苯砜综合征的发生主要决定于患者的遗传易感性，即患者可能携带一个或多个风险基因位点。如能发现该位点并用于风险预测，就能实现有效预防。HLA-B * 13：01 这一位点的发现和临床应用，可有效预防氨苯砜综合征发生。同时，通过对其他氨苯砜适应证患者做用药前检测，可以满足艾滋病并发症、疟疾等多种传染性疾病的用药安全，使氨苯砜的临床应用大大拓展。

（周　旸　邵凌云）

文选 99

　　【题目】　麻风病 6 个新的易感位点的发现及多效性分析（Discovery of six new susceptibility loci and analysis of pleiotropic effects in leprosy）

　　【来源】　Nat Genet，2015，47（3）：267-271

　　【文摘】　全基因组关联研究（GWAS）已经发现了多个具有强有力证据的麻风易感性位点，提供了对宿主遗传因子在分枝杆菌感染中的作用的新视角。然而，确定的位点只能部分解释疾病的遗传性，另外遗传风险因素仍有待发现。张福仁团队在 8313 例病例和 16 017 例对照的中国人群队列中进行了 3 阶段麻风病 GWAS。除确认以前发表的所有位点外，还发现了 6 个新的易感基因位点，并进一步对这些位点进行基因优先级分析，将 BATF3、CCDC88B 和 CIITA-SOCS1 作为麻风病新的易感基因。多效性的系统性评估显示，麻风易感性位点显示与自身免疫和炎性疾病高度相关。进一步的分析结果表明，对感染的分子感应在这些疾病中有可能发挥了相似的致病作用，而免疫反应则在一些感染性和炎症性疾病中扮演了不一致的角色。

　　【评述】　总体而言，这项研究通过显著增加确认的遗传易感性位点的数目提高了对麻风病的遗传理解，并且进一步提供了麻风易感性位点对自身免疫性和炎性疾病的多效性影响的证据。特别是，尽管细胞内感染的分子感应在这些疾病中可能具有相似的致病作用，但免疫相关通路具有不一致的作用，支持强免疫和炎症反应有利于防御感染的概念，但增加了自身免疫和炎性疾病的风险。进一步的测序和功能研究可能会确定这些易感基因位点内的真正的易感基因和致病性突变事件，这可能有助于阐明麻风发生的分子机制，并进一步了解这些基因座对自身免疫和炎性疾病的影响。

（周　旸　邵凌云）

文选 100

　　【题目】　大规模的全基因组关联和荟萃分析确定了 4 个新的麻风易感性位点（A large-scale genome-wide association and meta-analysis identified four novel susceptibility loci for leprosy）

　　【来源】　Nature Communications，2016，7：13760.

　　【文摘】　麻风是一种慢性感染性疾病，由无法体外扩增的病原体麻风分枝杆菌（麻风分枝杆菌）引起，如果不治疗，通常会发展为周围神经病变和永久性进行性畸形。以前发表的遗传学研究已经确定了 18 个基因 / 基因座在全基因组显著水平与麻风显著相关。然而，作为一种复杂的疾病，这些基因 / 基因座只能解释一小部分麻风病风险。为了进一步鉴定更易感的基因 / 基因座，张福仁团队在一项包含 8156 个麻风病患者和 15 610 个对照的中国人群队列中进行了三阶段全基因组关联研究（GWAS）。最终发现了 4 个位点，包括 3p25.2 上的 rs6807915（$P=1.94\times10^{-8}$，OR 0.89）、7p14.3 上的 rs4720118（$P=3.85\times10^{-10}$，OR 1.16）、8p23.1 上 的 rs25894533（$P=5.07\times10^{-11}$，OR 1.15） 和 8q24.11 上的 rs10100465（$P=2.85\times10^{-11}$，OR 0.85）。

【评述】 该研究利用皮损转录组 RNA 测序技术将易感基因定位于 *SYN2*、*BBS9*、*CTSB* 和 *MED30* 基因。首次证明神经功能相关基因与麻风发病相关，而在麻风患者皮损中的基因表达量显著降低，提示了神经功能相关基因的正常表达可抵抗麻风分枝杆菌在神经末梢的感染。

（周 晛 邵凌云）

文选 101

【题目】 鉴定 IL-18RAP/IL-18R1 和 IL-12B 作为麻风风险基因证明炎症与感染性疾病之间有共同发病机制（Identification of IL-18RAP/IL-18R1 and IL-12B as leprosy risk genes demonstrates shared pathogenesis between inflammation and infectious diseases.）

【来源】 Am J Hum Genet，2012，91（5）：935-941

【文摘】 麻风是由麻风分枝杆菌感染易感个体后，经过一定的潜伏期，选择性侵犯皮肤和外周神经，晚期可致残的慢性传染病。炎症性肠病（inflammatory bowel disease，IBD）是一种慢性炎症性胃肠功能失调性疾病。一种传染性疾病，一种炎症性疾病，看似毫无关联，但遗传学研究提示两者之间存在共同的遗传背景。在通过全基因组关联研究鉴定的 8 个麻风易感性位点中，5 个与 Crohn 病有关，提示麻风病与 IBD 之间有共同的基因指纹。其中，在对来自中国人群的 4 个独立麻风样本（总共 4971 例麻风病例和 5503 例对照）进行了 133 个 IBD 易感位点的多阶段遗传关联研究，发现了两个相关位点，分别是在 2q12.1 上的 rs2058660（$P=4.57\times10^{-19}$，OR 1.30）和 5q33.3 上的 rs6871626（$P=3.95\times10^{-18}$，OR 0.75），提示 IL-18RAP/IL-18R1 和 IL-12B 为麻风的易感基因。IL-18RAP/IL-18R1 编码 IL18 受体，其与 IL18 结合后刺激 Th1 和 Th2 细胞因子的释放，导致 NF-κB 通路的激活。IL-12B 早已报道与结核的易感性相关。IL-18 和 IL-12B 的协同作用在麻风发病过程 IFN-γ 的产生中扮演重要角色。因此，研究揭示了 IL-12/IL-18 介导的转录调控 IFN-γ 产生在麻风病中的重要作用，并且与先前的发现一起显示了传染性和炎性疾病之间共有的遗传易感性。

【评述】 新发现的两个易感基因在麻风和 IBD 中的风险效应相反，在麻风易感者该两个易感基因通过一定的途径导致机体某些方面的免疫缺陷，从而增加麻风的患病风险；而在 IBD，该两个基因的作用可能导致机体在某些方面的免疫亢进，从而增加 IBD 风险。这表明由于自然选择，机体免疫应答的增强使得感染性疾病发生率减少，但发生炎症性疾病的风险则会增加。该研究成果对于揭示麻风和 IBD 的发病机制及深入了解炎症性疾病与传染性疾病的发病机制的内在联系将起到积极的推动作用。同时，随着更多的易感基因发现，麻风的一级预防将成为可能。

（周 晛 邵凌云）

文选 102

【题目】　麻风病中蛋白质编码变异的全基因组分析（Genome-wide analysis of protein-coding variants in leprosy）

【来源】　J Invest Dermatol，2017，137（12）：2544-2551

【文摘】　尽管全基因组关联研究大大提高了对常见非编码变异体对麻风病易感性贡献的理解，但蛋白质编码变体尚未被系统地研究。有学者对汉族人进行了三阶段蛋白质编码变异的全基因组关联研究，包括 7048 例是麻风病患者和 14 398 例健康对照者。发现 7 个外显子组显著的编码变体，包括 2 个罕见的变体：NCKIPSD 中的 rs145562243（OR 4.35，$P=1.71\times10^{-9}$）和 CARD9 中的 rs149308743（OR 4.75，$P=2.09\times10^{-8}$）；3 个低频变异：IL23R 中的 rs76418789（OR 1.36，$P=1.03\times10^{-10}$），FLG 中的 rs146466242（OR 1.45，$P=3.39\times10^{-12}$）和 TYK2 中的 rs55882956（OR 1.30，$P=1.04\times10^{-6}$）；和 2 种常见变体：SLC29A3 中的 rs780668（OR 1.14，$P=2.17\times10^{-9}$）和 IL-27 中的 rs181206（OR 0.83，$P=1.08\times10^{-7}$）。发现的蛋白质编码变体，特别是低频和罕见的，除了已知的天然和适应性免疫之外，在麻风病发病机制中还涉及皮肤屏障和内吞作用 / 吞噬作用 / 自体吞噬，显示了蛋白质编码变体研究在复杂疾病中的优势。

【评述】　麻风是由麻风分枝杆菌引起的一种古老的感染性疾病，其影响皮肤和周围神经。虽然可以治疗，但在世界许多地区，尤其是发展中国家，仍然是造成残疾和社会污名的主要原因。为了了解麻风易感性的遗传基础，已经进行了基于候选基因的关联分析和 GWAS，发现了 21 种常见的风险变体，显示先天性和适应性免疫应答的参与。但是，这些常见的风险变体主要位于非编码区域内。蛋白质编码变异体，特别是低频和罕见的变异体尚未被系统地研究，然而这些变体更可能是大多数情况下的致病突变。因此，该研究十分重要。

（周　晛　邵凌云）

文选 103

【题目】　Toll 和 CARD 与中国人麻风易感性的关联研究（An association study of Toll and CARD with leprosy susceptibility in Chinese population）

【来源】　Hum Mol Genet，2013，22（21）：4430-4437

【文摘】　以前的 GWAS 确定了多个易感性位点，突出显示了麻风中 TLR（Toll 样受体）和 CARD（caspase 募集结构域）基因的重要作用。在中国汉族麻风标本中进行了 30 个 TLR 和 47 个 CARD 基因的大型三阶段候选基因关联研究，在之前发表的 GWAS 数据集（第 1 阶段）中，共检测到 4363 个 SNPs，其中 8 个 SNPs 显示出相关性（$P<0.01$）。在这 8 个单核苷酸多态性中，rs2735591 和 rs4889841 在另一个 1504 例麻风患者和 1502 例对照的独立队列（第 2 期）中显示出显著的相关性（$P<0.001$）；而在第 2 个由 938 例患者和 5827 个健康对照组成的独立队列（第 3 期）中仅有 rs2735591（在 BCL10 旁）具有显著性；rs2735591 在 3 个阶段显示了一致的关联（异质性检验 $P>0.05$），联合验证样本中的显著关联性（校正 4363 个 SNPs 后 $P=5.54\times10^{-4}$）和全基因组和验证样本中的全基因组显著性（ OR 1.24, $P=1.03\times10^{-9}$ ）。此外，还证实了 BCL10 在麻风病变中的表达低于正常皮肤，BCL10 与先前鉴定的与下游炎性反应的主要调节物 NF-κB 相关的 8 个麻风病基因之间显著的基因连接。因此，在 1p22 上发现了一个新的易感基因位点，可以将 BCL10 作为一个新的麻风易感基因。

【评述】 Toll 样受体（TLR）识别不同微生物的特定分子模式以诱导先天性免疫反应。TLR 变异对麻风易感性的贡献已经在不同的人群中进行了研究，而 TLR1、TLR2 和 TLR4 变异已被报道与以前的印度、尼泊尔和非洲人群研究中的麻风相关。除 TLR1 之外，其他 TLR 受体的关联证据是不确定的。关于 NOD2 和 RIPK2 在先前的发现和含有 CARD 的分子及 Toll 受体在对病原体的先天免疫应答中有作用，因此其他 Toll/CARD 基因也可能在麻风易感性中起作用。因此，这一大样本的三阶段候选基因相关性研究对证实这一假设有很大意义，强调了先天性和适应性免疫反应在麻风病中的重要作用。

（周　晛　邵凌云）

二十六、流行性脑脊髓膜炎研究进展

文选 104

【题目】 中国 2006—2014 年流行性脑脊髓膜炎病例菌群分布特征及变迁趋势

【来源】 中国疫苗和免疫，2015，221（5）：481-485

【文摘】 流行性脑脊髓膜炎（以下简称流脑）流行菌群可随国际频繁交流及大规模人群迁徙自流行地区输入，也可因脑膜炎球菌疫苗的广泛应用，导致流行优势菌群发生变迁。李军宏等利用 2006—2014 年全国法定传染病报告系统资料、流脑监测报告信息管理系统数据及各省监测工作总结报告数据，运用描述流行病学方法，分析中国 2006—2014 年不同血清群脑膜炎奈瑟菌引起的流行性脑脊髓膜炎（流脑）病例的流行病学及菌群分布和变迁特征，为预防控制流脑提供参考。中国 2006—2014 年累计报告流脑病例 5545 例，年平均发病率为 0.047/10 万；实验室确诊病例中 A、B、C、W135、其他及不可分群流脑病例分别占 26.08%、10.38%、44.81%、3.54% 和 15.19%。全国检测出 A、B、C、W135 群流脑病例的省分别有 29 个、22 个、26 个和 12 个；<1 岁人群 2006—2009 年以 A 群病例为主，2010—2014 年以 B 群病例为主；1～6 岁、7～12 岁及 >12 岁人群均以 C 群病例为主。A 群流脑病例构成比总体呈减少趋势，C 群流脑病例构成比呈先增加后减少的趋势，B 群和 W135 群均呈上升趋势。>70% 的省份检出 B 群病例，>83% 的省份检出 C 群病例，>38% 的省份检出 W135 群病例。中国流脑优势流行菌群已从 A 群向 C 群变迁；流脑病例流行菌群构成正在向多元化发展。

【评述】 李军宏等对 2006—2014 年全国报告实验室确诊流脑病例的菌群分布特征及变迁情况进行分析，属于流脑流行病学方面的研究。该研究发现 A 群流脑病例构成比总体呈减少趋势，C 群流脑病例构成比呈先增加后减少的趋势，B 群和 W135 群均呈上升趋势。>70% 的省份检出 B 群病例，>83% 的省份检出 C 群病例，>38% 的省份检出 W135 群病例。中国流脑优势流行菌群已从 A

群向 C 群变迁；流脑病例流行菌群构成正在向多元化发展。这与中国已经将 A 群脑膜炎球菌多糖疫苗、A 群和 C 群脑膜炎球菌多糖疫苗纳入国家免疫规划的免疫策略密切相关。该研究数据翔实，图表清晰，结果为制定有效的流脑防控策略和措施提供参考。

（刘其会 邵凌云）

文选 105

【题目】 15 岁及以下儿童接种国产脑膜炎球菌疫苗免疫原性的 Meta 分析

【来源】 中国预防医学杂志，2017，18（7）：527-533

【文摘】 群体接种脑膜炎球菌疫苗是控制和预防流行性脑脊髓膜炎传播最为有效的措施。目前使用的国产脑膜炎球菌疫苗分为脑膜炎球菌多糖疫苗（MPSV）和脑膜炎球菌多糖结合疫苗（MPCV）。目前国内对儿童接种 MPSV 和 MPCV 的免疫原性研究及两者免疫原性对比的研究均还没有进行过系统评价。滕冲等通过检索多种数据库，筛选出有关含 A 群、C 群组分的国产脑膜炎球菌疫苗免疫原性的研究，以血清杀菌力试验检测儿童接种 1 剂次或 2 剂次脑膜炎球菌疫苗的血清抗体阳转率（SR）作为终点指标。该研究共纳入 23 篇文献，7 篇为脑膜炎球菌多糖疫苗和脑膜炎球菌多糖结合疫苗比较的对照研究，其余均为非对照研究。2 岁儿童接种 2 剂次 MPSV 后 A 群和 C 群的 SR 分别为 78.54% 和 62.82%。2～15 岁儿童接种 1 剂次 MPSV 后 A 群和 C 群的 SR 分别为 94.25% 和 94.71%；2 岁儿童接种 2 剂次 MPCV 后 A 群和 C 群的 SR 分别为 98.78% 和 98.44%；2～15 岁儿童接种 1 剂次 MPCV 后 A 群和 C 群的 SR 分别为 98.54% 和 97.79%。该研究说明 2 岁儿童接种含 A 群、C 群组分 MPCV 的免疫原性优于同组分的 MPSV，含 A 群、C 群组分的 MPSV 和 MPCV 均可在 2～15 岁儿童中产生良好的免疫原性。

【评述】 滕冲等经过文献检索、Meta 分析发现 15 岁及以下儿童接种不同剂次的 MPCV 的阳转率均较高（＞98%），MPSV 和 MPCV 均可在 2～15 岁儿童中产生较高的免疫原性，＜2 岁儿童接种 MPCV 的免疫原性较多糖疫苗好，并且符合 WHO 推荐的常规免疫方案。该研究中，合并后的 SR 存在较高的异质性，且该研究没有对文献进行质量评价，尚无法评估其对此次 Meta 分析结果产生的影响，有待积累更多的低年龄组研究再行分析。除从免疫原性这方面考虑外，还可从疫苗接种的必要性、安全性、有效性、可行性等各方面进行相关研究，为以后适时纳入国家免疫规划提前做好证据支持。

（刘其会 邵凌云）

文选 106

【题目】 降钙素原、白介素 -6、C 反应蛋白与新生儿细菌感染类型及严重程度的相关性

【来源】 中华实验和临床感染病杂志（电子版），2014，8（6）：17-20

【文摘】 在成人感染性疾病中，血清降钙素原（PCT）、白介素 -6（IL-6）、C 反应蛋白（CRP）是诊断感染的参考指标，对于感染的治疗有重要指导价值；但在新生儿感染中，PCT、IL-6 和 CRP

的诊断价值却无统一的评判。戴红梅等通过收集并测定 125 例细菌感染性疾病新生儿入院时及入院治疗 1 周时的血清 PCT、IL-6 和 CRP 水平，并随机选择 30 例于本院出生的健康新生儿作为对照组，分析 PCT、IL-6 和 CRP 水平与患儿感染类型和感染严重程度的关系。该研究发现，感染患儿血清 CRP、IL-6 和 PCT 水平均较无感染患儿升高，败血症患儿组 PCT 为（9.752±4.296）ng/ml，高于其他感染部位，其次是化脓性脑膜炎组（4.15±3.225）ng/ml 和肺炎伴其他感染组（2.873±2.112）ng/ml，而其他感染部位组与对照组差异无统计学意义。各感染部位患儿血清 CRP 和 IL-6 均高于对照组，且差异具有统计学意义（P＜0.05）。感染患儿血清 PCT、IL-6 和 CRP 水平与患儿感染严重程度的关系：严重感染组＞一般感染组＞对照组，且两两比较差异均具有统计学意义（P＜0.05）。经 1 周治疗后，感染患儿血清 PCT、IL-6 和 CRP 均较治疗前显著降低（P＜0.05）。PCT、IL-6 和 CRP 水平检测在判断新生儿细菌感染类型中各具优势，但三者对感染严重程度的判断具有高度的统一性，感染越严重，患儿的血清 PCT、IL-6 和 CRP 水平越高，经相应治疗后均降低。

【评述】 本研究中，PCT、IL-6 和 CRP 水平与细菌感染类型有显著相关性，PCT 水平最高的为败血症患儿，其次是化脓性脑膜炎，这有利于与病毒性脑膜炎进行区分。PCT 在肺炎伴其他感染患儿中也表现出较高的表达，而在上呼吸道感染组、肺炎组、肠炎组和其他一些疾病组 PCT 水平与对照组差异无统计学意义，故在这些细菌性感染中不适合鉴别诊断依据。IL-6 最高的为化脓性脑膜炎患儿，CRP 最高的为化脓性脑膜炎患儿，在其他感染组中均有高于对照组的表达，由此可见在对感染部位方面的特异性不强。该研究中还发现 PCT、IL-6 及 CRP 与在细菌感染严重程度方面也具有显著的相关性，感染越严重，则该三项指标的水平也高，且严重感染患儿与一般感染患儿血清 PCT、IL-6、CRP 水平具有显著性差异。该研究揭示了 PCT、IL-6 和 CRP 在临床诊疗过程中的临床价值，但该研究未对感染的病原学进行分类讨论，比如细菌、真菌、病毒等不同病原体感染的情况下，PCT、IL-6、CRP 这三项验证指标的表达差异，且样本量有限，还需扩大样本量进一步验证。

（刘其会　邵凌云）

文选 107

【题目】 中国脑膜炎奈瑟菌感染的疾病负担：系统评价和荟萃分析（Burden of Neisseria meningitidis infections in China：a systematic review and meta-analysis）

【来源】 J Glob Health，2016，6（2）：020409

【文摘】 脑膜炎奈瑟菌是全球儿童和青年人细菌性脑膜炎和败血症的主要原因。中国脑膜炎奈瑟球菌感染相关的疾病负担尚未经过系统的评估。因此，Zhang 等通过文献检索进行荟萃分析，来评估中国脑膜炎奈瑟球菌病的负担。该研究中总共有 50 篇文章被纳入分析。脑膜炎球菌疾病的总发病率和死亡率估计分别为 1.84/10 万（95%CI 0.91～3.37）和 0.33/10 万（95%CI 0.12～0.86）。健康人群中脑膜炎奈瑟球菌携带率估计为 2.7%（95%CI 2.0%～3.5%）。A 群脑膜炎奈瑟球菌抗体阳性率、C 群脑膜炎奈瑟球菌抗体阳性率分别为 77.3%（95%CI 72.4%～81.6%）和 33.5%（95%CI 27.0%～40.8%）。该研究表明中国脑膜炎球菌病的总发病率、死亡率均很低，人群中 C 群脑膜炎奈瑟菌抗体阳性率明显低于 A 群脑膜炎奈瑟菌抗体阳性率，C 群脑膜炎奈瑟菌可能容易引起发生脑膜炎球菌病的暴发。

【评述】　该研究是第一次系统地筛查、整理和分析关于中国脑膜炎奈瑟菌感染疾病负担的研究。该研究结果显示，脑膜炎球菌疾病的总发病率和死亡率估计分别为 1.84/10 万和 0.33/10 万，健康人群中脑膜炎奈瑟球菌携带率估计为 2.7%，A 群脑膜炎奈瑟球菌抗体阳性率、C 群脑膜炎奈瑟菌抗体阳性率分别为 77.3% 和 33.5%。因该研究为荟萃分析，研究结果受限于纳入文章的质量、地方检测水平，部分地区如甘肃、西藏等西部地区数据缺乏，结果的推广需谨慎。

（刘其会　邵凌云）

二十七、淋病研究进展

文选 108

【题目】　淋病和前列腺癌发病率：21 项流行病学研究的 Meta 分析（Gonorrhea and prostate cancer incidence：an updated Meta-analysis of 21 epidemiologic studies）

【来源】　Med Sci Monit，2015，21：1895-1903

【文摘】　淋病是由淋病奈瑟菌引起的泌尿生殖道感染性疾病，是世界范围内的公众健康问题，2008 年世界卫生组织估算全球有 1 亿 600 万淋病患者。一些流行病学研究评价淋病和前列腺癌的关系，尚没有得出统一结论。廉文清等使用更新的 Meta 分析进一步评价淋病史和前列腺癌的关系。使用淋病或淋病奈瑟菌或性传播疾病和前列腺癌或前列腺肿物作为检索词，检索 PubMed、EMBASE 和 Cochrane Library 数据库中 2014 年 6 月前发表的文献，共纳入符合研究要求的文献 21 篇，其中病例对照研究 19 篇，前瞻性队列研究 2 篇，14 项研究来自美国，5 项来自欧洲，2 项来自亚洲，包括 9965 例前列腺癌患者和 118 765 例参与者。使用合并 *OR* 和 95% *CI* 来评价淋病对于前列腺癌的风险的影响。合并计算结果数据表明淋病增加前列腺癌的风险。亚组分析表明，美国黑人与白人比较，淋病和前列腺癌风险增高相关性更强。结合其他研究的结果，表明种族和文化差异可能会对淋病和前列腺癌发生的关系产生影响。2012 年美国 CDC 的数据显示，淋病在美国黑人男性的发病率是白种人的 16 倍，高淋病感染率可能与美国黑人人均低收入、低保险率、生活环境差异等相关，而前列腺癌的发生与该人群淋病诊断延迟、治疗不充分和黑人相对的基因多样性大有关。淋病感染增加前列腺癌风险的生物学机制尚不清楚，越来越多的证据表明慢性炎症状态与前列腺癌变相关。淋病奈瑟菌感染导致前列腺的慢性炎症环境。炎症细胞在损伤和感染后产生趋化作用，分泌大量的炎症因子和趋化因子，可能促进肿瘤的生长并最终导致肿瘤的发生。

【评述】　淋病是否增加前列腺癌的风险目前尚无定论。前列腺癌是男性最常见的肿瘤，2014 年占美国新发肿瘤的 27%，其引起的死亡人数占所有肿瘤引起死亡人数的 10%，是引起肿瘤死亡的第二大原因。尽管引起前列腺癌的原因尚不清楚，其发病率和年龄、种族、家族史、生活行为、体重指数、饮食、地域和性传播疾病相关。该研究采用科学 Meta 分析的方法对淋病和前列腺癌发生的相关性进行评价，得出了较为可靠的结论。但是由于研究数量及研究类型的限制，需要更多的前瞻性队列研究或干预性研究证实这一结论，同时需要更多的研究帮助确定这种相关性存在的机制。

（张　黎）

文选 109

【题目】 淋病奈瑟菌 porA 假基因的环介导等温扩增：一项快速可靠的检测淋病的方法（Loop-mediated isothermal amplification of Neisseria gonorrhoeae porA pseudogene：a rapid and reliable method to detect gonorrhea）

【来源】 AMB Expr，2017，7（1）：48

【文摘】 淋病是由革兰染色阴性、专性对人类致病的淋病奈瑟菌所引起的一种性传播疾病，发展中国家淋病的发病率远高于发达国家。对于发展中国家来说，快速诊断对于预防和治疗该病都有非常重要的意义。传统诊断淋病的方法为采用特殊琼脂培养基的微生物培养鉴定及革兰染色，这种方法耗时、耗力，而基于聚合酶链反应原理的快速诊断方法越来越常见。环介导等温扩增（loop-mediated isothermal amplification，LAMP）是一种改良的 PCR 技术，首次在 2000 年开始应用。刘美明等收集淋病奈瑟菌的标准 DNA 链和 26 例来自于广州医科大学附属第三医院和广东皮肤病医院的患者生殖道分泌物样本用于 LAMP 检测，使用自动实时 PCR 仪或水浴的方法进行扩增，将扩增的 porA 假基因序列在 NCBI 数据库中比对，LAMP 方法结果与传统培养方法进行比较，对 LAMP 这一低花费、省时、可靠检测方法的敏感性和特异性进行评价。LAMP 方法可以在奈瑟菌 DNA 水平低至 1 pg/μl（1×10^3 CFU/ml cells）时检测到奈瑟菌 DNA，与使用自动实时 PCR 仪扩增和水浴方法的结果相似。相对于传统的培养方法，LAMP 检测淋病奈瑟菌的敏感性和特异性分别为 94.7% 和 85.7%。LAMP 是检测淋病奈瑟菌 porA 基因的敏感而可靠的方法。可以作为一种快速、经济而有效的检测淋病奈瑟菌的方法在发展中国家应用。

【评述】 LAMP 是一种改良的基于 PCR 原理的诊断方法，具有较传统的培养诊断方法耗时短、花费少的特点。该研究证实 LAMP 可以在简单的水浴条件下完成扩增，并且其结果可以用肉眼判读。通过与传统培养方法的对比研究证实 LAMP 可以在发展中国家作为一种快速、可靠、便宜、简便诊断淋病的方法。需要更多大样本量数据及更多样的标本来源研究进一步证实该结论。

（张　黎）

二十八、非淋球菌性尿道炎研究进展

文选 110

【题目】 脲原体属是非淋球菌尿道炎的病原体？一个系统回顾和荟萃分析（Are Ureaplasma spp. a cause of nongonococcal urethritis? A systematic review and meta-analysis）

【来源】 PLoS One，2014，9（12）：e113771

【文摘】 非淋球菌尿道炎是最常见的男性泌尿生殖道综合征。脲原体属包括解脲支原体（Ureaplasma urealyticum，Uu）和微小脲原体（Ureaplasma parvum），在非淋菌性泌尿系感染的地位众说纷纭，业界认为解脲支原体是非淋菌性泌尿系感染的致病菌，而微小脲原体则不是。但中国的流行情况尚不清楚，2014 年 Zhang 等进行了荟萃分析，分析共纳入 1507 例 NGU 患者及 1223 个对照病例，结果显示：两组人群中脲原体属检出率无显著差异，非淋球菌尿道炎患者中解脲支原体检出率明显高，而微小脲原体则主要在对照人群检出。且无论是 NGU 患者还是正常对照的受试者，解脲支原体和微小脲原体的阳性携带率都明显高于世界平均水平。

【评述】 国内缺乏系统的非淋球菌性尿道炎的流行病学数据，本文通过系统综述的方式，对我国人群中脲原体属的流行情况进行了分析总结，发现了我国人群脲原体的高携带率，提出了解脲脲原体是非淋球菌性尿道炎主要病原体，对非淋球菌尿道炎的临床治疗有较大意义。但该结论可能受文献质量的影响，尚需更多数据支持。

（周宝桐）

文选 111

【题目】 897 例非淋球菌性尿道炎患者支原体属培养及药敏结果分析

【来源】 中华实验和临床感染病杂志（电子版），2014，8（6）：827-829

【文摘】 王芳等对 897 例非淋球菌性尿道炎患者行支原体培养，阳性 420 例，阳性率为 46.82%（420/897），其中解脲支原体（Uu）阳性率为 34.89%（313/897），人型支原体（Mh）阳性率为 2%（18/897），Uu＋Mh 阳性率为 9.92%（89/897）；女性患者 Uu 阳性率和 Uu＋Mh 阳性率分别为 46.60%（233/500）和 13.20%（66/500），均显著高于男性的 20.15%（80/397）和 5.79%（23/397）（$P<0.05$）；支原体对 12 种抗菌药物敏感性较强的是交沙霉素、米诺环素、多西环素和四环素，敏感率分别为 94.05%（395/420）、92.86%（390/420）、92.62%（389/420）和 89.29%（375/420），而对诺氟沙星、阿奇霉素和红霉素的耐药性均较高，耐药率分别为 87.38%（367/420）、73.33%（308/420）和 71.19%（299/420）。

【评述】 大环内酯类、氟喹诺酮类和四环素类是非淋球菌性尿道炎常用的治疗药物。尤其是氟喹诺酮类，因其价格相对低廉，不良反应较少，口服生物利用度高，广泛用于包括非淋球菌尿道炎在内的各种尿路感染及其他部位感染，其耐药问题也日益突出。包括国内三级甲等医院大肠埃希菌在内的多种细菌对氟喹诺酮类耐药率已超过 50%。本文通过大样本药敏试验，发现支原体属对氟喹诺酮类和大环内酯类也呈现较高耐药水平，四环素类敏感性高。对临床治疗有较好的指导意义。

（周宝桐）

二十九、败血症研究进展

文选 112

【题目】 S1PR3 通路驱动的细菌杀伤为细菌性败血症生存所必需（S1PR3 signaling drives bacterial killing and is required for survival in bacterial sepsis）

【来源】 Am J Respir Crit Care Med，2017，196（12）：1559-1570

【文摘】 病原微生物的有效清除对于败血症的预后是非常关键的步骤。巨噬细胞作为机体固有免疫系统中的重要效应细胞，在免疫监视及防御中发挥着关键作用。病原体可诱发巨噬细胞分泌多种生物活性物质，其中活性氧（ROS）可干扰细菌的 DNA 转录和 ATP 合成，杀灭病菌或破坏细胞膜、干扰酶的功能，从而清除微生物。磷酸分子 1- 磷酸鞘氨醇（S1P）可与一类 G 蛋白偶联受体 S1P 受体（S1PRs）结合，启动细胞跨膜信号转导效应，介导 S1P 发挥其第一信使作用，调节细胞增殖、血管生成和免疫反应。S1PR3 作为 S1PR 家族中一个成员，与 3 种 G 蛋白发生偶联（Gi、Gq、G12/G13），介导了广泛的生物学效应。当前，对 S1PR3 调控中枢及外周固有免疫细胞促炎作用的研究较为广泛，而其在病原微生物清除中的作用并不明确。该研究使用腹腔大肠埃希菌注射诱导小鼠败血症模型，取外周血和腹腔灌洗液来计算细菌集落数。在细菌刺激后的巨噬细胞中发现 S1PR3 蛋白表达升高。研究者发现 S1PR3 基因敲除小鼠对比野生型在不同的败血症模型中均有更高的死亡率和细菌负荷。将野生型小鼠中得到的巨噬细胞转移给 S1PR3 敲除小鼠，这些小鼠便不会死于败血症。S1PR3 的减少导致了巨噬细胞的细菌杀伤的显著减少。使用 S1PR3 激动药后，基因敲除小鼠的生存率反而会比野生型小鼠提高。然后该研究更深入做了 S1PR3 背后的机制，发现 S1pr3 基因敲除的巨噬细胞，其内的 ROS 水平降低以及吞噬体的成熟被延迟。而使用 S1PR3 激动药后，巨噬细胞早期 ROS 迅速产生，同时细菌被加速清除。另外，从败血症患者中分离的单个核细胞中，S1PR3 活性越高的病例有越好的预后。因此，S1PR3 通路在败血症中可以调节机体对于病原体的天然免疫，未来可作为有效干预的靶点。

【评述】 败血症是全世界范围内排名前 10 位的死亡因素。病原微生物只是败血症的启动因素，仅使用有效抗生素并不能完全控制其后的全身炎症反应综合征。尽管如今关于败血症治疗药物的临床研究很多，但是对于有希望真正用于临床的药物前景不是那么乐观。所以亟待基础研究发现更多败血症的其他治疗靶点。本文在体内和体外研究中均发现了 S1PR3 的活性增高对于败血症的保护作用，同时也在临床病例中得到了证实。研究者着重于 S1PR3 激活巨噬细胞的细菌清除功能，是最重要的天然免疫反应之一。未来仍需有更多的研究关于 S1PR3 的具体机制和调节免疫的功能，才能更好地应用于临床。

（应 悦 邵凌云）

文选 113

【题目】 颗粒蛋白前体通过激活巨噬细胞募集作用于败血症中机体的免疫反应（Progranulin plays a central role in host defense during sepsis by promoting macrophage recruitment）

【来源】 Am J Respir Crit Care Med，2016，194（10）：1219-1232

【文摘】 败血症的发生发展与机体对感染的过度免疫反应有关。而巨噬细胞向感染部位募集是免疫系统对于感染的第一道防线。巨噬细胞的募集不足已经被报道和败血症更高的死亡率与细菌负荷密切相关，而且加强巨噬细胞募集也可以减轻败血症的严重程度。颗粒蛋白前体是一个有 593 个氨基酸的自分泌生长因子，在哺乳动物的组织里广泛表达，作用包括细胞增殖、伤口愈合、神经退行、胰岛素抵抗和肿瘤发生。该蛋白可能在一系列炎症性疾病中基于不同情况下的作用也有不同。该研究首次调查了颗粒蛋白前体在机体对于败血症中的免疫所起到的作用。研究者纳入了 100 例来自重庆医科大学附属第一医院的住院败血症患者，并招募了53例健康受试者，发现前者颗粒蛋白前体的浓度显著增高。同时研究者使用盲肠结扎穿刺诱导小鼠的败血症，得到相同的结果。使用颗粒蛋白前体敲除基因小鼠进一步研究，发现此类小鼠不仅死亡率提高了，血中细菌的清除率还降低了。给这些小鼠接受放射性照射以破坏骨髓造血系统，再给予野生型小鼠的骨髓，它们的颗粒蛋白前体含量还是能显著增高，提示颗粒蛋白前体的关键产生地点是骨髓造血细胞。基因敲除小鼠和野生型小鼠的基线腹腔灌洗液巨噬细胞数量无显著差别，但在盲肠结扎穿刺后的6小时与24小时，颗粒蛋白前体缺陷的小鼠巨噬细胞募集显著不足，而且中性粒细胞和T细胞免疫分泌的重要细胞因子CCL2的产生也不足，提示颗粒蛋白前体缺乏对于败血症的免疫反应会较弱。使用重组颗粒蛋白前体治疗基因敲除小鼠后，不仅巨噬细胞募集功能和天然免疫功能能恢复，还能一定程度提高野生型小鼠败血症的生存率。由此可见，颗粒蛋白前体是对于败血症提高机体免疫的很有前景的治疗手段，可以作为未来有效的药物靶点来开发。

【评述】　败血症的发生发展与机体对于感染的过度免疫反应有关。成功治疗败血症的关键之一是消除启动因素——感染。该研究在患者及小鼠体内均证实了颗粒蛋白前体在败血症机体免疫反应的重要作用，提出未来药物治疗新靶点。同时探索出了颗粒蛋白前体参与机体免疫反应的具体机制是激活巨噬细胞的募集及天然免疫的重要细胞因子CCL2的分泌。然而，先前的研究已经提示颗粒蛋白前体可以调节机体的多种复杂的免疫反应，今后仍需更全面的研究来揭示颗粒蛋白前体的机制。另外，也需要更多临床病例研究来证实真实世界中颗粒蛋白前体对于败血症的保护作用。

（应　悦　邵凌云）

文选 114

【题目】　下丘脑-垂体-肾上腺轴激素对于早期败血症的预测价值：一项在急诊科进行的研究（Prognostic significance of hypothalamic-pituitary-adrenal axis hormones in early sepsis：a study performed in the emergency department）

【来源】　Intensive Care Med，2014，40（10）：1499-1508

【文摘】　下丘脑-垂体-肾上腺（hypothalamic-pituitary-adrenal，HPA）轴的调节对于危重症患者而言至关重要，是帮助危重症患者调动机体快速适应疾病应激状态，调节内环境稳定的重要参与部分。在早期脓毒症中也起着重要的作用。血管加压素（arginine vasopressin，AVP）是HPA轴的核心激素，而血管加压素前体由39个氨基酸组成，是与AVP同时释放的前体蛋白。HPA轴的激活导致了促肾上腺皮质激素释放激素（corticotropin releasing hormone，CRH）从下丘脑室旁核中分泌。CRH和AVP有着协同作用，共同促进释放了促肾上腺皮质激素（adrenocorticotrophic hormone，ACTH）和皮质醇。在败血症中肾上腺皮质功能不全非常常见，可能也参与了败血症的病理生理机制。该研究评估了血管加压素前体和HPA激素在预测败血症发展和死亡中的作用，一共纳入了461例败血症患者，每例患者入院时同时评估急诊败血症死亡率评分（MEDS）。研究者发现基线血清血管加压素前体、总皮质醇、游离皮质醇和ACTH的浓度随着疾病严重程度的上升而增高（$P<0.001$）。多元Logistic回

归分析提示血管加压素前体和总皮质醇是感染性休克的独立危险因素（$OR=1.034$、1.355）。生存分析提示血管加压素前体<86.3 pg/ml 的病例 28 天死亡率显著降低（$OR=1.039$），而总皮质醇水平<34.2 µg/dl 的病例 28 天死亡率也显著降低（$OR=1.499$）。血管加压素前体对于预测感染性休克和 28 天死亡率的受试者曲线下面积（AUC）分别为 0.856 和 0.826。将血管加压素前体、总皮质醇、MEDS 评分和降钙素原合并分析，发现 AUC 均比各单独因素显著增大（$P<0.001$），提示血管加压素前体和 HPA 激素是很有前景的对于严重败血症或感染性休克的独立预测因素。

【评述】 败血症病死率高，发展极快，但早期又难以识别，容易导致过度治疗，所以早期诊断至关重要，也是如今的研究热点。自降钙素原已广泛应用于临床诊断败血症及预测严重程度后，一系列其他蛋白也在研究中体现出了良好的预测作用。HPA 轴在机体的应激反应中起着重要的作用。该研究发现了 HPA 轴中的血管加压素前体和总皮质醇可以预测败血症的严重程度和败血症 28 天死亡率。今后还需要更大样本的多中心研究来证实这一结果，并研究这些指标引起的临床提前干预是否真正有益于生存。

（应　悦　邵凌云）

文选 115

【题目】 早期目标指导性治疗对于成人严重败血症或感染性休克的作用：一项随机对照研究的荟萃分析（Early goal-directed therapy in the management of severe sepsis or septic shock in adults: a Meta-analysis of randomized controlled trials）

【来源】 BMC Med，2015，13：71

【文摘】 严重脓毒症和脓毒性休克患者都存在一定的绝对或相对的有效血容量不足，因此需要尽快补充血容量。早期目标指导性治疗（EGDT）是指一旦临床诊断严重脓毒症合并组织灌注不足，应尽快进行积极的液体复苏。早期目标指导性治疗（EGDT）对于败血症治疗效果的随机对照研究的荟萃分析，共纳入了 10 项研究，4157 例患者。结果发现 EGDT 组和对照组的死亡率无显著差异（RR 0.91，95% CI 0.79~1.04，$P=0.17$），有潜在的异质性（$\chi^2=23.65$，$I^2=58\%$）。在亚组分析中，标准的 EGDT，而不是调整后的 EGDT，与对照组相比死亡率显著降低（RR 0.84，95%CI 0.72~0.98，$P=0.03$）。然而，EGDT 组相比早期乳酸清除组的死亡率更高（RR 1.52，95% CI 1.06~2.18，$P=0.02$）。ICU 住院时间、住院时间、辅助呼吸比率和血管活性药的应用率两组无显著差异。未来仍需要更多关于 EGDT 和早期乳酸清除治疗策略的随机对照研究。

【评述】 EGDT 这个概念在 2001 年提出，随机对照研究发现能够提高败血症的生存率，拯救脓毒症运动（surviving sepsis campaign，SSC）指南的 2004 版本和 2008 版本都将其作为推荐治疗。然而，对 EGDT 的质疑随之而来。结果在 2014 年，3 项大型多中心随机对照试验（ProCESS、ProMISe、ARISE，病例数>4200 例）结果显示，EGDT 相对于常规治疗并未对败血症患者的生存率有所改善，这篇荟萃分析也得出了相似的结果。所以现在国际上普遍表示 EGDT 本身并不适用于实际临床，SSC 指南也在 2015 年重新做出了修订。

（应　悦　邵凌云）

三十、感染性休克研究进展

文选 116

【题目】 脉冲指数连续心输出量（PiCCO）技术在治疗感染性休克患者中的应用（Application strategy of PiCCO in septic shock patients）

【来源】 Exp Ther Med，2016，11（4）：1335-1339

【文摘】 早期识别、及时诊断和有效的治疗是预防感染性休克的必要条件。Liu 等探讨了脉冲指数连续心输出量（PiCCO）技术在治疗感染性休克患者中的应用，将 50 例感染性休克患者随机分为常规检测组（C 组，$n=25$）和 PiCCO 检测组（P 组，$n=25$）。C 组患者置入中心静脉导管和桡动脉导管，P 组患者置入中心静脉导管和 PiCCO 导管（通过股动脉），检测血液流变学指标，并按照早期目标导向疗法（early goal-oriented therapy，EGDT）治疗。研究中运用了 PiCCO 来监测和指导液体复苏、血管收缩药物（多巴胺）和正性肌力药物（多巴酚丁胺）的应用，评估治疗第 6 小时两组患者 EGDT 合格率、复苏后相关参数［血乳酸水平、中心静脉氧饱和度（ScvO₂）、中心静脉压（central venous pressure，CVP）、平均动脉压（meanarterial pressure，MAP）和尿量］，观察 6、24、48 小时血液中多巴胺和多巴酚丁胺的积蓄量和多巴酚丁胺的用量。结果发现，与 C 组相比，P 组 EGDT 合格率和 ScvO₂ 在治疗第 6 小时增加，而血乳酸水平降低。多巴酚丁胺的用量在第 6、24 小时增加，多巴酚丁胺用量减少（$P<0.05$）。两组治疗 48 小时尿素平衡量和多巴胺、多巴酚丁胺用量差异无统计学意义（$P>0.05$）。两组 CVP、MAP 及尿量差异无统计学意义（$P>0.05$）。得出结论：在 PiCCO 技术的监测和指导下，EGDT 治疗应结合早期复苏和积极正性肌力药物应用于感染性休克患者，而不是仅使用血管收缩药物，导致血压升高。

【评述】 感染性休克患者主要特征为高心排量与低外周血管阻力及其引起组织灌注不足，其血流动力学的复杂性导致复苏目标难以实现，因此作为治疗的依据，感染性休克患者的血流动力学监测和分析显得尤为重要。PiCCO 是一种有效的先进的血流动力学监测系统，用于重症监护室（ICU）出现感染性休克状况的患者。这是一种在临床实践中监测血流动力学的方法，并允许使用大的（股动脉、臂动脉或腋动脉）导管和中心静脉导管进行连续的血流动力学监测。它可以充分反映了血流动力学参数及心脏收缩和舒张功能的变化。本文研究了 PiCCO 在感染性休克患者中的应用策略，对临床有很好的指导作用。

（杨清銮 邵凌云）

文选 117

【题目】 SOFA、qSOFA 评分和传统指标对脓毒症预后的判断价值

【来源】 中华危重病急救医学，2017，29（8）：700-704

【文摘】 SOFA 评分、APACHE Ⅱ 评分一直是临床上应用较多的感染性休克的评估方式。汪颖等回顾性分析 2015 年 1 月至 2016 年 12 月入住贵州医科大学附属医院 ICU、符合 Sepsis-3 诊断标准的成

人患者的临床资料，比较降钙素原（PCT）、血乳酸（Lac）、24 小时乳酸清除率（LCR）、序贯器官衰竭评分（SOFA）、快速序贯器官衰竭评分（qSOFA）、简化急性生理学评分Ⅱ（SAPSⅡ）、急性生理学慢性健康状况评分系统Ⅱ（APACHEⅡ）评分对脓毒症的预测价值。结果示 SAPSⅡ评分、24 小时 LCR、SOFA 评分对脓毒症预后的预测价值较大，其中 SAPSⅡ评分的 ROC 曲线下面积（AUC）为 0.877，当阈值为 41.5 分时，敏感度为 94.3%；而 PCT（AUC＝0.759）、入 ICU 时 Lac（AUC＝0.725）、qSOFA（AUC＝0.701）、APACHEⅡ评分（AUC＝0.680）对脓毒症患者的预测价值一般。对于腹腔感染致脓毒症的患者，预测预后最准确的指标为 SOFA 评分（AUC＝0.889，当阈值为 9.5 分时，灵敏度为 81.2%，特异度为 83.5%）；对于肺部感染致脓毒症的患者，预测预后最准确的指标为 PCT（AUC＝0.891，$P＝0.001$，当阈值为 3.95 mg/L 时，灵敏度为 84.7%，特异度为 94.1%）。而也有研究指出，传统指标不可被这些评分取代。

【评述】 脓毒症是重症患者死亡的主要原因之一，其诊断标准及相关概念数十年来也在不断修订，2016 年 2 月第 3 次脓毒症及脓毒性休克定义国际共识重新对其定义并制定了诊断标准。本研究在参考最新诊断标准的基础上，比较了 PCT、Lac、LCR、SOFA、qSOFA、SAPSⅡ、APACHEⅡ评分对脓毒症预后的预测价值。Sepsis-3 诊断标准中，将 SOFA 评分作为定义器官衰竭的指标，并从影响脓毒症预后的众多指标中筛选出 3 个最有效的指标，即呼吸频率、格拉斯哥昏迷评分和收缩压形成了 qSOFA 评分。本文很有时效性地将这些指标与传统指标结合起来评估，以期脓毒症及脓毒性休克可得到早期诊断，意义匪浅。

（杨清銮　邵凌云）

文选 118

【题目】 早期液体复苏（EFR）联合高容量血液滤过（HVHF）可改善猪模型的感染性休克（Early fluid resuscitation and high volume hemofiltration decrease septic shock progression in swine）

【来源】 Biomed Res Int，2015：181845

【文摘】 血液净化在纠正感染性休克方面越来越得到重视。Zhao 等认为早期液体复苏（early fluid resuscitation，EFR）联合高容量血液滤过（high volume hemofiltration，HVHF）可改善感染性休克。他们将 18 头猪随机分为对照组（$n＝6$）（仅体外循环血）、持续肾替代疗法（continuous renal replacement therapy，CRRT）组［$n＝6$；超滤量＝25 ml/（kg·h）］和 HVHF 组［$n＝6$；超滤量＝85 ml/（kg·h）］。通过静脉输注脂多糖建立脓毒性休克模型。监测血管动力学参数（动脉压、心率、心输出量、每搏输出量变异性、心室收缩力、全身血管阻力和中心静脉压）、血管活性药物参数（去甲肾上腺素和每小时液摄入量）、肺功能（氧分压和血管通透性）及细胞因子（白介素 -6 和白介素 -10）。治疗后，通过比较血管活性药物的剂量、用药量、心室收缩指数和氧分压，发现 HVHF 组获益。与对照组相比，CRRT 和 HVHF 组均能更好地清除炎性介质，即 EFR 联合 HVHF 改善了猪模型中的感染性休克。因此认为联合用药减少了休克进程，降低了对血管活性药物的需求，减轻了对心肺功能的损害。

【评述】 感染性休克时出现全身炎症反应综合征（systemic inflammatory response syndrome，SIRS）

和代偿性抗炎性反应综合征（compensatory anti-inflammatory syndrome，CARS），会导致多器官衰竭和死亡。同时，促炎性介质的过度分泌和抗炎介质的延长释放都可直接导致组织和器官损伤。因此，在败血症的早期阶段，血红蛋白可以减轻和停止炎症级联反应，减轻细胞和组织损伤，降低多器官衰竭综合征所致的死亡率。可以通过进行高容量的血液过滤（HVHF），来改善可溶性大分子的去除。本文在动物模型中进行 HVHF，评估 HVHF 对延缓休克进程，减轻器官损害的作用，为临床运用奠定理论基础。

（杨清銮　邵凌云）

文选 119

【题目】 早期中心静脉压下降与感染性休克患者的器官功能和预后有关：一项回顾性研究（Central venous pressure dropped early is associated with organ function and prognosis in septic shock patients：a retrospective observational study）

【来源】 Shock，2015，44（5）：426-430

【文摘】 北京协和医院 Wang 等探讨重症监护室入院后 7 天内感染性休克患者中心静脉压（CVP）的变化及其对器官功能和临床预后的影响。研究者通过连续记录 105 例感染性休克患者的基线资料，7 天内 CVP 值和实验室资料。根据 7 天平均 CVP 值，将病例分为低（<8 mmHg）、正常（8～12 mmHg）和高（>12 mmHg）CVP 三组。结果发现，血清肌酐在第 5 天，乳酸在第 2 天至第 5 天，在低、正常和高 CVP 组差异有统计学意义（$P<0.05$）。CVP 降至 8 mmHg 以下组比未降至 8 mmHg 以下的相比，第 5 天至第 7 天的总胆红素，第 2 天和第 4 天至第 7 天的乳酸和第 5 天和第 7 天的 SOFA 评分低（$P<0.05$）。CVP 降至 8 mmHg 以下组 28 天死亡率比未降至 8 mmHg 以下组低。研究得出中心静脉压与肾、肝、肺功能有关；CVP 在 7 天内降至 8 mmHg 以下的感染性休克患者存活率较高的结论。

【评述】 液体复苏是感染性休克患者的基本治疗方法。CVP 是一定程度上的液体体积状态的指标，它被用作液体复苏期间体积目标的替代指标。近年来，对心力衰竭患者一般进行 CVP 对器官功能或预后影响的研究较多，而对感染性休克患者的研究较少。本文回顾性研究分析了在北京协和医院 ICU 入院的感染性休克患者的记录，评估 CVP 对器官功能和预后的关系，对临床液体复苏有指导意义。

（杨清銮　邵凌云）

文选 120

【题目】 中性粒细胞明胶酶相关脂质运载蛋白（NGAL）表达量的增高与败血症及感染性休克的死亡率和多器官衰竭相关（Increased neutrophil gelatinasey associated lipocalin is associated with mortality and multiple organ dysfunction syndrome in severe sepsis and septic shock）

【来源】 Shock，2015，44（3）：234-238

【文摘】 Wang 等在重症监护室进行了一项前瞻性队列研究，调查了中性粒细胞明胶酶相关脂质运载蛋白（neutrophil gelatinasey associated lipocalin，NGAL）作为严重脓毒症和感染性休克中死亡率和多器官功能障碍综合征（multiple organ dysfunction syndrome，MODS）的指标的临床效用。入选包括 123 例严重脓毒症或感染性休克患者，并随访 12 个月，评估 NGAL 与 MODS 发展和死亡率之间的关系。结果发现，与 NGAL 低的患者相比，具有高 NGAL（第 75 百分位）的患者死亡率和 MODS 的风险增加（$P<0.05$）。ROC 曲线分析表明高 NGAL 可以预测重症监护病房住院期间的死亡率。高 NGAL 是死亡率和 MODS 的独立预测因素 [$OR=2.128$，95% CI 1.078～4.203 $P=0.030$ 和 $OR=1.896$，95% CI 1.012～3.552，$P=0.046$]。

【评述】 中性粒细胞明胶酶相关脂质运载蛋白（NGAL）是脂质运载蛋白家族的成员之一，已经成为急性肾损伤（acute kidney injury，AKI）中潜在有用的诊断性生物标志物。有研究证明 NGAL 也是细菌感染和全身炎症的标志物。本文通过检测血浆 NGAL 的表达量，探索其与生物标志物炎症活动性、凝血功能的关系，以及与感染性休克之后发生的多器官功能障碍综合征和早期重症脓毒症和感染性休克的死亡率的关系，有望成为新的评估指标。

（杨清銮　邵凌云）

三十一、钩端螺旋体病研究进展

文选 121

【题目】 2006—2010 年中国钩端螺旋体病流行病学分析

【来源】 疾病监测，2012，27（1）：46-50

【文摘】 钩端螺旋体病具有明显的人群、季节、地区流行特征。刘波等对 2006—2010 年中国大陆地区上报的钩端螺旋体病进行流行病学分析，发现我国钩体病病例报告数继续减少，其中 74.58% 的病例来自于南方长江、珠江和澜沧江流域的四川、云南、湖南、江西、广西和广东 6 省，合计病死率为 2.47%。发病高峰为 8、9 月，占全年病例的 38.96%。病例中以农民和学生为主，分别占 75.24% 和 11.01%。35 岁以上中老年病例占 66.82%。62.94% 发病前 1 个月有可疑疫水接触史。近年来人群血清抗体种群以黄疸出血群赖型、秋季群秋季型、七日热群七日热型、流感伤寒群流感临海型和澳洲群澳洲型最为常见。虽然近年来我国钩体病疫情维持在较低水平，但流行因素仍广泛存在，病死率仍较高且局部暴发仍时有发生。南方地区为疫情高发区，钩体病流行集中于秋收时节，以农民为主，且中老年成为我国钩体病主要危害人群，可形成局部流行和暴发流行，医务人员培训和大众健康教育仍需加强。

【评述】 全面了解流行病学现状，并在其基础上进行预防和干预，是钩端螺旋体病防治工作的重点。本文详尽分析了中国大陆地区钩端螺旋体病的流行病学特征，对该病的预防和控制非常有意义。在中国很多经济落后的省份，随着青壮年外出务工，许多地区 60 岁以上的人群仍在田间劳作或处于钩端螺旋体感染风险中，中老年人已然成为主要危害人群，加强这部分人群的保护就尤为重要，而这其中加强医务人员的培训及大众健康教育起着至关重要的作用，加大这方面的宣传力度也是必不可少的。

（辛小娟）

文选 122

【题目】 基于组学策略探究问号钩体致病因子与免疫靶标

【来源】 上海交通大学，2013：1-141

【文摘】 对于钩端螺旋体（钩体），尽管已有相当多的研究，但一直都缺乏有效的遗传操作手段，导致钩体病的致病因子还尚未完全阐明，其诊断和疫苗也缺乏有效的免疫靶标。本研究以问号钩体 56601 株为研究对象，借助钩体无蛋白疫苗培养基 C-70，获得了 56601 株的分泌上清，并鉴定其分泌蛋白质组。并且发现了 15 个在体内上调和 2 个下调基因，对新发现的 4 个体内显著上调的脂蛋白——LA_2413、LA_2823、LA_3469 及 LB_194 进行功能实验，发现 LA_3469 与 LB_194 在钩体与宿主黏附过程中发挥作用。此外，本研究以我国钩体病疫苗代表菌株——56601 株、JDL03 株及 JDL10 株为研究对象，对三株钩体的表面暴露蛋白进行预测，建立了钩体的预测表面暴露蛋白质组。问号钩体 56601 株、JDL03 株及 JDL10 株最终获得了 154 个、186 个及 139 个表面暴露蛋白，进一步的实验发现了 2 个新的钩体疫苗靶标——LA_0505 与 LA_0136，其中 LA_0505 的抗血清能够与我国流行的 15 群 15 型有交叉反应，说明该蛋白是较好的钩体病疫苗候选靶标。本研究还通过比较 56606v 株及其减毒株 56606a 株在模拟体内培养温度条件下的转录及蛋白水平差异，以分析导致两株毒力差异的关键因子。对上调一致的基因 / 蛋白分析蛋白-蛋白相互作用网络，发现钩体脂蛋白 LipL36 与 LipL48 是连接 TonB 系统与趋化系统的 2 个关键因子。趋化蛋白 CheW3 蛋白能够与氧应激反应蛋白 KatE 发生相互作用，而 KatE 蛋白被证明只存在于致病性钩体中，并且其与致病性钩体适应宿主体内环境氧应激反应相关。从而得出 TonB 系统与趋化系统的表达上调蛋白可能作为重要致病因子在钩体致病过程中发挥关键的作用。

【评述】 钩体病是一类常见的人畜共患病，我国也是钩体病的高危国家之一，而由于钩体独特的进化地位，约有 40% 的 CDSs 编码未知功能蛋白。钩体病的致病因子尚未完全阐明，本研究发现 TonB 系统与趋化系统的表达上调蛋白可能在钩体致病过程中发挥关键的作用，当然，这需要更多的基础研究，这也为研究者提供了一个新的方向，从而为此提供更多的数据支持。本研究还优化了传统逆向疫苗学表面暴露蛋白预测策略，发现了 2 个新的钩体疫苗靶标——LA_0505 与 LA_0136，为新型钩体疫苗的研发提供了研究方向，对于钩体病的防控意义重大。

（辛小娟）

三十二、莱姆病研究进展

文选 123

【题目】 中国应用 6 种不同重组蛋白抗原进行莱姆病血清学诊断的评估（Evaluation of six recombinant proteins for serological diagnosis of Lyme borreliosis in China）

【来源】 Biomed Environ Sci，2016，29（5）：323-330

【文摘】 莱姆病的诊断主要依靠临床表现及实验室辅助检查，尤其对于临床表现不典型的病例，实验室血清学诊断显得尤为重要，目前国内莱姆病血清学诊断缺少标准化的试剂盒，国内实验室多用伯氏疏螺旋体的全菌蛋白作为抗原，利用酶联免疫吸附试验（ELISA）法或间接免疫荧光法进行初步筛选。但是莱姆病螺旋体的全菌蛋白容易与其他病原体蛋白发生交叉反应，如梅毒螺旋体、人粒细胞埃立克体等，特异度低。在保证初筛灵敏度的前提下，提高检测特异性成为许多实验室的研究目标。目前已有诸多重组抗原蛋白被考虑用于莱姆病血清抗体的诊断检测中，如 OspC、Fla、P39、VlsE、BBK32、P37、P22、DbpA、P58、P18 和 OspA 等蛋白抗原，并利用不同抗原组合联合检测莱姆病血清抗体。在莱姆病的血清诊断中，并不是抗原越多效果越好。刘炜等对 6 种重组表达莱姆病伯氏疏螺旋体特异性抗原的血清学诊断进行了评估。这 6 种重组蛋白抗原包括 Fla B.g、OspC B.a、OspC B.g、P39 B.g、P83 B.g 和 VlsE B.a。将 6 种重组蛋白抗原与莱姆病患者血清、梅毒患者血清及健康对照者血清抗体进行 ELISA 检测。结果利用统计学软件绘制 ROC 曲线并进行分析，评估各种重组蛋白的灵敏度和特异性。最后将所有重组蛋白的 ELISA 检测结果放入 Logistic 回归模型内进行评价。结果显示，OspC B.g 和 VlsE B.a 在莱姆病血清诊断 IgG 中有较好的诊断意义（曲线下面积 IgM AUC＝0.871），OspC B.a 和 OspC B.g 在莱姆病血清 IgM 检测中的特异性较高。通过模型模拟抗原间交互作用，发现Fla B.g 和 OspC B.a 结合会降低血清学诊断的特异性。经过分组任意 2 种重组蛋白组合的比较未发现组间特异性差异。混合蛋白并未发现诊断优势。

【评述】 莱姆病的实验室诊断目前在国内仍缺乏标准化的试剂盒，临床症状不典型的患者在诊断时就更依赖于血清学的诊断。本研究在仔细分析比较了目前应用于莱姆病诊断的 6 种重组蛋白抗原的诊断效能，与之前伯氏疏螺旋体全菌抗原进行比较，得出了与国外研究不同的结果，这与我国与欧美西方国家流行的菌株基因型差异有关，因此对于今后研发中国地区莱姆病血清学诊断试剂盒提供的很有意义的研究数据。虽然本研究的样本量有限，但这种研究思路还是很有临床实践意义的。今后也期待着对更多更丰富的重组蛋白抗原进行研究，从而提高中国莱姆病的诊断水平。

（葛 瑛）

文选 124

【题目】 北京郊区居民莱姆病患病危险因素的一项临床对照研究（Lyme borreliosis-associated risk factors in residents of Beijing suburbs：a preliminary case-control study）

【来源】 Biomed Environ Sci，2014，27（10）：807-810

【文摘】 在中国，莱姆病相关的研究主要集中在病原学特征、地理分布及动物疫源性等方面，而关于患病危险因素的研究仅见于欧美学者的报道。窦相峰等收集了北京郊区有莱姆病流行的 28 个村镇中 34 例莱姆病患者及 272 例对照者血清学标本，同时进行统一调查问卷填写，以期从环境、农业、户外活动及莱姆病保护措施的有效性等方面确定莱姆病患病危险因素。所有确诊患者均是当地农民，通过 ELISA 及 Western blot 方法检测为阳性结果，每例患者根据年龄、性别分别匹配 8 例对照者。所有调查问卷的采集均由经过系统训练的专业人员完成。结果显示夏季播种及田间耕作、居所有草坪院子、居住在平原地区是患莱姆病的独立危险因素。北京虱、蜱虫高密度的季节是 6 月，中国北方地区正值夏季玉米收割及冬小麦的播种，穿长裤、带衣领袖口的长袖衣服是对蜱虫叮咬唯一的保护措施，但本地的农民对莱姆病、蜱虫叮咬及防护的相关知识了解得很少，研究结果显示本地农民更易患病，且几乎不进行防护措施。饲养宠物包括兔子、家禽、羊、牛及户外活动包括果园采摘虽然是常见的户外活动，但并不是患莱姆病的高危因素。中国农村人口的户外活动模式及蜱虫的流行特点与欧美国家存在一定差异，中国莱姆病的患病高危因素还需要更多的临床研究来证实。

【评述】　本研究作者首次揭示了中国北方地区莱姆病患病的危险因素，通过患者及对照者血清学及流行病学调查问卷的采集、分析，得出了中国人群患病的高危因素为夏季播种及田间耕作、居所有草坪院子、居住在平原地区。本研究是目前为止第 1 个关于中国人群莱姆病患病高危因素方面的研究，研究结论与之前通过蜱虫流行区域特点及蜱虫密度分布特点推断的结论存在差异，与欧美西方国家相关研究的结论也存在差异。之前认为林区、户外活动是莱姆病的患病高危因素，但结合中国北方地区农村人口活动的特点及蜱虫流行的季节特点，发现平原地区居住、草坪院落是感染的高危因素。希望以后能有基于更大数据的科学分析。

（葛　瑛）

三十三、梅毒研究进展

文选 125

【题目】　（A multicenter study evaluating ceftriaxone and benzathine penicillin G as treatment agents for early syphilis in Jiangsu，China）

【来源】　Clin Infect Dis，2017，65（10）：1683-1688

【文摘】　近年来我国梅毒的患病率不断上升，对公共卫生构成了较大的威胁。在早期梅毒的治疗中，苄星青霉素一直是首选用药，我国的梅毒治疗指南推荐早期梅毒的治疗为苄星青霉素 2.4MU 每周 1 次肌内注射，持续 2 周。但苄星青霉素供货短缺、无法透过血-脑脊液屏障及部分患者对青霉素过敏都是限制其临床使用的重要因素。头孢曲松作为备选方案，已经在动物实验及部分特殊患者如神经梅毒、梅毒合并艾滋病病毒（human immunodleficiency virus，HIV）感染、梅毒合并妊娠等群体中证实有效。对于未合并 HIV 感染的普通梅毒患者头孢曲松疗效如何尚缺乏资料。Cao 等设计了一个多中心、随机、非对照的前瞻性临床研究对这一问题进行了回答。研究的临床试验注册代码为ChiCTR-TQR-13003624，在江苏 4 个三甲医院中进行，从 2013 年 10 月至 2015 年 10 月招募成年、非妊娠、HIV 阴性、未接受过治疗的早期梅毒（包括一期梅毒、二期梅毒、早期潜伏梅毒）患者，随机接受头孢曲松 1g 每日 1 次静脉给药共 10 天或苄星青霉素 2.4MU 每周 1 次肌内注射共 2 周方案治疗，在基线、开始治疗后 14 天、3 个月、6 个月、9 个月、12 个月检测血浆梅毒螺旋体明胶颗粒凝集试验（TPPA）和快速血浆反应素试验（RPR）结果；RPR 滴度在治疗 12 个月内下降≥4 倍为治疗有效，升高≥4 倍为治疗失败，变化≤2 倍为血清学凝固。研究的主要终点为 6 个月时 RPR 滴度下降≥4 倍，次要终点为 12 个月时 RPR 滴度下降≥4 倍。研究假设为在这一人群中头孢曲松的疗效不劣于苄星青霉素。统计分析采用 SPSS（第 18 版）软件进行卡方检验。在研究期间，共筛选 340 例患者，排除 39

例，301 例纳入研究，150 例随机至头孢曲松组，151 例随机至苄星青霉素组，失访者两组分别为 31 例、29 例，基线检测 RPR 滴度为阴性的分别为 7 例和 4 例，最终纳入统计分析的患者共 230 例，两组分别为 112 例和 118 例。两组患者在性别、年龄、基线 RPR 滴度及早期梅毒诊断分类上均无显著差别。研究结果显示在随访 6 个月时治疗有效者在头孢曲松组为 90.2%，苄星青霉素组为 78%（$P=0.01$）；在 12 个月时分别为 92% 和 81.4%（$P=0.02$）。研究结论是在免疫功能正常的非妊娠患者中头孢曲松的疗效不劣于苄星青霉素。

【评述】 苄星青霉素作为指南推荐的早期梅毒治疗的首选用药，在临床应用上存在一定的局限性，头孢曲松是常用的替代方案之一，但是在免疫功能正常的非妊娠人群中尚缺乏循证医学证据。本项研究根据循证医学的要求，设计了多中心、随机、前瞻性研究证实了头孢曲松的效果不劣于苄星青霉素，填补了这方面的空白。文章采用符合方案（per-protocol，PP）分析而非意向性（intention-to-treat，ITT）分析是由非劣效性研究设计本身决定的。因为头孢曲松和苄星青霉素的使用方法上存在显著差别，无法实行盲法，无法完全排除研究者偏倚的存在，但总体上仍是可信的。

（阮桂仁）

三十四、立克次体病研究进展

文选 126

【题目】 内皮细胞 Tim-3 表达上调促进细胞内杀伤黑龙江立克次体（Enhanced expression of T-Cell immunoglobulin and mucin domain protein 3 in endothelial cells facilitates intracellular killing of rickettsia Heilongjiang ensis）

【来源】 J Infect Dis，2016，213（1）：71-79

【文摘】 杨小梅等用黑龙江立克次体感染 C3H/HeN 小鼠，发现随着小鼠脾立克次体数量逐渐增加，Tim-3 mRNA 表达水平逐渐下降。用黑龙江立克次体感染体外培养的血管内皮细胞，立克次体载量与 Tim-3 mRNA 表达水平也呈负相关。体内、外实验结果一致证明 Tim-3 参与了立克次体感染早期的免疫应答。使用小鼠 Tim-3 胞外段与人 IgG1-Fc 的融合蛋白阻断小鼠的 Tim-3 信号通路后，小鼠脾的立克次体载量明显增多，小鼠外周血中的细胞因子 IFN-γ、TNF-α、IL-2、IL-18 和趋化因子 RANTES 表达水平明显下降。Tim-3 高表达的转基因小鼠被黑龙江立克次体感染后无明显感染症状，而野生型对照小鼠表现明显，同时 Tim-3 高表达小鼠的抗感染相关细胞因子和趋化因子水平显著高于野生型小鼠。这些说明 Tim-3 高表达能够增强宿主抗立克次体的免疫应答，而阻断 Tim-3 信号则能够抑制宿主的抗立克次体免疫应答。体外阻断 Tim-3 信号通路后，被黑龙江立克次体感染的血管内皮细胞内立克次体数量显著多于对照细胞，而用黑龙江立克次体感染稳定高表达或低表达 Tim-3 的血管内皮细胞，3 天后发现 Tim-3 高表达细胞的立克次体数量显著低于 Tim-3 低表达细胞。进一步的研究发现黑龙江立克次体感染 3 天后，无论是阻断 Tim-3 信号通路还是降低 Tim-3 表达的血管内皮细胞，其一氧化氮合酶（iNOS）mRNA 表达水平和 IFN-γ mRNA 表达水平显著下降。动物实验也证实黑龙江立克次体感染 3 天后，Tim-3 高表达小鼠的脾 IFN-γ 和 TNF-α 及 iNOS mRNA 表达水平均显著高于野生型小鼠，这些均提示 Tim-3 表达下降或 Tim-3 信号通路阻断能够抑制血管内皮细胞的 IFN-γ mRNA 表达，进而降低 iNOS 表达和 NO 合成从而影响细胞内杀伤立克次体的效能。

【评述】　明确立克次体感染的免疫应答特点和致病机制，对于研发有效的免疫阻断手段至关重要。但国际上关于立克次体感染的免疫学机制研究较少。杨小梅等应用小鼠模型和人血管内皮细胞的体外实验发现了 Tim-3 信号通路在立克次体感染中具有免疫保护作用，进一步在分子和蛋白水平揭示了 Tim-3 表达的变化主要是影响了 iNOS 表达和 NO 合成，以及抗感染相关的细胞因子的生成。并且发现这种变化在立克次体感染早期就已经发生。故在感染早期提升 Tim-3 相关免疫应答或者直接调控其下游的免疫分子表达，对于研发新的立克次体感染的治疗手段提供了重要线索。同时也提示今后应该进一步完善立克次体感染的免疫学研究，发现更多、更重要的免疫靶点，为制定更有效的免疫治疗策略提供前期研究基础和数据。

（福军亮）

文选 127

【题目】　斑点热群立克次体实时荧光定量 PCR 检测方法的建立及应用

【来源】　现代预防医学，2015，42（22）：4137-4139，4146

【文摘】　吴捷等探讨了应用实时荧光定量 PCR 方法快速检测斑点热群立克次体的可行性和应用意义。研究首先根据斑点热群立克次体外膜蛋白 A（OmpA）基因保守序列设计 TaqMan 特异性探针和引物，进行实时荧光定量 PCR 方法学评估，并同时运用该法和普通 PCR 法对保存的 157 份不明原因发热患者的血标本进行斑点热群立克次体的检测。研究建立的定量标准曲线循环阈值（Ct 值）和模板拷贝数呈良好的线性关系（R^2 值为 0.998）。该法能检出斑点热群立克次体阳性标准品——西伯利亚立克次体最小浓度为 10^2 cps/μl，检测浓度区间为 $10^2 \sim 10^7$ cps/μl，而普通 PCR 方法的最低检测量为 10^4 cps/μl，实时荧光定量 PCR 的灵敏度比普通 PCR 高 100 倍。用该法检测斑点热群立克次体 DNA，结果为阳性，检测金黄色葡萄球菌、铜绿假单胞菌、致泻性大肠埃希菌和副溶血弧菌等其他病原细菌 DNA 结果均为阴性，显示出该方法的特异性较高。进一步采用该方法对实验室库存的发热患者血标本 DNA 进行回顾性检测，结果示阳性 2 例，检出率为 1.2%，而普通 PCR 检测结果均为阴性。

【评述】　斑点热群立克次体其种类繁多，抗原成分很复杂并且群内种间的抗原成分同源性高，导致血清学检测交叉反应严重，分类和鉴定难度很大。而世界范围内新发及再发立克次体病逐年增多，且时有小范围流行。同时，立克次体也可作为一种生物战剂，故而建立快速准确的分子生物学检测技术非常重要。本文建立的实时荧光定量 PCR 检测法把 PCR 与液相探针相结合，可实现立克次体的快速检测、定量和分析，其灵敏度、特异度和重复性都显著高于普通 PCR。并且其稳定性好，试验耗时短，操作简单，全自动化进行，产物扩增和数据收集一步完成，更大程度地减少交叉污染并降低了环境污染的概率，可应用到立克次体的快速检测及疾病监测工作中。

（福军亮）

三十五、恙虫病研究进展

文选 128

【题目】 重症恙虫病的临床特征分析

【来源】 中国全科医学，2015，（23）：2813-2816

【文摘】 目的探讨重症恙虫病的临床特征。方法选择 2011 年 7 月至 2013 年 10 月在赣州市人民医院住院恙虫病患者 66 例，根据重症诊断标准将患者分为重症组 29 例和非重症组 37 例。比较两组患者的临床表现、实验室检查、影像学检查、治疗及预后等。结果重症组呼吸困难、心悸、下肢水肿、肺部啰音、低血压发生率均高于非重症组（P<0.05）。患者焦痂发生率为 97.0%。重症组血小板（PLT）、白蛋白（Alb）水平低于非重症组，血肌酐（Scr）、尿素氮（BUN）、丙氨酸转氨酶（ALT）、天冬氨酸转氨酶（AST）、总胆红素（TBiL）、肌酸激酶（CK）、肌酸激酶同工酶（CK-MB）、乳酸脱氢酶（LDH）、降钙素原（PCT）水平高于非重症组，ALT/AST 比例倒置发生率高于非重症组（P<0.05）。外斐反应（OXK）多在起病 1 周内检测，阳性率为 14.7%（5/34）。重症组均行胸部 X 线检查，28 例（96.6%）有肺部炎性渗出表现；22 例（75.9%）有单侧或双侧胸腔积液。非重症组 31 例行胸部 X 线检查，19 例（61.3%）有肺部炎性渗出表现；13 例（41.9%）有单侧或双侧胸腔积液。重症组肺部炎性渗出、胸腔积液发生率均高于非重症组（P<0.05）。重症组中 10 例（34.5%）肝大，19 例（65.5%）脾大，8 例（27.6%）有腹水。非重症组中 9 例（24.3%）肝大，20 例（54.1%）脾大，5 例（13.5%）有腹水。两组肝大、脾大、腹水发生率比较，差异均无统计学意义（P>0.05）。确诊后患者使用多西环素或四环素治疗。重症组热退时间为（4.3±2.2）天，高于非重症组的（2.7±1.8）天（P<0.05）。结论重症患者与非重症患者相比，呼吸困难、心悸、下肢水肿、肺部啰音、低血压发生率、PLT、Alb、Scr、BUN、ALT、AST、TBiL、CK、CK-MB、LDH、PCT 水平、发生 ALT/AST 比例倒置等指标有统计学差异，更易出现双肺受累及胸腔积液，热退时间更长。对于有重症倾向的患者应严密监测并积极治疗，以降低病死率。

【评述】 恙虫病是由恙虫病东方体所致的急性自然疫源性传染病，可引起全身的毒血症和各脏器的炎症病变。临床上一旦明确诊断，可选用多西环素进行有效的治疗，疗效确切。但是恙虫病在临床上不易诊断，导致病情重症化，因此，全面了解恙虫病的流行病学现状和临床特点，及早进行干预和治疗，是恙虫病的工作重点和热点。本文通过 66 例患者的临床表现、实验室检查、影像学检查、治疗及预后方面详尽分析了恙虫病的特征，对恙虫病的及早诊断和治疗有着重要意义。

（廖柏明）

文选 129

【题目】 恙虫病的免疫机制研究进展

【来源】 生命科学研究，2016，20（03）：267-270

【文摘】 恙虫病（scrubtyphus）是经恙螨叮咬感染恙虫病东方体（orientia tsutsugamushi）引起的一种自然疫源性疾病，在日本、东亚、澳大利亚北部、太平洋地区西部和西南部、印度洋地区广泛分布，发热、皮疹、焦痂、淋巴结肿大为其主要临床表现。恙虫病东方体主要感染人的内皮细胞，也可感染树突细胞、巨噬细胞、分叶核白细胞、淋巴细胞，并在细胞内专性寄生。现对恙虫病东方体致病机制的研究进展进行简要综述，以期为恙虫病的治疗提供新的思路。

【评述】　由恙虫病东方体感染所致的恙虫病，可引起全身的毒血症和各脏器的炎症病变。临床上恙虫病可导致病情迅速发展，容易重症化，其发病机制尚未阐述清楚。因此，探讨恙虫病的免疫机制，及早进行有效治疗，避免疾病重症化，改善预后是恙虫病的工作难点。本文通过对恙虫病致病机制的研究进展进行综述，以期为恙虫病的治疗提供新的思路。但由于恙虫病东方体可以感染人的内皮细胞，也可感染树突细胞、巨噬细胞、分叶核白细胞、淋巴细胞，并在细胞内专性寄生，免疫机制复杂且尚不清楚，还需要更多的基础研究完善相关机制。

（廖柏明）

三十六、猫抓病研究进展

文选 130

【题目】　首次在长角血蜱中检测到汉赛巴尔通体

【来源】　中国媒介生物学及控制杂志，2015，26（1）：16-18

【文摘】　将采获于石家庄市灵寿县的长角血蜱分组，经无菌处理后研磨匀浆，一部分直接提取DNA进行PCR检测，另一部分接种于含5%去纤维羊血的胰酶大豆培养基上，在37℃，5%CO_2的培养箱中进行培养后，挑取疑似菌落进行PCR检测。对所得阳性条带的PCR产物测序，并将所测核酸序列在GenBank中进行序列比对。菌落提取的DNA样品中有2个样品出现阳性条带，但测序未得结果；直接提取的ＤＮＡ样品中有1个样品出现阳性条带，经过同源性比对后为汉赛巴尔通体。这是首次在长角血蜱中检测到汉赛巴尔通体。本研究中的长角血蜱来自家养动物羊，其中一龄期的幼蜱是否接触过同样与人接触密切的家养宠物——猫。如果接触过，猫也会成为本研究汉赛巴尔通体可能的来源之一；另一种可能是来自其孵化出这些幼蜱的卵，而目前尚无汉赛巴尔通体在长角血蜱中是否可经卵传递的研究，如可经卵传递，情况将更为复杂。

【评述】　蜱是最重要的疾病传播媒介之一，可以传播细菌（螺旋体、立克次体和弗朗西斯菌等）、病毒（黄病毒、Colt病毒和内罗病毒等）和寄生虫等（巴贝西虫等）。汉赛巴尔通体是猫爪病的病原体，本文首次在长角血蜱中检测到汉赛巴尔通体，诚如作者所言还需要很多工作进一步明确本研究结果的流行病学意义。但是人兽共患疾病病原媒介的增多，对于疾病的防控有重要价值，希望将来有更深入的研究，明确汉赛巴尔通体的其他自然宿主，推动猫爪病的病原媒介研究。

（李　爽）

文选 131

【题目】　应用实时高分辨率熔解曲线技术检测巴尔通体

【来源】 中国人兽共患病学报，2015，31（11）：1027-1032

【文摘】 查找巴尔通体属特有基因 ssrA 特异引物进行常规 PCR 扩增，随后将扩增产物连接到 pEASY-T5 Zero 克隆载体上制备标准品。优化扩增反应的退火温度和引物浓度，评估实时高分辨率熔解曲线方法的特异性、敏感性及重复性，并与常规 PCR 进行比较。结果显示优化的退火温度为 60 ℃，引物浓度均为 300 nmol/L。特异性实验结果显示只有巴尔通体物种扩增出荧光信号，且相对应的熔解温度值为（81.05±0.31）℃，阴性对照菌株均未见荧光信号和熔解曲线；敏感性实验结果显示在 20 μl 的反应体系中，实时高分辨率熔解曲线方法检测汉赛巴尔通体物种最低检出限为 $3.82×10^1$ 个拷贝，比常规 PCR 敏感性提高了 100 倍，此外也显示出良好的线性关系和扩增效率，相关系数 R^2 分别为 0.999，E 值分别为 98.4%。重复性实验结果显示组内和组间的变异系数值为 0.30%～0.62% 和 0.29%～0.36%，在允许范围内。建立的实时高分辨率熔解曲线 PCR 方法特异性强、灵敏度高、稳定性好，可快速地检测鉴定巴尔通体物种，为巴尔通体所引起的猫抓病、战壕热、心内膜炎、杆菌性血管瘤和卡瑞恩病等一系列疾病的早期快速诊断、监测和流行病学调查等研究提供有效手段。

【评述】 对巴尔通体物种的检测方法主要是分离培养、血清学检测、常规 PCR、实时荧光定量 PCR 和高分辨率熔解曲线技术检测。该菌生长缓慢、营养条件要求苛刻而难于分离培养，培养 7～14 天，甚至更长时间，没有特征性，不能用于菌种鉴定。目前猫抓病的临床主要依赖淋巴结、肝脾组织活检后的组织病理学检查确诊。本研究建立的方法可在一次反应中检测出所有巴尔通体，在临床中具有较高的应用价值。该诊断方法整个过程均在封闭的环境中进行，避免了实验室的污染，很少会出现假阳性、假阴性的结果，为革兰阴性细菌巴尔通体引起一系列疾病的早期快速诊断、监测和流行病学调查等研究提供一种更先进的检测手段。

（李　爽）

三十七、疟疾研究进展

文选 132

【题目】 连续性血液净化救治重症恶性疟疾的临床疗效

【来源】 内科急危重症杂志，2017，23（1）：54-56

【文摘】 重型恶性疟常出现循环性休克、中枢神经系统障碍、急性肾衰竭和弥散性血管内凝血等并发症，预后差，病死率高。选择 2011 年 2 月至 2016 年 3 月在南通市第三人民医院 ICU 收治的 20 例重症输入性恶性疟合并 MODS 患者进行分析，患者均为男性，年龄 38～59 岁，平均（46±5）岁，均为非洲务工人员。所有患者入 ICU 后根据病情给予对症和器官支持治疗。特异性抗疟治疗采用青蒿琥酯注射液进行，按 WHO 推荐剂量 2.4 mg/kg，分别在入 ICU 时 0、12、24 小时静脉注射，24 小时后每日静脉注射 1 次，疗程用足 7 天。在抗疟治疗基础上采取连续性血液净化（continuous blood purification，CBP）。20 例患者中，18 例经 CBP 治疗后均痊愈或好转出院，其中 3 例病情稳定后转普通病房给予间歇性血液透析。2 例死亡，病死率 10%。器官功能障碍数目：2 个器官 10 例，3 个器官 6 例，4 个器官 2 例，6 个器官 2 例。CBP 期间未出现严重低血压、心律失常、变态反应等并发症，患者耐受性良好。因此，恶性疟疾因病情凶险，应及早转入ICU给予恰当的器官功能支持，维护机体内环境稳定。积极的抗疟治疗至关重要，而 CBP 可在短时间内促进相当数量的毒素和代谢产物清除，控制氮质血症和液体平衡，稳定内环境，间接控制体温，改善组织代谢和全身症状。CBP 是提高对重症疟疾患者救治成功率和改善生存质量的关键措施。

【评述】　近年来，我国境外输入性疟疾病例数呈上升趋势，且以恶性疟疾为主，重症恶性疟临床表现复杂多样，本研究 20 例输入性病例，病情进展迅速，伴不同程度的器官功能障碍，其中合并6 个器官功能障碍的 2 例患者均死亡，因此，恶性疟病情凶险。从既往文献的病例报告中都可以看到，临床上一旦诊断为重症恶性疟，积极的抗疟治疗至关重要，青蒿琥酯是成年人首选的安全药物之一，且不应以血中疟原虫的清除为治疗终点，在重症疟疾患者发病过程中，疟原虫感染诱发过激免疫应答，导致一系列炎症因子的大量释放，导致血管内皮细胞损伤和微血栓形成，继而发生广泛的微循环障碍和组织低灌注，引起高乳酸血症及脑、肾、肝、肺等多个器官受累。治疗上，及时选用血液净化治疗能够有效地非选择性地去除 TNF-α 等多种炎症因子，从而减轻上述因素诱发全身炎症反应综合征（SIRS）导致的多脏器功能损伤，同时可以减轻重症疟疾患者的氮质血症，平衡机体内环境，而降低危重症患者的死亡率。当然，既往有关凶险型疟疾的病例研究均为单中心数据或个别报道，受病种所限例数偏少，所以上述结论尚需要更多的循证医学证据。

（吴　彪）

文选 133

【题目】　云南省边境地区疟疾传播风险评估

【来源】　中国寄生虫学与寄生虫病杂志，2016，34（3）：255-260

【文摘】　我国于 2010 年正式启动"国家消除疟疾行动计划"，明确提出到 2020 年全国实现消除疟疾的目标，能否实现消除疟疾关键在于云南省边境地区的疟疾消除进展。尹授钦等根据已经建立的疟疾传播风险评估指标体系框架，收集云南省 2012—2014 年边境地区 20 个县 197 个乡（镇）的疟疾疫情、传疟媒介分布和机构工作能力等数据资料。经专家会商确定评价指标赋值标准，结合我国国情，并对 197 个乡（镇）的各评价指标按照赋值标准进行评分，计算疟疾传播潜能指数（TPI）、消除疟疾防控能力指数（ICI）和疟疾传播风险指数（MRI），用离差法对各指数进行等级划分，以地理信息系统软件绘制乡（镇）的疟疾传播风险等级分类地图。结果为按 TPI 及 MRI 分级划分等级，197 个乡（镇）中，Ⅰ级（高传播潜能）乡（镇）均共 2 个。疟疾传播风险中等以上的Ⅰ、Ⅱ类乡（镇）所占比例小于 5%，大部分乡（镇）的疟疾传播风险相对较低。

【评述】　目前，我国正在稳步推进消除疟疾的进程，而监测工作是消除疟疾阶段及消除疟疾后期的重要工作。本研究通过针对边境地区疟疾传播特征了解疫情趋势及造成危害性影响的可能性进行评估，从而对疟疾传播风险和风险区域的划分进行了研究，本研究除了考虑本地感染病例外，也对输入性病例数量了评价指标，客观地反映了云南边境地区的现状，并且研究单位为乡（镇）一级，可用于各县每年进行风险评估，查找出风险因素，从而采取针对性的消除疟疾的策略和措施，进一步指导基层消除疟疾的监测、措施的实施及效果的评价，以实现2020年全国实现消除疟疾的目标。本研究尚难获取所有乡（镇）的流动人口数量，故未将其作为指标纳入评估，因此作为云南省边境地区疟疾传播风险评估指标体系仍存在不足，今后可以联动多部门和多机构，将流动人口纳入评估指标，做到进一步优化和完善，具有一定的推广价值。

（吴　彪）

文选 134

【题目】　3种疟疾检测方法的应用分析

【来源】　中国寄生虫学与寄生虫病杂志，2017，35（1）：53-58

【文摘】　按照2016年实施的新版疟疾诊断卫生行业标准，疟疾的实验室确诊检查方法为血涂片疟原虫病原检查（镜检）、抗原检测（快速诊断试验，RDT）和核酸（PCR）检测3种方法。江莉等应用上述3种方法对2012—2015年上海市的疟疾病例和疑似疟疾病例212份血样的检测结果进行回顾性分析，以确诊病例为金标准，比较镜检、RDT和PCR等3种方法的诊断指标、虫种特异性鉴定能力和成本效益。不同检测方法的两两比较用 χ^2 检验。结果为综合判定为阳性的有167份（78.8%），阴性45份（21.2%）。3种检测方法的诊断效率以PCR最高，为96.2%（204/212）；RDT次之，为93.2%（192/206）；镜检最低，为88.2%（187/212）。镜检与RDT和PCR比较，差异具有统计学意义（$P<0.05$）；RDT与PCR比较，差异无统计学意义（$P>0.05$）。根据14项指标综合评测显示，RDT得分为37分（满分42分），成本效益最高，镜检和PCR得分分别为26和27分。提示在以输入性恶性疟为主的疫情形势下，3种检测方法比较，检测效果以PCR和RDT较高，种特异性鉴定能力以PCR和镜检较好，成本效益以RDT最佳。

【评述】　本研究作者从疟疾诊断的3种不同实验室检测方法进行比较，评估3种检测方法在临床应用的价值。厚、薄血膜镜检法一直被认为是疟疾诊断的"金标准"，其检测费用低，能鉴定疟原虫虫种。但当原虫密度较低或形态不典型时，容易引起漏诊或误诊。以PCR为代表的分子检测技术是迄今在疟疾诊断中敏感性和特异性最高的检测方法。而RDT方法操作简便，非专业人员按照说明书即可进行操作，结果易于判断，检测过程不需电源和仪器，适于现场和基层人员使用。因此，镜检、RDT和PCR是3种独立的检测方法，在检测原理、技术方法和仪器设备要求等方面都完全不同。通过回顾性分析了解3种检测方法的差异，对于消除疟疾后的监测工作应根据不同的检测目的选择适宜的检测方法，最大限度地发挥各种检测方法的优势，早日实现消除疟疾的目标。

（吴　彪）

三十八、弓形虫感染研究进展

文选 135

【题目】　中国60年（1957—2017年）弓形虫病研究概述 ［Sixty years（1957—2017）of research on toxoplasmosis in China：An overview］

【来源】 Front Microbiol，2017，8：1825

【文摘】 刚地弓形虫（Toxoplasma gondii）是一种专性细胞内寄生的原虫，能感染人及许多动物，引起人畜共患病。1955 年中国首次发现弓形虫病，相关研究在 1957 年报道，此后 60 年来围绕着寄生虫如何引起疾病及诊断、预防、治疗展开一系列研究。诊断方法包括检测血清中弓形虫特异抗体、特异抗原或组织或环境样本中 DNA，其中很多实验室检测方法已经运用于临床诊断。流行病学调查研究显示虽然中国人群弓形虫病感染率（近 10%）低于全球平均值（20%～30%），但是近 30 年由于经济水平提高、养宠物猫增多及肉类消费增加导致感染率不断增加（调查从 1988—1992 年 4% 至现在的 10%）。许多医院对孕妇推荐 TORCH 方法，简单的弓形虫抗体检测可提供一定临床诊断意义。中国是养猪大国，弓形虫血清学阳性率为 30%～50%，增加人类感染弓形虫的风险。环境中弓形虫卵囊检测也可以提供地域流行病学资料。通过 DNA 样本检测其基因型，在中国人和动物中 *ToxoDB #9* 为最常见，其次是 *ToxoDB #10*，两者基因型合占 90%。1990 年后尽管研究了许多重组蛋白或 DNA 疫苗不尽如人意，有待弓形虫活疫苗研究提高效果。近 15 年有关机制的研究主要涉及宿主寄生虫之间相互作用、如何影响细胞功能、*ToxoDB #9* 基因和蛋白分子表达变化。叶酸代谢抑制药如乙嘧啶和磺胺类药物是治疗弓形虫病的首选药物，往往因有比较大的不良反应而停用。1990 年后发现青蒿素及其衍生物等中国传统中药起到很好的疗效。通过 60 年回顾概述，希望中国科学家们进一步理解和研究中国刚地弓形虫的生物学、发病机制、*ToxoDB #9* 基因表达生物特性等，并在相关领域能有突破进展。

【评述】 弓形虫感染引起人畜共患病，可引起孕妇感染导致先天性弓形虫病及免疫缺陷疾病合并弓形虫病，可致畸致残，甚至危及生命。因动物和人类较高的弓形虫感染率，全面了解其流行病学现状，并在其基础上进行诊断、预防和干预，是弓形虫病的研究重点和热点。本文回顾中国 60 年的弓形虫研究进展，图文并茂，有提供弓形虫感染中国大陆地区人类与动物的分布图，从流行病学、诊断检测方法、弓形虫基因分布、机制、治疗等多方面进行综合分析，对该病的预防和控制非常有意义。文章最后也对将来的研究提出了方向，值得一读。

（周惠娟）

文选 136

【题目】 上海市 2003—2010 年孕妇弓形虫感染筛查状况分析

【来源】 上海预防医学，2017，29（6）：474-477

【文摘】 弓形虫病是专性细胞内寄生原虫，可引起人畜共患病。孕妇感染后能通过胎盘传给胎儿，引起不良妊娠结局，如死胎、宫内发育不全和死产。不仅对孕妇造成一定的危害，而且给社会带来一定的负担。需要在育龄妇女中进行弓形虫病筛查，使这类患者得到早期诊断和及时治疗。资料来自 2003—2010 年上海市各区县疾病预防控制中心上报的所在辖区内各级医疗单位孕妇弓形虫感染筛查工作报表，方法是通过弓形虫的检测方法、试剂、检测项目及检测人数和同时检测 IgG 和 IgM 抗体项目情况进行数据分析。共检测 717 391 人次，抗体总阳性比例为 1.46%，其中 IgG 和 IgM 阳性比例分别为 2.46%（1.48%～4.96%）和 0.83%（0.38%～1.48%）。IgM 单项阳性和

IgG、IgM 双项阳性占 41.74%。春、夏季节弓形虫抗体阳性比例高于秋、冬季节。不同性质和等级的医疗单位弓形虫抗体阳性检出比例不等。上海市应用较多的弓形虫抗体检测方法为酶联免疫吸附试验和化学发光法，且对弓形虫 IgG 和 IgM 抗体阳性检出比例不同；进口检测试剂盒筛检弓形虫 IgM 抗体阳性比例较高，而国产检测试剂盒筛检弓形虫 IgG 抗体阳性比例较高。并进行讨论，上海市 2003—2010 年孕妇弓形虫抗体水平（1.46%）低于上海市居民弓形虫抗体水平（3.24%）及全国社区居民弓形虫抗体阳性率（3.88%），与以往（1985—1998 年）调查结果接近（1.92%）。IgM 抗体阳性比例较高，提示可能为急性感染，应引起重视。季度统计结果发现，弓形虫 IgM 抗体水平在春、夏季高于秋、冬季，提示春、夏季节孕妇更应注意弓形虫感染防护。由于不同医院检测试剂方法以及国产、进口试剂差异，影响抗体阳性率。建议选用质量稳定可靠的检测试剂盒，避免引起漏诊和误诊。

【评述】 本研究作者回顾总结前期 7 年对 71 万余上海市孕妇弓形虫感染筛查的方法和结果资料，进行分析孕妇弓形虫感染筛查情况。从不同等级医院、季节性、检测抗体方法等分析，又有既往数据、全国数据比对，数据翔实可靠。一方面肯定上海市孕妇的弓形虫病卫生宣传教育工作，人群有一定自我防范和卫生意识；另一方面科学地提出人体弓形虫感染水平受当地生活环境条件、文化和生活饮食习惯及动物品系影响，也可能与检测人员、实验方法及标准不同有关。有必要在弓形虫诊断过程中建立相应的质量控制体系，使检测结果更为准确，以指导临床诊断和对孕妇是否采取干预措施。

（周惠娟）

三十九、肝吸虫、肺吸虫及绦虫感染研究进展

（一）华支睾吸虫病研究进展

文选 137

【题目】 中国华支睾吸虫病风险地图（Risk mapping of clonorchiasis in the People's Republic of China：a systematic review and Bayesian geostatistical analysis）

【来源】 PLoS Negl Trop Dis，2017，11（3）：e0005239

【文摘】 华支睾吸虫病是一种摄入未煮熟的鱼类而被感染的热带疾病，这种疾病常会被忽视，超过 85% 的病例集中在中国。华支睾吸虫病临床表现多样，从无症状到引发肝病，甚至还会增加个体患胆管上皮癌的风险。如今在中国科研人员已经开始通过治疗、教育及环境条件改善等诸多措施来防治肝吸虫病，然而目前研究人员并没有开发出具有高分辨率的全国性的图谱来帮助政府和疾病控制者来对高风险疾病区域进行靶向干预。对 2000 年 1 月 1 日至 2016 年 1 月 10 日间中国关于肝吸虫病的文献资料进行回顾性分析，获得了来自中国 633 个特定地点 691 项关于肝吸虫病的调查数据，整理了每个调查报告中具体位置的环境、社会经济和人口统计数据，利用贝叶斯地理统计分析疾病感染风

险和疾病预测子之间的关联，预测在较高的空间分辨力下中国所有地区中肝吸虫病的感染风险。结果发现，肝吸虫病感染的流行从 2005 年开始增加，估计在 2010 年有 1480 万人感染了肝吸虫病。肝吸虫病感染者增加可能与生鱼食用量的增加、缺乏食品卫生的自我保护意识、健康教育水平低下，以及水产养殖业的快速增长等几个因素有关。其中食用生鱼被认为是华支睾吸虫病最危险的因素。海拔高度、和最新淡水湖的距离及土地覆被类型都和疾病感染风险有关，其中中国的广东、广西和黑龙江省中人群肝吸虫病的感染风险最高。

【评述】 华支睾吸虫病是华支睾吸虫寄生在人体胆道系统内引起的一种疾病，轻者可无临床症状，严重者可引起肝硬化、肝癌。高分辨率的感染风险评估能够为研究人员进行靶向控制提供重要的信息和线索。该研究收集了来自中国 691 项关于肝吸虫病的调查数据，整理了每个调查报告中具体位置的环境、社会经济和人口统计数据，利用贝叶斯地理统计分析疾病感染风险和疾病预测子之间的关联，预测在较高的空间分辨率下中国所有地区中肝吸虫病的感染风险。此外，文章中研究者还分析了没有调查的数据区域中肝吸虫病出现的风险。本文中研究者所开发的新型风险地图，相关研究结果能够帮助研究人员鉴别出肝吸虫病暴发的高风险省份，同时对于预测肝吸虫病也有一定意义。

（王蜀强）

文选 138

【题目】 检测华支睾吸虫特异性 IgG4 生物素-亲和素复合酶联免疫吸附法的建立及检测效能分析

【来源】 中国血吸虫病防治杂志，2015，27（2）：156-161

【文摘】 华支睾吸虫病是一种由华支睾吸虫寄生在人体肝内胆管而引起的疾病。临床诊断主要依靠流行病学史、临床症状体征、实验室检查、免疫学、影像学等资料综合分析。由于华支睾吸虫感染者的症状及体征缺乏特异性，粪便虫卵检查阳性率不高，常规血清免疫学检测易产生交叉反应，给临床诊治华支睾吸虫病带来一定的困难。因此，建立敏感性高和特异性好的新的诊断方法对华支睾吸虫病诊断具有重要意义。rCs7P、rCs28CP、rCs26GST、rCs28GST 等纯化重组抗原用于华支睾吸虫病诊断具有高度特异性，但敏感性低，不能满足应用的需要。华支睾吸虫感染后会刺激机体产生一定水平的特异性抗体，包括 IgG、IgE 和 IgA，检测患者血清中华支睾吸虫特异性抗体可作为华支睾吸虫患者诊断和流行病学调查的辅助手段。王玠等建立亲和素-生物素复合酶联免疫吸附法（ABC-ELISA），检测华支睾吸虫病、日本血吸虫病、卫氏并殖吸虫病、弓形虫病、棘球蚴病、囊尾蚴病和曼氏裂头蚴病患者血清样本特异性抗体 IgG4 水平，并以 IgG4-ELISA 和 IgG-ELISA 法为对照。结果显示，IgG4-ABC-ELISA 检测华支睾吸虫病患者血清特异性抗体 IgG4 的灵敏度为 90.0%，特异度为 98.2%，阳性预测值为 93.8%，阴性预测值为 97.0%，诊断效率为 96.3%；IgG4-ELISA 法检测华支睾吸虫病患者血清特异性抗体灵敏度为 86.0%，特异度为 98.2%，阳性预测值为 93.5%，阴性预测值为 95.9%，诊断效率为 95.4%；IgG-ELISA 法检测华支睾吸虫病患者血清特异性抗体 IgG 的灵敏度为 94.0%，特异度为 88.1%，阳性预测值为 70.1%，阴性预测值为 98.0%，诊断效率为 89.4%。IgG4-ABC-ELISA 法检测华支睾吸虫病患者血清特异性抗体的敏感性高于 IgG4-ELISA 法（$P<0.05$），特异性高于 IgG-ELISA 法（$P<0.05$）。王玠等研究认为，IgG4-ABC-ELISA 法检测华支睾吸虫特异性抗体 IgG4 具有高度敏感性与特异性，在华支睾吸虫病诊断中具有较好应用价值。

【评述】 血清免疫学检查特异性不强，影响华支睾吸虫感染的临床诊断。华支睾吸虫病患者血清 IgG4 与宿主感染状态之间有着密切关系。在华支睾吸虫感染过程中，患者血清 IgG4 水平显著升高，在治疗后 IgG4 水平则迅速消失，显示出血清 IgG4 具有良好的特异性及潜在的疗效考核价值。ABC-ELISA 已广泛应用于酶联免疫检测方法信号的放大，在提高酶联免疫检测方法的敏感性中发挥了重要的作用。本研究充分利用并整合了华支睾吸虫感染者血清 IgG4 的特异性及 ABC-ELISA 提高检测敏感性的优势，发展了一种敏感性和特异性均较高的华支睾吸虫病免疫诊断方法，提高了华支睾吸虫病的诊断效率，为进一步发展有实用价值的华支睾吸虫病诊断试剂盒奠定了基础。由于本研究纳入的血清样本数量有限，需要更大量的样本数量来证实 IgG4-ABC-ELISA 的检测效率。另外，IgG4-ABC-ELISA 检测华支睾吸虫病患者血清 IgG4 是否具有疗效考核价值需要进一步深入研究。

（王蜀强）

（二）并殖吸虫病研究进展

文选 139

【题目】 三峡库区斯氏并殖吸虫病分布及临床特征（Distribution and clinical features of Paragonimiasis skrjabini in Three Gorges Reservoir Region）

【来源】 Parasitol Int，2012，61（4）：645-649

【文摘】 并殖吸虫病是由并殖吸虫在宿主肺部寄生或体内各脏器间移行引起的一种慢性寄生虫病。人因吞食带有并殖吸虫活囊蚴的蟹或蝲蛄而感染。并殖吸虫病具有明显的人群和地区流行特征。主要流行于我国的重庆、四川等 26 个省、自治区和直辖市。斯氏并殖吸虫病临床表现复杂且没有特异性，容易导致误诊和漏诊。2002 年全国人体寄生虫病现状调查报告显示，重庆市并殖吸虫感染率为 21.96%。始建于 1994 年的三峡工程使库区水位和当地生态环境发生明显改变，也对并殖吸虫传播、流行造成了影响。目前关于三峡库区并殖吸虫病的研究较少。Zhang 等对三峡大坝上游 5 个县年龄在 2～49 岁之间的 724 名常住人口以皮内试验（IDT）和酶联免疫吸附试验（ELISA）法进行流行病学调查，面对面询问被调查者的健康状况、食蟹的方式（生食、油炸或烧烤）和临床症状；收集、检测 28 只家猫和 15 只家犬粪便，了解保虫宿主并殖吸虫感染率；并在这 5 个县 7 个乡镇采集 2656 只淡水蟹，调查第二中间宿主并殖吸虫囊蚴感染率。根据调查结果，淡水蟹斯氏并殖吸虫囊蚴感染率为 39.65%，平均感染强度为每只蟹平均含 3.11 尾囊蚴（8257 囊蚴 /2656 蟹），每克蟹含囊蚴数 0.55 尾（8257 尾 /15 054 g）。家猫并殖吸虫感染率为 10.71%（3/28），15 只家犬均未查见并殖吸虫虫卵。被调查者食用生、油炸和烧烤蟹比例分别为 68.09%（493/724）、24.03%（174/724）和 7.87%（57/724）。采用 IDT 和 ELISA 法检查人群感染率分别为 14.36%（104/724）和 7.46%（54/724）。Zhang 等认为，三峡库区仍然是并殖吸虫感染高流行区。长江的水位已上升到 175 m，该地区的水覆盖面积已增至 1084

平方公里，这些条件有利于淡水蟹类种群的生长和扩张。

【评述】　并殖吸虫病具有明显的人群和地区流行特征，在中国西南地区并殖吸虫感染率较高。三峡工程建设带来的库区水位变化、人口搬迁和生产基地建设等导致当地生态环境发生改变，影响着当地并殖吸虫病的流行情况。该研究详尽分析了三峡库区 5 个县 7 个乡镇并殖吸虫囊蚴在第二中间宿主感染率、保虫宿主和常住人口并殖吸虫感染率，对该病的预防和控制非常有意义。由于人群流行病采用的是 IDT 和 ELISA 法，受制于其特异性和敏感性，可能没有完全反映人群的感染率。并殖吸虫病是食源性寄生虫病，年龄是并殖吸虫感染率的重要影响因素之一。本研究纳入了 655 例小学生和 69 例年龄在 2～49 岁的居民，没有体现库区人群真正的年龄构成比，不能准确反映三峡库区的流行病学分布和特征。

（王蜀强）

文选 140

【题目】　肺吸虫病金标渗滤试剂盒检测人、鼠斯氏狸殖吸虫抗体的研究

【来源】　山西医科大学学报，2015，46（3）：250-251

【文摘】　斯氏狸殖吸虫病是一种人兽共患的寄生虫病，临床表现多变。由于斯氏狸殖吸虫绝大多数虫体在人体内处于童虫阶段，临床上漏诊、误诊病例较多。免疫学检查皮内试验常用于普查初筛，虽然方便快速，但假阳性和假阴性均较高，特异性不理想。以 ELISA 为对照，朱敬等采用金标渗滤法（DIGFA-kit）检测秦巴山区十堰市常住人口血清 1102 份（男性 587 人，女性 515 人，年龄为 8～63 岁），斯氏狸殖吸虫囊蚴经人工感染大鼠血清 41 份，实验大鼠感染后不同时间心脏取血供实验使用。对照组血清为经人工感染旋毛虫幼虫大鼠血清 33 份，经皮肤人工感染血吸虫家兔血清 29 份，经本实验室粪检确诊湖北医药学院附属太和医院住院患者蛔虫感染者血清 27 份，正常健康大鼠血清 41 份。秦巴山区十堰市常住居民和阳性大鼠检出率分别为 4.9%（54/1102）和 97.6%（40/41）（感染后 28 天），对照血清感染旋毛虫大鼠、感染血吸虫兔、粪检确诊蛔虫患者和正常健康大鼠阳性检出率分别为 0（0/33）、3.4%（1/29）、0（0/27）和 0（0/41）。41 只实验大鼠经口感染斯氏狸殖吸虫囊蚴后，在不同时间经 DIGFA 检测血清 IgG 抗体。第 1 周均为阴性反应，感染后第 2 周血清即能测出抗体，第 4～9 周均达高峰。将 95 份经 DIGFA 检测出的各种阳性血清采用 ELISA 做平行对照试验，除 1 份对照血吸虫阳性兔血清为阴性外，其余均为阳性反应，阳性符合率为 99.0%（94/95）；检测经 DIGFA 测出的各种阴性血清 1178 份，未见阳性结果。朱敬等研究认为，金标渗滤试法对斯氏狸殖吸虫病血清 IgG 抗体的检测有较好的敏感性和特异性。

【评述】　斯氏并殖吸虫人体内通常不能发育为成虫，主要因幼虫移行侵犯的器官和组织不同而出现不同的损害及表现，病原学诊断困难，免疫学检查是斯氏并殖吸虫感染经典的诊断方法之一。本研究将金标渗滤法用于斯氏并殖吸虫病抗体的检测，取得较好的检测效果。但滴金 DIGFA 是基于免疫标记技术发展起来的免疫学检查方法，仍然存在交叉反应、特异性不强的缺点，必要时仍需根据感染者症状体征、病原学和分子生物学结果进一步明确诊断。由于 DIGFA 具有操作简便、快

速，不需要特殊设备，结果易于判断等优点，适于基层医疗单位开展流行病学调查和临床诊断。

（王蜀强）

（三）绦虫病研究进展

文选 141

【题目】 比较基因组学揭示亚洲带绦虫切换新的中间宿主时的适应性进化（Comparative genomics reveals adaptive evolution of Asian tapeworm in switching to a new intermediate host）

【来源】 Nat Commun，2016，7：12845

【文摘】 带绦虫可以感染人类和多种家畜，引起带绦虫病及囊尾蚴病，严重影响公共卫生和食品安全。亚洲带绦虫局限于亚洲的主要原因是其具有嗜肝性，而部分亚洲人喜食生或半生的猪肝。既往研究已经报道了猪带绦虫的基因组，王帅等对亚洲带绦虫和牛带绦虫的基因组进行了测序，分别得到了约 169 Mb 和 168 Mb 基因组草图。从全基因组层面系统比较并确认了亚洲带绦虫和牛带绦虫非常相近的进化关系，推测出两种绦虫约在 114 万年前开始分化。结合人类演化、迁徙和家畜驯化历史，揭示出亚洲带绦虫物种形成及扩散跟直立人的狩猎行为、走出非洲过程等相关。比较基因组分析发现，绦虫基因组具有非常高的新基因产生速率。绦虫的皮层表面特异性抗原成分编码基因，尤其是参与免疫逃避等过程的相关基因，具有非常高的家族扩增速率，并在绦虫的不同支系上被选择性保留下来后快速分化。牛带绦虫和亚洲带绦虫对这些新基因的保留具显著差异。同时，亚洲带绦虫的基因组比牛带绦虫具有更高的核苷酸进化速率及基因家族扩增/收缩速率。说明亚洲带绦虫基因组具有较高的进化活力，可为完成新的生活史建立提供进化基础。与牛带绦虫的牛肌肉嗜性不同，亚洲带绦虫囊尾蚴多发现于猪肝部位。研究发现，亚洲带绦虫的基因组中与脂质吸收、转运和代谢及糖代谢相关的关键基因，与牛带绦虫相比发生了显著的扩增，且受到了较强正选择压力。推测这些基因很可能跟亚洲带绦虫适应猪肝脏高脂高糖营养环境等嗜性相关。另外，与绦虫的稳态维持、免疫逃避、皮层保护等相关的基因也检测到了强烈的正选择信号，表明这些成分很可能在亚洲带绦虫完成宿主转换过程中具有重要作用。

【评述】 既往认为感染人体的带绦虫为牛带绦虫和猪带绦虫。直到 20 世纪 80 年代中期亚洲带绦虫才被发现，1993 年被认定为一个新的物种。由于虫卵和成虫形态与牛带绦虫形态相似，通常采用分子生物学方法鉴别牛带绦虫和亚洲带绦虫。该研究利用二代测序技术对 2 种绦虫的基因组进行了测序，分别得到了两者的基因组草图，为进一步深入研究牛带绦虫和亚洲带绦虫打下坚实基础。本研究从全基因组层面系统比较并确认了亚洲带绦虫和牛带绦虫非常相近的进化关系，揭示出亚洲带绦虫物种形成及扩散跟直立人的狩猎行为、走出非洲过程等相关。比较基因组分析发现，亚洲带绦虫的基因组比牛带绦虫具有更高的核苷酸进化速率及基因家族扩增/收缩速率，说明亚洲带绦虫基因组具有较高的进化活力，为其转换新的中间宿主建立提供了进化基础。同时，该研究还发现亚洲带绦虫的基因组中与脂质吸收、转运和代谢及糖代谢相关的关键基因，解释了亚洲带绦虫的嗜肝特性。

（王蜀强）

文选 142

【题目】　四川藏区联合用药治疗带绦虫感染的效果观察

【来源】　中国病原生物学杂志，2014，9（11）：1000-1003

【文摘】　人因食入生的或未煮熟的含有带绦虫幼虫的牛肉、猪肉而感染绦虫，所致的疾病称为带绦虫病。对人体致病的主要虫种包括牛带绦虫、猪带绦虫和亚洲带绦虫。近年来，在雅江县开展的带绦虫流行病学调查显示，人群带绦虫感染率为3.55%～22.50%，且为3种带绦虫混合流行，其中牛带绦虫是优势虫种。治疗绦虫病患者和感染者，控制传染源，阻断传播途径，是保障当地人群健康和社会经济发展的重要措施。用于治疗绦虫病的药物种类较多，常用的驱绦药物包括南瓜子、槟榔、氯硝柳胺（灭绦灵）、吡喹酮、甲苯达唑、阿苯达唑、硫氯酚（别丁）、仙鹤草、驱绦饮、驱绦胶囊等。龙昌平等将四川省甘孜藏族自治州雅江县110例带绦虫病患者随机分为3组，其中南瓜子、槟榔组35例，氯硝柳胺组37例，吡喹酮组38例，分别采用南瓜子－槟榔－硫酸镁，氯硝柳胺－硫酸镁，以及吡喹酮－硫酸镁驱虫，观察驱绦效果和可能发生的不良反应。研究显示，南瓜子-槟榔组、氯硝柳胺组、吡喹酮组治疗后5小时内排出完整虫体的比率分别为77.14%（27/35）、40.54%（15/37）、47.37%（18/38）、南瓜子-槟榔组排虫比率显著高于氯硝柳胺组和吡喹酮组；而氯硝柳胺组与吡喹酮组间比较，差异无统计学意义；空腹服用驱绦虫药物后，3组患者均有不同程度的胃肠道反应，发生率分别为48.57%、35.14%和39.47%，3组患者不良反应发生率无统计学差异。患者服药后出现的不良反应轻微，不需做任何特殊处理即可缓解。龙昌平等认为，藏区为带绦虫病高度流行区，采用南瓜子-槟榔-硫酸镁驱治绦虫，效果好且安全。

【评述】　四川省藏区广泛流行带绦虫病，带绦虫病是四川省藏区重要的公共卫生问题之一。使用安全、有效的药物治疗带绦虫病患者和感染者是控制带绦虫病流行的关键措施。本文详尽比较了3种驱虫方法的疗效及不良反应，对带绦虫病的预防和控制非常有意义。由于不同驱虫药物的药理作用不同，吡喹酮会破坏带绦虫虫体的皮层结构，导致虫体分解，不利于疗效的观察，可能会低估患者排出完整虫体的比率；南瓜子-槟榔则只导致虫体麻痹、瘫痪，不破坏虫体结构，以硫酸镁导泻排虫后可以准确记录虫体数。因此，不应将排出完整虫体比率完全等同于疗效。在检测条件有限的偏远地方，驱虫治疗后症状缓解率、3个月后粪便有无虫卵比例等均可作为疗效的参考指标。

（王蜀强）

四十、包虫病研究进展

文选 143

【题目】　肝包虫囊肿破裂的相关因素分析及疗效评价

【来源】　中华肝脏外科手术学电子杂志，2017，6（6）：484-488

【文摘】　该研究检索1988年1月至2014年12月在PubMed、ISI Web of Knowledge、CNKI、Google Scholar、EMBASE、万方数据库、维普公开发表的关于肝包虫囊肿破裂文献50篇。纳入27

篇文献分析，包括国外 9 篇，国内 18 篇，共 2511 例，其中发生肝包虫囊肿破裂 731 例。731 例肝包虫囊肿破裂患者中，男 467 例，女 264 例；年龄 11～69 岁，中位年龄 32 岁。中国 690 例，土耳其 25 例，印度 15 例，非洲 1 例。囊肿位于肝右叶者 200 例，肝左叶 36 例，未提供者 495 例。发生破裂的囊肿直径＞10 cm 者 103 例，5～10 cm 者 8 例，未提供者 620 例。外伤性破裂 93 例，自发性破裂 42 例，医源性破裂 4 例，腹内压增高 2 例，未提供者 590 例。处理以急诊手术为主，破入胆道者以胆道清洗＋T 管引流为主；破入腹腔者以内囊摘除术、肝部分切除术＋腹腔灌洗为主。术后多使用阿苯达唑治疗 1.5～12.0 个月。术后随访时间 0.5～4.0 年。随访期间复发 28 例，未复发 404 例，未提供者 299 例。存活 447 例，误诊、死亡共 22 例，未提供者 262 例。研究显示肝包虫囊肿破裂多见于流行地区中青年男性，位于肝右叶、囊肿直径＞10 cm、外伤为破裂的主要相关因素；紧急手术彻底清除病灶及囊液是治疗关键，术后应用阿苯达唑可有效预防肝包虫囊肿复发。

【述评】 该研究揭示了导致肝包虫囊肿破裂的主要相关因素，有助于对于肝包虫囊破裂风险的评估，指导临床进行早期预防和治疗。

（孙丽华）

文选 144

【题目】 FGL2 在泡球蚴感染所致 DC 细胞成熟中的作用研究

【来源】 中国病原生物学杂志，2017，12（10）：952-955

【文摘】 人纤维介素蛋白 2（FGL2）属纤维蛋白原家族成员，其降解产物通过作用于 CD11B/CD18 改变 Fc 受体表达，具有免疫调节活性。该研究使用 8～10 周龄雌性野生型 BALB/c 小鼠和 *FGL2* 基因敲除小鼠，实验组腹腔注射 0.1 ml 泡球蚴混悬液，对照组于相同部位注射等量 PBS。结果显示泡球蚴载量感染晚期 fgl2$^{-/-}$ 小鼠低于野生型小鼠。泡球蚴感染晚期 Em14-3-3mRNA 表达，fgl2$^{-/-}$ 小鼠低于野生型小鼠，泡球蚴感染早期野生型小鼠血清 FGL2 高于对照组，泡球蚴感染 fgl2$^{-/-}$ 小鼠晚期腹腔细胞中 CD80 表达水平显著高于野生型小鼠，泡球蚴感染 fgl2$^{-/-}$ 小鼠晚期腹腔细胞和脾脏细胞 CD80 的表达水平均显著高于野生型小鼠，泡球蚴感染 fgl2$^{-/-}$ 小鼠血清 TNF-α 表达水平高于野生型小鼠。研究显示在泡球蚴感染小鼠晚期，FGL2 高表达可能参与泡球蚴感染引起的 DC 细胞成熟度降低及由此所致的免疫逃避有关。

【评述】 该研究初步认为泡球蚴感染宿主过程中，诱发宿主免疫反应，导致 FGL2 高表达，从而抑制 DC 细胞成熟，促使宿主形成免疫抑制状态，为更好地研究泡球蚴感染后免疫逃逸机制提供了实验支持。

（孙丽华）

文选 145

【题目】 多房棘球蚴感染 BALB/c 小鼠转录因子 T-bet、GATA-3 mRNA 表达的实验研究

【来源】　中国病原生物学杂志，2016，11（6）：530-534

【文摘】　该研究探讨了多房棘球蚴（Em）腹腔感染 BALB/c 小鼠辅助性 Th1、Th2 特异性转录因子 T-bet mRNA、GATA-3mRNA 在脾细胞中的表达及其意义。研究选取 BALB/c 小鼠（6～8 周龄），采用腹腔注射 Em 头节法建立小鼠继发性腹腔 Em 感染模型，随机分为 Em 腹腔感染组（Em）、Em 腹腔感染联合阿苯达唑（ABZ）治疗组（Em＋ABZ）、健康 HC 组（healthy controls，HC）。采用实时荧光定量反转录-聚合酶链反应（RT-PCR）法检测实验小鼠脾细胞转录因子 T-bet mRNA 和 GATA-3 mRNA 的表达。结果显示 Em 组与 HC 组小鼠脾细胞 T-bet mRNA 相对表达量差异无统计学意义，Em 组和 HC 组 GATA-3 mRNA 相对表达量差异无统计学意义。Em＋ABZ 组与 HC 组和 Em 组小鼠脾 T-bet mRNA 相对表达量差异无统计学意义，Em＋ABZ 组与 HC 组和 Em 组 GATA-3mRNA 相对表达量差异无统计学意义。Em 组和 HC 组 T-bet mRNA/GATA-3 值差异无统计学意义。Em＋ABZ 组 T-bet mRNA/GATA-3 值较 HC 组和 Em 组比较差异均有统计学意义。研究发现 Em 腹腔感染小鼠脾细胞中 T-bet/GATA-3 值降低，Th1、Th2 平衡被打破，Th2 成为优势免疫应答模式，经 ABZ 治疗后 T-bet 表达升高，GATA-3 表达降低，免疫应答模式由 Th2 占主导向 Th1 漂移。

【评述】　T-betmRNA、GATA-3 mRNA 的表达与 Em 的感染和对宿主免疫状态造成的影响密切相关，T-bet、GATA-3 在泡型包虫病的治疗和干预中有重要意义。

（孙丽华）

文选 146

【题目】　MMP2 与细粒棘球蚴感染小鼠肝纤维化研究

【来源】　中国病原生物学杂志，2018，13（2）：168-172

【文摘】　该研究通过检测细粒棘球蚴感染小鼠肝脏基质金属蛋白酶 2（MMP2）及其 mRNA 表达水平的变化，探讨了其在肝纤维化过程中的作用。研究收集感染细粒棘球蚴病羊肝，取肝囊泡中的原头蚴处理后接种实验组小鼠肝，建立细粒棘球蚴病动物模型。于感染后 2、8、30、90 和 180 天各取 8 只小鼠处死，无菌收集肝，采用 RT-PCR 检测 MMP2 mRNA，采用免疫组织化学法检测 MMP2 在肝中的表达。实验设假手术对照组。结果与对照组比较，实验组小鼠肝 MMP2 mRNA 水平在感染后 2 天达高峰（$t_{2d}=6.566$，$P<0.01$），总体呈现早期高表达、晚期下降的趋势。免疫组织化学检查实验小鼠肝 MMP2 表达趋势与 RT-PCR 的结果一致。研究发现小鼠感染细粒棘球蚴早期肝 MMP2 高表达，中、晚期低表达，这可能是导致细粒棘球蚴小鼠发生肝纤维化的机制之一。

【评述】　基质金属蛋白酶家族经激活后参与细胞外基质的降解，小鼠感染细粒棘球蚴过程中 MMP2 存在动态变化，早期高表达可能导致肝星状细胞过度激活，从而启动肝脏纤维化，这为研究 MMP2 在肝纤维化发生发展中的机制奠定了基础。

（孙丽华）

四十一、黑热病研究进展

【题目】 无症状感染利什曼原虫快速分子检测方法的建立与应用

【来源】 中国血吸虫病防治杂志，2015，2（1）：45

【文摘】 由于黑热病患者感染后潜伏期长短不一，平均 3～6 个月（10 日至 9 年）。部分无症状感染者不能被发现，成为主要传染源，要及时发现传染源，及时予以隔离、治疗，切断传播途径成为工作之重点，因此，快速准确地诊断携带有利什曼原虫的无症状感染传染源，是目前黑热病流行区了解并控制该病的重要手段。研究建立适合快速检测利什曼原虫无症状感染者的分子生物学方法。选择利什曼原虫 kDNA 小环保守区的 2 对快速诊断特异性引物 RV1-RV2、K13A-K13B，以杜氏利什曼原虫山东分离株前鞭毛体抽提的 kDNA 为模板进行 PCR 扩增，并通过对扩增条带测序比对来鉴定方法的可靠性。运用该法对四川省黑水县 105 例无症状家犬和新疆喀什地区部分乡镇 75 例无症状易感人群的静脉血样进行检测，并同时对上述地区确诊的部分病犬及患者（均为 7 例）进行检测，以验证该方法的可行性及准确性。研究发现 RV1-RV2、K13A-K13B 两对引物扩增出与预期片段大小一致的条带，序列比对结果显示扩增产物在利什曼原虫种内保守性高；该方法对 105 例无症状家犬及 75 例无症状居民静脉血样的阳性检出率分别为 37.14%（39/105）和 82.67%（62/75），且对同地区确诊病犬及患者血样本检测的阳性率均为 100%（7/7），因此该方法适于目前我国黑热病流行区利什曼原虫无症状感染者的检测，且灵敏快速准确，具有较好的推广应用价值。这对了解我国目前黑热病的流行状况及预防控制该病的广泛传播意义重大。

【评述】 对于虫媒传染病，切断传播途径通常是起主导作用的预防措施，其主要措施包括隔离和消毒。由于黑热病患者感染后潜伏期长短不一，平均 3～6 个月（10 日至 9 年）。部分无症状感染者不能被发现，另外很多患者起病缓慢，症状轻而不典型，发热虽持续较久，但全身中毒症状不明显，大部分患者仍能坚持工作，使患者不能得到及时发现及诊治，有病不看的现象也时有发生，传染源不能及时清除，因此保虫宿主——无感染症状的人、犬成为流行区主要的传染源，因此快速准确地诊断携带有利什曼原虫的无症状感染传染源，是目前黑热病流行区了解并控制该病的重要手段。本文研究一种敏感、特异且适于检测我国目前黑热病流行区多种利什曼原虫病原体的方法是当务之急，该研究对于黑热病预防和控制具有非常重要的意义。

（李沛军）

【题目】 儿童黑热病 46 例临床分析

【来源】 临床儿科杂志，2017，35（3）：191-194

【文摘】 黑热病 10 岁以内儿童多见，男性较女性多见。农村较城市多发。儿童临床表现多样化，易误诊及漏诊，并发症多，预后差，治愈率低。对 2006 年 1 月至 2015 年 4 月新疆维吾尔自治区人民医院儿科收治黑热病患儿共 46 例进行分析发现：黑热病的早期诊断及早期、规范治疗非常重要，锑剂仍然是最有效的药物。但病程越长、一般情况越差、并发症越多者，对锑剂的耐受性越差，预后越不佳。锑剂的不良反应较少而轻，一般患儿多能耐受。本组 30 例患儿接受了正规锑剂治疗，有效率达 86.67%。3 例死亡及 1 例合并严重并发症患儿放弃治疗。分析指出：儿童黑热病近来在新疆南部仍呈散发流行趋势。其临床表现多样，缺乏特异性，易于漏诊、误诊。对于来自疫区的长期发热、贫血或三系下降、肝及脾大（尤其脾大为著）、肝功能损害、合并呼吸道感染的儿童患者，应注意完善相关辅助检查，做到早期诊断和早期、合理规范治疗，以减少并发症的发生，提高治愈率。

【评述】 已经证实中华白蛉是我国黑热病主要传播媒介，主要传染源是患者和病犬，儿童为高危人群，目前尚无有效疫苗，黑热病的预后取决于疾病的早期诊断及早期治疗，本文强调患儿早期发现及时治疗者预后较好，锑剂仍然是最有效的药物。但延误治疗后预后极差，因此加强黑热病防治宣传工作极为重要，鼓励疫区群众在白蛉活动频繁季节做好自我防护工作以外及时在当地医院进行筛查，及时得到有效治疗，本文具有很强实用性。

（李沛军）

四十二、丝虫病研究进展

文选 149

【题目】 中国消除淋巴丝虫病的历史（The history of the elimination of lymphatic filariasis in China）

【来源】 Infec Dis Poverty，2013，2（1）：30

【文摘】 中国曾是世界上淋巴丝虫病流行最严重国家之一。政府和医务工作者经过持续多年的努力已取得巨大成就，我国在 2006 年消除淋巴丝虫病，2007 年 5 月经过世界卫生组织审核认可，我国率先在全球 83 个丝虫病流行国家和地区中消除了淋巴丝虫病。孙德建等 2013 年对我国消除该病的历程进行全面分析，结果显示：丝虫病在我国广泛流行，受威胁人口 3.3 亿，遍及 16 个省、自治区、直辖市的 864 个县（市、区），其中，463 个县（市、区）感染班氏丝虫，217 个县（市、区）感染马来丝虫，184 个县（市、区）有两种丝虫的混合感染。班氏丝虫病的传播媒介主要是淡色库蚊、致乏库蚊，马来丝虫病以中华按蚊为主要媒介。丝虫病急性期主要表现为淋巴结炎和淋巴管炎、睾丸炎、附睾炎、曲张静脉炎；慢性期主要有阴囊水肿、乳糜尿、淋巴水肿、象皮肿。中国为了消除丝虫病，采取了一系列措施，比如基于乙胺嗪的药物控制、血液监测和治疗等，但最有效的是"传播阈值理论"，即消除丝虫病并不是把病原、丝虫完全消灭，而是把病原控制在一个临界水平，就可以阻断传播。经过近半世纪的努力，我国已消除丝虫病，但在原丝虫病流行地区，仍遗留不少慢性丝虫病患者，并有输入性患者，尚需继续加以防范。

【评述】 丝虫病是由丝虫寄生于人体淋巴组织、皮下组织或浆膜腔所引起的寄生虫病，在我国流行的丝虫是班氏丝虫和马来丝虫。临床特征在早期主要为淋巴结炎和淋巴管炎，晚期为淋巴管阻塞及其产生的系列症状。我国为世界消除淋巴丝虫病做出巨大贡献，目前遗留的是慢性患者。本文全面分析丝虫病的病原学、流行病学、临床表现、疾病控制策略等，使我们对这个疾病的全貌及消除过程进行深入了解，对该病的预防和控制意义重大。该文也指出了防治丝虫病下一步工作的重点。

（应若素　李凌华）

文选 150

【题目】　淋巴丝虫病特异性 IgG4 间接酶链免疫反应（ELISA）检测方法的建立（Establishment of lymphatic filarial specific IgG4 in direct ELISA detection method）

【来源】　Int J Clin Exp Med，2015，8（9）：16496-16503

【文摘】　ELISA 能 1 天内检测成百上千份标本，也能用于血清样本的流行病学调查。本研究旨在建立淋巴丝虫病特异性 IgG4 间接 ELISA 检测方法和开发试剂盒。研究人员认为最合适的抗原来自马来西亚成人，合适的包被抗原浓度是 1.0 μg/ml，合适的血清稀释度是 1∶20 到 1∶40，特异性的 IgG4 试剂效用滴度是 1∶800。研究人员明确了合适的酶底物反应时间，能开发一种敏感性强、特异性高、易于操作、重复性好、稳定性高的检测试剂盒。

【评述】　我国在 2007 年消除淋巴丝虫病后，目前存在数十万慢性丝虫病患者，为了有效防控丝虫病，建立一种易于操作、敏感性和特异性好的检测方法很重要。本研究作者就此进行探讨，建立淋巴丝虫病特异性 IgG4 间接 ELISA 检测方法。该文图文并茂，详细描述了试验方法的建立过程，确立了几个重要参数数值，如抗原来源、包被抗原浓度、血清稀释度、特异性的 IgG4 试剂效用滴度、酶底物反应时间。他们的试验也表明，该方法可操作性强、敏感性强、特异性高、试剂易于保存。因而淋巴丝虫病特异性 IgG4 间接 ELISA 检测方法适合开发试剂盒并用于推广。

（应若素　李凌华）

四十三、旋毛虫病研究进展

文选 151

【题目】　合欢皮总皂苷治疗旋毛虫感染小鼠的疗效观察

【来源】　中国人兽共患病学报，2018，34（1）：39-43

【文摘】　针对旋毛虫病药物防治方面的研究较少。开发具有我国自主产权的抑杀旋毛虫的药物，无论从临床上应用于防治旋毛虫病的实际工作方面，还是对我国社会经济发展方面都有着重要的意义。朱雪雪等研究合欢皮总皂苷对感染旋毛虫小鼠的治疗效果分析，将 36 只感染旋毛虫的 ICR 小鼠随机分为 6 组（每只小鼠感染 300 条旋毛虫），又分为旋毛虫组和肌幼虫组，每组设对照组、合欢皮总皂苷治疗组和阿苯达唑治疗组，Ⅰ、Ⅱ、Ⅲ组于感染后第 2 天开始给药，连续给药 3 天，于感染后第 7 天处死，计数小肠内成虫；Ⅳ、Ⅴ、Ⅵ组于感染后第 7 天开始给药，连续给药 14 天，于感染后第 40 天处死，计数肌幼虫并计算减虫率，HE 染色计数肌幼虫，免疫组化检测膈肌中 IL-1β、

IL-6，TNF-α、COX-2 因子的表达。结果显示：合欢皮总皂苷和阿苯达唑治疗组成虫数和肌幼虫数均少于感染对照组（P＜0.01），成虫减虫率分别为 71.60% 和 81.24%，肌幼虫减虫率分别为 65.70% 和 89.94%；HE 染色结果表明两个治疗组囊包幼虫均减少，炎症细胞表达均明显减轻；免疫组化结果显示治疗组 IL-1β、IL-6、TNF-α、COX-2 的表达降低。

【评述】 阿苯达唑和苯并咪唑是当前临床上应用最广的治疗旋毛虫病药物，有一定的副作用，同时又有产生耐药性的趋向，本文提出了合欢皮总皂苷能较好的一抑制旋毛虫和肌幼虫，其效果略次于阿苯达唑，合欢皮总皂苷治疗旋毛虫感染为旋毛虫病的治疗提供了新的用药思路，但还需进一步的实验阐述抑虫有效药物成分、疗效机制及用药安全。

（李　晖）

文选 152

【题目】 旋毛虫感染对宿主固有免疫系统的影响

【来源】 中国热带医学，2017，17（9）：941-946

【文摘】 旋毛虫生活史的各个阶段均能影响宿主的免疫应答。在旋毛虫感染过程中，宿主固有免疫系统发挥保护性免疫效应，同时，旋毛虫及其产物亦可干扰固有免疫应答促进虫体的免疫逃避。李梦琪等系统分析旋毛虫感染后：① ADP 和 ATP 可刺激肥大细胞释放 mMCP-1，促进炎症反应，发挥免疫排虫效应，肥大细胞亦可通过分泌颗粒抑制肌幼虫的沉积；②杯状细胞可通过分泌粘蛋白 Muc2、Muc3、Muc5ac 等增强肠道粘液层的功能而限制蠕虫活动，从而促进排虫；③ NK 细胞主要通过细胞毒效应和分泌细胞因子发挥功能来促进排虫；④旋毛虫排泄分泌抗原在诱导巨噬细胞向 M2 型转化的过程中发挥重要作用，抑制宿主免疫反应，促进旋毛虫的免疫逃避；⑤树突状细胞通过表达多种模式识别受体，识别病原相关模式分子，发育成熟，启动后续免疫应答，促进保护性免疫反应。⑥嗜酸性粒细胞在旋毛虫初次感染中有利于幼虫在骨骼肌中的生存，在再次感染过程中，嗜酸性粒细胞能够通过特异性抗体依赖途径干扰新生幼的迁移，限制旋毛虫再次感染；⑦旋毛虫某些抗原能够通过结合补体或诱导宿主调节蛋白的产生，抵抗补体的攻击，在旋毛虫的发育过程中可能会获得包含 CD59 蛋白的保护性屏障，阻止补体 MAC 组装，促进虫体免疫逃避；固有免疫细胞以及组织屏障和相关先天免疫分子的影响机制对旋毛虫病的感染也起到至关重要的作用。

【评述】 在旋毛虫与宿主免疫系统长期相互斗争和共同进化的过程中，旋毛虫及其产物为促进自身免疫逃避，发展出了复杂的免疫调节机制，其与固有免疫细胞以及组织屏障和相关先天免疫分子相互影响，形成了复杂而独特的固有免疫应答过程。本文系统地阐述了在旋毛虫感染的过程中，固有免疫系统对于旋毛虫的杀伤作用和旋毛虫免疫逃避的部分机制，对更完整的了解旋毛虫病的致病机制奠定一定的理论基础，为提出旋毛虫的防治措施提供理论依据。但部分的免疫机制仍不完善，还需进一步的实验支持。

（李　晖）

四十四、血吸虫病研究进展

文选 153

【题目】 血吸虫现症感染诊断方法的研究进展（Progress of researches on diagnostic methods of current Schistosoma infection）

【来源】 Chin J Schisto Control，2016，28（2）：220-224

【文摘】 血吸虫病是一种严重危害人类健康的人兽共患寄生虫病，对社会的发展影响极大。现症感染患者的准确诊断，对于防控血吸虫病具有重要的意义。刘茜等对血吸虫现症感染的实验室诊断方法的研究进展及应用进行了全面总结与分析，从病原学、免疫学及分子生物学 3 个方面对血吸虫现症感染现有的诊断方法及研究进展进行综述。病原学检测手段包括：改良 Kato-Katz、毛蚴孵化法和直肠镜检法。免疫学检测手段包括抗体检测和循环抗原检测两方面，其中抗体检测方法包括间接血、免疫层析法（胶体染料法及胶体金法）及免疫渗滤法等。循环抗原检测方法的研究主要集中于循环阳极抗原（CAA）、阴极抗原（CCA）及虫卵抗原；分子生物学诊断方法主要依赖于检测血吸虫在宿主体内寄生过程中排放的虫源性核酸分子，包括脱氧核糖核酸分子（DNA）和核糖核酸分子（RNA）。

【评述】 血吸虫病的病原学检测方法虽然具有确诊价值，但操作复杂、过程耗时长、无法进行大批量样本检测，不适合于大规模流行病学调查。如何提高患者粪便中血吸虫虫卵的检出率及检测通量是提高病原学诊断方法效率的关键。血吸虫病的抗体检测不能区分既往感染与现症感染，宿主体内的循环阳极抗原和循环阴极抗原量极低，且大多是成分复杂的混合物，靶标分子不明确，不同方法检测结果的敏感性与特异性存在很大差异，方法学亦难以标准。故亟待发展新的具有对现症感染进行确诊的抗体检测及可以进行标准化检测的循环抗原检测方法。分子生物学诊断方法是一种比较有效的血吸虫现症感染诊断手段。

（段艳坤 全 俊）

文选 154

【题目】 吡喹酮抗血吸虫作用机制的研究进展

【来源】 医学研究生学报，2013，20（9）：78-80

【文摘】 血吸虫病是一种严重危害人类健康的人兽共患寄生虫病。吡喹酮是当前用于血吸虫病治疗的首选药物，钱科等就吡喹酮抗血吸虫作用机制最新研究进展做一综述。吡喹酮是当前用于治疗血吸虫病的首选药物，但其确切作用机制至今尚未完全阐明。本文就吡喹酮作用机制做一综述。①吡喹酮对钙离子通道的影响：吡喹酮作用后会导致血吸虫体内 Ca^{2+} 水平上调，从而引起虫体皮肤损害和血吸虫死亡。②吡喹酮对宿主免疫功能的影响：吡喹酮的抗血吸虫作用具有一定的免疫依赖性和免疫协同性。③吡喹酮对肌球蛋白的影响：血吸虫肌球蛋白轻链可以为血吸虫提供免疫保护，而吡喹酮能够影响血吸虫肌球蛋白轻链的功能，因而肌球蛋白是吡喹酮的作用靶点。④其他可能的作用靶点：包括 NO、5- 羟色胺，血吸虫多药耐药蛋白（SMDR）。SMDR 包括 SMDR1 和 SMDR2。RNA 干扰技术或抑制药抑制血吸虫成虫 SMDR1 和 SMDR2 表达后宿主虫负荷和卵负荷显著降低。提示 SMDR1 和 SMDR2 参与介导血吸虫对吡喹酮的抗性产生，两者可能是吡喹酮的作用靶点。

【评述】　本文对吡喹酮的抗血吸虫作用机制进行了全面的总结归纳，文中提到吡喹酮抗血吸虫作用是否依赖于氧化应激目前存在争论。吡喹酮对血吸虫童虫和幼虫的超氧化物歧化酶、谷胱甘肽过氧化酶、谷胱甘肽转移酶活性均没有作用，这提示吡喹酮抗血吸虫作用可能在很大程度上不依赖于氧化应激或氧化杀害作用。综上所述，虽然吡喹酮对血吸虫病有着很好的治疗效果，但是对其作用机制的认识较少，仍需要进行深入研究。

（段艳坤　全　俊）

四十五、锥虫病研究进展

文选 155

【题目】　Centrin3 对维持锥虫细胞运动时鞭毛动力蛋白稳定性的作用（Centrin3 in trypanosomes maintains the stability of a flagellar inner-arm dynein for cell motility）

【来源】　Nature Communications, 2014, 5：4060

【文摘】　中心蛋白是鞭毛生物中动物和基底体中心粒的保守组分。它还与轴索内臂动力蛋白相关联并调节细胞运动性，但其潜在机制仍然难以捉摸。在布氏锥虫中，5 个中心蛋白中的 3 个与鞭毛基底体相关联，但没有发现有中心蛋白参与体调节鞭毛运动。最近，TbCentrin3 在鞭毛相关复合物的蛋白质组中被发现，但 TbCentrin3 的精确的亚细胞定位和功能仍然难以捉摸。研究发现 TbCentrin3 定位于鞭毛蛋白，并与 7 个内臂动力蛋白重链中的一个相关联。TbCentrin3 的 RNAi 会损害细胞运动性并导致鞭毛内的这个内臂动力蛋白的组装缺陷，并且在细胞溶质中这种动蛋白的积累被 26S 蛋白酶体降解。相反，TbCentrin3 相互作用的内臂动力蛋白 TbIAD5-1 的缺失导致瑕疵 TbCentrin3 的组装和胞质溶胶中 TbCentrin3 的降解。

【评述】　研究结果首次确定了 TbCentrin3 在细胞运动中的重要作用，它通过维持鞭毛轴索中的内臂动力蛋白的稳定性发挥作用。

（阮巧玲　邵凌云）

四十六、隐球菌病研究进展

文选 156

【题目】　非 HIV 感染的隐球菌脑膜炎患者脑脊液中补体系统活性增强（Increased activity of the complement system in cerebrospinal fluid of the patients with non-HIV Cryptococcal meningitis）

【来源】　BMC Infectious Diseases，2017，17（1）：7

【文摘】　已知隐球菌性脑膜炎导致显著的发病率和死亡率。在该病病程中补体系统所起到的保护或致病机制仍然未知。在本研究中，李谦团队试图通过评估非 HIV 感染的隐球菌性脑膜炎患者脑脊液和血浆的基线补体成分概况，以探究补体在疾病进程中所起到的作用。研究者回顾性分析 42 例未感染 HIV 的隐球菌性脑膜炎患者和 13 例非隐球菌性脑膜炎对照患者的脑脊液和血液样本，并对疑似诊断为隐球菌性脑膜炎的患者进行评估。具体方法为在入院时收集脑脊液和血浆样本，使用酶联免疫吸附测定（ELISA）方法测定补体成分及细胞因子 IL-12，蛋白印迹方法测定 C3 活化。比较组间补体 C1q、因子 B（FB）、甘露糖结合凝集素（MBL）、C2、C3、C4、C5、C4 结合蛋白（C4BP）、因子 I（FI）、因子 H（FH）、sC5b-9 的水平差异。结果显示，与对照组相比，隐球菌性脑膜炎患者的 C1q、FB、MBL、sC5b-9 和 FH 在脑脊液中水平均升高，脑脊液 C3 分解产物 iC3b 在脑脊液和血浆中均存在。脑脊液蛋白的水平与 MBL、C1q 或 FB 呈正相关。提示非 HIV 感染的隐球菌性脑膜炎患者脑脊液补体系统活性增高。

【评述】 众所周知，补体系统是宿主先天性免疫防御系统的主要组成部分，也有研究认为补体系统在抵抗细菌性脑膜炎的宿主防御中至关重要。但在本文发表之前，尚缺乏关于隐球菌性脑膜炎患者脑脊液和血浆中补体系统活性的研究报道。该研究揭示了非 HIV 感染的隐球菌性脑膜炎患者脑脊液中补体成分和补体激活的存在，并提示补体因子 C1q、MBL、FB、FH 和 sC5b-9 在发病中的重要作用。目前仍有待进一步研究证实这些补体因子在隐球菌性脑膜炎中的病理生理作用，从而为新的治疗策略提供靶点，该研究为隐球菌病的治疗提供了新思路。

（翁 珊 邵凌云）

文选 157

【题目】 新型隐球菌格卢必变种多位点序列 5 型的优势地位和非野生型分离株对氟康唑的最低抑菌浓度：中国的多中心研究（Predominance of Cryptococcus neoformans var. grubii multilocus sequence type 5 and emergence of isolates with non-wild-type minimum inhibitory concentrations to fluconazole: a multi-centre study in China）

【来源】 Clin Micro Infect, 2016, 22（10）: 887.e1-887.e9

【文摘】 中国关于隐球菌病的分子流行病学资料尚少。在本研究中，刘正印团队调查了 2009 年 8 月至 2014 年 7 月 5 年间，全国范围内 10 家医院 312 株新型隐球菌复合菌株的菌种分布、分子类型和抗真菌药物敏感性。临床分离株的鉴定通过内转录间隔区（ITS）测序及两种 MALDI-TOF MS 系统完成，使用多位点序列分型（MLST）来验证菌种及分型，通过 Sensititre Yeast One 方法检测对 6 种抗真菌药物的药敏结果。结果显示，新型隐球菌为主要类型，有 305 株占 97.8%，全部为 ITS1 型，血清型 A 型。这其中 272 株（89.2%）为格卢必变种，MLST 分型为 ST 5 型，19 株（6.2%）为 ST 31 型，其他格卢必变种的 ST 型少见但属于常见 6 种 ST 分型，仅 2 株为新生变种，均为血清型 AD 型。格特隐球菌不常见（7 株，4 种 ITS 类型），分为 5 种 ST 分型，包括一种新 ST 分型在内。新型隐球菌格卢必变种非野生型对氟康唑的最小抑菌浓度（MICs）在该研究进行的第 4 年显著上升（从第 1 年的 0 升至第 4 年的 23.9%），其中有 5 株对氟康唑的 MICs ≥32 mg/L。该研究为隐球菌病流行病学及其遗传多样性和抗真菌药物敏感性提供了有价值的数据资料。

【评述】 隐球菌属包括超过 70 个种，其中新型隐球菌和格特隐球菌最为常见。在中国，隐球菌病的分子流行病资料尚缺乏，相关的研究是在几十年前进行的，或者仅限于单中心、小样本的研究。现在，中国医院侵袭性真菌监测网（CHIF-NET）的建立为隐球菌病提供了流行病学资料，但分子流行病学方面的研究并不详细。此外，该监测网络检测氟康唑和伏立康唑的药敏结果。在本研究中，刘正印团队首次对 5 年间 10 家医院隐球菌感染情况做一概述，调查了菌种分布、遗传多样性和对 6 种常用抗真菌药物的药敏结果，为指导临床用药积累了基础。

（翁珊珊 邵凌云）

文选 158

【题目】 HIV-1 gp41-I90 胞外域可促进 CD44 介导的单核细胞跨越新型隐球菌感染脑微血管上皮细胞（CD44-mediated monocyte transmigration across Cryptococcus neoformans-infected brain microvascular endothelial cells is enhanced by HIV-1 gp41-I90 ectodomain）

【来源】 Journal of Biomedical Science，2016，23：28

【文摘】 新型隐球菌是免疫功能低下人群（包括艾滋病患者）的重要概率性致病菌，可导致高死亡率的致死性隐球菌性脑膜炎。曾有研究显示 HIV-1 gp41-I90 胞外域可以增强新型隐球菌对构成血-脑脊液屏障的脑微血管内皮细胞（HBMEC）的黏附和侵袭能力，然而，对于其在单核细胞跨越血-脑脊液屏障进行迁移的过程中所起的作用目前所知甚少。在本研究中，曹虹团队通过体内及体外的迁移测试试验发现，单核细胞的迁移率与新型隐球菌和（或）HIV-1 gp41-I90 呈正相关，共同暴露（HIV-1 gp41-I90＋新型隐球菌）组 THP-1 细胞的迁移率更高（$P<0.01$）。在该测定中使用 CD44 敲除 HBMEC 或 CD44 抑制药 Bikunin，显著抑制了由 HIV-1gp41-I90 引起的单核细胞迁移率增加的程度。蛋白质印迹分析和生物素 / 抗生物素蛋白酶联免疫吸附试验（BA-ELISA）显示，新型隐球菌和 HIV-1 gp41-I90 可以增加 HBMEC 上 CD44 和 ICAM-1 的表达。此外，新型隐球菌和（或）HIV-1gp41-I90 还可以诱导 CD44 重新分布到膜脂筏上。通过建立小鼠隐球菌性脑膜炎模型，发现 HIV-1 gp41-I90 和新型隐球菌可协同增强单核细胞的迁移能力，增加体内血-脑脊液屏障的通透性和损伤。由此，该研究证明，HIV-1 gp41-I90 胞外域可以增强 THP-1 细胞穿过新型隐球菌感染状态下血-脑脊液屏障的能力，而这一过程通过 CD44 介导。该研究有助于阐述 HIV-1 gp41-190 胞外域诱导的炎症反应，并为有效消除艾滋病患者的概率性感染指出了新的靶点。

【评述】 隐球菌病是艾滋病患者最常见的概率性真菌感染疾病，也是其主要死亡原因之一，死亡率约 30%。新型隐球菌主要通过呼吸道传播，从肺循环扩散到脑组织，引起脑膜炎。隐球菌性脑膜炎的发病机制目前尚不清楚，但众所周知，穿越血-脑脊液屏障是导致脑膜炎发展的关键步骤。而 HIV-1 病毒毒素（包括 gp120 和 gp41）如何增强新型隐球菌对血-脑脊液屏障的侵袭能力的细节仍然未知。曹虹团队通过构建重组蛋白 HIV-1gp41-I90（gp41 的胞外域），发现其可以激活许多分子事件包括 HBMEC 上的 ICAM-1 的调节，脂筏上 CD44 和 β- 肌动蛋白的重新分布及 HBMEC 表面上膜皱褶的诱导。这些事件可能会加剧新型隐球菌的脑部侵袭，并最终导致严重的 HIV-1 相关隐球菌性脑膜炎。本研究通过迁移测定，发现新型隐球菌和 HIV-1 gp41-I90 可以同时增强单核细胞跨越血-脑脊液屏障的迁移能力。这一结果为了解 HIV-1 相关隐球菌性脑膜炎致病过程中 HIV-1 和新型隐球菌之间的相互关系提供了新的思路。

（翁珊珊　邵凌云）

文选 159

【题目】 女性隐球菌脑膜脑炎患者的性别特异性危险因素和临床转归（Gender-specific contributing risk factors and outcome of female cryptococcal meningoencephalitis patients）

【来源】 BMC Infectious Diseases，2016，16：22

【文摘】 既往的研究提示隐球菌性脑膜脑炎好发于男性，然而近年来女性隐球菌性脑膜脑炎的发病率也在上升。在本研究中潘速跃团队探究了女性患者中性别特异的发病独立危险因素及预后影响因素。潘速跃团队纳入了自 1998 年 7 月 1 日至 2013 年 6 月 30 日 15 年间于南方医院确诊为隐球菌性脑膜脑炎的患者 108 例，并收集临床资料。其中 31 例女性，77 例男性。在通过多因素分析检测女性患者发病的影响因素，通过对单因素分析中具有统计差异的因素进行多因素分析获得独立变量，通过 Cox 回归模型评估影响生存时间的因素后，发现在女性患者中，使用激素或其他免疫抑制药（32.3% *vs.* 11.7%；$P=0.011$）、患有系统性红斑狼疮或其他自身免疫疾病者（29.0% *vs.* 3.9%，$P<0.001$）较男性更多见。但通过多因素回归发现只有曾患系统性红斑狼疮或其他自身免疫疾病这一因素具有统计学差异（*OR* 10.59，95% *CI* 1.49～74.77，$P=0.02$）。此外，脑脊液糖与同步血糖的比值则与生存时间相关（95% *CI* 0～0.71，$P=0.03$）。由此，研究者得出结论，对于具有系统性红斑狼疮或其他自身免疫疾病史的女性患者，应注意预防隐球菌感染。对于隐球菌性脑膜脑炎患者，抗真菌治疗前的低脑脊液糖/血糖比提示较差的预后。

【评述】 许多疾病在不同性别间具有发病率及严重程度的差异，既往研究同样提示隐球菌性脑膜脑炎更倾向于发生在男性患者中。然而，近年来，女性患者中隐球菌性脑膜脑炎的发病率正在上升，引起学界的关注，但相关研究和数据尚缺乏。潘速跃团队的研究首次分析了女性隐球菌性脑膜脑炎患者发病及预后的性别特异独立危险因素，提示具有系统性红斑狼疮或其他自身免疫疾病史，而非使用激素或其他免疫抑制药的女性患者发病率更高，为临床预防提供了有益参考。

（翁珊珊　邵凌云）

文选 160

【题目】 常用商业化生化方法和基质辅助激光解吸电离飞行时间质谱系统对少见的罗伦特隐球菌的错误鉴定：对临床真菌实验室的挑战（Misidentification of a rare species, Cryptococcus laurentii, by commonly used commercial biochemical methods and matrix-assisted laser desorptionionization-time of flight mass spectrometry systems：challenges for clinical mycology laboratories）

【来源】 Journal of Clinical Microbiology，2016，54（1）：226-269

【文摘】 罗伦特隐球菌属于少见的非新型隐球菌的一种，同样可以引发感染。其临床表现与新型隐球菌相似，但抗体试验结果常为阴性，且对氟康唑的敏感性较低。因此，准确的菌种鉴定对于治疗药物的选择至关重要。中国医院侵入性真菌监测网（CHIF-NET）在2009—2014年间收集酵母菌株9673株，其中42株（0.4%）被各医院通过Vitek2系统鉴定为罗伦特隐球菌。北京协和医院徐英春团队通过对ITS区域的测序（作为金标准）、中心实验室盲法再次使用Vitek2复测、MALDI-TOF MS方法对这些菌株进行验证，结果显示ITS区域测序发现仅2株（4.8%）为罗伦特隐球菌，Vitek2复测有24株（57.1%），MALDI-TOF MS方法未测出罗伦特隐球菌。然而，根据主要菌谱库将2株罗伦特隐球菌加入数据库后，MALDI-TOF MS方法即可准确识别这2株菌株。在中国，商用生化方法如Vitek2系统仍是最常见的鉴定真菌的方法，尽管这种方法的准确率只有50%～65%。徐英春团队再次证明了该方法对于鉴别罗伦特隐球菌存在很大的错判率。MALDI-TOF MS方法由于价格昂贵尚未在国内推广，此外在此研究中该方法也并未显示出优越性。相对而言，ITS rDNA测序方法仍是最可靠的。该研究认为，当临床发现少见菌株时，不能过度相信自动化商业方法，仍应通过测序进行验证。

【评述】　近几十年来，随着非新型隐球菌个案报道的不断出现，浅白隐球菌、弯曲隐球菌、土生隐球菌、罗伦特隐球菌等致病隐球菌逐渐受到关注。罗伦特隐球菌感染的临床表现与新型隐球菌相仿，临床上较难鉴别。在组织病理学、真菌培养等诊断方法中，罗伦特隐球菌与其他隐球菌在检测结果上并无显著差异，且对隐球菌荚膜抗原检测的阳性率低。该研究中，北京协和医院徐英春团队通过不同检测手段进行验证，提示临床常用的生化检测法对罗伦特隐球菌的菌种鉴定存在很大的误判率，对罗伦特隐球菌的准确病原学诊断还需依靠基因测序方法。

（翁珊珊　邵凌云）

文选 161

【题目】　主动靶向新型隐球菌的脂质体递药系统及其抗隐球菌肺脑合并感染的初步研究

【来源】　药学学报，2016，（7）：1150-1157

【文摘】　李翀团队以隐球菌菌体为靶物质，采用噬菌体随机12肽库筛选能特异性结合病原菌的功能多肽；进一步以该多肽为导向分子并通过偶联聚乙二醇-磷脂酰乙醇胺（PEG-DSPE）制备表面修饰多肽的脂质体，以体外真菌结合及体内荧光成像实验考察该脂质体的靶向性。在此基础上，以伊曲康唑为模型药物，制备载药脂质体并对其体外药效及体内抗隐球菌肺脑合并感染进行初步评价。结果表明，筛选所得多肽（序列为NNHREPPDHRTS）能特异性结合隐球菌，多肽修饰后的脂质体具有较好的体内外靶向性，其载药制剂粒径较小［（88.25±2.43）nm］且分布均一，药物包封率高（88.05%±0.25%）。经静脉给药后该制剂能有效清除肺部和脑部的病原菌，显著延长模型小鼠的生存时间，初步表现出靶向治疗隐球菌病的潜力，具有进一步研究价值，并有望为抗真菌感染及新制剂研究提供有益的思路。

【评述】　目前治疗隐球菌病的药物种类非常有限，仅有多烯类（两性霉素B）、嘧啶类似物（5-氟胞嘧啶）和三唑类（氟康唑）3类。这些药物的疗效受毒性较高、非杀菌性（抑菌）作用方式或耐药性发展等因素的制约。李翀团队构建了一种能主动识别新型隐球菌的脂质体递药系统，在动物实验上初步证明了疗效。

（翁珊珊　邵凌云）

文选 162

【题目】　脂翻转酶亚单位 Cdc50 介导的新型隐球菌耐药性和毒力（Lipid flippase subunit Cdc50 mediates drug resistance and virulence in Cryptococcus neoformans）

【来源】　Mbio，2016，7（3）：e00478-16

【文摘】　隐球菌病的治疗选择非常有限。最常用的药物仅起到抑菌作用（唑类）或不良反应大（两性霉素 B）。棘白菌素是治疗念珠菌病和曲霉病的最新杀菌药，但在治疗隐球菌病方面无效。为了探究新型隐球菌对棘白菌素类药物耐药的机制，廖国建团队从基因破坏和基因缺失文库中筛选出对棘白菌素类药物卡泊芬净敏感的 Cdc50 突变——该位点编码脂翻转酶（flippase）β 亚单位。研究者发现 Cdc50 蛋白定位于膜，且它的缺失导致质膜缺陷并促进卡泊芬净渗透入细胞，可能是其增加卡泊芬净敏感性的原因。Cdc50 的丢失也导致对唑类药物氟康唑的敏感。除了在耐药性方面起到作用外，Cdc50 对真菌抗巨噬细胞杀伤和对隐球菌小鼠模型的毒力也是必不可少的。此外，Cdc50 细胞表面的磷脂酰丝氨酸表达水平上升，而磷脂酰丝氨酸被认为是巨噬细胞识别信号。总之，这些结果发现了脂翻转酶在以前未被重视的作用，提示其作为新型隐球菌药物靶标的潜力。

【评述】　廖国建团队通过对基因文库的筛选发现了细胞膜上脂翻转酶，一种调节膜脂质不对称取向的蛋白质的调节亚单位，是新型隐球菌保持对卡泊芬净的抗性及感染期间的毒力所需要的，提示该位点可作为抗真菌药物开发的新潜在目标。

（翁珊珊　邵凌云）

四十七、曲霉研究进展

文选 163

【题目】　中国烟曲霉临床与环境唑类耐药的流行病学和分子特征（Epidemiology and molecular characterizations of azole resistance in clinical and environmental Aspergillus fumigatus isolates from China）

【来源】　Antimicrob Agents Chemother，2016，60（10）：5878-5884

【文摘】　烟曲霉的唑类耐药问题已经成为一个世界卫生难题。本研究描述了中国部分地区烟曲霉唑类耐药的发生率和特征，收集了大约 12 个地区的 317 个临床标本和 144 个环境标本，对所有怀疑唑类药物耐药的标本及一小亚组唑类疑似耐药的标本同时进行了抗真菌药物的敏感性及 cyp51A 基因测序和基因型分析。共有 8 个（2.5%）临床样本和 2 个（1.4%）环境标本被认为唑类耐药，其中 5 个唑类耐药的菌株有 TR34/L98H 突变，另外 4 株在 cyp51A 基因上有 TR34/L98H/S297T/F495I 的突变，遗传分型和系统进化分析发现在全国范围均有 TR34/L98H 突变，但是来自中国的菌株的 TR34/L98H/S297T/F495I 的突变与其他国家不相同。有唑类耐药可能的烟曲霉菌株与 cyp51A 显示的基因多态性相关，其导致了氨基酸合成的异常；N248K 是最常见的突变，这些数据提示烟曲霉唑类耐药的广泛分布可能与中国环境耐药机制相关。

【评述】　唑类药物是治疗曲霉性疾病的一线用药，但是现在对临床最常见曲霉感染，烟曲霉的全球耐药率逐年升高，最常见的机制是 cyp51A 启动子上的串联重复（TR_{34}）与 cyp51A 基因本身的突变。现在中国不同地区烟曲霉唑类耐药的流行病学和与环境烟曲霉耐药的情况仍知之甚少，主要原因在于临床标本并不常规进行药敏试验，以及唑类耐药菌株并未积极与环境中的序列相比对。本文作者对于烟曲霉的临床标本和环境标本进行了测定，对于中国国内的唑类耐药的来源进行了阐释。

（张昊澄　邵凌云）

文选 164

【题目】　回顾性比较依赖核酸系列的扩增（NASBA）、实时定量 PCR（qPCR）与半乳甘露聚糖试验（GM- 试验）对侵袭性曲霉病的诊断价值（Retrospective comparison of nucleic acid sequence-based amplification，real-time PCR，and galactomannan test for diagnosis of invasive aspergillosis）

【来源】　J Mol Diagn，2014，16（5）：584-590

【文摘】　侵袭性曲霉病对于免疫抑制的患者是极具生命威胁的感染，早期治疗对患者取得较好的生存结局十分重要，但是现在对侵袭性曲霉病的早期诊断仍有一定难度。该研究团队对 qPCR、NASBA、GM 试验 3 种诊断方法进行了回顾性比较，上述 3 种检测方法的原理为检测血液循环中的 DNA、RNA 和半乳甘聚糖。研究纳入了 80 例可能侵袭性曲霉病的患者，分别进行了上述 3 种试验检测。结果显示，NASBA、qPCR、GM 试验的灵敏度分别为 76.47%（95% CI 58.4%～88.6%），67.65%（95% CI 49.4%～82.0%）和 52.94%（95% CI 35.4%～69.8%）；特异性分别为 80.43%（95% CI 65.6%～90.1%），89.13%（95% CI 75.6%～95.9%）和 80.43%（95% CI 65.6%～90.1%）。该研究团队同样进行了联合试验分析，使用 NASBA 与 qPCR 联合法可达到最高的特异度（100%，95% CI 90.4%～100%）与最好的阳性预测值（100%，95% CI 77.1%～100%），并且与其他试验平行比较其敏感性与约登指数最高。该诊断试验提示在侵袭性曲霉高危患者中使用 NASBA 及 qPCR 单一诊断或合并诊断均为较好的选择手段。

【评述】　侵袭性曲霉病目前的诊断方法仅限于影像学诊断和血清学检查，所以侵袭性曲霉病的诊断目前较为困难。2009 年 GM 试验被 FDA 批准用于曲霉病的诊断，但是该实验仍缺乏良好的特异性，因交叉反应导致假阳性及其难以区分曲霉种类仍存在一定缺陷。由于 PCR 方法缺陷缺乏标准以及临床验证，现在尚未被纳入临床使用。NASBA 是 RNA 检测方法，可在 30 分钟内进行 10^{12} 次扩增，较 PCR 更简单，速率及敏感性更高，但现缺乏足够数量的验证。本文对侵袭性曲霉的诊断方法进行了综合性的分析，对临床侵袭性曲霉病提出了新型的诊断方法。

（张昊澄　邵凌云）

文选 165

【题目】 伏立康唑、卡泊芬净联合实验性治疗不同肺曲霉病效能研究（Efficacy of the combination of voriconazole and caspofungin in experimental pulmonary aspergillosis by different Aspergillus species）

【来源】 Mycopathologia, 2014, 177（1-2）：11-18

【文摘】 烟曲霉、黄曲霉及黑曲霉所致的侵袭性肺曲霉病有极高的致死率，本研究在感染黄曲霉、烟曲霉、黑曲霉的一过性中性粒细胞减少的老鼠模型中比较单使用伏立康唑（10 mg/kg 每 12 小时 1 次）、卡泊芬净［1 mg/（kg·d）]、双药联合、安慰剂 4 组治疗 10 天，评估其治疗效率和疗效差异。治疗效能和疗效差异通过生存期延长、残余菌载量、血清 GM 试验和组织学改变评估。相较于卡泊芬净单药治疗，所有菌株的双药联合极大地延长了生存期和降低了菌载量；相较于任何单药治疗，联合治疗的血清 GM 水平均有下降；相较于伏立康唑单药治疗，黄曲霉和黑曲霉组联合治疗的生存率提高有统计学意义，但是烟曲霉组无统计学价值。该研究提示，伏立康唑联合卡泊芬净对于黄曲霉和黑曲霉所致的侵袭性肺曲霉病具有协同价值，但是对于烟曲霉导致的侵袭性曲霉病的收效较轻微。

【评述】 侵袭性曲霉病是各类曲霉造成的概率性感染，90% 的病例累及肺，形成侵袭性肺曲霉病。侵袭性曲霉结局较差，诊断 12 周后的死亡率仍有 25%～35%。伏立康唑是侵袭性肺曲霉病的基础治疗，其他治疗方案有两性霉素 B、卡泊芬净等。三唑类药物的治疗靶点在细胞膜，棘白菌素类的药物作用在细胞壁，因此，联合双药治疗可能有协同效果。目前的文献中关于双药联合治疗侵袭性肺曲霉病的研究较少，而本文的治疗结局十分成功，对于未来侵袭性肺曲霉的未来治疗方案有十分积极的作用。

（张昊澄　邵凌云）

文选 166

【题目】 中国慢性肺曲霉病患者的临床特征和诊断（Clinical features and diagnosis of chronic pulmonary aspergillosis in Chinese patients）

【来源】 Medicine（Baltimore），2017，96（42）：e8315

【文摘】 慢性肺曲霉病被认为是全球疾病负担的重要组成。但是对我国医生而言，慢性肺曲霉病的诊断较为陌生，本文对中国慢性肺曲霉病的临床特征和诊断进行了描述。本研究回顾性地纳入了 2000—2016 年北京协和医院 690 例诊断为肺曲霉病的患者。经过对患者的人口学特征、实验室检查和影像学等临床特征经过重新收集和分析，有 69 例患者诊断为慢性肺曲霉病，其中 10 例为慢性肺曲霉病（空洞型），15 例为半侵袭性曲霉菌病，41 例为单纯性曲霉球，3 例为曲霉结节。其中 53.3% 的半侵袭性曲霉菌病患者具有明显的免疫功能不全，而 60% 的慢性肺曲霉病（空洞型）的患者、26.7% 的半侵袭性曲霉菌病患者和 7.3% 的单纯性曲霉球的患者有轻度免疫功能不全。肺部潜在病灶出现在 20% 的慢性肺曲霉病（空洞型）的患者、53.3% 的半侵袭性曲霉菌病的患者和 80.5% 的单纯性曲霉球的患者。最常见的慢性曲霉病患者的临床表现为咳嗽（92.8%）、咯血（63.8%）、慢性咳痰（23.2%）、发热（17.4%）。最常见的 CT 异常影像为空洞（94.2%）、结节（84.1%）、实变（4.3%）、胸膜增厚

（2.9%）和浸润（2.9%）。半侵袭性曲霉菌病相比较于空洞型慢性肺曲霉病有着相对较短的病程和较高的白细胞水平。空洞型慢性肺曲霉病和半侵袭性肺曲霉病在临床和影像学上的表现十分相似，一般仅靠医师的临床经验判断。但是单纯性曲霉球和曲霉性结节通过影像性特征是可以分辨的。

【评述】　慢性肺曲霉病经常会影响有肺部基础疾病和一些免疫缺陷的患者，最近慢性肺曲霉病被 WHO 认为是全球疾病负担重要组成部分，与其极高的发病率和致死率相关。但其诊断和治疗都相对较为困难。CNKI 几乎不涵盖任何关于慢性肺曲霉病的临床研究，本文就北京协和医院慢性肺曲霉病的临床特征和诊断方式进行了综合阐述，为临床诊断和治疗提供了思路。

（张昊澄　邵凌云）

四十八、念珠菌病研究进展

文选 167

【题目】　CXCL13 在系统性念珠菌病中表达上调（Up-regulation of chemokine CXCL13 in systemic candidiasis）

【来源】　Clinical Immunology，2018，191：1-9

【文摘】　白色念珠菌是医疗相关血液感染的主要病原体。趋化因子 CXCL13 在炎症过程中常起到重要作用，但其在念珠菌血症中的作用尚未被评估。本研究首次证实，念珠菌菌血症患者和对照者相比，血清 CXCL13 水平显著升高，同时 CXCL13 浓度与临床序贯器官衰竭评估（SOFA）评分和一些实验室指标呈正相关。此外，ROC 曲线分析显示，CXCL13 的诊断效率优于 CRP 和 PCT。为了进一步研究 CXCL13 的作用，本研究建立了小鼠模型，数据显示小鼠血清和感染的肾中 CXCL13 的水平明显升高，与肾真菌负荷和病理评分有显著相关性。

【评述】　念珠菌是引起医院获得性血流感染的主要病原体之一，特别是对于长期住院或者免疫功能抑制患者，念珠菌感染概率明显上升。侵袭性念珠菌病因其高病死率及高花费受到临床医师越来越多的关注。本研究通过充分的临床和实验数据证实，趋化因子 CXCL13 与念珠菌感染的显著相关性，提示 CXCL13 可作为一类重要的标志物，对念珠菌病的诊断和预后有重要帮助。

（李　杨　邵凌云）

文选 168

【题目】　唑类非敏感白念珠菌在上海 3 家妇产科医院外阴阴道念珠菌病患者中的传播研究（Clonal spread and azole-resistant mechanisms of non-susceptible Candida albicans isolates from vulvovaginal candidiasis patients in three Shanghai maternity hospitals）

【来源】　Medical Mycology，2017

【文摘】　本文为多中心临床研究，从 3 家上海妇产医院的外阴阴道念珠菌病（VVC）患者中，收集了 43 株氟康唑非敏感株和 45 株氟康唑敏感株，分析其分子流行病学特征和氟康唑耐药机制。在

53.5% 的耐药分离株中观察到对氟康唑、伊曲康唑和伏立康唑的交叉耐药性。文章通过多位点序列分型方法共检测到 12 个二倍体类型（DST）的克隆复合体（CC），但氟康唑不敏感的分离株均属于 CC69，其中以 *DST79* 基因型为主。实时定量聚合酶链反应（PCR）还检测到在氟康唑耐药菌株中有外排泵基因（*CDR1*、*CDR2* 和 *MDR1*）表达的轻度上调。同时，浓度依赖性敏感分离株和耐药分离株的 *Erg11* 基因的表达水平显著高于氟康唑敏感菌株。此外，Erg11p 在临床分离株中发现 13 个不同的氨基酸取代，其中 3 个氨基酸取代分别是 T123I、P98S 和 Y286D，这些都没有在敏感株中发现。在氟康唑、伊曲康唑和伏立康唑交叉耐药的 2 个菌株中，仅发现 Erg3p 中 2 个杂合氨基酸取代，分别是 A18P/A 和 R365G/R。

【评述】 该文章着重研究 CC69 在氟康唑非敏感的白念珠菌分离株在 VVC 患者中的克隆传播，VVC 患者为显性基因型 DST79。*Erg11* 基因突变和过度表达主要导致氟康唑耐药，而不是更常见的外排泵基因（*CDR1*、*CDR2* 和 *MDR1*）表达增加。这为临床耐药白念珠菌感染传播提供进一步机制研究证据。

（李　杨　邵凌云）

文选 169

【题目】 中国重症监护室内早发侵袭性念珠菌病和迟发性侵袭性念珠菌病的流行病学、临床特征和危险因素研究（Epidemiology, clinical characteristics, and risk factors for mortality of early and late on set invasive candidiasis in intensive care units in China）

【来源】 Medicine（Baltimoro），2017，96（42）：e7830

【摘要】 本研究共纳入 306 例侵袭性念珠菌病患者，根据入院至发病时间将患者分为早发侵袭性念珠菌病（≤10 天）或迟发侵袭性念珠菌病（>10 天），以确定两组的不同临床特征。入选病例包括 105 例早发侵袭性念珠菌病病例和 201 例迟发侵袭性念珠菌病病例，两组诊断侵袭性念珠菌病的中位时间分别是 4 天和 17 天。早发侵袭性念珠菌病的发生主要与收入 ICU 时患者的病情严重程度有关。值得注意的是，尽管白念珠菌是引起侵袭性念珠菌病的最常见病原体，但与早发侵袭性念珠菌病患者相比，迟发侵袭性念珠菌病患者中发现有更多的近平滑念珠菌感染病例（63.9%），其中热带念珠菌是最常见的非白念珠菌病原体。另外，早发侵袭性念珠菌病的死亡率明显低于迟发侵袭性念珠菌病的死亡率。诊断侵袭性念珠菌病感染时的 SOFA 评分是早发侵袭性念珠菌病的高危因素，而迟发性念珠菌病发病则与患者住院时间密切相关。整体死亡率为 36.6%，而迟发侵袭性念珠菌病患者中死亡率高达 40.8%，高于早发侵袭性念珠菌病的 28.6%。菌株对一线药物敏感性是影响迟发侵袭性念珠菌病患者预后的重要因素。

【评述】 该研究通过分析目前中国重症监护室内早发侵袭性念珠菌病（early-onset invasive candidiasis，EOIC）和迟发侵袭性念珠菌病（late-onset invasive candidiasis，LOIC）的流行病学、治疗、预后及高危因素等临床特征，发现 LOIC 患者的预后与住院时间与分离菌株对一线药物敏感性密切相关，而 EOIC 则主要与患者入院时疾病严重程度，特别是 SOFA 评分密切相关。这对临床实践提供了非常具体的指导，对于入院情况重、菌株耐药、住院时间长的患者临床上都要提高重视，积极防治。

（李　杨　邵凌云）

四十九、艾滋病研究进展

【题目】 二线治疗方案"富马酸替诺福韦酯＋拉米夫定＋利托那韦-强化蛋白酶抑制剂"对于 HIV 感染患者肾功能的影响：一项 48 周的前瞻性、多中心、临床观察性研究（Impact of a tenofovir disoproxil fumarate plus ritonavir-boosted protease inhibitor-based regimen on renal function in HIV-infected individuals：a prospective，multicenter study）

【来源】 BMC Infectious Diseases，2013，13：301

【文摘】 李太生教授率领的科研团队完成的一项前瞻性、观察性队列研究中，评价了富马酸替诺福韦酯（TDF）＋拉米夫定（3TC）＋利托那韦-强化蛋白酶抑制药（PI/r）二线治疗方案对中国 HIV 感染患者肾功能的影响，该研究对一线抗反转录病毒治疗（ART）失败的 HIV-1 感染患者应用 TDF＋3TC＋LPV/r 治疗后的肾脏毒性进行了描述，与未接受 ART 治疗的 HIV 患者相比，第 48 周后 TDF＋3TC＋LPV/r 组显示了较高的血清肌酐水平（79 μmol/L $vs.$ 69.7 μmol/L，$P<0.001$）和较低的 eGFR［93.0 ml/（min·1.73m^2）$vs.$ 101.6 ml/（min·1.73m^2），$P=0.009$］，TDF＋PI/r 组患者的 eGFR 下降更大［-8.8 ml/（min·1.73m^2）$vs.$ 6.4ml/（min·1.73m^2），$P<0.001$］。该研究也发现应用 TDF＋3TC＋LPV/r 治疗后，肾功能下降在前 4 周较明显，维持至第 48 周。因此，当患者接受 TDF＋3TC＋LPV/r 联合治疗方案时，应特别注意监测患者的肾功能。

【评述】 本研究展示了 TDF＋3TC＋LPV/r 的二线 ART 治疗方案在中国 HIV 感染成人患者中使用 48 周后对肾功能的影响。不含 TDF 的经典一线抗病毒治疗方案肾脏毒性较少，抗病毒治疗可以改善 HIV 病毒本身对肾功能的影响。随着经典一线抗病毒治疗失败患者的增多，TDF 及蛋白酶抑制药成为备受关注的治疗选择，一方面需关注该方案的治疗疗效，另一方面需警惕长期药物治疗相关的不良反应，尤其 TDF 相关的肾毒性问题。如何权衡药物疗效与药物毒性，为 HIV 患者选择合适的个体化治疗方案，成为国际热点话题。该研究提供了含 TDF 二线治疗方案对中国 HIV 患者肾毒性的相关数据，提示临床中尽早发现和诊断肾功能不全对延缓肾功能下降至关重要，从而可以改善 HIV 感染者的整体预后。患者接受存在潜在肾功能损伤的药物，尤其是 TDF 治疗后，应频繁评估肾功能、血清磷水平及尿液分析以监测肾毒性的早期症状，并从中获益。

（秦 岭）

【题目】 一线方案治疗失败的 HIV 感染患者应用"富马酸替诺福韦酯＋拉米夫定＋利托那韦-强化蛋白酶抑制剂"方案治疗的 120 周疗效性及肾脏毒性观察（Week 120 efficacy of Tenofovir，Lamivudine and Lopinavir/r-based second-line antiretroviral therapy in treatment-experienced HIV patients）

【来源】 PLoS One，2015，10（3）：e0120705

【文摘】 2009 年富马酸替诺福韦酯（TDF）进入中国后，"富马酸替诺福韦酯（TDF）＋拉米夫定（3TC）＋利托那韦－强化蛋白酶抑制剂（PI/r）"组合的二线治疗方案备受关注，李太生教授的科研团队首次在中国 HIV 感染患者队列中完成了 120 周的该二线治疗方案的疗效及肾脏毒性的观察性研究，该二线方案应用在 80 例一线方案耐药的 HIV 患者。基线分析显示约 31.2% 和 48.8% 的患者分别对 TDF 和 3TC 存在中度或高度耐药，2.5% 的患者存在对 PI/r 的低水平耐药，随后的 120 周随访数据显示，病毒学抑制率（＜40 cps/ml）达到 70% 以上，病毒抑制率（＜400 cps/ml）达到 90%，同时 CD4$^+$T 细胞计数从基线时的 157 个细胞 /μl 增加到 120 周时的 307 个细胞 /μl，基线耐药状态对疗效没有影响。该二线治疗方案，eGFR 从 104.7 ml/（min·1.73m^2）（基线）下降至 95.6 ml/（min·1.73m^2）（第 24 周），然后第 96 周后恢复。对于一线治疗方案耐药的 HIV 患者，长期应用 TDF＋3TC ＋LPV/r 方案被证实有较好疗效且可耐受的肾脏毒性。

【评述】 2013 年该研究团队曾对"TDF＋3TC ＋LPV/r"二线方案的肾安全性进行了 48 周的评价，建议该方案治疗过程中应密切监测患者肾功能，以尽可能避免肾脏毒性事件发生。随后通过延长观察时间至 120 周，再次评价该方案在中国一线治疗耐药的 HIV 患者中的疗效性和肾安全性，显示了该方案长期治疗较好的疗效和较低的肾毒性，尽管患者的基线耐药分析显示对 TDF 及 3TC 较高的耐药比例，但 LPV/r 的加入仍显示出较为理想的病毒抑制率和免疫功能恢复；随后的肾脏毒性可逆性分析，让临床医师减少了使用该方案的诸多顾虑，为 HIV 患者临床治疗方案选择奠定了基础。同时我们也注意到，该研究未涉及基线肾小球滤过率小于 80 ml/（min·1.73m^2）及年龄大于 65 岁的 HIV 患者，随着 HIV 患者生存期的延长，需要完善更多的关于该二线治疗方案的临床研究数据，为临床治疗选择提供支持。

（秦　岭）

文选 172

【题目】 中国未接受抗病毒治疗成人 HIV 感染者的心血管疾病危险因素（Cardiovascular disease risk among Chinese antiretroviral-naïve adults with advanced HIV disease）

【来源】 BMC Infect Dis，2017，17（1）：287-296

【文摘】 Guo 等研究分析了未接受抗反转录病毒治疗的中国成人 HIV 感染者心血管疾病风险因素的发生率、使用风险评分预测心血管疾病风险以及诊疗情况。通过国家科技部重大专项多中心前瞻性队列研究，选取数据完整的 973 例成人 HIV 感染者，均未接受抗反转录病毒治疗。心血管疾病危险因素包括吸烟、高血压、糖尿病、血脂异常、肥胖。Framingham 危险评分、D：A：D 风险评分用来评估心血管疾病风险。根据危险评分将心血管疾病风险分级：低度风险为＜10%，中度风险为 10%～20%，高度风险≥20%。结果发现，973 例 HIV 感染者中，最常见的心血管疾病危险因素为血脂异常（51.7%）和吸烟（23.7%）。血脂异常中，胆固醇增高、三酰甘油增高、低密度脂蛋白增高、高密度脂蛋白降低的发生率分别为 10.7%、29.0%、1.7%、30.7%。高血压、糖尿病、肥胖的发生率分别为 8.4%、4.6%、1.0%。65%HIV 感染者有至少一种心血管疾病危险因素。和中国健康人群相比，血脂异常和糖尿病相似，但是吸烟、高血压和肥胖的发生率较低。和欧美国家 HIV 感染者相比，心血管疾病危险因素发生率较低。作者进一步使用 Framingham 危险评分计算 10 年心血管疾病风险为：

中度风险为 4.0%，高度风险为 0.5%，而使用 D：A：D 风险评分为：中度风险为 2.1%，高度风险为 1.2%。2 种危险评分结果无显著差异。多因素回归分析结果发现，年龄和吸烟为独立危险因素，而 HIV 相关因素与心血管疾病风险无关。47 例（4.8%）HIV 感染者需要降脂治疗，但这些 HIV 感染者均未给予降脂治疗。179 例合并高血压的 HIV 感染者中，仅 10 例（5.6%）给予降压治疗。87 例合并糖尿病的 HIV 感染者中，仅 4 例（4.6%）给予降糖治疗。结论认为中国未接受抗反转录病毒治疗的成人 HIV 感染者中，虽然预测心血管疾病风险发生率较低，但是心血管疾病危险因素较常见，而且针对心血管疾病危险因素的治疗比例很低。感染科医生需要提高对 HIV 感染者心血管疾病风险因素诊治的认识，以减少 HIV 感染者心血管疾病的病死率。

【评述】 HIV 感染者非艾滋病相关疾病中，心血管疾病位于 HIV 感染者死亡病因的第 2 位。HIV 感染者心血管疾病研究为目前热点之一。本研究首次提供中国 HIV 感染者的心血管疾病危险因素及其诊治方面的数据，并建议感染科医师提高对 HIV 感染者心血管疾病风险因素的警惕。本研究不足之处为横断面研究，患者的 $CD4^+T$ 细胞低于 $500/mm^3$。希望以后出现中国 HIV 感染者心血管疾病危险因素序贯性研究，以提高对中国 HIV 感染者心血管疾病危险因素的认识，以减少 HIV 感染者病死率。

（郭伏平）

文选 173

【题目】 HIV 感染者替诺福韦治疗后维生素 D 结合蛋白水平增加（Longitudinal increase in vitamin D binding protein levels after initiation of Tenofovir/Lamivudine/Efavirenz among individuals with HIV）

【来源】 AIDS，2016，30（12）：1935-1942

【文摘】 本研究在国际上首次检测 HIV 感染者接受替诺福韦治疗 48 周内维生素 D 结合蛋白（DBP）变化，以探讨 DBP 水平变化可能是替诺福韦（TDF）相关骨代谢障碍病理生理机制之一。本文通过分析国家科技部"十二五"重大专项中全国多中心前瞻性队列研究中 134 例初治成年人 HIV 感染者，开始 ART 方案为 TDF/ 拉米夫定 / 依非韦伦，检测各个随访点（基线、24 周、48 周）的血清 DBP、全段甲状旁腺激素（iPTH）、25- 羟维生素 D、Ⅰ型胶原 C 端肽（CTX）、Ⅰ型前胶原 N 端肽（P1NP）。结果发现，由基线到 48 周，DBP 水平显著增高［154.0 μg/ml *vs.* 198.3 μg/ml，*P* <0.001］。iPTH 水平亦显著增高［32.3 pg/ml *vs.* 45.2 pg/ml，*P*<0.001）。25- 羟维生素 D 和血磷水平无显著变化。CTX 和 P1NP 在 0～24 周快速增加，然后进入平台期，48 周时仍显著增加。结论为 DBP 改变可能是 TDF 所致骨量减少的原因之一。需要进一步的研究来阐明其机制和临床意义

【评述】 TDF 是 HIV 感染者抗反转录病毒治疗的主要药物之一。TDF 与 HIV 感染者骨密度减低和骨折的风险增高相关，其机制尚不清楚。本研究国际上首次针对接受 TDF 治疗的 HIV 感染者维生素 D 结合蛋白的序贯性变化，并提出 DBP 改变可能是 TDF 所致骨量减少的机制之一。本研究具有国际先进性。本研究局限性在于缺乏游离血清钙水平、25- 羟维生素 D 水平、白蛋白水平及骨密度、骨折等数据，缺乏对照组。进一步的前瞻性研究整合这些数据，以进一步理解 TDF 所致骨质改变的机制。

（郭伏平）

第二节　儿童感染性疾病研究进展

一、麻疹研究进展

文选 174

【题目】　8 月龄首剂接种国产麻疹 - 腮腺炎 - 风疹联合减毒活疫苗的安全性及免疫原性观察

【来源】　预防医学情报杂志，2016，32（7）：742–746

【文摘】　自 2008 年麻疹 - 腮腺炎 - 风疹联合减毒活疫苗（MMR）纳入我国免疫规划常规疫苗后，已在全国范围内作为 ≥18 月龄幼儿接种的第 2 剂次麻疹类疫苗广泛使用。MMR 说明书示其可以用于 ≥8 月龄幼儿的第 1 剂次麻疹类疫苗使用，这与实际预防接种规范程序不符。为观察国产 MMR 对 8 月龄幼儿的安全性及免疫原性，邵茜等于 2014 年 1 月对成都市龙泉驿区无 MMR 和 MR 接种史的 8～9 月龄的 77 名健康幼儿，在获得其监护人知情同意并签署知情同意书的情况下，将其随机分为 2 组分别进行接种 MMR 疫苗（40 名）和 MR 疫苗（37 名）。分别于接种后 30 分钟、24 小时、48 小时和 72 小时随访观察疫苗对人体的安全性，于免疫前及免疫后 1 个月采集静脉血检测血清中麻疹、腮腺炎和风疹 IgG 以了解免疫原性。研究结果显示在安全性方面，2 组疫苗接种后全身不良反应多为一过性症状较轻的 1 级和 2 级反应，反应率为 6.49%，其中 MMR 组 3 例（1 级反应：烦躁伴食欲减退 1 例，大便性状改变 1 例；2 级反应：全身皮疹 1 例），反应率为 7.50%，对照 MR 组 2 例（1 级反应：咳嗽 1 例；2 级反应：发热伴惊厥 1 例），反应率为 5.41%。各组不同级别的不良反应率差异均无统计学意义（$P > 0.05$）。在免疫原性方面，2 组疫苗麻疹 ELISA 抗体阳转率均为 100%，麻疹抗体平均浓度分别为 1714.63 U/ml 和 1117.54 U/ml，抗体平均增长约 627.72 倍和 12 870.35 倍。风疹 ELISA 抗体阳转率分别为 82.50%（MMR 组）和 86.49%（MR 组），抗体平均增长分别约 40.63 倍和 44.22 倍。腮腺炎 ELISA 抗体阳转率为 87.50%，抗体平均增长约 24.32 倍。研究认为 8 月龄婴儿首剂接种 MMR 疫苗与 MR 疫苗在安全性、免疫原性无差异，MMR 疫苗还能提供额外的腮腺炎抗体，更具有优势，可以用于 ≥8 月龄幼儿的首次麻疹类疫苗接种。

【评述】　我国麻疹免疫程序一直实施儿童 8 月龄接种第 1 剂麻疹 - 风疹联合减毒活疫苗（MR），18 月龄接种第 2 剂麻疹 - 腮腺炎 - 风疹联合减毒活疫苗（MMR）。本研究为探讨了不同免疫程序即 8 月龄首剂接种国产麻疹 - 腮腺炎 - 风疹联合减毒活疫苗（MMR）而展开。通过前瞻性研究的课题设计，将随访观察的资料分析、统计及总结，得出对于 8 月龄婴儿首剂接种 MMR 疫苗的安全性、免疫原性均良好且能提供额外的腮腺炎抗体的结论。但研究设计人群尚小，地区亦较局限，还需在不同地区行大样本研究进一步证实。

（许红梅　刘珍敏）

文选 175

【题目】 育龄妇女孕前接种麻疹疫苗时间对 8 月龄内婴儿麻疹抗体水平效果分析

【来源】 实用预防医学，2017，24（9）：1075-1078

【文摘】 近几年，全国麻疹的流行病学示发病人群逐渐向小年龄婴儿扩散。虽麻疹抗体可以通过母体传给胎儿并在其体内维持 6～8 个月，以保护 8 个月内的婴儿。但由于育龄妇女多在儿童期有麻疹疫苗接种史，很少自然感染，所获抗体保护水平至成人期已大大降低，胎传麻疹抗体效力更低，使婴儿在疫苗接种前发病风险增大。王叶子等致力于探讨育龄妇女孕前接种麻疹疫苗（MV）的时机对 8 月龄内婴儿麻疹抗体水平的影响而展开研究。他们取得 2014 年 1 月至 2015 年 5 月在东莞市长安医院和长安镇社区卫生服务中心进行婚前检查的 976 名育龄妇女的知情同意后，对其接种 MV，并根据接种时间不同，将其与其所产新生儿分为 3 组，分别于接种前、接种后 1 个月、分娩时采集血清，分娩时采集新生儿脐带血，测定麻疹 IgG 抗体水平，分析 3 组不同时间母婴麻疹 IgG 抗体水平。研究最终成功收集符合条件并成功分娩的 63 例目标对象。结果显示各组接种后 1 个月的麻疹 IgG 抗体水平、麻疹 IgG 抗体阳性率及麻疹保护性抗体阳性率均较接种前显著升高；分娩时 3 组母亲及所产新生儿麻疹 IgG 抗体阳性率比较，差异有统计学意义。通过比较发现，孕前 3～6 个月接种或孕前 7～12 个月接种母亲及所产新生儿麻疹 IgG 抗体阳性率和麻疹保护性抗体阳性率差异，均显著高于孕前＞12 个月接种母亲组，且新生儿抗体水平随母亲抗体水平升高而升高，两者之间呈正相关。研究建议育龄妇女在孕前 3～12 个月接种 MV，因为此时间段是育龄妇女强化接种 MV 的最佳时间，能使育龄妇女及初次免疫之前的 8 月龄内婴儿得到最有效保护，对于控制麻疹疫情具有重要意义。

【评述】 育龄妇女如在分娩前接种麻疹疫苗，将提高自身麻疹抗体水平及胎传麻疹抗体水平，这对生产的新生儿在其达到麻疹疫苗计划首种年龄之前避免该病毒感染具有重要意义。本研究将纳入的育龄妇女分为 3 组，在不同时期接种麻疹疫苗，发现孕前 3～12 个月接种 MV 可以为分娩婴儿提供更有效的保护，为预防接种及临床工作提供了数据资料。但高水平的胎传麻疹抗体是否会影响初生婴儿自身接种麻疹疫苗的效果，是否真正对于麻疹疫情控制起到作用还需进一步的探讨。

（许红梅 刘珍敏）

文选 176

【题目】 麻疹病毒 M 蛋白抑制宿主细胞转录（Measles virus matrix protein inhibits host cell transcription）

【来源】 PLoS One, 2016, 11（8）：e0161360

【文摘】 麻疹病毒含有 6 个编码结构蛋白的基因，包括核壳体蛋白（N）、磷酸化蛋白（P）、基质蛋白（M）、融合蛋白（F）、血凝素蛋白（H）和 L 蛋白，曾有研究表明 M 蛋白可能在宿主细胞转录过程中起到抑制作用。Yu 等为进一步研究麻疹病毒 M 蛋白在宿主细胞转录中的作用，通过制作转染 pGFP-MeVM 的 COS-7 细胞后，使用 confocal 方法观察宿主细胞中 GFP 和 GFP-MeVM 的定位，使用蛋白质印迹方法检测 GFP-MeVM 的表达及定位；以 Lamin B1 作为核蛋白标记，DAPI 作为染色质标记，采用激光共聚焦扫描显微镜的方法从细胞核酸角度观察 COS-7 细胞中 GFP-MeVM 的定位；以 Alexa 594-azide 作为 RNA 标记，采用激光共聚焦扫描显微镜的方法从细胞 RNA 转录序列的角度观察 COS-7 细胞中 GFP-MeVM 的定位。使用纯化重组的 6xhis- 麻疹病毒 M 蛋白进行检测。通过上述检测方法研究，显示 M 蛋白可表达于感染细胞的细胞核、细胞质及细胞膜。当 M 蛋白单独表达时，会与其细胞质及细胞核结合。部分 M 蛋白定位于细胞核中，并且可能通过结合染色质调节细胞转录过程。研究发现表达 GFP-MeVM 的细胞中 EU 标记的 mRNA 明显降低，体外试验证明 6xhis-M 可以结合 RNA 转录聚合酶复合物，并且不受 DNase I 和蛋白酶 K 的影响。综上所述，通过体内试验和体外试验分别检测在感染细胞上瞬时表达的 M 蛋白及胞内转录序列得出，仅有部分 M 蛋白定位在细胞核上，在表达 GFP-MeVM 的转染细胞及麻疹病毒感染的细胞中均可检测到其与染色体上的 RNA 聚合酶复合物结合，提示可能抑制细胞转录。此外，在感染麻疹病毒初期即可检测到部分表达于细胞核的 M 蛋白，从而得出麻疹病毒 M 蛋白可能在感染初期即影响了宿主细胞的转录。

【评述】 该研究表明，不论是体内实验还是体外试验，麻疹病毒的 M 蛋白可以部分准确地定位于宿主细胞核上，并且通过与染色体上的 RNA 聚合酶复合物结合，使 RNA 及核酸表达降低，提示可能是抑制细胞转录的原因。并且麻疹病毒 M 蛋白可能在感染初期即影响了宿主细胞的转录。但遗憾的是，该项实验尚未能说明 M 蛋白对宿主细胞转录的抑制是仅限于某一特定的细胞转录因子，还是参与影响整个细胞转录过程。故还需再进一步实验研究麻疹病毒 M 蛋白和转录复合物之间的相互作用研究。

（许红梅　秦　涛）

文选 177

【题目】 2014 年中国北方地区成人麻疹患者的野生型病毒分子的生物学特征（Molecular characterization of wild type measles virus from adult patients in northern China，2014）

【来源】 Int J Infect Dis, 2016, 45：36-42

【文摘】 Xu 等为研究中国北方地区 2013—2014 年麻疹患者的分子流行病学特点，收集了 2013 年 12 月至 2014 年 12 月在中国人民解放军三〇二医院和沈阳市第六人民医院收治的 327 例临床诊断为麻疹的成人患者（年龄＞18 岁）的静脉血及咽拭子标本。采用酶联免疫吸附测定（ELISA）方法检测患者血清麻疹病毒 IgM。采用 RT-PCR，扩增咽拭子标本麻疹病毒 N 基因的 N-450 区域（总长 594 bp）及扩增整个 H 基因；对扩增出的片段进行测序，从 Genbank 选用 21 株典型野毒株序列、WHO 参照基因型序列及中国疫苗株序列，采用 MEGA（第 6 版）比对并建立进化树，对其分子流行病学特点进行总结分析。结果显示，该研究人群中仅 4% 的患者明确接种了麻疹疫苗；麻疹病毒 IgM 阳性率为 77.1%（252/327 例）。82/262 份标本 N-450 基因扩增成功，42/262 份标本 H 基因扩增成功，并进行测序、序列分析。N 基因序列建立的进化树显示病毒株均为 H1a 基因型，但有 3 个分枝簇。在 A 分枝簇上，本研究中的病毒株 MVs/Shenyang.CHN/17.14/5 和 MVs/Beijing.CHN/13.14/

与台湾株 MVi/Taichung.TWN/33.13/2/H1 和香港株 MVs/HongKong.CHN/49.12/H1 同源性很高；北京株MVs/Beijing.CHN/20.14/4 与香港株 MVs/HongKong.CHN/06.13/H1 和柏林株 MVs/Berlin.DEU/07.14/B3 高度同源；沈阳株 MVs/Shenyang.CHN/18.14/3 与台湾两株 MVs/Kaohsiung.TWN/07.13/H1 和 MVs/Kaohsiung.TWN/06.13/H1 及香港株 MVs/HongKong.CHN/37.13/2/H1 高度同源；以上提示有 1 株或多株相同的麻疹病毒在北京、沈阳、香港、台湾及柏林等地区流行。在 B 分枝簇上，沈阳株 MVs/Shenyang.CHN/18.14/3 与基因库中辽宁、北京、河北、黑龙江、河南、吉林、天津的病毒株序列有很高的同源性，只有 1 个核苷酸的差异，所以上述沈阳株可能由上述基因库中的病毒株进化而来。C 分枝簇上的病毒株与 2012 年在天津及河南流行病毒株（MVi/Tianjin.CHN/18.12/01H1 和 MVi/Henan.CHN/15.12/01H1）高度同源；MVs/Beijing.CHN/16.14/3 和 MVs/Beijing.CHN/16.14/2 与上述序列分别有 1 个和 2 个核苷酸差异，提示这 2 病毒株来源于 2012 年流行于天津及河南的麻疹病毒株。对 H 蛋白的受体结合部位及抗原结构部位序列分析，所有野毒株携带 S240N 变异，预测位于氨基酸 238 位的 N 连接糖基化位点缺失；36/42 株中在氨基酸 P397L 变异，该变异位于 aa376-410 的线性血凝素套索抗原决定簇（HNE）内，所有野毒株的 CD46 结合区域携带 Y481N 变异。

【评述】　本研究结果显示我国北方麻疹流行株为 H_{1a} 基因型，与我国其他地方一致。另外可能有 1 株或多株相同类型的麻疹病毒在北京、沈阳、香港、台湾及柏林地区等多地流行。H 基因分析显示野毒株 N 连接糖基化位点、线性血凝素套索抗原决定簇、CD46 结合区域存在变异，可能影响野毒株的生物学功能，应引起重视。另外应注意变异对疫苗株产生免疫的影响。现阶段我国流动人口多，应进一步观察研究野毒株变异的生物学影响。文中该群患者麻疹病毒 IgM 阳性率仅为 77.1%，分析可能由于标本存放不妥或者受到患者免疫状态的影响，也可能与试剂的敏感性及特异性有关。

（许红梅　秦　涛）

文选 178

【题目】　中国上海市中区 30 年间麻疹流行趋势（The measles epidemic trend over the past 30 years in central district in Shanghai，China）

【来源】　PLoS One, 2017, 12（6）：e0179470

【摘要】　上海是我国最发达的地区之一，也是我国最先使用麻疹疫苗的地区之一。1965 年开始普遍接种麻疹疫苗之后，麻疹疫苗接种方案多次改变，从单剂接种、6 月龄及 6 岁各 1 次单剂接种，到现行的 8 月龄、18 月龄及 4 岁各接种 1 次，并且每年对 14 岁以下儿童进行定期补充免疫接种。麻疹的发病率明显下降。近年来在消除麻疹的进程中出现新的挑战，如流动人口的增加、麻疹流行病学的改变等。对 1984—2015 年 30 年间上海静安区疾病预防控制中心监测数据中，麻疹病例年龄及出生队列等进行分析。共 103 例麻疹病例，其中当地居民 46 例，外来人口 57 例。1987—1999 年间病例数明显下降，但 2000 年后有所反弹，且报告的麻疹病例大多为外来人口。1984—1986 年间发病率为 1.19/100 000～1.21/100 000，1987—1999 年间下降为 0.3/100 000。2000 年以后外来人口明显增多，发病率也有所上升，2005 年达 18.40/100 000，2013 年为 1.00/100 000。分别对 1984—1994 年、1995—2005 年、2006—2015 年 3 个阶段分析发现，外来人口病例逐渐增加。1984—1994 年，1 例外来人口病例，20 例本地居民病例（年龄为 6 月龄至 20 岁）。1995—2005 年，25 例外来人口病例（2 月龄至 30 岁，年龄中位数为 4 岁），12 例本地居民病例（7 月龄至 44 岁，年龄中位数为 28.5 岁）（秩和试验 $Z=2.534$，$P=0.011$）。2006—2015 年，31 例外来人口病例（5 月龄至 44 岁，年龄中位数为 39.5 岁），14 例本地居民病例（7 月龄至 46 岁，年龄中位数为 28.5 岁），统计学分析无差异。对 3 个阶段中本地居民病例年龄分析显示，1 岁以内儿童发病率均最高，分别为 11/100 000、13/100 000、16/100 000，1—14 岁均明显下降，近年甚至达 0；15—29 岁发病率继续下降，但 30 岁以后发病率有所上升。本地居民出生队列分析，1959—1971 年间出生的人只接种了 1 剂麻疹疫苗，在过去 30 年间发病率有所上升（3 个阶段分别为 0.36/100 000、0.79/100 000 和 1.06/100 000）。1972—1981 年间出生的人，至少接种 2 剂麻疹疫苗，麻疹发病率最初很低，其后反弹（分别为 0.88/100 000、0.47/100 000、0.81/100 000）。1992—2014 年间出生的人发病率低，还没有观察到反弹，可能与观察期短有关。本研究表明麻疹疫苗接种后的麻疹免疫将随着时间的推移逐渐减少，建议对成人（尤其是外来人口）强化麻疹疫苗免疫。

【评述】 麻疹曾危害人类健康，随着麻疹疫苗的广泛接种，麻疹的发病率明显下降，但麻疹流行特点发生变化，同时流动人口的增加对消除麻疹带来了挑战。近年来，在我国及其他高麻疹疫苗接种的国家，麻疹发生再次流行。所以在普种麻疹疫苗后，对麻疹流行病学的影响研究非常重要，根据研究结果得出准确的结论，制定针对性的措施，最终达到消除麻疹。本研究显示，随着时间的延长，麻疹疫苗的保护性下降，尤其是 30 岁以上的人群，所以应积极推进成人强化麻疹疫苗免疫。

（许红梅　秦　涛）

二、水痘-带状疱疹病毒感染研究进展

文选 179

【题目】 水痘－带状疱疹病毒（VZV84-7 株）在人体细胞（2BS 株）中感染复数的分析

【来源】 中国生物制品学杂志，2014，7（27）：878-881

【文摘】 本文研究水痘－带状疱疹病毒（VZV84-7 株）在人二倍体细胞（2BS 株）上的感染活性，确定感染复数（multiplicity of infection，MOI）。使用 100 ml 小方瓶培养人二倍体细胞（2BS 株），待长成致密单层后，接种病毒滴度为 5.5 lgPFU/ml 的水痘－带状疱疹病毒（VZV84-7 株），每瓶接种量分别为 0.02、0.10、0.30、0.50、0.80、1.00、1.50 和 2.00 ml，显微镜下连续观察细胞病变情况及病变比例，连续记录时间，病毒滴度采用蚀斑法测定。病毒接种量为 0.02 ml 时，细胞大部分生长正常，无形态典型、广泛的病变，呈极性排列，通过延长收获时间也无法获得形态典型、广泛的病变。病毒接种量不低于 0.1 ml 时，呈典型、广泛的病变，随着病毒接种量的增加，收获时间逐渐缩短。病毒接种量为 0.02 ml 组细胞的病毒滴度 < 3.7 lgPFU/ml。MOI 在 0.0040～0.0199，可制备出质量稳定、符合成都生物制品研究所有限责任公司《水痘减毒活疫苗制造及检定规程》要求的毒种。该研究确定了水痘－带状疱疹病毒（VZV84-7 株）感染人二倍体细胞（2BS 株）合适的 MOI，为水痘疫苗生产工艺的优化提供

了参考依据。

　　【评述】　疫苗接种易感人群，保护效果至关重要，而衡量疫苗重要的参数是病毒感染复数。利用细胞制备水痘疫苗不仅节省空间，还可以提高疫苗产量，降低污染率，可用于水痘疫苗的大规模生产。我国拥有的自主产权水痘－带状疱疹病毒（VZV84-7 株）在人体二倍细胞疫苗有望上市。

（孙晓风）

文选 180

　　【题目】　中国六省水痘－带状疱疹病毒糖蛋白基因特征分析

　　【来源】　病毒学报，2017，2（6）：156-162

　　【文摘】　研究中国水痘－带状疱疹病毒（varicella zoster virus，VZV）gH（glycoprotein H）、gK（glycoprotein K）、gI（glycoprotein I）糖蛋白基因特征，选取 2007—2015 年在中国六省收集的 VZV 疑似患者的疱疹液或咽拭子标本，经聚合酶链反应（polymerase chain reaction，PCR）方法进行阳性鉴定及 3 个糖蛋白的全基因片段扩增，所得序列与 GenBank 中已公布的疫苗株及野毒株序列进行比对分析。筛选出 12 份阳性 VZV 标本，gH、gK、gI 与水痘疫苗株核苷酸和氨基酸同源性相比分别为 99.8%～100%、99.8%～100%，99.8%～100%、99.6%～100%，99.9%～100%、99.7%～100%；与疫苗株相比在 gH、gK、gI 糖蛋白基因位点上 12 份阳性标本分别至少有 1 个核苷酸差异；与 GeneBank 中已报告的野毒株相比核苷酸和氨基酸同源性分别为 99.6%～100%、99.3%～100%，99.7%～100%、99.3%～100%，99.7%～100%、99.7%～100%。通过分析中国六省 VZV 糖蛋白 gH、gK、gI 的基因特征，发现糖蛋白高度保守，抗原性稳定，为了解我国水痘－带状疱疹病毒野毒株糖蛋白本底资料，丰富基因数据，从分子水平上为疫苗效果的评估、基因组学的研究提供基础数据。中国地域辽阔，人口众多，还需每年连续监测并进一步扩大 VZV 病毒监测的地域。

　　【评述】　本研究首次对中国六省水痘－带状疱疹病毒糖蛋白 gH、gK、gI 的基因特征进行全面分析，有助于进一步了解流行于中国的水痘－带状疱疹病毒糖蛋白基因特征。本研究发现 gH、gK、gI 高度保守且抗原性稳定，其中可能包含潜在的减毒位点，值得研究者们进行深入研究。

（孙晓风）

三、手足口病研究进展

文选 181

　　【题目】　以大疱样皮疹为特征的手足口病病原学及临床特点分析

　　【来源】　中华儿科杂志，2015，53（8）：616-620

　　【摘要】　邓慧玲等为研究西安地区 2013—2014 年以大疱皮疹表现为特征的手足口病患儿的病原分布特征及其临床特点，收集了 2013 年 1 月至 2014 年 12 月西安市儿童医院收治 224 例以广泛的皮肤黏膜大疱反应为特征的、临床诊断为手足口病的患儿咽拭子、肛拭子、疱疹液标本，以实时荧光定量 PCR 法进行手足口病病毒核酸检测并分型［柯萨奇病毒 A16（CA16）、柯萨奇病毒 A6（CA6）、肠道病毒 71 型（EV71）］，对其临床特点、实验室检查及后期随访进行总结分析。结果显示，在皮疹形态以大疱改变为特点的、临床诊断为手足口病的 224 例患儿的标本中，CA6 阳性 207 例（92.4%），EV71 阳性 4 例（1.8%），CA16 阳性 10 例（4.5%），4 例肠道病毒核酸检测阴性。220 例肠道病毒核酸阳性病例中，男 130 例，女 90 例，男女比为 1.44∶1.00，<5 岁 203 例（92.3%）。血常规检查白细胞升高者 75 例（34.1%）；超敏 C 反应蛋白（hsCRP）升高者 200 例（90.9%）；心肌酶 CK-MB 偏高者 35 例，占 15.9%，肝功能检查丙氨酸转氨酶（ALT）升高者 15 例，占 6.8%。共有 187 例患儿出现发热，占 85.0%。所有病例均未出现脑炎、心肌炎等严重并发症。病程极期皮疹均表现为大疱或大囊泡样改变，痒感明显，伴面部斑丘疹。疱疹液吸收或破溃后出现结痂和大片脱皮，基底新出皮肤无渗出，后期随访无明显色素沉着。在后期追踪随访过程中，CA6 阳性病例中有 52 例（25.1%）距离手足口病发病期 2～4 周内出现了指（趾）甲脱落剥离症状，脱甲数量 1～8 个，平均 4.3 个，脱落后的甲床未见明显结构异常，新生甲板无增生，表面光滑度存在，无肥厚，未留其他后遗症。研究结论，皮疹形态以大疱表现为特点的手足口病主要由 CA6 引起，该病原所致的手足口病以大疱样疱疹为主要表现，皮疹后期可出现结痂和脱皮，部分病例可出现脱甲病。

【评述】　本研究结果显示，以广泛皮肤黏膜大疱性皮损改变为特征的手足口病的主要病原是 CA6。该研究结果建立了临床皮疹表现与病原的连接，对于病原结果未报或无条件进行肠道病原确诊的医疗中心，可根据临床皮疹特点进行病原的初步推断。且该部分患者恢复期会出现脱甲，因此当有该类患者就诊时，需询问有关手足口病的病史。该研究对患儿临床特点及预后总结发现，病程中此类患儿未发现脑炎、心肌炎等严重并发症表现，预后好，提示该类 CA6 引起的患儿预后较好，危险度低。另外一个值得注意的发现是，以大疱皮疹为表现的手足口病患儿炎症指标（如白细胞、C 反应蛋白）升高比例高，该类患儿是合并细菌感染还是由病毒感染后继发的机体应激导致，需要进一步行细菌相关的病原学检查确定或排除。

（张交生　陈　佳）

文选 182

【题目】　连续性血液滤过治疗重症手足口病心肺衰竭患儿的临床研究

【来源】　中国小儿急救医学，2015，22（3）：145-149

【摘要】　手足口病心肺衰竭期死亡率高、预后差，目前针对该期的患儿给予机械通气、血管活性药物等治疗，取得一定效果，但预后仍差，死亡率高。该研究通过对重症手足口病心肺衰竭患儿行综合治疗及加用连续性静脉－静脉血液滤过（continuous veno-venous hemofiluation，CVVH）治疗预后的比较，分析 CVVH 治疗危重型手足口病的临床价值。研究对象为重症手足口病心肺衰竭期患儿 51 例。方法为根据是否行 CVVH 治疗分为 CVVH 组（n=19）和对照组（n=32），在确诊神经源性肺水肿／肺出血时，24 小时内进行小儿危重病例评分及儿童死亡风险评分，治疗上均即行气管插管、高 PEEP 机械通气，给予糖皮质激素、乌司他丁抗炎，积极脱水降颅内压，液体复苏，应用米力农、多巴胺等血管活性药改善循环，大剂量静脉丙种球蛋白等综合处理。CVVH 组加用 CVVH 治疗（持续时间＞12 小时），追踪第 3 天各项生化指标。卢秀兰等研究发现确诊神经源性肺水肿 / 肺出血时，两组患儿病情具可比性，危重病例评分和儿童死亡风险评分无明显差异；炎症指标及生化指标白细胞、乳酸、微量血糖、心肌酶、转氨酶均无明显差异（$P>0.05$）。与对照组相比，CVVH 组患儿第 3 天、第 7 天、第 28 天及最终的存活率组均更高。CVVH 组生存时间明显长于对照组，两组患儿中位生存天数分别为 17 天和 2 天，两组比较差异有统计学意义（$P<0.05$）。CVVH 组中，15 例血液净化治疗的开始时间在确诊神经源性肺水肿 / 肺出血后 12 小时内，其中 10 例最终存活，而 4 例在 12 小时后行 CVVH 最终均死亡。根据本研究得出，连续性血液滤过治疗能明显改善危重型手足口病患儿的预后、增加存活率，且早期治疗可能意义更大，尽量在出现肺水肿 / 肺出血后 12 小时内进行连续血液净化治疗可取得更好的疗效。

【评述】　重症及危重症手足口病死亡的主要原因为神经源性肺水肿及循环衰竭、脑功能衰竭，在分期上属于心肺衰竭期。当患儿进展到心肺衰竭前期及心肺衰竭期时，死亡率极高。目前的常规治疗为机械通气、应用糖皮质激素、降颅内压、应用血管活性药物和丙种球蛋白等，但疗效往往不理想，死亡率很高。本研究探索出新的治疗方案，在常规治疗的基础上加用连续性静脉－静脉血液滤过治疗，患儿生存率、生存时间均得到了明显提高。可能基于渗透膜的原理，将手足口病危重症状态下患儿体内的儿茶酚胺、细胞因子过滤后起到挽救生命的作用。本研究中病例数较少，尚需扩大病例数后进一步总结，且血液滤过的安全性及适应证也需进一步评估。

（张交生　陈　佳）

文选 183

【题目】　不同危重程度手足口病患儿儿茶酚胺、S-100 蛋白和 D- 乳酸水平变化的研究

【来源】　中华传染病杂志，2016，34（5）：302-303

【摘要】　手足口病的重型尤其是危重型患儿死亡率高，引起死亡的主要原因为神经源性肺水肿，但引起该临床表现的原因尚不明确。另外，手足口病常合并神经系统损伤，而神经系统损伤目前大多依赖临床症状判断，没有可量化、更能反映患儿真实状态的生化指标。本研究通过对不同危重程度手足口病患儿体内的儿茶酚胺（catecholamine，CA）、S-100 蛋白和 D- 乳酸水平变化，从儿茶酚胺风暴、血-脑脊液屏障机制、胃肠功能屏障机制来探讨 HFMD 发生、发展的机制，全面评估 HFMD 患儿重要器官功能，为早期进行干预及治疗提供实验室依据。S-100 蛋白反映脑损伤、血-脑脊液屏障的损伤程度，D- 乳酸反映肠道屏障功能，去甲肾上腺素、肾上腺素、多巴胺的水平反映儿茶酚胺风暴的程度。研究对象为昆明市儿童医院确诊为手足口病的 129 例住院患儿。对病情进入急性期（病程第3～5 天）并符合入选标准的手足口病患儿采集静脉血 2 管，每管 1.5 ml，分别留取血浆进行儿茶酚胺、S-100 蛋白和 D- 乳酸水平变化含量的测定。儿茶酚胺主要包括去甲肾上腺素、肾上腺素、多巴胺，采用放射免疫法进行测定；D- 乳酸采用 ELISA 进行测定；S-100 蛋白采用 ELISA 进行测定。结果显示，普通组、重型组、危重组去甲肾上腺素含量为（139.89±20.82）ng/L *vs.*（175.07±42.26）ng/L *vs.*（256.16±242.67）ng/L、肾上腺素含量为（47.81±7.43）ng/L *vs.*（55.09±6.93）ng/L *vs.*（62.39±12.59）ng/L、多巴胺含量为（40.21±8.46）ng/L *vs.*（49.61±16.18）ng/L *vs.*（59.73±56.80）ng/L、S-100 含量为

（136.24±43.96）ng/L *vs.*（195.6±109.8）ng/L *vs.*（312.17±240.29）ng/L、D- 乳酸含量为（14.42±8.58）mg/L *vs.*（16.74±7.45）mg/L *vs.*（26.87±19.64）mg/L，三组比较均有统计学意义。手足口病患儿血中去甲肾上腺素、肾上腺素、多巴胺、D- 乳酸、S-100 蛋白升高程度一定程度上可预测儿茶酚胺风暴、血-脑脊液屏障、脑损伤、肠道屏障功能的严重程度。

【评述】 重症及危重症手足口病死亡率很高，尤其是危重型。目前手足口病的重症预测指标多是临床症状，如惊跳、呕吐、头痛等，这些症状多无可量化的评分，在判断中不同的医生会根据家长的描述及自身经验得出判断，难免受主观因素的影响。目前研究发现的重症手足口病，尤其是危重症时出现儿茶酚胺风暴，是导致心肺功能衰竭的重要发病机制。本研究通过从儿茶酚胺风暴、血-脑脊液屏障机制、胃肠功能屏障等机制采用可量化的生化指标，检测去甲肾上腺素、肾上腺素、多巴胺、D- 乳酸、S-100 蛋白升高程度，与手足口病严重程度之间建立相关关系，一定程度上可作为重症手足口病预测指标。但是本研究的相应指标之间未建立起相应关系，尚不能从机制的角度得出较为确定的结论，需要进行机制方面的深入研究。

（张交生　陈　佳）

四、猩红热研究进展

文选 184

【题目】 暴发猩红热病原学检测和分子特征分析

【来源】 中国卫生检验杂志，2016，26（4）：553-555

【文摘】 猩红热为化脓性链球菌即 A 群链球菌（group A streptococcus，GAS）感染引起的传染病，世界范围内每年可致 7 亿轻症患者，但也有极少数患者由于致病毒力及宿主因素导致严重的侵袭性感染。2011 年后，我国猩红热的发病率明显升高，尤其在长江以北及南方部分地区。暴发流行的猩红热病例尤其要引起临床医师的注意。目前对于暴发流行的分离株研究报道少，徐云龙等对 2012 年杭州幼儿园的 5 例和小学 4 例猩红热患儿共 29 份咽拭标本参照国家行业标准 WS282-2008 附录 A 进行分离培养，采用 VITEK2 compact 全自动微生物鉴定系统进行系统生化鉴定；应用乳胶凝集方法进行分群鉴定；检测致热外毒素基因 *speA*、*speB*、*speC*。参照 PulseNet 发布的单核细胞增生李斯特菌的脉冲场凝胶电泳（pulsed field gel electrophoresis，PFGE）操作程序分析；M 蛋白基因分型，最后判断杭州这次猩红热暴发的基因型。通过分离培养及生化鉴定有 9 株化脓性链球菌标本。通过血清学分型为 A 群链球菌。通过致热外毒素基因检测出游 *speA*、*speB*、*speC* 基因，与 PFGE 分型相似度为 100%。最后测序的对比基因型为 *emm12* 和 *emm1*。PFGE 作为菌株基因组指纹图谱的分析手段，通过推断菌株间的亲缘关系来确认细菌之间的关联性，在疫情的预警、预测及应对中发挥关键作用。emm 分型是 GAS 菌株最常见的使用方法，其亚型也会因为地理位置的变化而变化，我国对 GAS 的 emm 分型的动态变化研究较少，连续性监测其基因的表达规律更少。在封闭环境（如养老院、学校及幼托机构）容易引起猩红热的暴发流行，其原因一方面来自于宿主自身的高危因素，免疫功能欠佳；另一方面来自于环境的封闭，不利于切断传染源和传播途径。因此对猩红热患者进行基因分型的监测有利于警示猩红热的暴发流行，便于及时进行控制。

【评述】　化脓性链球菌即 GAS 感染引起的猩红热大多数感染为轻症，但由于宿主因素及 GAS 菌株的毒力因素也可以导致侵袭性病症，引起暴发流行，甚至导致死亡。除了针对宿主因素需要提供好的通风环境，积极有效的隔离外，对于致病菌株，尤其是暴发流行地区的菌株进行有效的基因分型提前进行预警显得尤为重要，本文全面详细示范从培养到基因分型的全部过程，便于制定统一规范，为基因监测提供了较好的案例，为将来进行暴发型猩红热的基因分型开了先河，应引起临床和基础研究人员的重视。本文仅针对 9 例标本，样本量偏少，希望将来扩大样本量，进一步增加其说服力。

（熊小丽）

文选 185

【题目】　重型猩红热 19 例临床分析

【来源】　武警后勤学院学报（医学版），2014，23（3）：229-230

【文摘】　猩红热是儿科的传染病，表现为发热、咽峡炎、皮疹三大临床特点，由于抗生素的早期使用，很多猩红热都表现为轻症，但是由于宿主因素及细菌菌株的毒力因素，有些患儿表现为重症，需要引起临床警惕。邓丽宁等为总结重型猩红热的临床特点，对 2008—2012 年间 19 例重型猩红热患儿的临床资料进行分析，患儿平均年龄 8.5 岁，全部病例均有发热、皮疹和咽峡炎，其余常见症状体征构成比依次为杨梅舌、疹退皮肤脱屑、扁桃体肿大、帕氏线、口周苍白圈等。可以从以上临床症状上了解重症猩红热的临床表现。实验室检查阳性率依次为白细胞升高、中性粒细胞升高、丙氨酸转氨酶升高、心肌酶谱升高、天冬氨酸转氨酶升高、心电图异常、肺纹理增多、尿常规异常，表明重症猩红热患儿存在多脏器受损情况。并发症发生依次为中毒性肝炎、中毒性心肌炎、颈淋巴结炎、肾炎、肺炎、化脓性中耳炎、中毒性休克，表明重症病例涉及多个脏器存在严重损伤，危及生命。咽拭培养及药敏结果，耐药率由高到低依次为青霉素、阿奇霉素、红霉素、苯唑西林、头孢唑林、头孢曲松，表明重症患儿对之前常用的阿奇霉素和红霉素都是耐药状态，如继续应用，则延误了治疗时机。文中阐述了重症病例的产生缘由包括病原体入侵后出现化脓性病变、中毒性病变、变态反应性病变及前期抗生素选择使用的不合理，提出重症的出现与细菌变异及增强有关。文中建议在病程早期需要做咽拭子培养和药物敏感性试验，便于后期的治疗。在没有取得药敏结果之前，不要选择耐药性较大的青霉素、阿奇霉素和红霉素，以免耽误病情。

【评述】　猩红热在 2011 年后出现增多趋势，其重症病例也相应增加，该文比较全面地总结了所涉及的 2008—2012 年的重症猩红热病例的临床特点，对临床症状、实验室检查特点、合并症情况、咽拭子培养及药敏结果进行了总结，对这些重症病例产生的原因进行了分析，同时也对宿主本身因素及致病菌因素，以及存在医生用药的问题均进行一一分析，较为详尽。给予临床医生一些合理的建议，包括诊断早期的提取样本、对标本的药敏试验结果未出来之前的抗生素选择与处理都给出了合适的理由。对于临床有很好的借鉴作用。但由于样本例数不多，需要今后进一步扩大样本来确认，另外可以选取重症病例中的样本做相关的机制研究，进一步增加说服力。

（熊小丽）

文选 186

【题目】 2015 年春夏季全国猩红热疫情流行病学特征分析

【来源】 疾病监测，2015，30（12）：1002-1007

【文摘】 猩红热为我国法定的乙类传染性疾病，2011 年后猩红热发病率有上升趋势，应分季节进行监测，为秋冬季的防治做好充分准备，并需要定期进行全国疫情监测。2015 年猩红热报告发病率上升，成为 2011 年后的高峰，秦颖等就 2015 年全国夏季猩红热疫情流行情况进行了总结分析。猩红热的发病率在 2011 年为一个小高峰，2012—2013 年有所下降，2014 年疫情再次回升。2015 年 1—7 月，发病总数较 2014 年上升 44%，较 2011 年同期上升 22%。但实验室诊断率较低。实验室诊断率较高的城市为上海和浙江。就地区分布特点而言，发病率较高的省份多集中在长江以北，但也包括部分南方城市（如上海、浙江、云南、重庆）。季节分布与往年类似，但春季高峰显著高于 2014 年，甚至超过 2011 年。就人群分布而言，15 岁以下儿童和青少年占 99%，其中 3～9 岁占总数的 88%。男性发病人数高于女性，比例为 1.6∶1.00。幼托儿童、散居儿童及学生比例跟以往类似。同时也报告了北京、天津、辽宁、宁夏回族自治区等重点省市的发病情况，并指出我国猩红热的流行季节一般年内有 2 个高峰期，一个为春夏季（3—6 月），另一个为秋冬季（10 月至来年 1 月），最北方省份的秋冬季高峰开始时间较最南方早 1～2 个月。2015 年报告病例的地理分布特点与往年类似，从北到南大致呈梯度降低，除上海外仍然集中在长江以北，高发年龄及人群仍然为 3～9 岁的幼托儿童、学生及散居儿童。同时分析了近年来疫情上升可能与群体免疫状况、流行菌株替代或基因突变，以及对阿奇霉素和青霉素等药物的耐药率增加有关。本研究指出有条件的地区应该开展菌株型别、毒力和药敏检测，监测流行菌株超抗原和多重耐药情况。

【评述】 猩红热是乙类传染病，需要定期监测和总结，本文选取 2011 年后的又一个高峰年份——2015 年春夏季的数据进行分析，就疫情的发病总人数、发病的地区尤其是重点病区（如北京）、季节性分布及人群分布的年龄和特点进行总结。同时与 2011 年的猩红热发病高峰期和近期同期 2014 年的 1—7 月进行比较，总结出猩红热发病具有地域性，高峰期集中在长江以北，高发年龄为 3～9 岁，高发人群为幼托儿童、学生及散居儿童等特征。同时分析了近年来疫情上升的原因可能与群体的免疫水平、流行菌株替换和基因突变相关。建议进行菌株基因型的监测，为 2015 年秋冬季的监测提供依据。本文的数据还可进一步以 5 年为一个基点进行每年总结或者同时期总结，进一步验证猩红热的波动周期。

（熊小丽）

文选 187

【题目】 川崎病误诊为猩红热 1 例

【来源】 中国中医药现代远程教育，2013，11（3）：139.

【文摘】 猩红热为化脓性链球菌即 A 群链球菌（group A streptococcus，GAS）感染引起的传染病，其临床表现为发热、咽峡炎、皮疹及疹后脱屑等特点。在临床上很容易误诊，尤其是川崎病。杜旭红就 1 例川崎病误诊为猩红热的整个过程进行了详细介绍。川崎病的临床诊断要点为持续发热 5 天以上、眼结膜充血、口唇皲裂或者杨梅舌、手足肿胀或者恢复期脱皮、多形性皮疹、颈部淋巴结肿大。以上 6 条中具备 5 条即可确诊，但是现在不典型的川崎病患儿越来越多。本文中的患儿为 3 岁男孩，符合猩红热的年龄分布特点，幼托儿童，发病季节属于春季猩红热流行季节。临床见到发热伴皮疹、咽炎、草莓舌特点，符合猩红热的临床特点，因为病史只有 2 天，无手足硬肿，也无淋巴结肿大、无眼结膜充血。应用了青霉素后仍然发热，3 天后查抗 O 正常，咽拭子培养阴性，直到发热 5 天后仍然高热不退、双眼结膜充血、颈部淋巴结轻度肿大，考虑川崎病。同时发现卡巴处红肿、肛周皮肤发红，做心脏彩色超声显示冠状动脉仍然无扩张，给予了丙种球蛋白冲击治疗，阿司匹林口服后热退。本文中讨论了不典型川崎病的增多，发热伴皮疹患儿需要鉴别川崎病和猩红热，尤其年龄越小的患儿症状越不典型，发热早期就需要注意联合实验室检查进行鉴别。由于这 2 种疾病的治疗方案和预后完全不同，川崎病为感染引起的免疫炎症反应，波及全身的小血管，影响到全身多个器官和组织（如肝、肾、肺等），甚至形成冠状动脉瘤。治疗上需要做丙种球蛋白抑制免疫反应，需要定期随访，尤其是急性期 2 个月内都有可能出现冠状动脉扩张等较为严重的并发症。这样一个比较翔实的案例为临床医师提供了借鉴，需要高度重视川崎病和猩红热的鉴别诊断。

【评述】　猩红热临床上表现为发热、咽峡炎、皮疹，在临床上很容易误诊，尤其是与川崎病。本文详细地描述了 1 例 3 岁男性患儿因为发热、皮疹、咽峡炎误诊为猩红热的全过程，由于发病 2 天即来院就诊，川崎病的典型表现如手足肿胀、淋巴结肿大、双眼结膜充血等症状未出现。初诊为猩红热进行治疗，发热 5 天后出现典型川崎病症状，建议早期结合临床实验室检查，每天仔细进行体检，不漏掉任何一个临床症状。同时提醒临床医师注意不典型川崎病的鉴别诊断。本文可以补充一些不典型川崎病的案例，可以更加丰富这个疾病的鉴别诊断。

（熊小丽）

五、川崎病研究进展

文选 188

【题目】　2008—2012 年上海地区川崎病的流行病学特征（Epidemiologic features of Kawasaki disease in Shanghai from 2008 through 2012）

【来源】　Pediatr Infect Dis J，2016，35（1）：7-12

【文摘】　上海川崎病（Kawasaki disease，KD）研究组于 2008—2012 年对上海地区 KD 流行病学和冠状动脉损害进行第 3 次调查，回顾性分析 2304 例 KD 患儿临床资料，通过单变量和多变量分析确定 KD 并发冠状动脉损害的危险因素。结果显示，5 岁以下儿童 KD 平均发病率为 30.3/100 000～71.9/100 000，发病年龄范围 32 天至 11.7 岁，平均发病年龄 2.3 岁，KD 发病在春夏季更常见。15.9% 发展为冠状动脉损害，表现为冠状动脉扩张或者冠状动脉瘤。男孩、年龄≤1 岁、IVIg 治疗无反应、IVIg 较小剂量和延迟 IVIg 治疗（＞10 天）是冠状动脉损害的独立危险因素。患儿在发病 5 天内接受 IVIg 发生冠状动脉损害似乎更少见，单剂 IVIg 2 g/kg 治疗与其他方案比较，冠状动脉损害发病率最低。根据研究结果，作者注意到上海地区儿童 KD 发病率较 1998—2007 年有所升高，但是近 5 年冠状动脉损害并发症发生率下降，低于1998—2002年报道的25.4%。发病5天内IVIg治疗可能与冠状动脉损害并发症发生率下降有关。

【述评】 KD在全球60多个国家报道，亚洲人群发病率高，日本、韩国和中国台湾报道为82.8/100 000～255.0/100 000，目前KD已是欧美发达国家、日本和我国儿童后天获得性心脏病的首要病因。本研究报道上海地区5岁以下儿童KD发病在春夏季更常见，平均发病率为30.3/100 000～71.9/1000 000，总体低于日本。与上海地区1998—2007年相比，KD发病率有增高趋势，但是冠状动脉损害并发症发生率下降。结果提示KD的早诊断、IVIg早治疗对于降低冠状动脉损害并发症起到干预作用。研究发现IVIg较小剂量和延迟IVIg治疗（＞10天）是冠状动脉损害的独立危险因素。因此，临床早诊断并及时IVIg治疗KD非常重要。本研究不仅反映上海地区5岁以下儿童KD发病率呈升高趋势，而且提示IVIg及时治疗并给予足量剂量治疗降低KD的并发症的重要性。

（曾 玫）

文选 189

【题目】 川崎病休克综合征的临床表现（Clinical manifestations of Kawasaki disease shock syndrome）

【来源】 Clin Pediatr（Phila），2017 Sep 1：9922817729483

【文摘】 2009年日本学者Kanegaye等首次报道川崎病休克综合征（Kawasaki disease shock syndrome，KDSS），以后不断有报道。KDSS患者在急性期伴有血流动力学不稳定，目前认为其机制可能是多因素作用的结果。KD急性期血管通透性增加导致严重的毛细血管渗漏、心肌功能障碍，炎性细胞因子的释放致血管渗漏加剧，最终导致休克。发病早期可能被误诊，导致延误治疗，影响预后。我国内地目前有关KDSS的研究报道并不多见。南京儿童医院Ma等比较分析该院连续6年收治的21例KDSS患儿和26例KD不伴休克综合征患儿的临床特征，结果显示，与KD患儿相比，KDSS患儿年龄更大 [（4.9±2.8）岁 vs.（2.7±1.9）岁，$P=0.015$）]、外周血白细胞更高 [（23.9±12.4）×10^9/L vs.（14.8±5.3）×10^9/L，$P=0.002$）]、中性粒细胞均值更高 [（82.9%±14.2%）vs.（71.6%±11.1%），$P=0.002$]、C反应蛋白更高 [（1096±663）mg/L vs.（665±548）mg/L，$P=0.044$]、白蛋白更低 [（33.4±5.6）g/L vs.（39.5±3.4）g/L，$P=0.001$]、前PCT更高 [（15.9±26.9）ng/ml vs.（0.7±1.3）ng/ml，$P=0.000$]、脑利钠肽更高 [（1247.1±1697.7）pg/ml vs.（195.6±198.9）pg/ml，$P=0.002$]，38.1%的KDSS患儿初次诊断未被诊断为KD，KDSS患儿心律失常更常见（23.8% vs. 8.3%，$P=0.153$），并发冠状动脉扩张更常见（28.5% vs. 8.3%，$P=0.076$）。所有KDSS患儿血培养均为阴性，都接受IVIg、阿司匹林和激素治疗，90.4%需要血管活性药物治疗。结果提示KDSS患儿在急性期的炎症反应更严重，短期使用激素治疗可以抑制炎症反应，血管活性药物治疗有助于改善休克。

【述评】 我国台湾地区KDSS在KD患者中的发病率为1.45%，远低于西方发达国家约7%的报道。我国尚缺乏大样本流行病学调查资料。KDSS伴有低血压、休克和左心功能不全，炎症指标类似严重细菌感染，包括外周血白细胞、中性粒细胞、C反应蛋白、PCT和BNP显著升高、在发病早期KDSS很可能被误诊为脓毒性休克或者中毒休克综合征，导致延误诊断和治疗，影响预后。因此，临床需要加强认识 KDSS，针对类似病例，适量的扩容、血管活性药物、有针对性地应用抗生素、适时的大剂量丙种球蛋白治疗及其他支持治疗是必要的。同时，应密切观察患儿的精神状况、病情进展情况、指（趾）端是否脱皮、超声心动图变化、应用大剂量丙种球蛋白后患儿病情恢复情况及血培养结果等有助于早期诊断和积极治疗，应用超声心动图检查以及时发现冠状动脉病变并给予相应处理，以及之后的随访非常重要。

（曾　玫）

文选 190

【题目】　阿司匹林对于治疗急性川崎病的必要性（Is aspirin necessary in the acute phase of Kawasaki disease?）

【来源】　J Paediatr Child Health，2018，54（6）：661-664

【文摘】　美国心脏病学会指南推荐大剂量阿司匹林 80～100 mg/（kg·d）用于 KD 急性期治疗，日本考虑到药物潜在的肝毒性推荐中等剂量 30～50 mg/（kg·d）。但是，关于阿司匹林的最佳剂量和效果仍然有争议。广州妇女儿童医学中心 Huang 等回顾性研究，中等剂量阿司匹林与低剂量和不用阿司匹林治疗 KD 相比较，在抗炎作用和降低血小板计数方面无显著的益处，阿司匹林剂量与冠状动脉受累无关，高剂量阿司匹林治疗 KD 产生的不良反应有潜在的风险。回顾性研究纳入 910 例符合 KD 诊断标准并随访 2 年的儿童，所有患儿在急性期接受 1 剂静脉丙种球蛋白（IVIg，2 g/kg），病例根据阿司匹林治疗剂量分为 3 组：组 1 包括 152 例患儿，仅接受 IVIg 治疗，无阿司匹林治疗；组 2 包括 672 例患儿，接受 IVIg＋低剂量阿司匹林 3～5 mg/（kg·d）治疗；组 3 包括 86 例患儿，接受 IVIg＋中剂量阿司匹林 30～50 mg/（kg·d）治疗。治疗后比较 3 组炎症指标和血小板计数，分析不同剂量阿司匹林联合 IVIg 治疗急性 KD 的临床效果、与冠状动脉并发症发生的相关性。3 组 C 反应蛋白、外周血白细胞计数、中性粒细胞百分比、血小板均下降，预防冠状动脉受损无显著差异。需要进一步前瞻性的多中心研究证实这一结果。

【评述】　KD 急性期的标准治疗方案是给予单剂大剂量静脉丙种球蛋白联合大剂量阿司匹林，临床推荐已有几十年。但是，关于阿司匹林的最佳剂量和效果一直有争议，而且大剂量治疗可能发生严重不良反应。本文通过对 910 例大样本的 KD 儿童的临床病例回顾性分析，发现中等剂量阿司匹林与低剂量和不用阿司匹林治疗 KD 相比较，在抗炎作用和降低血小板计数方面无显著的益处，阿司匹林剂量与冠状动脉受累无关。这些客观的研究结果对于经典的 KD 急性期标准治疗方案提出挑战，对于临床合理治疗 KD 推荐合适的阿司匹林剂量，以及是否需要联合阿司匹林治疗提出了新的思路。为进一步前瞻性、大样本、多中心研究提供了研究基础。

（曾　玫）

文选 191

【题目】　激素与静脉丙种球蛋白及其联合应用治疗静脉丙种球蛋白无反应川崎病的回顾性对照

研究

【来源】 中国循证儿科杂志，2016，11（4）：265-269

【文摘】 大量文献提示 IVIg 无反应川崎病（Kawasaki disease，KD）患儿出现冠状动脉病变的风险更高，因此寻找更有利于这部分患儿的治疗方案很重要。目前 IVIg、激素及联合应用的再治疗方案尚存在争议。杨莹等回顾性收集重庆医科大学附属儿童医院 IVIg 无反应 KD 住院患儿 143 例，根据再治疗情况分为 IVIg 组（107 例）、激素组（12 例）和 IVIg＋激素组（24 例），并将应用激素者根据激素应用途径分为静脉滴注序贯口服激素组（18 例）和口服激素组（18 例）。IVIg 治疗剂量为 2 g/（kg·d）×1 天和 1 g/（kg·d）×2 天；静脉滴注激素甲泼尼龙 1～7.5 mg/（kg·d），一次或分次，根据退热情况改为分次口服泼尼松 1～2 mg/（kg·d），根据退热情况逐渐减量至停药。结果显示，IVIg＋激素组治疗后白细胞（WBC）高于 IVIg 组，Δ WBC（差值比 Δ：统计治疗前后实验室检查结果并计算治疗前后的差值与治疗前值的比值）、Δ PLT 均低于 IVIg 组，Δ CRP 高于 IVIg 组，总热程长于 IVIg 组；急性期冠状动脉瘤发生率及随访至 6 个月时冠状动脉扩张发生率显著高于 IVIg 组；激素组 Δ WBC 低于 IVIg 组，总热程显著长于 IVIg 组。口服激素组再次治疗前和再次治疗后 Δ CRP 均低于静脉滴注序贯口服激素组，口服激素组 Δ PLT 高于静脉滴注序贯口服激素组，2 组随访时点冠状动脉扩张和冠状动脉瘤发生率差异均无统计学意义。随访病例中，静脉滴注序贯口服激素组有 2 例出现血栓，经积极抗凝治疗后血栓消失。研究提示，IVIg 无反应 KD 患儿再治疗时应用激素或再次 IVIg 无反应后应用激素，与单纯 IVIg 相比急性期治疗效果相近，且均不增加远期冠状动脉损伤的发生率；选择普通剂量口服或者静脉滴注序贯口服疗法临床效果相近，静脉滴注序贯口服激素较口服激素可能有血栓形成的风险，口服激素可能是更好的选择。

【述评】 已有研究报道，相比于单用 IVIg 者，IVIg 联合激素治疗者可降低 IVIg 无反应及冠状动脉损害的发生率。本研究基于回顾性分析客观现实 IVIg 无反应 KD 患儿再治疗时应用激素或再次 IVIg 无反应后应用激素，其疗效与单纯 IVIg 相比急性期治疗效果相近，且均不增加远期冠状动脉损伤的发生率，同时注意到静脉滴注序贯口服激素可能有血栓形成的风险。该研究系回顾性研究，采集的信息不可避免地受到临床因素的影响，而且随着随访时间的延长，失访病例增加，影响对 CALs 的准确判断和应用激素不良反应事件的统计。还需要通过前瞻性、大样本、随机对照研究进一步证实本研究结果。

（曾 玫）

文选 192

【题目】 单中心 10 年川崎病合并冠状动脉巨大瘤回顾与随访

【来源】 中华儿科杂志，2015，53（1）：43-47

【文摘】 大剂量丙种球蛋白的应用，使川崎病（Kawasaki disease，KD）引起的冠状动脉损害发生率明显降低，但是仍然有 0.35% KD 患儿并发冠状动脉巨大瘤（giant coronary artery aneurysm，GCAA），GCAA 可长期存在，甚至导致严重的缺血性心脏病。张丽等总结了 2003—2012 年广州市妇女儿童医疗中心确诊 KD 合并 GCAA 的 48 例患儿的临床特点和转归，患儿的发病年龄 2 个月～10 岁，好发于婴儿，其中＜1 岁者占 42%，男 43 例（89.6%），随访时间 4.0±3.1 年，观察终点年龄 1.5～19 岁，平均

6.84～4.2 岁。发生严重缺血性心肌病 6 例，1 例为单侧冠状动脉巨大瘤，5 例为双侧，其中死亡 2 例。随访≤1 年组 GCAA 无明显变化、回缩及狭窄的比例分别为 48%、48% 及 4%；随访 1～3 年组 GCAA 无明显变化、回缩及狭窄的比例分别为 39%、39% 及 22%；随访 3～5 年组 GCAA 无明显变化、回缩及狭窄的比例分别为 30%、35% 及 35%；随访 5～10 年组 GCAA 无明显变化、回缩及狭窄的比例分别为 30%、20% 及 50%；随着随访时间增加，发生狭窄的比例明显升高（$P<0.05$）。CT 冠状动脉成像（CTA）发现冠状动脉管壁增厚、附壁血栓及钙化改变，行冠状动脉造影（CAG）可显示冠状动脉闭塞、机化再通及侧支血管形成，超声心动图、CTA 与 CAG 结合应用，对发现冠状动脉血栓、狭窄及闭塞有重要帮助。

【述评】　KD 的严重后果之一为形成 GCAA，该研究 1 岁以下 GCAA 的患儿占 42%，男性占 89.6%，与日本学者的报道相似。KD 并发 GCAA 的远期预后和转归是值得关注的问题。该研究显示，随着随访时间增加，GCAA 发生狭窄的比例明显升高，KD 并发 GCAA 患儿冠状动脉狭窄可发生于发病后数月内，及时发现冠状动脉血栓，积极溶栓及抗凝、抗血小板治疗对挽救患儿生命至关重要。对 GCAA 病例进行中远期的复查，对预防心血管事件的发生有重要意义。定期进行超声心动图及心电图复查，坚持长期抗血小板、抗凝治疗，大部分 KD 并 GCAA 患儿可长期生存，双侧 GCAA 发生缺血性心肌病和死亡的比例高于单侧。

（曾　玫）

六、脊髓灰质炎研究进展

文选 193

【题目】　关于原发性免疫缺陷病患者脊髓灰质炎病毒排毒状况在 7 个国家的联合调查（Poliovirus excretion among persons with primary immune deficiency disorders：summary of a seven-country study series）

【来源】　J Infect Dis，2014，210 Suppl 1：S368-372

【文摘】　原发性免疫缺陷病（primary immunodeficiency disease，PID）患者，患麻痹型脊髓灰质炎的风险大大增加，并可能长期排出脊髓灰质炎病毒。但此前，发展中国家的 PID 患者长期排泄脊髓灰质炎病毒的风险尚不清楚。Li 等对 PID 患者的脊髓灰质炎病毒排泄情况进行研究。这项研究共有 7 个国家参与，研究对象为参与机构中的 PID 病例，在获得知情同意后，对他们的粪便标本进行脊髓灰质炎病毒检测，对病毒排泄阳性者继续进行随访，并定期收集和检测其粪便标本，直到出现连续 2 次粪便标本阴性结果为止。研究从 2008 年到 2013 年在孟加拉国、中国、伊朗、菲律宾、俄罗斯、斯里兰卡和突尼斯，总共收集了 562 个 PID 病例，发现其中 17 例（3%）的排泄物中含有脊髓灰质炎病毒，其中有 2 例为常见变异型免疫缺陷病，4 例重度联合免疫缺陷病，2 例为 X 连锁无丙种球蛋白血症，6 例为其他免疫缺陷，3 例为尚不明确的 PID。从 88%（15/17）中分离出来的脊髓灰质炎病毒为 Sabin 株，剩下的 12%（2/17）为 iVDPV。2 例 iVDPV 中有 1 例在入组时已经瘫痪。另 1 个 iVDPV 排泄病例被诊断为重度联合免疫缺陷病，并在留下 1 个阳性大便标本后死亡。该研究中的 PID 病例的脊髓灰质炎病毒持续排泄时间为 1～8 个月。其中有 1 个病例的排毒时间超过了 6 个月。排脊髓灰质炎病毒者的平均年龄为 9 个月。大多数（76%）的排泄者都是男孩。其中 35%（6/17）的病毒排泄者在研究期间死亡，11/17（65%）的病例自发停止排泄病毒。无病例在入组后出现瘫痪，在病毒排泄阳性的 PID 患者周围未发现 AFP 病例。该研究说明原发性免疫缺陷病患者中，长期排泄脊髓灰质炎病毒者少见。但因缺乏瘫痪表现，被 AFP 监测系统遗漏的慢性病毒排泄者仍对全球彻底消除脊髓灰质炎构成威胁。因此建议我国完善对 PID 患者的脊髓灰质炎病毒监测机制。

【评述】　该文描述了 7 个国家的相关机构中 PID 病例的脊髓灰质炎病毒排泄情况。虽然在该研究中，长期排泄脊髓灰质炎病毒的 PID 患者少见，但我国现行的 AFP 检测系统不能发现没有瘫痪表现的病毒排泄者，若长期排泄脊髓灰质炎病毒的 PID 患者未被发现，可能对全球根除脊髓灰质炎造成威胁。故该文揭示了对 PID 患者进行脊髓灰质炎病毒监测对全球彻底根除脊髓灰质炎的重要意义。但该研究依赖于相关机构识别和纳入患者，因此，并不是以人群为基础的调查。且目前仍有许多 PID 患者未被发现，故该研究中的各类 PID 比例与真实情况可能有较大差异。

（陈素清　吴沛霖）

文选 194

【题目】　对不同类型 I 型和 III 型二价脊髓灰质炎疫苗不同接种程序下免疫原性和安全性的随机对照研究（Immunogenicity and safety evaluation of bivalent types 1 and 3 oral poliovirus vaccine by comparing different poliomyelitis vaccination schedules in China：A randomized controlled non-inferiority clinical trial）

【来源】　Hum Vaccin Immunother，2017，13（6）：1-10

【文摘】　WHO 按照《2013—2018 年全球消灭脊灰终结计划》时间表于 2016 年 4 月在全球停用三价 OPV（trivalent OPV，tOPV）疫苗，采用脊髓灰质炎灭活疫苗（inactivated poliomyelitis vaccine，IPV）与 I＋III 型脊髓灰质炎减毒活疫苗（bivalent type I ＋III oral poliomyelitis attenuated live vaccine，bOPV）联合序贯免疫接种程序代替 tOPV 全程免疫接种程序，用于脊髓灰质炎的预防和控制。我国于 2016 年 5 月 1 日与全球 155 个国家同步实现脊髓灰质炎免疫策略的转换。Qiu 等在 2015 年通过随机对照试验对 I 型和 II 型二价口服减毒脊髓灰质炎疫苗的免疫原性和安全性进行了研究。他们将 600 名健康足月儿童纳入试验，随机分为 6 组，6 组接受不同的脊髓灰质炎疫苗免疫接种程序，分别为 cIPV-bOPV-bOPV（I-B-B）组、cIPV-tOPV-tOPV（I-T-T）组、cIPV-cIPV-bOPV（I-I-B）组、cIPV-cIPV-tOPV（I-I-T）组，cIPV-cIPV-cIPV（I-I-I）组和 tOPV-tOPV-tOPV（T-T-T）组。每间隔 4～6 周进行采集血标本后进行免疫接种，对比各组对各型脊髓灰质炎病毒的血清阳性保护率、血清阳性率、平均抗体滴度等，并同时观察不良反应。最终将 504 名儿童纳入分析，分析发现，对于 I 型和 III 型脊髓灰质炎病毒，各组间的血清阳性转换率和血清阳性率的差异无统计学意义。但 I-I-B 和 I-B-B 组产生的抗PV1 和 PV3 的抗体滴度在数值上高于 T-T-T 组、I-T-T 组和 I-I-T 组，而 I-I-B 组高于 I-B-B 组。对 I-B-B和 I-T-T 组之间的血清阳性转化率差异进行非劣性分析，2 组 I 型和 III 型脊髓灰质炎病毒血清阳性转化率之间的差值均低于预设的 95% 可信区间的下限（95% 可信区间的下限经过计算预设为 -10%）。各组 II 型脊髓灰质炎病毒的血清阳性率分别为 98.84%（I-T-T）、68.60%（I-B-B）、98.84%（I-I-B）、100.00%（I-I-I，T-T-T，I-I-T），差异具有统计学意义。在研究期间提供的所有疫苗都有很好的耐受性，没有与疫苗相关的严重不良事件发生。该研究证实了 1 剂或 2 剂 IPV 后序贯使用 bOPV 的免疫接种程序的安全性和免疫原性并不劣于 tOPV。

【评述】　接种疫苗是预防、控制和消灭脊髓灰质炎最安全、最有效、最经济的手段。鉴于 1999 年以来脊髓灰质炎Ⅱ型野毒株引起的病例未再出现，而在接种 OPV 人群中出现的疫苗相关麻痹型脊髓灰质炎病例主要由Ⅱ型脊髓灰质炎疫苗病毒引起，并且Ⅱ型脊髓灰质炎疫苗病毒明显干扰和影响Ⅰ型和Ⅲ型的免疫效果，我国于 2016 年 5 月 1 日与全球 155 个国家同步实现脊髓灰质炎免疫策略的转换。本研究采用随机、单中心、平行对照设计，证明 1 剂或 2 剂 IPV 后序贯使用 bOPV 的免疫接种程序的安全性和免疫原性并不劣于 tOPV，并推荐使用 IPV-bOPV- bOPV 或 IPV-IPV-bOPV 序贯免疫接种以替代既往的 3 剂 tOPV 接种，为我国制定更合理的免疫接种相关政策提供参考依据。同时本研究发现 2 剂 IPV 较 1 剂 IPV 能产生更高的血清中和抗体水平，尤其表现在Ⅱ型、Ⅲ型免疫后抗体 GMT 水平，对我国今后疫苗接种程序的调整具有一定的指导意义。

（陈素清　吴沛霖）

七、百日咳研究进展

文选 195

【题目】　中国天津地区社区人群百日咳血清流行病学调查（A sera-epidemiological study on pertussis immunity levels among community populations and an analysis of the underlying factors in Tianjin China）

【来源】　Vaccine，2015，33（51）：7183-7187

【文摘】　百日咳重现已逐渐成为全球关注的健康问题，2010 年我国天津地区百日咳报告人数为 2009 年的 5 倍。尽管天津地区百日咳疫苗覆盖率高达 95% 以上，仍不能遏制百日咳重现的趋势。为了解这一问题、调查其背后原因，张英等对社区群体的百日咳免疫水平进行研究，随机收取了 2010—2012 年 1825 例血清标本，从 0 岁至 76 岁共分为 10 组，采用定量 ELISA 方法检测百日咳 IgG 抗体，以抗体滴度≥1∶30 为阳性判定标准，阳性率为 49.15%，远低于疫苗预防指南提出的阳性率 75% 的标准。0～3 岁、41～76 岁组抗体阳性率最高，达到 57% 以上，而 4～12 岁组阳性率最低，为 28.77%，差异有统计学意义。这一结果可能与青少年、成人自然感染百日咳杆菌有关。研究者对 0～6 岁组的免疫保护能力进行分析发现，接种 3 针疫苗的儿童，抗体阳性率为 47.55%，接种 4 针疫苗的儿童抗体阳性率为 47.69%，两者之间的差异无统计学意义。接种疫苗后 5 个月以内抗体水平达到峰值，随时间延长，抗体滴度逐渐下降，这可能为百日咳重现的原因之一。研究者发现，接种 DTaP 疫苗后抗体阳性率为 37.22%，接种 DTcP 疫苗后抗体阳性率为 84.44%，两者之间的差异有统计学意义。但目前国内市场 DTcP 疫苗紧缺，多应用 DTaP 疫苗，其较低的免疫效果可能是百日咳重现的另一原因。

【评述】　抗百日咳抗体水平是百日咳免疫效果的重要标志之一，也为 CDC 制定免疫程序提供依据。百日咳重现带来较大的社会经济负担，全球百日咳计划专家组呼吁国际社会关注百日咳，提高对百日咳的认识和报告率，促进实施有效的免疫策略，将百日咳免疫程序进一步覆盖青少年及成人，以防控百日咳重现。本文分析了社区健康人群不同年龄组抗体阳性率，并对接种程序与接种不同成分疫苗后的抗体阳性率进行研究，揭示了导致百日咳重现的多个原因，并建议根据研究结果调整目前的免疫接种程序，减少百日咳的发生。研究尚需进一步扩大样本，尤其需进一步扩大使用 DTcP 疫苗后的血清样本，了解其血清学转换情况。

（付海燕　王晓明）

文选 196

【题目】　儿童百日咳 247 例临床特点及重症百日咳危险因素分析

【来源】　中华儿科杂志，2015，53（9）：684-489

【文摘】　百日咳是传染性强、具有潜在致命性的急性呼吸道感染，不同年龄组儿童临床表现轻重不一，部分患儿被忽视或者漏诊，造成疾病的传播，严重威胁儿童生命健康。胡云鸽等对收治的 247 例百日咳患儿进行临床特征的研究，通过百日咳杆菌 PCR 方法诊断，发现 2013 年百日咳杆菌阳性检出率为 8.4%，2014 年检出率为 10.2%，中位发病年龄为 3.1 月龄，未接种百白破疫苗的患儿占 76.1%，22.3% 患儿有咳嗽患者接触史。小于 3 月龄的婴儿阵发性发绀、呼吸暂停、窒息发生率高，且易并发重症肺炎、呼吸衰竭、肺实变、百日咳脑病等并发症，差异具有统计学意义。呼吸暂停、窒息、心功能衰竭、脑病、肺动脉高压及重症百日咳仅见于小于 3 月龄组，符合不同年龄段患儿临床表现不同的观点，可能与小婴儿胸廓发育不成熟、咳嗽无力、免疫功能弱有关。与进行免疫的儿童相比，未进行免疫的患儿白细胞计数高、平均住院日及治疗疗程均较免疫组长，且发绀、呼吸暂停、窒息、百日咳脑病、心功能衰竭、肺动脉高压等严重病例仅见于未免疫组。未免疫组易并发重症肺炎、呼吸衰竭，两组间差异有统计学意义。单纯百日咳患儿与百日咳合并感染患儿之间进行比较，合并感染的患儿更易出肺实变和（或）肺不张，差异具有统计学意义。确诊的百日咳患儿给予阿奇霉素或克林霉素抗感染治疗，同时采用止咳、化痰、平喘、解痉、镇静等综合治疗。平均住院时间为 10.32 天。病死率为 1.2%。普通病例和重症病例进行比较分析，发现接触史、发热、痰细菌培养阳性、肺实变和（或）不张、白细胞水平之间的差异有统计学意义，而白细胞增高和肺实变和（或）肺不张是重症百日咳发生的独立危险因素。

【评述】　百白破联合疫苗问世以来，百日咳发病大幅降低。但自 20 世纪 90 年代以来，一些疫苗覆盖率高的国家相继报道百日咳病例逐年上升的情况，称为百日咳重现。不同年龄组的儿童百日咳表现不相同，部分患儿可迅速发生窒息、呼吸暂停、百日咳脑病等危重情况。本文比较了我国不同年龄组、不同免疫状况、不同病情程度的百日咳患儿临床医学资料，从临床特征、辅助检查、治疗及预后情况、重症百日咳危险因素分析方面进行分析和探讨，为更深入了解百日咳的临床现状提供了证据，并有助于临床工作者及早发现重症百日咳患儿，并及时处理。随着百日咳的重现和疾病范围的进一步扩大，有必要进一步开展大样本、多中心研究，对该病进行深入探讨。

（付海燕　王晓明）

文选 197

【题目】　中国百日咳血清阳性率的调查（Seroprevalence of pertussis in China，need to improve vaccination strategies）

【来源】　Hum Vaccin Immunother，2014，10（1）：192-198

【文摘】　百日咳是由百日咳杆菌引起的急性呼吸道感染，是婴儿时期死亡的重要原因之一，其发病和流行引起了公共卫生部门关注。据 WHO 统计，2008 年全球约 195 000 例百日咳患者死亡，绝大多数患者来自发展中国家。在发达国家，尽管疫苗覆盖率较高，百日咳仍然在悄然重现。2010—2012 年，英国和北美地区发生百日咳暴发流行。由于诊断方法受限，我国百日咳存在漏诊或漏报现象，百日咳的真实发病水平被低估。许英华等进行了百日咳血清流行病学调查，共收集了我国中部地区 0～86 岁健康人群共计 1080 份血清标本，采用 ELISA 方法，对 PT IgG 和 FHA IgG 抗体进行了定量检测。结果显示，PT IgG 和 FHA IgG 抗体的滴度中位数分别为 8.46 U/ml（95%*CI* 8.01～8.94 U/ml），9.63 U/ml（95%*CI* 9.02～10.27 U/ml）。PT IgG 滴度在 41～60 岁组较高，为 12.71 U/ml（95%*CI* 10.95～14.76 U/ml），FHA IgG 抗体滴度在 ≥61 岁组最高，为 21.47 U/ml（95%*CI* 18.67～24.70 U/ml）。在 <4 岁组的儿童中，PT IgG 平均滴度为 6.48 U/ml（95% *CI* 5.70～7.41 U/ml），FHA IgG 平均滴度为 11.39 U/ml（95% *CI* 10.22～12.87 U/ml），提示尽管我国百日咳疫苗覆盖率达 95%，但在婴幼儿中抗体水平仍然较低。在 ≥4 岁的 850 例标本中，仅有 56 例（6.6%）PT IgG 滴度高于 30 U/ml，11 例（1.3%）PT IgG 滴度高于 80 U/ml。我国中部地区百日咳发病较为普遍，应加强对百日咳的诊断能力、改进疾病监控系统，确切反映百日咳流行学状况。同时，尽管成年人百日咳临床表现相对轻微，但其可向婴幼儿传播，而婴幼儿一旦感染百日咳杆菌，则有较高的病死率，因此建议再评估中国百日咳免疫计划流程，对于大龄儿童、青少年和成年人进行加强接种。

【评述】　百日咳是由百日咳杆菌引起的严重儿童健康的传染病之一。目前全球范围出现百日咳疫情反弹，称为百日咳再现。由于分子生物学检测方法在临床尚未普遍应用，医院被动监测报告的百日咳疫情与实际发病水平相差甚远。百日咳血清流行病学调查成为百日咳发病率研究的热点。本文收集了较大血清样本，分析了我国中部地区百日咳 PT IgG 和 FHA IgG 抗体水平在不同年龄组的分布情况，并对不同年龄发病率进行分析研究，探讨了适合诊断百日咳近期感染的抗体水平 cutoff 值，对调整百日咳疫苗接种程序的改进提出了有力的证据。百日咳在青少年及成年人中的感染并不少见，但由于疾病症状不典型或轻微，常被忽视，从而导致疾病的传播。百日咳疫苗加强免疫程序的修订还需要更多疫苗研究者的不断努力。

（付海燕　王晓明）

文选 198

【题目】　儿童百日咳发病特点及诊断中联合呼吸道病毒检测的临床意义分析

【来源】　中华儿科杂志，2017，55（8）：580-585

【文摘】　百日咳患儿混合其他病原感染临床并不少见，对于症状不典型的患儿来说，提高对各种可能发生的病原的认识十分重要，有利于选择更适合的治疗方案，以改善预后。黄辉等对 195 例疑似百日咳患儿进行呼吸道分泌物百日咳鲍特菌核酸检测，其中 80 例阳性（41.0%），所有百日咳患儿均有阵发性咳嗽（100%），咳嗽病程 4～45 天（中位数 14d），痉挛性咳嗽 50 例（62.5%），咳嗽后呕吐 9 例（11.2%），咳嗽后发绀 22 例（27.5%），咳嗽后吸气性吼声 13 例（16.2%），明显呼吸困难4例（5.0%），其他伴随症状包括鼻塞、流涕、吐沫、腹泻、发热等。40例百日咳患儿肺部查体无明显阳性体征（50%），肺部闻及痰鸣音23例（28.8%），喘鸣音7例（8.8%），固定细湿啰音10例（12.5%）。80例百日咳患儿中66例进行了呼吸道病原检测，其中9例阳性（13.6%），7例为副流感病毒Ⅲ（PIVⅢ），腺病毒感染1例，流感病毒A感染1例。合并有其他病原感染的百日咳患儿临床症状较单纯百日咳患儿表现更重。患儿在确诊后给予大环内酯类抗生素规范治疗，5例需要呼吸机辅助通气治疗，其余治疗措施包括对症支持及呼吸道管理，所有患儿均好转或痊愈，无死亡病例。作者对百日咳鲍特菌核酸阴性的106例患儿进行呼吸道病原检测，呼吸道合胞病毒（respiratory syncytied virus，RSV）阳性32例，PIVⅢ阳性22例，这2种病毒是婴幼儿呼吸道感染的常见病原，也可表现为类百日咳综合征，是疑似百日咳患者需要鉴别诊断的主要病原。将这2组患儿临床症状与单纯百日咳组患儿进行比较，发现百日咳组患儿白细胞升高最明显，痉挛性咳嗽及吸气性吼声症状明显高于其他2组，RSV感染组呼吸困难症状明显高于其他2组，组间比较差异有统计学意义。

【评述】 典型百日咳表现为阵发性痉挛性咳嗽、咳嗽后吸气性吼声、咳嗽后发绀等症状，在临床中其他病原感染的患儿也可表现为类似症状，称作类百日咳综合征，两者之间需要进行鉴别诊断，才能有的放矢，给予正确治疗。本研究对疑似百日咳的患儿进行病原学分析，并根据不同病原进行分组，比较临床特点的差异，有助于临床鉴别。同时本研究提示百日咳合并PIVⅢ感染可加重病情，早期进行呼吸道百日咳鲍特菌核酸检测有助于诊断百日咳。研究尚需进一步完善其他呼吸道病原检测，如痰培养、肺炎支原体检测等，进行更全面的分析研究。

（付海燕　王晓明）

八、白喉研究进展

文选 199

【题目】 水痘减毒活疫苗与百白破疫苗联合免疫的安全性和免疫原性观察

【来源】 中华微生物学和免疫学杂志，2016，36（3）：202-206

【文摘】 免疫接种实施过程中，不同疫苗组分的免疫效果是否存在相互干扰需要临床大样本观察。唐学雯等收集2013—2014年浙江省衢州江山市、开化县及丽水莲都区，满16月龄的健康儿童（DTP接种组及同时接种组要求满18月龄），无水痘、DTP病史，无水痘疫苗接种史，百白破疫苗前3剂免疫史齐全，近3个月未使用过被动免疫制剂，无疫苗接种禁忌。观察联合接种水痘疫苗和DTP组（在不同手臂接种）、单独接种DTP组、单独接种水痘疫苗组，每组至少150例。本研究通过对3个样本县700多名儿童开展的水痘疫苗与百白破疫苗联合或单独接种后1个月的异常反应的主动监测，结果表明不同接种方式均具有较高安全性，异常反应发生率低，未报告有严重异常反应。单独接种组、联合接种组只有一般反应，如红肿、硬结，发生率均<2%。另外，有轻度一过性发热，各组发生率均<2%。一般反应或发热反应的发生率，在联合或单独接种组差异均无统计学意义（$P=0.435$）。提示适龄儿童联合接种或单独接种水痘减毒活疫苗与DTP具有较好的安全性和免疫原性。

【评述】 当前我国水痘疫苗接种推荐在满12月龄以后，接种实施中可能与8月龄DTP同时接种。但当前国内外缺乏关于国产水痘疫苗与 DTP 联合或不联合接种的安全性和免疫原性评价的报道。本研究作者发现百日咳抗体阳转率在联合接种组略高，白喉阳转率在 DTP 组略高，且均具有较好的安全性和免疫原性。故水痘减毒活疫苗与百白破疫苗联合免疫可减少家长前往接种点次数，提高幼儿接种依从性。但是，本研究基于单中心开放临床试验研究而非随机双盲临床研究，可能存在试验数据和结果偏倚，需要临床大样本进一步研究观察。

（徐　翼）

文选 200

【题目】　抗生素治疗白喉病的临床分析

【来源】　心理医生，2016，22（6）：40-41

【文摘】　白喉是由棒状杆菌感染导致的急性上呼吸道传染病。人群接种白喉疫苗普及，在我国多为散在发病。本研究收治 2014 年 12 月至2015 年 9 月因病菌感染引发的鼻、喉、气管受侵害的白喉病患者 20 例，患者最大年龄 12 岁，最小 4 岁，所有病例就诊时不同程度出现体温升高、颈淋巴结肿大、水肿，全身中毒症状较重，8 例患者由局限型和播散型发展到中毒型出现呼吸急促，唇发绀，血压下降等症状，所有患者经临床检查均符合白喉病的治疗标准。所有病例选用青霉素，疗程 7～10 天，用至症状消失和白喉杆菌培养转阴为止。对青霉素过敏者或应用青霉素几周后培养仍是阳性者，改用红霉素，剂量为 40 mg/（kg·d），分 4 次口服或静脉给药。同时，强调早期使用白喉抗毒素，病程初 3 天内应用者效果好，可以中和游离的毒素，但不能中和已结合的毒素。而后疗效即显著降低，故应尽量早用。使用剂量视假膜的范围、部位及治疗的早晚决定。若发病 3 天后方治疗者剂量加倍。抗毒素可以肌内注射或稀释后静脉滴注，一次注射后，观察患者 24 小时内病变是否继续扩大，如效果不理想则再以同量肌内注射 1 次。本研究根据白喉患者临床出现的体温升高、颈淋巴结肿大、水肿、呼吸急促，唇发绀，血压下降等症状，结合敏感抗生素治疗疗效，对药物联合治疗前后呼吸急促，唇发绀进行对比分析。评估计划采用自行拟订的计划施行，该方法的评估分值以满分 50 分为上限，下限低于 25 分表示正常，抗生素药物配伍联合治疗前呼吸急促评估 44.5±2.29 分，抗生素药物配伍联合治疗后呼吸急促评估 23.5±2.29 分，治疗前唇发绀评估 33.5±2.25 分，治疗后唇发绀评估 21.5±2.25 分前后对比值差距大，有统计学意义（$P<0.05$）。

【评述】　白喉临床特征为咽、喉、鼻部黏膜充血、肿胀并有不易脱落的灰白色假膜形成，由于细菌产生的外毒素所致全身中毒症状，严重者可并发心肌炎和末梢神经麻痹。故早期运用白喉抗毒素能中和血循环中的游离毒素。同时，选用敏感抗菌药物与疾病预后和并发症防控意义重大。本研究收治国内迄今最大白喉病例数进行临床诊治分析，并将症状轻重及治疗后症状缓解进行评分分析，收到满意临床治疗效果。但是，本研究病例数较多，但诊断标准阐述不具体，且缺乏病原培养和白喉抗体检测结果，诊断欠严谨。我国传染病防治法中白喉属乙类传染病。但因多年无病例发生，现在每出现 1 例白喉就是 1 起突发公共卫生事件。因此，要求对白喉的诊断应更加科学和谨慎。临床对于高度怀疑白喉患儿可以在细菌培养送检同时开始敏感抗生素治疗。

（徐　翼）

文选 201

【题目】 广西壮族自治区 1～6 岁儿童白喉抗体水平调查

【来源】 应用预防医学，2017，23（1）：53-55

【文摘】 白喉是一种由白喉棒状杆菌产毒株感染引起的急性呼吸道传染病，具有极强的传染性，随着百白破疫苗（diphtheria-tetanus-pertussisvaccine，DTP）的广泛应用，全国白喉发病处于较低水平。了解易感人群白喉血清抗体水平，有助于疾病疫情评估和防控策略的制定。本调查选取广西壮族自治区下辖 14 个设区的市、112 个县（区、市），每个县调查 150 名 1～6 岁的本地儿童。每个行政村或社区抽取 6 个年龄组（1、2、3、4、5、6 岁组），每个年龄组抽取 5 名常住儿童（当地居住 3 个月以上），共计 16 845 人。百白破疫苗接种率 100.00%，百白破疫苗全程接种率（1 岁内完成 3 剂接种，1 岁半至 2 岁完成第 4 剂接种）为 84.87%。城区和农村儿童百白破疫苗全程接种率分别为 89.75% 和 84.61%，差异有统计学意义（$\chi^2=241.871$，$P=0.000$）。本次调查的 1～6 岁儿童 DT IgG 阳性率为 95.45%，各年龄的 DT IgG 阳性率差异有统计学意义（$\chi^2=66.290$，$P=0.000$），其中 2 岁组最高，从 2 岁组开始，随着年龄的增加 DT IgG 阳性率逐渐降低（$\chi^2=53.809$，$P=0.000$），到 6 岁组儿童阳性率 DT IgG 约有增高。本次调查的 1～6 岁儿童 DT IgG 浓度均值为 0.192 U/ml，各年龄的 DT IgG 浓度均值差异有统计学意义（$F=1.37$，$P=0.000$），其中 2 岁组最高。随着年龄的增加 DT IgG 平均滴度逐渐降低（$\chi^2=789.306$，$P=0.000$），6 岁组儿童 DT IgG 浓度均值略有增高。14 个市 1～6 岁儿童 DTIgG 浓度均值最高为南宁市（0.219 U/ml），最低为钦州市（0.155 U/ml），各市儿童 DT IgG 平均滴度的差异有统计学意义（$F=42.865$，$P=0.000$）。农村和城市儿童的 DT IgG 平均滴度分别为 0.187 U/ml、0.203 U/ml，差异有统计学意义（$t=-7.729$，$P=0.000$）。

【评述】 世界卫生组织（WHO）认为，白喉抗体浓度≥0.01 U/ml 有部分保护力，而≥0.1 U/ml 可完全保护。当人群中抗体浓度≥0.01 U/ml 者达到 70% 即可控制白喉流行，达到 90% 即可控制白喉发病。本研究通过发现广西壮族自治区 1～6 岁儿童 DT IgG 抗体浓度＞0.01 U/ml 者占 95.45%，抗体浓度＞0.05 U/ml 者占 95.45%，在 1.5～2.0 岁加强免疫之后出现一个小高峰，2 岁后虽然随着年龄增加抗体水平虽下降，6 岁儿童加强免疫接种，阳性率仍高于 90%，可以有效保护广西壮族自治区低年龄儿童免受白喉杆菌的侵袭。但是本研究的调查样本仅限于 1～6 岁年龄段，人群白喉抗体 IgG 阳性率和抗体滴度随年龄增大逐年下降。因此，我国现行儿童基础预防接种不足以预防成年人罹患白喉风险，建议年长儿童、青少年和成年人白喉疫苗免疫接种。

（徐 翼）

九、风疹研究进展

文选 202

【题目】 中国大陆流行的风疹病毒的变异变迁规律研究

【来源】 病毒学报，2017，1：67-76

【文摘】 中国的风疹病毒学监测开始于 1999 年，根据 WHO 建议，中国自 2001 年以来已逐步实现了麻疹和风疹实验室网络监测一体化，国家麻疹风疹实验室经过连续 16 年风疹病毒学监测，积累了来自全国各省市（除新疆和西藏外）的风疹病毒基因型数据，朱贞等根据该数据，对 1999—2015 年中国流行风疹病毒进行分子进化分析。采用 WHO 推荐的将 *E1* 基因的 739 个核苷酸片段作为基因型划分和常规分子流行病学研究的标准靶核苷酸序列，从分子水平上探讨 1999—2015 年中国大陆流行的风疹病毒动态变异、变迁规律。1999—2015 年从全国 29 个省市（除新疆和西藏外）共获得风疹病毒株 1737 株，分属于 4 个基因型（*1E*、*1F*、*2A* 和 *2B* 基因型），其中 1027 株为 *1E* 基因型、15 株为 *1F* 基因型、4 株为 *2A* 基因型、691 株为 *2B* 基因型。*1E* 基因型风疹病毒自 2011 年首次分离得到后，便替代 *1F* 基因型风疹病毒成为 2001—2013 年中国流行风疹病毒的优势基因型。各省在不同年份均有分离，没有明显的时间和地理分布趋势，并从年代上可分为两个进化分支［*Cluster A*（2004—2015）和 *Cluster B*（2001—2009）］。近年来，*ClusterB* 的流行已被阻断，*ClusterA* 自 2010 年来逐渐扩大，并在近 6 年取代 *ClusterB* 成为目前中国流行的优势基因亚型。自 2001 年开始，*1E* 基因型风疹病毒的检出比例逐渐下降，2015 年检出率仅为 1.3%；*1F* 基因型风疹病毒在地理上局限于中国，2002 年之后未再监测到，推测其在中国的传播可能已被阻断；*2A* 基因型风疹病毒株均来自于疫苗相关病例；*2B* 基因型风疹病毒在 2010 年之前只有零星的流行，一直处于弱势，但自 2011 年输入型 *2B* 基因型风疹病毒（*Lineage 3*）的检出构成比逐年增高，并在 2014—2015 年成为中国流行风疹病毒的主要基因型。2000—2015 年间中国至少有 4 个不同的 *2B* 基因型风疹病毒传播链（*Lineage1～4*）。*Lineage1 2B* 基因型风疹病毒流行于中国；*Lineage2* 和 *Lineage4 2B* 基因型风疹病毒分别与输入相关，经流行病学和基因亲缘性关系分析，*Lineage2 2B* 基因型来源于越南，而 *Lineage4 2B* 来源于欧洲或北非；*Lineage3 2B* 基因型风疹病毒自 2011 年在中国首次出现，并自东向西蔓延，在近 2 年引起了部分省份较大规模的暴发和流行，该分支病毒与同期引起越南和日本风疹流行的 *2B* 基因型风疹病毒有很高的序列同源性。通过对中国连续 16 年风疹病毒变异变迁规律的研究，系统地掌握了其进化和流行规律，同时也为中国风疹控制和消除提供了重要的病毒学监测数据。

【评述】 风疹病毒感染可致流产、死胎、早产；轻者出现胎儿发育迟缓，重者可致新生儿先天性畸形，表现为先天性心脏病、听力障碍或缺失、白内障、视网膜疾病、小头畸形、血小板减少性紫癜等单一或多重缺陷。目前尚无有效治疗方法。全面了解风疹病毒进化和分子流行病学特征，提供重要病毒学监测数据，是控制和消除先天性风疹综合征的根本措施和保证。该研究根据国家麻疹风疹实验室连续 16 年风疹病毒学监测数据，从分子水平详尽分析了 1999—2015 年中国内地流行的风疹病毒的动态变异变迁规律，探讨了中国内地流行的风疹病毒各基因型及相应基因亚型的地理分布特征、流行和消失模式，为进一步提高免疫覆盖率，消除本土风疹病毒传播提供了病毒学证据。近年来，输入型 *2B* 基因型风疹病毒检出率逐年增高，其主要的代表病毒株值得进一步进行全基因组测序分析，通过了解其重要功能位点的变异推断其致病性及传播模式，为防控风疹病毒传播提供保障。

（赵东赤　郑君文）

文选 203

【题目】 风疹病毒糖蛋白 2- 核蛋白优势抗原表位原核可溶性融合表达与血清学诊断研究

【来源】 中国卫生检验杂志，2016，16：2351-2354

【文摘】 风疹病毒是披膜病毒科风疹病毒属的唯一成员，为单股正链含囊膜 RNA 病毒，病毒直径为 50～70 nm，中央为直径 30～40 nm 核衣壳体。基因组全长 9757～9762 个核苷酸，包含 3 个非编码区和 2 个开放阅读框架，5′- 近端的 ORF 编码 2 种非结构蛋白 P150 和 P90，参与病毒的复制；3′- 近端的 ORF 编码 3 种结构蛋白衣壳蛋白 C 和 2 种包膜糖蛋白 E1、E2，与风疹病毒的致病性和免疫原性密切相关。孙卫国等利用原核表达系统对风疹病毒糖蛋白 2- 核蛋白（E2-C）融合蛋白优势抗原表位肽段进行表达和纯化，开发用于检测风疹病毒特异性抗体的抗原。将风疹病毒 E2 蛋白中第 21～105 位氨基酸序列，C 蛋白中第 6～134 位氨基酸序列，第 209～283 位氨基酸序列进行串联，构建风疹病毒 E2-C 融合蛋白表达载体。目的蛋白的表达量占细菌总蛋白的 25%～35%，重组蛋白经复性和亲和纯化后纯度可达 95% 以上。应用蛋白质印迹法和 ELISA 检测融合蛋白的抗原性，结果显示纯化获得的融合蛋白 DsbC-E2-C 与风疹病毒阳性血清有较强结合。重组融合蛋白 DsbC-E2-C 针对风疹病毒患者阳性血清具有较强的抗原性和特异性，融合蛋白 DsbC-E2-C 经酶标记采用捕获 ELISA 方法分别对 80 份临床阳性血清和 60 份阴性血清进行检测，其中以酶标记 DsbC-E2-C 蛋白建立的捕获 ELISA 法阳性检出率达 75%（60/80），阴性检出率为 100%，初步验证 DsbC-E2-C 优势抗原表位融合蛋白具有良好的抗原性和特异性。获得融合蛋白 DsbC-E2-C 可在大肠埃希菌中高表达，高纯度重组蛋白抗原性强、特异性高、纯化简单、易操作，可应用于临床对风疹病毒血清进行早期诊断。

【评述】 风疹病毒 E1 蛋白含有主要的抗原表位，是 3 种结构蛋白中激发体液免疫和细胞免疫功能最强的一种，本研究在原核系统内成功获得风疹病毒 E1 蛋白优势抗原表位的重组蛋白，并证明其针对风疹病毒具有较强的检出率和特异性。利用原核系统对风疹病毒 E2-C 融合蛋白优势抗原表位肽段进行表达和纯化，开发用于临床检测风疹病毒特异性抗体的抗原。实验证实获得融合蛋白 DsbC-E2-C 在大肠埃希菌中高表达，高纯度重组蛋白抗原性和特异性比较强，可开发试剂盒用于检测风疹病毒的早期感染。该研究可分别针对风疹病毒 E1 蛋白和 E2-C 融合蛋白优势抗原表位筛选出的阳性血清者，并对其血清 RNA 提取物通过体外克隆技术建立病毒基因拷贝数进行定量分析作为对照实验，绘制标准曲线，分析扩增效率和线性关系，分别评估 2 种方法的检出率、特异性及敏感性。

（赵东赤　郑君文）

文选 204

【题目】 麻疹 - 流行性腮腺炎 - 风疹联合减毒活疫苗在 8 月龄接种和 12 月龄接种具有相似的免疫保护作用［Similar immunogenicity of measles–mumps–rubella（MMR）vaccine administrated at 8 months versus 12 months age in children］

【来源】 Vaccine, 2014, 32（31）：4001-4005

【文摘】 风疹病毒感染无特殊治疗方法，接种含风疹抗原的减毒活疫苗是预防风疹和先天性风疹综合征最有效并且是唯一有效的措施。我国自 2008 年开始将风疹疫苗纳入国家扩大免疫规划，对适龄儿童进行常规接种。浙江省采用 8 月龄接种 1 剂麻疹 - 风疹减毒活疫苗（MR）和 18 月龄接种 1 剂 MMR 的国家扩大免疫规划策略后，麻疹和风疹的发病率持续下降，但是流行性腮腺炎的发病率却始终维持＞30/100 000，为同步加强流行性腮腺炎控制，浙江省拟采用接种 MMR 替换现有免疫规划中的 8 月龄接种 MR。He 等对不同免疫程序接种 2 剂 MMR 的免疫原性和安全性进行了评价，推荐在国家免疫规划基础上，8 和 18 月龄均接种 MMR 联合减毒活疫苗。按照研究纳入标准随机选择中国浙江省 280 名 8 月龄儿童作为研究对象，受试者随机平均分为 2 组，组 1 在 8 月龄接种 MMR，组 2 在 12 月龄接种 MMR，两组均在 10 个月后分别进行第 2 剂 MMR 接种。在每次接种 MMR 后，两组所有受试者中均有轻微的疫苗接种后反应（局部红肿、过敏反应、发热），但局部一般症状并无明显统计学意义。第 1 剂 MMR 疫苗接种后，两组麻疹病毒 IgG 血清阳性率均为 100%，腮腺炎病毒 IgG 血清阳转率组 1 为 89.3%，组 2 为 87.1%；风疹病毒 IgG 血清阳转率组 1 为 92.0%，组 2 为 92.9%；而第 1 剂 MMR 疫苗接种 10 个月后，两组腮腺炎病毒 IgG 血清阳转率显著下降，两组麻疹、风疹病毒 IgG 血清阳转率无显著差异。该研究表明，2 剂 MMR 对麻疹、腮腺炎和风疹具有良好的耐受性和免疫原性，在 8 个月和 12 个月的时间内接种均具有相同的细胞免疫保护作用。结果提示，采用 2 剂 MMR 联合应用策略，即 8 和 18 月龄均接种 MMR 可以替代原 8 月龄接种 MR 和 18 月龄接种 MMR 的免疫策略。

【评述】　该研究在当前国家免疫规划策略基础上，对设定的 2 种不同免疫接种策略的免疫原性和安全性进行了评价，研究结果表明 2 剂 MMR 对麻疹、腮腺炎和风疹具有良好的耐受性和免疫原性，推荐采用 2 剂 MMR 联合应用策略，即从 8 月龄接种 MR 和 18 月龄接种 MMR 免疫策略调整为 8 和 18 月龄均接种 MMR。6 月龄儿童已是高危易感染人群，对该年龄段儿童进行 MMR 疫苗接种后的免疫原性和安全性评估同样具有重要意义；本研究的随访期延长至 2 年，为新的免疫策略的免疫原性和安全性评估提供科学依据。

（赵东赤　郑君文）

十、出血性结膜炎研究进展

文选 205

【题目】　浙江省 2002—2010 年急性出血性结膜炎暴发疫情病原体 CA24v 的全基因组序列分析

【来源】　中华流行病学杂志，2013，34（5）：496-502

【文摘】　李焕等分析 2002—2010 年浙江省急性出血性结膜炎（AHC）暴发疫情病原柯萨奇病毒 A 组 24 型变种（CA24v）流行株的全基因组序列与遗传特性，选取浙江省不同年份的 CA24v 流行株，采用 RT-PCR 扩增基因序列，并与国内外流行株进行全基因组及 VP1、3C 区序列比较分析。结果显示浙江省 2002 年和 2010 年 CA24v 全序列为 7456～7458 bp，编码含 2214 个氨基酸残基的多聚蛋白，2010 年的 Zhejiang/08/10 较 2002 年的毒株在 5′端非编码区的第 97、119 位各存在一个 T 碱基插入，Zhejiang/08/10 与 2002 年以来的分离株各区段氨基酸同源性为 94.7%～100.0%，与近 60 年来 CA24 流行代表株全序列中各区段氨基酸的平均差异率以 2A 区与 3A 区最大，分别达 8.4% 和 7.3%，3D 区最小，仅为 1.9%。1987 年与 2002 年以来的 CA24v 毒株在全序列上共存在 38 个和 20 个氨基酸的稳定变异。2002—2010 年 CA24v 的组间遗传距离分析表明，3C 区较 VP1 区更为稳定，CA24v 的早年流行株 Jamaica/10628/87 在 3D 区上可能存在重组，而在近年流行株中未发现该现象。结论认为 CA24v 以时间序列为主逐年进化，地域间虽存在差异，但影响较小。自 2002 年起，由 CA24v 引起的 AHC 一直在浙江省本地散在流行。

【评述】 AHC 首先在西非加纳暴发流行，1971 年我国首次发生该病的流行，柯萨奇病毒 A 组 24 型（CA24v）与肠道病毒 70 型（EV70）可以同时或先后引起流行，且有明显的季节特点。本文采用大数据，从遗传学角度分析浙江省 AHC 发病病毒特点，对于中国大陆地区 AHC 的防治极具指导意义。

（陈英虎）

文选 206

【题目】 中国 2004—2014 年柯萨奇病毒 A24 变种引起的急性出血性结膜炎分子流行病学研究

【来源】 Scientific Reports，2017，7：45202

【文摘】 为加强了解和防治急性出血性结膜炎（AHC），Zhang 等对 AHC 分子流行病学进行了研究，研究对象为 2004—2014 年共 613 485 例 AHC 患者。研究结果表明，AHC 主要集中在中国南部和东部。8—10 月为高峰。在 5 到 14 岁是最主要发生年龄段，从发病到确诊的平均时间为 1.5 天。100 个非结构蛋白的系统进化分析（3C）和 84 个结构蛋白（VP1）研究显示，AHC 暴发是由柯萨奇病毒 A24 变种引起的。尽管自 2010 年以来 AHC 病例数总体平稳下降，它仍然是中国南部和东部的 15 岁以下学龄儿童严重的公共卫生问题。

【评述】 AHC 是高度传染性结膜炎流行形式，柯萨奇病毒 A 组 24 型（CA24v）与肠道病毒 70 型（EV70）可以同时或先后引起流行。最近，CA24v 为主的 AHC 发病率较高，大多数患者经历了自限性疾病过程，通常包括突发疼痛、肿胀、结膜出血、多泪，一小部分患者全身症状明显且迅速发展，如发热、疲劳、肢体疼痛。一般来说，严重的并发症和致命的感染是罕见的。本研究作者对中国大陆地区发生的 AHC 进行分析研究，指出 AHC 主要发生于中国东南部 15 岁以下学龄儿童，该研究对加强中国 AHC 的防治，锁定靶人群极具指导意义，但还需要更多的基础研究完善相关机制。

（陈英虎）

十一、附红体病研究进展

文选 207

【题目】 中国人群附红细胞体感染率：自 1991 年以来报道的文献系统评价和荟萃分析（Infection rate of eperythrozoon spp. in Chinese population：a systematic review and meta-analysis since the first Chinese case reported in 1991）

【来源】　BMC Infectious Diseases，2012，12：171

【文摘】　文章对各省人附红细胞体感染的流行病学调查研究的文献，包括北京、江苏、内蒙古、广东、云南、河北、安徽、福建、山东、辽宁、上海等 18 个省、直辖市。黄德生等对这些报道中国大陆地区的附红细胞体感染文献数据进行了系统分析，发现共计 52 433 个被调查对象，各地感染率差别很大，范围为 0～97.29%。农牧区为感染率最高的地区。感染者之间没有性别差异，男性为 41.14%，女性为 42.21%。各年龄段感染率有差异，其中 19 岁以下儿童、青少年感染率最高，达 75.78%；其他年龄组感染率明显降低，为 11.88%～18.71%，并随年龄增长逐步下降。感染的季节性差异方面，夏秋季节感染率较高，约 15.37%，而冬春季节约 5.04%。3 篇报道调查了动物接触史与感染率的关系，有动物接触史者的感染率高达 57.18%，而没有接触动物者感染率仅为 10.36%。不同职业的感染率也有差异，其中食品工业职工感染率最高，为 57.06%，牧民感染率为 55.85%，农民感染率最低，为 48.61%。3 个研究报道了极高的胎盘垂直传播方面的监测情况，167 例附红细胞体感染阳性的产妇，共计 165 例分娩新生儿附红细胞体检测阳性。在感染严重性方面，8 个研究共计 6180 例附红细胞体阳性病例进行了定量测定，轻度感染占大多数，为 68.93%，中度感染为 19.2%，严重感染最少，为 11.86%。

【评述】　附红细胞体病是一种人畜共患疾病，在农牧地区动物中高发，1986 年才报道了第 1 例人附红细胞体病。近年来各地均开展了规模不等的人感染附红细胞体病的流行病学调查研究。该文章纳入涉及全国 18 个省市的上述研究，并对人群感染率及涉及的感染相关热点因素进行了详尽充分的分析，为我国人附红细胞体感染的流行病学研究提供了第一手资料。由于该研究采用的是荟萃分析，只能基于一级文献研究数据进行分析，对涉及流行病学调查的分布、广度、抽样的科学性等均无法干预，故不能完全真实地反映我国人附红细胞体病的流行情况。

（朱　渝）

文选 208

【题目】　人附红细胞体感染实验诊断方法的建立

【来源】　检验医学，2011，26（11）：784-791

【文摘】　2011 年王剑飙等采用吉姆萨染色法、吖啶橙染色法及 16S rRNA 基因扩增序列测定法检测健康者、白血病患者和肾移植患者附红细胞体感染的情况，探讨不同检验方法检测附红体感染的效果，并在国内率先报道建立 16S rRNA 基因扩增序列测定法。通过瑞氏 - 吉姆萨染色镜检法，该研究发现血片中，血片头部红细胞聚集处容易观察到较多的附红细胞体，为该检查方法可提高检验效果提供了依据。由于缺乏特异性产物，目前鲜有使用分子诊断方法检测人附红细胞体病的相关研究。该研究根据 GenBank 已收录的动物的 5 种附红细胞体的 16S rRNA 基因序列设计出 1 对特异性引物，并对上述阳性病例进行检测，初步建立了人附红细胞体病的分子诊断方法。该研究进一步比较了 3 种方法的优缺点，瑞氏 - 吉姆萨染色法操作简便易行，但是准确率太低；吖啶橙荧光染色法是目前临床诊断附红细胞体病的比较好的检测方法；分子诊断技术技术难度高，并且由于人附红细胞体病原种类繁多，其基因序列尚未完全明确，因此，虽然 16S rRNA 基因序列检测理论上是诊断附红细胞体病的"金标准"，但还需要进一步研发，完善其基因序列和引物。

【评述】 该研究首次探索通过比对动物感染的附红细胞体基因序列，设计出特异性引物，初步建立了人附红细胞体病的分子诊断方法，对进一步完善我国人附红细胞体病原类别和基因序列做了很好的示范。但该研究未能对 16S rRNA 基因序列检测方法的敏感性和特异性进行探讨。未来进一步的研究应完善人附红细胞体病原的基因序列库，为丰富相关生物学数据和完善 PCR 检测方法提供依据。

（朱　渝）

第三节　抗菌药物合理应用管理研究进展

一、细菌耐药现状研究进展

文选 209

【题目】 产 ESBL 大肠埃希菌和肺炎克雷伯菌在社区获得性血流感染中的高流行情况（High prevalence of ESBL-producing Escherichia coli and Klebsiella pneumoniae in community-onset bloodstream infections in China）

【来源】 The Journal of Antimicrob Chemother，2017，72（1）：273-280

【文摘】 由产 ESBL 大肠埃希菌（ESBL-EC）和产 ESBL 肺炎克雷伯菌（ESBL-KP）引起的社区获得性血流感染（community-onset blood stream infections，COBSIs）在全球范围内不断增加。Quan 等在中国 28 家三级医院进行了前瞻性多中心研究，调查中国 COBSIs 中 ESBL-EC 和 ESBL-KP 的流行病学和危险因素。研究共收集了 919 次连续发作的 COBSIs，并收集了 640 株大肠埃希菌和 279 株肺炎克雷伯菌（非重复）。根据入组标准，662（72.0%）例被分类为社区获得性血流感染，其余 257 例（28.0%）被列为与医疗保健相关的血流感染。在大肠埃希菌中，产 ESBL 大肠埃希菌和肺炎克雷伯菌的比例分别为 55.5%（355/640）和 16.5%（46/279）。医疗保健相关感染、梗阻性尿路疾病、既往手术史和 3 个月内使用头孢菌素抗菌药物是 ESBL-EC 引起的 COBSIs 的独立危险因素。对于 ESBL-KP 引起的 COBSIs，心力衰竭是其唯一的独立危险因素。年龄与产 ESBL 细菌引起的感染并不独立相关。CTX-M-14 是最常见的 ESBL 基因型，在全国范围内广泛流行。最后 Quan 等认为产 ESBL 细菌在我国的 COBSIs 中非常普遍，特别是在由大肠埃希菌引起的患者中。对于这些耐药病原菌，临床医师应考虑针对感染这些病原菌的危险因素给予合适的经验性治疗方案。

【评述】 产 ESBL 细菌引起的血流感染相比于敏感菌株引起的血流感染危害性更大，前者不但增加了患者住院期间的医疗费用，还提高了患者的病死率。因此，临床上如何选择合适的抗菌药物治疗这类耐药菌至关重要。该研究从 2 个方面入手，通过临床数据结合基础研究，详尽分析了我国产 ESBL 细菌血流感染的危险因素及相关耐药基因的分子流行病学情况，帮助临床医生根据这些危险因素来预判患者是否感染产 ESBL 细菌，指导医师选择合适的药物进行经验性治疗，提高治疗效果及患者的生存率。同时，他们对相关耐药基因的流行病学调查，进一步完善了我国耐药监测网数据，及时了解耐药基因的变化趋势，从而针对耐药基因的传播扩散，做到更好的管理和控制。

（黄　晨）

文选 210

【题目】　质粒介导的黏菌素耐药机制 MCR-1 在中国动物和人类中的发现：一项微生物学和分子生物学研究（Emergence of plasmid-mediated colistin resistance mechanism MCR-1 in animals and human beings in China：a microbiological and molecular biological study）

【来源】　The Lancet Infectious Diseases，2016，16（2）：161-168

【文摘】　迄今为止，多黏菌素耐药机制主要涉及染色体上的突变，但从未出现有关水平基因转移的报道。在中国食用动物共生大肠埃希菌常规耐药性监测网中，观察到多黏菌素耐药率大幅度增加。从猪肉中分离出 1 株大肠埃希菌菌株 SHP45 可以将多黏菌素耐药基因转移到其他细菌中。Liu 等报道了第 1 种质粒介导的多黏菌素耐药机制 MCR-1 在肠杆菌科中的出现。该研究通过质粒测序分析大肠埃希菌 SHP45 中的 mcr-1 基因，接合试验显示携带 mcr-1 的质粒以 $10^{-3} \sim 10^{-1}$ 个细胞的频率转运至大肠埃希菌受体中，并能通过电转进入肺炎克雷伯菌和铜绿假单胞菌中。随后在 2011 年 4 月至 2014 年 11 月期间，从 5 个省份收集的大肠埃希菌和肺炎克雷伯菌菌株发现肉类样本来源的 523 个细菌中分离到 78 个（15%）大肠埃希菌携带 mcr-1 基因，2011—2014 年收集的 804 株动物来源的细菌中发现 166 个（21%），以及 1322 例来自住院感染患者的样本中的 16 例（1%）。研究者在小鼠大腿感染模型中测定 mcr-1 基因赋予细菌体内多黏菌素耐药性的能力，发现 MCR-1 的产生减弱了黏菌素的杀菌效力。最后通过同源建模和电喷雾电离质谱进行 MCR-1 机制的研究，发现 MCR-1 是磷酸乙醇胺转移酶家族的成员，在大肠埃希菌中向脂质 A 添加磷酸乙醇胺而减弱黏菌素与脂多糖之间的结合作用。Quan 等认为 MCR-1 的出现预示了通过质粒介导的黏菌素耐药突破了最后一道抗菌药物防线之一——多黏菌素。MCR-1 很可能效仿其他全球性细菌耐药机制（如 NDM-1），造成广泛的扩散。研究结果强调了在抗泛耐药革兰阴性菌的斗争中需要采取统一的全球行动。

【评述】　黏菌素 20 世纪 50 年代就已被发现，当时由于考虑到其毒性作用，仅用于治疗肺囊性纤维化患者。但如今的耐药形势日益严峻，不断出现泛耐药菌及全耐药菌，使人们开始进入"后抗生素"时代，即只有有限的几种抗菌药物能对病原菌起到杀菌效果。黏菌素作为对多重耐药革兰阴性细菌少有的敏感药物之一，逐渐回到人们的视野中。该课题组从耐药监测网数据入手，发现近几年黏菌素耐药率不断升高，因而怀疑细菌中存在一种质粒介导的黏菌素耐药基因来解释这一现象。该研究结果证实，在质粒上确实存在一种 mcr-1 基因可在细菌间水平转移传播，并在来源于动物、食物和患者的样本中分离到 mcr-1 基因，其中前两者的检出率较高。随后的文献报道在动物、环境（土壤、水源）及患者中分离出的细菌都发现该基因的存在，尤其是动物来源的细菌，动物很有可能作为"mcr-1 基因贮存库"，不断把该基因向外界传播扩散。因而我国目前已经禁止将多黏菌素用于养殖业，避免对黏菌素耐药基因的过度筛选作用。因此，相关的耐药监测网及耐药机制研究是非常有必要的，一方面可以及时了解相关耐药基因的变化趋势，另一方面可以针对耐药机制研发新的抗菌药物靶点或者提供合适的防控措施。

（黄　晨）

二、抗菌药物使用情况研究进展

文选 211

【题目】　中国三级医院抗生素消费的趋势与模式：基于 2011—2015 年销售记录的 5 年监测（Trends and patterns of antibiotic consumption in China's tertiary hospitals：Based on a 5 year surveillance with sales records，2011—2015）

【来源】　PLoS ONE，2017，12（12）：e0190314

【文摘】　抗生素的使用方式对于降低抗生素耐药率至关重要。抗生素耐药是当今全球健康、粮食安全和发展面临的最大威胁之一。世界各国正通过共同努力倡导合理使用抗生素。据估计，中国是世界上第二大抗生素消费国。目前中国是世界最大人口国，这使得中国在限制抗生素使用和滥用的过程中发挥了重要作用。Wu 等通过回顾性分析 28 个省 468 家医院的抗生素月度销售数据，确定我国三级医院 2011—2015 年抗生素消费的趋势和模式。抗生素消耗量以每 1000 个住院日的限定日剂量（defined daily dose，DDD）表示（DID）。在本研究期间，除氨基糖苷类外，常用抗生素的使用量，包括所有特定类别的抗生素均有显著增加，由 2011 年的平均 7.97 DID 增至 2015 年的 10.08 DID。抗生素总开支由 2011 年的 21% 下降至 2015 年的 15%，而中国在这 5 年期间的总药剂开支则平均增加了 5.5%。华南地区抗生素使用量比华北地区多，东部沿海地区使用抗生素最多，其中头孢菌素类占 28.6%，其次是 β- 内酰胺 -β- 内酰胺酶抑制药占 20.0%，大环内酯类占 17.4%，氟喹诺酮类占 10.5%。头孢菌素的使用量从 2.46 DID 持续增加到 2.88 DID，其中第 2 代和第 3 代头孢菌素占比最大，青霉素、大环内酯和碳青霉烯类也有同样的趋势。β- 内酰胺 -β- 内酰胺酶抑制药使用量增加最多，氨基糖苷类是唯一没有增加的抗生素。在 2011 年实施了抗生素管理后，抗生素的合理使用在过去几年中取得了重大进展。2010—2014 年，65 家公立综合医院的抗生素处方率从 62.9% 降至 12.9%，上海所有医疗机构的抗生素使用总量从 2010 年的 25% 降至 2012 年的 17.8%。对比中国与欧洲，在医院抗生素使用情况仍然存在差距，而在中国的基层医疗机构中，可能更易出现不合理的抗生素使用。碳青霉烯的使用量从 2011 年的 0.06 DID 上升到 0.15 DID，而由于碳青霉烯类抗生素在中国的使用受到高度限制，因此，这一趋势可能是由于产 ESBL 菌株流行率增加所致。

【评述】　实施抗生素管理后，抗生素使用情况有所好转，然而目前的形势仍旧很严峻。基层医务人员对抗生素使用的知识储备不够，更新速度不够，导致基层医疗机构不合理使用抗生素现象较多。由本研究可知，临床上头孢菌素类使用较多，而抗生素的使用是耐药率升高的驱动力，需加强对头孢菌素使用的管理。碳青霉烯类作为抗菌最后一道防线，使用率也在不断上升，因此要特别警惕产 ESBL 菌株的流行情况。该研究调查了 5 年来中国抗生素使用的趋势和模式，但仍存在以下不足：第一，医院是自愿参与而非强制，因此可能不具有代表性；第二，由于研究分析了销售数据而不是临床使用情况，无法在个体层面上确定抗生素使用的合理性。

（周燕子）

文选 212

【题目】　镇江市基层医疗机构抗菌药物使用现状分析与对策

【来源】　江苏卫生事业管理，2017，28（6）：34-38

【文摘】　加强对基层医疗机构抗菌药物合理使用的指导和监管，促进基层医疗机构健康有序的发展，对全国范围内的合理用药至关重要。目前，我国基层医疗机构抗生素使用情况仍不乐观。彭加茂等通过对 2015 年镇江市所辖 7 个市（区）的 35 家社区卫生服务中心或乡镇卫生院抗菌药物的采购及使用情况进行调查，了解基层医疗机构抗菌药物的实际使用情况。2015 年，35 家基层医疗机构共采购药品金额 2.89 亿元，其中采购抗菌药物 0.67 亿元，占 23.1%，采购金额前 10 位的抗生素分别为头孢唑肟钠、头孢克肟、硫酸依替米星、奥硝唑氯化钠、头孢呋辛酯、头孢噻肟钠、阿莫西林克拉维酸钾、罗红霉素、头孢克洛、头孢呋辛钠，其中头孢噻肟钠和阿莫西林克拉维酸钾为限制级使用药。住院患者抗菌药物总使用率为 48.94%，抗菌药物综合使用强度为 51.16 DDD。住院患者抗菌药物使用率＞60% 的基层医疗机构有 9 所，占 34.62%。使用强度＞40 DDD 的基层医疗机构有 15 所，占 57.69%。在 I 类切口预防使用方面，原则上不应使用抗菌药物的 I 类切口预防使用率为 54.18%，综合 I 类切口抗菌药物预防使用率为 52.01%；药品选择合理率为 11.76%，用药时机合理率为 14.24%，抗菌药物用药疗程≤24 小时为 37.77%。22 所医疗机构中，有 18 所 I 类切口预防使用比例＞30%，有 19 所原则上不应预防使用抗菌药物的 I 类切口预防使用率＞5%，有 5 所医疗机构药品选择、用药时机及疗程合理率均为零。病区 I 类切口手术预防使用抗菌药物选用 3 代头孢菌素极为常见。汇总 35 所基层医疗机构门诊所抽取的 2015 年 8 月的 4322 张处方，门诊注射剂使用率达 25.1%，抗菌药物使用率达 26.68%，抗菌药物注射剂使用占注射剂使用的 57.07%；检查还发现个别医院存在抗菌药物静脉滴注过程中加用糖皮质激素类药物的情形，预防使用抗菌药物选用 3 代头孢菌素极为常见。本次调研，向基层医疗机构药学人员和医生分别发放抗菌药物临床合理应用调查问卷 59 份和 85 份，药师及医师在"下列哪些抗菌药物只需一日一次静脉给药？"选择上正确率最低，分别为 10.17%、11.76%，其次是"下列哪些情形符合抗菌药物治疗使用基本原则？"，正确率分别为 30.51%、37.65%；在针对医生的"下列哪些疾病可以经验性使用抗菌药物治疗？"选择上正确率仅为 28.24%。该项调查显示，基层医疗机构药品选择不合理现象较普遍，大部分都选用头孢唑肟、头孢噻肟等 3 代头孢菌素。而在抗菌药物不同剂型的使用量方面，注射剂型的使用量大于口服剂型的使用量，仍存在口服药物不如注射药物疗效快、效果好的错误认识。对于 I 型切口预防用药，可概述为临床该预防使用的未给予预防使用，不该预防使用的给予了预防使用。基层医务人员对抗菌药物的正确使用方法和抗菌药物治疗使用基本原则等知晓率较低，普遍尚未掌握抗菌药物合理使用基本知识，应加强对基层医务人员抗菌药物合理使用的指导和培训。

【评述】　抗菌药物的合理使用是一项关系到广大人民群众健康与生命安全的系统工程，各级卫生行政部门在加强对二、三级医院抗菌药物合理使用监管的同时，更应注重对作为广大百姓家门口健康"守门人"的基层医疗机构的监管，加强基层医疗机构的配套建设，强化基层医疗机构抗菌药物合理使用的意识，才能从源头上减少和杜绝不合理用药现象的产生，也才能与国家提出的"保基本、强基层、建机制"的医改政策部署相适应。本调查仅在江苏地区，不能完全反映全国基层医疗机构的抗生素使用情况，应进行更多地区调研，进行全方位分析，促进基层医疗机构合理使用抗生素。

（周燕子）

三、抗菌药物合理使用策略研究进展

文选 213

【题目】 探讨抗生素降阶梯疗法对重症肺炎患儿的临床疗效评价

【来源】 中国医学工程，2018，（2）：37-39

【文摘】 重症肺炎患儿的临床死亡率高，患儿生命安全受到严重威胁。临床治疗重症肺炎以采取早期使用抗生素治疗为主，治疗初期抗生素使用不当，会导致患儿生存率无法提高。侯红丽等对临床上抗生素常规治疗疗法和降阶梯疗法在重症肺炎患儿的临床疗效进行了比较。研究将 100 例重症肺炎患儿随机分为实验组（降阶梯疗法）和参照组（常规治疗疗法）。结果显示实验组患儿治疗总有效率为 94%（47/50），明显高于参照组患儿的 76%（38/50）（$P<0.05$）；实验组患儿治疗满意度为 94%（47/50），显著高于参照组患儿的 68%（34/50）（$P<0.05$）；实验组患儿不良反应发生率为 6%（3/50），显著低于参照组患儿的 20%（10/50）（$P<0.05$）；实验组患儿死亡率为 2%（1/50），显著低于参照组患儿的 16%（8/50）（$P<0.05$）；实验组患儿气管插管率为 12%（6/50），明显低于参照组患儿的 32%（16/50）（$P<0.05$）；实验组患儿抗生素使用时间、住院时间均短于参照组患儿（$P<0.05$）。研究表明抗生素降阶梯疗法的疗效优于常规治疗疗法。

【评述】 抗生素降阶梯治疗小儿重症肺炎，是在治疗初期就选用最佳最广谱的抗生素，采用一步到位的方法迅速控制感染。待病情控制后，根据细菌学药敏结果调整使用适宜的抗生素。该治疗方法的应用可以减少不合理抗生素治疗的比例，有效提高临床治疗疗效，减少不良反应和气管插管发生情况，并降低死亡率。除此之外，还可以有效降低抗生素使用时间及住院时间，避免了抗生素的滥用和医疗资源的浪费，有重要的临床价值，值得推广应用。然而该研究中应用降阶梯疗法仍有患儿发生不良反应，因此，对于初期广谱抗生素的使用是否有更加合理且有效的方案，仍是一个值得探讨的问题。

（张舜天）

文选 214

【题目】 基于防突变浓度的 PK/PD 参数作为抑制耐左氧氟沙星金黄色葡萄球菌富集的指标（Mutant prevention concentration-based pharmacokinetic/pharmacodynamic indices as dosing targets for suppressing the enrichment of levofloxacin-resistant subpopulations of staphylococcus aureus）

【来源】 Antimicrobial Agents & Chemotherapy，2011，55（5）：2409

【文摘】 抗菌药物剂量的优化使用是抑制细菌耐药产生的方法之一。以往临床使用抗菌药物的目的就是为了杀死对抗菌药物敏感的细菌，而这样的抗菌治疗往往忽视了对该浓度耐药的细菌亚种。现有的基于最小抑菌浓度（minimum inhibitory concentration，MIC）的 PK/PD 理论，对大多数细菌种群仍有较好的预测效果，并且能推断出合理的剂量方案。然而有研究表明，在使用佳诺沙星治疗的情况下，抑制耐药亚群细菌生长的 PK/PD 参数对于不同金黄色葡萄球菌株相差很大，而基于防突变浓度的 PK/PD 参数却十分合适。但是并没有相关实验来证明该参数的可行性。Liang 等使用高剂量的左氧氟沙星对 3 株 MIC 相同，但防耐药突变浓度（mutamt prerntion concentration，MPC）不同的耐左氧氟沙星金黄色葡萄球菌试验（MIC 均为 0.125 μg/ml，MPC 分别为 1 μg/ml、3 μg/ml、8 μg/ml）来比较 AUC_{24}/MPC 与 AUC_{24}/MIC 的区别。结果表明，持续有效的杀菌作用只存在于最高剂量组中，且低剂量组与中等剂量组都出现耐药细菌亚种的增殖，而高剂量组却没有发现这个现象。高剂量组的 AUC_{24}/MPC 占给药间隔时间的 50% 以上。并且，当 $AUC_{24}/MPC>25$ 或 $C_{Max}/MPC>2.2$ 时，表现出抑制耐药突变产生的效果，以 AUC_{24}/MPC 作为抑制耐药突变产生的参数，相关性好（$k=1$）；而菌株之间抑制耐药突变产生的 AUC_{24}/MIC 却相差了 8 倍，且相关性中等（$k=0.5$）。得出 AUC_{24}/MPC 作用抑制耐药突变产生的参数比 AUC_{24}/MIC 更好。

【评述】 MPC 与 MSW 理论的提出，充分解释了目前临床存在的广泛而严重的耐药问题，为防止耐药细菌的产生提供了一个新的方法。本文提出的 AUC_{24}/MPC 参数，旨在防止耐药菌株的产生与繁殖，与上述理论相契合。但本文只探究了 1 种抗菌药物与 3 株细菌的相互作用，存在一定的片面性。想验证此参数是否能准确预测抑制耐药突变的产生，需对多种细菌进行研究，并且需探讨多种药物单独或联合治疗的疗效。

（张舜天）

四、抗菌药物合理应用体系建设研究进展

文选 215

【题目】 抗菌药物合理使用技术支撑体系与建设

【来源】 中国实用内科杂志，2012（12）：973-976

【文摘】 抗菌药物合理使用已经成为全社会共识，建设抗菌药物合理使用技术体系是确保该项工作得以持续发展的主要任务。肖永红教授指出，该体系的建设需要从以下方面进行：① 抗菌药物合理使用必须建设良好的人才团队。抗菌药物合理使用本身属于临床专业问题，技术团队是相关管理规范、技术指南、药物应用的承载主体，建立专业管理人才队伍和管理小组是抗菌药物管理的基础。人才队伍主要包括抗菌药物管理工作组、感染科医师、临床微生物检验人员及临床药师。②抗菌药物合理使用必须建设其基础设施，包括良好的临床微生物检验设施和耐药检测系统、建立抗菌药物信息平台，提供公正客观抗菌药物信息。③抗菌药物合理使用还需要必要的抗菌药物合理使用的技术文件为体系建设提供技术支持。包括权威、系统和实用的抗感染治疗指南、医疗机构

抗菌药物处方集。

【评述】 抗菌药物合理应用体系建设的提出对于我国未来构建合理的体系提出了具体的目标，通过完成这些内容，可以更好地规范我国抗菌药物的使用情况，为该项工作的持续发展提供切实可行的理论基础，从而逐渐控制耐药菌的传播扩散。

（牛天水）

五、抗菌药物研发精选文摘和述评

文选 216

【题目】 代谢感受器控制着金黄色葡萄球菌的毒力（Metabolic sensor governing bacterial virulence in Staphylococcus aureus）

【来源】 Proc Natl Acad Sci U S A，2014，9：4981-4990

【文摘】 对于金黄色葡萄球菌等微生物来说，建立有效的新陈代谢是其生存的基础。金黄色葡萄球菌必须合成其代谢和繁殖所需的物质并排泄代谢产物，同时合成毒力因子来抵御宿主免疫系统的清除，才能成功感染机体。但关于金黄色葡萄球菌将代谢状态与其毒力调节联系起来的机制仍鲜为人知。丁悦等对金黄色葡萄球菌的代谢状态与其毒力调节之间的联系机制进行研究。结果显示，作为三羧酸循环的第一个中间产物——柠檬酸可以偶联并活化金黄色葡萄球菌的代谢调控蛋白（CcpE）。通过结构和定点诱变研究，发现了 2 种精氨酸残基（Arg145 和 Arg256）在柠檬酸变构活化中起到重要作用。微阵列分析发现，CcpE 调控的 126 个基因位于金黄色葡萄球菌染色体上，它不仅在三羧酸循环中发挥重要的正向调节作用，它的调节因子在金黄色葡萄球菌致病过程中也发挥了主要作用，而且 CcpE 的失活会导致葡萄球菌素的产生增加，从而增强感染小鼠模型中的细菌毒力。

【评述】 金黄色葡萄球菌是临床上常见的致病菌，近年来随着抗生素的滥用，对传统抗生素耐药的金黄色葡萄球菌逐渐增多，由此造成的感染和死亡越来越多，对新型抗生素的研究迫在眉睫。本文通过对金黄色葡萄球菌的代谢状态与其毒力调节之间的联系机制的研究，发现 CcpE 可以通过调节细菌代谢状态从而影响细菌毒力，为开发新型抗葡萄球菌抗生素提供了思路。

（吴珍珠）

第四节　人工肝支持技术研究进展

一、非生物人工肝研究进展

文选 217

【题目】 低通量血浆置换联合血浆吸附滤过治疗猪急性肝衰竭的随机对照研究（Efficacy of

coupled low-volume plasma exchange with plasma filtration adsorption in treating pigs with acute liver failure: A randomised study）

【来源】　Journal of Hepatology，2015，63（2）：378-87

【文摘】　肝衰竭病死率高，对于肝衰竭的救治是尚未解决的医学难题之一。近些年，人工肝支持系统被广泛应用于肝功能衰竭的治疗，降低了肝衰竭患者的病死率。但受困于血浆的紧缺，如何在保证人工肝疗效的前提下减少血浆用量是需要解决的问题之一。李兰娟院士团队的周宁等利用急性肝衰竭猪模型，构建了一种新型的非生物人工肝系统（Li-ALS），并比较了该系统与低通量血浆置换（low-volume plasma exchange，LPE）及血浆吸附滤过（plasma filtration adsorption，PFA）对于肝衰竭的疗效。结果表明，经 Li-ALS 治疗的肝衰竭猪平均生存时间（90±3 小时）要显著长于对照组（60±2 小时）、LPE 组（74±2 小时）及 PFA 组（75±2 小时）。从血清学指标上看，LPE 组、PFA 组、Li-ALS 组均能显著降低肝衰竭猪血清中 ALT、AST、总胆红素水平，但相较于其他组，Li-ALS 组对血氨也有显著的清除作用。通过对肝功能衰竭猪模型血清中细胞因子的分析，发现在肝衰竭过程中，大部分促炎因子（如 TNF-α、IL-1b、IL-2、IL-6、IL-18）及抑炎因子（TGF-β1）都有显著升高，Li-ALS 治疗后，该组血清中的细胞因子浓度均明显降低，其组织学表现也得到明显改善，经治疗后小猪肝内 Ki-67 染色增加，提示再生显著提高。该方法在保证疗效的前提下，减少了普通人工肝治疗的一半血浆量，具有十分重要的应用价值。

【评述】　肝衰竭病死率高，在我国，由慢性乙型病毒性肝炎急性发作而引起的慢加急性肝衰竭是肝衰竭的主要人群。随着近 10 年间人工肝技术得广泛应用，肝衰竭的病死率有了明显的降低，但血浆的紧缺限制了人工肝技术的进一步应用。浙江大学附属第一医院的李兰娟团队作为中国人工肝技术的开拓者及推广者，在坚实的研究基础上进一步开拓创新，构建了一套新型的非生物人工肝系统（Li-ALS）。该研究显示，Li-ALS 不仅保证了人工肝的疗效，而且减少了血浆的用量，大大促进了人工肝技术的进一步推广和应用。

（章益民）

文选 218

【题目】　乙型肝炎相关慢加急性肝衰竭诊断标准及预后评分的制定（Development of diagnostic criteria and a prognostic score for hepatitis B virus-related acute-on-chronic liver failure）

【来源】　Gut，2017

【文摘】　慢加急性肝衰竭（ACLF）的诊断颇具争议。东西方国家对 ACLF 定义不同，其原因在于：① 病因不同，我国肝衰竭常见病因为 HBV 感染引起；② 是否具有肝硬化基础；③ 西方国家肝衰竭患者常并发肝外器官衰竭。ACLF 的短期死亡率高（50%～90%），每年死亡人数 30 万人。目前有多种预后评分模型如 MELD、Child-Pugh 和 SOFA 等，但目前没有针对乙型肝炎相关 ACLF 的评分模型。因此，建立适用于 HBV-ACLF 的诊断标准与预后模型，发现特异的血清学标志物对早期诊治及预后评估有重要意义。邬天洲等对国内 13 个肝病中心共计 1322 例患者进行大样本的分析，建立了慢性乙型肝炎 ACLF 多中心前瞻性队列研究。结果显示，乙型肝炎相关 ACLF 患者其临床特征不同于西方国家酒精肝衰竭患者。乙型肝炎相关 ACLF 患者，不论是否存在肝硬化，当总胆红素超过 205.2 μmol/L，INR≥1.5 时，该组患者具有较高的短期死亡率，INR 严重程度与单一肝衰竭慢性乙型肝炎患者的 28 天死亡率呈正相关，单一肝衰竭合并 INR≥1.5 的慢性乙型肝炎患者应被诊断为 HBV-ACLF Ⅰ 级。该研究还提出了新的预后评分模型：COSSH-ACLFs＝0.741×INR＋0.523×HBV-SOFA＋0.026×Age＋0.003×TB。该模型与 CLIF-ACLF 等其他 5 组模型相比具有更高的 ROC 曲线值，在预测乙型肝炎相关 ACLF 患者 28 天和 90 天死亡率上有明显优势。

【评述】 肝衰竭是临床常见的危重肝病症候群，其病情危笃，进展迅速，临床预后极差，是导致肝病患者死亡的主要原因之一。HBV 相关的肝功能衰竭是我国临床上最常见的肝衰竭类型。该研究根据东、西方肝病患者的不同临床特征，进行了大样本的研究，提出比 EASL-ACLF 定义更符合中国国情更全面的 COSSH-ACLF 标准。该标准弥补了 EASL-ACLF 定义在诊断 HBV-ACLF 中的局限性，扩大约 20% 的患者被诊断为 ACLF，有利用于该人群患者接受及时治疗。COSSH-ACLF 预后评估在 HBV-ACLF 患者短期死亡率评估中具有较高预后价值，有助于提高患者存活率，并对我国乙型肝炎相关 ACLF 的诊断和预后有着重要指导意义。

（章益民）

文选 219

【题目】 人工肝支持系统治疗慢加急性肝衰竭的生存获益：基于时间序列的荟萃分析（Survival benefits with artificial liver support system for acute-on-chronic liver failure：a time series-based meta-analysis）

【来源】 Medicine（Baltimore），2016，95（3）：e2506

【文摘】 非生物型人工肝对治疗 ACLF 患者具有良好疗效，有助于提高患者预后。秦刚等通过对 10 个临床研究（包括 7 个随机对照试验）共计 1682 例 ACLF 患者进行荟萃分析，采用 Kaplan–Meier 曲线分析，结果发现人工肝治疗对降低 ACLF 患者的短期死亡风险有明显作用（30%），对降低中期（6 个月至 1 年）、长远期（3 年）的死亡风险同样有作用。

【评述】 HBV 相关的肝衰竭是我国临床上最常见的肝衰竭类型，是导致肝病患者死亡的主要原因之一。人工肝功能治疗是肝衰竭治疗方法上的重大突破。本文入组了 10 个临床研究共计 1682 例 ACLF 的患者，为近年来较大数据量的荟萃分析。采用 Kaplan–Meier 曲线，并对多种影响因素进行科学分析，发现了人工肝治疗对改善 ACLF 患者的预后具有明显作用，对 ACLF 患者的临床救诊工作具有借鉴意义。

（章益民）

文选 220

【题目】 血浆置换与连续性静脉-静脉血液滤过治疗重症人感染 H7N9 禽流感的队列研究
[Evaluation of plasma exchange and continuous veno-venous hemofiltration for the treatment of severe avian influenza A（H7N9）：a cohort study]

【来源】　Therapeutic Apheresis and Dialysis，2015，19（2）：178-184

【文摘】　人感染 H7N9 禽流感发病进展迅速，病死率极高，且应对这种疾病并无可借鉴的治疗方案。李兰娟院士团队首创运用 ECMO 联合李氏非生物人工肝治疗 H7N9 患者，取得了良好的疗效。该前瞻性研究入组 H7N9 患者 40 例，其中 16 例运用了人工肝技术进行救治，方案为血浆置换（PE）序贯联合连续性静脉－静脉血液滤过（CVVH），血浆置换量为 2500～3000 ml，CVVH 时间为 40～45 小时。结果显示 16 例接受李氏非生物人工肝治疗的患者中存活 10 例，存活率为 62.5%。从患者的血清学变化上分析，H7N9 患者在发病后短时间内便出现"细胞因子风暴"，血液中炎症因子浓度大量增加，这也是造成急性呼吸窘迫综合征的重要原因之一。而经人工肝治疗后患者血清中大部分炎症因子都得到不同程度的清除，"细胞因子风暴"得到有效控制，缓解了患者全身炎症反应，促进了患者呼吸功能的恢复及病情的减轻。

【评述】　自 2013 年 3 月我国暴发人感染 H7N9 高致病性禽流感以来，H7N9 感染病例数已增加至上千例，其病情进展迅速，病死率高的特点使之成为一个亟待攻克的医学难题。李兰娟院士团队首创非生物人工肝联合 ECMO 治疗重症 H7N9 患者，取得了显著的疗效，使更多的 H7N9 患者能够得到更好的救治。自 SARS 以来，我国面对重大新发突发传染病的能力得到飞速发展，在 H7N9 疫情暴发过程中，李兰娟院士团队第一时间对 H7N9 进行溯源，并迅速关闭了活禽市场，有效遏制了疫情的进一步发展和蔓延，为人类防治重大传染病做出了杰出的贡献。

（郝邵瑞）

二、生物／混合人工肝研究进展评述

文选 221

【题目】　生物人工肝系统中间充质肝细胞共培养可增强肝细胞代谢功能（Co-culture with mesenchymal stem cells enhances metabolic functions of liver cells in bioartificial liver system）

【来源】　Biotechnol Bioeng，2013，110（3）：958-968

【文摘】　在生物人工肝系统研究中，如何获得数量多、活性高且功能良好的细胞源是亟待解决的问题之一。杨英等利用海藻酸钠微囊分别包裹 C3A 细胞（细胞密度 3×10^6/ml，直径 800 μm）和胎盘间充质干细胞 hPMSCs（细胞密度 1.5×10^6/ml，直径 300 μm）。

基于微囊流化床式反应器的培养系统构建了 4 种培养模式培养肝细胞，分别为单层贴壁培养（2D）、微囊静态培养（3D）、微囊共培养（3D-Co）和微囊流化共培养（3D-F-Co），并对在不同模式下肝细胞的合成能力和药物代谢能力进行评价。研究结果表明，微囊共培养显著提高肝细胞的白蛋白合成能力和 CYP1A2 的活性；微囊流化培养显著提高肝细胞的合成能力和 CYP1A2 的活性；流化共培养在提高肝细胞的 CYP3A4、CYP1A2 的活性方面效果最为显著。蛋白芯片分析显示 hPMSCs 能够分泌多种细胞因子参与调节肝细胞的增殖、凋亡和功能的发挥；RT-PCR 结果显示微囊化培养和共培养可显著提高肝细胞功能相关基因的表达水平；蛋白质印迹法结果显示肝细胞 CYP2E1、CYP1A2 的蛋白表达量增高，微囊流化共培养能够显著下调肝细胞内 PKC、ERK 及 PKA 的磷酸化水平及钙调蛋白的表达水平。上述结果表明与胎盘间充质干细胞微囊流化床共培养可提高肝细胞代谢功能，增强生物人工肝系统治疗效果。

【评述】 肝衰竭是临床常见的肝病症候群，以肝细胞为基础的生物人工肝系统为肝功能衰竭治疗提供了新的途径，而如何获得足够数量、高活性且功能良好的细胞源是治疗成功的关键。本研究利用流化床式生物反应器将微囊化技术与共培养结合，显著提高肝细胞活性及功能，为细胞源研究提供了新的思路，为生物人工肝系统的构建奠定基础。

（张艳红）

文选 222

【题目】 微囊悬浮型流化床式生物反应器的优化改进与系统评价（A new fluidized bed bioreactor based on diversion-type miorocapsule suspension for bioartificial liver systems）

【来源】 PLoS ONE, 2016, 11（2）：e0147376

【文摘】 生物型人工肝是目前人工肝研究领域中治疗重型肝炎／肝衰竭的热门方向。生物反应器是生物人工肝的核心装置。目前应用最多的是中空纤维生物反应器，但是其难以放大，且半透膜致物质弥散障碍等不足都可能限制其应用。微囊化肝细胞培养的流化床反应器是非常适合的选择。李兰娟院士团队设计出一套具有自主知识产权并成功获得国家发明专利授权的漏斗形新型结构流化床反应器，该新型反应器可改善流化床反应器径向传递性能及混合效果，便于规模化应用。各项研究已对此漏斗形新型结构流化床反应器在流体力学物理、体外循环评价及动物实验验证等方面进行了反复评估，得到其有效性和稳定性的验证。本实验室在前期实验基础上，对漏斗式流化床式反应器进行了改良及优化，研制了导流式微囊悬浮型流化床式生物反应器。在流体力学层面，基于此流化床式反应器，细胞微囊颗粒所受剪切力较小、微囊剩余率高、膨胀度低、机械强度高，从而保障微囊颗粒的完整性；在细胞培养层面，以本实验建立的永生化人肝细胞系 HepLi5 为细胞源，能够提高细胞活力，降低细胞凋亡水平，提高细胞部分合成能力、尿素分泌及 CYP 等代谢功能；在体外血浆循环评价层面，能够显著降低或升高 ALT、TBIL、DBIL、ALB 等人工肝治疗系统中较为重要的指标。

【评述】 本文从生物人工肝研究的发展趋势和临床治疗实际需求出发，结合国内外生物反应器发展滞后的现状，将微囊肝细胞转瓶培养技术和流化床式反应器有机结合，研制的已经具备效能的漏斗形流化床式生物反应器装置的基础上，成功改良出人工肝用导流式微囊悬浮型流化床式生物反应器。本文详细并循序渐进地论证了导流式微囊悬浮型流化床式生物反应器在漏斗式流化床反应器的基础上，继承其优点并进行改进，使其在流体力学、微囊稳定性等物理学方面，在保持细胞活力、相关代谢功能、相关基因表达方面，以及在体外血浆循环中的部分血浆清除能力及部分物质合成功能具有明显的优越性。为流化床生物反应器进一步动物实验的开展，以及进一步向临床方向的推广提供了更为有利的证据，也打下了坚实的科学基础。

（朱丹华）

文选 223

【题目】 一种以人诱导功能性肝细胞为基础的生物人工肝系统改善急性肝衰竭猪生存状况的研究（Improved survival of porcine acute liver failure by a bioartificial liver device implanted with induced human functional hepatocytes）

【来源】 Cell Research，2016，26：206-216

【文摘】 急性肝衰竭起病急、进展快、死亡率高。生物人工肝可模拟肝解毒、合成、生物转化功能，可作为肝支持治疗手段。生物系统由细胞源、生物反应器和生物人工肝循环系统组成。肝细胞源和生物反应器是生物人工肝能够发挥肝功能的必备要素，也是人工肝研究的热点。施晓雷等对由多层平板型生物反应器和人诱导功能性肝细胞（human induced hepatocyte，hiHep）构建的生物人工肝（hiHep-BAL）进行了治疗急性肝衰竭的有效性评价。该生物人工肝系统由 3 个旋转泵、1 个肝素泵、1 个加热器、1 个血浆分离柱、1 个作为免疫隔离的血浆成分交换柱、1 个氧合器和 1 个基于半乳糖基化壳聚糖纳米膜支架的多层平板型生物反应器组成，该系统所使用的 hiHep 是由人成纤维细胞经重编程谱系转换诱导为人功能性肝细胞，经扩大培养后总量可达 $3×10^9$，总重量约 30.9 g，扩大培养后肝细胞功能保持较好，肝细胞相关基因表达无明显变化。在该研究中通过静脉注射 0.4 g/kg D- 氨基半乳糖诱导急性肝衰竭猪模型，治疗时，血液由动物体内引出经血浆分离器将血浆与红细胞分离，血浆在血浆成分交换柱与肝细胞培养液进行物质交换后与红细胞汇合注入动物体内，hiHep-BAL 治疗可以明显改善模型猪生存率（87.5%），延长生存时间（7 天），治疗后模型猪肝损伤减轻，并可促进肝细胞再生，血清 AST、ALT、PT、总胆红素、血氨水平明显下降，并可检测到人白蛋白和 α-1- 抗胰蛋白酶。hiHep 较 C3A 更接近成熟肝细胞的功能，同时也较猪原代肝细胞更易于扩大培养，但临床应用之前，仍需将细胞进一步扩大培养至总量为 10^{10}。

【评述】 生物型人工肝的理想肝细胞源应具备以下特点：①具有完善的成熟肝细胞的生物学活性和功能；②来源丰富，容易获取；③无或具有较小的免疫反应性；④易于培养并可增殖；⑤无潜在的致肿瘤性。目前没有一种肝细胞材料能同时完全满足上述全部特点。本文图文并茂，数据翔实，详尽介绍了一种由人诱导功能性肝细胞和多层平板型生物反应器构建而成的生物人工肝系统，并对该系统治疗急性肝衰竭猪进行了有效性评价，对生物人工肝的进一步发展有重大意义，尤其在该研究中使用的 hiHep 有非常好的应用前景。希望后续完成临床试验，为生物人工肝系统的临床应用提供循证医学证据。

（张艳红）